ECO-DOPPLER das Artérias Carótidas e Vertebrais
Avaliação Diagnóstica dos Vasos Cervicais

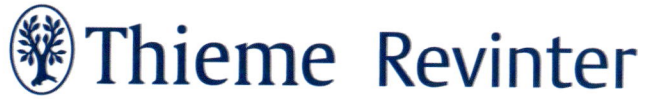

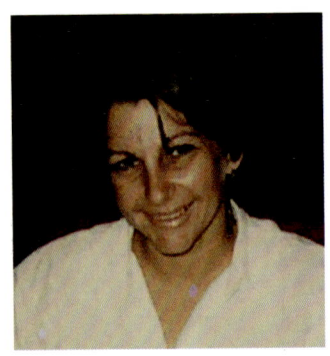

Paula Pimentel de Araujo †
Título de Especialista em Cardiologia (TEC) pela Sociedade Brasileira de Cardiologia (SBC-AMB)
Especialização e Residência em Cardiologia na Santa Casa do Rio de Janeiro – Serviço do Dr. Nelson Botelho Reis
Habilitação em Ecocardiografia no Departamento de Imagem Cardiovascular da SBC (DIC-SBC-AMB)
Ecocardiografista e Ecografista Vascular no Grupo LABS de 1983 a 2005

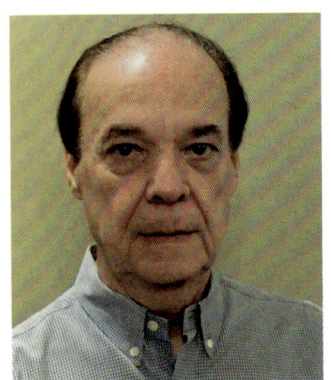

Washington Barbosa de Araujo
Mestre em Cardiologia pela Universidade Estadual do Rio de Janeiro (UERJ)
Título de Especialista em Cardiologia (TEC) pela Sociedade Brasileira de Cardiologia (SBC-AMB)
Especialização e Residência em Cardiologia na Santa Casa do Rio de Janeiro – Serviço do Dr. Nelson Botelho Reis
Habilitação em Ergometria no Departamento de Ergometria, Exercício, Cardiologia Nuclear e Reabilitação Cardiovascular da SBC (DERC-SBC-AMB)
MBA em Gestão em Saúde pelo Instituto de Pós-Graduação e Pesquisa em Administração da Universidade Federal do Rio de Janeiro (COPPEAD-UFRJ)
Ecocardiografista no Grupo LABS
Diretor Médico na MED EXAMES

ECO-DOPPLER das Artérias Carótidas e Vertebrais
Avaliação Diagnóstica dos Vasos Cervicais

Paula Pimentel de Araujo †
Washington Barbosa de Araujo

Thieme
Rio de Janeiro • Stuttgart • New York • Delhi

**Dados Internacionais de
Catalogação na Publicação (CIP)**

AR663e

Araujo, Paula Pimentel de
ECO-DOPPLER das Artérias Carótidas e Vertebrais: Avaliação Diagnóstica dos Vasos Cervicais/Paula Pimentel de Araujo & Washington Barbosa de Araujo. – 1. Ed. – Rio de Janeiro – RJ: Thieme Revinter Publicações, 2021.

432 p.: 21 x 28 cm.

Inclui Índice Remissivo Bibliografia.
ISBN   978-65-5572-018-1
eISBN 978-65-5572-019-8

1. ECO-DOPPLER. 2. Artérias Carótidas. 3. Artérias Vertebrais. 4. Avaliação. 5. Diagnóstico. I. Araujo, Washington Barbosa de. I. Título.

CDD: 616.1307543
CDU: 616-073:616.13

Contato com o autor:
wbaraujo@gmail.com

Nota: O conhecimento médico está em constante evolução. À medida que a pesquisa e a experiência clínica ampliam o nosso saber, pode ser necessário alterar os métodos de tratamento e medicação. Os autores e editores deste material consultaram fontes tidas como confiáveis, a fim de fornecer informações completas e de acordo com os padrões aceitos no momento da publicação. No entanto, em vista da possibilidade de erro humano por parte dos autores, dos editores ou da casa editorial que traz à luz este trabalho, ou ainda de alterações no conhecimento médico, nem os autores, nem os editores, nem a casa editorial, nem qualquer outra parte que se tenha envolvido na elaboração deste material garantem que as informações aqui contidas sejam totalmente precisas ou completas; tampouco se responsabilizam por quaisquer erros ou omissões ou pelos resultados obtidos em consequência do uso de tais informações. É aconselhável que os leitores confirmem em outras fontes as informações aqui contidas. Sugere-se, por exemplo, que verifiquem a bula de cada medicamento que pretendam administrar, a fim de certificar-se de que as informações contidas nesta publicação são precisas e de que não houve mudanças na dose recomendada ou nas contraindicações. Esta recomendação é especialmente importante no caso de medicamentos novos ou pouco utilizados. Alguns dos nomes de produtos, patentes e design a que nos referimos neste livro são, na verdade, marcas registradas ou nomes protegidos pela legislação referente à propriedade intelectual, ainda que nem sempre o texto faça menção específica a esse fato. Portanto, a ocorrência de um nome sem a designação de sua propriedade não deve ser interpretada como uma indicação, por parte da editora, de que ele se encontra em domínio público.

© 2021 Thieme
Todos os direitos reservados.
Rua do Matoso, 170, Tijuca
20270-135, Rio de Janeiro – RJ, Brasil
http://www.ThiemeRevinter.com.br

Thieme Medical Publishers
http://www.thieme.com

Capa: Thieme Revinter Publicações Ltda.

Impresso no Brasil por BMF Gráfica e Editora Ltda.
5 4 3 2 1
ISBN 978-65-5572-018-1

Também disponível como eBook:
eISBN 978-65-5572-019-8

Todos os direitos reservados. Nenhuma parte desta publicação poderá ser reproduzida ou transmitida por nenhum meio, impresso, eletrônico ou mecânico, incluindo fotocópia, gravação ou qualquer outro tipo de sistema de armazenamento e transmissão de informação, sem prévia autorização por escrito.

AGRADECIMENTOS

Ao findarmos a experiência de escrever mais um livro, nos vemos no momento de agradecer a tudo e a todos que de alguma forma nos propiciaram este êxito. Foi um grande desafio retomar um trabalho que foi paralisado há cerca de 15 anos, mas felizmente foi concluído a contento.

Aos meus pais por nunca medirem esforços para nos proporcionar o que de melhor havia para a nossa formação.

A minha família pelo permanente incentivo, em particular ao meu filho Vitor, que foi quem mais se privou de minha presença em seus momentos de ficar com o pai.

A colega Elizabeth Salles pela gentileza de rever e opinar no Capítulo 3.

Ao colega Orlando Veloso, que, prontamente aceitou participar desta obra, numa forma de homenagear a Paula Pimentel, que segundo ele, foi a maior referência que teve no Doppler Transcraniano.

Aos colegas Alexandre Marins, Luiz Marcelo Carvalhal e Laila Maria Abi Chaiben pela generosidade em nos fornecer algumas das fotos que ilustram esta obra.

Ao grupo Fleury por nos franquear o acesso à Biblioteca *on-line*, ferramenta de extrema valia para nossas consultas.

Por fim, agradeço aos amigos e parceiros na nossa jornada, que agora se traduz no quinto livro que estarão editando para nós, obrigado Sergio e Laércio Dortas pelas oportunidades e pelo excelente trabalho que realizam frente à Thieme Revinter.

PREFÁCIO

Este livro é fruto de um desafio de meu editor e amigo pessoal, Sergio Dortas.

Tudo começou há 16 anos quando a Dra. Paula Pimentel me convidou para reescrevermos o livro Carótidas e Artérias Vertebrais, sob um novo e desafiador prisma. A ideia seria desenvolver não mais um livro-texto ilustrado, mas sim publicar um atlas com as imagens encadeadas e interligadas por textos como se fossem as legendas das fotos. Uma grande quebra do paradigma editorial.

Aceitei o convite e começamos a trabalhar no projeto. A Dra. Paula rapidamente estruturou o esqueleto com os tópicos não só deste Atlas de Carótidas e Vertebrais, mas do que seria um Atlas Vascular com 4 tomos, onde o primeiro seria este abordando Cabeça e Pescoço e os demais sobre Medicina Interna, Circulação Periférica e Sistemas Reprodutivos e Obstetrícia. Um projeto grandioso, mas infelizmente interrompido precocemente com o falecimento dela.

Este projeto ficou nos arquivos do meu computador, alguns textos e muitas fotos, por vários anos, até chegar o convite para acessar estes arquivos e publicar o livro de Carótidas e Vertebrais.

Procurei manter os textos originais, complementando e atualizando o que foi preciso, mas tenho certeza que a ideia do Atlas comentado e orientado para que o leitor possa estar habilitado a realizar o exame e dar o laudo ao final da leitura, isto não foi mudado.

Como não atuamos na área do Doppler Trancraniano, nada mais justo que convidarmos um dos ex-discípulos da Dra. Paula Pimentel para desenvolver o tema, o Dr. Orlando Veloso, respeitado pelo seu saber nesta área diagnóstica.

Em homenagem à sua memória, a Dra. Paula Pimentel continuará como a principal autora, visto ter idealizado o projeto e desenvolvido uma boa parte dele. Para os mais novos e que não a conheceram cabe a citação dela ter publicado o primeiro livro de ecografia vascular em língua portuguesa e de ter realizado o primeiro estudo de eco transesofágico no Brasil, o que a tornou uma referência na ecocardiografia e na ultrassonografia vascular.

Esperamos que apreciem e saibam que para nós foi um imenso desafio e prazer trazer uma linha editorial diferente, quebrando os paradigmas do livro-texto e do atlas simultaneamente.

Boa leitura a todos.

Washington Barbosa de Araujo

PREFÁCIO

Em 1993 surgia pela Editora Revinter o primeiro livro publicado no Brasil sobre um tema que se tornou fundamental no estudo da doença cerebrovascular: o ainda chamado por nós como o *Duplex-scan* das carótidas e vertebrais.

Sob o título de Eco-Doppler de Carótidas e Vertebrais e tendo como autores Paula Pimentel, Arno Von Ristow e Washington B. de Araujo, este livro-texto se tornou o principal guia de orientação de consultas para os iniciados e, material para estudos aos iniciantes nesta arte.

Muitos cursos foram dados e artigos publicados entre os anos de 1980 e 1990, mas o vácuo para o próximo livro relacionado ao tema vascular só foi quebrado no ano 2000, capitaneado pelo também saudoso Júlio Lewis Nectoux Filho, ainda pela Editora Revinter, sob o nome de Ultra-Sonografia Vascular, com a colaboração da Dra. Paula em 2 capítulos, mas tendo como proposta a apresentação não apenas do exame vascular mais realizado no mundo, mas também com uma abordagem nas outras áreas de estudo.

Mas, se você pode com um *click* obter qualquer *paper* que desejar, por que insistimos ainda em livros? Talvez devido ao fato que o livro nos entrega, já homogêneo, a opinião de experientes autores, com a devida filtragem sobre o tema, o encadeamento das ideias e a soma de grande volume de referências bibliográficas que demoraríamos grande tempo para adquirir, várias delas pagas inclusive.

A proposta de um livro-atlas sobre o estudo de carótidas e vertebrais vem em um momento de carência, ainda hoje, de poucos livros sobre o assunto, facilitando o introito no tema para ecocardiografistas e ecografistas vasculares que lidam com o exame e que encontram no seu conteúdo uma fonte de esclarecimento para as dúvidas, estas que sempre teremos no dia a dia por mais *expertise* tenhamos.

O livro, dividido em 6 capítulos, inova, abordando, logo no início, os princípios físicos das propriedades reológicas do sangue e da sua hemodinâmica, e nos capítulos seguintes procura, mesmo com a sua proposição de Atlas, esgotar os itens mais relevantes nos exames e conceitos das artérias carótidas, vertebrais e subclávias, as suas principais doenças e as técnicas de exames no pós-operatório, quando necessário.

Ainda fomos bonificados com o capítulo 5, que aborda o estudo venoso do segmento cervical, suas correlações e os achados normais e de algumas das doenças mais frequentes encontradas.

Apesar de mais de 400 páginas, os autores souberam proporcionar uma leitura fácil e agradável, com imagens bem explicativas e de conteúdo atemporal, de uma técnica que, apesar de mais de 40 anos de evolução, ainda continua sendo objeto caloroso de discussão no meio acadêmico.

Excelente material, leitura amena, conteúdo seleto; e uma imensa saudade da companhia da minha amiga Paulinha, que através desta obra organizada e com a indispensável autoria do Dr. Washington podemos relembrar! *What else*?"

Aproveitem!

Nostradamus Augusto Coelho

COLABORADORES

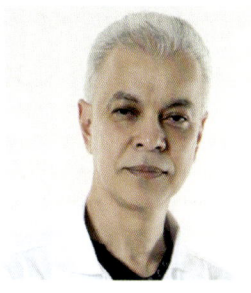

ORLANDO VELOSO
Especialista em Ecocardiografia pelo Departamento de Imagem Cardiovascular da Sociedade Brasileira de Cardiologia (DIC-SBC)
Especialista em Doppler Vascular pelo Colégio Brasileiro de Radiologia (CBR) e pela Sociedade Brasileira de Angiologia e de Cirurgia Vascular (SBACV)
Autor do Capítulo 4

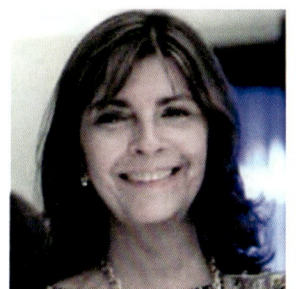

ELIZABETH FIGUEIREDO DE SALLES
Professora Adjunta de Angiologia na Universidade Federal do Rio de Janeiro (UFRJ)
Mestre e Doutora em Angiologia pela UFRJ
Especialista em Angiologia pela Sociedade Brasileira de Angiologia e de Cirurgia Vascular (SBACV-AMB)
Membro Titular na SBACV
Revisão do Capítulo 3

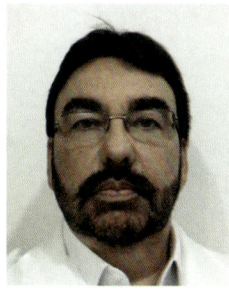

NOSTRADAMUS AUGUSTO COELHO
Professor-Associado em Angiologia na Universidade Federal do Rio de Janeiro (UFRJ)
Membro Titular da Sociedade Brasileira de Angiologia e Cirurgia Vascular (SBACV)
Ecografista Vascular pela SBACV/CBR/AMB/CRM
Angiologista pela Universidade do Estado do Rio de Janeiro (UERJ/SBACV)
Autor do Prefácio

SUMÁRIO

INTRODUÇÃO 1

1 PROPRIEDADES REOLÓGICAS DO SANGUE E HEMODINÂMICA 3
1.1 Fluidos 3
    1.1.1 Fluido Ideal 3
    1.1.2 Fluido Newtoniano 3
    1.1.3 Fluido Não Newtoniano 3
1.2 Energia 3
    1.2.1 Energia Potencial 3
    1.2.2 Energia Cinética 4
1.3 Pressão 4
    1.3.1 Relação entre a Pressão e os Fluidos 4
        1.3.1.1 Princípio de Pascal 4
        1.3.1.2 Lei de La Place 4
        1.3.1.3 Pressão × Circulação 5
1.4 Dinâmica dos Fluidos 6
    1.4.1 Fluxo (Q) 6
    1.4.2 Relação Pressão × Fluxo 6
    1.4.3 Relação Fluxo × Forma do Tubo 7
    1.4.4 Velocidade de Fluxo 8
    1.4.5 Relação Fluxo × Velocidade de Fluxo × Diâmetro do Vaso 10
    1.4.6 Equação de Continuidade de Fluxo 12
    1.4.7 Equação de Bernoulli 12
1.5 Viscosidade 13
    1.5.1 Viscosidade do Sangue 14
    1.5.2 Variações Anômalas da Viscosidade 14
        1.5.2.1 Velocidade de Fluxo 14
        1.5.2.2 Temperatura Corporal 14
        1.5.2.3 Raio do Vaso 14
        1.5.2.4 Hematócrito 16
1.6 Equação de Poiseuille 17
1.7 Resistência 17
    1.7.1 Fluxo de Baixa Resistência 18
    1.7.2 Fluxo de Alta Resistência 18
    1.7.3 Impedância 18
    1.7.4 O Jogo das Resistências 19
1.8 Tipos e Padrões de Fluxos 23
    1.8.1 Fluxo Estacionário 23
    1.8.2 Fluxo Laminar 23
    1.8.3 Fluxo Turbulento 26
    1.8.4 Fluxo Pulsátil 28
    1.8.5 Fluxos e a Geometria dos Vasos 29
        1.8.5.1 Fluxo na Bifurcação Vascular 30
        1.8.5.2 Fluxo Pós-Estreitamento Vascular 36
1.9 Onda de Fluxo 37
1.10 Onda de Pressão 38
1.11 Fluxos Mapeados pelo Doppler 44
    1.11.1 Doppler em Cores 44
    1.11.2 Power-Doppler 44

    1.12 Padrões de Fluxos nos Diferentes Vasos 45
        1.12.1 Arteriais 45
            1.12.1.1 Aorta Ascendente 45
            1.12.1.2 Aorta Descendente 45
            1.12.1.3 Artéria Subclávia 46
            1.12.1.4 Artéria Radial 46
            1.12.1.5 Aorta Abdominal 47
            1.12.1.6 Artérias Ilíacas 47
            1.12.1.7 Artérias Femorais 48
            1.12.1.8 Artérias Poplíteas 48
            1.12.1.9 Artérias Pediosas 49
        1.12.2 Fluxos Venosos 52
            1.12.2.1 Veias Supradiafragmáticas 54
                1.12.2.1.1 Veia Jugular Interna 54
                1.12.2.1.2 Veia Subclávia 55
            1.12.2.2 Veias Infradiafragmáticas 55
                1.12.2.2.1 Veia Cava Inferior 55
                1.12.2.2.2 Veia Porta 56
                1.12.2.2.3 Veia Ilíaca 57
                1.12.2.2.4 Veia Femoral 57
                1.12.2.2.5 Veia Safena 59
                1.12.2.2.6 Veia Poplítea 59
                1.12.2.2.7 Veia Tibial Posterior 59
    Referências Bibliográficas 59
    Bibliografia 60

2 ARTÉRIAS CARÓTIDAS 61
    2.1 Instrumentação e Técnica do Exame 61
        2.1.1 Escolha do Transdutor 61
            2.1.1.1 Transdutor Linear Eletrônico 61
            2.1.1.2 Transdutor Setorial Eletrônico (*Phased Array*) 63
            2.1.1.3 Transdutor Linear Mecânico 3D 64
        2.1.2 Posicionamento do Paciente e do Examinador 66
            2.1.2.1 Posicionamento do Paciente 66
            2.1.2.2 Posicionamento do Examinador 66
                2.1.2.2.1 Posicionamento Lateral 66
                2.2.2.2.1.1 Posicionamento Lateral Direito 66
                2.2.2.2.1.2 Posicionamento Lateral Esquerdo 67
                2.2.2.2.2 Posicionamento Posterior 67
            2.1.2.3 Posicionamento do Transdutor 68
        2.1.3 Orientação da Imagem 70
        2.1.4 Recursos para Aprimorar as Imagens 70
            2.1.4.1 Imagens Harmônicas 70
            2.1.4.2 Imagem Composta 71
            2.1.4.3 Imagem Trapezoidal 72
            2.1.4.4 *Spackle Reduction Imaging* 72
            2.1.4.5 Doppler Espectral 73
            2.1.4.6 Doppler em Cores 73
            2.1.4.7 Doppler de Potência (Power-Doppler) 75
            2.1.4.8 B-Flow 75
            2.1.4.9 Doppler com Contraste por Microbolhas 77
            2.1.4.10 Tamanho e Posicionamento do Volume de Amostra 80
            2.1.4.11 Correção do Ângulo 81
            2.1.4.12 Filtro de Parede 82
    2.2 Quando Indicar/Realizar o Exame das Carótidas 82
        2.2.1 Pacientes Assintomáticos 82
        2.2.2 Pacientes com Sinais e Sintomas de
              Doença Arterial Carotídea Extracranianana 83
    2.3 Troncos Supra-Aórticos 83
        2.3.1 Anatomia 83
            2.3.1.1 Origem 84
        2.3.2 Tronco Braquiocefálico (TBC) 85

- 2.3.3 Carótida Comum 86
  - 2.3.3.1 Carótida Comum Direita 87
  - 2.3.3.2 Carótida Comum Esquerda 88
- 2.3.4 Bifurcação 89
- 2.3.5 Ramos das Carótidas 93
  - 2.3.5.1 Carótida Interna 94
    - 2.3.5.1.1 Carótida Interna em Cima 97
    - 2.3.5.1.2 Carótida Interna em Baixo 97
  - 2.3.5.2 Carótida Externa 98
    - 2.3.5.2.1 Ramos da Carótida Externa 98
- 2.3.6 Variações Anatômicas 99
  - 2.3.6.1 Origem Anômala 99
    - 2.3.6.1.1 Troncos Supra-Aórticos 99
    - 2.3.6.1.2 Carótida Comum 100
    - 2.3.6.1.3 Ramos das Carótidas 101
- 2.4 Estudo dos Fluxos 101
  - 2.4.1 Carótida Comum 101
  - 2.4.2 Carótida Interna 103
  - 2.4.3 Carótida Externa 110
    - 2.4.3.1 Ramos da Carótida Externa 111
- 2.5 Doença/Lesões Ateroscleróticas 112
  - 2.5.1 Lesão Aterosclerótica Inicial 115
    - 2.5.1.1 Espessura da Parede 115
    - 2.5.1.2 Quando Medir a ECMI 118
    - 2.5.1.3 Protocolo de Medida da Espessura do Complexo Mediointimal 118
    - 2.5.1.4 Movimento de Parede 124
  - 2.5.2 Placa Aterosclerótica 125
    - 2.5.2.1 Localização das Placas 126
      - 2.5.2.1.1 Carótida Comum 126
        - 2.5.2.1.1.1 Origem 127
        - 2.5.2.1.1.2 Terço Médio 128
        - 2.5.2.1.1.3 Terço Distal 128
      - 2.5.2.1.2 Bifurcação 129
      - 2.5.2.1.3 Carótida Interna 129
        - 2.5.2.1.3.1 Bulbo 129
        - 2.5.2.1.3.2 Interna Distal 130
      - 2.5.2.1.4 Carótida Externa 130
    - 2.5.2.2 Extensão das Placas 131
    - 2.5.2.3 Classificação das Placas 132
      - 2.5.2.3.1 Classificação Histológica/Ecográfica 139
    - 2.5.2.4 Características da Placa Aterosclerótica 141
      - 2.5.2.4.1 Placas Ateroscleróticas Lipídicas, Fibrosadas e Calcificadas 141
        - 2.5.2.4.1.1 Placas Lipídicas ou Ecolucentes 141
        - 2.5.2.4.1.2 Placas Fibrosadas 142
        - 2.5.2.4.1.3 Placas Calcificadas 143
      - 2.5.2.4.2 Placas Vulneráveis ou Instáveis 144
        - 2.5.2.4.2.1 Placa Aterosclerótica com Hemorragia 145
        - 2.5.2.4.2.2 Placa Aterosclerótica Ulcerada 148
        - 2.5.2.4.2.3 Placa Aterosclerótica com Trombose 164
- 2.6 Quantificação das Estenoses 167
  - 2.6.1 Diâmetro 167
  - 2.6.2 Área 172
    - 2.6.2.1 Relação entre Morfogia da Placa, Área e Diâmetro 173
  - 2.6.3 Velocidade de Fluxo 175
  - 2.6.4 Análise e Quantificação das Lesões Carotídeas 179
    - 2.6.4.1 < 15% 181
    - 2.6.4.2 < 30% 182
    - 2.6.4.3 30-50% 184
    - 2.6.4.4 50-59% 185
    - 2.6.4.5 60-69% 187

        2.6.4.6 70-79%..188
        2.6.4.7 80-89%..190
        2.6.4.8 > 90%..192
        2.6.4.9 Suboclusão..192
        2.6.4.10 Oclusão..196
            2.6.4.10.1 Carótida Comum...196
            2.6.4.10.1.1 Desce pela Interna...196
            2.6.4.10.1.2 Desce pela Externa.......................................197
            2.6.4.10.2 Carótida Interna...198
            2.6.4.10.2.1 Bulbo 203
            2.6.4.10.3 Carótida Externa..204
    2.6.5 Análise e Quantificação das Lesões do Tronco Braquiocefálico...................205
2.7 Lesões Não Ateroscleróticas..206
    2.7.1 *Kink*..206
        2.7.1.1 Não Obstrutivo...209
        2.7.1.2 Obstrutivo...210
        2.7.1.3 *Loop*..211
    2.7.2 Arterite..211
        2.7.2.1 Arterite Temporal...211
        2.7.2.2 Arterite de Takayasu...212
    2.7.3 Carotidinia..214
    2.7.4 Fibrodisplasia Muscular (FM)...215
    2.7.5 Aneurisma..217
        2.7.5.1 Verdadeiro...217
        2.7.5.2 Pseudoaneurisma...219
        2.7.5.3 Dissecante...220
    2.7.6 Tumores..227
    2.7.7 Compressões Extrínsecas...229
Referências Bibliográficas...229
Bibliografia..234

3 ARTÉRIAS VERTEBRAIS E SUBCLÁVIAS 237
3.1 Técnica do Exame...237
3.2 Anatomia Normal..238
    3.2.1 Artérias Subclávias..238
        3.2.1.1 Artéria Subclávia Direita...240
        3.2.1.2 Subclávia Esquerda..241
    3.2.2 Artérias Vertebrais...242
        3.2.2.1 Recomendações para Realização do Eco-Doppler
              das Artérias Vertebrais 245
        3.2.2.2 Artéria Vertebral Direita..247
        3.2.2.3 Artéria Vertebral Esquerda..249
        3.2.2.4 Segmentação das Artérias Vertebrais..250
            3.2.2.4.1 Segmento V0..250
            3.2.2.4.2 Segmento V1..251
            3.2.2.4.3 Segmento V2..253
            3.2.2.4.4 Segmento V3..254
            3.2.2.4.5 Segmento V4..256
    3.2.3 Veia Vertebral...257
3.3 Variações Anatômicas...258
    3.3.1 Origem Anômala..258
        3.3.1.1 Artérias Subclávias...258
        3.3.1.2 Artérias Vertebrais..259
3.4 Estudo com Doppler Espectral..261
    3.4.1 Artérias Vertebrais...261
    3.4.2 Artérias Subclávias..263
3.5 Patologias das Artérias Vertebrais...264
    3.5.1 Aterosclerose..264
        3.5.1.1 Placas Ateroscleróticas..264
            3.5.1.1.1 Placa na Origem 265
            3.5.1.1.2 Placa Distal...267

3.5.1.2 Quantificação das Obstruções 268
    3.5.1.2.1 Obstrução < 50% 268
    3.5.1.2.2 Obstrução entre 50-69% 270
    3.5.1.2.3 Obstrução entre 70-99% 272
    3.5.1.2.4 Oclusão 274
3.5.2 Lesão Não Aterosclerótica 276
    3.5.2.1 Arterite 276
    3.5.2.2 Aneurisma 276
    3.5.2.3 Dissecção 278
    3.5.2.4 Hipoplasia 280
    3.5.2.5 *Kink* 282
        3.5.2.5.1 Segmento V1 282
        3.5.2.5.2 Segmento V2 283
        3.5.2.5.3 Segmento V3 283
    3.5.2.6 Fístula 284
3.6 Patologias das Artérias Subclávias 287
    3.6.1 Lesões Ateroscleróticas 287
        3.6.1.1 Estenoses da Artéria Subclávia 288
            3.6.1.1.1 Obstrução < 50% 288
            3.6.1.1.2 Obstrução > 50% 289
            3.6.1.1.3 Oclusão 290
    3.6.2 Síndrome do Roubo de Fluxo pela Artéria Subclávia 290
        3.6.2.1 Por Aterosclerose 294
            3.6.2.1.1 Padrão Inicial 294
            3.6.2.1.2 Fluxo Retrógrado na Mesossístole 295
            3.6.2.1.3 Fluxo Retrógrado Sistodiastólico 295
        3.6.2.2 Lesões por Compressão Externa 297
            3.6.2.2.1 Síndrome do Desfiladeiro Torácico 297
            3.6.2.2.1.1 Origem Vascular 298
            3.6.2.2.1.2 Anomalia Óssea 299
            3.6.2.2.1.2.1 Costela Cervical 299
            3.6.2.2.1.2.2 Processo Transverso de C7 302
            3.6.2.2.1.2.3 Partes Moles 302
            3.6.2.2.1.2.3.1 Anomalia do Músculo Escaleno 303
            3.6.2.2.1.2.3.1.1 Manobra de Hiperextensão do Pescoço 303
            3.6.2.2.1.2.3.2 Anomalia do Músculo Peitoral Menor 304
            3.6.2.2.1.2.3.2.1 Manobras Associadas à Elevação dos Braços ... 304
Referências Bibliográficas 306
Bibliografia 308

4 ESTUDO DOS VASOS INTRACRANIANOS 309
4.1 Anatomia 310
    4.1.1 Circulação Anterior 312
        4.1.1.1 Artéria Carótida Interna (ACI) 312
        4.1.1.2 Circulação Anterior: Cerebral Anterior (ACA) 313
        4.1.1.3 Circulação Anterior: Cerebral Média (ACM) 315
        4.1.1.4 Artéria Comunicante Anterior (ACoA) 316
    4.1.2 Circulação Posterior 317
        4.1.2.1 Artérias Vertebrais (AV) e Basilar (AB) 317
        4.1.2.2 Artéria Cerebral Posterior (ACP) 318
        4.1.2.3 Artéria Comunicante Posterior (ACoP) 320
    4.1.3 Polígono de Willis (PW) 321
4.2 Técnica do Exame 323
    4.2.1 Doppler Transcraniano "Cego" (DTC) 324
        4.2.1.1 - Identificação dos Vasos pelo Doppler "Cego" 326
    4.2.2 Doppler Transcraniano com Mapeamento em Cores 327
    4.2.3 Protocolo de Exame 328
        Janela Transorbital 328
        Janela Transtemporal 330
        Janela Transforaminal 332

   Janela Submandibular 333
   Doppler Pulsátil 334
 4.3 Indicações Clínicas...334
   4.3.1 Monitorização de Trombólise (AVE Isquêmico Agudo).....................335
   4.3.2 Vasospasmo..335
   4.3.3 Hipertensão Intracraniana 336
   4.3.4 Confirmação de Morte Encefálica...337
   4.3.5 Doença Falciforme...338
   4.3.6 Pesquisa de Microembolia Silenciosa 340
   4.3.7 Pesquisa de Embolia Paradoxal 340
    Protocolo do Exame 341
   4.3.8 Estenose Vascular Intracraniana 342
   4.3.9 Monitorização Peroperatória 344
    4.3.9.1 Monitorização de Perfusão Cerebral.................................344
    4.3.9.2 Monitorização de Embolias (Gasosas e/ou Sólidas) 345
   4.3.10 Indicações Questionáveis do DTC...345
 4.4 DTC e Contraste com "Microbolhas" 347
 Referências Bibliográficas 348
 Bibliografia 350

5 VEIAS DO PESCOÇO.. 353
 5.1 Jugular Interna 356
   5.1.1 Trombose..361
   5.1.2 Estenose 366
 5.2 Jugular Externa 367
   5.2.1 Aneurisma 368
 5.3 Veias Vertebrais 369
 5.4 Veias Subclávias 370
   5.4.1 Aneurisma 371
   5.4.2 Trombose..371
 5.5 Veias Braquiocefálicas 372
 Referências Bibliográficas 372
 Bibliografia 373

6 AVALIAÇÕES PÓS-PROCEDIMENTOS NAS CARÓTIDAS 375
 6.1 Avaliação Prévia à Revascularização 377
 6.2 Tipos de Procedimentos 378
   6.2.1 Endarterectomia (EAC) 378
   6.2.2 *Stent* 380
   6.2.3 *Bypass* 383
    6.2.3.1 *Bypass* Carótida-Carótida..384
    6.2.3.2 *Bypass* Carótida-Subclávia 384
    6.2.3.3 *Bypass* da Vertebral 385
   6.2.4 Reconstrução da Carótida Comum 385
 6.3 Complicações Pós-Intervenções 385
   6.3.1 Endarterectomia 386
    6.3.1.1 Reestenose...386
    6.3.1.2 Identificando as Complicações da Cirurgia 386
   6.3.2 *Stent* 390
    6.3.2.1 Estenose *Intra-Stent*...390
     6.3.2.1.1 Tipos de Estenoses...390
     6.3.2.1.2 Gradação das Estenoses *Intra-Stents* 391
    6.3.2.2 Dissecção 398
    6.3.2.3 Pseudoaneurisma 400
    6.3.2.4 Fratura do *Stent*..403
    6.3.2.5 Fístula Arteriovenosa 404
 6.4 EDC no Pós-Procedimento 404
 6.5 Comparação EAC × SC...406
 Referências Bibliográficas 407
 BIBLIOGRAFIA 408

ÍNDICE REMISSIVO 409

ECO-DOPPLER das Artérias Carótidas e Vertebrais
Avaliação Diagnóstica dos Vasos Cervicais

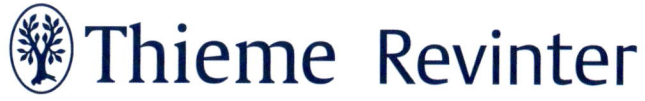

INTRODUÇÃO

As doenças cardiovasculares (DCV) são a principal causa de morte nos países desenvolvidos além de serem responsáveis por cerca de 30% da mortalidade total no mundo. Estima-se que cerca de 200 milhões de pessoas apresentem expressão clínica de doença arterial coronária (DAC), acidente vascular encefálico (AVE) ou outra doença vascular oclusiva.

A incidência de morte por DCV persiste em franca ascensão em populações de nações em desenvolvimento, como mostrado por Brundtland.[1] Entre esses países, até o ano 2040, o Brasil terá chegado ao maior índice de óbitos por DCV do mundo, superando países com maiores índices demográficos como a China e a Índia conforme dados de Gaziano et al.[2]

A doença carotídea extracraniana é um importante fator de risco para a isquemia cerebral. Vários investigadores,[3-6] tem mostrado que a estenose assintomática da carótida interna carreia um risco anual de AVC de 1-2%. O risco aumenta para 12% ao ano se o paciente desenvolve um ataque isquêmico transitório (AIT) atribuível à estenose. O risco de isquemia cerebral também depende do grau de estenose da carótida interna. Por exemplo, o risco de um AVC ipsolateral em um paciente com estenose de 90-99%, sintomática, é o dobro em relação ao de pacientes com estenose de 70-79%.

Os grandes estudos clínicos como os acima citados, tem mostrado o benefício da endarterectomia ou implante de Stent em pacientes sintomáticos com obstruções da carótida interna > 70%, mas sem efetividade nos pacientes com níveis menores de estenose, entre 50-69%. Desta forma, para o propósito de identificar o risco a nível individual, é importante a acurácia na determinação do grau de estenose, conforme White et al.[7]

Em um estudo publicado em 2018, Katan et al. verificaram que o AVC é a segunda causa de morte e a primeira causa de incapacidade funcional em todo o mundo.[8] Sua incidência tem aumentado a medida que a idade média da população mundial aumenta, além de se observar cada vez mais a sua ocorrência em indivíduos mais jovens.

O AVC isquêmico é o mais frequente, mas o AVC hemorrágico é o responsável pela maioria dos óbitos e incapacidades físicas. Incidência e mortalidade do AVC difere de país a país, de regiões geográficas e mesmo entre grupos étnicos. Nos países desenvolvidos, os maiores cuidados preventivos aliados ao tratamento na fase aguda e à neurorreabilitação, tem levado a uma substancial redução das consequências do AVC, nos últimos 30 anos.

Na população europeia de 715 milhões, ocorrem cerca de 1,4 milhão de AVCs a cada ano. Os AVCs causam em torno de 1,1 milhão de óbitos a cada ano, segundo Truelsen et al., constituindo-se na segunda causa mortis no território europeu, segundo Nichols et al.[9,10] Mais da metade dos sobreviventes passam a ser dependentes de outras pessoas em algum aspecto das atividades diárias.

Os AVCs impõem uma pesada carga financeira aos sistemas de saúde, com custo anual na Europa que excede 38 bilhões de Euros. Em vista de tudo acima exposto, podemos concluir que a prevenção para esta patologia é muito importante.

LeFevre numa metanálise concluiu que o Eco-Doppler das Carótidas (EDC) é um método acessível e não invasivo, com sensibilidade de 94% e especificidade de 92% para o diagnóstico de estenose carotídea, com significativa redução destas percentagens quando os exames são realizados por examinadores inexperientes.[11]

Quando todas as categorias de doença das carótidas são consideradas, a especificidade da ultrassonografia vascular (USV) é de 88%, e a sensibilidade, de 99%, para distinguir um ramo interno normal ou doente, quando comparada à arteriografia. A acurácia para detectar uma redução de 50% a 99% de diâmetro do ramo interno é de 93%. A concordância com arteriografia para classificação de uma lesão maior que 50% de redução de diâmetro é excelente. Experiência com USV em pacientes submetidos a endarterectomia demonstra que os resultados da arteriografia raramente alteram o plano de tratamento quando uma USV tecnicamente adequada mostrou uma estenose de 80%-99% em pacientes assintomáticos, ou uma estenose de 50%-99% em pacientes com sintomas neurológicos hemisféricos.

Prevalência de assintomáticos com estenoses >50% e >70% na população em geral, estratificado por gênero e idade, segundo Weerd M. et al.[12]

Prevalência de assintomáticos com estenoses >50% e >70% na população em geral, estratificado por gênero e idade, segundo Weerd M. et al.[12]

Anos	Estenoses	Homens	Mulheres
< 50 anos	> 50%	0,2%	0,0%
	> 70%	0,1%	0,0%
50-59 anos	> 50%	0,7%	0,5%
	> 70%	0,2%	0,1%
60-69 anos	> 50%	2,3%	2,0%
	> 70%	0,8%	0,2%
70-79 anos	> 50%	6,0%	3,6%
	> 70%	2,1%	1,0%
≥ 80 anos	> 50%	7,5%	5,0%
	> 70%	3,1%	0,9%

REFERÊNCIAS BIBLIOGRÁFICAS

1. Brundtland GH. Looking ahead for WHO after a year of change. Summary of The world health report; 1999.
2. Gaziano TA, Gaziano JM, Fauci AS, Braunwald E, Kasper DL et al. Epidemiology of cardiovascular disease. Harrison's principles of internal medicine; 2008.
3. Chambers BR, Donnan G. Carotid endarterectomy for asymptomatic carotid stenosis (Review) Copyright © 2008 The Cochrane Collaboration. Published by John Wiley & Sons, Ltd.
4. Ferguson GG, Eliaszi M, Barr HK, Clagett GP et al. The North American Symptomatic Carotid Endarterectomy Trial (NASCET). Surgical Results in 1415 Patients. Stroke1999;30:1751-8.
5. Henerici M, Neuerburd-Heusler D. Vascular diagnosis with ultrasound. Thieme Verlag; 2003.
6. The European Registers of Stroke (EROS) Investigators. Incidence of Stroke in Europe at the Beginning of the 21st Century. Stroke. 2009;40:1557-63.
7. White R et alii. Carotid Revascularization Using Endarterectomy or Stenting Systems (CaRESS) phase I clinical trial: 1-year results. J Vasc Surg 2005;42(2):213-219.
8. Katan M, Luft A. Global Burden of Stroke. Semin Neurol 2018;38(02):208-211.
9. Truelsen T, Piechowski-Jóźwiak B, Bonita R et al. Stroke incidence and prevalence in Europe: a review of available data. Eur J Neuro 2006;13(6):581-598.
10. Nichols M, Townsend N, Scarborough P, Rayner M. Cardiovascular disease in Europe 2014: epidemiological update. European Heart J. 2014;35(42):2950-9.
11. LeFevre M. Screening for Asymptomatic Carotid Artery Stenosis: U.S. Preventive Services Task Force Recommendation Statement. Ann Intern Med. 2014;161:356-362.
12. Weerd M, Greving JP, Hedblad Bo, Lorenz MW. Prevalence of Asymptomatic Carotid Artery Stenosis in the General Population. An Individual Participant Data Meta-AnalysisStroke. 2010;41:1294-7.

BIBLIOGRAFIA

Executive Committee for the Asymptomatic Carotid Atherosclerosis Study. Endarterectomy for asymptomatic carotid artery stenosis. J Am Med Assoc. 1995;273:1421-8.

Jonas DE, Feltner , Amick HR. Screening for Asymptomatic Carotid Artery Stenosis: A Systematic Review and Meta-analysis for the U.S. Preventive Services Task Force. Ann Intern Med. 2014;161(5):336-346.

PROPRIEDADES REOLÓGICAS DO SANGUE E HEMODINÂMICA

Para o entendimento da aplicação do ultrassom e do princípio Doppler na determinação da velocidade do sangue nos vasos sanguíneos, é necessário o conhecimento dos princípios físicos que regem a circulação. Neste capítulo, iremos abordar alguns aspectos da dinâmica dos fluidos e principalmente, ao juntarmos a esses conceitos os princípios da circulação, a hemodinâmica. Veremos também como aplicar e interpretar as características dos fluxos e os fatores que podem alterar o fluxo normal. Não há a intenção de esgotar o assunto, mas apenas de apontar tópicos necessários para o entendimento e a interpretação dos dados colhidos durante o exame vascular.

Iniciaremos então abordando e recordando algumas definições que serão básicas para a compreensão global do texto deste capítulo.

1.1 FLUIDOS
Compreende os gases e líquidos, que são as substâncias que não possuem forma definida, adquirindo a forma dos recipientes que os contém.

1.1.1 Fluido Ideal
É o fluido não compressível, não possuindo atrito interno ou viscosidade.

1.1.2 Fluido Newtoniano
É o que apresenta viscosidade constante para diferentes velocidades: água, ar, glicerina, mercúrio, plasma e o sangue na grande circulação (nessa condição específica o sangue tem comportamento de um fluido newtoniano).

1.1.3 Fluido Não Newtoniano
É o que apresenta macromoléculas em suspensão e consequentemente tem atrito interno considerável quando em deslocamento. São fluidos que, frente a forças de pequena intensidade, comportam-se como sólidos (sangue, creme de leite).

1.2 ENERGIA
Pelo princípio fundamental da energia, sabemos que a "Energia total do Universo é constante", ou de outra forma: "num sistema isolado, a energia total do sistema é constante".

Observa-se uma constante alternância das formas de apresentação da energia, de forma que o somatório delas seja sempre igual.

Na bioquímica celular, é conhecida a transformação do ATP → ADP + P + ENERGIA, sendo essa energia utilizada para uma contração muscular, por exemplo, com a transformação de energia química em mecânica e com dissipação de parte da energia em forma de calor

1.2.1 Energia Potencial
A Energia Potencial representa a forma de energia armazenada e que pode ser completamente convertida em energia cinética.

$$p = \mu \cdot g \cdot h \quad \text{(Equação 1.1)}$$

p = pressão estática (Energia Potencial) (N/m²)
μ = densidade do líquido (kg/m³)
g = aceleração da gravidade (m/s²)
h = altura da coluna líquida (m)

1.2.2 Energia Cinética

É a forma de energia que um corpo adquire ao entrar em movimento.

Para que um corpo entre em movimento é necessário que uma força seja aplicada sobre ele. A energia adquirida pelo corpo é relacionada com a massa do corpo e a velocidade que ele alcança.

$$pd = \frac{1}{2} \mu \cdot v^2 \qquad \text{(Equação 1.2)}$$

pd = pressão dinâmica (Energia Cinética) (N/m²)
μ = densidade (kg/m³)
v = velocidade (m/s)

1.3 PRESSÃO

É a relação entre a força e a superfície sobre a qual ela é aplicada.

1.3.1 Relação entre a Pressão e os Fluidos

1.3.1.1 Princípio de Pascal

"Os fluidos transmitem integralmente as pressões sobre eles exercidas."

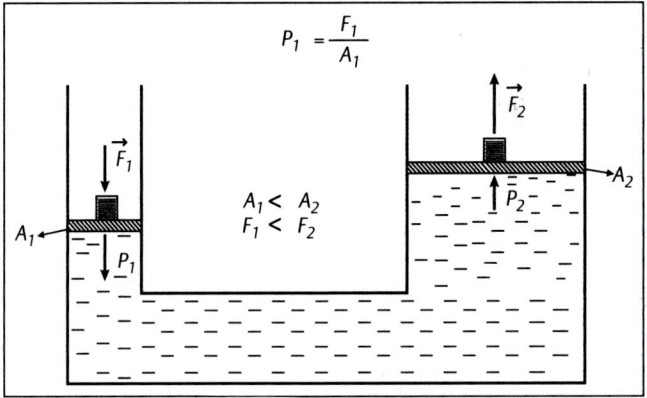

Uma aplicação do princípio de Pascal é a prensa hidráulica, que consiste de dois cilindros, de secções A_1 e A_2, sendo $A_1 < A_2$, interligados e contendo um líquido, como ilustrado na figura. Ao se aplicar uma força F1 sobre o pistão colocado no cilindro de menor raio, o líquido fica sujeito à pressão P1, dada pela relação $P_1 = F_1/A_1$. Pelo princípio de Pascal, teremos $P_1 = P_2$, logo $F_1/A_1 = F_2/A_2$, assim $F_2 = F_1 \times A_2/A_1$, ou seja há um efeito multiplicador da força.

1.3.1.2 Lei de La Place

A tensão exercida por um fluido nas paredes do recipiente é resultado do produto da pressão interna do recipiente pelo raio do recipiente dividido pela espessura da parede.

$$T = P \cdot r/2e \qquad \text{(Equação 1.3)}$$

T = tensão
P = pressão
r = raio do recipiente
e = espessura da parede

A pressão interna de um fluido contido num recipiente é igual em qualquer ponto considerado.

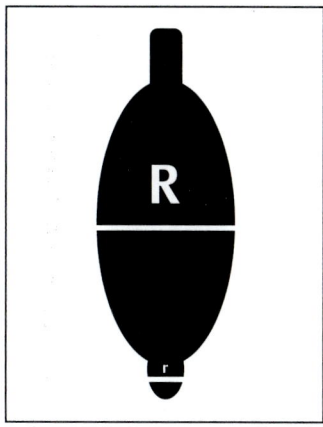

Nesta figura representando uma bola de aniversário, evidenciamos que num mesmo recipiente, onde todos os pontos têm a mesma pressão (isopressóricos), podem existir tensões parietais diferentes.

Na região onde temos o maior raio do balão (R), a tensão parietal é máxima (temos maior dificuldade de comprimir o balão nessa região). Na ponta do balão, o raio é pequeno (r) e a tensão parietal é pequena, sendo muito fácil a compressão do balão nessa região, podendo-se, com facilidade, encostar uma parede na outra.

No ventrículo esquerdo dilatado, ocorre aumento da tensão parietal, aumentando a dificuldade de enchimento coronariano. A mesma dificuldade observa-se na hipertensão, nesse caso em decorrência do aumento da pressão arterial, enquanto que, na dilatação do VE, a tensão aumenta pelo aumento do raio.

No caso da hipertensão arterial, pode-se concluir que a hipertrofia parietal seria um mecanismo de compensação (aumento da espessura parietal), pois atuaria diminuindo a tensão parietal, facilitando o enchimento coronariano.

1.3.1.3 Pressão × Circulação

Quando um indivíduo está deitado, as pressões das diversas partes do corpo são praticamente constantes e iguais a do coração.

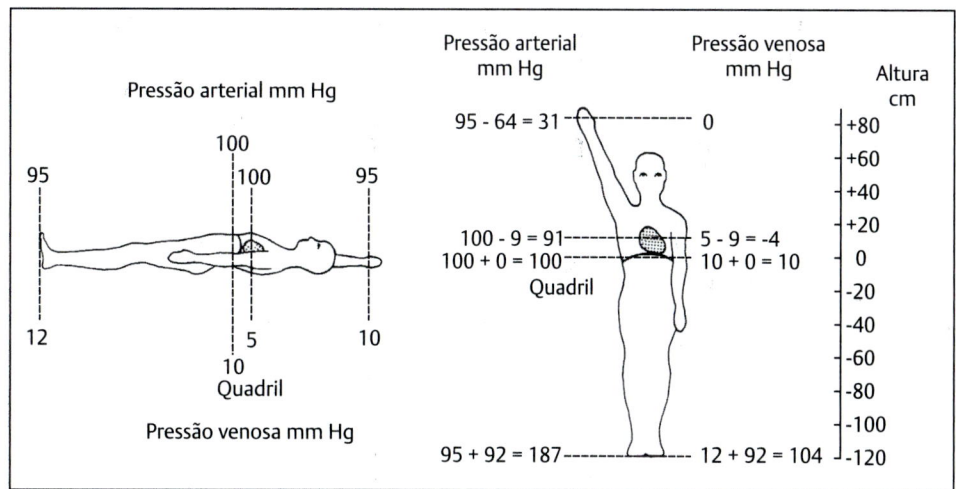

Ao levantar-se, o indivíduo passa a apresentar diferenças significativas entre as pressões na cabeça e nas pernas, fato explicado pelos princípios da hidrostática (diferenças das alturas das colunas líquidas).

$$P_{cabeça} = P_{coração} - \mu \cdot g \cdot h$$

$$P_{perna} = P_{coração} + \mu \cdot g \cdot h$$

Ao levantar-se rapidamente, pode haver redução da circulação craniana pela queda abrupta da pressão, efeito mais pronunciado em indivíduos mais idosos, que apresentam paredes arteriais mais rígidas e respostas fisiológicas mais lentas.

Ao mesmo tempo, com o indivíduo de pé, a pressão hidrostática nos MMII é superior à pressão na cabeça.

1.4 DINÂMICA DOS FLUIDOS

1.4.1 Fluxo ($\dot{Q}$)

Representa o volume de um fluido que passa numa determinada seção reta de um tubo (vaso) na unidade de tempo (m^3/s, cm^3/s ou l/s).

1.4.2 Relação Pressão × Fluxo

O fator primacial para que haja o movimento de um fluido através de um vaso é haver diferença de pressão (ΔP) entre dois pontos desse vaso, e que o fluxo será sempre da região de maior pressão para a de menor pressão.

Como se sabe, pelos conceitos de hidrostática, a pressão em uma coluna líquida depende da sua altura:

$$p = \mu \cdot g \cdot h \quad \text{(Energia Potencial)}$$

Como a altura da coluna líquida (h) é a única variável na fórmula de pressão estática, temos a pressão no ponto A maior que em B. Como o sistema mostrado está em equilíbrio, ou seja, ele recebe 10 L/s, e perde 10 L/s, não existe variação de pressão nem do fluxo ao longo do tempo.

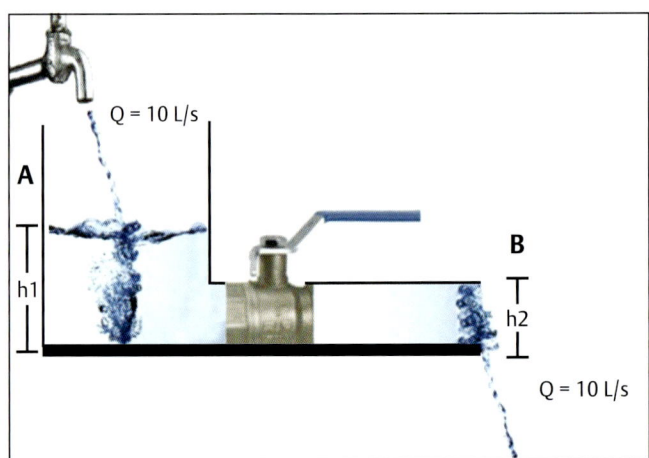

Estando o líquido em movimento, devemos considerar também a velocidade do fluxo como um dos fatores determinantes da pressão. Nos líquidos em movimento, a pressão total é uma resultante da pressão estática mais a pressão dinâmica, onde esta é função direta da velocidade de fluxo:

$$pd = \tfrac{1}{2} \mu \cdot v^2 \quad \text{(Energia Cinética)}$$

Para melhor compreensão da física que rege os movimentos dos fluidos, veremos inicialmente o comportamento dos líquidos ideais, ou seja, em sistemas em que não haja perda de energia por atrito interno entre as partículas do líquido em movimento. Neste caso, a pressão total exercida pelo líquido resulta do somatório da pressão lateral e da pressão dinâmica.

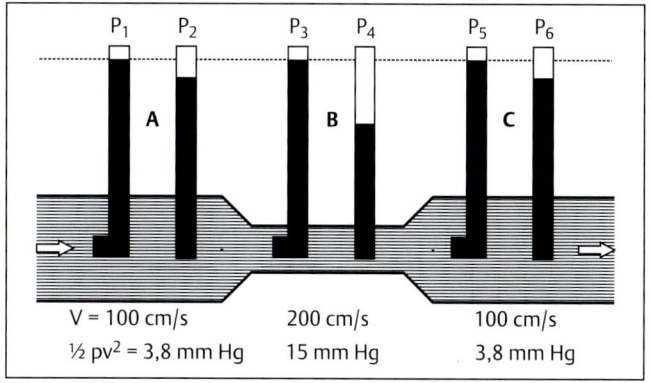

(Modificada de Bern RM e Levy MN, 1977.)[1]

Na região B, de menor calibre, a velocidade linear é maior, consequentemente o componente dinâmico é maior que nas regiões de maior calibre, A e C, do mesmo tubo. P1, P3 e P5 medem a pressão total. P2, P4 e P6 medem a pressão estática (lateral), que é menor na região de menor calibre, pois o componente dinâmico é maior nesta região.

$$P_{total} = P_{lateral} (estática) + P_{dinâmica}$$
$$P_{total} = \mu \cdot g \cdot h + \tfrac{1}{2} \mu \cdot v^2$$

(Equação 1-4)

1.4.3 Relação Fluxo × Forma do Tubo

O perfil do fluxo sofre modificações à medida que progride num tubo (vaso).

Perfis de velocidades de fluxos de um fluido desde que entra num tubo cilíndrico regular:

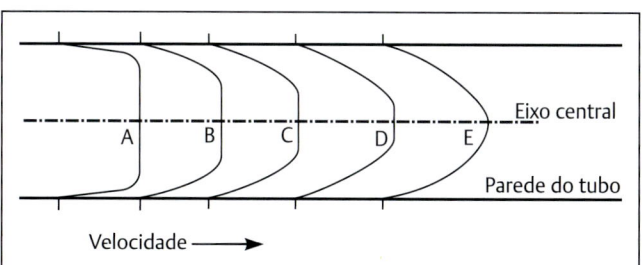

(**A**) Próximo a entrada do tubo, o perfil do fluxo é aplanado, não havendo gradiente de velocidades na região central do fluxo. (**B**), (**C**) e (**D**) O fluxo, à medida que avança no tubo, vai assumindo o perfil do fluxo laminar, onde a velocidade máxima se encontra na região central (**E**).

Perfis de velocidades na aorta torácica de um cachorro obtidos com um velocímetro por Doppler:

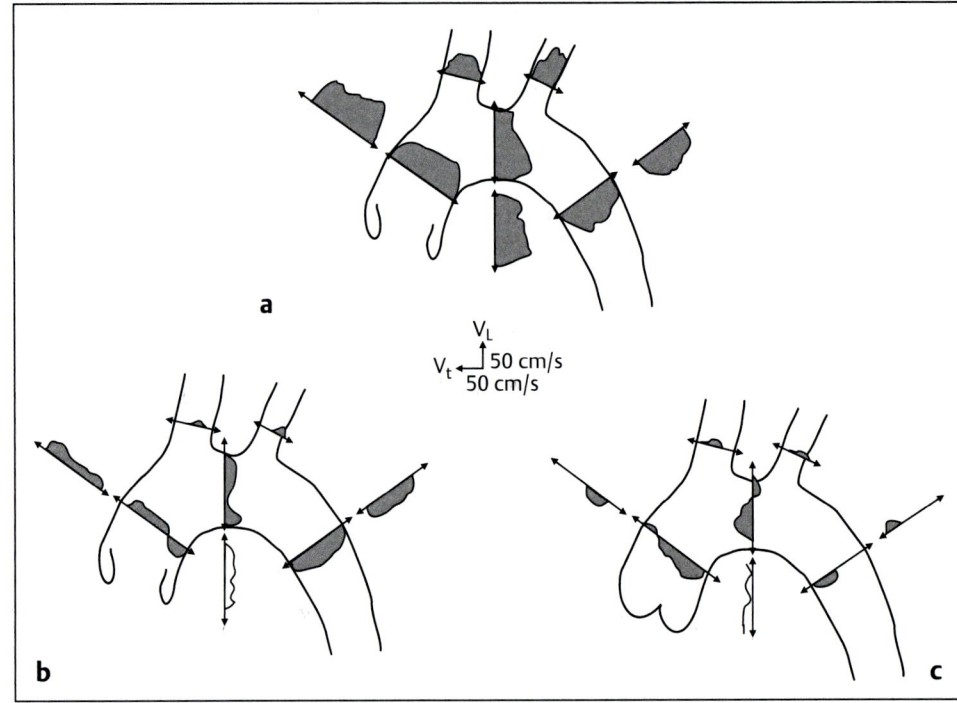

(Reproduzido com autorização de Farthing S.)[2]

Os perfis mostrados fora da aorta são perpendiculares aos mostrados dentro da aorta. (**a**) Meio da sístole, (**b**) final da sístole e (**c**) início da diástole.

1.4.4 Velocidade de Fluxo
Representa a velocidade de deslocamento do fluido (m/s ou cm/s).

$$V_f = \dot{Q}/A \qquad \text{(Equação 1.5)}$$

V_f = velocidade de fluxo (cm/s)
$\dot{Q}$ = fluxo (cm³/s)
A = área (cm²)

Abaixo exemplos de velocidades de fluxos em diferentes vasos:

- v_f raiz da aorta = 100 cm/s
- v_f da aorta abdominal = 40 a 50 cm/s
- v_f carótidas (30 anos) = 60 a 70 cm/s
- v_f carótidas (80 anos) = 25 a 30 cm/s
- v_f capilares = 0,07 cm/s

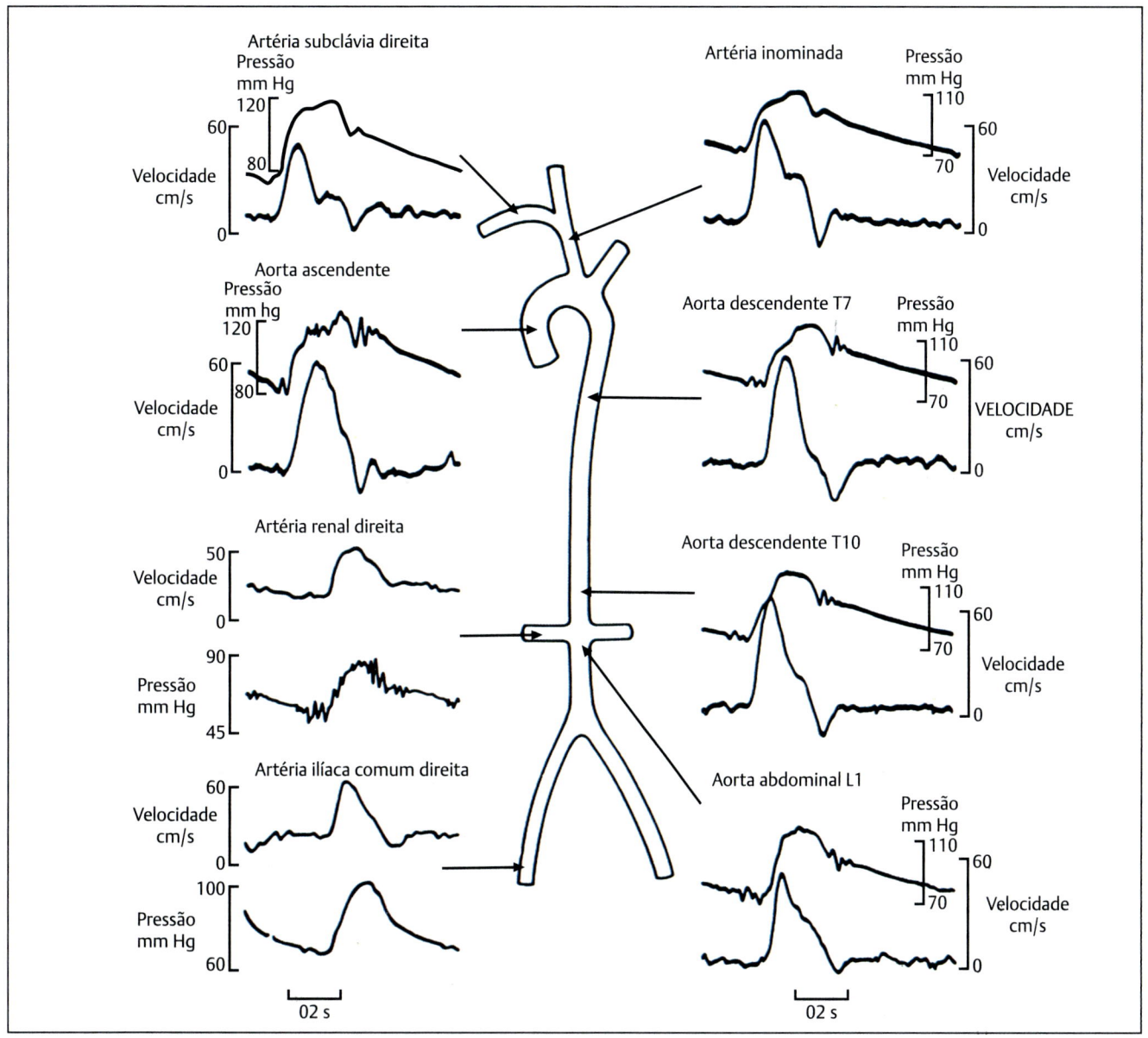

Nesta figura temos a representação do perfil da curva de fluxo e da velocidade de fluxo, obtida na raiz da aorta e em diferentes segmentos da árvore arterial.

- O Doppler é o método não invasivo que possibilita a medida da velocidade de fluxo nos vasos através das valvas e nas cavidades cardíacas.
- As velocidades de fluxos pelo Doppler podem ser avaliadas pelo Doppler espectral por meio do gráfico velocidade × tempo ou por meio do Doppler em cores por uma escala de cores representativas de diferentes velocidades.

1.4.5 Relação Fluxo × Velocidade de Fluxo × Diâmetro do Vaso

Num sistema fechado, onde não há perda de energia, o fluxo será constante e as velocidades de fluxos serão dependentes da área da seção reta dos condutores do fluido, variando inversamente com as áreas de seção reta.

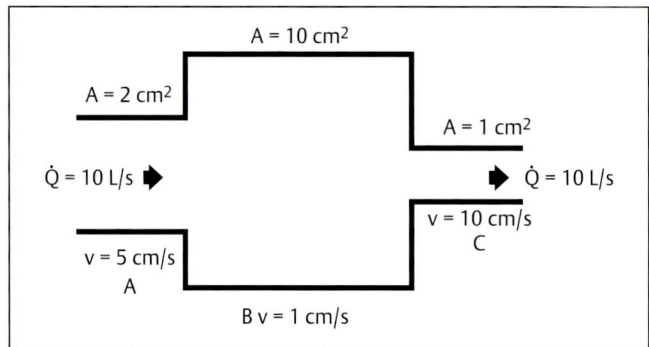

Para que o fluxo seja mantido constante (10 L/s), há redução da velocidade do fluxo (de 5 cm/s para 1 cm/s) quando a seção reta do tubo passa de 2 cm² para 10 cm² e posterior aumento da velocidade quando a seção reta é reduzida, ou seja, a velocidade de fluxo varia inversamente ao diâmetro do tubo.

Essa relação é muito bem ilustrada nos casos de estenoses vasculares, onde o aumento da velocidade de fluxo é detectada pelo Doppler. De forma inversa, observamos a velocidade de fluxo pré e pós-estenose. Na figura, vemos a velocidade de 78,9 cm/s na área de estenose e a velocidade de 62,4 cm/s na região pós-estenótica.

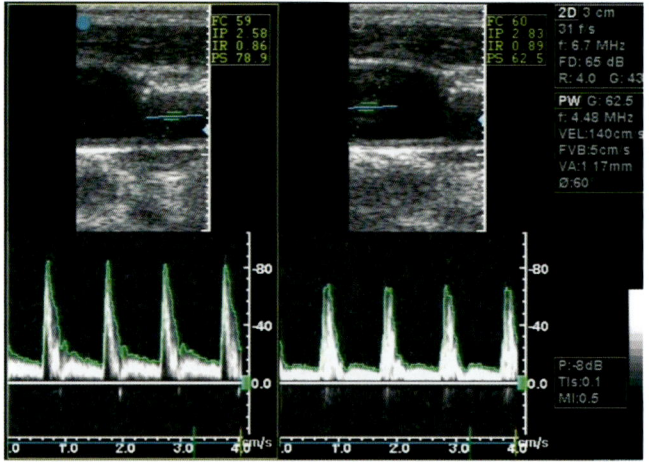

Também vamos observar estas variações de velocidades se medirmos a velocidade do fluxo no bulbo carotídeo que, neste caso, mostra velocidade de 46,1 cm/s ou se medirmos a velocidade de fluxo já na carótida interna, que tem menor diâmetro, onde então a velocidade medida foi de 67,3 cm/s.

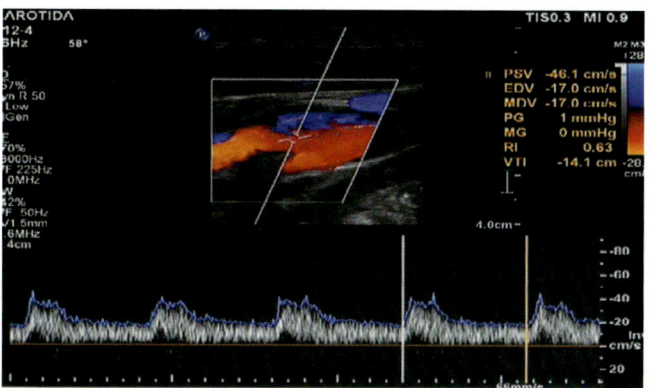
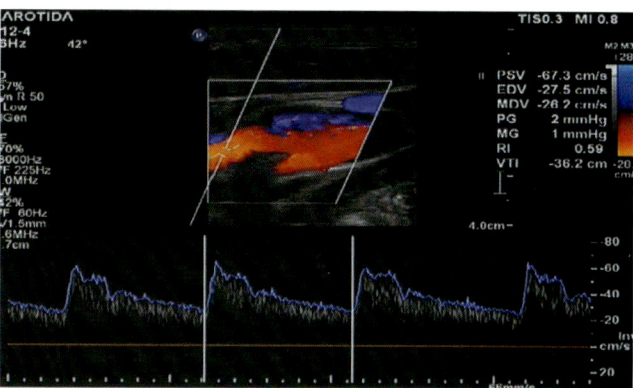

Mesmo fenômeno podemos observar ao compararmos as velocidades de fluxos nas artérias vertebrais normais, porém com calibres diferentes. Um fato muito comum nos estudos das artérias vertebrais é encontrarmos uma artéria dominante, ou seja, de maior calibre. Neste caso, vemos a vertebral direita dominante, com diâmetro de 38 mm e velocidade de pico sistólico de 39,36 cm/s.

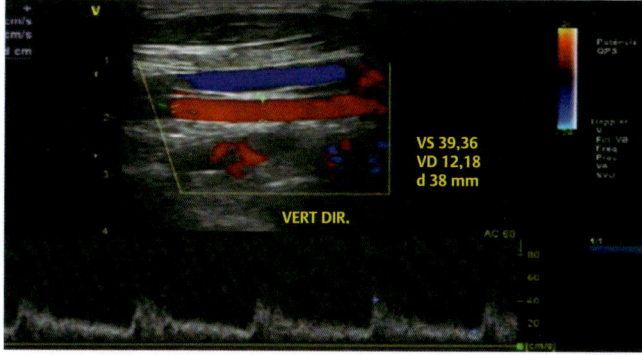

A vertebral esquerda, que no caso tem diâmetro de 18 mm, apresenta velocidade de pico sistólico (VPS) igual a 62,79 cm/s.

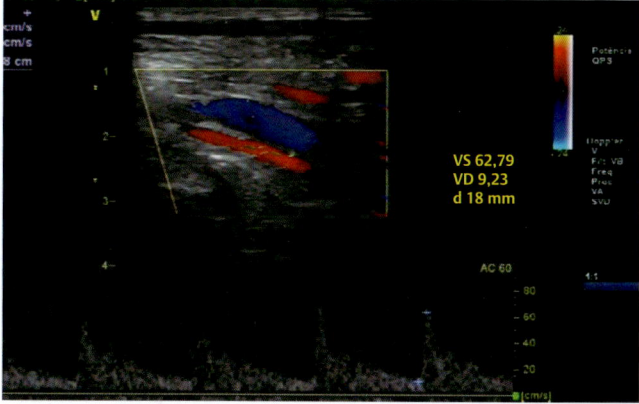

Existe uma relação direta entre o fluxo e a velocidade de fluxo:

$$\dot{Q} = v \cdot A \quad \text{(Equação 1.6)}$$

ou **v = $\dot{Q}/A$**, onde A = área da seção reta do tubo que contém o líquido em movimento.

Gashi *et al.*, ao estudarem a FFR (Reserva de Fluxo Fracionada), puderam verificar que a manutenção do fluxo pós-estenose depende de fatores diversos além do percentual de redução da luz arterial, dependendo também da resistência vascular pós-estenose (diretamente ligada à vasodilatação provocada pela isquemia) e da pressão na região pré-estenótica.[3]

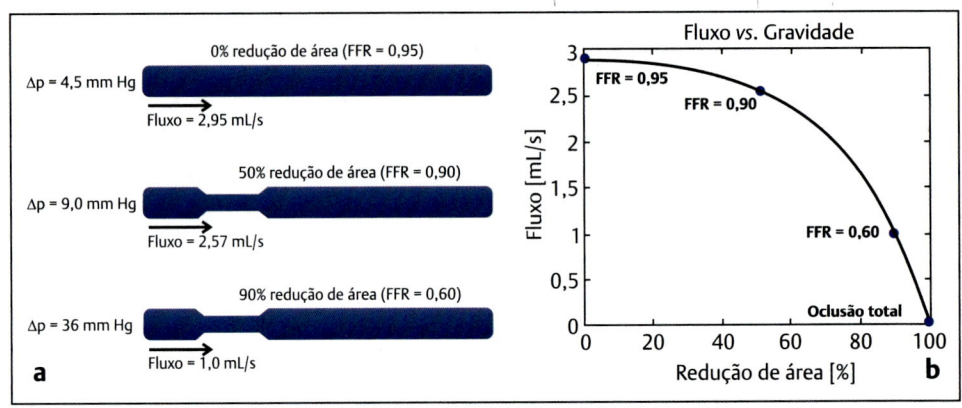

> O Doppler espectral é o método de escolha para medir velocidades de fluxos.

1.4.6 Equação de Continuidade de Fluxo
Existe uma relação constante entre as áreas e as velocidades nas regiões pré e pós-estenose.

$$A_1 \cdot v_1 = A_2 \cdot v_2 \quad \text{(Equação 1.7)}$$

Uma grande aplicação desta equação na prática de exames é para avaliar a área da valva aórtica para uma classificação mais fidedigna da importância da lesão valvar. Nesta equação, A_1 e v_1 representariam a área (obtida a partir do diâmetro subaórtico) e a velocidade pré-estenótica. A velocidade pós-estenótica é facilmente medida pelo Doppler, sendo então a área efetiva do orifício valvar obtida pela aplicação da equação.

1.4.7 Equação de Bernoulli[4]
Aplicada para determinar a diferença de pressão entre duas regiões, a partir da velocidade pós-estenótica medida pelo Doppler.

Pela simplificação da Equação de Bernoulli:

$$\Delta P = 4 \, (v_{máx})^2 \quad \text{(Equação 1.8)}$$

ΔP = gradiente de pressão pré e pós-estenose (mm Hg)
$V_{máx}$ = velocidade de fluxo pós-estenótico (m/s)

> A velocidade quando medida em m/s fornecerá o gradiente em mm Hg.

A velocidade máxima de fluxo pelo Doppler deve ser medida o mais próximo possível da lesão, pois a velocidade de fluxo cai gradativamente à medida que aumenta a distância para o local de estenose. Logo após a obstrução, a velocidade de fluxo é máxima, porém, ao encontrar a massa de sangue após a obstrução, parte da energia é gasta para impulsionar este sangue e para vencer o atrito, com consequente transformação da energia cinética em energia térmica (calor) e energia sonora (sopro), levando a perda gradual da velocidade.

1.5 VISCOSIDADE

Ao considerarmos que a grande maioria dos fluidos apresenta atrito interno quando em movimento (fluidos não ideais), pode-se concluir que existe contínua perda de energia cinética (transformada em calor) durante o deslocamento de um fluido. Para que o fluido permaneça em movimento e com velocidade constante é necessário que haja uma força que promova a reposição da energia cinética perdida. No caso da circulação, temos a cada ciclo cardíaco uma nova "força" aplicada no sistema, resultante do trabalho do coração que mantém o movimento circulatório do sangue, a despeito da energia perdida ao longo do trajeto.

Temos um esquema representando um fluido em movimento e os determinantes da viscosidade:

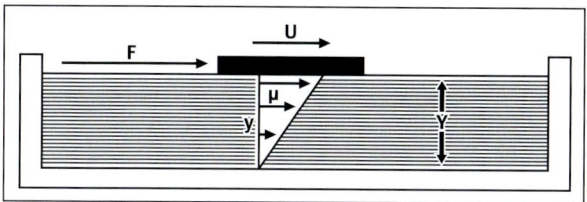

(Modificada de Bern RM e Levy MN, 1977.)[1]

A viscosidade de um fluido (η) é definida como a razão entre a força de cisalhamento (τ) e o gradiente de velocidade (dv/dz). Ao colocarmos um disco de área A na superfície do líquido e aplicarmos uma força (F), ele se desloca com uma velocidade (v) arrastando com ele sucessivas camadas de líquido, cujas velocidades serão menores em função da profundidade (z). A força de cisalhamento reflete a relação entre F/A.

A **viscosidade** (η) é definida como a razão entre a força de cisalhamento (τ) e o gradiente de velocidade entre as "camadas" do líquido.

$$\eta = \tau / dv/dz$$ (Equação 1.9)

η = viscosidade (kg.s/m)
τ = força de cisalhamento (N)
dv = gradiente de velocidade (m/s)
dz = gradiente de distância (m)

Comumente utilizamos como unidade de medida da viscosidade o **POISE** (g.s/cm), em homenagem a Poiseuille.[5] A viscosidade da água é tomada como referência para as medidas relativas:

- η água a 20° Celsius = 0,01 poise ou 1 centipoise
- Plasma = 1,8 . η água
- Sangue = 3 a 4 η água

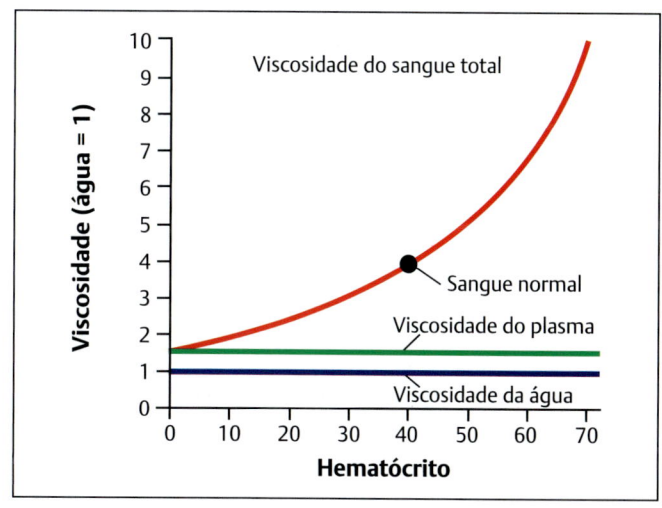

Pela análise do gráfico, observa-se que os fluidos ideais (o Hélio a 2,2°K aproxima-se muito dessas condições) teriam deformação infinita quando submetidos a uma força.

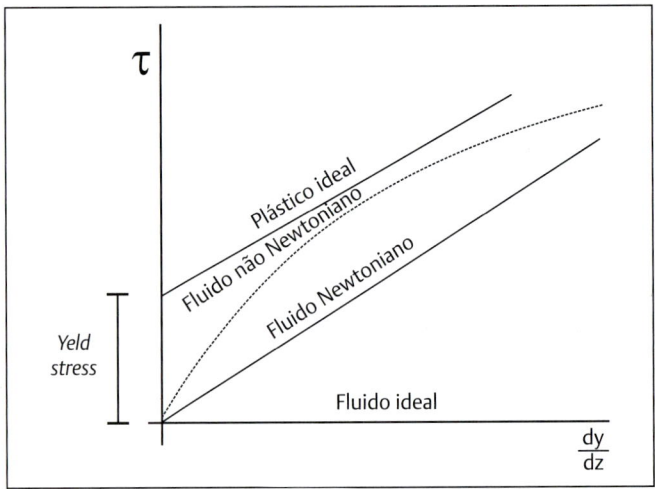

Os fluidos newtonianos apresentariam uma relação constante entre (τ) e dy/dz, enquanto os não newtonianos necessitariam de maior quantidade de energia no início do movimento. O movimento do fluido não newtoniano somente se inicia quando a força de cisalhamento (força que coloca o fluido em movimento) vence um valor crítico (*Yeld Stress*).

1.5.1 Viscosidade do Sangue

O sangue, tendo partículas de tamanhos variados em suspensão, comporta-se como um líquido não newtoniano, apresentando, sob determinadas condições clínicas, variações da sua viscosidade (**viscosidade anômala**), tanto para mais quanto para menos, segundo Dintefass *et al.*.[6]

1.5.2 Variações Anômalas da Viscosidade

1.5.2.1 Velocidade de Fluxo

O sangue comporta-se como um líquido não newtoniano, apresentando viscosidade anômala, uma vez que a viscosidade aumenta com a diminuição da velocidade, conforme descrito por Nubar.[7] Esta característica tem importância nos casos de choque, onde a pequena velocidade do fluxo leva ao aumento da viscosidade sanguínea, prejudicando a microcirculação acentuadamente.

A força de cisalhamento é uma das forças que se opõem ao fluxo sanguíneo, e quanto maior for a velocidade do sangue, maior será sua ação na parede dos vasos. Este conhecimento é importante para compreendermos a gênese da dissecção arterial, que geralmente ocorre na porção proximal da aorta, onde a velocidade do fluxo é grande. Neste caso, devemos diminuir a velocidade do fluxo sanguíneo fazendo-se depressão da atividade do coração.

1.5.2.2 Temperatura Corporal

Outro fator que faz variar a viscosidade é a temperatura corporal, e a viscosidade varia inversamente com a temperatura. Em consequência desse fato é que pacientes em choque devem ser mantidos aquecidos para facilitar o restabelecimento da circulação.

1.5.2.3 Raio do Vaso

A viscosidade do sangue também depende do raio do vaso. Até o limite de 300 μm, a velocidade de fluxo não depende do raio. Abaixo desse limite, ocorre redução da viscosidade a medida que ocorre redução da luz dos vasos, o fluxo torna-se mais axial, mesmo nos vasos com diâmetro igual ao das células sanguíneas (**Efeito Fåhraeus-Lindqvist**), descrito por eles e por Jay *et al.*[8] Como consequência do efeito Fåhraeus-Lindqvist, a força de cisalhamento (*Shear Stress*) na parede do vaso diminui à medida que diminui o diâmetro do vaso.

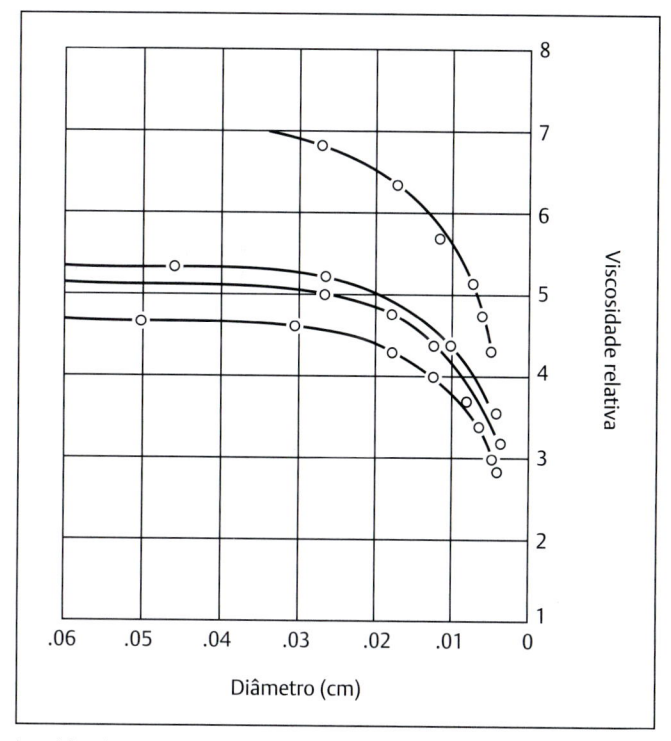

(Modificada de Fåhraeus, R e Lindqvist, T.)[9]

A viscosidade do sangue, em relação à da água, aumenta em função do diâmetro do tubo, quando este passa de 0,3 mm.

Este fato explica como o fluxo se mantém nos capilares com níveis pressóricos muito mais baixos do que seria necessário se o sangue fosse um líquido newtoniano, evitando assim que a força de cisalhamento viesse a romper as paredes dos capilares.

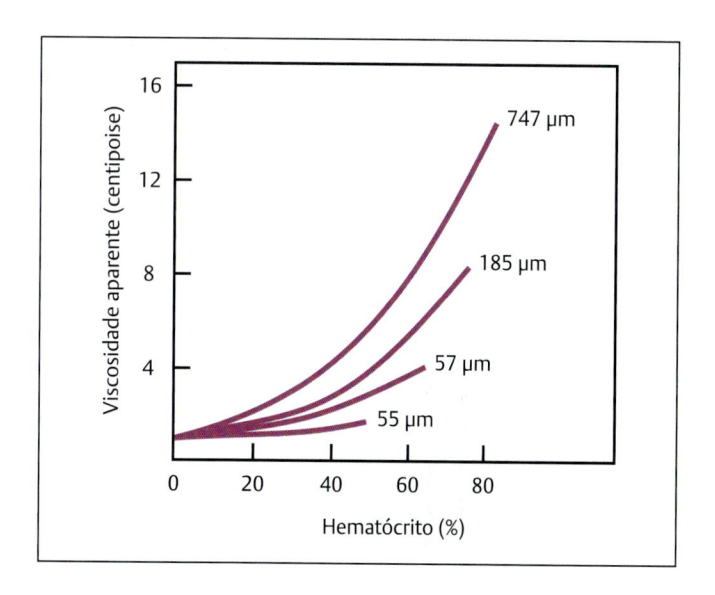

1.5.2.4 Hematócrito

A viscosidade sanguínea é dependente do hematócrito (Ht). Em taxas de Ht iguais ou menores que 12%, o sangue comporta-se como um fluido newtoniano. Acima desse limite, seu comportamento é de um líquido não newtoniano, cuja viscosidade aumenta com o Ht.

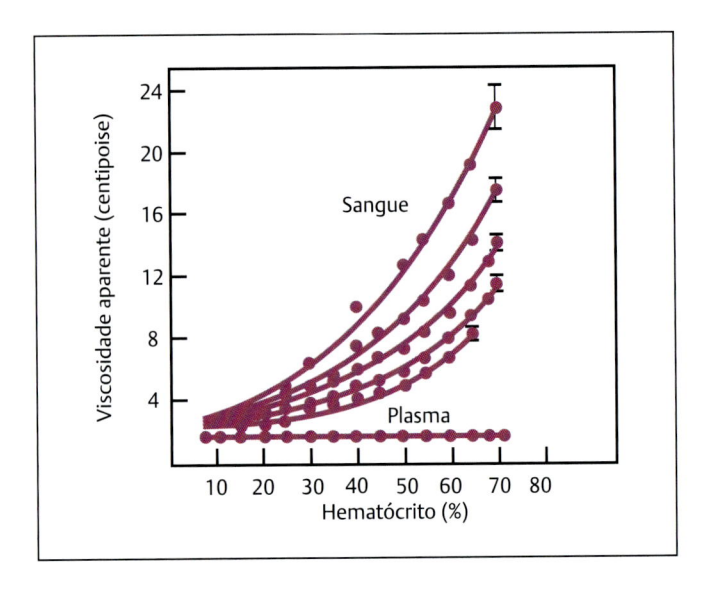

Pelo gráfico, a seguir, observamos que um aumento do Ht de 45 para 70%, que ocorre, por exemplo, na policitemia (DPOC ou na cardiopatia congênita cianótica), resulta no aumento de mais de duas vezes da viscosidade aparente, com um efeito proporcional na resistência periférica, conforme Marchall *et al.*.[10]

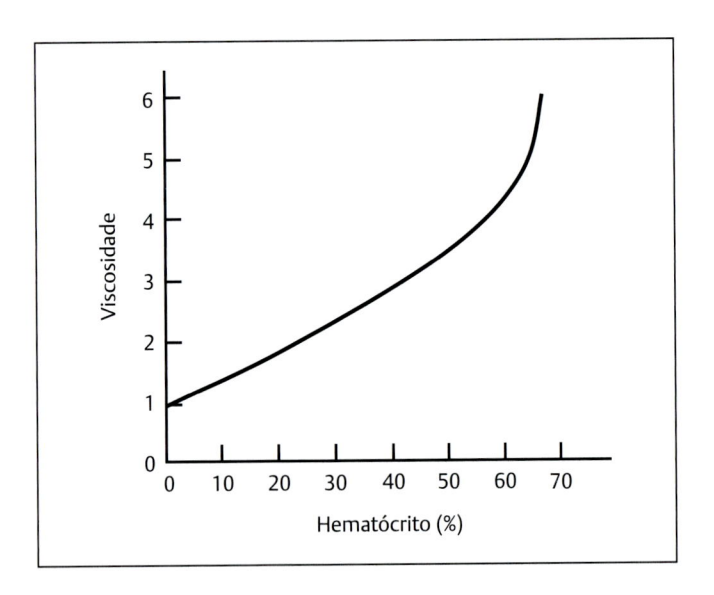

Este fato deve ser ressaltado, pois mesmo nos casos de hipertensão essencial, nos quais existe aumento da resistência periférica por constrição arteriolar, a resistência periférica total raramente aumenta mais que duas vezes.

O efeito contrário ocorre nos casos de anemia, com diminuição da viscosidade e aumento da velocidade de fluxo, determinando a hipercinesia sanguínea, às vezes acompanhada de alterações estetoacústicas.

1.6 EQUAÇÃO DE POISEUILLE

Poiseuille (1799-1869) foi um médico com sólida formação em física que se dedicou a estudar a circulação, tendo elaborado a equação que rege a movimentação dos líquidos, que, em sua homenagem, ficou conhecida como "equação de Poiseuille".

As condições para aplicação da Lei de Poiseuille são: líquido newtoniano, tubo de paredes rígidas, fluxo contínuo e laminar. Apesar de não encontrarmos essas condições nos sistemas biológicos, podemos aplicar os princípios gerais da Lei de Poiseuille.

$$\dot{Q} = \Delta P \cdot \pi \cdot r^4 / 8 \cdot \eta \cdot \Delta L \quad \text{(Equação 1-10)}$$

$\dot{Q}$ = fluxo
ΔP = diferença de pressão
π = constante
r = raio do tubo
η = viscosidade
ΔL = comprimento do tubo

De uma forma simplificada, a equação pode ser apresentada assim:

$$\dot{Q} = \Delta P / R, \text{ onde } R \text{ (Resistência)} = 8 \cdot \eta \cdot \Delta L / \pi \cdot r^4$$

Pela observação da equação acima, vemos dois parâmetros que muito influenciam na determinação da impedância ("resistência") ao movimento dos fluidos: o comprimento do tubo (L) e a viscosidade do fluido (η).

1.7 RESISTÊNCIA

Num tubo rígido, esta grandeza é determinada basicamente pelo raio e pela extensão do segmento estudado.

A resistência expressa a quantidade de energia dissipada pela unidade de fluxo num dado sistema:

$$R = \Delta P / Q \quad \text{(inversão da Equação 1.10)}$$

R = dyn.s/cm
ΔP = dyn/cm^2
Q = cm^3/s

Nos vasos biológicos, os fatores locais e neuro-hormonais, atuando sobre a musculatura lisa dos vasos, são responsáveis pelas oscilações da resistência ao fluxo. A geometria dos vasos, a distensibilidade das paredes e a pressão transmural também atuam na determinação da resistência que os vasos oferecem aos fluxos.

O termo resistência é empregado para os fluxos regulares, os termos impedância e condutância são mais bem aplicados para os fluxos pulsáteis.

Lesões segmentares oferecem maior resistência ao fluxo do que lesões pequenas que causem a mesma redução da seção reta do vaso. Da mesma forma, as lesões seriais causam maior resistência ao fluxo do que uma lesão isolada.

1.7.1 Fluxo de Baixa Resistência

Fluxo na carótida interna, com baixa resistência distal, caracterizada na curva espectral pela ascensão lenta, ápice arredondado, discreto entalhe após o pico sistólico e velocidade diastólica final acima de 10 cm/s.

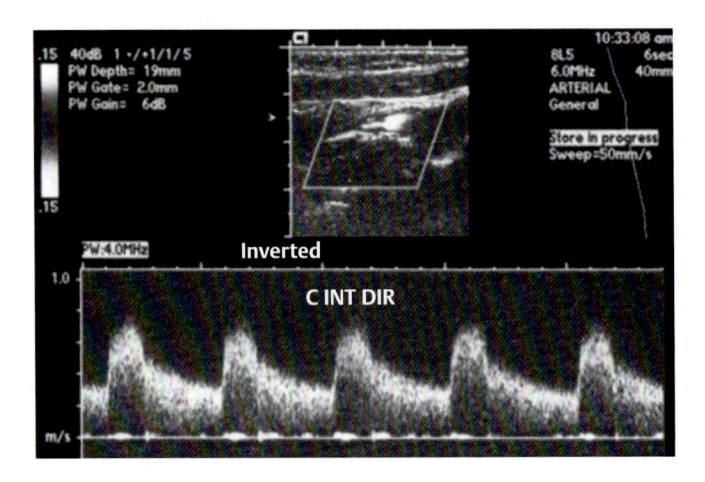

1.7.2 Fluxo de Alta Resistência

Os ramos externos das carótidas irrigam a face, onde as estruturas musculares oferecem resistência ao fluxo. Avaliando-se a curva espectral, observamos que a ascensão é rápida, a curva é apiculada e a incisura (entalhe) após o pico sistólico é bem marcada, e, por fim, a baixa velocidade de fluxo ao final da diástole.

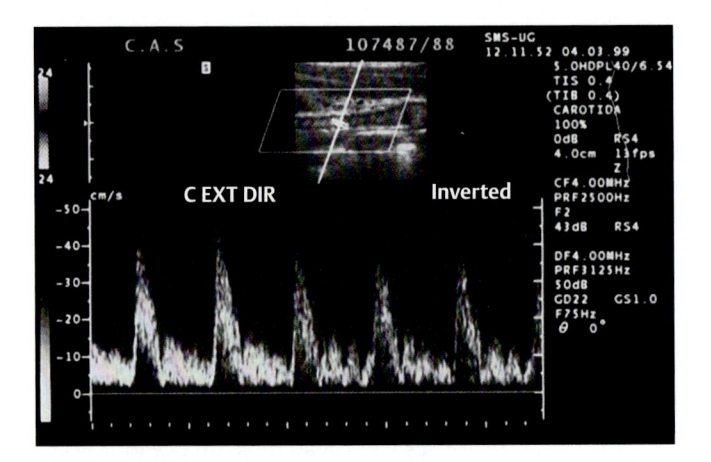

1.7.3 Impedância

Impedância é o termo utilizado para descrever a resistência oferecida ao fluxo num sistema com fluxo pulsátil.

Finkelstein *et al.* mostraram que a impedância reflete o somatório das forças que atuam contrariamente ao fluxo pulsátil.[11] Basicamente teríamos a resistência dos vasos e a viscosidade do sangue como os dois principais determinantes da impedância.

Condutância é o recíproco da impedância.

PROPRIEDADES REOLÓGICAS DO SANGUE E HEMODINÂMICA

1.7.4 O Jogo das Resistências

Um dos principais fatores determinantes de resistência ao fluxo é a presença de lesões estenóticas.

Vamos imaginar algumas situações em que o grau de estenose de um vaso aumentaria progressivamente, e as consequentes alterações de fluxos e resistências:

A) No primeiro caso, podemos supor a situação num vaso com uma luz de 0,5 cm² (A_1) e com velocidade de fluxo de 70 cm/s (pré-estenose) (V_1). O fluxo ao passar pela estenose (A_2) aumenta a velocidade para 200 cm/s (V_2) (pós-estenose), o que nos permite determinar a luz na estenose como de 0,175 cm² (A_2). Esta variação da luz do vaso de 0,5 cm² (A_1) para 0,175 cm² (A_2) determina uma estenose de 65%.

Pela equação de continuidade de fluxo, teríamos a seguinte representação:

$$0,5 \times 70 = A_2 \times 200 \Rightarrow A_2 = 35/200 \Rightarrow A_2 = 0,175 \text{ cm}^2$$

Ilustração de um caso de estenose estimada em 61% e com a determinação da velocidade de fluxo de 184 cm/s no local da obstrução.

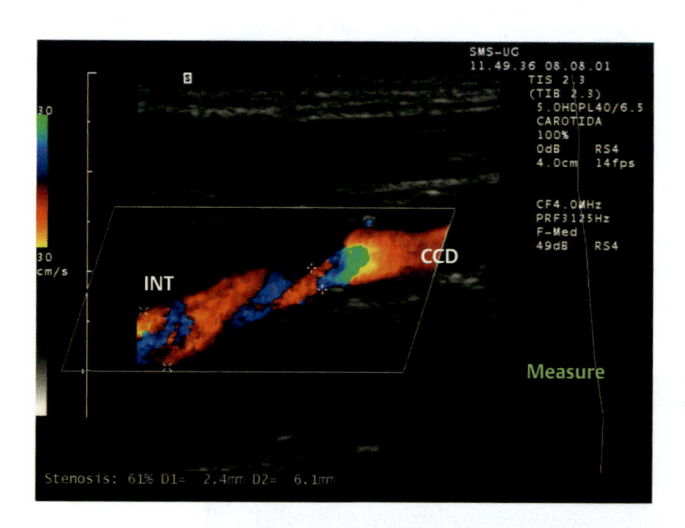

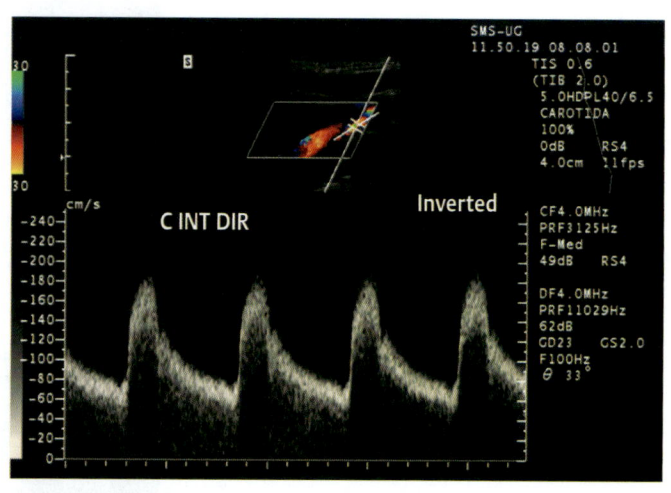

B) Nos casos de estenoses superiores a 80% nas carótidas, ocorre limitação do fluxo pela estenose, havendo redução do fluxo pré-estenótico. Essa redução de fluxo decorre do grande aumento da impedância ao fluxo causado pela estenose importante, havendo desvio do fluxo para outras regiões com menor resistência total ao fluxo (impedância).

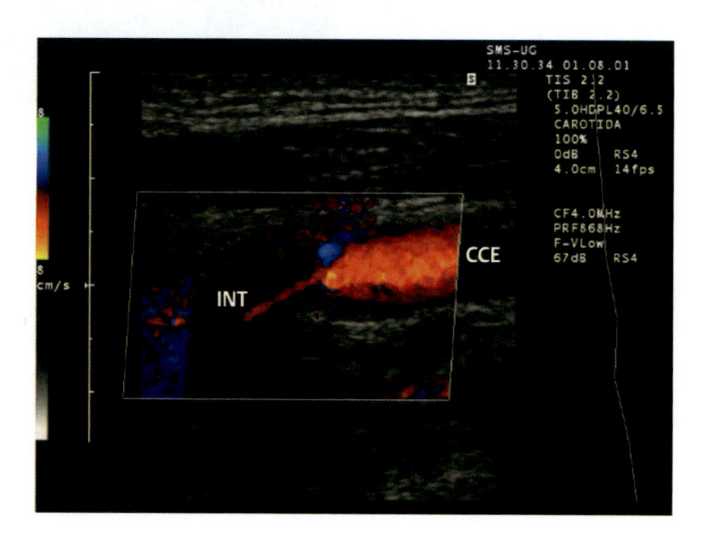

C) Se a estenose for crítica (maior que 95%), outro fator se junta à redução do fluxo, que é o gasto energético adicional (energia mecânica + energia térmica + energia acústica) para vencer o atrito gerado pela reduzida área da região estenótica. Consequentemente a redução da velocidade pós-estenose é mais acentuada ainda. Numa suposta redução da área em 95% (0,5 cm² para 0,025 cm²), teríamos uma condição em que a impedância bastante aumentada causaria uma redução da velocidade de fluxo pré-estenose para, por exemplo, 30 cm/s, e uma velocidade pós-estenótica de 12 cm/s.

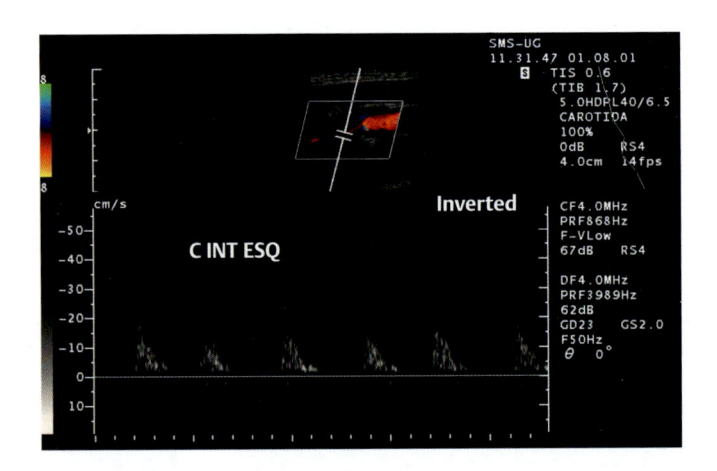

Nessa condição haveria uma redistribuição dos fluxos, com redução do fluxo para a carótida comprometida e consequente aumento do fluxo para a carótida contralateral e para as artérias vertebrais.

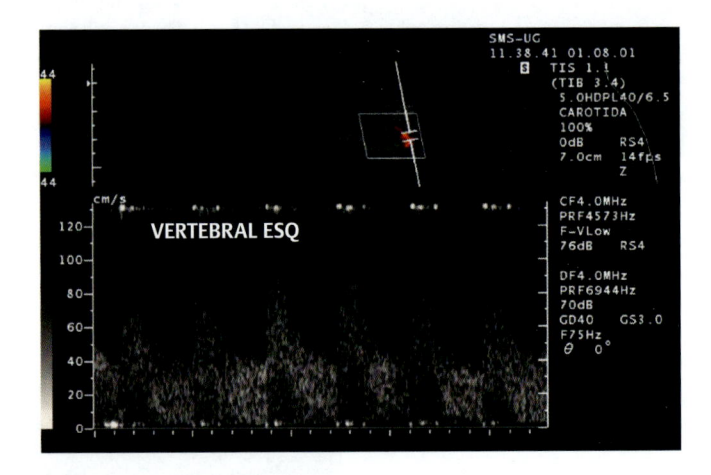

Podemos ilustrar a importância da impedância (resistências totais ao fluxo pulsátil) na determinação dos sentidos e das velocidades de fluxos tomando como base a Síndrome do Roubo da Subclávia.

Em condições fisiológicas o fluxo se faz da artéria subclávia para a artéria vertebral porque essa, tendo resistência menor (irrigação do parênquima cerebral × massa muscular do membro superior), torna-se preferencial para o fluxo.

- Fase I:
  - Ao instalar-se uma placa aterosclerótica na região proximal da artéria subclávia (antes da emergência da artéria vertebral) sem causar obstrução de repercussão hemodinâmica, o fluxo na artéria vertebral não se altera.

- Fase II:
  - Com obstruções maiores, cria-se uma nova situação no jogo das resistências. Ao diminuir a pressão do sangue após a estenose, diminui a força que impulsiona o fluxo para a artéria vertebral. Concomitantemente, ao diminuir o fluxo para o membro superior, este se torna isquêmico, causando vasodilatação, o que diminui a resistência. Nessa fase, a curva de fluxo na artéria vertebral assume um padrão similar à letra M, com o surgimento de um entalhe sistólico.

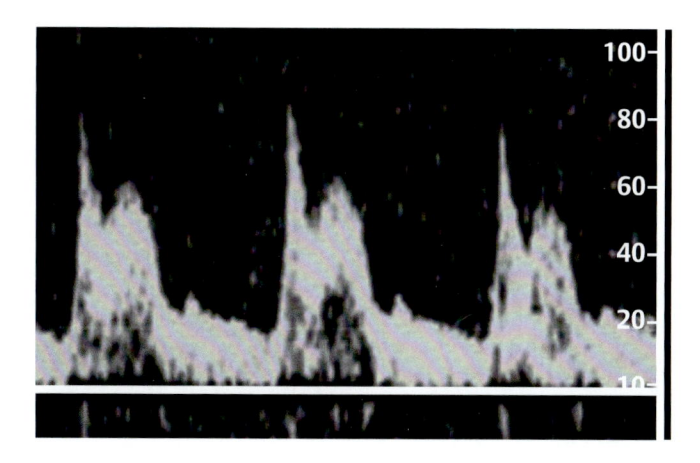

- Fase III:
  - Com a progressão da obstrução, passamos a observar o fluxo anterógrado na artéria vertebral durante a diástole e retrógrado na sístole (padrão clássico da Forma Parcial de Roubo da Subclávia). Isto é explicado pelo fato que, na diástole, a resistência na subclávia ainda é maior do que na vertebral (resistência muscular é maior que a resistência do parênquima cerebral). Dessa forma, observa-se a acentuação do entalhe sistólico da curva de fluxo, que passa a se mostrar como uma fase negativa no fluxo vertebral.

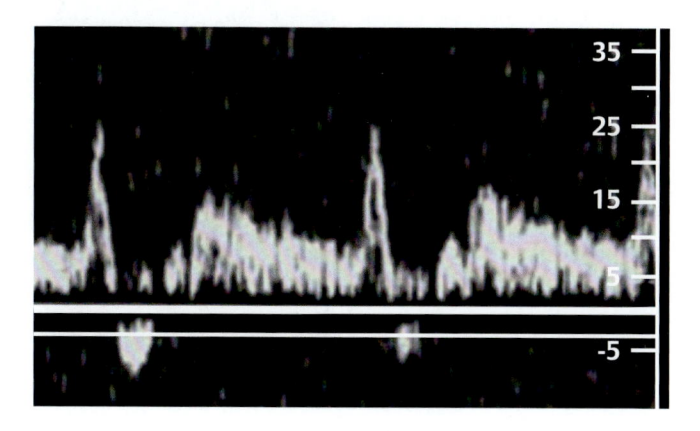

- Fase IV:
  - Com obstruções mais acentuadas ainda, durante a sístole a queda da pressão na subclávia (lembrar da perda da energia do fluxo em decorrência da estenose) e a queda da resistência vascular do membro superior (vasodilatação isquêmica) tornam a resistência ao fluxo menor no membro superior e o sentido do fluxo inverte-se, passando da vertebral para a subclávia. A pressão diastólica na artéria vertebral não é suficiente para vencer a resistência da artéria subclávia, daí o discreto fluxo diastólico na vertebral.

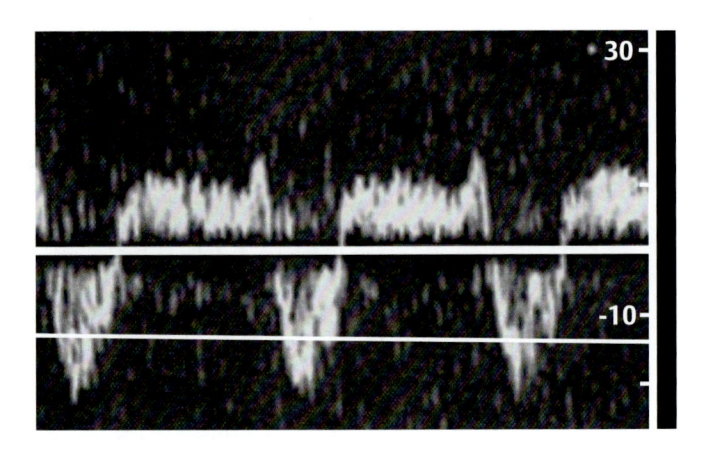

- Fase V:
  - Finalmente nos casos em que a estenose é importante, causando marcada vasodilatação decorrente da isquemia muscular, a resistência na artéria subclávia torna-se permanentemente menor do que na vertebral e o fluxo faz-se da vertebral para a subclávia durante todo o ciclo cardíaco.

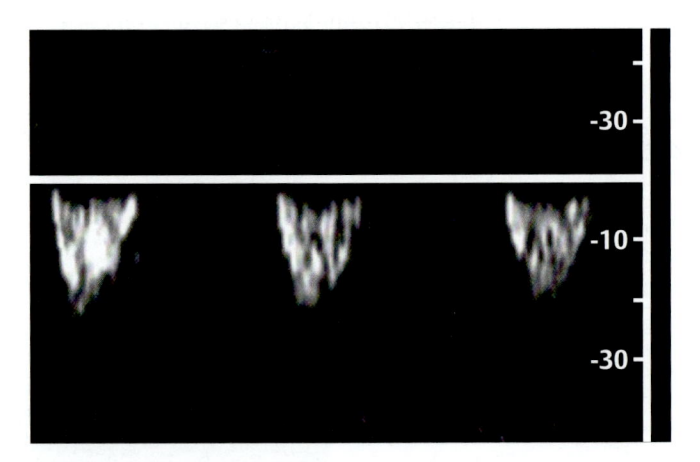

Uma vez estudados os tipos de fluidos, bem como os fatores determinantes dos fluxos, vamos estudar os tipos de fluxos.

PROPRIEDADES REOLÓGICAS DO SANGUE E HEMODINÂMICA

1.8 TIPOS E PADRÕES DE FLUXOS

1.8.1 Fluxo Estacionário

É o fluxo onde a velocidade é constante em um mesmo ponto, podendo, entretanto, variar de um ponto para outro. É um fluxo não pulsátil, tendo como exemplo o fluxo observado em uma represa.

1.8.2 FLUXO LAMINAR

A velocidade das "camadas" ou lâminas de fluxo cresce da periferia para o centro, onde a velocidade é máxima.

Fluxo laminar num tubo cilíndrico:

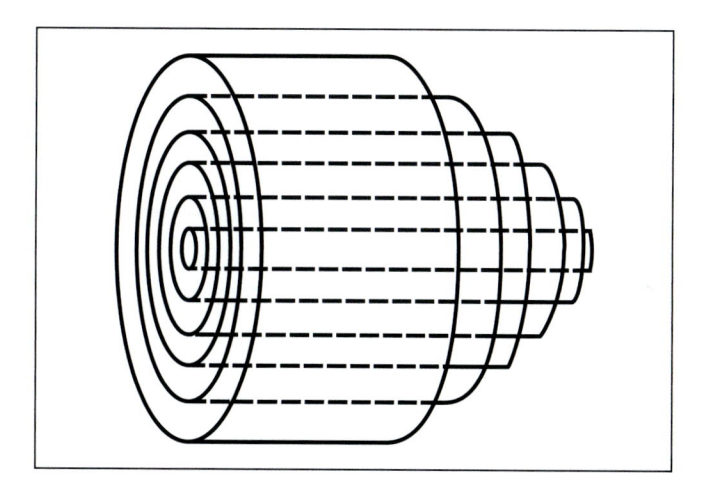

As camadas concêntricas do fluxo, que se deslocam da esquerda para a direita, mostram velocidade mínima junto à parede do tubo e velocidade máxima na região central do tubo.

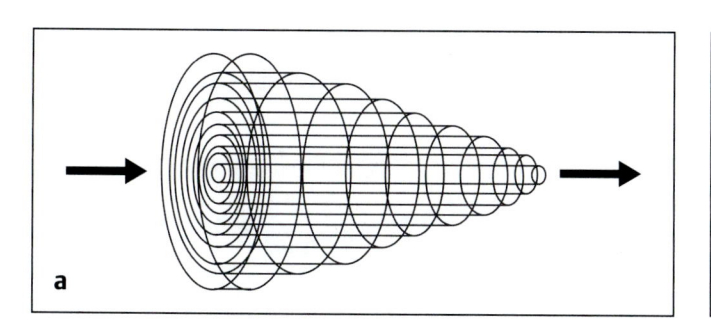

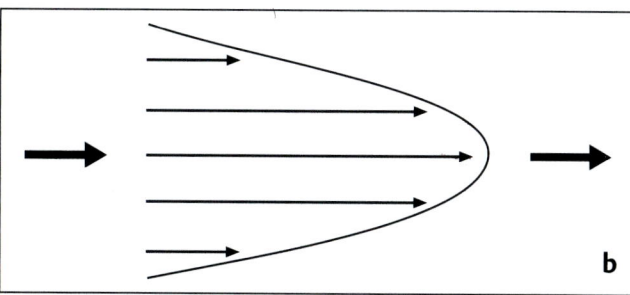

Observamos que, na entrada do tubo, a velocidade linear de todos os elementos do fluido é a mesma.

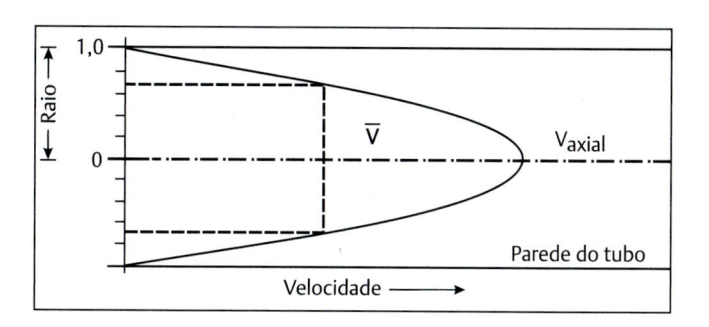

Entretanto, à medida que o fluxo progride ao longo do tubo, a fina camada de fluido em contato com as paredes permanece praticamente estacionária (v = 0), e a velocidade aumenta gradativamente nas camadas de fluidos mais próximas do centro do tubo, local onde a velocidade é máxima e igual ao dobro da velocidade média.

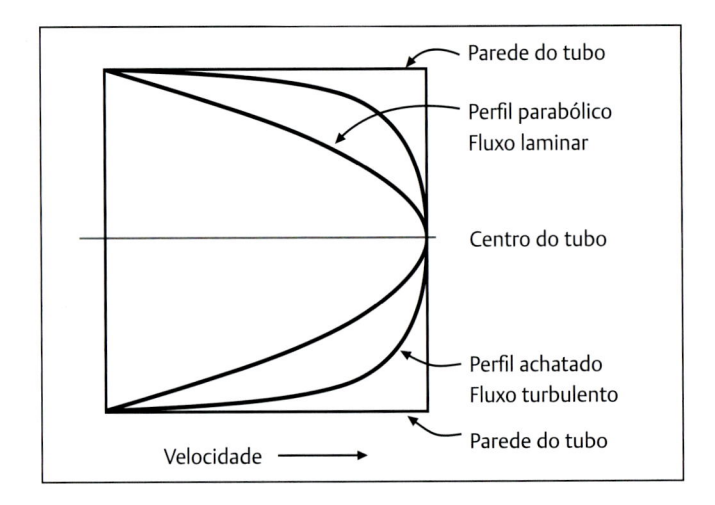

- Periferia = v = 0
- Centro = $V_{máx.}$ = 2 Vm
- $V_{máx.}$ = velocidade máxima
- Vm = velocidade média

Quando o sangue está em deslocamento num tubo, verificamos que as células tendem a se agrupar na região central onde o líquido tem maior velocidade, enquanto que o plasma fica na região periférica. Por esse motivo, ao medirmos a velocidade do fluxo em um vaso, devemos posicionar o volume-amostra do Doppler pulsátil na região central do vaso e não nas regiões próximas às paredes.

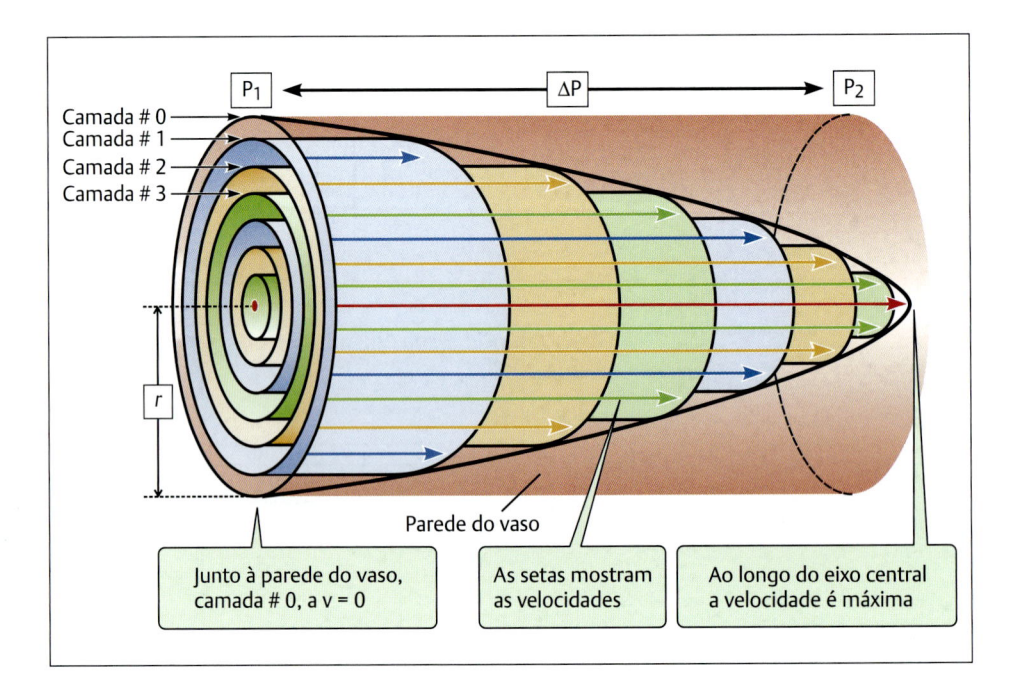

PROPRIEDADES REOLÓGICAS DO SANGUE E HEMODINÂMICA

Quando o sangue está em deslocamento num tubo (vaso), verificamos que as hemácias tendem a se agrupar na região central onde o líquido tem maior velocidade, enquanto que o plasma fica na região periférica, onde a velocidade de fluxo é menor.

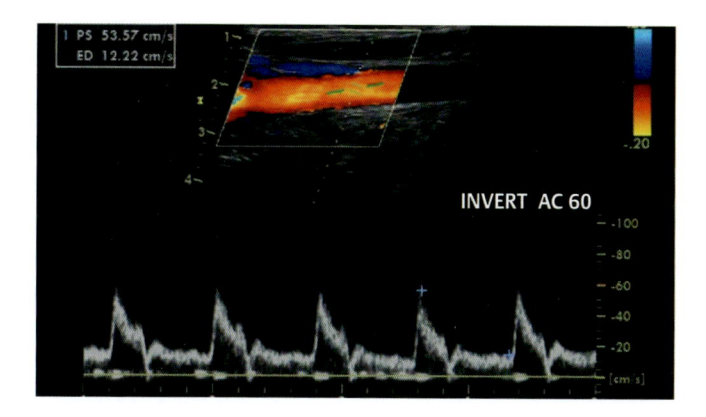

Neste exemplo há redução da velocidade de 53 cm/s para 47 cm/s.

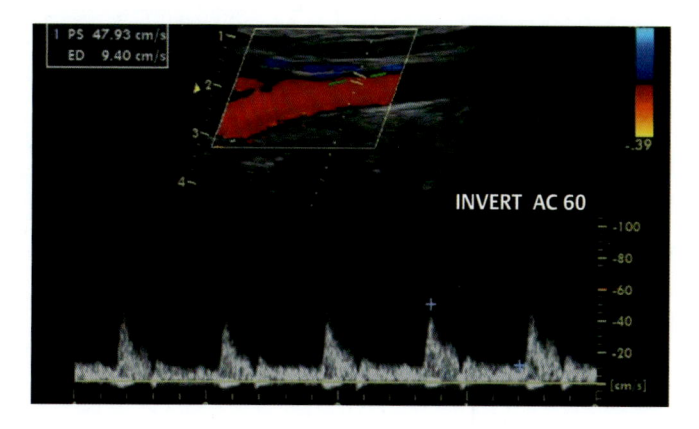

> Por estes motivos, ao medirmos a velocidade do fluxo em um vaso, devemos posicionar o volume-amostra do Doppler pulsátil na região central do vaso e não nas regiões próximas às paredes.

1.8.3 Fluxo Turbulento

Ocorre quando o deslocamento do fluido não mais se faz em "lâminas" de velocidades diferentes, mas de uma forma desordenada.

Na determinação do fluxo turbulento surge uma nova grandeza: **viscosidade cinemática**, que correlaciona a viscosidade e a densidade de um fluido. O físico inglês Reynolds foi quem descreveu as alterações do fluxo laminar para turbulento quando ocorria aumento da velocidade de fluxo. Quando o número de Reynolds (adimensional) ultrapassar o valor crítico de 2.300, o fluxo será turbulento.[12]

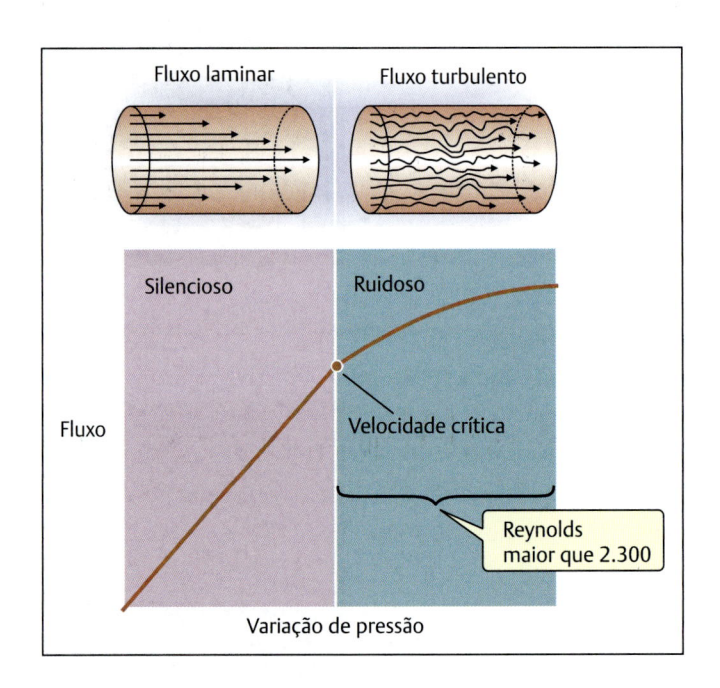

$$Re = v \times d \times \rho / \eta \quad \text{(Equação 1-11)},$$

ou

$$Re = \frac{\text{Forças inerciais}}{\text{Forças viscosas}} = \frac{v^2 \cdot m/d}{v \cdot h/d^2}$$

Re = número de Reynolds
v = velocidade média de fluxo
d = diâmetro do tubo
ρ = densidade
η = viscosidade
m = massa

As forças inerciais são dependentes primordialmente da velocidade média de fluxo, enquanto que as forças viscosas são mais dependentes do diâmetro do tubo. A transição de fluxo laminar para fluxo turbulento ocorre quando as forças viscosas não conseguem mais manter as lâminas ou camadas de deslocamento do fluxo, gerando a turbulência.

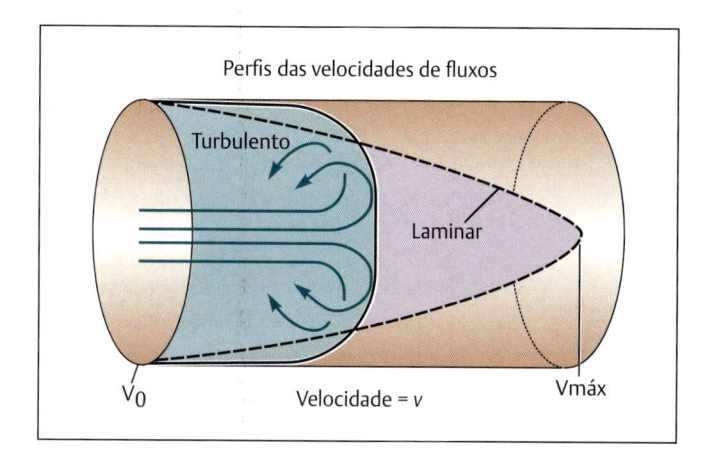

Clinicamente observamos várias condições que levam ao aparecimento do fluxo turbulento. Nos casos de anemia, como já foi visto, existe um aumento da velocidade do fluxo, proporcionando o aumento do Re e a consequente formação de fluxo turbulento na raiz da aorta. Este fenômeno é identificado pelo aparecimento de sopro cardíaco na hipercinesia do indivíduo anêmico.

> Pelo exame com o Doppler em cores, teríamos nesse caso a formação de um "mosaico" (representando células sanguíneas em deslocamento com diferentes velocidades e direções) denotando a velocidade aumentada e o fluxo turbulento.

Outra condição clínica que favorece o aparecimento do número de Reynolds elevado é a estenose vascular ou valvar. Na figura a seguir, observamos um vaso que sofre uma brusca redução de seu diâmetro (em torno de 50%) em função da placa de ateroma.

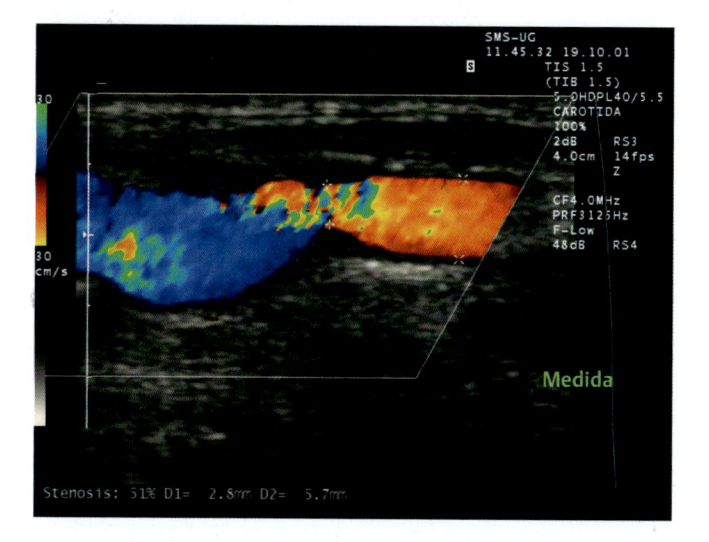

Para que o fluxo mantenha-se constante, como já foi visto, ocorre aumento da velocidade do fluxo na região da estenose com consequente aumento das forças inerciais e do Re, levando ao aparecimento do fluxo turbulento após a região estenótica, segundo Stein *et al.*[13]

Deve-se considerar que, em condições de fluxo turbulento, existe maior atrito no deslocamento do fluido com consequente perda de energia em forma de calor. Neste caso, a diferença de pressão necessária para manter o fluxo é maior que a observada nos casos de fluxo laminar. Observa-se, também, que o fluxo turbulento gera maior impacto do líquido e de suas partículas contra as paredes do vaso, podendo levar ao aparecimento de vibrações, traduzidas pelo frêmito percebido à palpação na região de estenose.

Segundo Roach *et al.*, a dilatação pós-estenótica observada em alguns vasos é também consequente do maior impacto sofrido pelas paredes do vaso em função da maior velocidade de fluxo pós-estenose.[14]

Em casos extremos, como nas estenoses aórticas graves, a turbulência pode ocasionar hemólise por trauma mecânico das hemácias, segundo Forshaw *et al.* e Eyster *et al.*[15,16]

1.8.4 Fluxo Pulsátil

Caracteriza-se por não ser um fluxo contínuo e sim um fluxo oscilante, ou seja, ocorrem variações cíclicas de pressão e velocidade, aparecendo o fator tempo na análise do fluxo.

O fluxo do aparelho cardiovascular é um fluxo pulsátil, no qual a maior pressão e a maior velocidade ocorrem na sístole, com queda gradual da pressão e da velocidade durante a diástole, até que um novo ciclo se inicie na sístole seguinte.

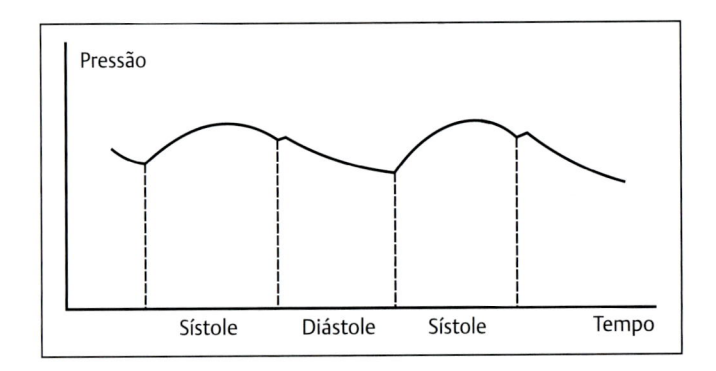

Como já foi visto, o sangue nas grandes artérias pode ser considerado como um fluido newtoniano, onde as células estarão agrupadas na região central do vaso e o plasma na região periférica.

Deve-se também considerar que os vasos arteriais são tubos dotados de paredes flexíveis (tubos não rígidos) e que, obviamente, a cada ciclo cardíaco, existe distensibilidade máxima da parede, com aumento do diâmetro vascular durante a sístole e retorno às condições basais na diástole.

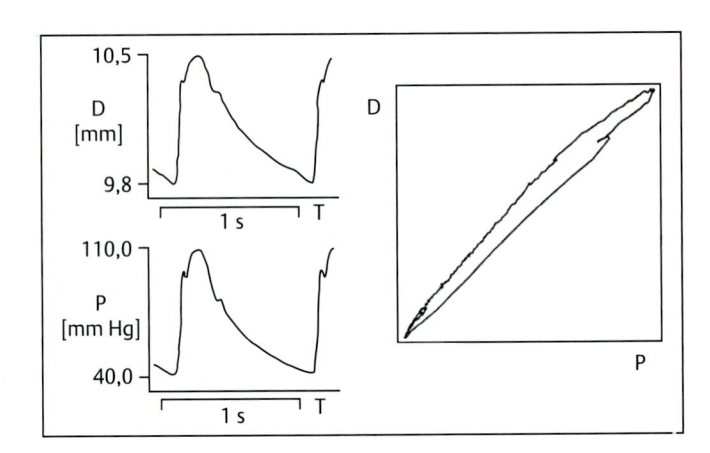

Esta característica elástica das paredes arteriais determina o **fenômeno de Windkessel** quando na sístole ocorre absorção de energia pelas paredes que é gradualmente devolvida ao fluxo no período da diástole, tornando-o mais contínuo e diminuindo as variações bruscas de velocidade que ocorreriam em um fluxo pulsátil num tubo rígido.

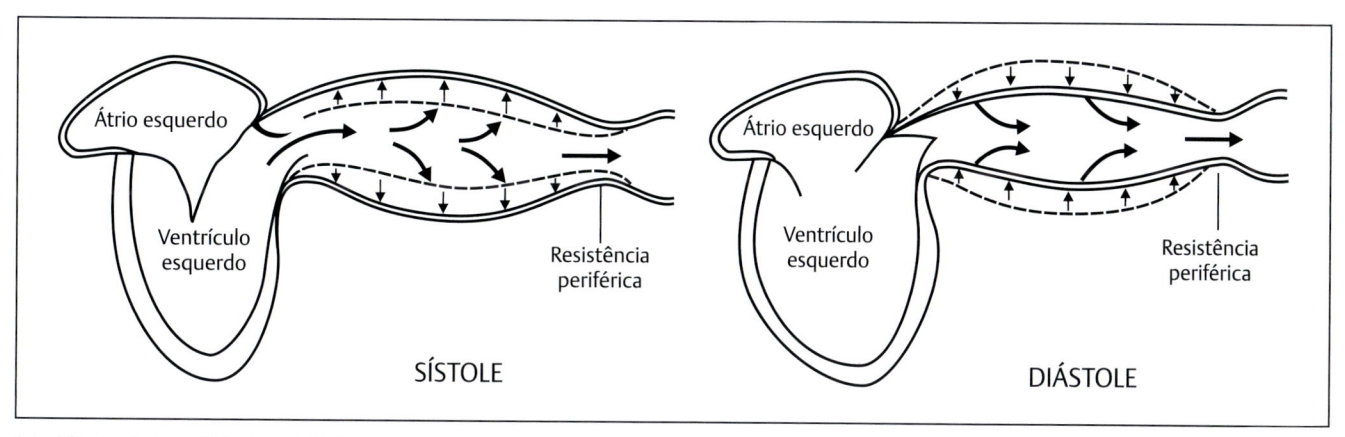

(Modificado de Bern RM e Levy MN.)[1]

Na sístole ventricular, somente uma pequena parte do volume ejetado resulta em fluxo capilar, sendo que a maior parte do volume ejetado fica armazenado nas artérias elásticas, que sofrem abrupta dilatação. Durante a diástole ventricular, as paredes das artérias retraem-se impulsionando o sangue para os capilares e mantendo a regularidade do fluxo.

1.8.5 Fluxos e a Geometria dos Vasos

A geometria dos vasos pode determinar separações nas camadas de fluxos, que são fatores predisponentes das placas ateroscleróticas. As zonas de separação de fluxos ocorrem nas bifurcações, aneurismas, placas, estenoses, em qualquer ponto onde haja aumento localizado do diâmetro do vaso, bem como nas curvas.

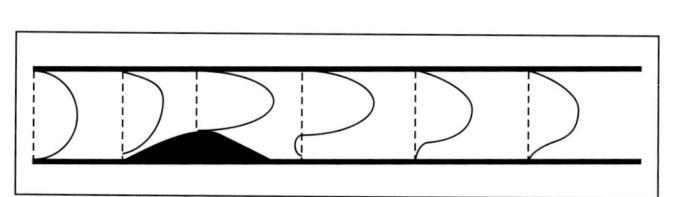

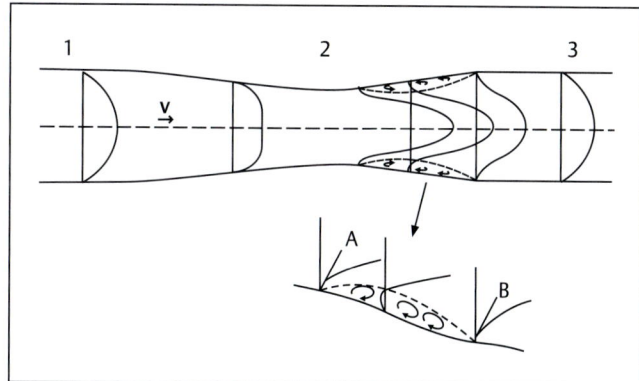

Gashi *et al.* demonstraram que a geometria dos vasos altera marcadamente o perfil do fluxo, podendo mesmo modificar a reserva de fluxo coronariano.[3]

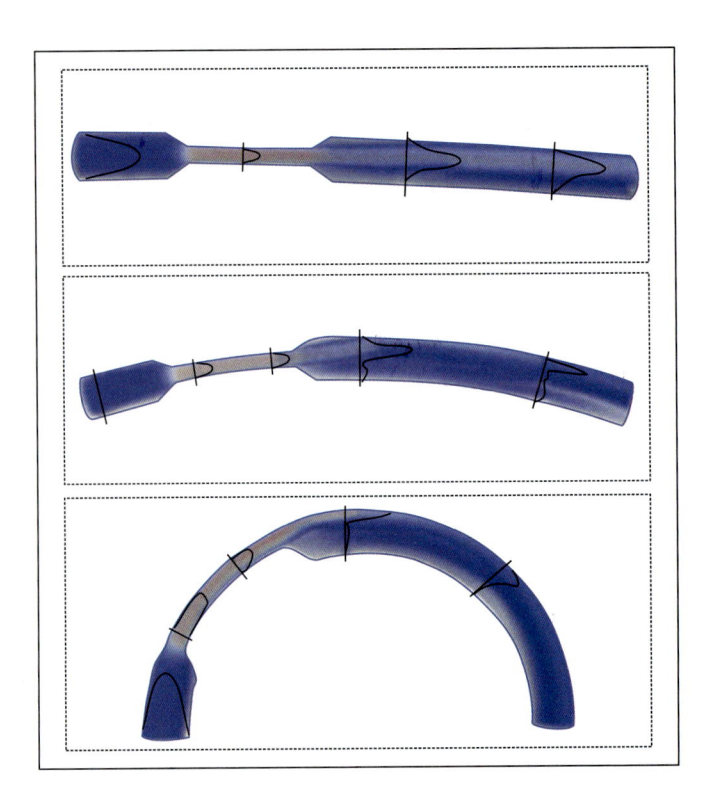

1.8.5.1 Fluxo na Bifurcação Vascular

Numa bifurcação vascular ocorrem alterações nos fluxos à medida que eles penetram nos ramos.

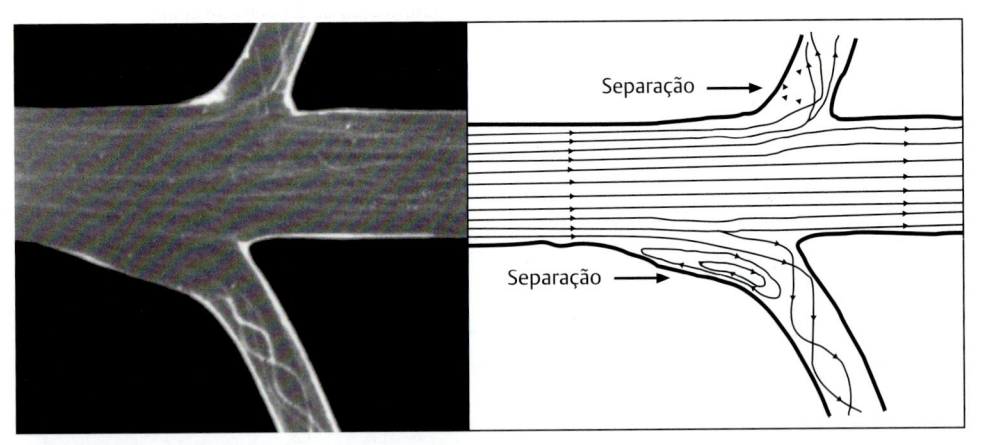

(Reproduzido com autorização de Sabbah HN et al.)[17]

A foto demonstra o fluxo secundário (espiralado) num modelo de artéria renal. No esquema, temos a reconstrução do fluxo demarcado por pequenas partículas. Observa-se a separação do fluxo na origem dos ramos.

Mais marcadas ainda são as alterações observadas na bifurcação carotídea, que tem característica única no organismo, pois o ramo bifurcado tem maior diâmetro que o ramo original: o ramo interno tem maior diâmetro (na região bulbar) do que a carótida comum, formando diferentes perfis de fluxo (velocidades menores junto as paredes externas).

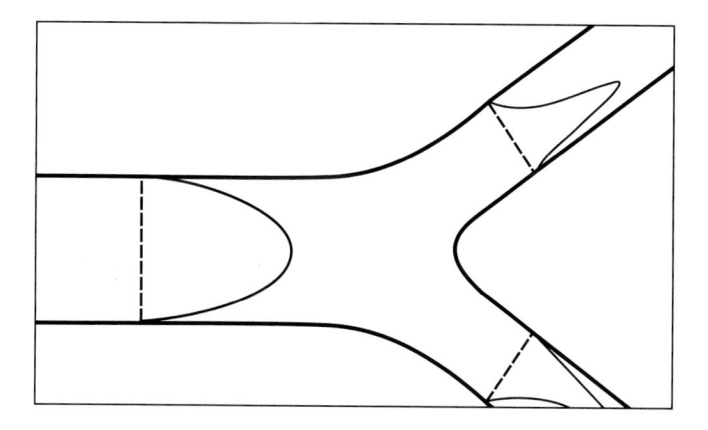

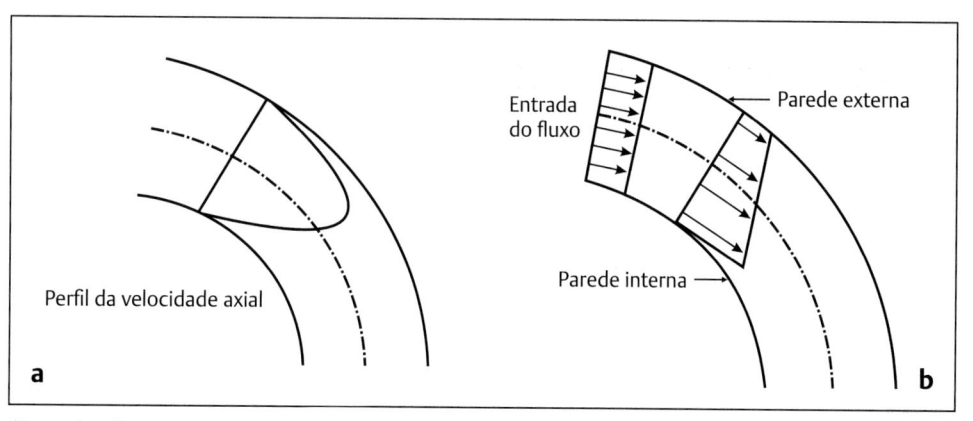

(Reproduzido com autorização de Giddens DP et al.)[18]

Perfis de velocidades axiais em um modelo de bifurcação da carótida: As linhas pontilhadas no bulbo carotídeo demarcam a extensão da região com fluxo axial reverso, consequente à divisão do fluxo na bifurcação.

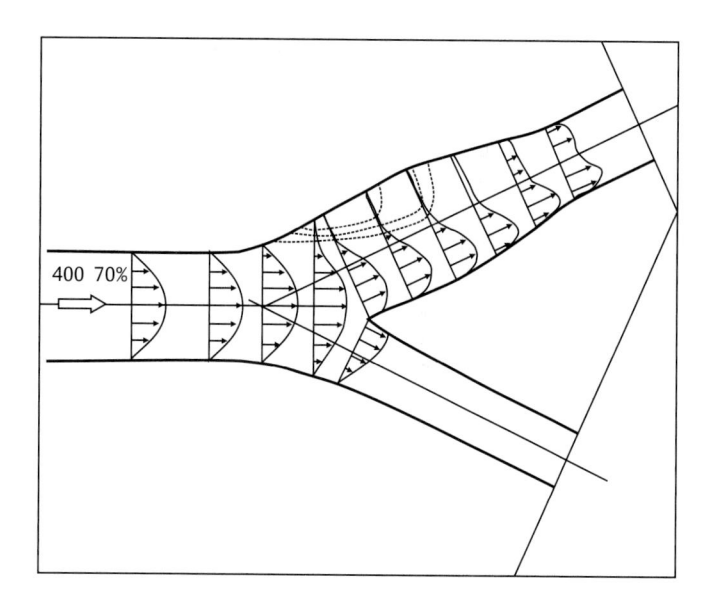

O fluxo na região bulbar subdivide-se em principal e secundário e, na parede externa do bulbo, observa-se menor estresse de parede.

É nessa região que mais facilmente se assestam as placas ateroscleróticas.

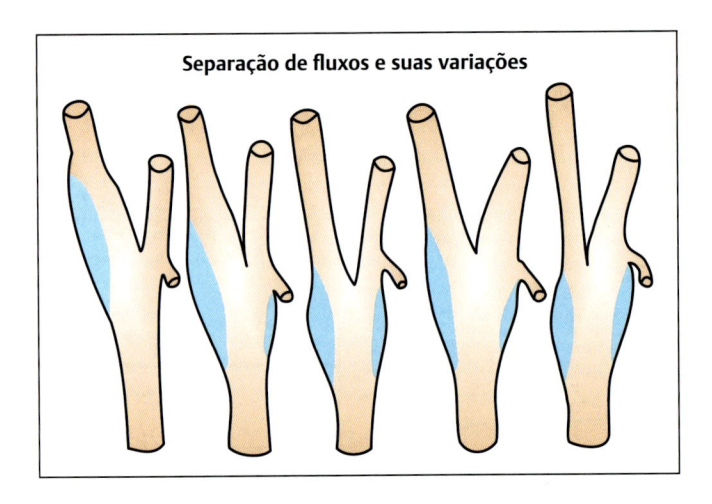

Separação de fluxos e suas variações

Vemos também na região do bulbo um fluxo azul, resultado da divisão de fluxo que comumente ocorre no bulbo em virtude do alargamento do vaso. Na região do bulbo, ocorre uma separação de fluxos decorrente da redução da velocidade pelo súbito aumento do diâmetro do vaso. Pelo Doppler em cores, segundo Schmid-Schönbein e Pertkold, a identificação da divisão de fluxo é direta e fácil.[19]

Estas zonas de separação de fluxos são observadas na origem da carótida interna e menos comumente na origem da externa. Na carótida interna, o fluxo decorrente da separação mostra-se com sentido inverso. Eventualmente, quando a velocidade é baixa, pode acontecer uma ausência de sinal de cor em função da separação do fluxo.

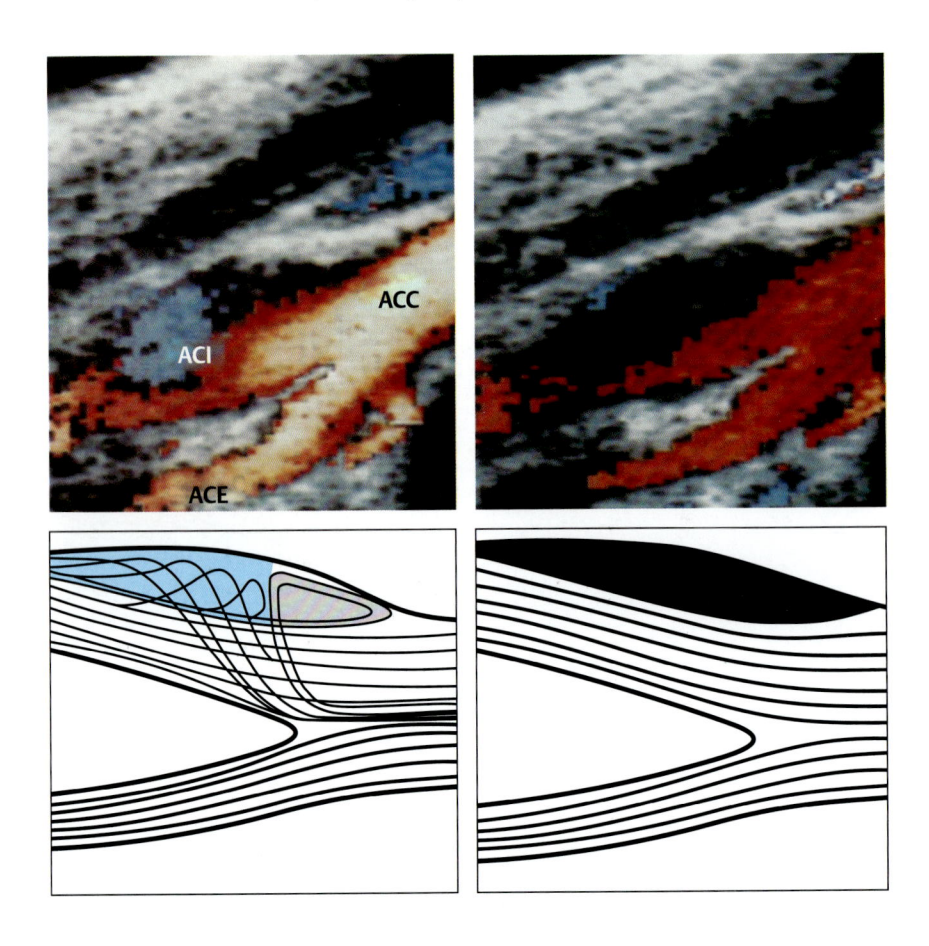

PROPRIEDADES REOLÓGICAS DO SANGUE E HEMODINÂMICA

Não há uma regra que estabeleça a maneira como as divisões de fluxos vão se manifestar. Nestes casos onde a divisão de fluxos se faz com um fluxo reverso de baixa velocidade dando a impressão da existência de uma área anaecoide, ao reduzirmos a velocidade do Doppler, poderemos evidenciar o fluxo retrógrado, assim a velocidade do Doppler em cores foi reduzida de 35 para 25 cm/s.

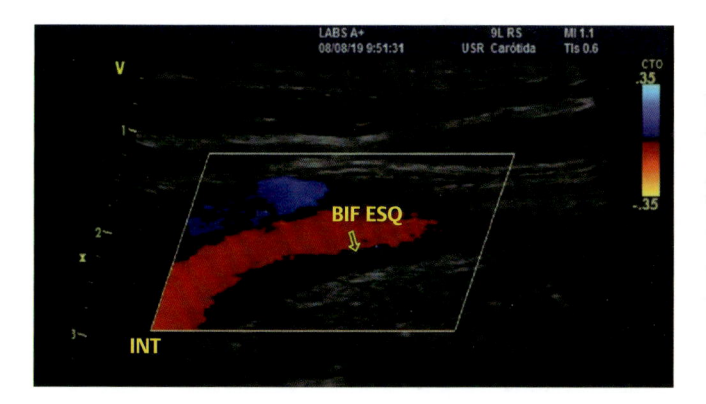

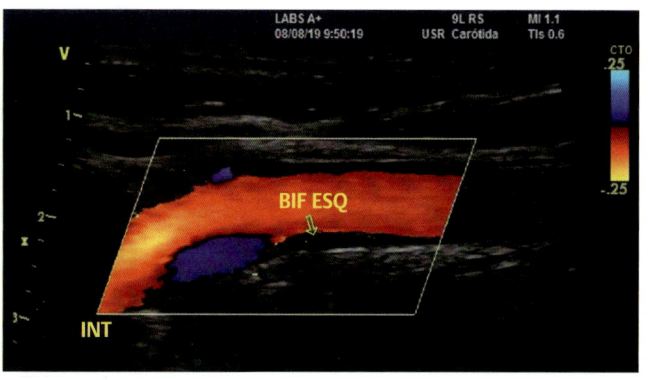

Vemos aqui demonstrado os perfis de velocidades numa bifurcação em Y, no caso, a bifurcação carotídea.

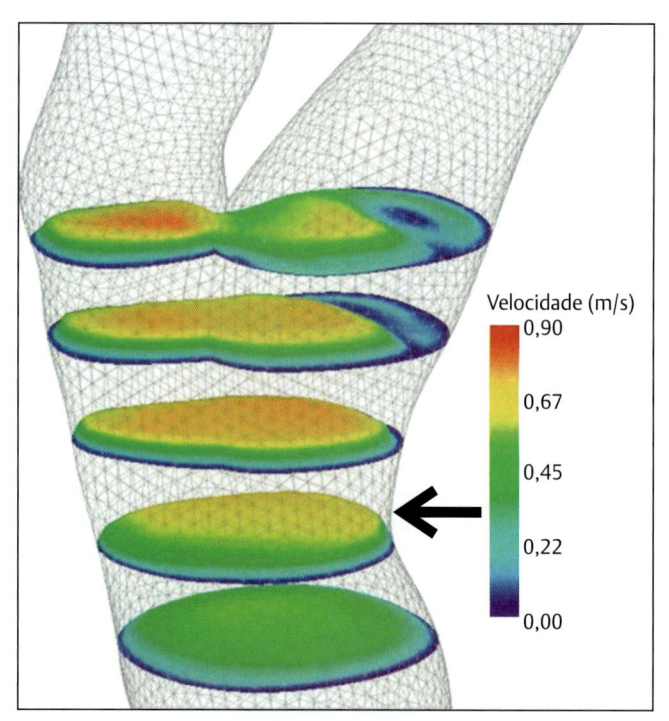

(Figura reproduzida com permissão de Hammer et al.)[20]

Há uma moderada obstrução na carótida comum próximo à bifurcação. Os perfis de fluxo mostram razoável simetria na carótida comum e assimertria na entrada do ramo interno.

O fluxo vindo de forma linear pela carótida comum, ao adentrar na carótida interna, assume uma rota helicoidal característica.

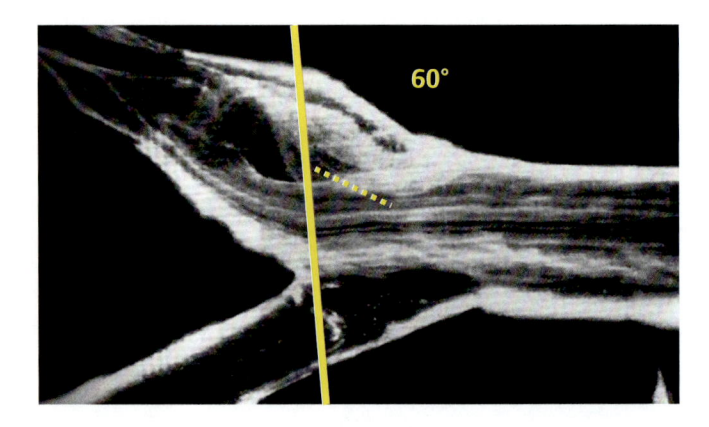

Este fluxo helicoidal explica por que, algumas vezes, o eco-Doppler em cores mostra fluxos vermelhos e azuis na região bulbar, pois o fluxo, girando helicoidalmente, ora se aproximará e ora se afastará do transdutor, assumindo cores diferentes.

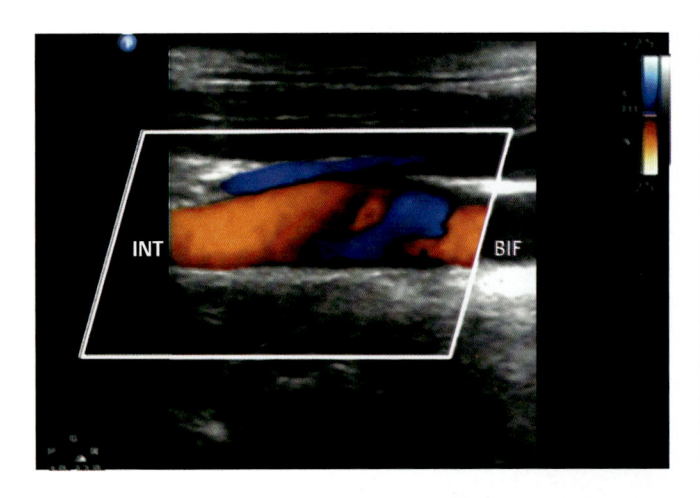

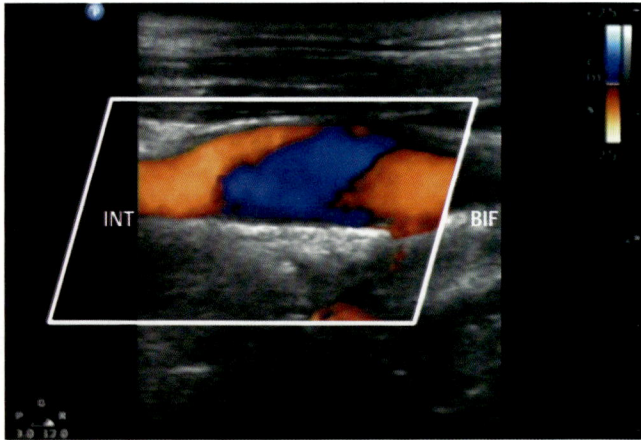

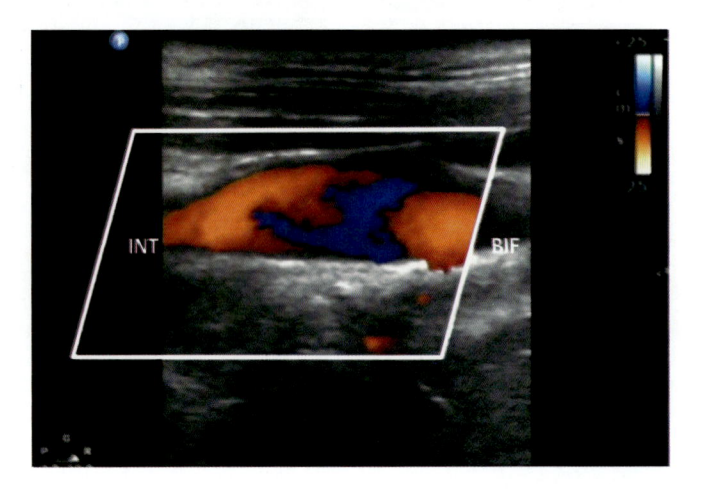

PROPRIEDADES REOLÓGICAS DO SANGUE E HEMODINÂMICA

Pelo Doppler espectral, vemos que o fluxo fica contrário ao sentido principal.

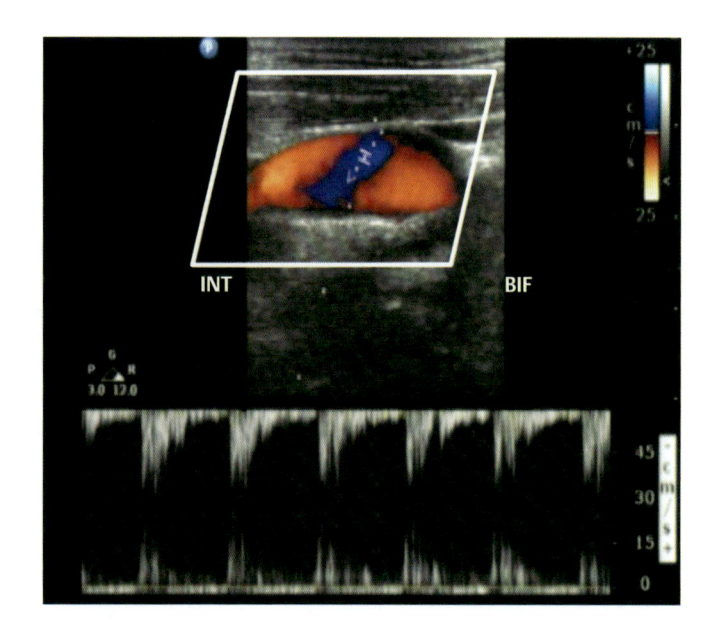

Uma outra situação que produz fluxo em vermelho e em azul na região bulbar é decorrente da angulação dos vasos e da caixa de cor. Na primeira foto, vemos a porção proximal do ramo interno com a coloração azul, visto que, em função da direção do fluxo e a posição da caixa de cor, o fluxo aproxima-se do transdutor. Já, na segunda foto, ao invertermos a caixa de cor, o fluxo fica todo vermelho, mostrando que, neste paciente, não observamos o fenômeno de separação de fluxo ou a presença de fluxo helicoidal, mas que as variações de cor azul/vermelha são decorrentes da posição espacial do ramo interno.

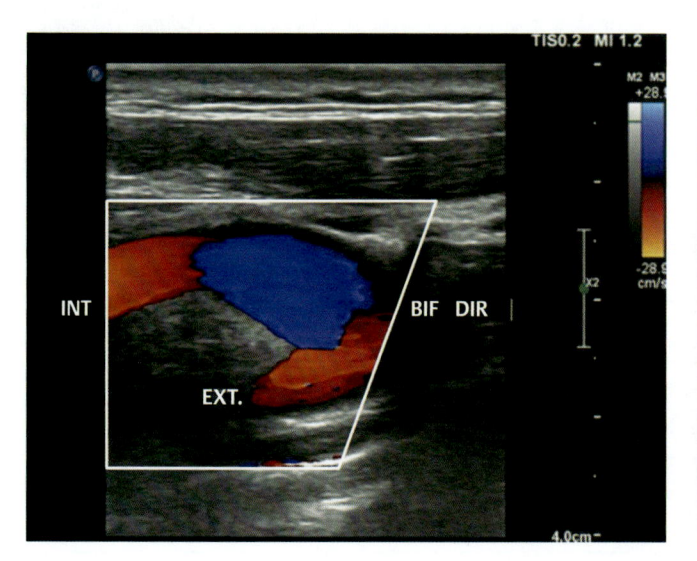

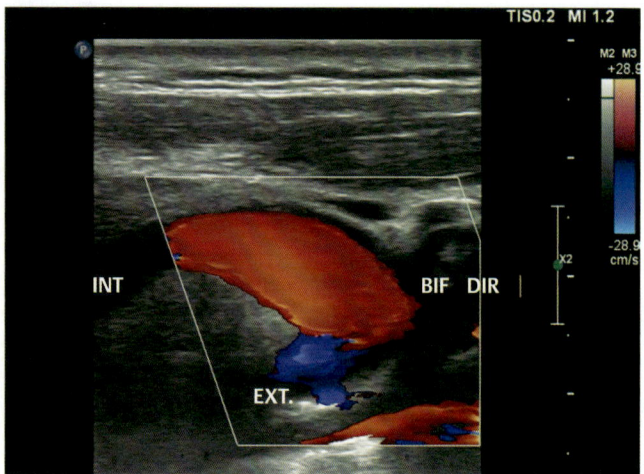

1.8.5.2 Fluxo Pós-Estreitamento Vascular

A redução da luz vascular, além de provocar aumento da velocidade de fluxo, provoca também alterações no perfil e no volume do fluxo. Nesta figura, podemos observar que estenoses de até 70% não produzem alterações de fluxo e que, acima deste patamar, as velocidades de fluxos aumentam consideravelmente a medida que aumenta o grau de estenose.

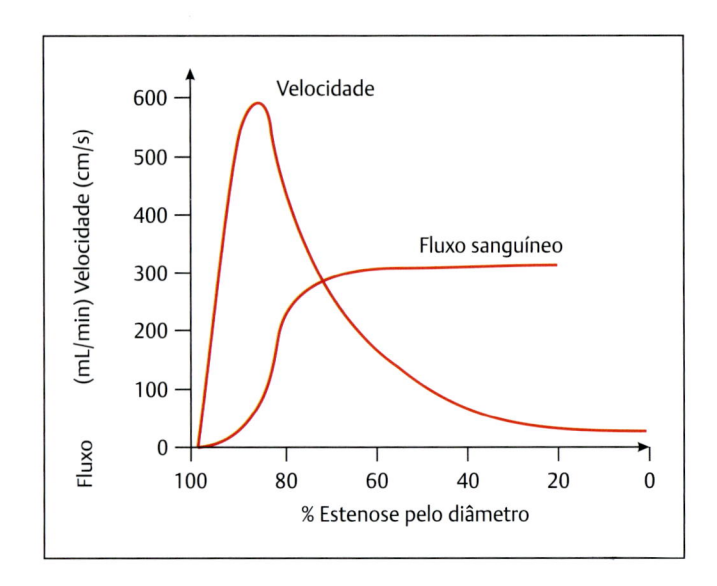

Nas figuras, podemos ver as variações de velocidades de fluxos e de energia em função de diferentes graus de estenose.

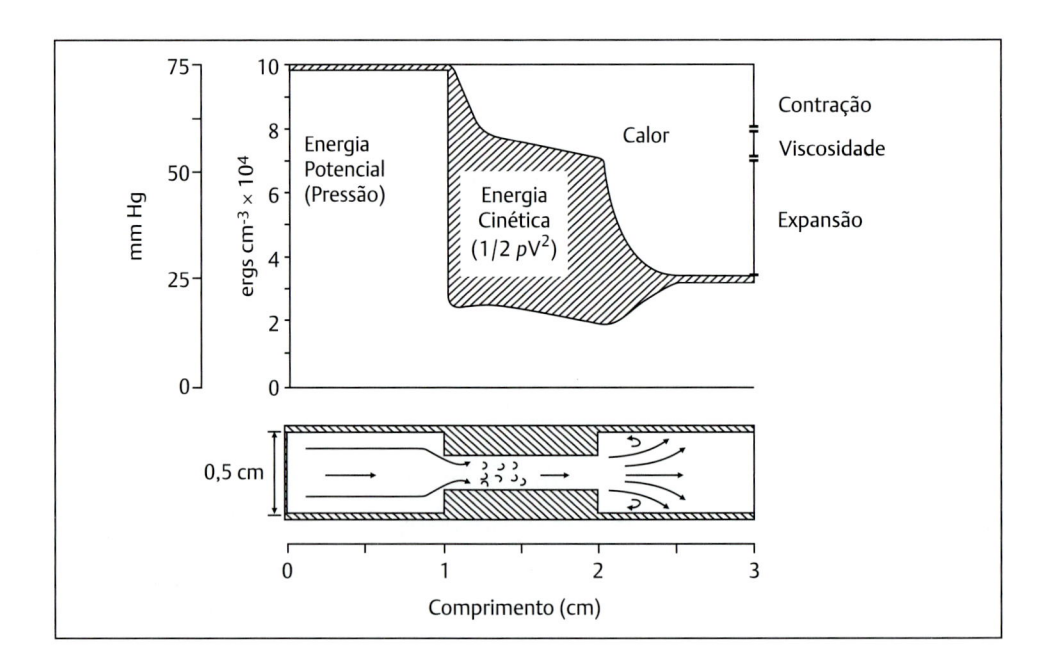

1.9 ONDA DE FLUXO

É a representação da movimentação longitudinal do sangue que ocorre a cada batimento cardíaco. A onda de fluxo normal não pode ser palpada e nem mesmo com a artéria exposta pode ser avaliada, porém pode ser detectada pelo Doppler, conforme Spengler *et al.*[21]

No caso de fluxo turbulento, a onda de pulso poderá ser detectada pela sua repercussão na parede arterial pela ausculta e pela palpação (frêmito).

É importante que se conheçam os efeitos das estenoses arteriais no padrão das ondas de fluxos.

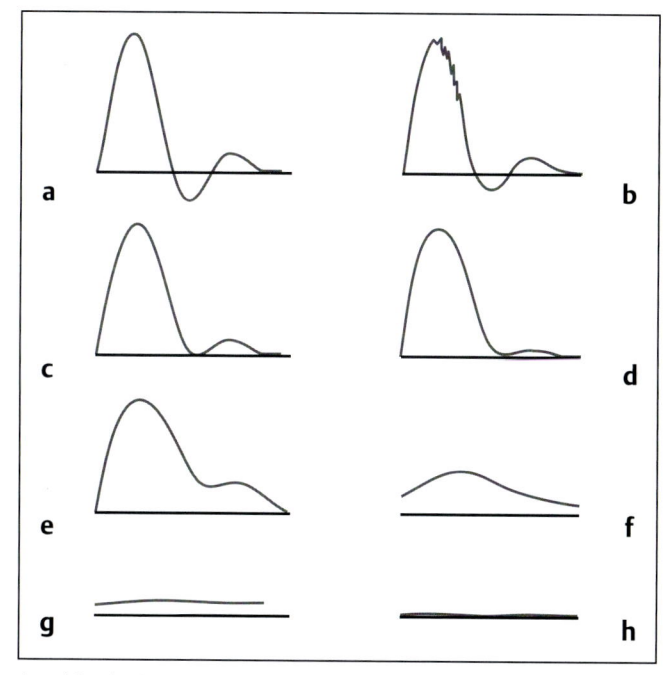

(Modificado de Johnston et al., Investigation of vascular disorders, 1981, 532-58.)[22]

Podemos observar as mudanças típicas nas curvas de velocidade de fluxo numa artéria periférica com progressivo decréscimo no calibre até a oclusão total (H), num segmento do vaso, acima e abaixo do local da estenose.

> Por meio do estudo com o Doppler detecta-se a onda de fluxo, podendo-se estudar sua forma e velocidade.

1.10 ONDA DE PRESSÃO

A onda de pressão pode ser detectada por meio da palpação, sendo resultado da abrupta distensão da raiz da aorta que ocorre na sístole, dando início a uma onda que se propaga pelas paredes arteriais. Na figura a seguir, curvas de pressão registradas a intervalos de 5 cm entre o arco aórtico (5 cm da valva aórtica) e a artéria ilíaca interna (50 cm da valva aórtica) num *wombat* (marsupial australiano) de 16,5 kg, através de um cateter inserido pela artéria femoral.

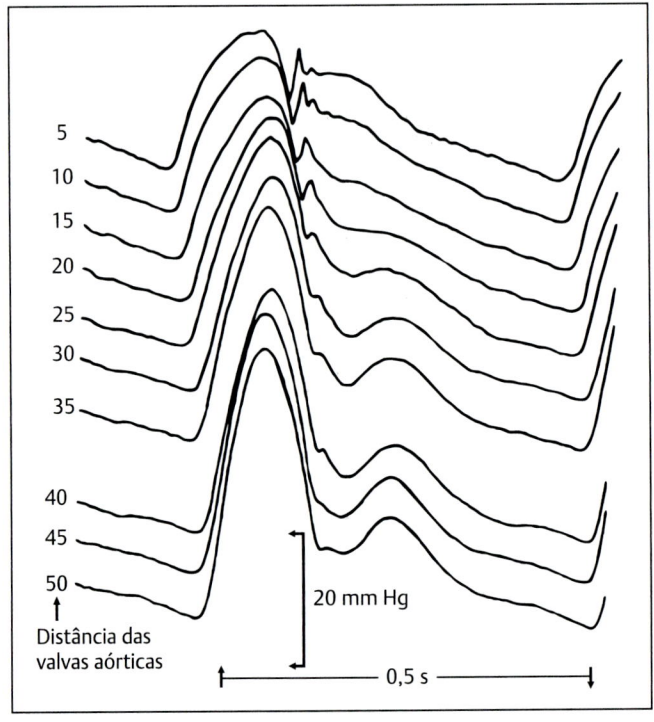

(Reproduzida com autorização de O'Rourke, J Appl Physiol, 23:139-49.)[23]

Em função da distensibilidade das paredes arteriais, observamos uma defasagem entre as ondas de fluxo e as de pressão, visto que as ondas de pressão se propagam com maior velocidade, uma vez que se propagam em meio sólido (as paredes das artérias).

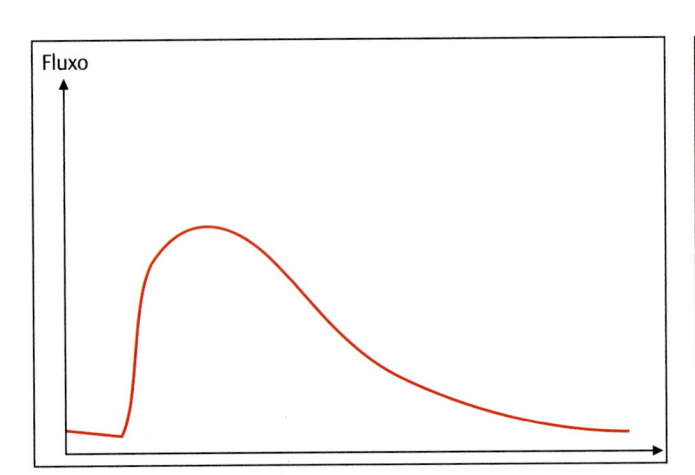

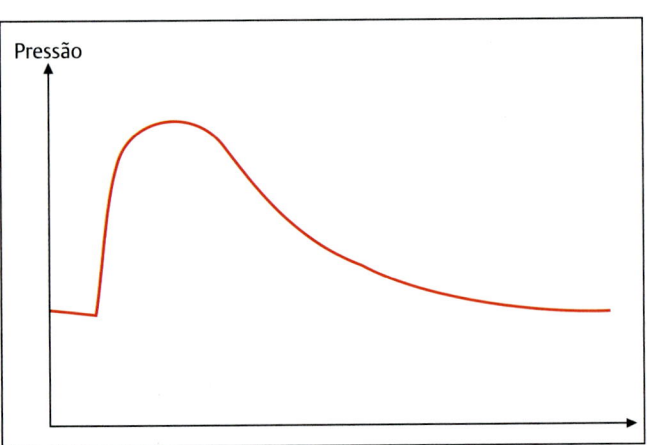

(Modificada de Murgo JP et al. Manipulation of ascending aortic pressure and flow waveform reflections with the Valsalva manoeuvre: relationship to input impedance. Circulation 1981; 63:122-132.)[24]

Curvas de fluxo e de pressão na ausência de reflexão distal.

PROPRIEDADES REOLÓGICAS DO SANGUE E HEMODINÂMICA

A forma e a amplitude da onda de pressão sofrem influências diretas do volume sistólico e duração da sístole, da resistência vascular periférica e do estado de rigidez das artérias.

Na figura a seguir, curvas de pulsatilidade obtidas pelo ultrassom na aorta abdominal (superior), na artéria comum esquerda e na direita.

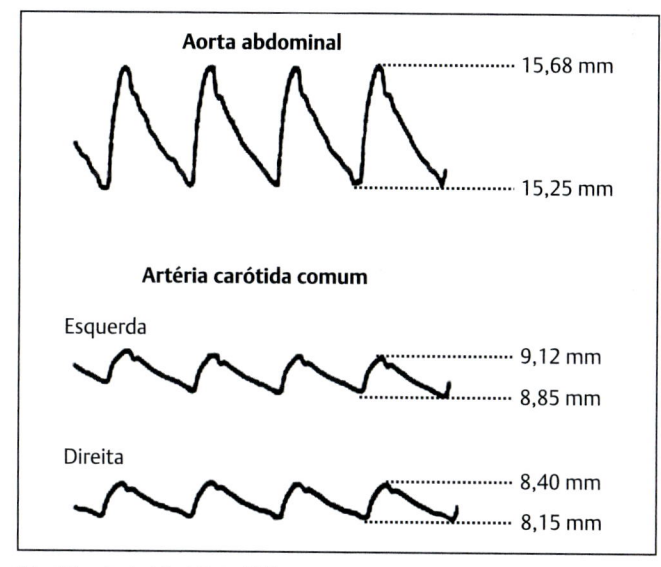

(Modificada de Hirai T et al.)[25]

A **onda de pressão** tem velocidade de propagação maior que a onda de fluxo, sendo facilmente detectada pela palpação das artérias.

A curva de pressão arterial sofre modificações à medida que a onda é transmitida distalmente, como visto neste caso, de um indivíduo normal, com medidas simultâneas na carótida e na radial.

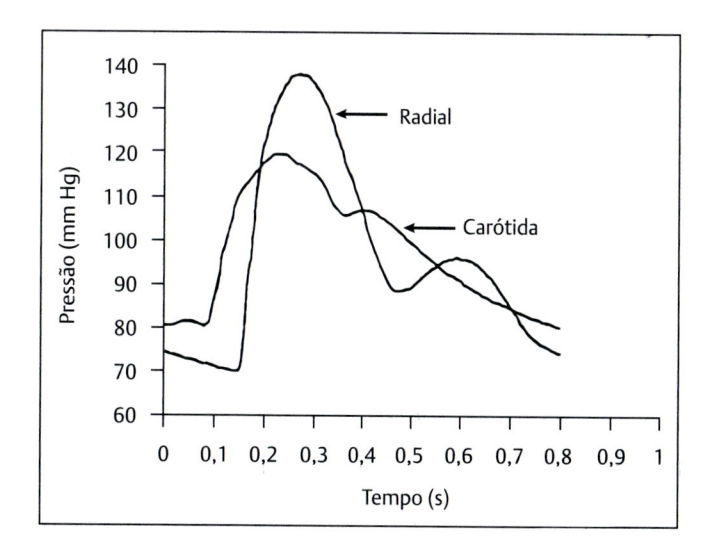

À medida que a onda de pressão se propaga para periferia, ela aumenta de amplitude pelo efeito de somação de ondas anterógradas e ondas refletidas.

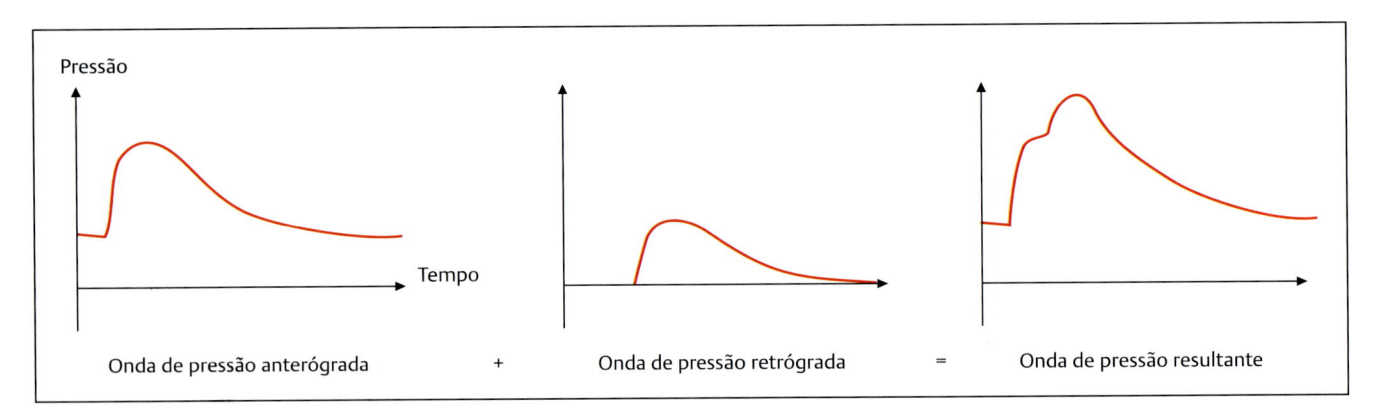

O mesmo efeito também observaremos nas ondas de fluxos, que serão sempre a resultante das ondas anterógradas e retrógradas.

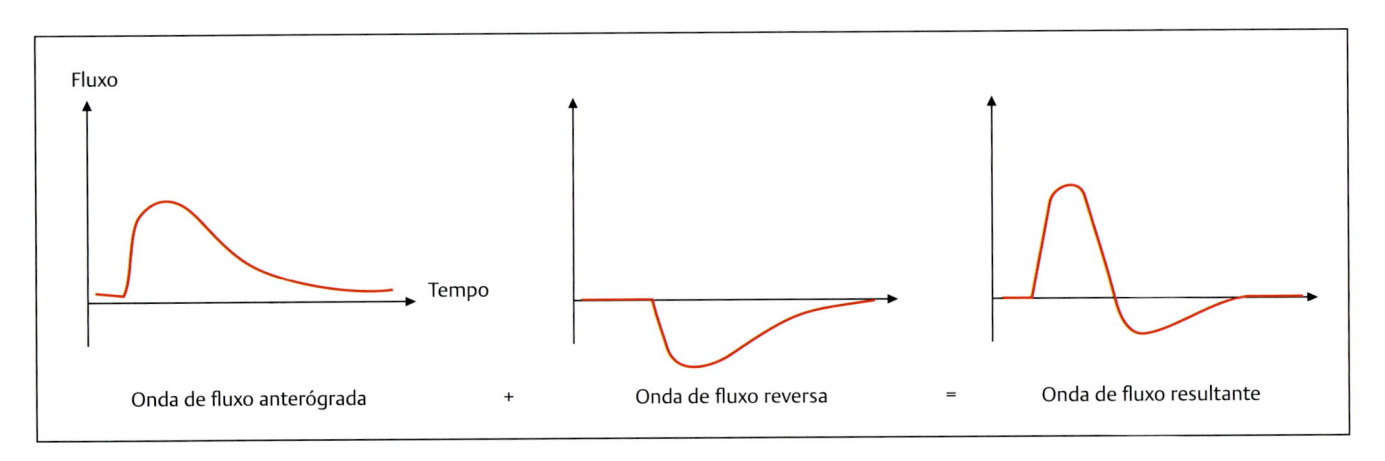

As ondas de pressão sofrem reflexões nas bifurcações, nas regiões de mudança de resistência, sendo assim as arteríolas a maior fonte de reflexão das ondas de pressão e nas regiões em que há mudança da rigidez da parede, explicando por que a pressão sistólica periférica é maior que a pressão na raiz da aorta. Comparação entre os diagramas de comportamento da pressão e do fluxo nas artérias à medida que se afastam do coração:

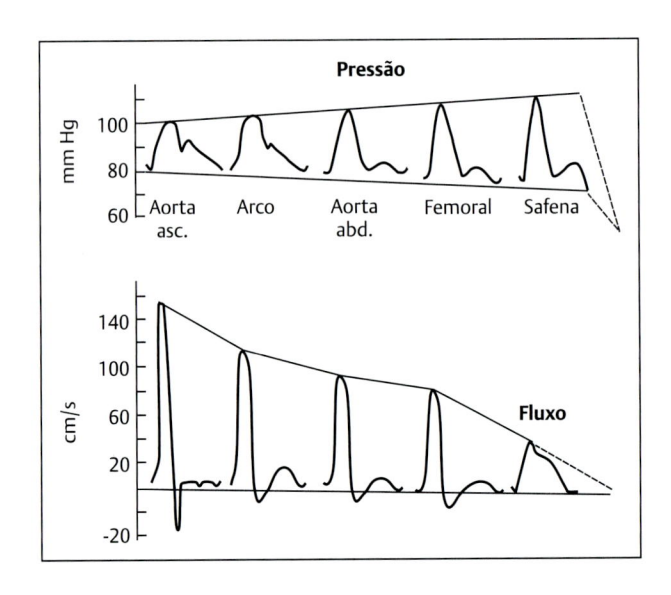

A pressão média cai lentamente, entretanto a pressão de pulso aumenta, até que, na artéria safena, pode chegar ao dobro da observada na raiz da aorta. Por outro lado, a oscilação de fluxo diminui gradativamente. Estes fatos são decorrentes da reflexão das ondas que ocorrem na altura das arteríolas. Velocidades das ondas de pulso obtidas em diferentes artérias:

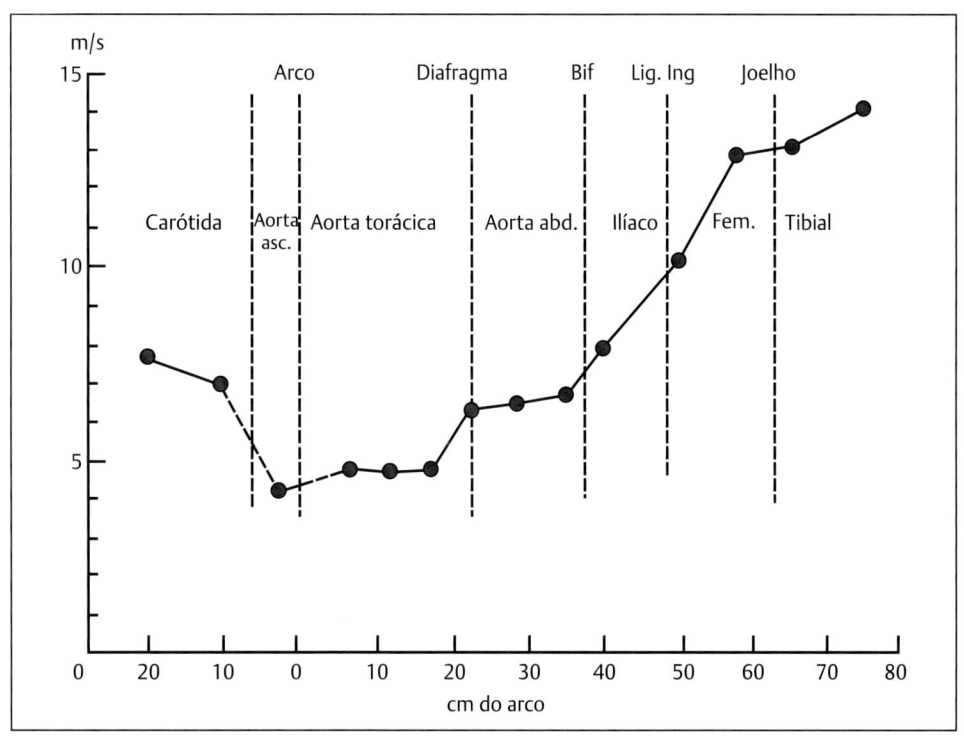

(Modificado de McDonald DA.)[26]

As maiores velocidades são verificadas nas matérias de menores calibres.

Como visto, a pressão de pulso aumenta na periferia pelo efeito de reflexão de ondas, mas, como a pressão média da raiz da aorta é maior que a pressão média na periferia, o fluxo mantém-se anterógrado.

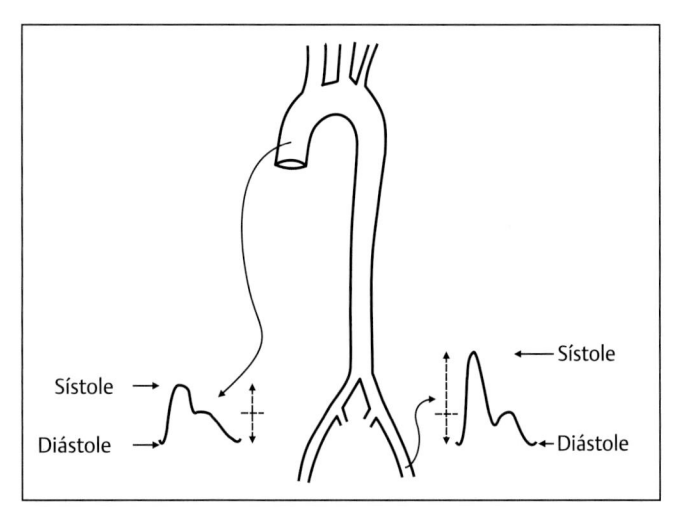

(Reproduzida com permissão de O'Rourke MF.)[27]

A figura expõe a representação esquemática do sistema arterial, mostrando a queda da pressão média na passagem da aorta proximal para a circulação periférica, porém observa-se o aumento na flutuação da onda de pulso.

A pressão média (representada pela área hachurada em amarelo) corresponde à área da curva de fluxo dividida pelo tempo do ciclo cardíaco.

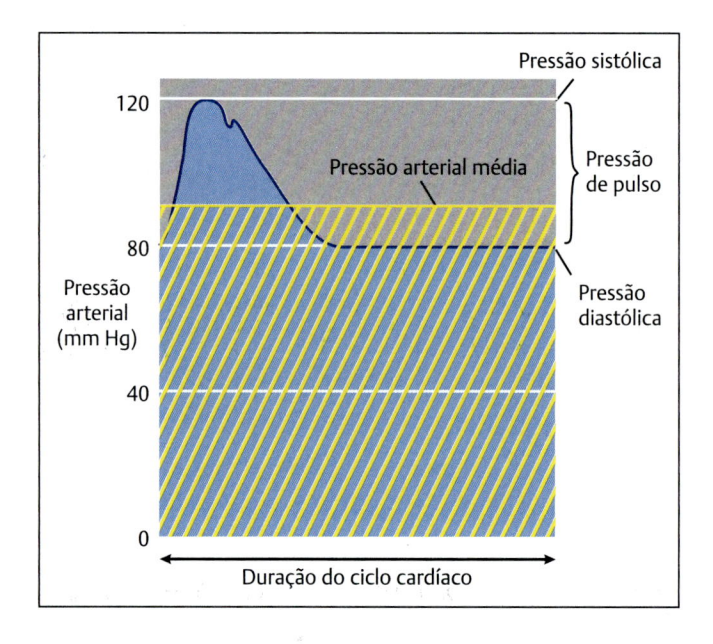

A hipertensão, com suas consequentes alterações na estrutura das paredes dos vasos, torna-se um importante fator de modificação da curva de pressão. Onda de pressão do sangue com os componentes anterógrado (Pf) e refletido (Pr), num indivíduo hipertenso e com PA de 160/85 mm Hg:

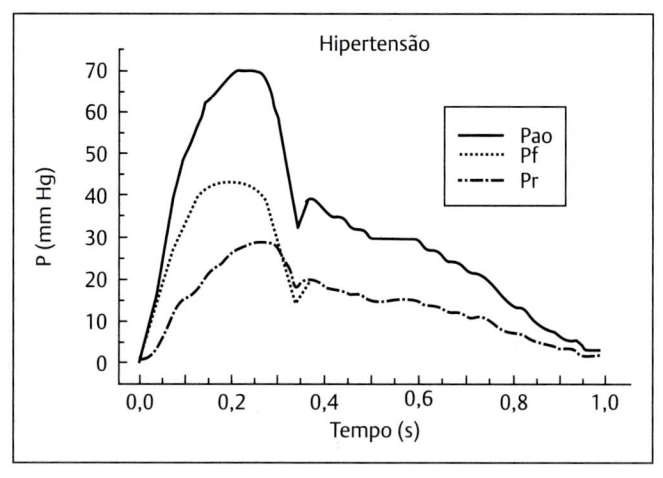

(Reproduzida com autorização de Li John K-J.)[28,29]

Somente a amplitude PP é mostrada. A onda refletida pode modificar o contorno da curva de pressão nos hipertensos na aorta, sendo mais acentuada na artéria braquial, onde a medida convencional da PA é realizada.

Além da hipertensão, o envelhecimento também promove alterações nas paredes arteriais, tornando-as mais rígidas (aterosclerose) e consequentemente menos complacentes. Na figura a seguir, onda de pressão do sangue com os componentes anterógrado (Pf) e refletido (Pr), num indivíduo de 60 anos com pressão arterial limítrofe.

Somente a amplitude PP é mostrada.

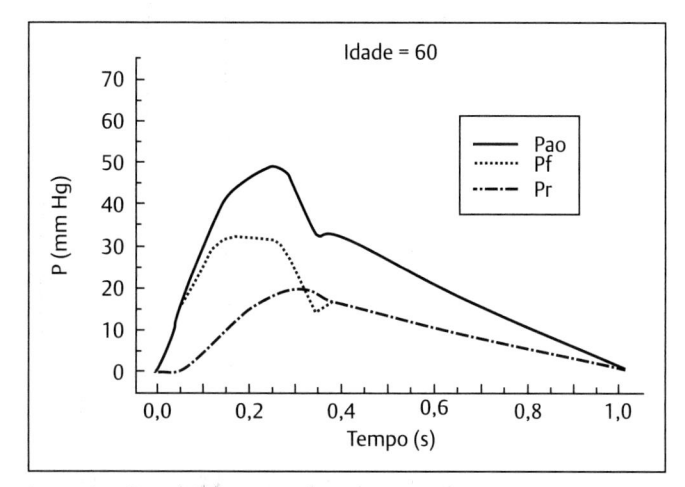

(Reproduzida com autorização de Li John K-J.)[28,29]

A velocidade de propagação da onda de pressão varia inversamente com a complacência vascular. Existem fatores, como, por exemplo, a idade e o processo aterosclerótico, que modificam a elasticidade dos vasos e causam redução da complacência vascular.

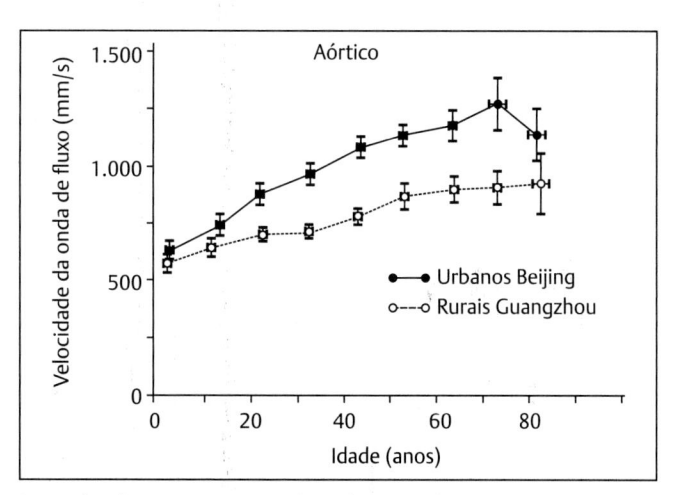

(Reproduzida com autorização de Avolio AP et alli.)[30]

Na figura, observamos a comparação entre a velocidade da onda de pulso entre indivíduos normais da região urbana de Pequim e da região rural de Guangzhou. A menor velocidade nos indivíduos da região rural reflete menor enrijecimento com a idade.

1.11 FLUXOS MAPEADOS PELO DOPPLER

1.11.1 Doppler em Cores

Na avaliação pelo Doppler em cores, veremos que a região central do vaso tem uma coloração mais clara (região de maior velocidade de fluxo) do que a coloração junto às paredes do vaso (região de menor velocidade de fluxo).

Pelo Doppler em cores, podem ser identificados os sentidos de fluxos pelas colorações vermelha e azul.

Nesta foto, podemos observar várias informações que as cores fornecem, muito além de apenas os sentidos de fluxos.

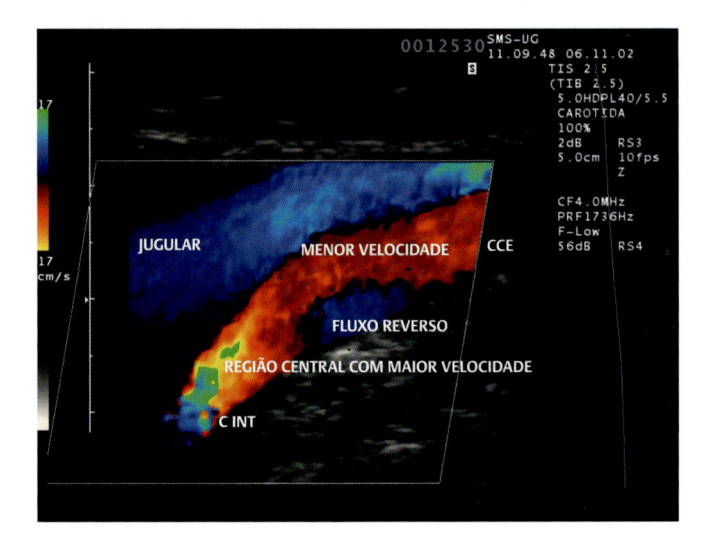

Podemos observar que no bulbo (onde o diâmetro aumenta) o fluxo tem uma coloração mais escura, pois a velocidade é menor em relação à velocidade de fluxo mais distal onde o diâmetro é menor (a velocidade de fluxo varia inversamente com o diâmetro do vaso).

A região central do vaso tem uma coloração mais clara (região de maior velocidade de fluxo) do que a coloração junto às paredes do vaso (região de menor velocidade de fluxo).

1.11.2 Power-Doppler

O Power-Doppler tem maior sensibilidade para demonstrar o fluxo, porém sem identificar o sentido de fluxo.

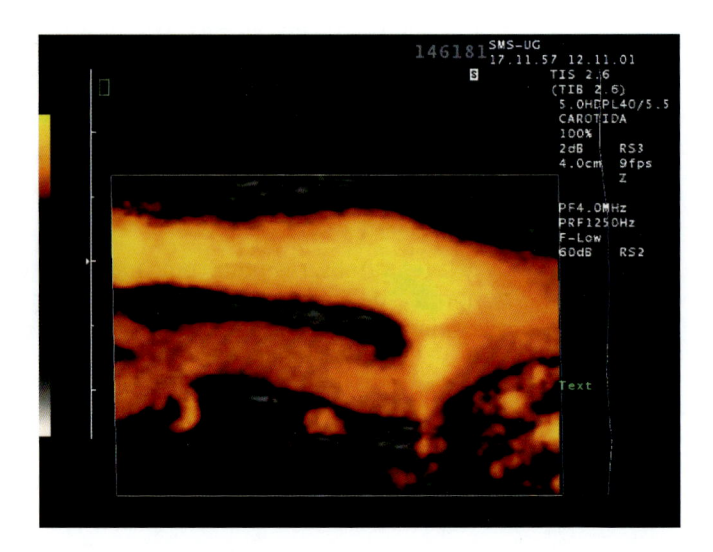

1.12 PADRÕES DE FLUXOS NOS DIFERENTES VASOS
1.12.1 Arteriais
1.12.1.1 Aorta Ascendente
É a região onde se obtém maior pressão e velocidade de fluxo. O fluxo é do tipo bifásico.

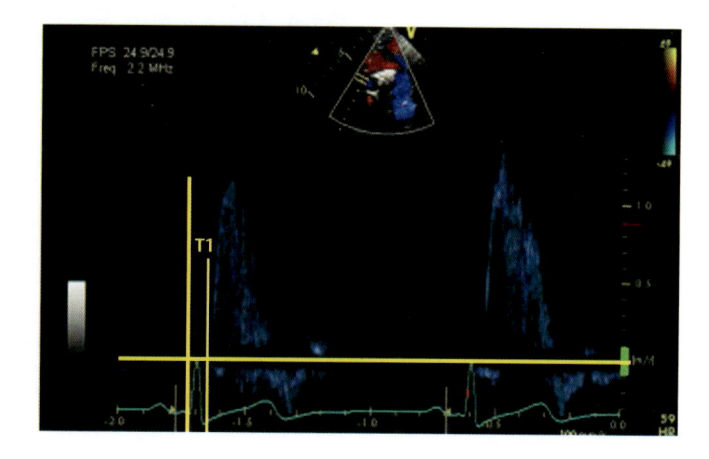

1.12.1.2 Aorta Descendente
Nesta região, observa-se uma mudança no padrão de fluxo obtido pelo Doppler, uma vez que parte do débito cardíaco já foi distribuída para a circulação da face e do cérebro. O fluxo obtido é do tipo trifásico e com menor velocidade que o da aorta ascendente.

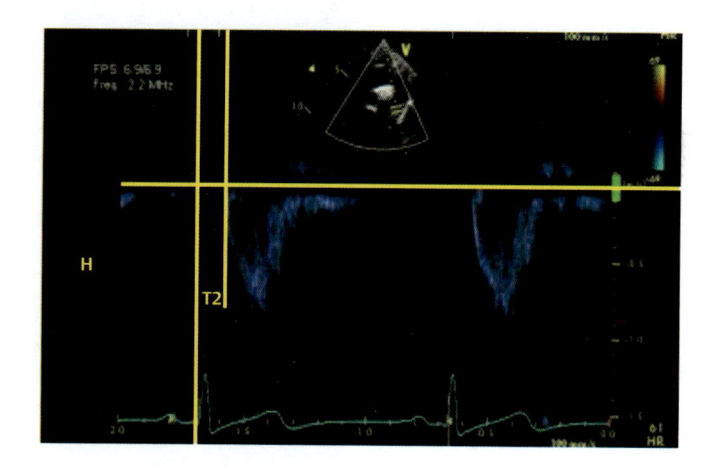

1.12.1.3 Artéria Subclávia
Fluxo dirigido para irrigar predominantemente massa muscular (MMSS), apresentando padrão de fluxo com resistência elevada.

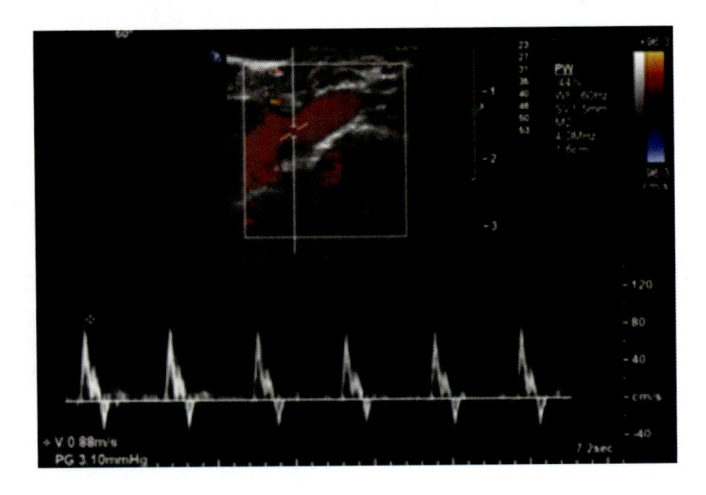

1.12.1.4 Artéria Radial
Fluxo trifásico de aspecto normal na artéria radial:

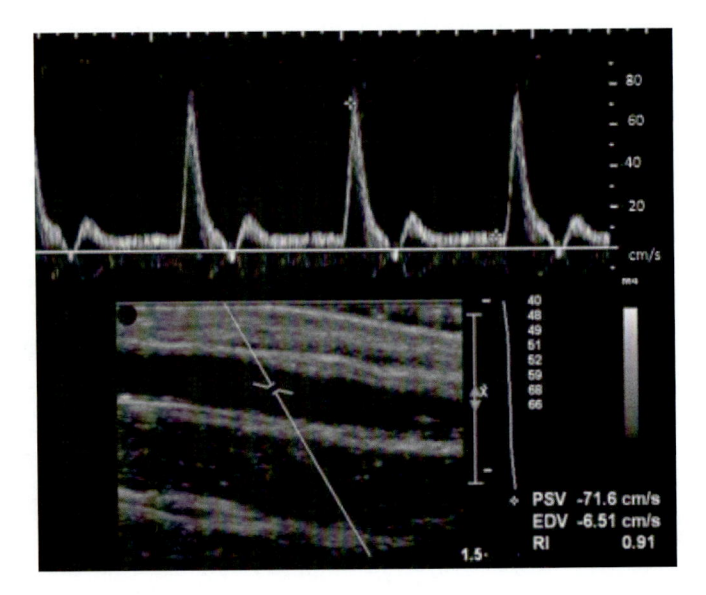

1.12.1.5 Aorta Abdominal
Predominantemente a curva espectral de fluxo da aorta abdominal é do tipo trifásica.

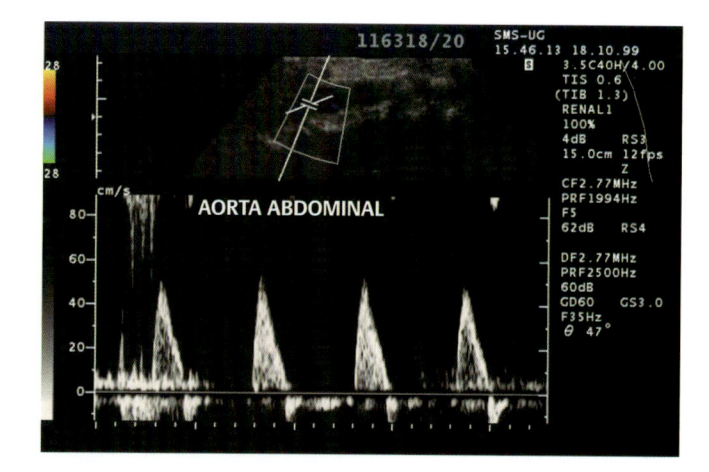

O componente reverso da protodiástole tem grande dependência da resistência periférica, podendo sofrer variações.

No segmento mais cranial, a velocidade diastólica pode estar mais elevada e sem o componente reverso, que será mais pronunciado na região caudal da aorta.

1.12.1.6 Artérias Ilíacas
Na figura a seguir, imagem da artéria ilíaca comum bifurcando-se em interna (de menor calibre) e externa (de calibre maior). No Doppler espectral observa-se um fluxo trifásico.

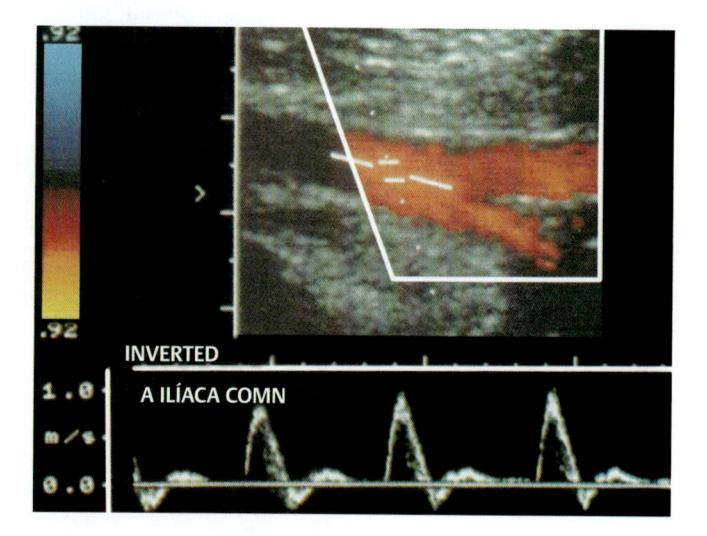

Na ilíaca externa observa-se o mesmo padrão de fluxo, que apresenta, em média, velocidade de fluxo de 120 cm/s, segundo Jäeger *et al.*[31]

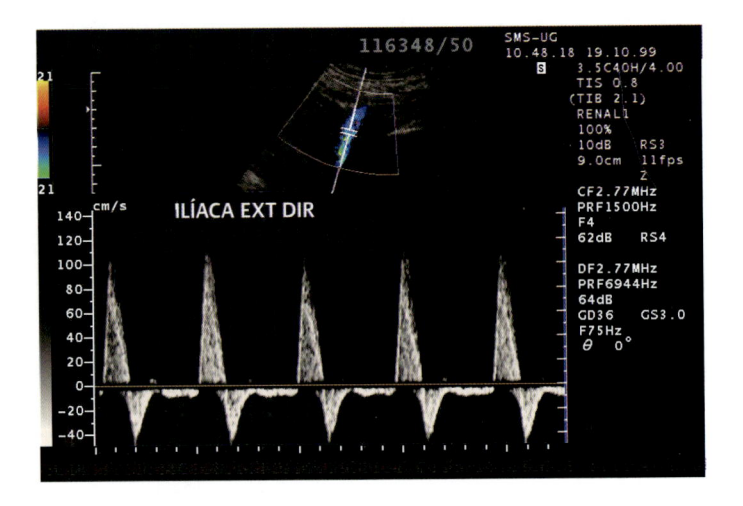

1.12.1.7 Artérias Femorais

Mantêm o mesmo padrão de fluxo trifásico observado na aorta descendente.

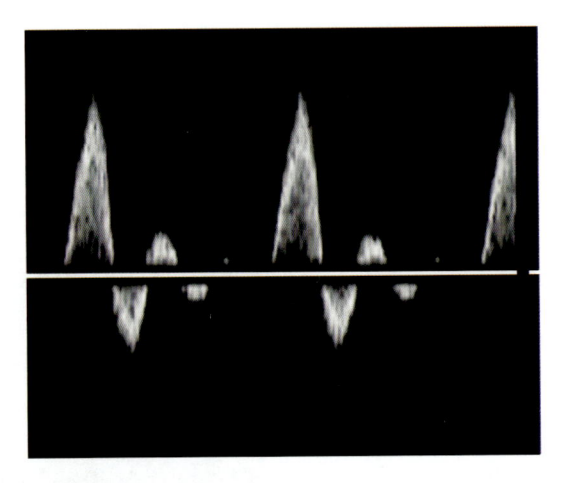

1.12.1.8 Artérias Poplíteas

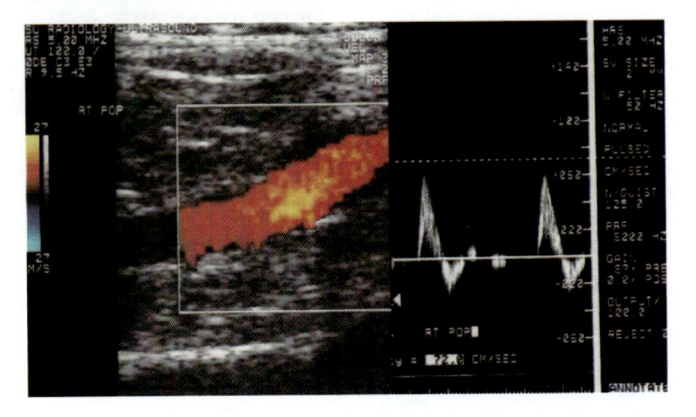

1.12.1.9 Artérias Pediosas

Fluxo trifásico com grande componente sistólico positivo, final da sístole, início da diástole com fluxo negativo e depois nova fase positiva do fluxo.

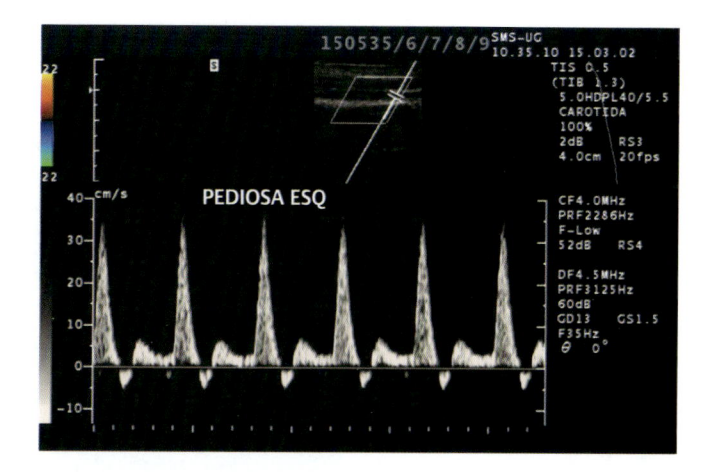

A análise das alterações de fluxos nas artérias dos membros inferiores é mais complexa do que ocorre nas carótidas, visto que os vasos sofrem mais ramificações, a resistência periférica tem forte influência nos padrões de fluxos e podem ocorrer lesões obstrutivas em segmentos diversos.

Na sequência abaixo, tentaremos resumir os diferentes padrões de curvas espectrais que poderemos observar nas obstruções das artérias dos MMII.

Fluxo trifásico de aspecto normal:

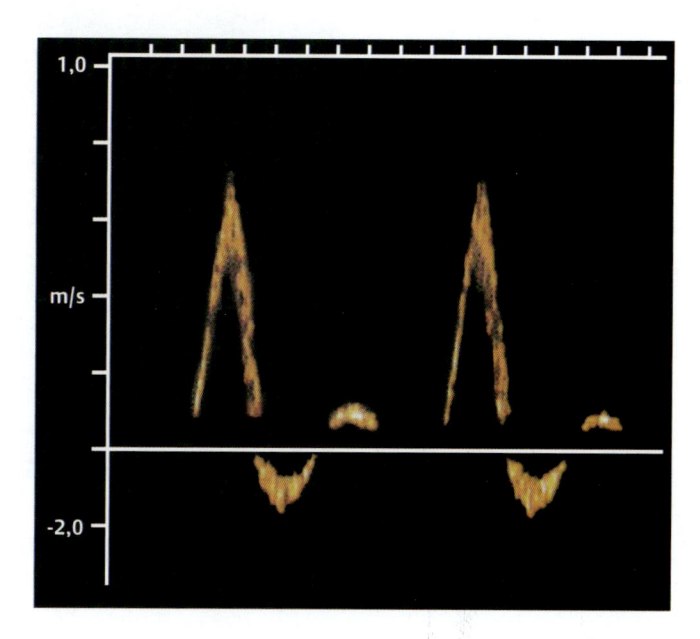

Pequena redução do diâmetro vascular, causando redução em torno de 30%, provocando discreto alargamento da curva sistólica, com entalhe sistólico e desaparecimento do fluxo reverso.

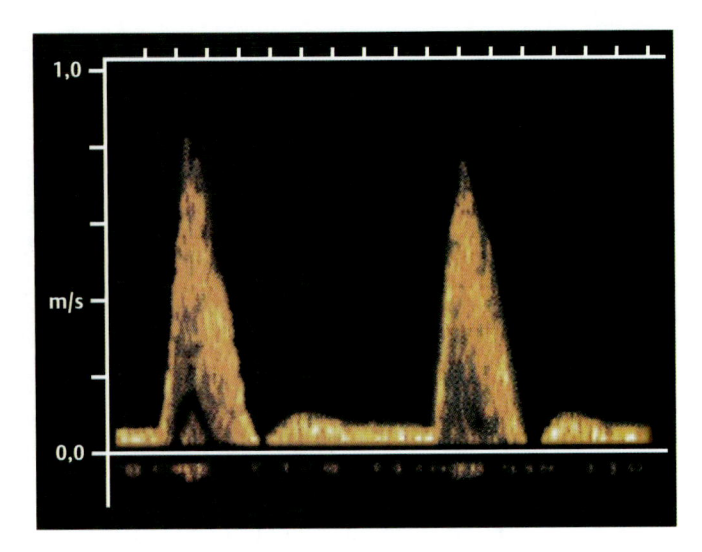

Discreta estenose vascular, ausência do entalhe ao final da sístole, mas sem aumento significativo da velocidade de fluxo.

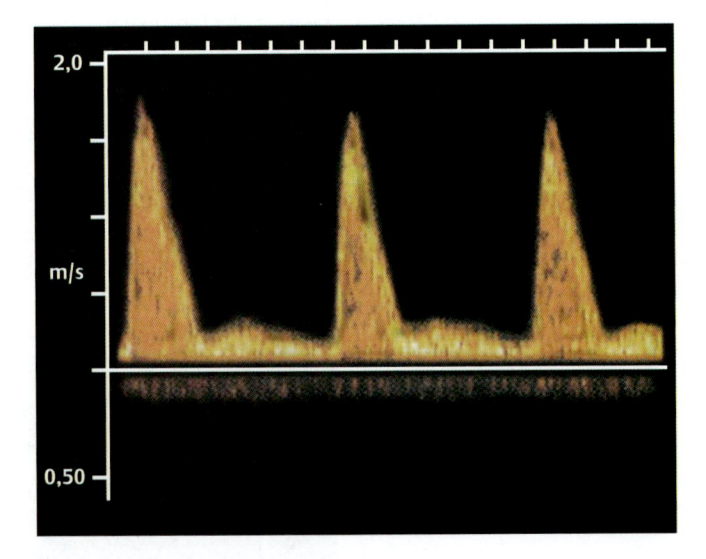

PROPRIEDADES REOLÓGICAS DO SANGUE E HEMODINÂMICA 51

Com a estenose ultrapassando 50% ocorre aumento da velocidade de fluxo sistólica e diastólica e alargamento espectral.

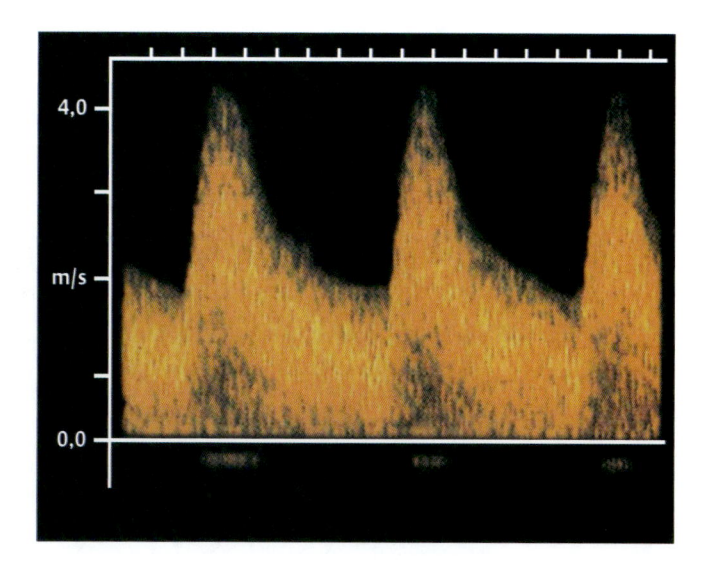

Quando a estenose passa de 80%, é comum o aparecimento de um componente sistólico reverso.

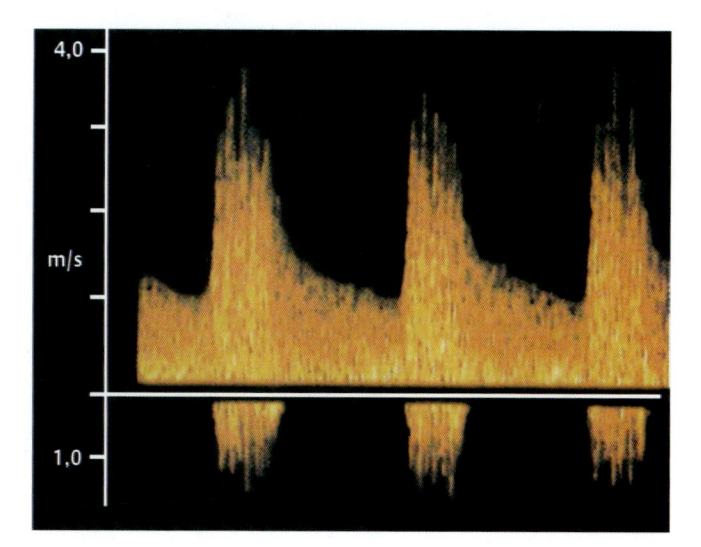

1.12.2 Fluxos Venosos

As veias apresentam significativa diferença em relação às artérias, em consequência das características de suas paredes (sem tecido elástico) e principalmente pela presença das valvas venosas, que podem estar suficientes ou não.

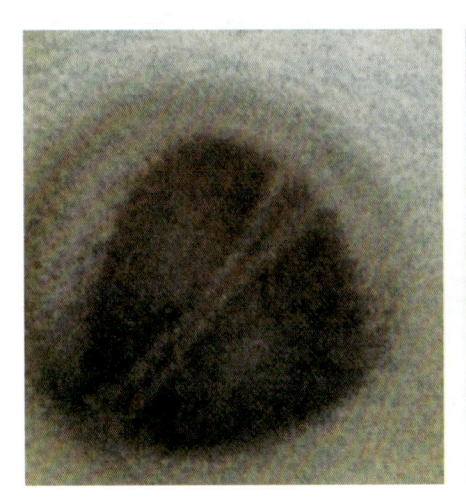

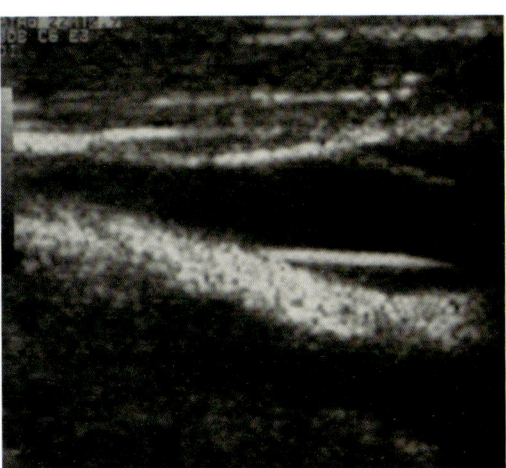

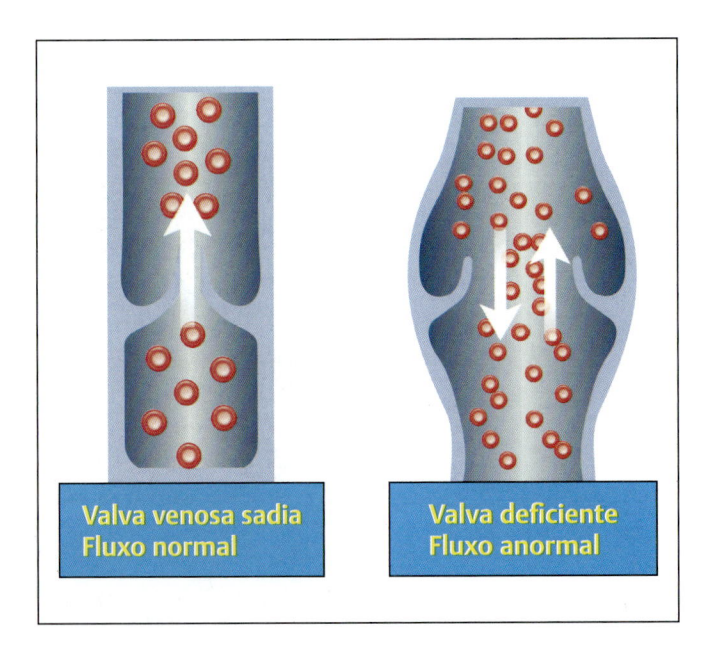

PROPRIEDADES REOLÓGICAS DO SANGUE E HEMODINÂMICA

Outro fator que influencia o fluxo venoso é ação de "bomba externa" exercida pelos músculos que, ao se contraírem, facilitam o retorno venoso, pois comprimem as veias e bombeiam o sangue.

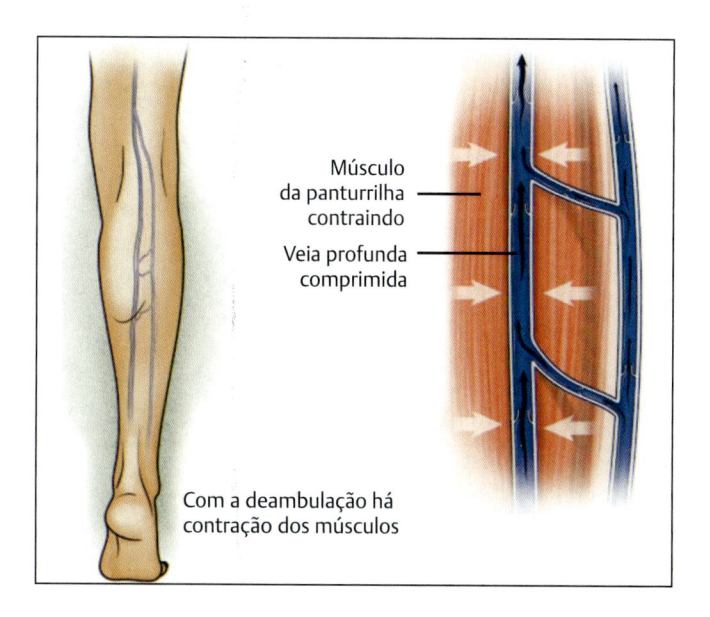

A associação das valvas unidirecionais e das contrações dos músculos são muito importantes no retorno venoso do indivíduo de pé.

O fluxo venoso não apresenta as características de um fluxo fásico arterial marcado pela sístole e diástole. O fluxo venoso sofre menor influência do ciclo cardíaco, estando, porém, dependente também do ciclo respiratório e das contrações musculares.

Fluxo fásico na veia cefálica esquerda proximal: como as pressões nas veias são menores, observa-se variações fásicas relacionadas ao ciclo respiratório, oscilando as velocidades máximas.

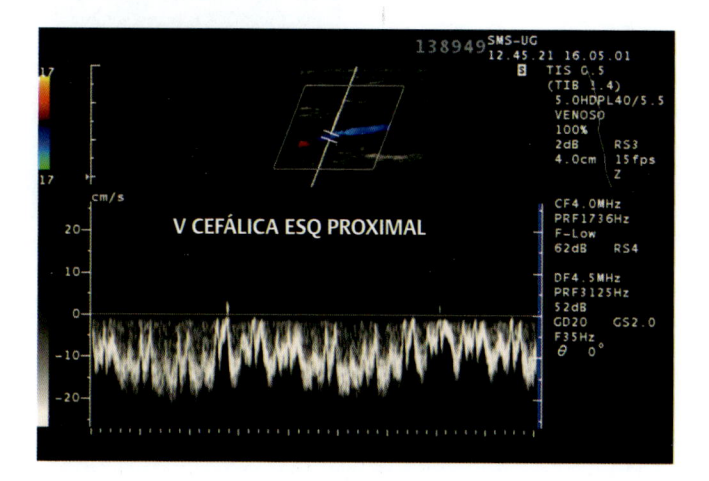

Este fluxo na jugular interna já apresenta maior correlação com o ciclo cardíaco, apesar de variações serem observadas.

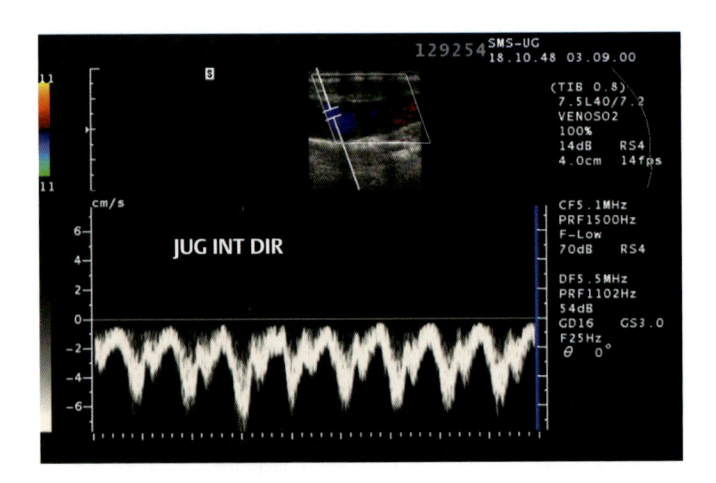

1.12.2.1 Veias Supradiafragmáticas
1.12.2.1.1 Veia Jugular Interna
As veias mais próximas do coração sofrem maior influência do ciclo cardíaco.

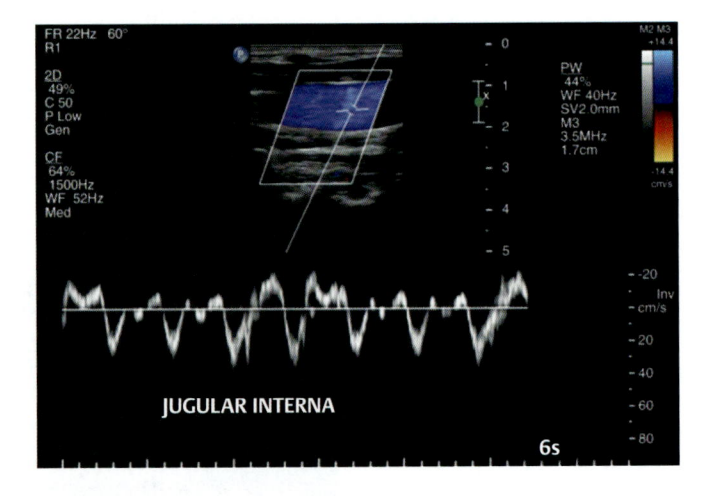

PROPRIEDADES REOLÓGICAS DO SANGUE E HEMODINÂMICA

1.12.2.1.2 Veia Subclávia
Doppler em cores e espectral da veia subclávia:
Flutuações de fluxo pelo processo respiratório, aumentando na inspiração e diminuindo na expiração. Duplo pico causado pelo fechamento da valva tricúspide é facilmente reconhecido.

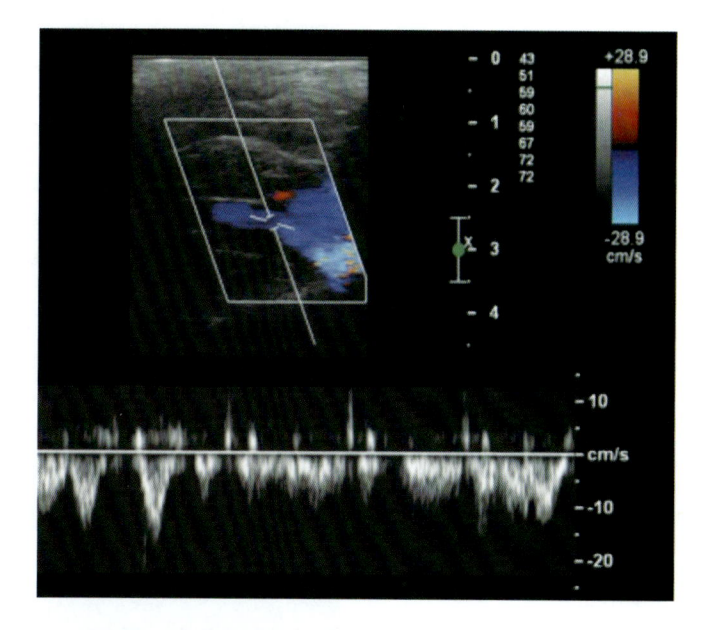

1.12.2.2 Veias Infradiafragmáticas
O fluxo venoso anterógrado e espontâneo ocorre normalmente em condições de repouso, e a velocidade de fluxo aumenta acentuadamente com as contrações musculares ou por compressões exercidas pelo examinador.

Normalmente o fluxo venoso é fásico com os movimentos respiratórios. Na inspiração, o diafragma movimenta-se para baixo e a pressão intra-abdominal aumenta, o que resulta na diminuição do fluxo venoso. Na expiração o processo inverso ocorre.

As variações de fluxos decorrente do ciclo cardíaco são mais evidentes nas veias centrais.

1.12.2.2.1 Veia Cava Inferior
Podemos observar no Doppler espectral a presença de um duplo pico, o primeiro relacionado à sístole ventricular e o segundo relativo à abertura da valva tricúspide. Há também a modulação respiratória; com a inspiração, a pressão abdominal aumenta e o fluxo consequentemente diminui.

Na expiração ocorre o inverso.

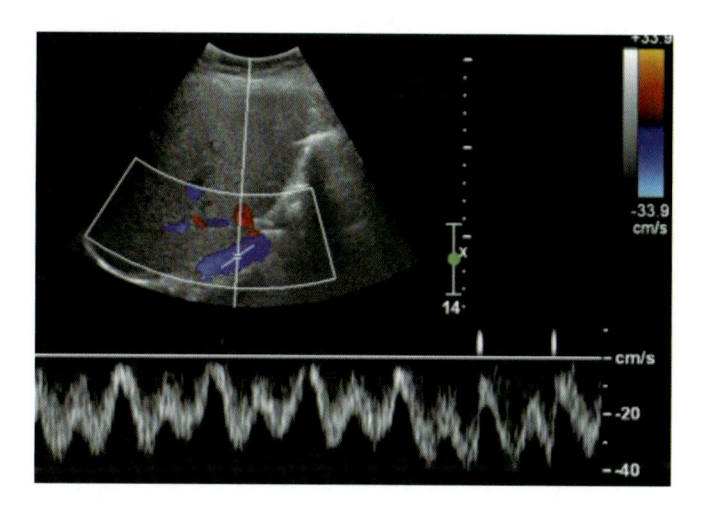

1.12.2.2.2 Veia Porta

Fluxo de baixa amplitude que contrasta com o fluxo observado na veia hepática.

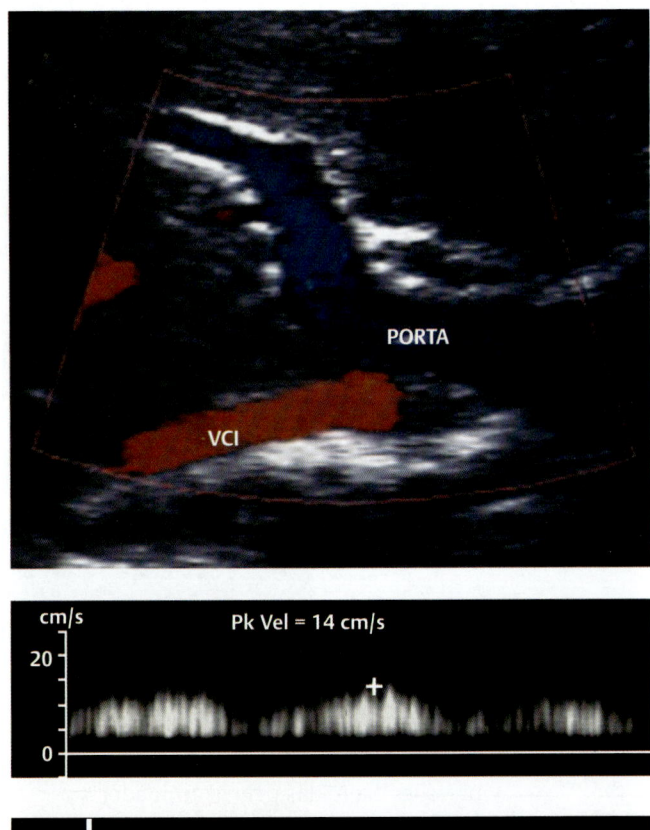

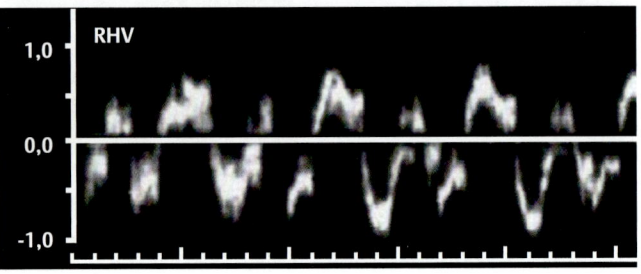

1.12.2.2.3 Veia Ilíaca
Veia ilíaca com fluxo fásico observando-se que o fluxo praticamente se interrompe na inspiração.

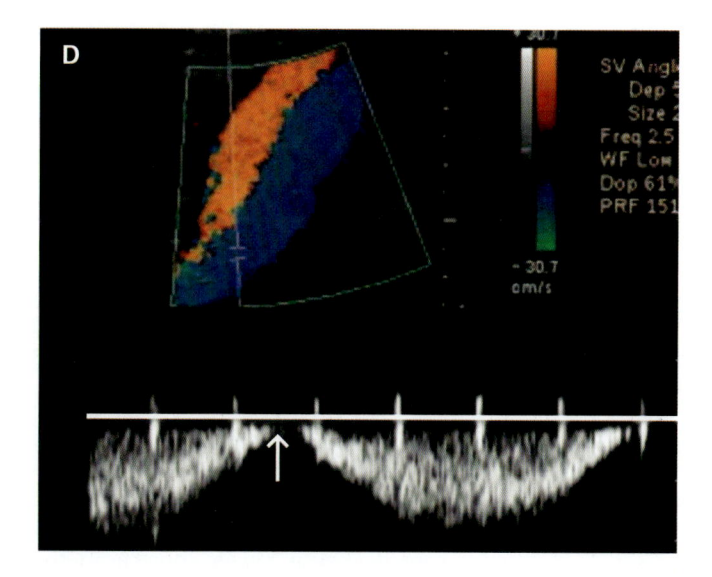

1.12.2.2.4 Veia Femoral
Há o completo preenchimento do vaso com o fluxo em cores.
A velocidade do fluxo mostra que o fluxo é fásico com a respiração (linha pontilhada em amarelo) e que sofre influência do ciclo cardíaco.

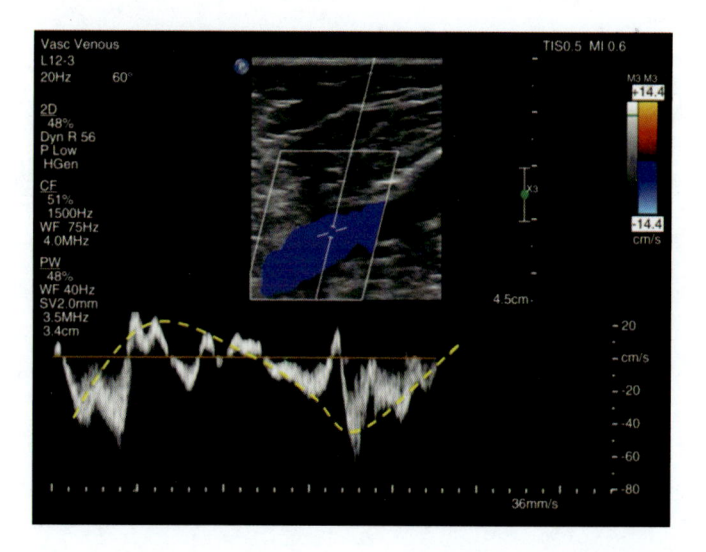

Veia femoral comum:

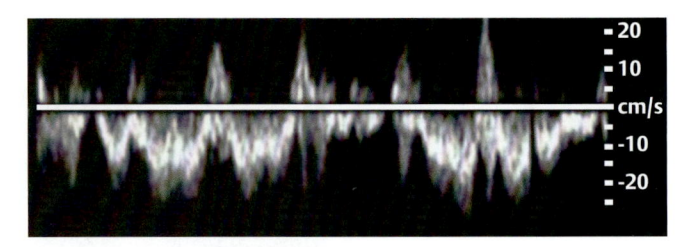

Veia femoral na região média da coxa:

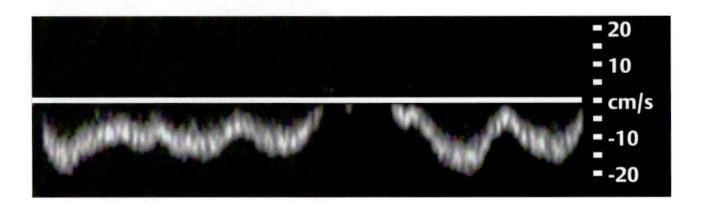

Fluxo venoso contínuo (perda da variação fásica com a respiração) indica obstrução venosa, sem identificar a causa (obstrução, trombose não oclusiva ou compressão extrínseca). Quando visto na femoral comum, isto indica obstrução na ilíaca. Quando o examinador promove uma compressão externa do vaso, o fluxo aumenta.

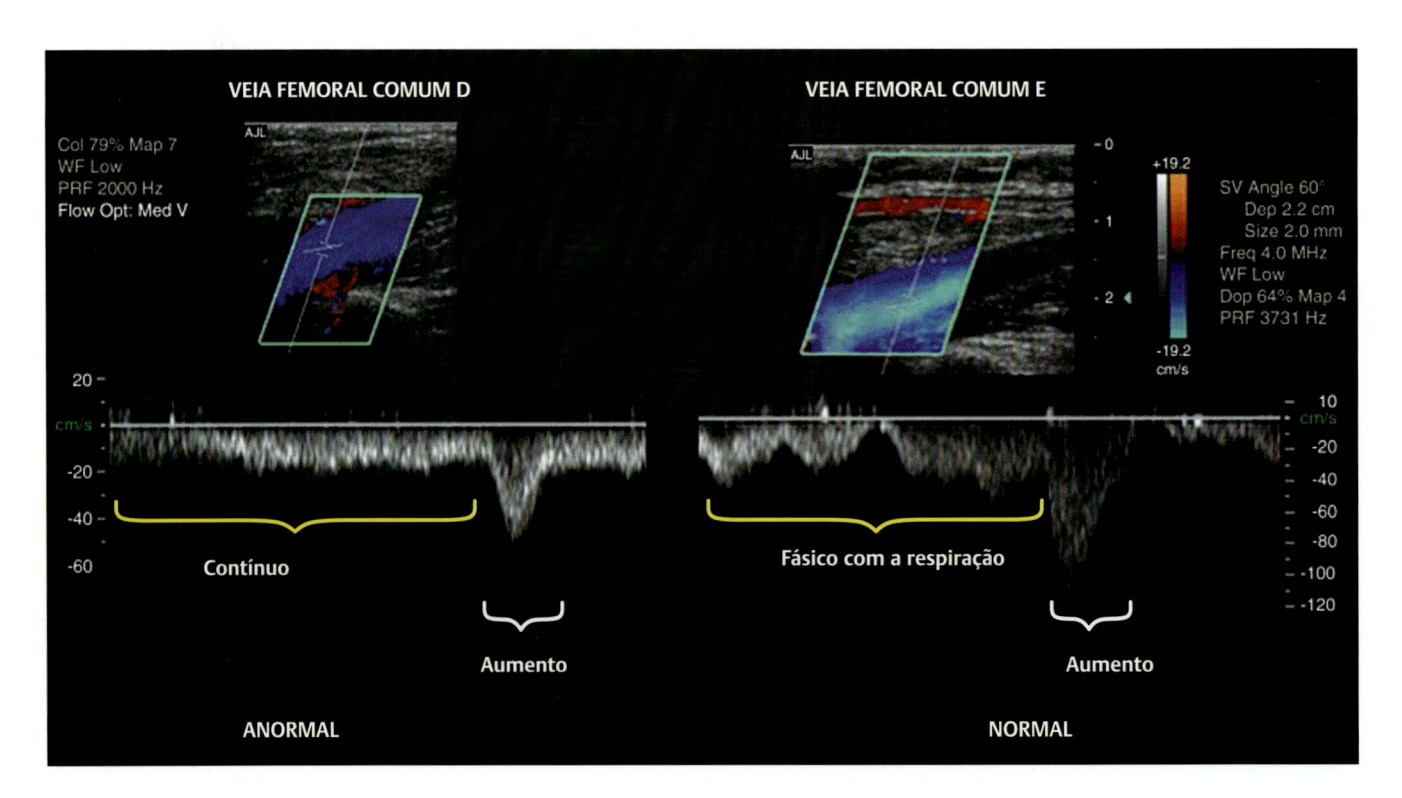

1.12.2.2.5 Veia Safena

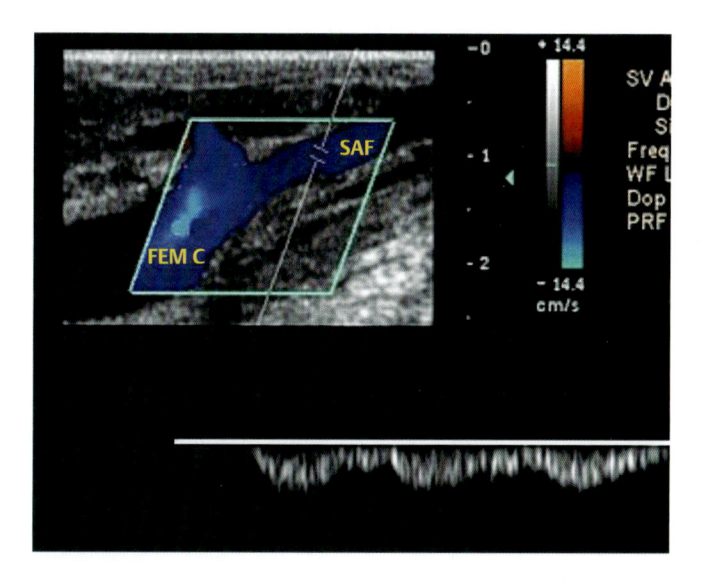

1.12.2.2.6 Veia Poplítea

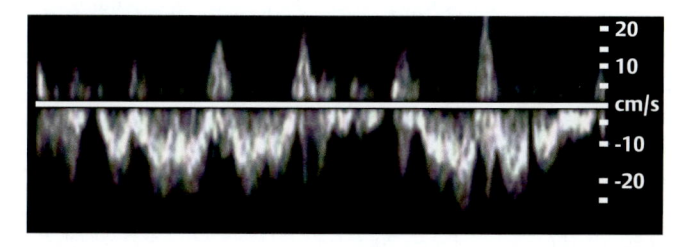

1.12.2.2.7 Veia Tibial Posterior

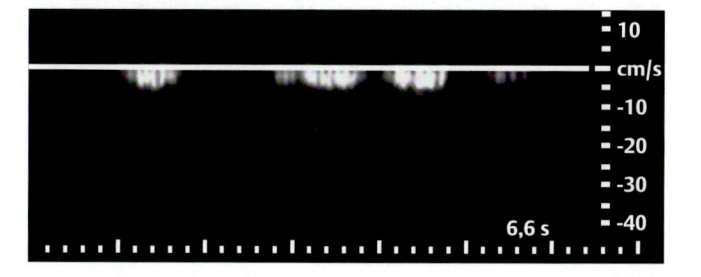

REFERÊNCIAS BIBLIOGRÁFICAS
1. Bern RM, Levy MN. Cardiovascular physiology. 3. ed. St. Louis: Mosby; 1977.
2. Farthing S, Peronneau P. Flow in the thoracic aorta. Cardiovasc Res 1979;13:607-20
3. Gashi K, Bosboom EMH, van de Vosse FN. The influence in the model order reduction on the computer fractional flow reserve using parameterized coronary geometries. J Biomechanics 2019;82:313-23
4. Bernoulli D. Hemodinâmica. 1738.
5. Poiseuille JLM. Recherches experimentales sur le mouvement des liquides dans les tubes de tres petits diametres. Memoires des savants etrangers. Académie Royal de Belgique 1846;9:433-544.
6. Dintefass L. Blood microrheology-viscosity factors in blood-flow, ischaemia and thrombosis. New York: Appleton Century-Crofts; 1971.
7. Nubar Y. Blood flow, slip, and viscometry. Biophys J. 1971 Mar;11(3):252-64.
8. Jay AWI, Rowlands S, Skibo L. The resistance to blood flow in the capillaries. Can J Physiol Pharmacol 1972;50:1007.

9. Fårhaeus R, Linqvist T. Am J Physiol 1931;96:562.
10. Marchall HW, Helmolz HF, Wood EA. Physiologic consequences of congenital heart disease. In: Hamilton WF, Dow P (eds.) Handbook of physiology. sec 2, Circulation vol. I. Washington: Physiologcal Society; 1962. p. 419.
11. Finkelstein SM, Collins VR. Vascular hemodynamic impedance measurement. Prog Cardiovasc Dis 1982;24(5):401-18.
12. Reynolds AJ. Turbulent flows in Engineering. New York: John Wiley; 1974. p. 15.
13. Stein PD, Sabbah HN. Measured turbulence and its effect on thrombus formation. Circ Res 35:608.
14. Roach MR. An experimental study of the production and time course of poststenotic dilatation in the femoral and carotid arteries of adult dogs. Circ Res 1963;13:537-51.
15. Forshaw J, Harwood L. Red blood cell abnormalities in cardiac valvular disease. J Nlin Pathol 1967; 20:848-53.
16. Eyster E, Mayer K, McKenzie S. Traumatic hemolysis with iron deficiency anemia in patients with aortic valve lesions. Ann Inter Med 1968;68:995-1104.
17. Sabbah HN et al. Flow separation in the renal arteries. Arterioclerosis 1984; 4:28-33.
18. Giddens DP et al. Cerebral and peripheral hemodynamics. In Cardiovascular ultrasonic flowmetry. eds. Altobelli SA, Voyles WF, Greene ER. New York: Elselvier; 1985. p. 125-45.
19. Schmid-Schönbein H, Pertkold K. Physical factors in the pathogenesis of atheroma formation. In Caplan IR. Brain ischemia, Basic concepts and clinical relevance. Berlin: Springer; 1995.
20. Hammer S, Jeays A, MacGillivray TJ, et al. Acquisition of 3D arterial geometries and integration with computational fluid dynamics. Ultrasound Med Biol 2009;35:2069-83.
21. Spengler L. Symbolae et theoriam de sanguinis arteriosi fluimine. Dissertation, University of Marburg; 1843.
22. Johnston et al. Investigation of vascular disorders. 1981. p. 532-58.
23. O'Rourke MF. Vascular impedance in studies of arterial and cardiac function. Physio Rev 1982; 62:570-623.
24. Murgo JP et al. Manipulation of ascending aortic pressure and flow waveform reflections with the Valsalva manoeuvre: relationship to input impedance. Circulation 1981;63:122-32
25. Hirai T et al. Stiffness of systemic arteries in patients with myocardial infarction: a noninvase method to predict severity of coronary atherosclerosis. Circulation 1989; 80:78-86.
26. McDonald DA. Blood flow in arteries. 2nd ed. London: Edward Arnold; 1974.
27. O'Rourke MF. Arterial function in health and disease. Edinburgh:Churchill Livingstone; 1982.
28. Li J K-J. Cardiovascular diagnostic parameters derived from pressure and flow pulses. Frontiers Eng Healthcare 1982;4:186-9.
29. Li J K-J. The arterial circulation. Physical principles and clinical applications. New Jersey: Humana Press; 2000.
30. Avolio AP et al. Effects of aging on arterial distensibility in populations with high and low prevalence of hypertension: comparison between urban and rural communities in China. Circulation 1985;71:202-210.
31. Jäeger KA, Philips DJ, Martin RL et al. Nonivasive mapping of lower limb arteria lesions. Ultrasound Med Biol 1985;11:515-21.

BIBLIOGRAFIA

Dobrin PB. Mechanical properties of arteries. Physiol Rev 1978;397-460.
Whitmore RL. Slip of of blood at a wall. Biorheology 1967;4:121-2.

ARTÉRIAS CARÓTIDAS

2.1 INSTRUMENTAÇÃO E TÉCNICA DO EXAME
2.1.1 Escolha do Transdutor
2.1.1.1 Transdutor Linear Eletrônico

O estudo vascular é mais bem realizado com transdutores lineares, eletrônicos, que permitem uma melhor análise de vasos superficiais, como a carótida, e também melhor análise conjunta da imagem e do fluxo, pelo Doppler pulsátil, Doppler em cores e pelo Power-Doppler.

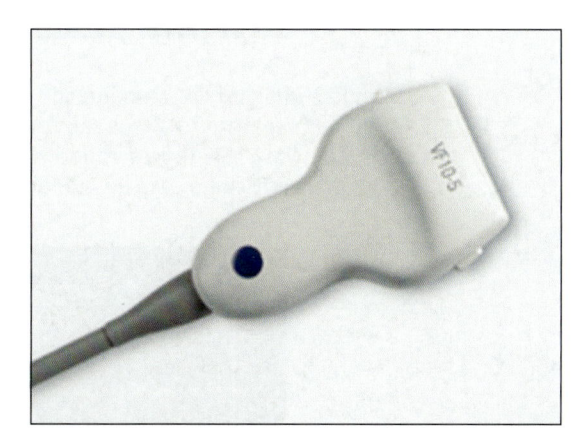

Utilizamos transdutores com frequência alta, que apresentam excelente resolução da imagem, porém, baixa penetração, o que não chega a ser um problema nos vasos cervicais que são bastante superficiais. As frequências utilizadas variam entre 4 e 12 MHz, preferencialmente com transdutores do tipo *broad band*. Opta-se pelos transdutores lineares, pois, nestes, a imagem do vaso é obtida com angulação independente daquela para a obtenção dos fluxos.

Com os transdutores lineares, podemos obter a imagem do vaso com uma angulação de 90 graus (entre o transdutor e o vaso) em todos os segmentos, o que é ideal, e, angulando a caixa de cor, o fluxo será representado com o mesmo sentido.

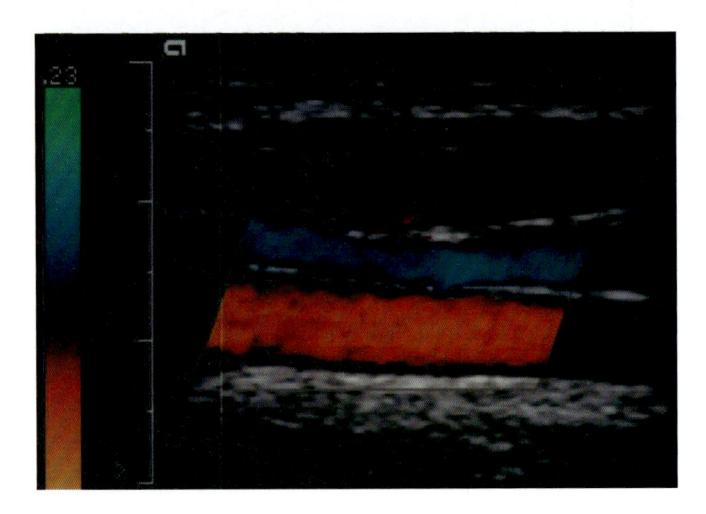

Quando a imagem do ramo interno tem tortuosidades, o fluxo assume cores diferentes. Como nem sempre os vasos são retilíneos, nem sempre é possível obter uma imagem em que todo o vaso seja representado com a mesma cor, mesmo com transdutores lineares. Isso é mais crítico no caso de grandes angulações, como em bifurcações e *kinks*.

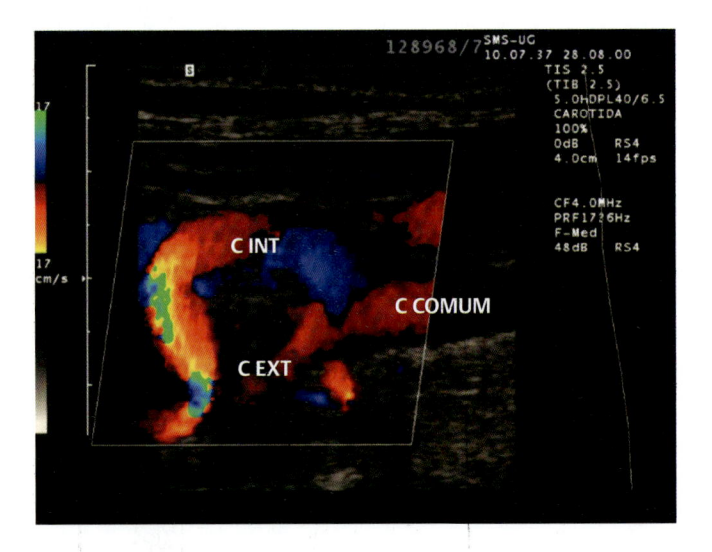

2.1.1.2 Transdutor Setorial Eletrônico (Phased Array)

Imagens de estruturas mais profundas e/ou que precisam de maior penetração devem ser obtidas com transdutores de menor frequência.

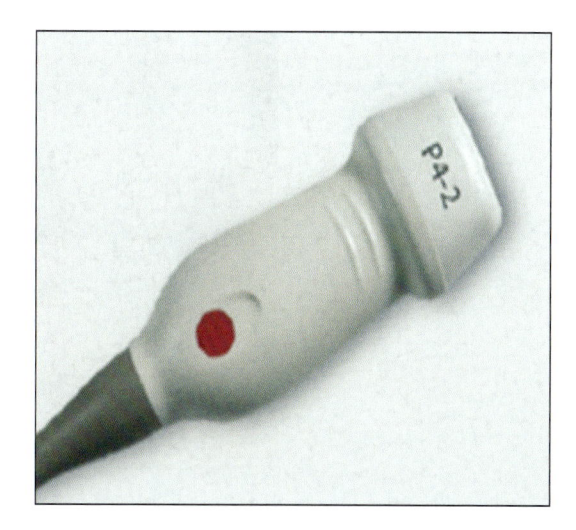

Para obter uma imagem com um transdutor setorial em que todo o vaso seja representado com o mesmo sentido do fluxo, o vaso deve estar angulado em relação ao transdutor.

O estudo transcraniano é realizado com transdutores em torno de 2 MHz e setoriais, com Power-Doppler. Nesse caso, "*broad band*" de 2 a 4 MHz com Power-Doppler.

Para a obtenção da imagem do arco aórtico e ramos, estruturas mais profundas, utilizamos o transdutor setorial.

A origem da carótida e da subclávia esquerda, assim como do arco aórtico, e algumas vezes a origem da artéria vertebral podem ser mais bem estudadas com transdutores setoriais.

Nesse caso, a imagem do arco aórtico foi obtida com transdutor com frequência de 2,25 MHz.

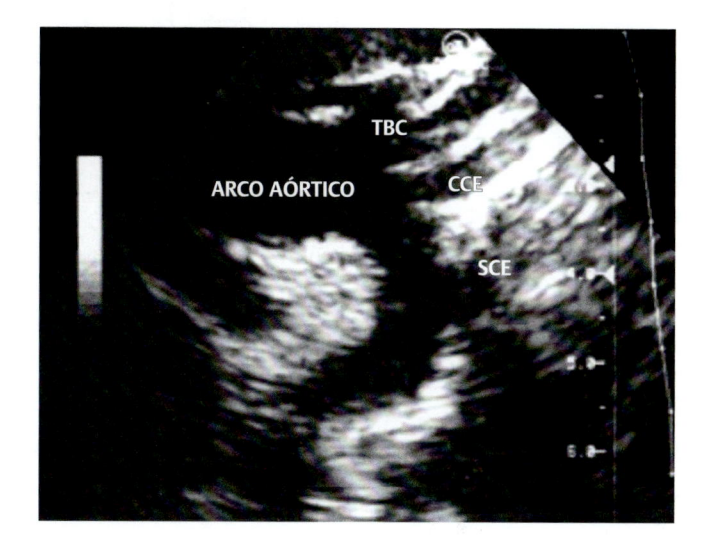

2.1.1.3 Transdutor Linear Mecânico 3D

Para obtenção de imagens em 3D, é necessária a utilização de transdutores específicos.

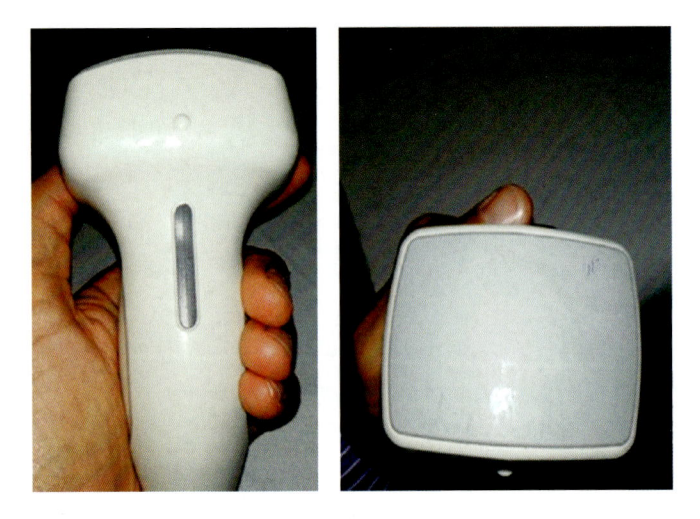

Para a obtenção da imagem 3D, o transdutor é posicionado transversalmente à artéria e é feita uma varredura ao longo do vaso.

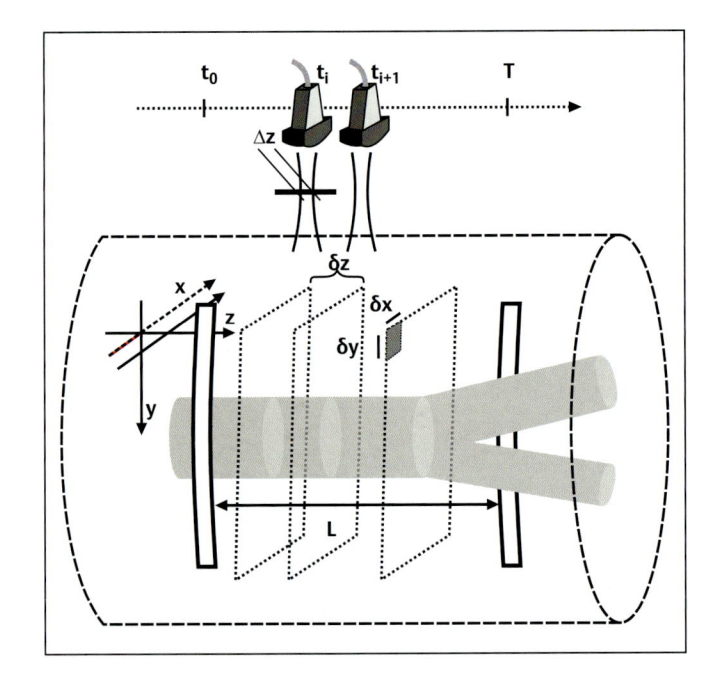

ARTÉRIAS CARÓTIDAS

O *software* de integração e composição de imagens do equipamento de eco compõe a imagem final: (**a**) Superfície renderizada de uma carótida normal; (**b**) superfície renderizada de uma carótida alterada; (**c**) quatro placas de diferentes pacientes.

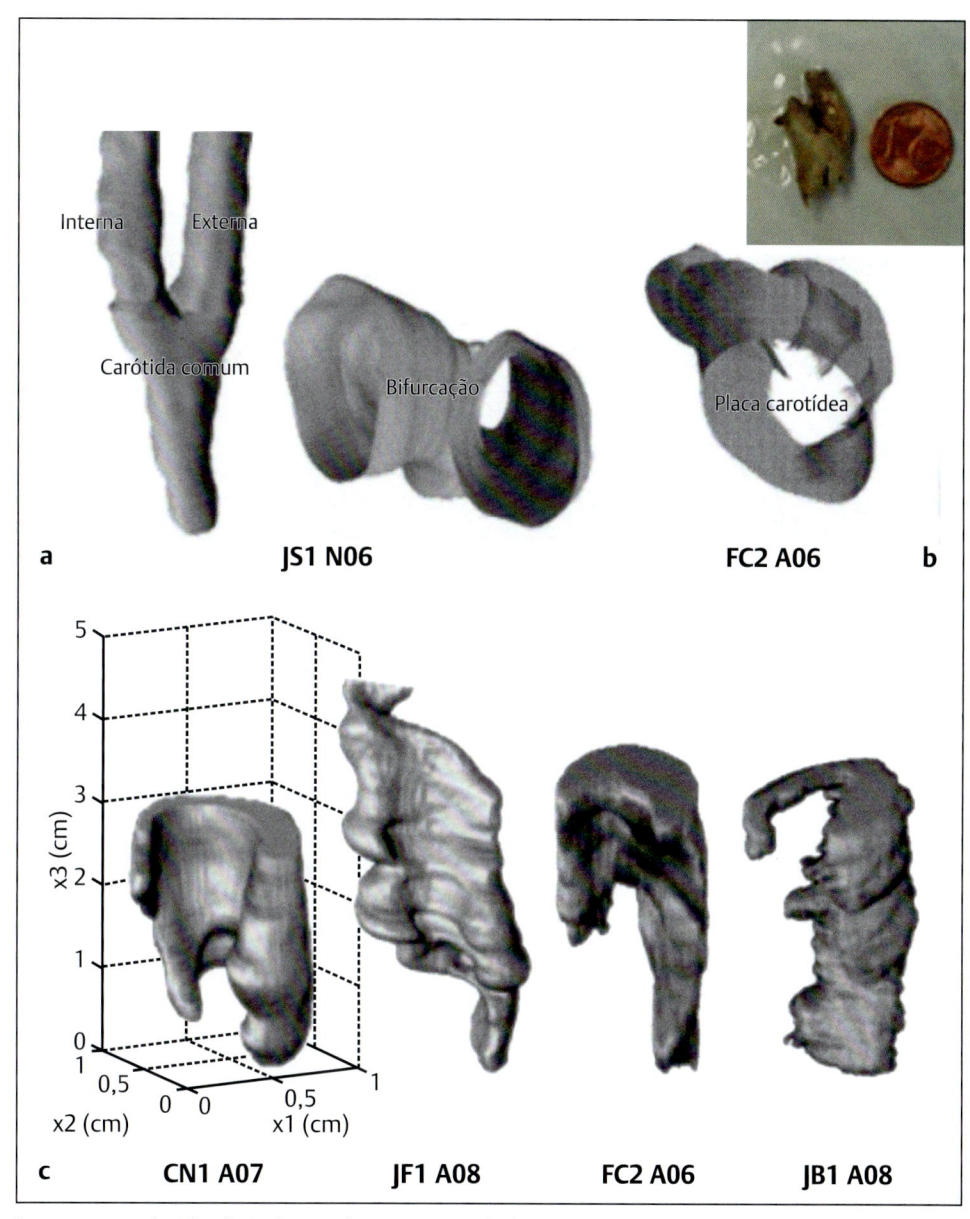

Imagens reproduzidas de Seabra et al., com permissão.[1]

No canto superior direito da figura, observa-se placa após remoção cirúrgica.

Calogero *et al.* citam o eco 3D das carótidas como sendo uma metodologia viável e de grande acurácia na monitorização da aterosclerose.[2] Este método permite uma rápida e reprodutível quantificação volumétrica da doença, consistente com uma melhor estratificação do risco dos pacientes, sem causar atrasos significativos no fluxo de trabalho do laboratório. O método foi validado em confronto com a angiografia de subtração digital e com a RM, contando com as vantagens adicionais de melhor definição da parede, da textura das placas e do Doppler em cores.

2.1.2 Posicionamento do Paciente e do Examinador

2.1.2.1 Posicionamento do Paciente

O paciente deve ser posicionado em decúbito dorsal, preferencialmente sem travesseiro, com a cabeça em posição de repouso, sem fletir ou estender demasiadamente o pescoço e sem fazer movimento de rotação. Alguns pacientes, geralmente os mais idosos, ou aqueles com alterações da coluna cervical, não conseguem se manter com a cabeça na posição horizontal pelo tempo suficiente para a realização do exame. Neste caso, deve-se posicionar a cabeça de forma que o paciente se sinta confortável e o pescoço mantenha-se relaxado, mesmo que não fique horizontal.

2.1.2.2 Posicionamento do Examinador

O médico pode posicionar-se lateralmente ao paciente ou posteriormente ao mesmo, dependendo do hábito e adaptação de cada examinador, sem comprometer a técnica do exame.

2.1.2.2.1 Posicionamento Lateral

Tanto faz se o médico se posiciona do lado direito ou esquerdo do paciente, dependendo de qual mão utiliza para fazer o exame.

2.2.2.2.1.1 Posicionamento Lateral Direito

O médico que realiza o exame com a mão direita se posiciona a direita do paciente. Neste exame (ver figura a seguir) foi utilizado um transdutor linear.

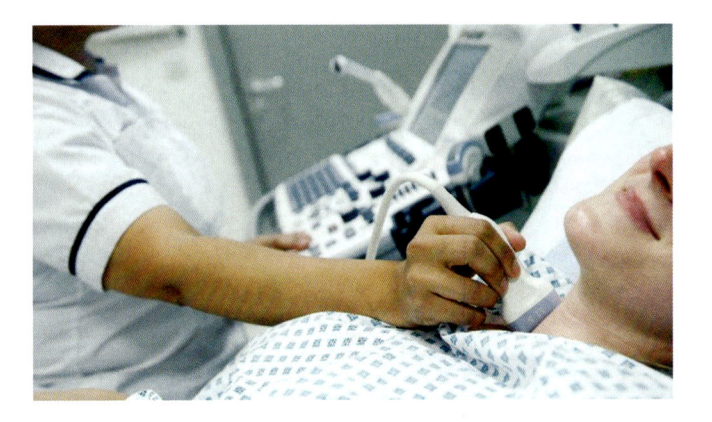

2.2.2.2.1.2 Posicionamento Lateral Esquerdo
Médico que realiza o exame com a mão esquerda se posiciona a esquerda do paciente:

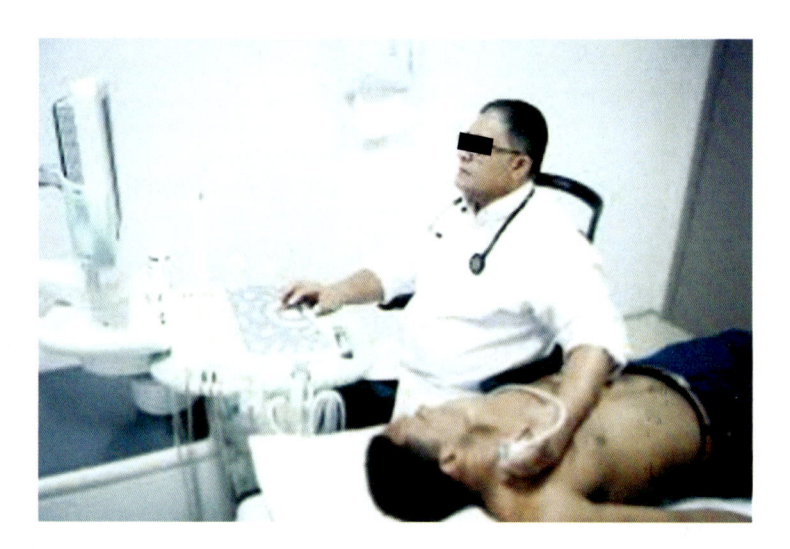

2.2.2.2.2 Posicionamento Posterior
Médica posicionada posteriormente ao paciente, com acesso aos vasos do pescoço e as janelas transcranianas:

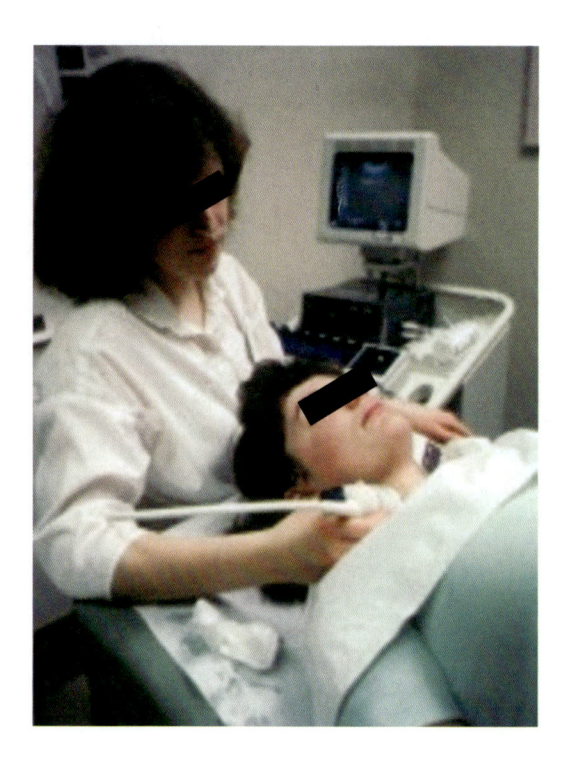

2.1.2.3 Posicionamento do Transdutor

Transdutor Linear posicionado para realizar cortes transversais (**a**) e para obter cortes longitudinais (**b**):

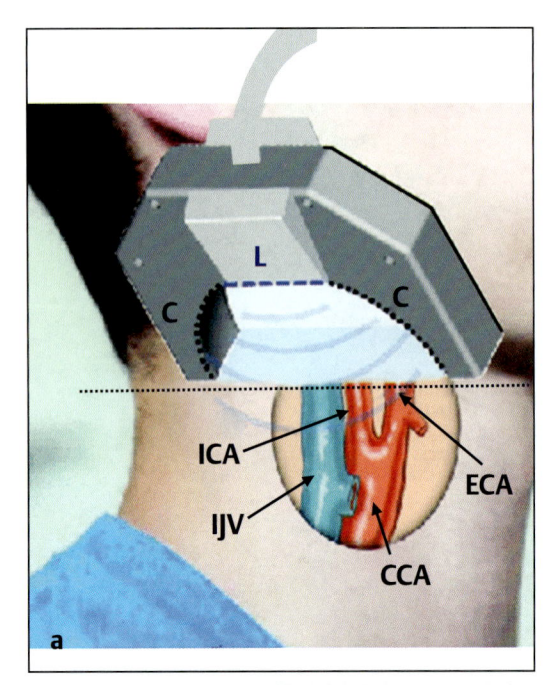

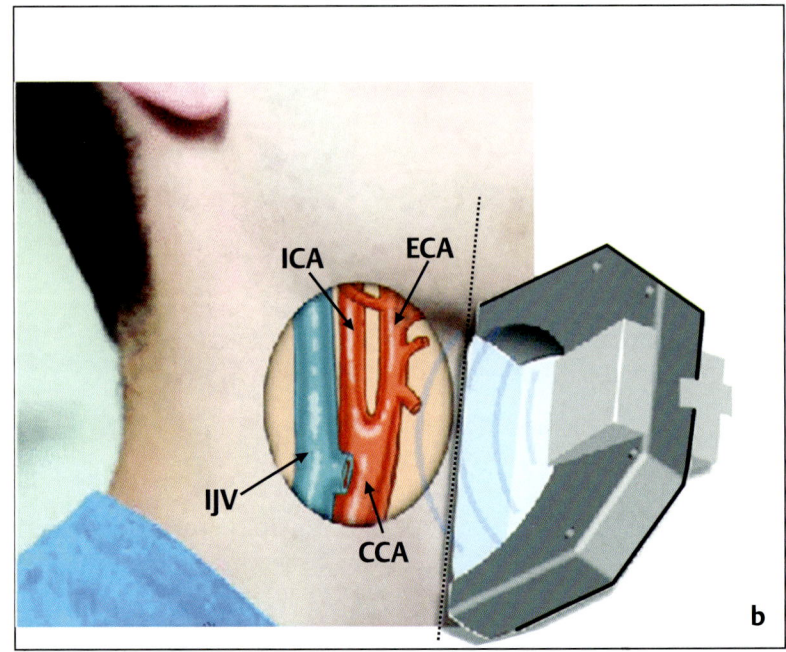

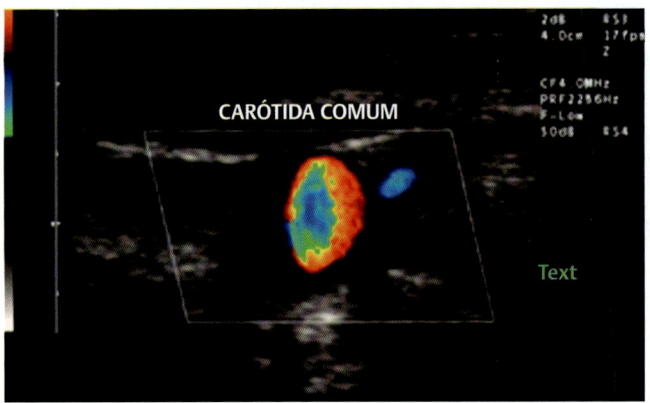

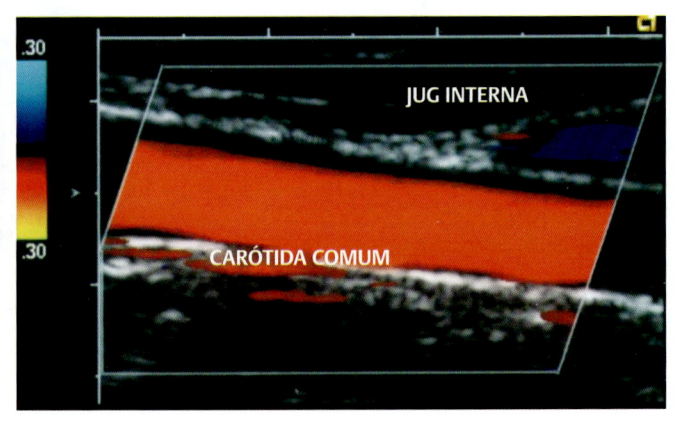

ARTÉRIAS CARÓTIDAS

No caso da figura a seguir, em particular, vemos dois diferentes vasos, um cortado longitudinalmente e o outro transversalmente. A vertebral em corte longitudinal e a subclávia cortada transversalmente.

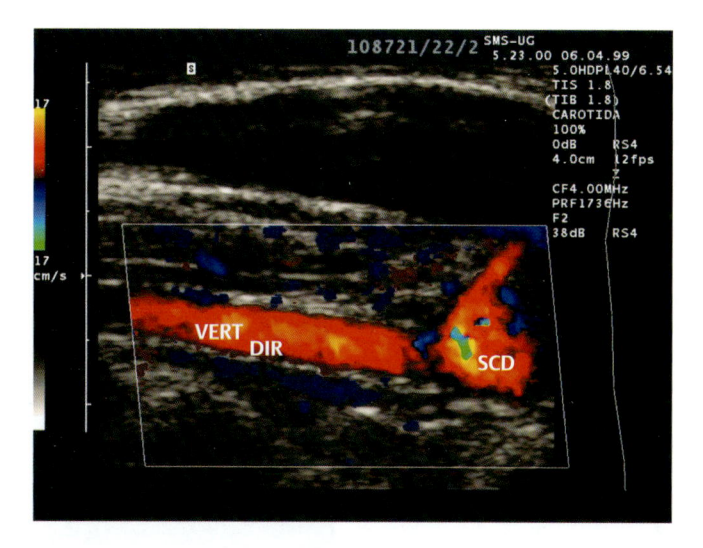

Em relação ao corte longitudinal, o posicionamento do transdutor pode ser lateral e, em relação ao ECOM, pode ser anterior ou posterior.

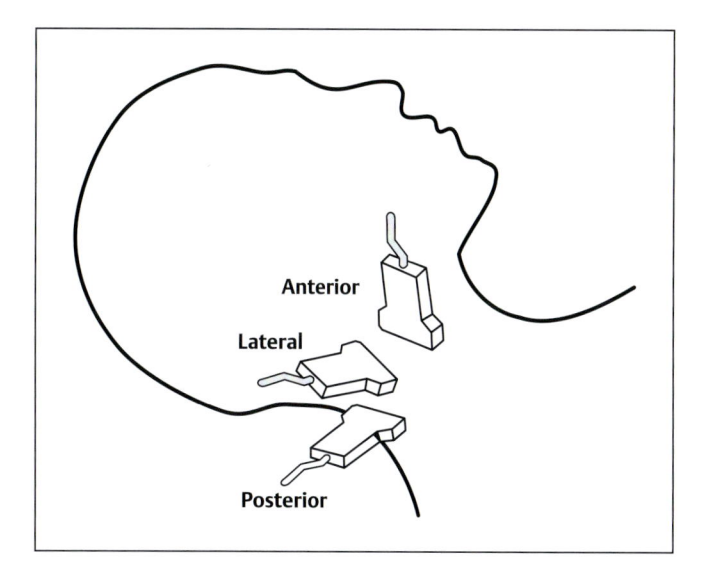

2.1.3 Orientação da Imagem

A maioria dos guias para obtenção de imagens vasculares recomendam que, nas imagens longitudinais, as estruturas cefálicas sejam representadas à esquerda da tela, e, nos cortes transversais, as estruturas laterais sejam representadas do lado direito, bem como as estruturas mediais do lado esquerdo à esquerda da tela do monitor, conforme Coloridge-Smith.

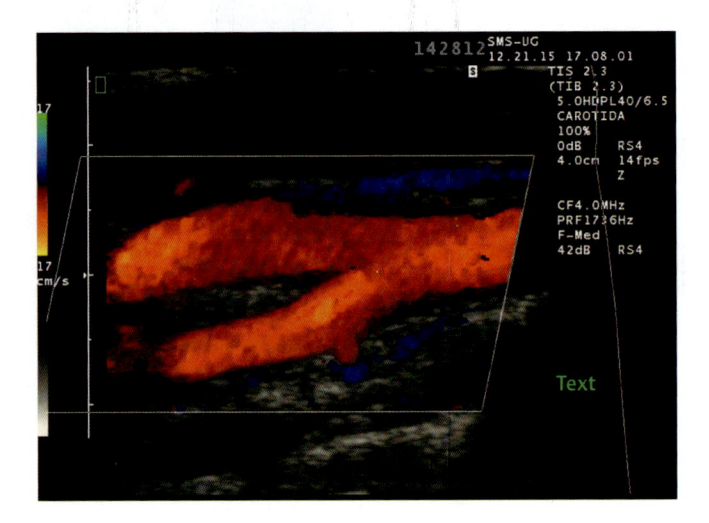

2.1.4 Recursos para Aprimorar as Imagens

As imagens tradicionais do exame de ultrassom podem ser aprimoradas utilizando-se recursos diversos que os equipamentos oferecem.

2.1.4.1 Imagens Harmônicas

Como no estudo de carótidas trabalhamos com estruturas normalmente superficiais, o uso de imagem harmônica pode ser dispensável; porém, torna-se fundamental para o estudo de estruturas mais profundas e para estudos com contraste de microbolhas.

As ondas harmônicas são refletidas no dobro da frequência das ondas fundamentais, obtendo-se, por meio de *softwares*, imagens com maior intensidade de sinal e melhor qualidade, principalmente quando estudamos o coração (estrutura profunda) ou realizamos exames com contraste.

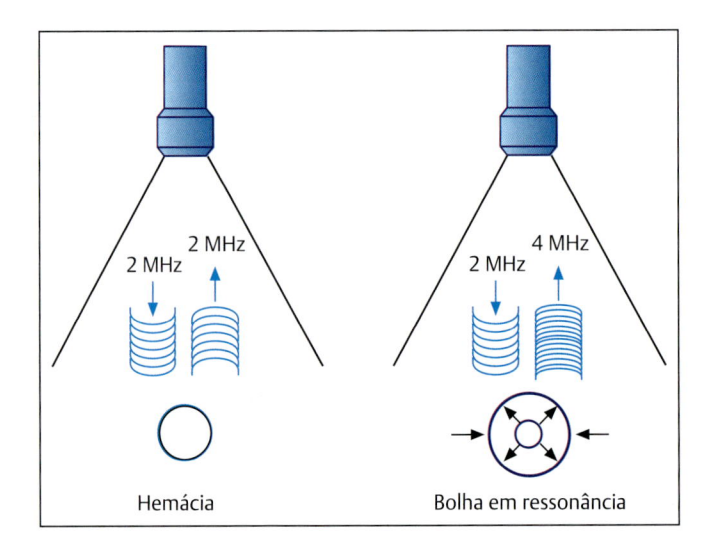

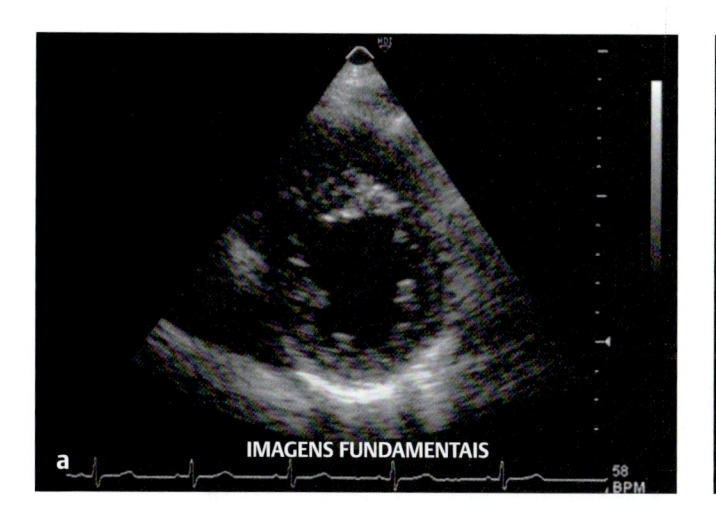

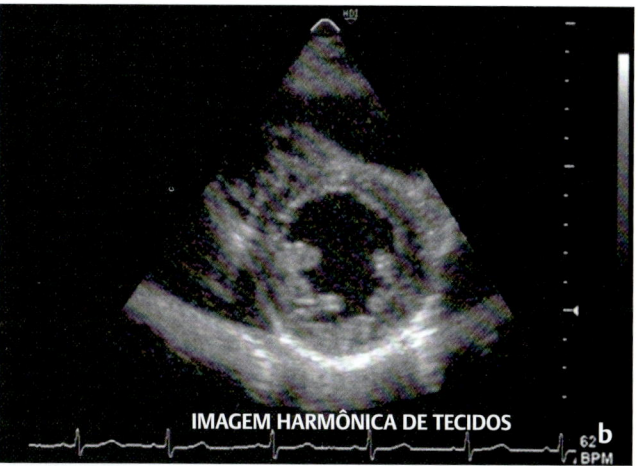

Devemos destacar que, se o equipamento vier pré-programado para a realização de exames com a técnica da imagem harmônica, será fundamental desativar este recurso para a avaliação das carótidas e medida da espessura do complexo médio-intimal (ECMI), evitando-se falsear esta medida em valores maiores que o real.

2.1.4.2 Imagem Composta

Os transdutores com recurso de formação de imagens compostas são os ideais, pois combinam três ou mais imagens de diferentes ângulos de insonação em uma só imagem. Como vantagem da utilização da imagem composta, tem-se um aumento da resolução da imagem por serem usadas múltiplas linhas de observação, eliminando-se artefatos, sombras e realçando as bordas das estruturas.

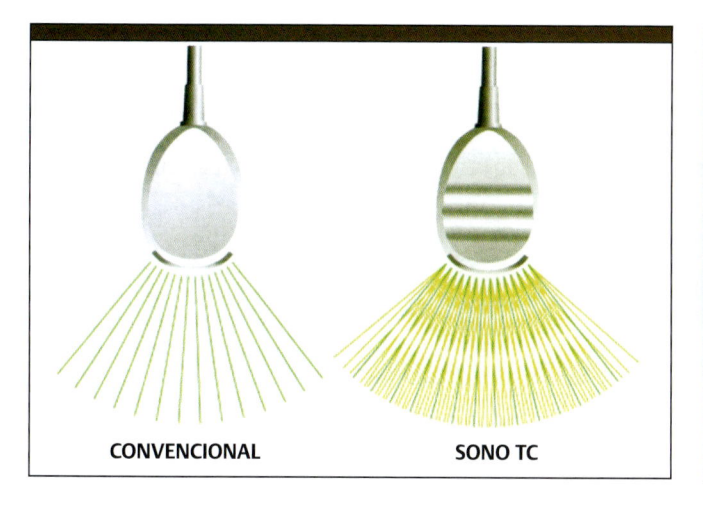

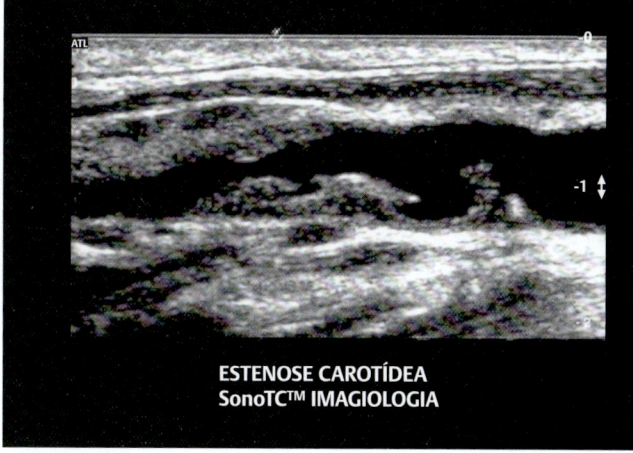

2.1.4.3 Imagem Trapezoidal

Recurso disponível na maioria dos equipamentos que aumenta o campo de visão por transformar os feixes lineares em trapezoidais, permitindo alcance de zonas menos acessíveis. Muito útil na avaliação da emergência da vertebral e bifurcações carotídeas altas.

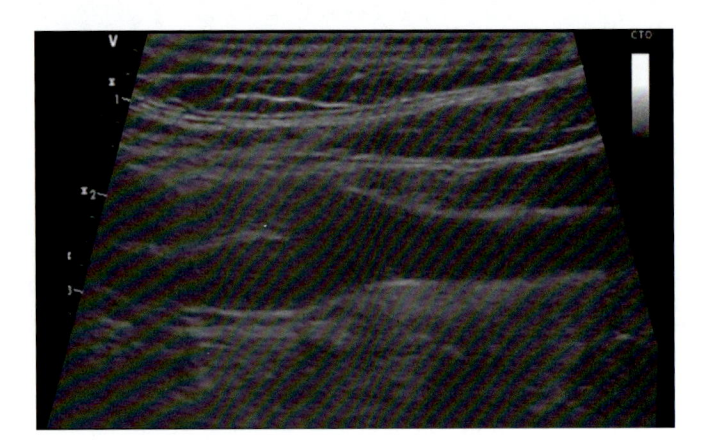

2.1.4.4 Spackle Reduction Imaging

É um algoritmo para melhorar a qualidade das imagens no modo B, pela redução da reverberação. Tem várias nomenclaturas comerciais (SRI, uScan, XRES, iClear, ApliPure), sendo de grande importância na melhor caracterização das placas ateroscleróticas nas carótidas, conforme mostrado por Liasis et al..[3]

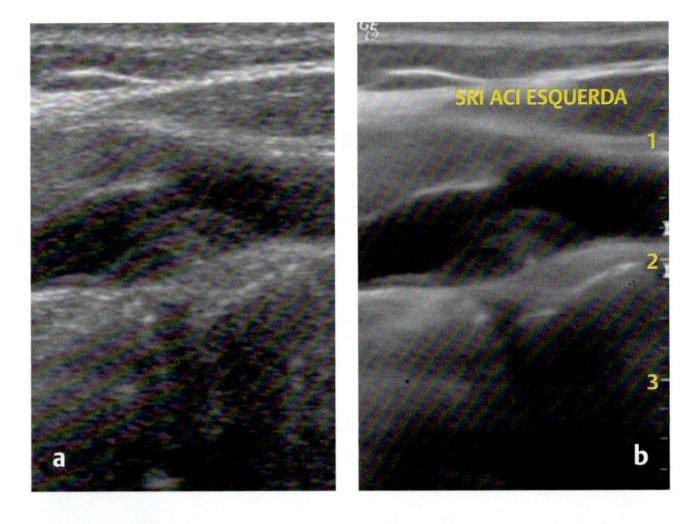

Na figura a seguir, é aplicado na medida da ECMI, que tem sua definição aumentada.

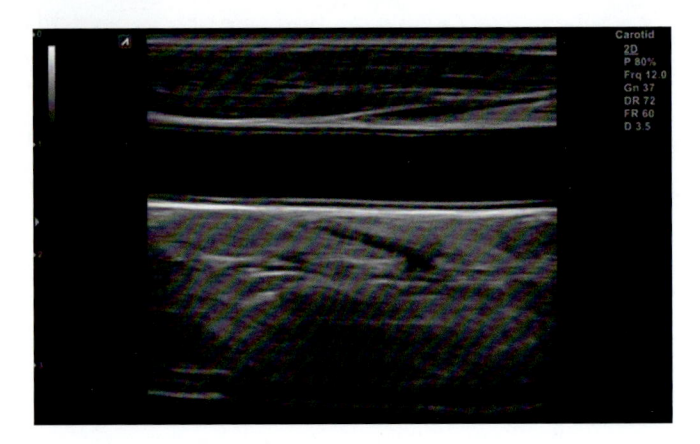

2.1.4.5 Doppler Espectral

A base para estratificação ultrassonográfica da doença carotídea é a acurada mensuração das velocidades sanguíneas aliada à análise qualitativa da aparência da estenose, incluindo o lúmen residual, quando bem visualizado, como cita Oates *et al.*[4] O Doppler pulsátil espectral é a forma disponível de quantificação de estenose através da medida de velocidade do fluxo em um determinado ponto do vaso.

2.1.4.6 Doppler em Cores

O estudo com Doppler em cores (EDC) é parte fundamental e indispensável do exame. Apesar de não oferecer dados quantitativos, oferece dados qualitativos e ajuda a identificar as estenoses, bem como o melhor posicionamento do volume de amostra do Doppler para quantificação das velocidades.

O EDC usa maiores volumes de amostra para detectar as médias das diferenças de frequência de Doppler em uma área maior. O movimento das células vermelhas é codificado em cores de acordo com a velocidade e a direção do movimento e sobreposto à imagem bidimensional.

A frequência de repetição de pulsos (PRF) determina o nível de saturação da cor e deve ser ajustada para demonstração de um fluxo laminar, ou seja, velocidades mais escuras na periferia do vaso e mais claras no centro do vaso, de modo que qualquer velocidade que ultrapasse o limite de Nyquist seja prontamente demonstrada pelo EDC na forma de *aliasing* ou mosaico de cores, como vemos na figura a seguir.

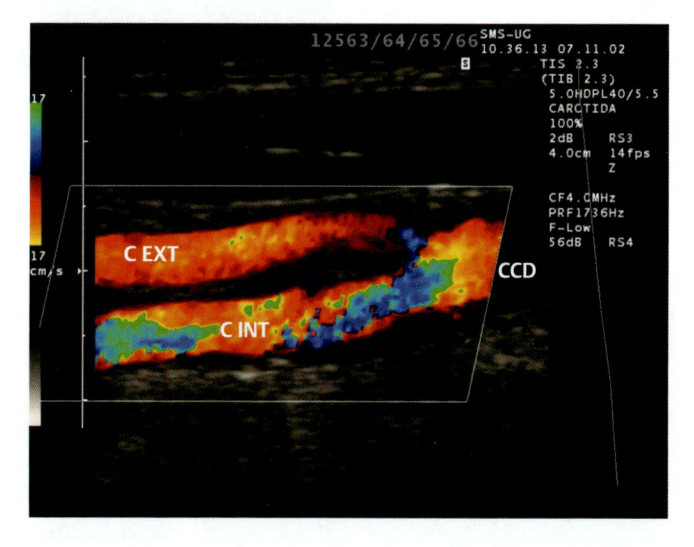

É importante lembrar que o equipamento não é capaz de identificar os diferentes ângulos de Doppler para cada ponto de inclinação, de modo que regiões do vaso que estejam em ângulo mais próximo de zero grau serão demonstradas como tendo maiores velocidades. Apesar de ser uma informação "errônea", podemos tirar vantagem desse fato pelo pronto reconhecimento do local em que estaremos trabalhando com menor ângulo, que corresponde ao melhor local para posicionamento do cursor do Doppler espectral mesmo em um vaso sem estenoses.

As estenoses provocarão um jato de alta velocidade e uma súbita mudança no padrão da cor, ocorrendo o aparecimento de um mosaico de cores, identificado como *aliasing* no local do estreitamento luminal. Na região pós-estenótica será demonstrado o mosaico de cores, indicando a presença de fluxo turbulento, que representa, na realidade, as células sanguíneas movimentando-se em várias direções e não de uma forma uniforme. Quanto mais grave a estenose, maior a distância em que é detectada a turbulência do fluxo, característica essa que pode ajudar na quantificação das estenoses (principalmente em placas muito calcificadas, nas quais é impossível a quantificação local da estenose em razão da sombra acústica).

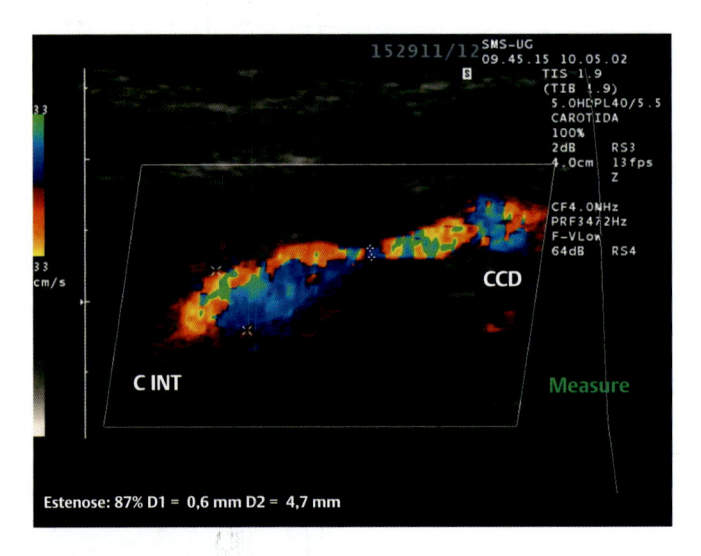

No Doppler espectral, a turbulência caracteriza-se pelo alargamento do espectro com o preenchimento parcial ou total da área abaixo da curva, em contraste com o aspecto de uma curva normal.

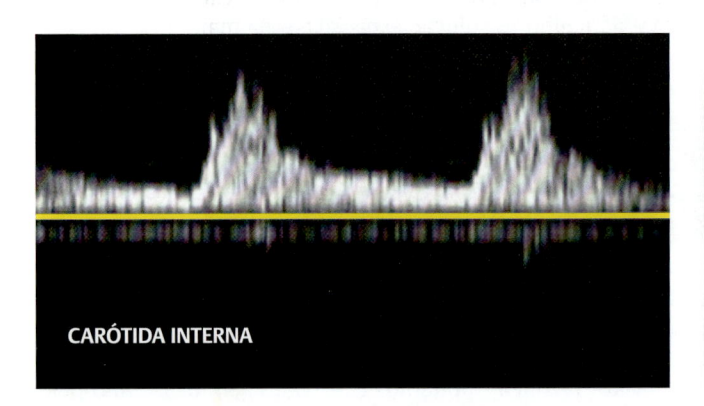

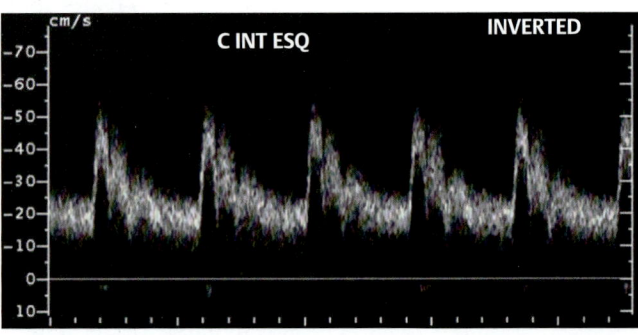

O EDC também fornece informações adicionais nos casos de estenoses significativas como a persistência da cor, que é um sinal de cor contínuo, somente em direção anterógrada, em contraste com a alternância da cor na artéria normal. A persistência da cor corresponde à curva espectral monofásica das estenoses severas.

2.1.4.7 Doppler de Potência (Power-Doppler)

É uma técnica que representa a força total (amplitude) do sinal do Doppler de retorno.

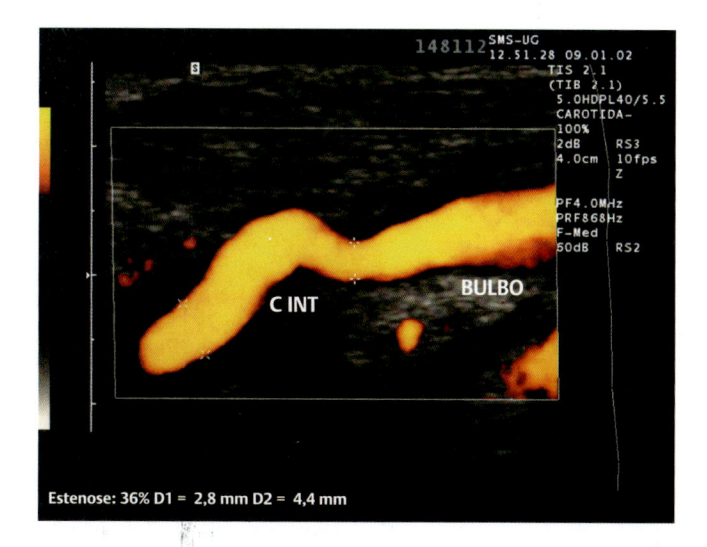

Como vantagens: sensibilidade para detecção de fluxos de baixa velocidade (de três a cinco vezes superior em relação ao EDC); é menos ângulo-dependente; facilita o delineamento do lúmen residual, como destaca Yurdakul et al., sendo muito útil para análise das medidas dos critérios anatômicos, que serão discutidos posteriormente.[5] Auxilia também na diferenciação entre oclusão e suboclusão, na detecção de vasos colaterais e na identificação da doença de pequenos vasos.

2.1.4.8 B-Flow

Uma técnica "não Doppler" de imagem do fluxo, que permite demonstração simultânea da imagem do fluxo e do tecido com uma melhor resolução espacial e uma maior taxa de quadros (*frame rate*), em relação às outras técnicas de Doppler, com consequente definição mais clara da interface lúmen-íntima, mesmo nas regiões estenóticas (placas marcadas com *), com menos artefato de "sangramento" (*blooming*), segundo Wescott, quando comparado com o Doppler em cores.

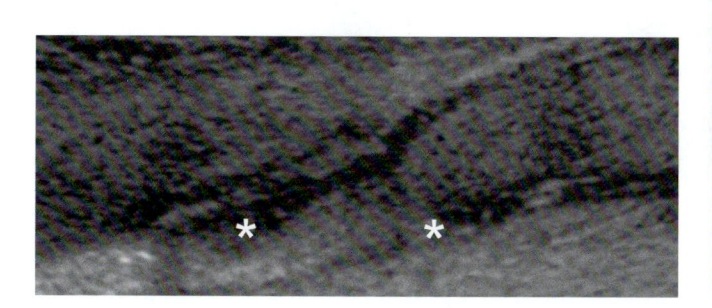

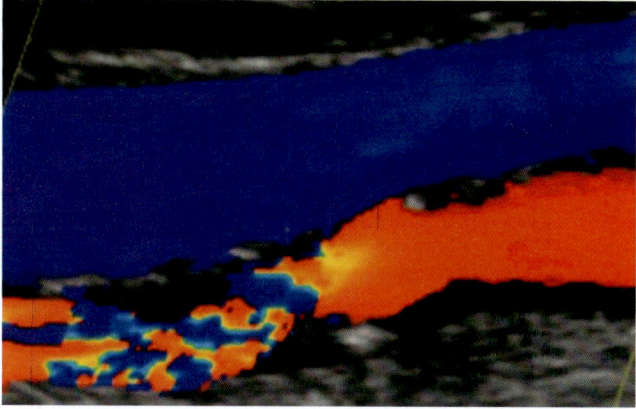

O B-Flow não permite avaliação de velocidade de fluxos, permitindo melhor avaliação e delineação da morfologia das placas. Muito útil na detecção de pequenos *flaps* de dissecção e para avaliação de ulcerações nas placas segundo Yurdakul et al..[5]

Paciente de 68 anos com placa na carótida interna com redução da luz superior a 70% (VSP =347 cm/s).

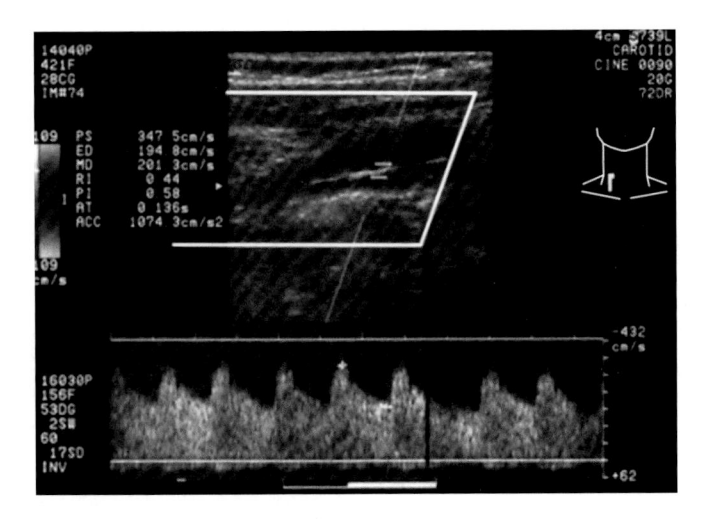

Na avaliação com o B-Flow, a redução de área foi calculada em 82% e, pela angiografia de subtração digital, a redução de área calculada foi de 83%.

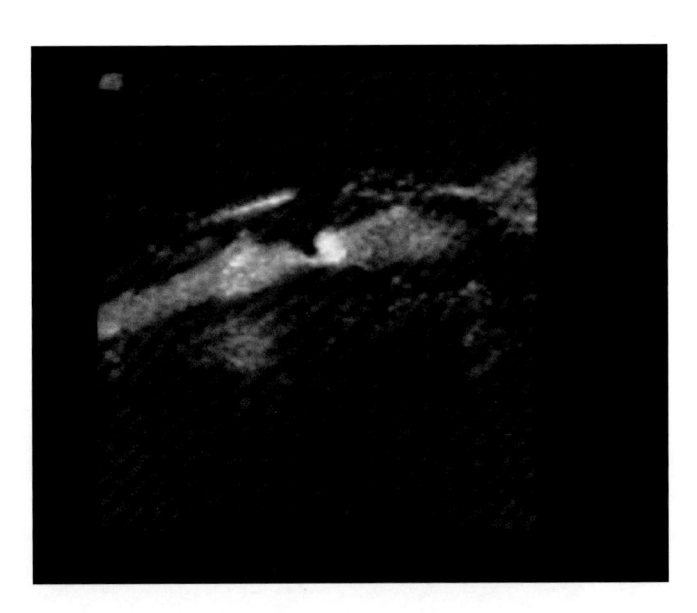

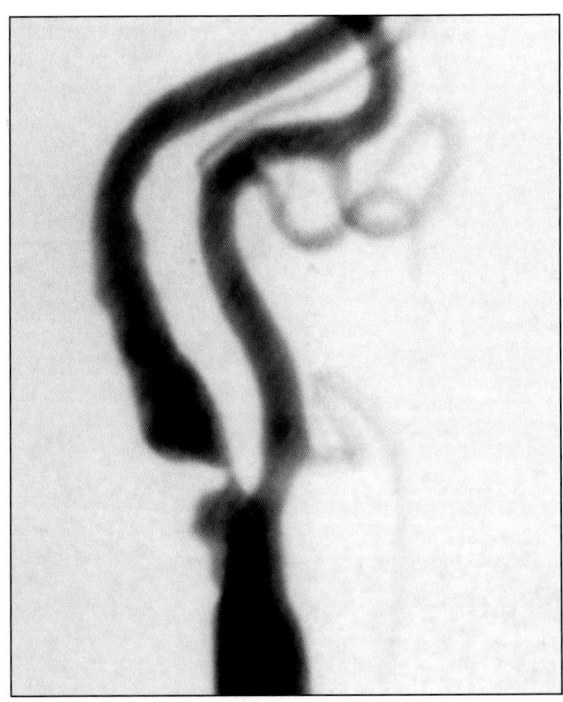

2.1.4.9 Doppler com Contraste por Microbolhas

Feinstein e Macioch *et al.* relatam que as aplicações clínicas do uso de contraste no estudo vascular incluem:[6,7]

- Melhor definição do lúmen da carótida, o que resulta na melhor definição das irregularidades parietais, incluindo placas ecolucentes.

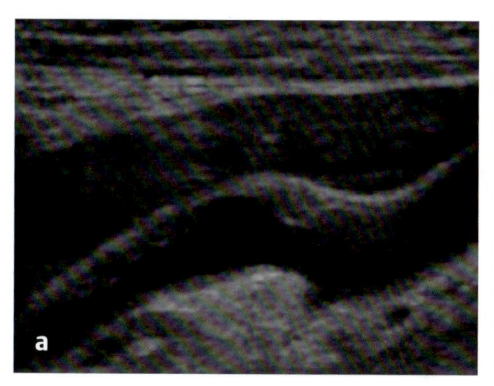

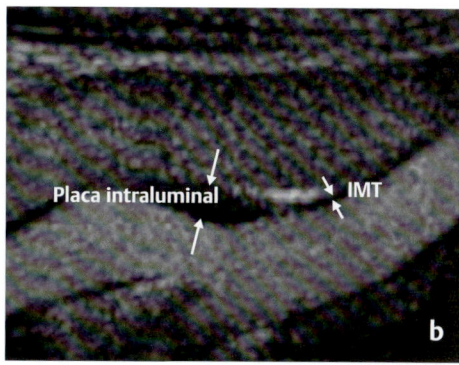

Na imagem (**a**) observamos pequena placa aterosclerótica. Na imagem contrastada (**b**) observa-se que a área da placa é maior do que a estimada na imagem sem contraste.

- Dissecções e ulcerações: Na imagem (**b**), após a injeção intravenosa do contraste, observa-se uma ulceração na placa (seta), que não estava evidente na imagem (**a**).

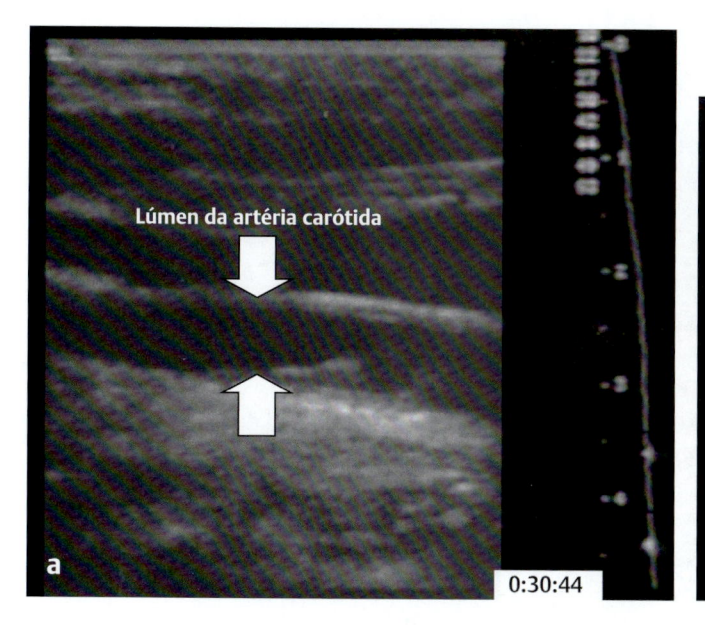

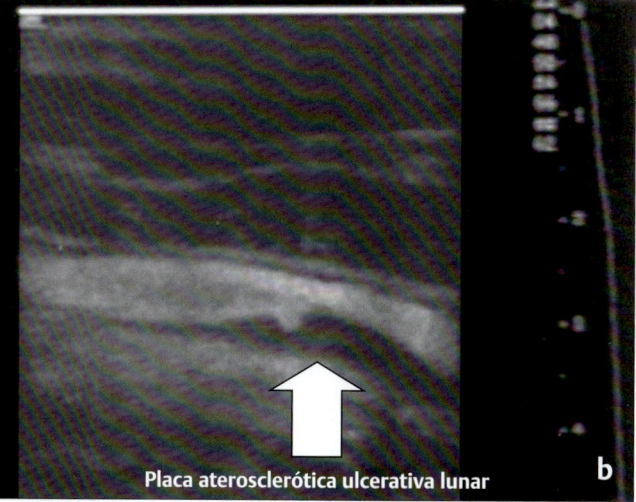

- Identificação de *vasa vasorum* na adventícia e da neorevascularização das placas. Na imagem da figura a seguir, observa-se neovascularização da placa, com pontos de contraste aparecendo no seu interior, fruto da angiogênese de *vasa vasorum* da adventícia.

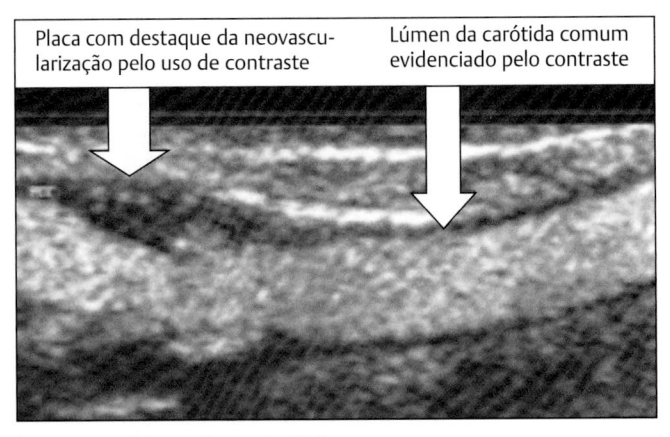

(Imagem cedida por Feinstein SB.)[6]

Após a injeção do contraste, foram evidenciados proeminentes *vasa vasorum* ao longo da parede anterior da carótida de um paciente diabético de 53 anos, sem terapia com estatinas.

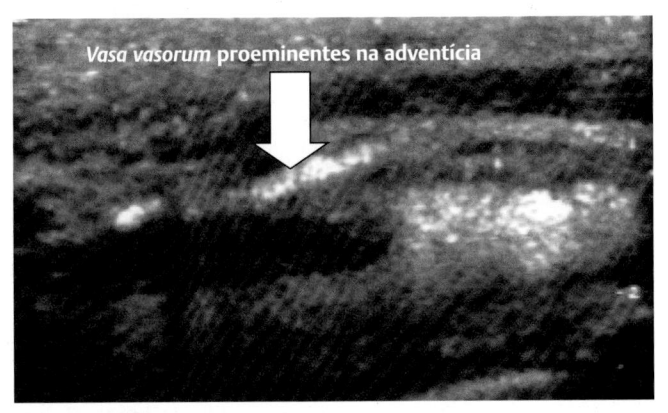

(Imagem cedida por Feinstein SB.)

Exame repetido após 8 meses com terapia antiangiogênse, em uso de estatinas, mostra a marcada redução de *vasa vasorum*.

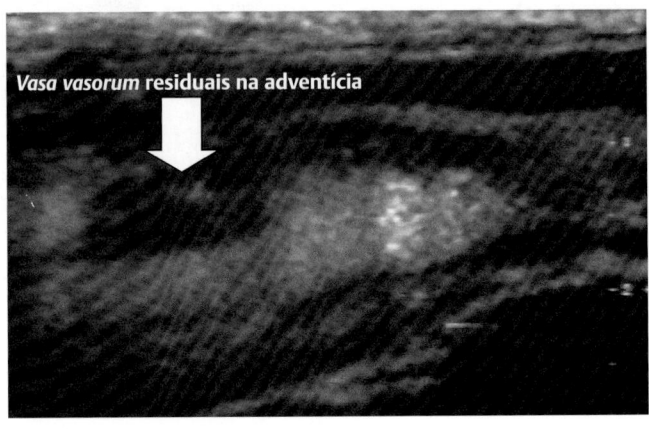

(Imagem cedida por Feinstein SB.)

Observamos placa fibrolipídica de superfície regular.

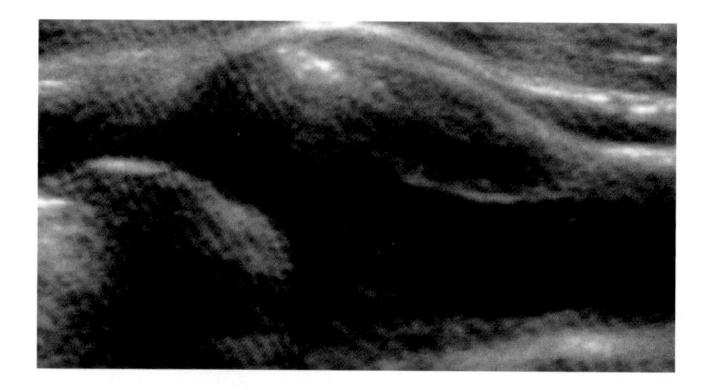

Após a injeção de contraste, pode-se visualizar os *vasa vasorum* da placa, identificados pelos pequenos pontos brilhantes (contraste) dentro da porção lipídica da placa.

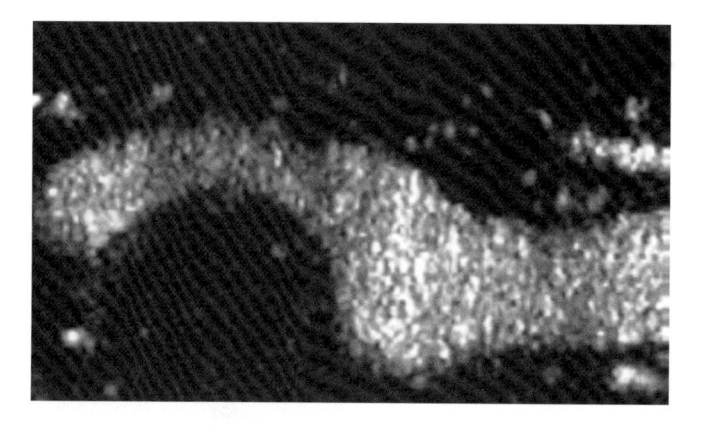

Placas causando estenose significativa na carótida interna:

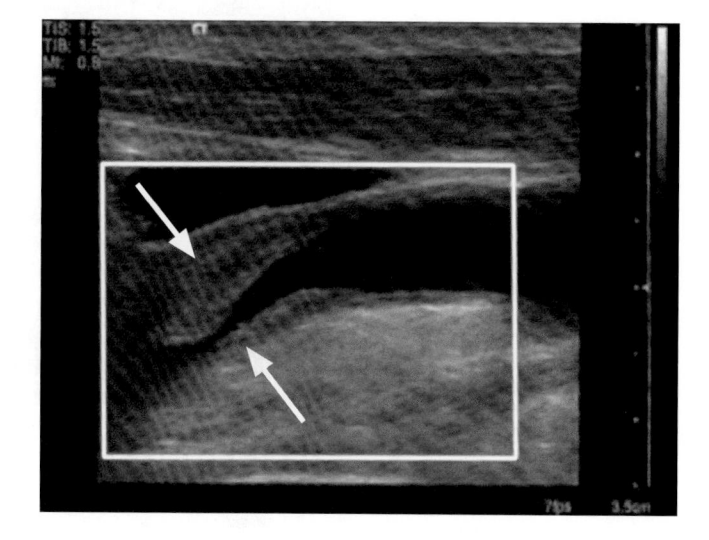

Após o uso de contraste, obteve-se imagem que demonstra a estenose e a neovascularização da placa (ponta de seta), o que a torna uma placa instável.

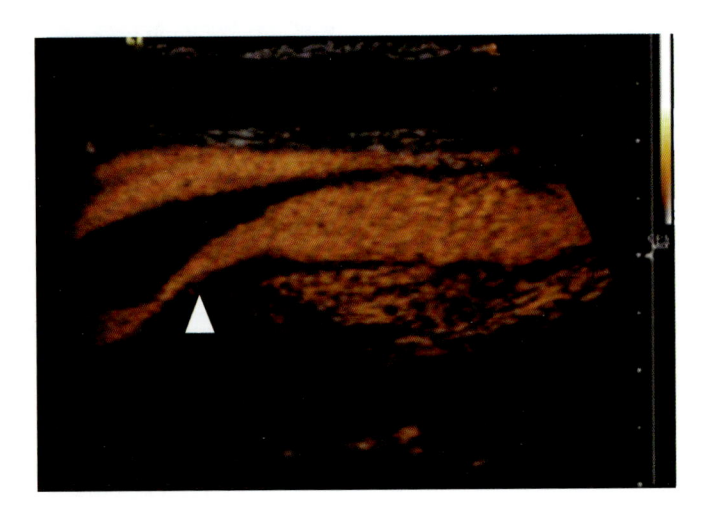

- Maior precisão na medida da ECMI na parede anterior da carótida, nem sempre bem evidenciada no exame convencional.

2.1.4.10 Tamanho e Posicionamento do Volume de Amostra

Como já visto anteriormente, o fluxo laminar tem sua maior velocidade no centro do vaso; logo, para a obter a velocidade com maior precisão, devemos utilizar o volume de amostra com 1,0 a 1,5 mm, e que seja **posicionado na região central do vaso**, conseguindo-se, desta forma, manter-se focado na região de maior velocidade de fluxo.

Observar que, na imagem esquerda da figura a seguir, o volume de amostra está no centro do vaso e a velocidade alcançada foi de 122 cm/s.

Na imagem da direita, o volume de amostra está posicionado mais lateralmente e a velocidade máxima ficou em 116 cm/s.

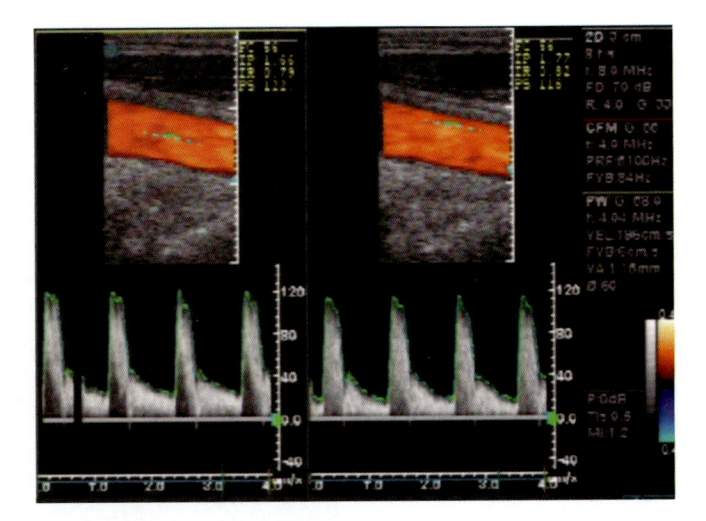

2.1.4.11 Correção do Ângulo

O valor aferido das velocidades varia de acordo com a correção do ângulo de Doppler utilizado. Devemos corrigir o ângulo de medida do Doppler espectral, procurando sempre ficar abaixo de 60 graus, pois, em ângulos maiores que esta medida, a velocidade obtida estará falsamente aumentada, visto que o cosseno de ângulos maiores que 60 graus é maior do que 1. Apesar de alguns autores advogarem que as medidas de velocidades sejam mais reprodutíveis se um ângulo fixo for usado, isso nem sempre é possível, seja pela angulação (*steering*) do cursor de Doppler, seja por seu ajuste manual. Desta forma, devemos buscar sempre fazer a correção do ângulo.

O uso de ângulos entre 45 e 60 graus vai minimizar esse efeito e assegurar que qualquer erro na medida de velocidade em decorrência do alinhamento do ângulo de Doppler fique em menos de 10%.

Nos casos de tortuosidades dos vasos, o cursor deve ser alinhado à tangente da curvatura do vaso no ponto de medida.

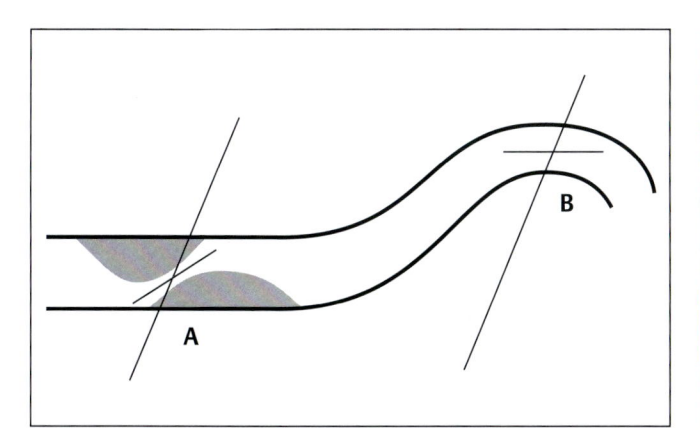

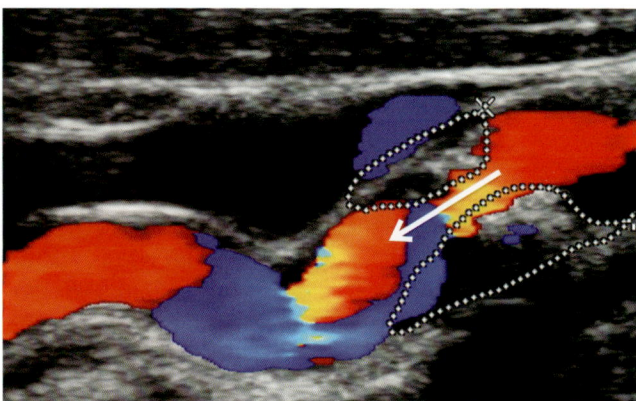

A região central do vaso tem coloração mais clara no Doppler em cores, indicando maior velocidade de fluxo.

O volume de amostra foi posicionado na região central do vaso e o ângulo corrigido, ficando em torno de 45 graus.

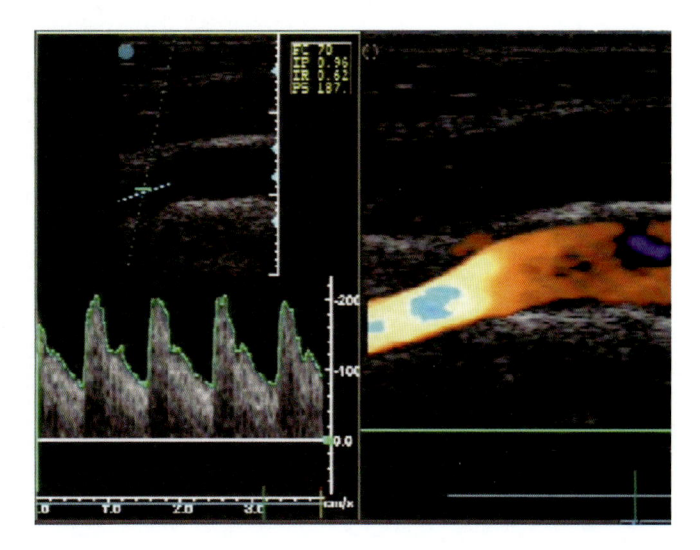

2.1.4.12 Filtro de Parede

As baixas frequências geradas pelo movimento das paredes dos vasos são facilmente detectadas pelos instrumentos de Doppler e comumente interferem na demonstração clara da curva de fluxo sanguíneo. O filtro é usado para eliminar os ruídos de baixa frequência (para os exames de carótidas é normalmente ajustado em 100 MHz). O uso de filtro excessivo pode eliminar componentes da curva espectral levando a interpretação errônea do padrão da curva.

2.2 QUANDO INDICAR/REALIZAR O EXAME DAS CARÓTIDAS

O sistema carotídeo e vertebral extracraniano é facilmente avaliado pela ultrassonografia vascular, tornando-a, assim, em várias instituições, o método de escolha para diagnóstico e decisão terapêutica. Diversas classificações com critérios variados para a quantificação das estenoses culminaram em algumas publicações sob a forma de consensos ou recomendações, a destacar o Consenso da Sociedade Norte-Americana de Radiologia datado de 2003 por Grant *et al.* e revisado por AbuRahma em 2011,[8,9] a recomendação do Reino Unido de 2009 por Oates *et al.* e,[4] mais recentemente, a recomendação da Sociedade Espanhola de Neurologia de 2013 por Serena *et al.* e mais recente ainda a Recomendação para a Quantificação pelo Ultrassom da Doença Aterosclerótica das Artérias Carótidas e Vertebrais, da Sociedade Brasileira de Cardiologia, por Freire *et al.* em 2015.[10,11]

Meschia *et al.* por meio da American Heart Association contraindicam o *screening* de pacientes de baixo risco, mas não definem a quem se destinaria.[12]

A Sociedade de Cirurgia Vascular (SVS) recomenda que o *screening* para detectar Estenose da Artéria Carótida (EAC) deve ser considerado no caso de pacientes selecionados e com múltiplos fatores de risco, uma vez que os "pacientes estão prontos e esperam uma intervenção nas carótidas no caso de uma estenose importante ser identificada". Entre estes pacientes, devem ser incluídos os com Doença Arterial Periférica (DAP) (independentemente da idade), assim como pacientes com idades > 65 anos com história de Doença Arterial Coronariana (DAC), tabagismo e hipercolesterolemia, segundo Ricotta *et al.*[9]

2.2.1 Pacientes Assintomáticos

Recomendações	Classe	Nível
Pacientes assintomáticos com estenose conhecida ou suspeita	I	C
Detectar lesão hemodinamicamente significativa em pacientes assintomáticos com sopro na carótida	IIa	C
É razoável a repetição do eco-Doppler de carótidas, anualmente, por examinador experiente em um laboratório certificado para avaliar a progressão ou regressão da doença, em resposta às intervenções terapêuticas, em pacientes com estenoses superiores a 50%, detectadas previamente	IIa	C
Detectar estenose carotídea hemodinamicamente significativa em pacientes assintomáticos com DAP sintomática, com doença coronariana ou com aneurisma aórtico aterosclerótico, pois tais pacientes têm indicação para terapias que previnam sintomas isquêmicos	IIb	C
Identificar estenose carotídea em pacientes assintomáticos sem evidências clínicas de aterosclerose desde que tenham 2 ou mais fatores de risco listados: hipertensão, hiperlipidemia, tabagismo, história familiar de parentes de primeiro grau com aterosclerose manifesta antes dos sessenta anos ou história familiar de AVC	IIb	C
A avaliação de rotina de pacientes assintomáticos pode ser considerada em pacientes com múltiplos fatores de risco a fim de otimizar o controle e a terapia medicamentosa, para diminuir a morbimortalidade cardiovascular e não para identificar candidatos a procedimentos intervencionistas nas carótidas	IIb	C
Avaliação de rotina de pacientes assintomáticos	III	C

2.2.2 Pacientes com Sinais e Sintomas de Doença Arterial Carotídea Extracranianana

Recomendações	Classe	Nível
Avaliação inicial de pacientes com sintomas transientes de alterações de retina nos neurológicos hemisféricos	I	C
Detectar estenose carotídea em pacientes que desenvolveram sintomas focais correspondendo a territórios irrigados pelas carótidas internas	I	C
Em pacientes com sintomas neurológicos focais agudos, correspondendo a territórios irrigados pelas carótidas internas	I	C
Quando a doença cerebrovascular extracraniana ou intracraniana não é importante o suficiente para se correlacionar com sintoma neurológico de origem isquêmica, o ecocardiograma deve ser realizado para afastar embolismo cardiogênico	I	C
Correlação entre os achados obtidos pelas diversas modalidades de imagem das carótidas pode integrar os programas de qualidade e segurança de cada laboratório que realiza tais testes diagnósticos	I	C
Quando há o planejamento de uma cirurgia de uma estenose carotídea importante detectada pelo EDC, pode ser útil a avaliação pela RM, TC ou angiografia por cateterismo para identificar a severidade da estenose e para identificar lesões vasculares intratorácicas e/ou intracranianas que não são adequadamente acessadas pelo EDC	IIa	C
O eco-Doppler das carótidas deve ser considerado para pacientes com sintomas neurológicos não específicos cuja causa plausível seja a isquemia cerebral	IIb	C
Quando a oclusão total da carótida é sugerida pelo eco-Doppler, RM ou TC em pacientes com sintomas na retina ou neurológicos, onde a isquemia seja a causa suspeita, o estudo angiográfico deve ser considerado para avaliar se o lúmen arterial é suficientemente patente para permitir uma revascularização	IIb	C

O eco-Doppler das carótidas, a TC e a RM podem prover as informações necessárias para o bom encaminhamento, facilitando as escolhas entre tratamento clínico, endovascular ou cirúrgico, na grande maioria dos casos. A severidade da estenose é definida de acordo como os critérios definidos no estudo NASCET, com grande correlação aos achados ultrassonográficos e dos outros métodos de medida, como a TC e a RM, embora a RM tenda a superestimar a severidade da estenose. É importante ter em mente que uma estenose de 75% no diâmetro do vaso corresponde, na realidade, a uma redução de 90% na área transversa do lúmen.

2.3 TRONCOS SUPRA-AÓRTICOS

O conhecimento da anatomia ecográfica normal e suas variações é fundamental para podermos realizar os exames dos vasos da região da cabeça e do pescoço.

2.3.1 Anatomia

Denominamos de troncos supra aórticos os grandes vasos cervicais que compõem a circulação cerebral. A origem desses vasos no arco aórtico pode ser obtida a partir da fúrcula esternal, com um corte longitudinal do arco aórtico.

2.3.1.1 Origem

Na imagem da figura a seguir, um corte longitudinal do arco aórtico, podemos observar a origem do tronco braquiocefálico, que é o primeiro grande ramo do arco aórtico.

Em seguida está a origem da carótida comum esquerda, e, a seguir, a origem da artéria subclávia esquerda. Podemos alinhar os três grandes ramos num único corte.

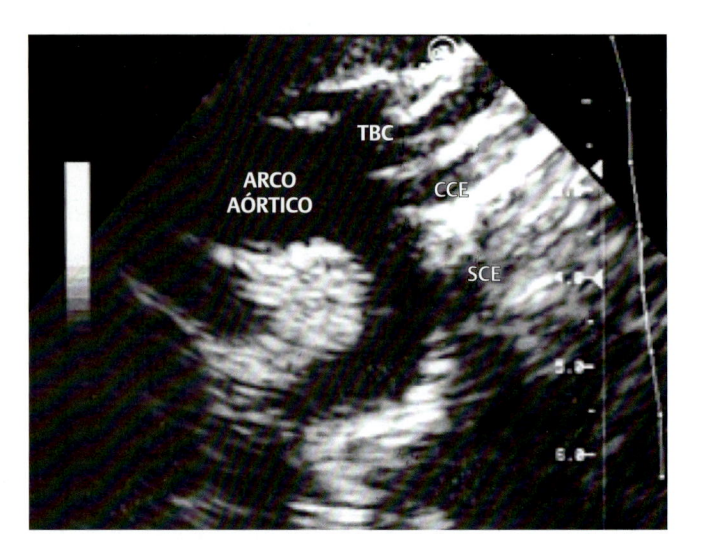

Angiografia do arco aórtico:

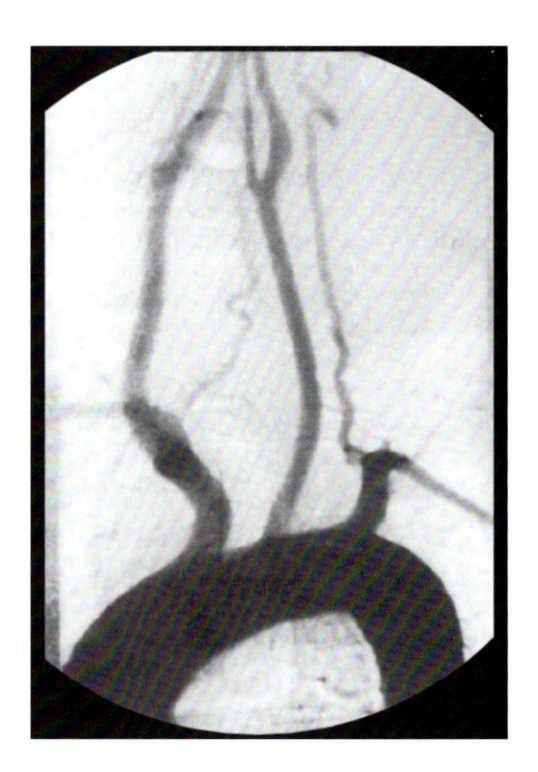

2.3.2 Tronco Braquiocefálico (TBC)

O tronco braquiocefálico ou artéria braquiocefálica ou ainda "artéria inominada" é o primeiro ramo do arco da aorta. Seu trajeto é curto, e logo divide-se nas artérias subclávia direita e na carótida comum direita. Tem origem no mediastino superior, zona onde a croça da aorta se trifurca, e termina atrás da articulação esternoclavicular direita. Adiante desta estrutura encontra-se o tronco venoso braquiocefálico direito, e, atrás, a face anterior da traqueia.

O tronco braquiocefálico, ou artéria inominada, dá origem à carótida direita e à artéria subclávia direita. Tem um calibre variável entre 1 e 2 cm, e sua origem, geralmente, é na porção mais alta do arco aórtico, sendo acessível pelos transdutores linear, setorial e convexo.

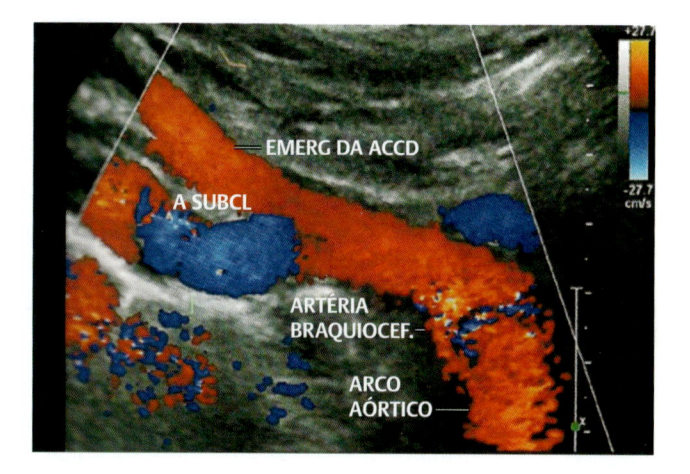

O tronco braquiocefálico tem um comprimento bastante variável, podendo bifurcar-se logo após a origem ou ser mais longo, como na figura a seguir, onde o tronco braquiocefálico mede 3,8 cm de comprimento.

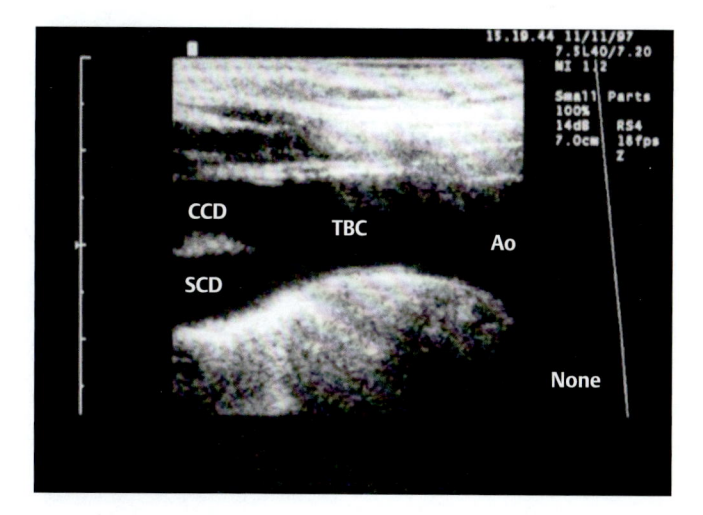

Após sua origem, dirige-se para a região supraclavicular direita onde se bifurca. A carótida comum direita segue seu trajeto paralelo ao eixo longitudinal do pescoço, posterior ao ECOM. A artéria subclávia mergulha na fossa supraclavicular com trajeto paralelo e posterior à clavícula, em direção ao ombro.

Devemos analisar o tronco braquiocefálico desde sua origem até a bifurcação, que é sítio frequente de doença aterosclerótica, como nesta figura onde observamos pequena placa, predominantemente lipídica, na origem da artéria subclávia.

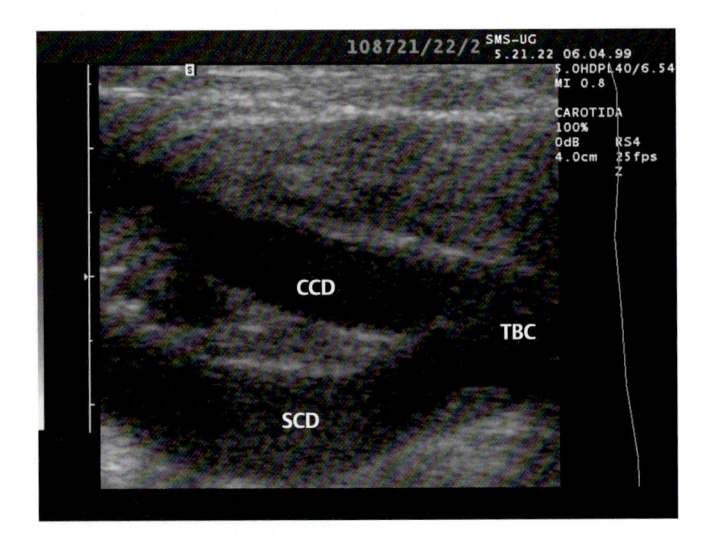

2.3.3 Carótida Comum

Por meio de uma varredura com o corte transverso, podemos avaliar a variação do calibre da carótida. A artéria comum tem seu diâmetro constante ao longo de seu trajeto.

Normalmente observaremos pequenas variações no diâmetro das carótidas comuns consequentes à variação de volume sanguíneo na sístole e na diástole.

Variação sistodiastólica do diâmetro carotídeo:

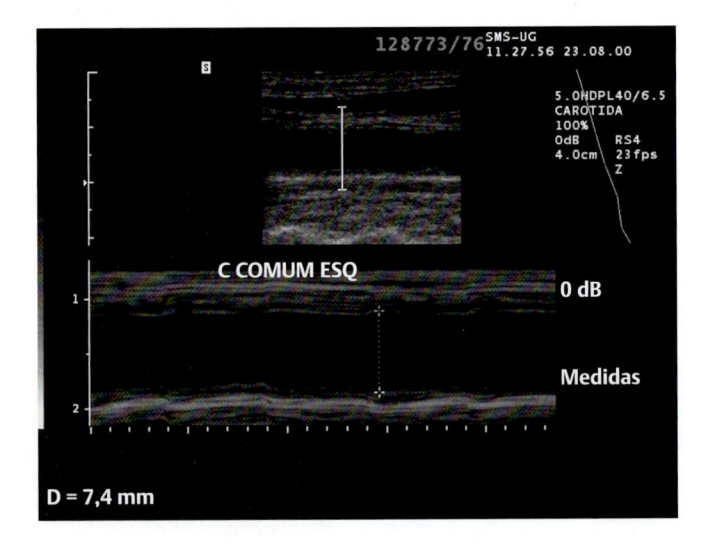

2.3.3.1 Carótida Comum Direita

Esquema anatômico evidenciando a carótida direita e seus ramos:

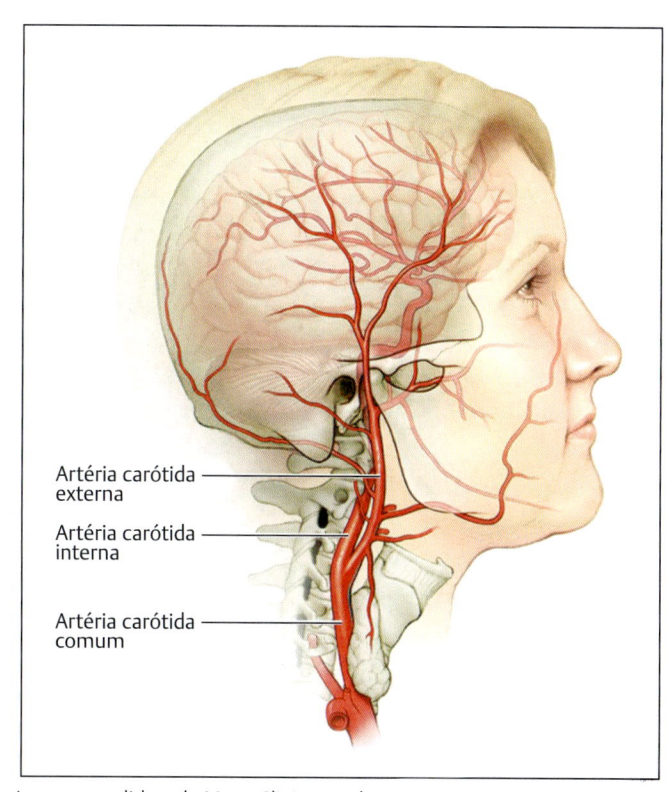

Imagem cedida pela Mayo Clinics Fundations.

A artéria carótida comum direita origina-se na bifurcação da artéria inominada (tronco braquiocefálico).

Numa sequência rotineira, iniciamos o estudo da carótida posicionando o transdutor na região média do pescoço, alinhando-o longitudinalmente e posteriormente ao músculo ECOM, e angulando-o ligeiramente para a região anterior.

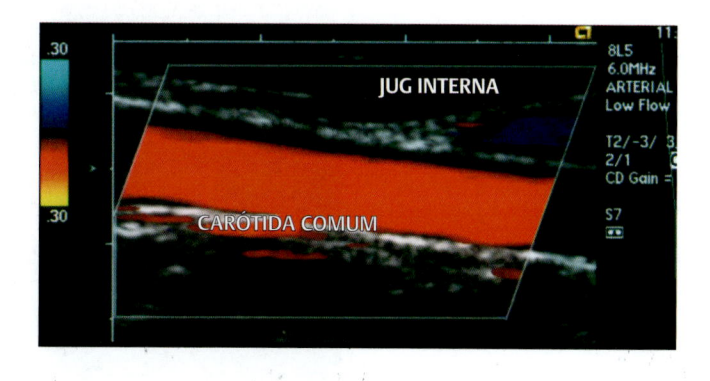

Na montagem da figura a seguir, representamos a carótida comum direita desde sua origem até a bifurcação, fruto do deslocamento do transdutor desde da porção proximal da carótida até a região distal (bifurcação), no intuito de analisar toda a extensão do vaso.

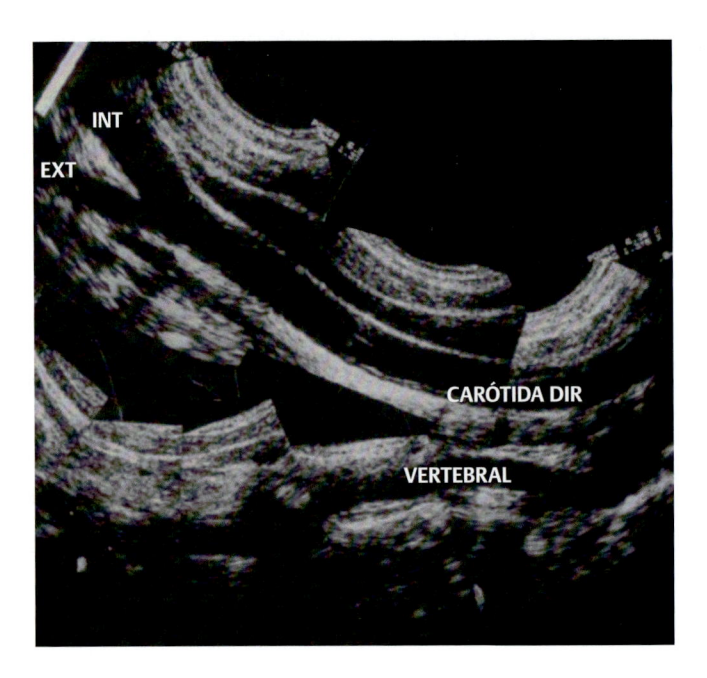

Devemos, também, fazer varreduras laterais e cortes transversais, para analisar as paredes laterais da carótida não identificadas no corte longitudinal feito na região central do vaso. Dessa forma, estudamos o vaso por inteiro, em toda a sua extensão e todas as suas paredes.

Esta montagem contempla também a vertebral de sua porção proximal até a região distal.

2.3.3.2 Carótida Comum Esquerda

Nas figuras a seguir, podemos observar a origem da carótida comum esquerda logo após a origem do tronco braquiocefálico.

Origem da carótida comum esquerda no arco aórtico: imagem obtida através da fúrcula esternal.

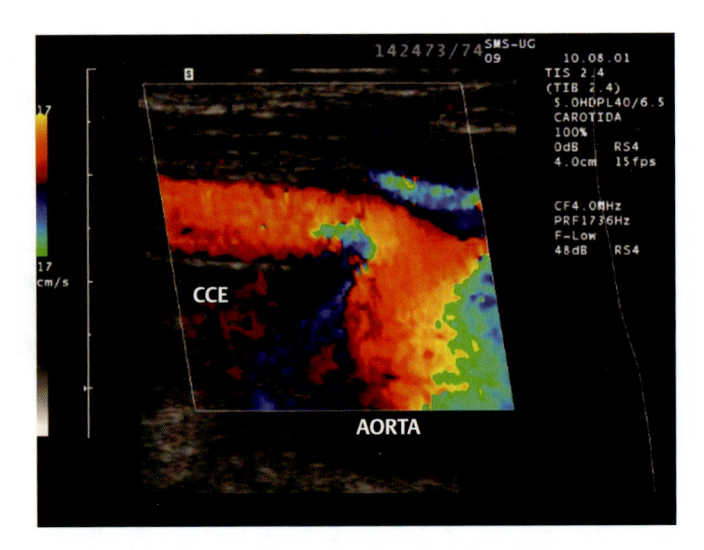

Sua origem é mais profunda do que o tronco braquiocefálico, sendo mais facilmente obtida com transdutor setorial de menor frequência.

A origem da carótida comum é sítio pouco frequente de estenose.

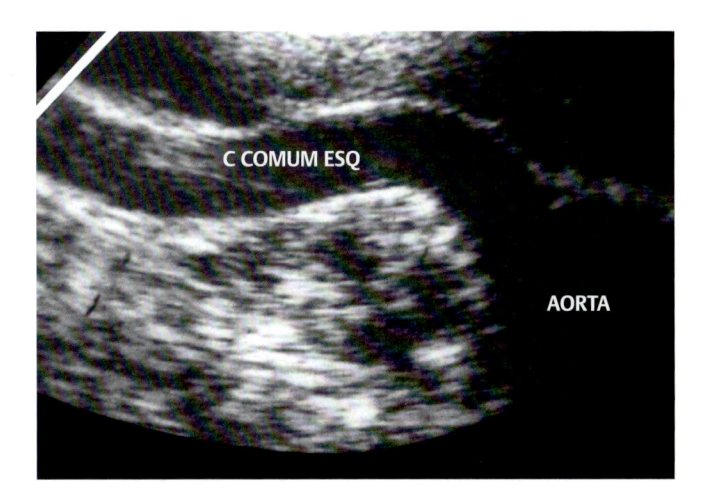

A presença de estenose significativa nesse local acarreta um "amortecimento" do fluxo em toda a carótida comum e ramos, podendo levar a uma subestimação de outras leões estenóticas distais, como em bifurcação e bulbo. Além disso, o acesso cirúrgico para esse tipo de lesão é diferente e mais complexo do que para as lesões em bifurcação e bulbo

2.3.4 Bifurcação

Corte sagital evidenciando a carótida comum, a bifurcação e os ramos:

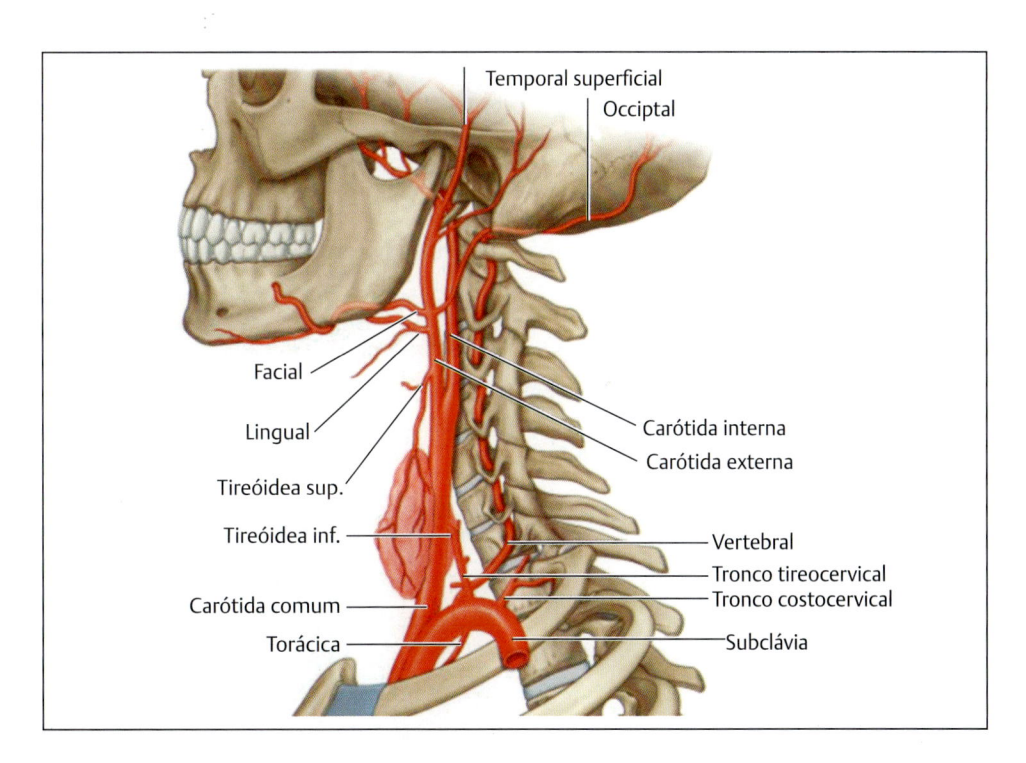

A carótida comum, tanto à direita quanto à esquerda, apresenta o mesmo calibre (0,8 a 1,2 cm) desde sua origem até aproximadamente o nível do bordo superior da cartilagem tireoide (C4 ou quarta vértebra cervical), onde começa a dilatar, dando origem à carótida interna e externa.

Esquema representando as subdivisões da carótida, recomendado por Freire *et al.*

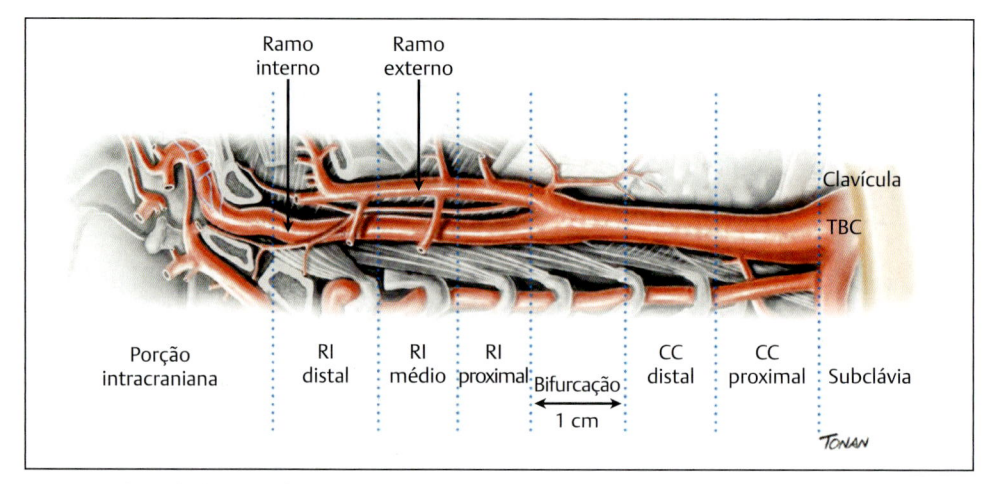

Imagem adaptada do original de Troubul e modificada por Tonan, reproduzida com autorização.[11]

Ao obtermos a imagem da bifurcação carotídea, posicionamos a imagem de forma que a região cefálica do paciente fique à esquerda da tela.

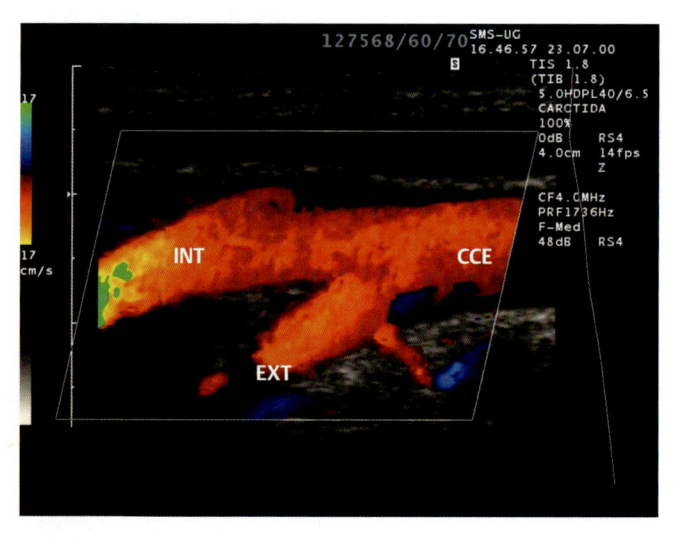

Corte longitudinal da bifurcação carotídea com Doppler em cores.

Nesta imagem, vemos a bifurcação, a jugular interna e dois ramos da externa: tireoideia superior e lingual.

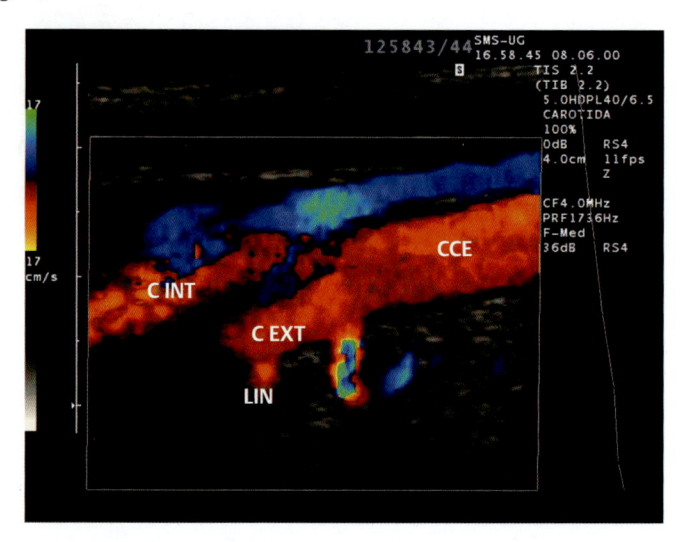

ARTÉRIAS CARÓTIDAS

Corte longitudinal da bifurcação carotídea e porção proximal dos ramos numa imagem em P&B.

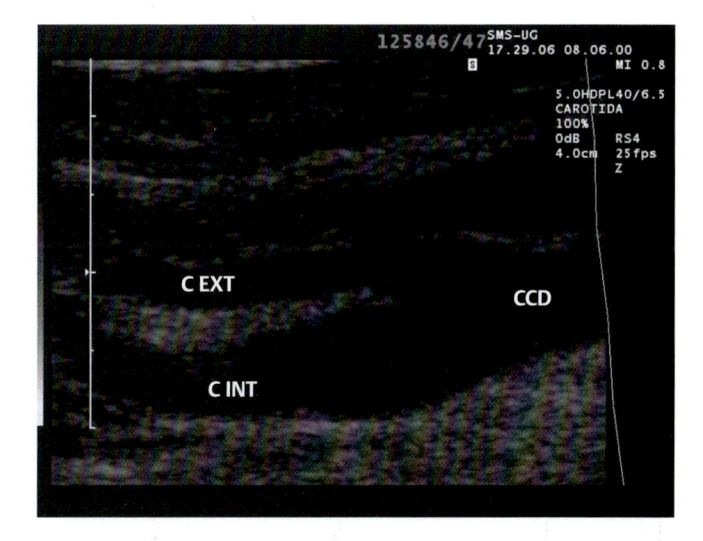

Observar que, na carótida comum, carótida externa e porção distal da carótida interna, as paredes encontram-se paralelas, podendo-se obter uma boa análise do fluxo em qualquer desses pontos.

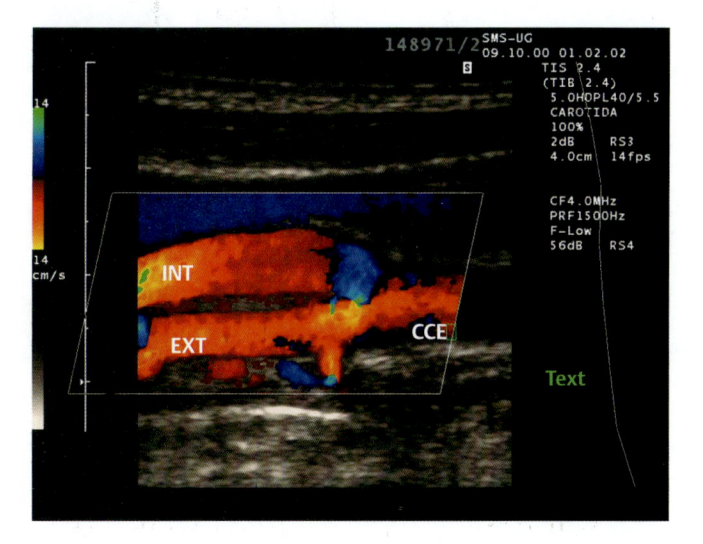

Na região do bulbo, as paredes não estão paralelas. Após o bulbo, na carótida interna distal, o calibre passa a ser semelhante ao da carótida externa. Nessa região, as paredes já se encontram novamente paralelas e o fluxo também apresenta um trajeto paralelo às paredes.

A veia jugular interna encontra-se em íntima relação com a carótida comum e interna, com o fluxo em direção oposta.

Power-Doppler não diferencia a direção do fluxo, porém podemos diferenciar os vasos se fizermos uma compressão com o transdutor.

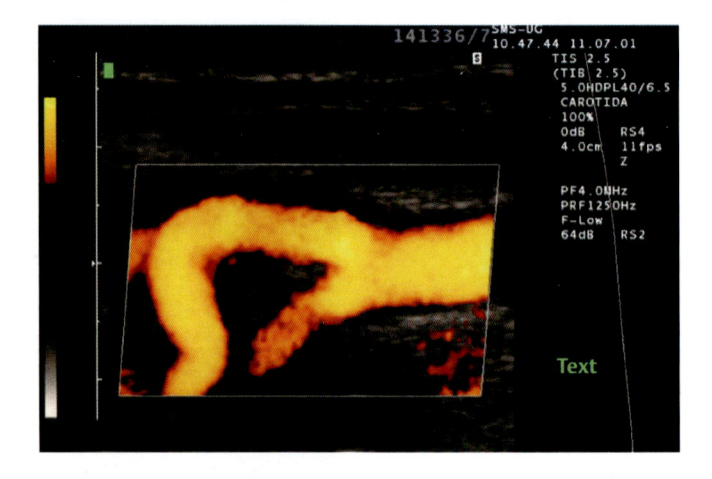

Corte transverso no nível da bifurcação.

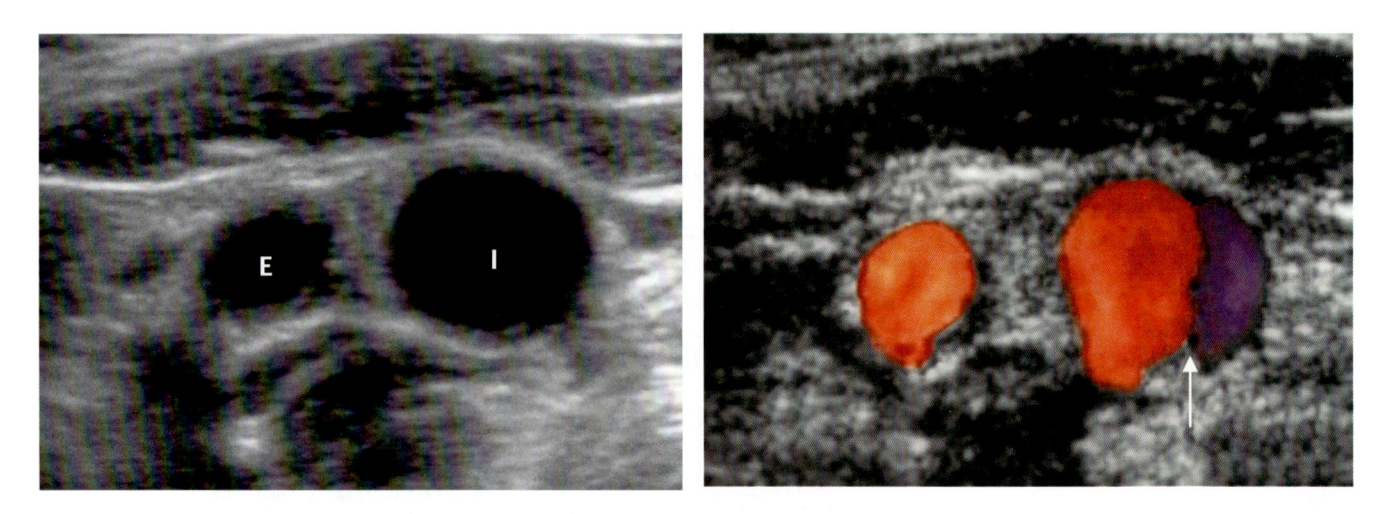

Do lado direito, observamos a separação de fluxo que geralmente ocorre na origem da interna.

ARTÉRIAS CARÓTIDAS

2.3.5 Ramos das Carótidas

Para o reconhecimento dos ramos, devemos utilizar suas características anatômicas: a carótida interna apresenta a região dilatada correspondente ao bulbo carotídeo e não apresenta nenhuma ramificação cervical, e a carótida externa não tem dilatação, apresentando diversos ramos no pescoço.

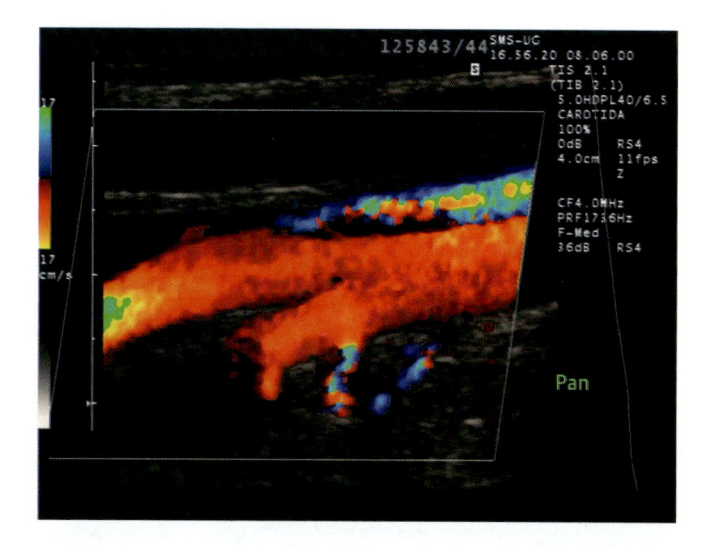

No exemplo anterior, além da presença do bulbo na carótida interna e do calibre constante da externa, observa-se a artéria tireóidea superior originando-se da carótida externa.

Quando não identificamos as carótidas interna e externa num mesmo plano simultaneamente, reconhecemos cada uma individualmente, analisando todos os seus aspectos.

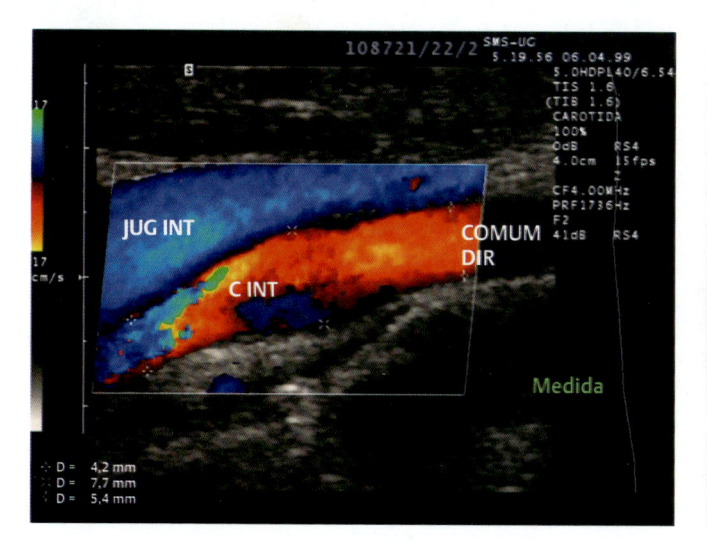

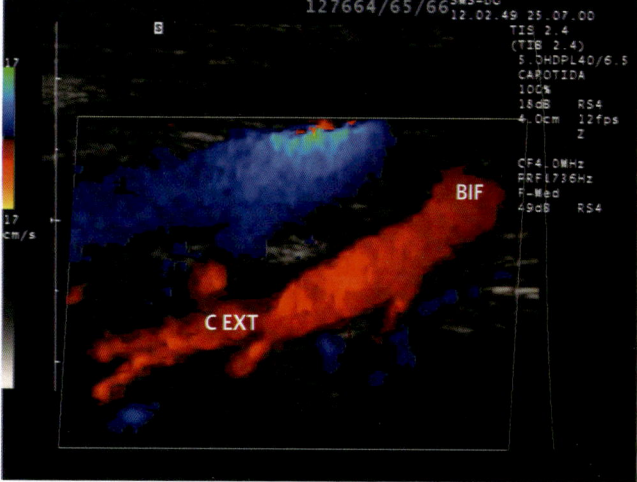

O osso hioide localiza-se próximo à bifurcação carotídea e, algumas vezes, podemos observar o seu corno maior provocando um ressalto na parede da carótida, podendo sugerir uma placa aterosclerótica.

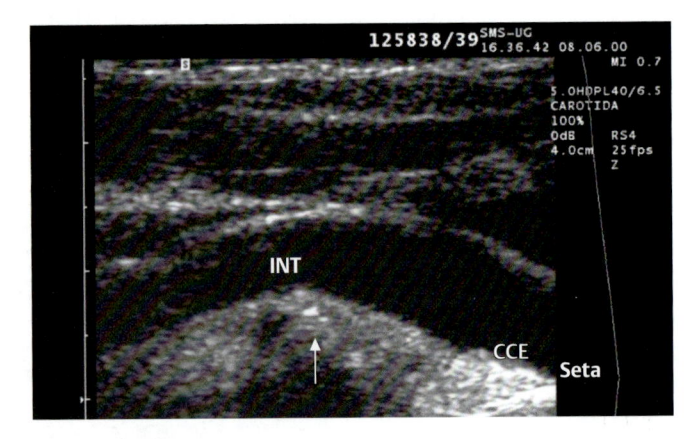

Se solicitarmos que o paciente faça um movimento de deglutição, poderemos observar que a suposta "placa aterosclerótica" se movimenta para cima e para baixo, caracterizando tratar-se de uma estrutura extracarotídea, como podemos observar nas duas próximas figuras, obtidas todas do mesmo paciente, vendo-se a mudança de posição do hioide.

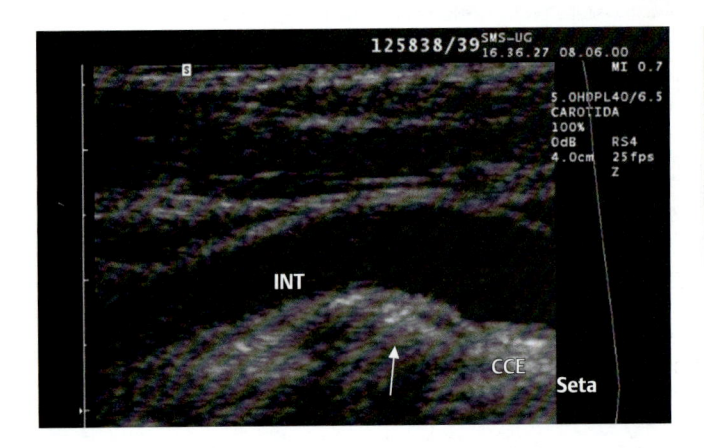

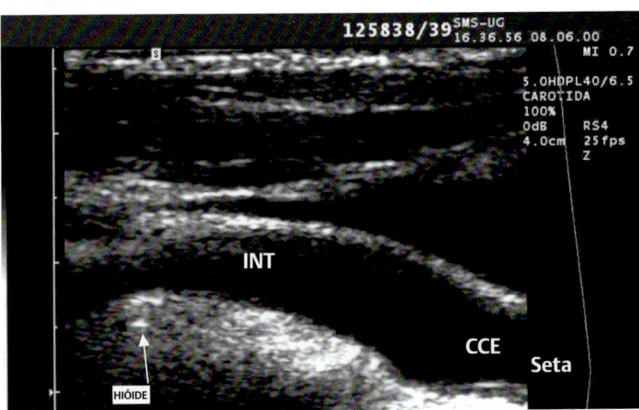

Outras vezes podemos observar a cartilagem tireoide provocando o mesmo tipo de imagem, sendo esta mais caudal do que o osso hioide.

2.3.5.1 Carótida Interna

A carótida interna encontra-se dilatada na sua porção proximal (bulbo carotídeo). Nessa região, as paredes da carótida interna não são paralelas, assim como o fluxo não se faz paralelo às paredes.

O bulbo carotídeo pode ter aspecto bastante variável. Pode apresentar uma dilatação bem definida, com calibre maior que a carótida comum. A essa porção dilatada que inicia ainda na carótida comum e que continua na porção proximal da carótida interna denominamos bulbo carotídeo.

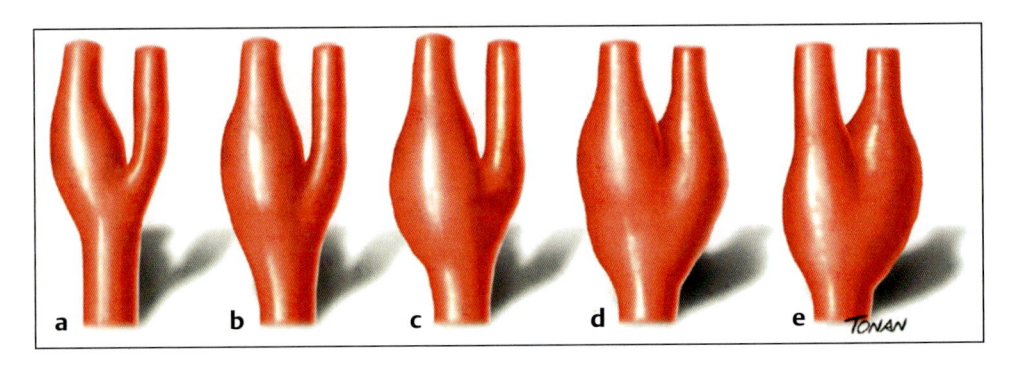

ARTÉRIAS CARÓTIDAS

É o local mais frequente de placas ateroscleróticas. Na ilustração de Tonan publicada por Freire *et al.*, vemos as possíveis localizações do bulbo carotídeo:[11]

- (**a**) Porção proximal do ramo interno.
- (**b**) Quase exclusivo do ramo interno.
- (**c**) Envolvendo a bifurcação e o ramo interno.
- (**d**) Envolvendo a bifurcação e ambos os ramos interno e externo.
- (**e**) Envolvendo a bifurcação e o ramo externo.

Junto ao bulbo carotídeo estão localizados os barorreceptores, situados no início da carótida interna, no interior de suas paredes, e os quimiorreceptores, que se localizam no corpo carotídeo, uma estrutura oval de alguns milímetros, situada atrás ou entre a bifurcação, não sendo identificada no estudo ultrassonográfico.

Por causa desta variabilidade de posicionamento do bulbo carotídeo, evitamos usar esta nomenclatura, preferindo citar carótida comum distal, bifurcação e ramo interno proximal.

A carótida interna não apresenta nenhum ramo ao nível cervical.

Exemplo de carótida comum e ramos interno e externo:

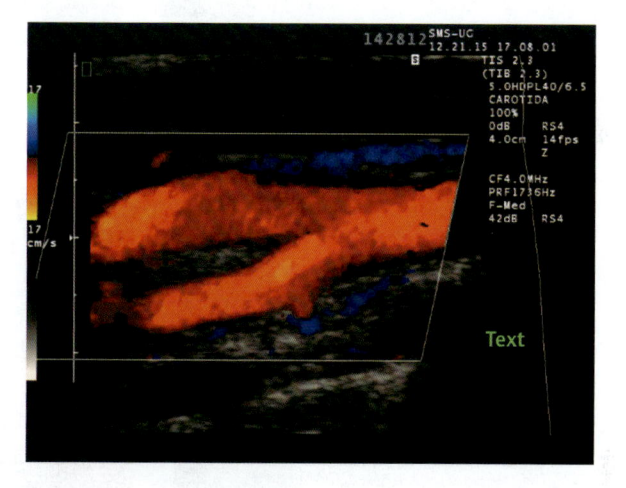

Nesse exemplo, podemos observar o bulbo reduzindo progressivamente o seu calibre.

A partir de uma distância pouco superior a 1 cm, a carótida interna mantém seu calibre inalterado até a região intracraniana.

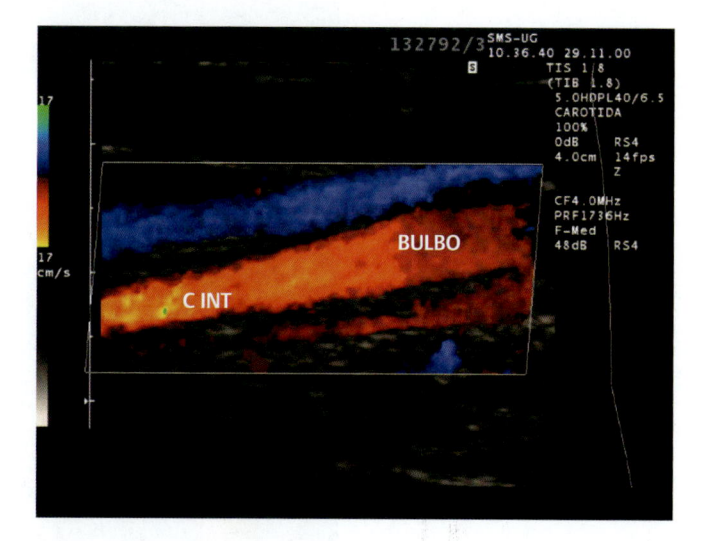

A carótida interna pode ter um aumento do calibre acentuado na região bulbar e apresentar uma redução progressiva após o bulbo, como a figura à esquerda, ou pode ter um calibre quase constante a partir da origem sem a acentuação do calibre na região bulbar como na figura á direita.

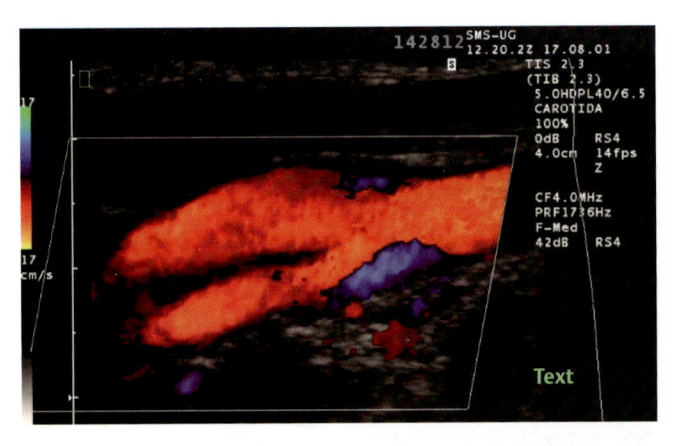

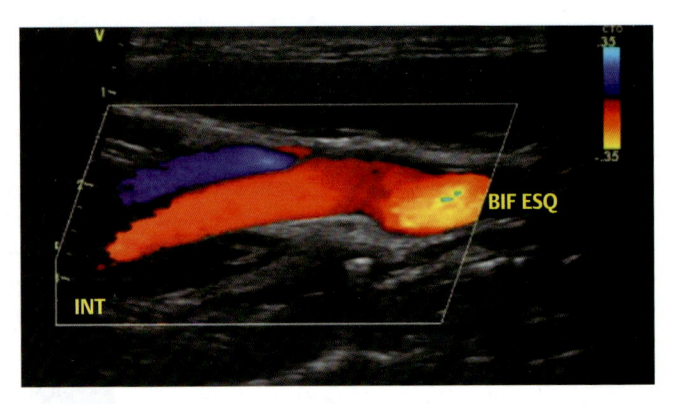

Carótida interna distal, após o bulbo, com o calibre semelhante ao da carótida externa. Nessa região, as paredes já se encontram novamente paralelas e o fluxo também apresenta um trajeto paralelo às paredes.

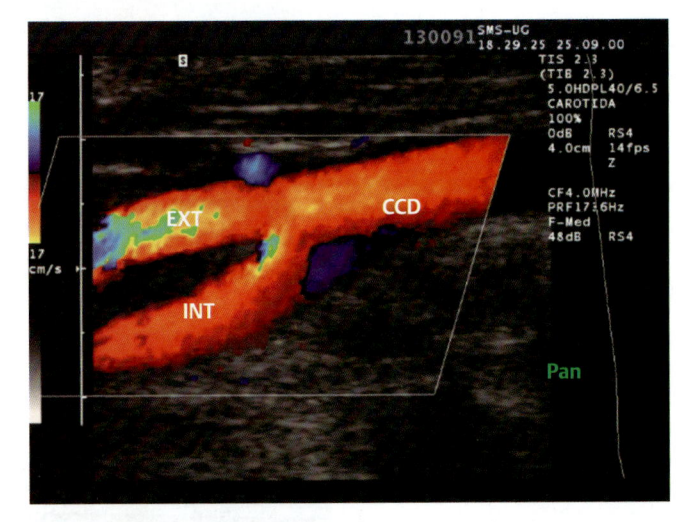

Em todos os cortes, podemos observar a veia jugular interna, mais superficial e em íntima relação com a carótida comum e interna.

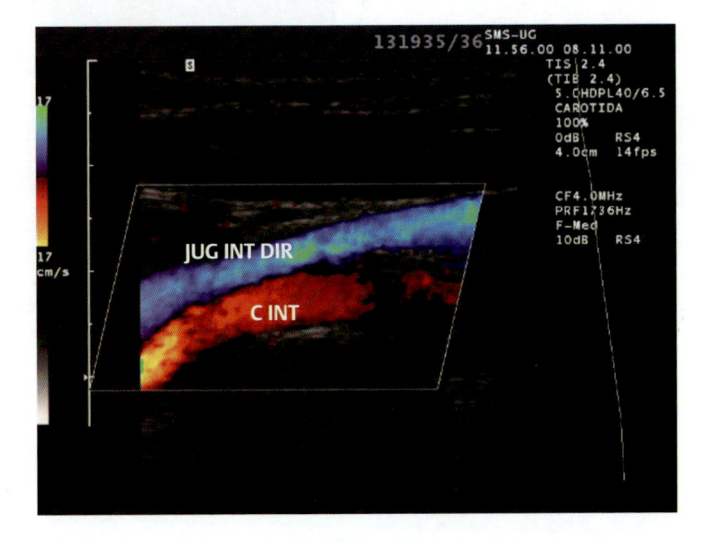

ARTÉRIAS CARÓTIDAS

Em situações menos comuns, não conseguimos identificar os vasos pelas suas características anatômicas, a carótida interna não apresenta um bulbo bem definido e não conseguimos identificar nenhuma ramificação na externa. Nesses casos, o reconhecimento deverá ser feito pelas características dos padrões de fluxos de um e outro, que serão descritas adiante.

2.3.5.1.1 Carótida Interna em Cima

Quando posicionamos o transdutor posterior ao ECOM para obter a imagem da carótida, estamos observando em diagonal de baixo para cima.

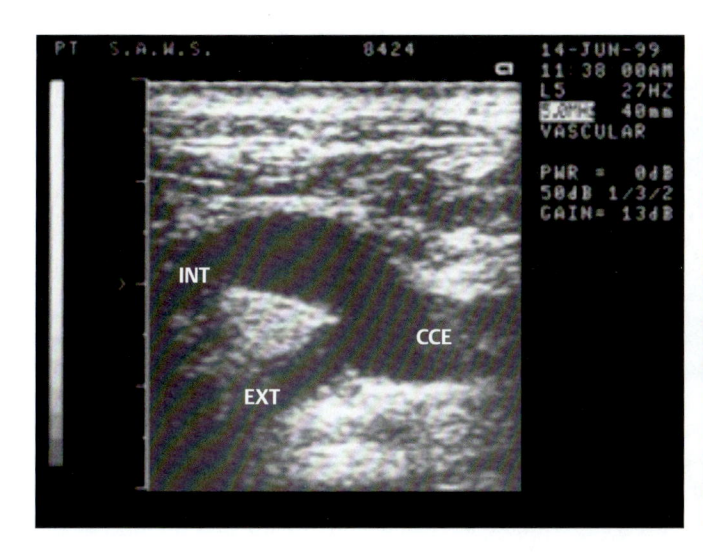

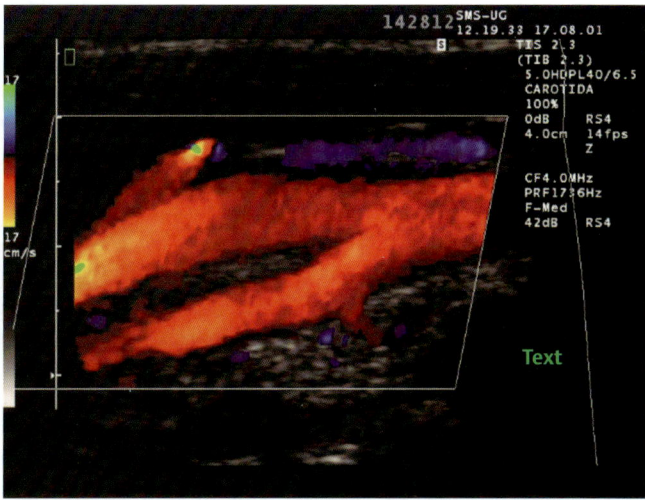

A disposição espacial mais frequente dos ramos apresenta a carótida interna mais posterior e para fora da linha média e faz com que a imagem obtida apresente a carótida interna anteriormente à externa.

2.3.5.1.2 Carótida Interna em Baixo

Quando estudamos a bifurcação carotídea por um acesso anterior ao ECOM, como é o caso desse exemplo, a situação mais frequente apresenta a carótida externa na região superior da imagem, porém não identificamos a veia jugular interna, anatomicamente mais posterior.

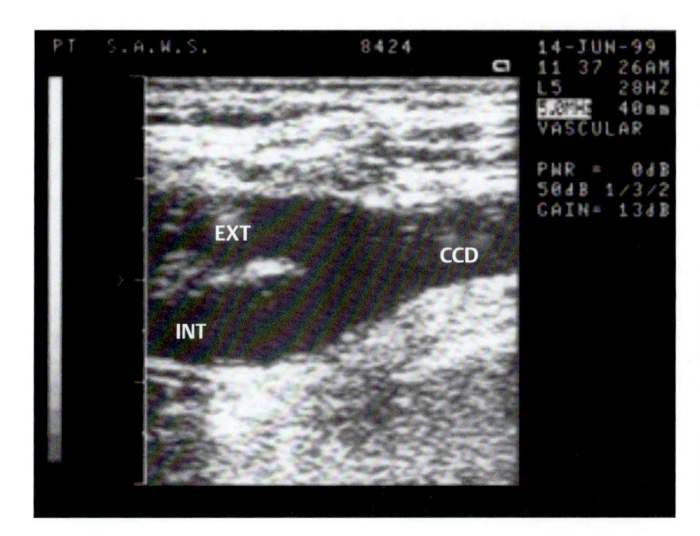

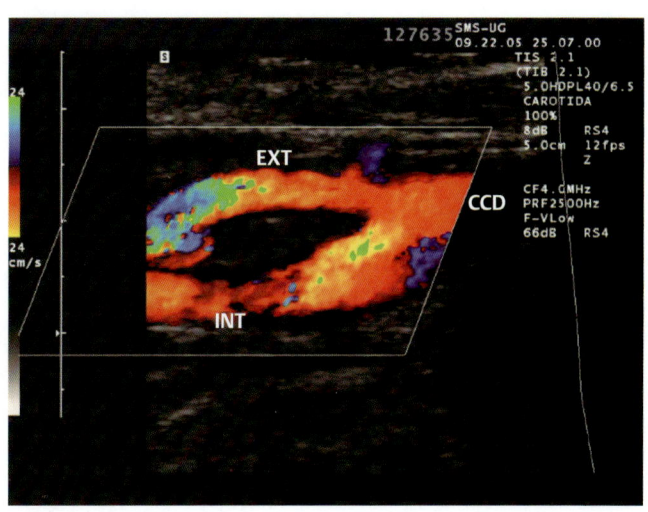

Observar que as duas imagens em P&B, com a interna primeiramente em cima e depois embaixo, foram obtidas do mesmo paciente, variando-se a colocação do transdutor posterior ou anterior ao ECOM.

2.3.5.2 Carótida Externa

A carótida externa possui praticamente o mesmo calibre desde sua origem até sua porção mais distal, ou seja, suas paredes são relativamente paralelas.

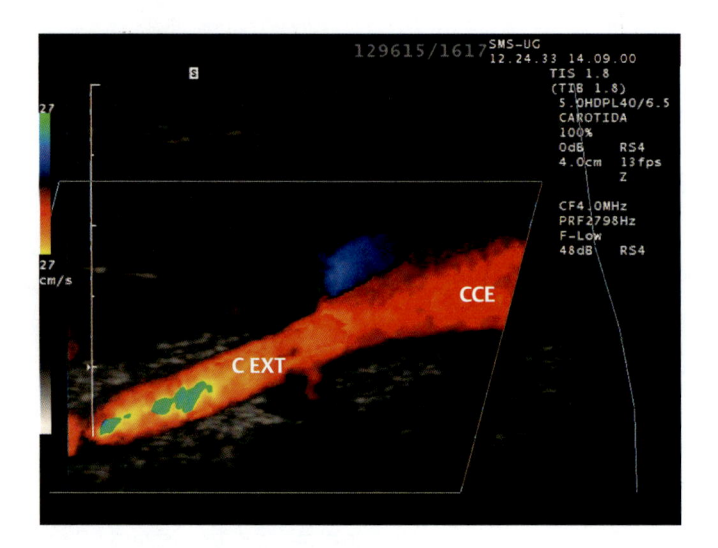

Apresenta diversos ramos a nível cervical.

2.3.5.2.1 Ramos da Carótida Externa

O primeiro ramo é a artéria tireoideia superior, identificada na figura a seguir no nível da bifurcação.

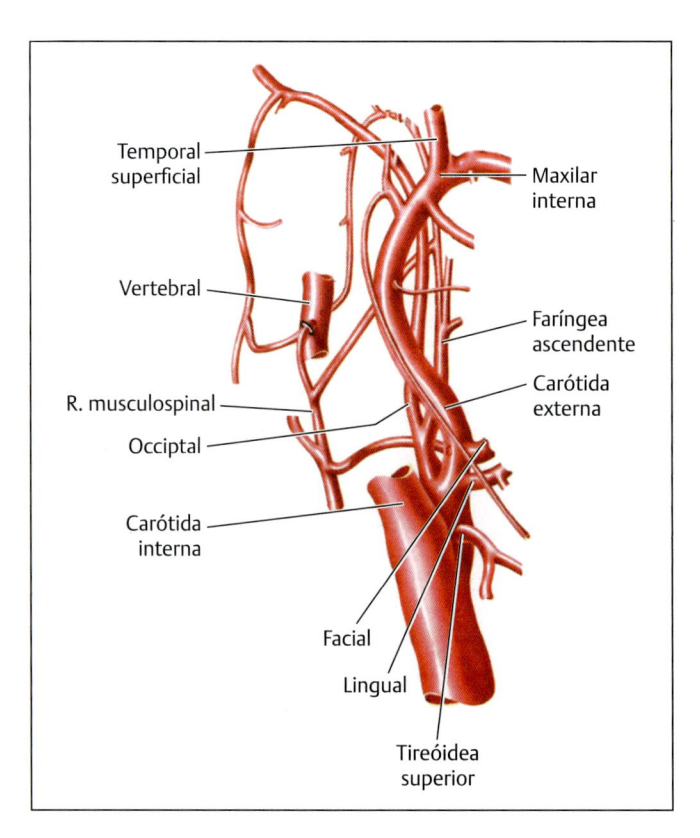

Algumas vezes a artéria tireóidea superior encontra-se com o calibre aumentado, podendo ser confundida com a própria carótida externa.

Os outros ramos que têm origem na carótida externa, na mesma face da artéria tireóidea superior, são as artérias lingual e facial, nessa ordem.

Na parede oposta, anatomicamente mais posterior, podemos observar a artéria faríngea ascendente, e do lado oposto a tireoideia superior.

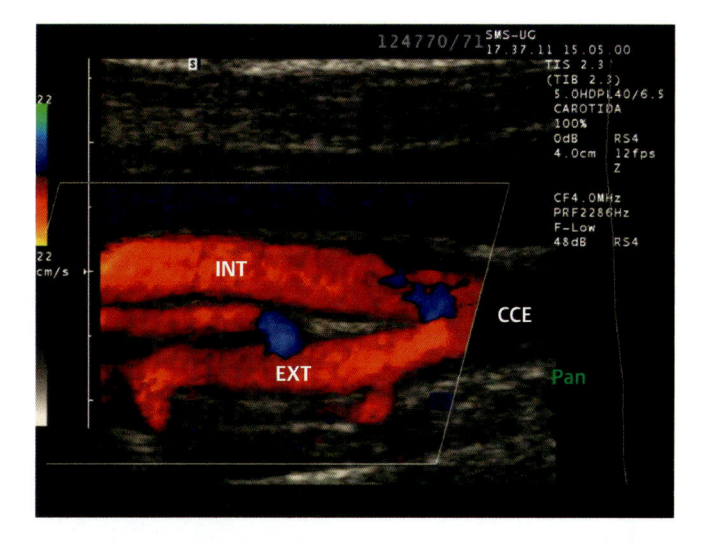

O segundo ramo que tem origem nessa parede é a artéria occipital e pode ser identificada ocasionalmente, após a artéria faríngea ascendente. Os demais ramos da carótida externa são mais dificilmente acessíveis em sua origem pelo ultrassom.

2.3.6 Variações Anatômicas
2.3.6.1 Origem Anômala
2.3.6.1.1 Troncos Supra-Aórticos

Neste esquema estão mostradas as principais variações que podemos encontrar no TBC.

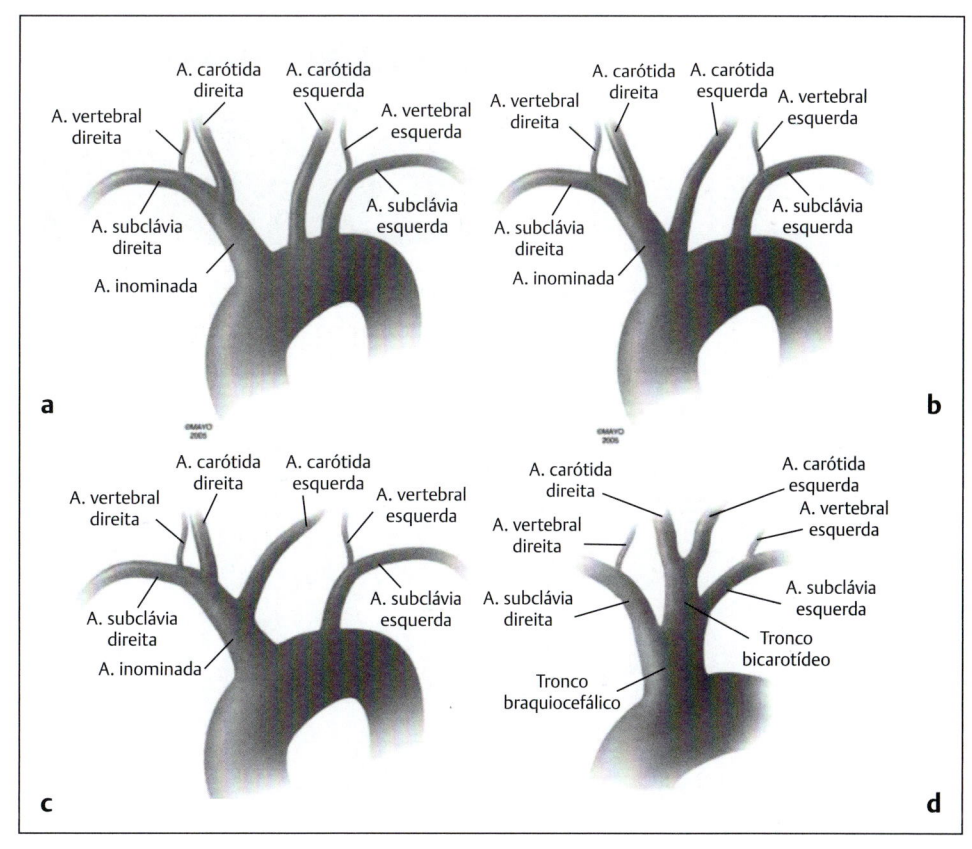

Reproduzido do original de Layton et al., com permissão.[13]

- (**a**) O padrão mais comum encontrado nos humanos é o de origens separadas para a inominada e para a carótida comum e vertebral esquerdas.
- (**b**) O segundo mais comum é o que tem a origem comum da inominada e da carótida comum esquerda.
- (**c**) Nesta variante do arco aórtico, a carótida comum esquerda é um ramo da inominada.
- (**d**) O arco aórtico tem um tronco braquiocefálico único originado do arco aórtico, também conhecido como arco aórtico bovino.

2.3.6.1.2 Carótida Comum

A variação anatômica mais frequente, com relação às carótidas, é a origem anômala da carótida comum esquerda. Ela pode ter uma origem comum com o tronco braquiocefálico na aorta ou originar-se dele como um ramo. No esquema anterior, observa-se três exemplos de origem anômala da carótida comum esquerda no tronco braquiocefálico.

Ocasionalmente a bifurcação das carótidas ocorre em um nível mais alto, próximo ao osso hioide.

Mais raramente, a bifurcação ocorre num plano mais baixo, próximo a laringe.

Em casos mais raros ainda, não ocorre a bifurcação, resultando na ausência dos ramos interno e externo, que neste caso se originarão diretamente da aorta.

A carótida comum normalmente não origina outros ramos além destes ramos terminais, ocasionalmente pode originar a artéria tireóidea superior e inferior, vertebral, occipital, faríngea ascendente ou laríngea superior.

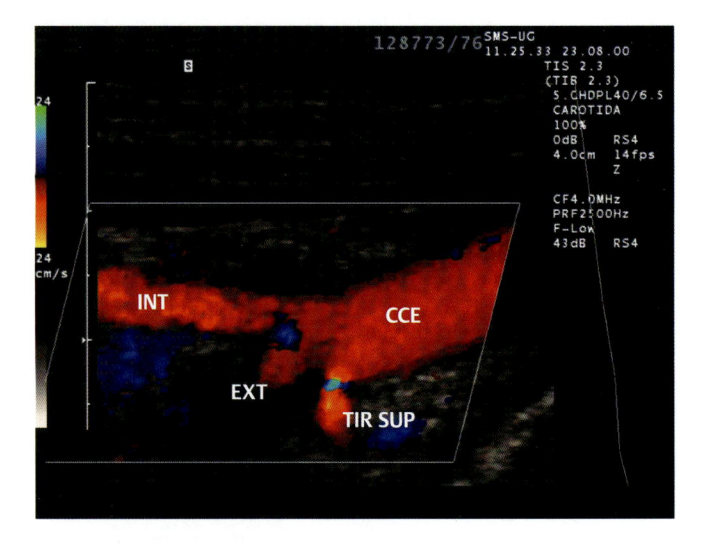

Quinones *et al.* relataram um caso de ausência da carótida comum direita, não descrito até então.[14] A ausência da carótida comum ocorre com a origem separada dos ramos interno e externo.

2.3.6.1.3 Ramos das Carótidas

Hurley e Osakwe relataram casos de origem da interna esquerda no ramo esquerdo da pulmonar.[15,16]

Neste caso, mais raro, observa-se a origem anômala da artéria subclávia direita do ramo da artéria pulmonar direita.

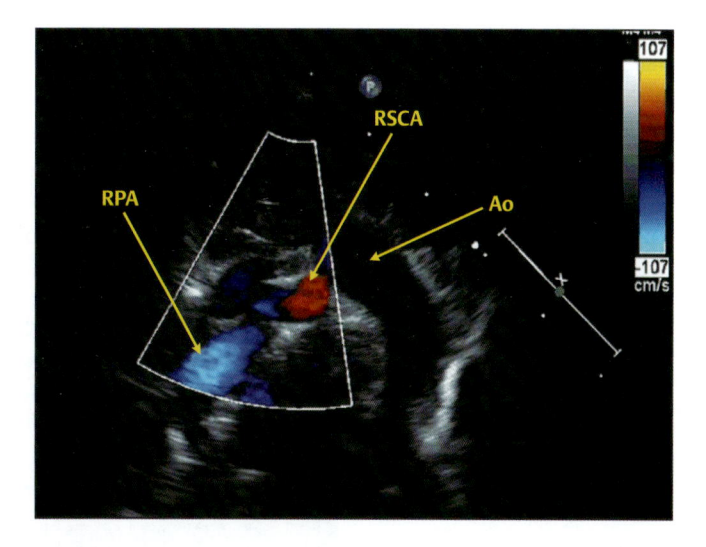

2.4 ESTUDO DOS FLUXOS

2.4.1 Carótida Comum

O padrão de fluxo na carótida comum apresenta um padrão de resistência intermediária entre a resistência da carótida interna e a externa.

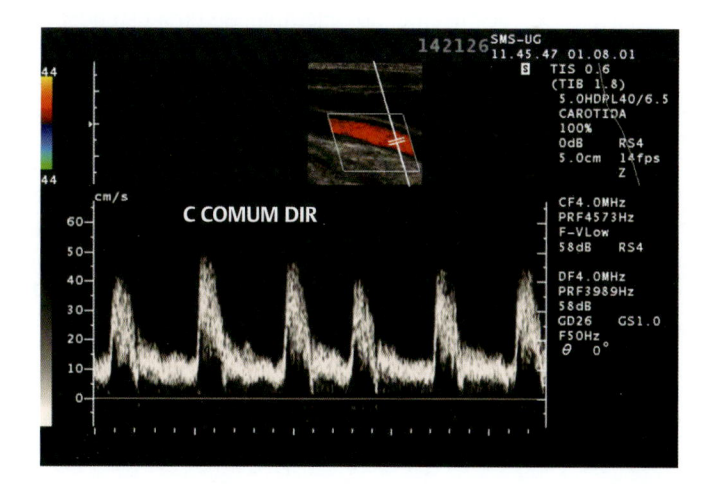

Apresenta uma rápida aceleração sistólica, curva sistólica apiculada, com um entalhe significativo entre sístole e diástole e mantendo fluxo diastólico.

O índice mais frequentemente utilizado para aferir a resistência circulatória do sistema carotídeo é o índice de resistência (IR), ou índice de Pourcelot.

Esse índice é obtido a partir da curva espectral do fluxo em terço médio de carótida comum e mede a relação entre sístole e diástole com a seguinte equação:

$$A - B/A$$, onde A = velocidade sistólica máxima e B = velocidade de fluxo diastólica final.

Na figura vemos as relações entre os parâmetros da velocidade de fluxo.
IR = Índice de resistência
IP = Índice pulsatilidade

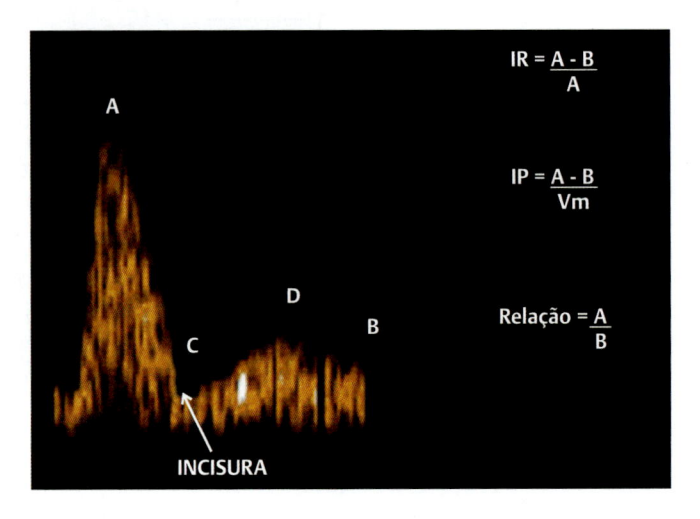

$$IR = \frac{A - B}{A}$$

$$IP = \frac{A - B}{Vm}$$

$$Relação = \frac{A}{B}$$

INCISURA

Os valores normais encontram-se entre 0,55 e 0,75 e devem ser semelhantes à direita e à esquerda. Valores superiores a esse limite significa resistência aumentada, podendo ser decorrente, por exemplo, de uma estenose grave, e, nesse caso, a resistência estaria elevada apenas homolateral à lesão, ou elevada bilateralmente em casos de um processo difuso, seja uma hipertensão grave com doença arteriolar, um processo aterosclerótico difuso ou qualquer outro processo difuso que eleve a resistência da circulação cerebral.

Valores baixos do índice de resistência são encontrados, com frequência, no território de fístulas arteriovenosas.

O importante é ressaltar que, em casos de estenoses graves (acima de 80%), a elevação do índice de resistência ocorrerá unilateralmente, portanto a melhor análise é a subjetiva, comparando os dois lados, os quais devem ter padrões semelhantes.

O índice de pulsatilidade é outro índice obtido em carótida comum e reflete o padrão de resistência circulatória. É obtido por meio da equação:

$$A - B/vel.\ média$$, sendo, porém, de pouca aplicação clínica/diagnóstica.

2.4.2 Carótida Interna

O bulbo carotídeo é uma região de dilatação, seguida a uma bifurcação. Com esta dilatação, cai a resistência para o ramo interno, fazendo com que a maior parcela do fluxo se direcione para o ramo interno. Se não houvesse essa dilatação, o fluxo proveniente da carótida comum, que se encontra com as lâminas paralelas à região central, ao chegar à bifurcação, seguiria por cada um dos ramos, praticamente sem nenhuma alteração.

Quando o fluxo atinge a bifurcação, segue praticamente inalterado pela carótida externa, mas, ao atingir o bulbo, cujas paredes não estão paralelas, o fluxo divide-se e passa a apresentar um trajeto circundando o eixo central, como uma hélice.

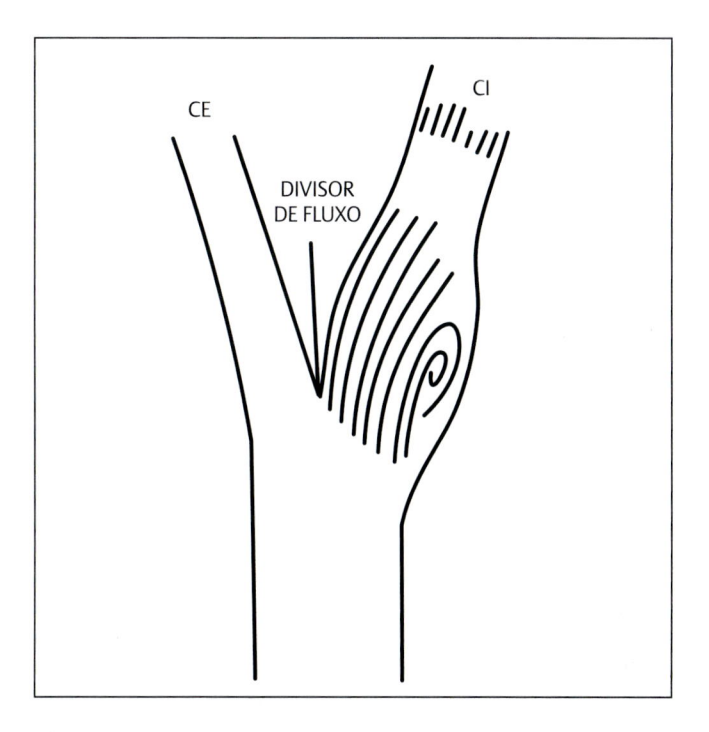

Nesta figura, vemos um fluxo de fumaça penetrando num modelo de carótida desenvolvido por Ding *et al.*, causando a divisão de fluxo.[17]

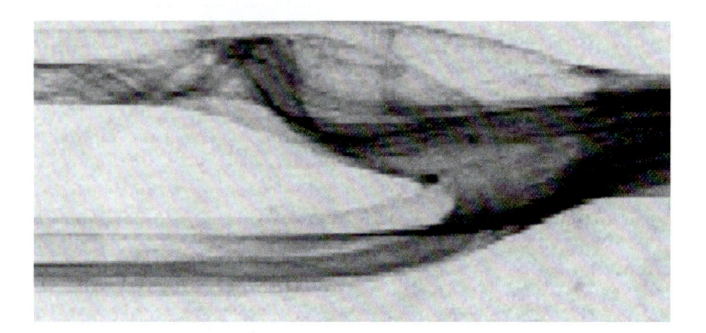

Para o ramo externo vai um fluxo laminar e para o interno observa-se um fluxo helicoidal. A ECMI é máxima na parede lateral do bulbo, região de separação de fluxos, *shear stress* reverso e formação de vórtex.

O fluxo ao alcançar a região bulbar, em razão do aumento regional do diâmetro do vaso, sofre abrupta desaceleração que consequentemente gera uma divisão de fluxo que resulta em um fluxo reverso na sua porção proximal, seguido de um fluxo helicoidal até voltar a ser laminar na porção em que as paredes do ramo interno voltam a ser paralelas.

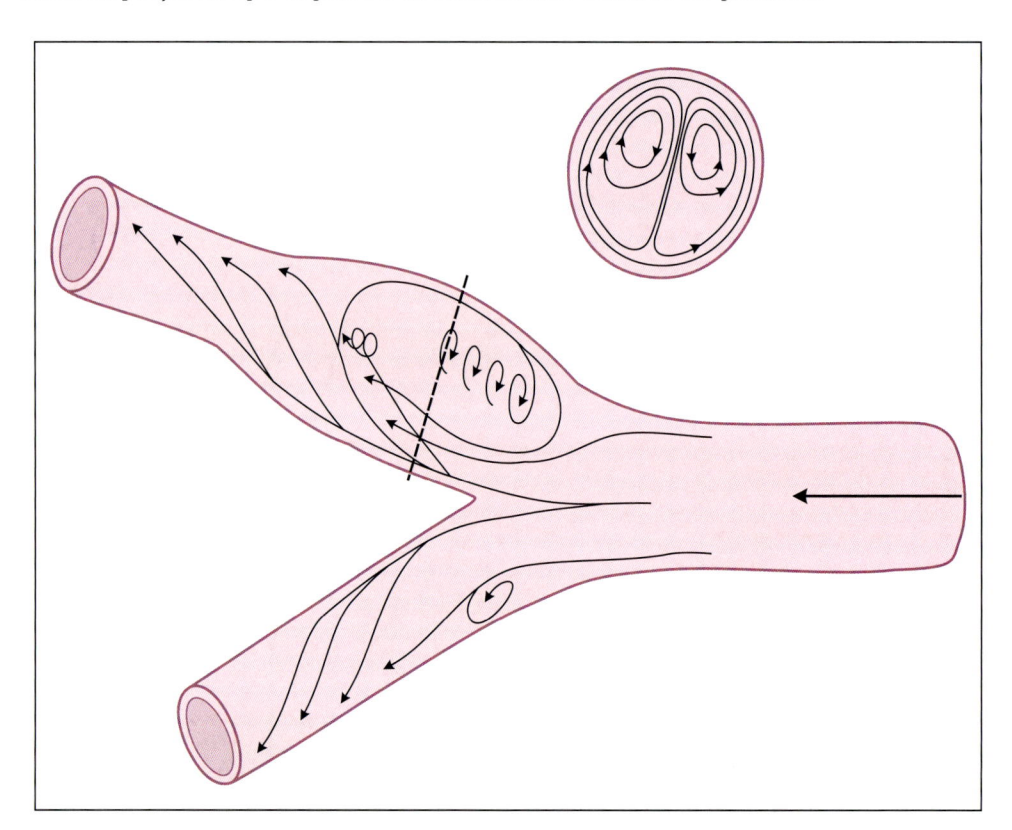

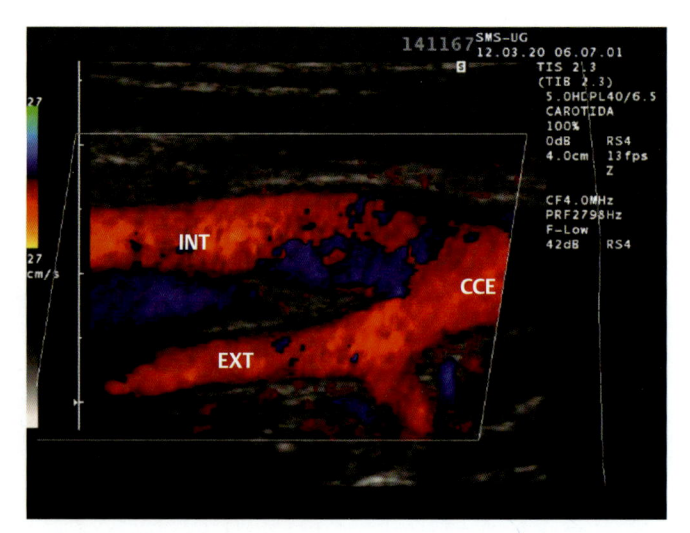

Como comentado, após a divisão de fluxos, podemos observar um fluxo helicoidal que vai resultar em alterações do padrão de fluxo no bulbo, variando de acordo com a fase do ciclo cardíaco que estivermos analisando. Por isso, num mesmo paciente, podemos verificar padrões de fluxos diferentes.

ARTÉRIAS CARÓTIDAS

A seguir, veremos exemplos de variação do padrão de fluxo no bulbo carotídeo no corte longitudinal de um mesmo paciente, com variação do fluxo em azul de acordo com o ciclo cardíaco.

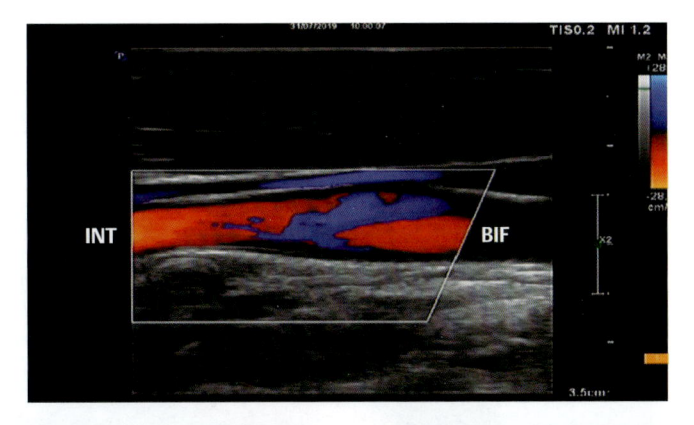

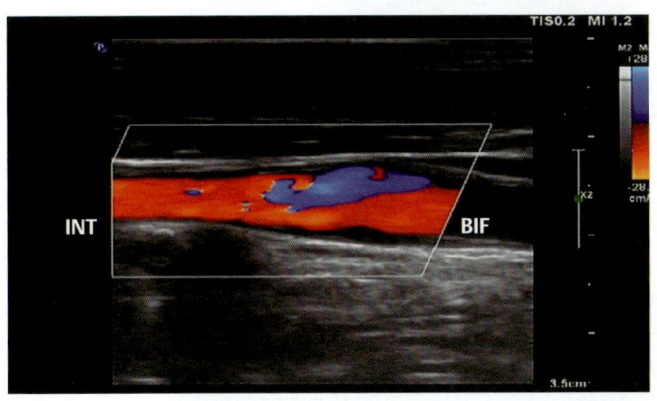

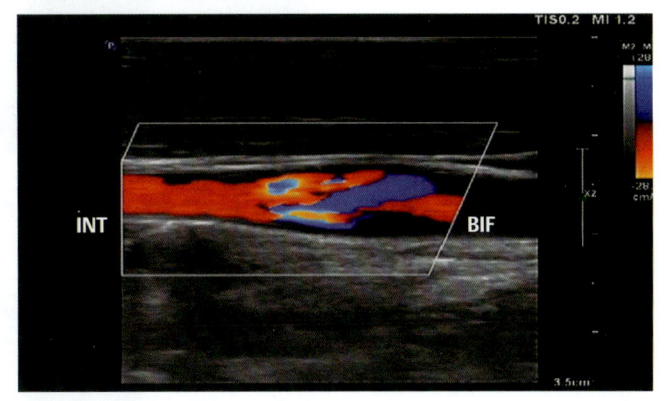

No Capítulo 1, sobre Hemodinâmica, temos este tópico de divisão de fluxos na bifurcação carotídea bem detalhado.

Dessa forma, o fluxo avança anterogradamente a uma velocidade mais baixa nessa região dilatada até atingir a carótida interna distal, que tem calibre menor que o bulbo e suas paredes são paralelas.

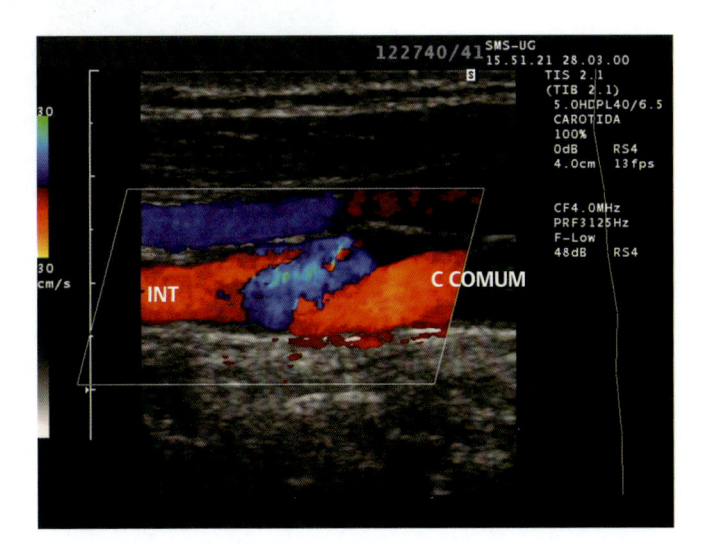

A presença deste fluxo helicoidal explica por que, às vezes, o fluxo é registrado em vermelho e azul no bulbo, pois, nestes casos, teremos fluxos aproximando-se e afastando-se do transdutor.

O fluxo por secção transversa do vaso deve ser o mesmo, tanto no bulbo quanto na carótida interna distal. Como volume é resultado do produto velocidade × área, para manter o mesmo volume numa área maior, observa-se a redução da velocidade de fluxo no bulbo.

Quando o bulbo não apresenta uma dilatação muito pronunciada, o fluxo pelo Doppler em cores pode não apresentar o fluxo em azul.

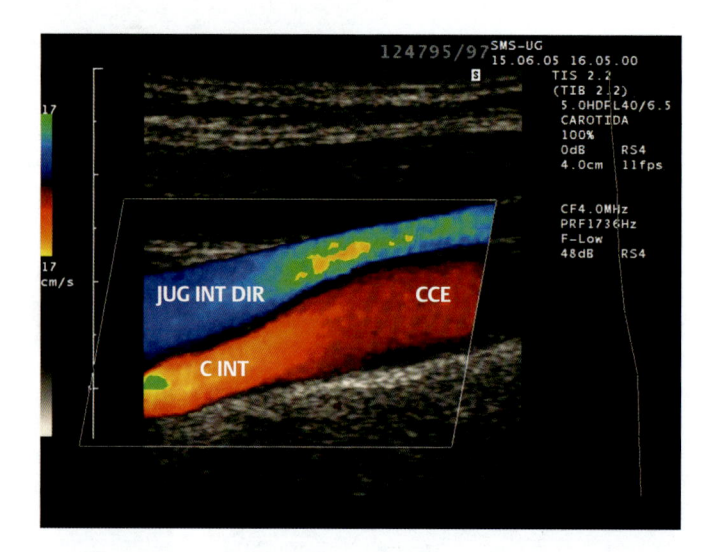

O fluxo no bulbo não segue um padrão característico, e podemos ter diversos padrões demonstrados pelo Doppler em cores nessa região.

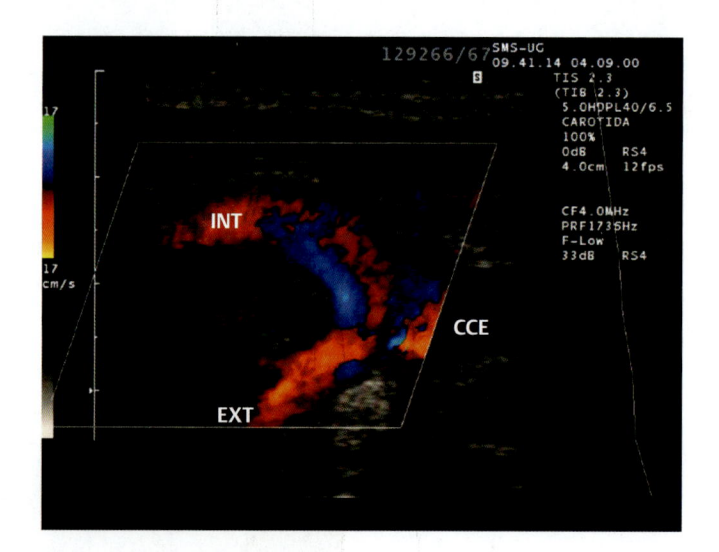

Em consequência desse padrão de fluxo do bulbo carotídeo, ao analisarmos a curva espectral da carótida interna, em pacientes normais, devemos posicionar o volume amostra na região central da carótida interna distal, onde o fluxo tem um trajeto paralelo às paredes, como podemos observar nessa imagem da carótida interna distal.

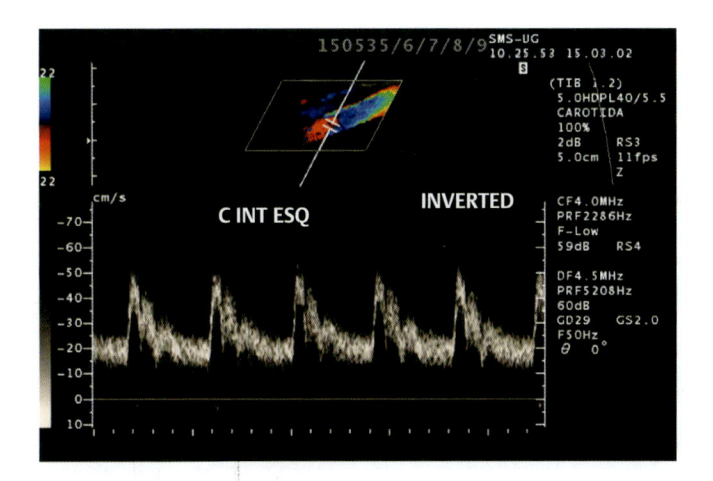

A suscetibilidade aumentada de certos segmentos dos vasos e suas configurações geométricas indicam que fatores mecânicos, associados com fluxos e estresse parietal, criam condições que predispõem à formação de placa, conforme relatam Caro *et al.*, Glagov *et al.*, Svindland *et al.*, Zarins *et al.* e Carr *et al.*.[18-22]

Shear stress parietal, a ação do atrito exercida no endotélio pelo fluxo, pode ser bem demonstrada e muito correlacionada ao espessamento tanto por aterosclerose ou lesões não ateroscleróticas, de acordo com Ku *et al.*.[23]

Kwak e Chung, em estudo na população coreana, demonstraram que há uma relação direta com a idade para o aumento no diâmetro e no volume da carótida interna, assim como do ângulo da bifurcação e da rotação da artéria.[24]

Praticamente todo o fluxo da carótida interna se destina à irrigação do encéfalo, que é um tecido irrigado por uma circulação de baixa resistência pelas suas características funcionais. Por isso, a curva de fluxo da carótida interna apresenta as características de um fluxo de baixa resistência: a fase sistólica tem uma aceleração mais lenta; a fase de velocidade máxima encontra-se mais arredondada; a separação entre a sístole e a diástole não é muito marcada, podendo haver um entalhe nessa fase do fluxo; e a velocidade do fluxo diastólico é relativamente alta até o final do ciclo cardíaco.

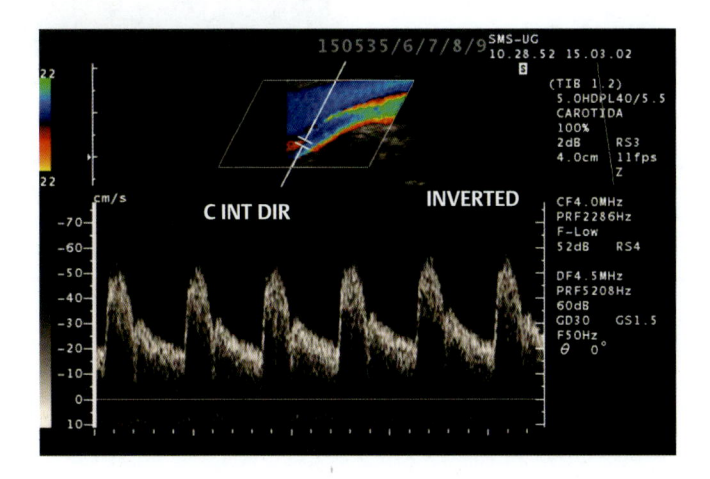

Os valores normais da velocidade do fluxo na carótida interna são:

Pico de velocidade sistólica normal	125 cm/s
Pico de velocidade diastólica normal	40 cm/s

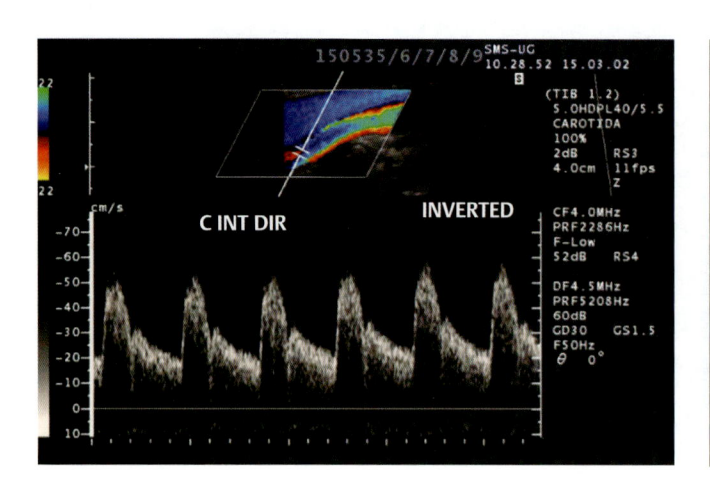

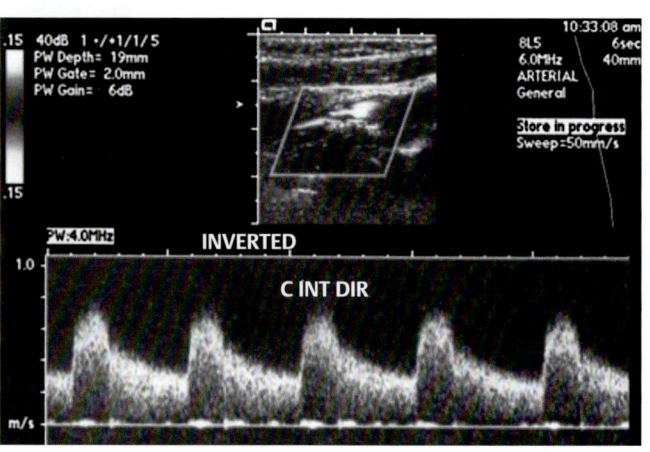

Quando o paciente apresenta um padrão de resistência do território da carótida interna mais elevado, esta pode apresentar uma curva espectral com o pico sistólico mais angulado, um entalhe bem marcado e o fluxo diastólico baixo.

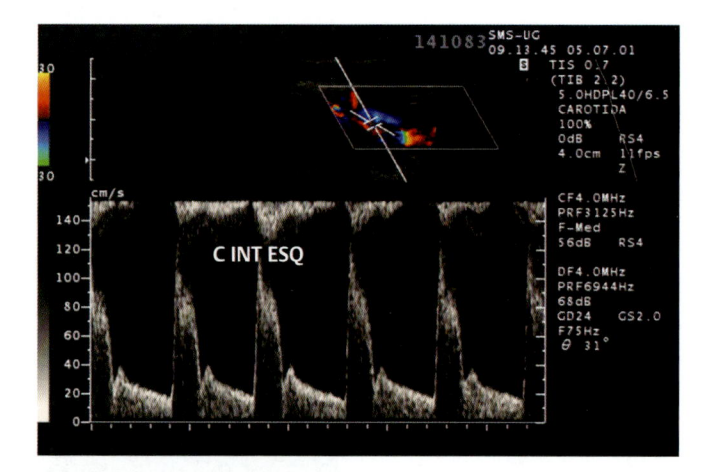

Isso pode ocorrer nos pacientes mais idosos, nos ateroscleróticos, nos hipertensos e em qualquer situação que aumente a resistência do fluxo cerebral. Nesses casos, mesmo que a curva da carótida interna não seja característica, se compararmos com a curva da externa, a interna terá um padrão de resistência mais baixo.

ARTÉRIAS CARÓTIDAS

Quando houver dificuldade com relação à diferenciação entre os ramos pelas características anatômicas e os padrões de fluxos não estiverem bem definidos para permitir a identificação, podemos lançar mão de uma manobra para identificar o ramo externo. A artéria temporal superficial é ramo direto da carótida externa. Ela tem um trajeto superficial, acima do arco zigomático, e é facilmente palpável a esse nível. Se identificarmos a artéria temporal superficial e fizermos uma série de percussões enquanto observamos a curva espectral da carótida externa, essas percussões vão se refletir na curva da carótida externa e poderão ser observadas principalmente durante a diástole.

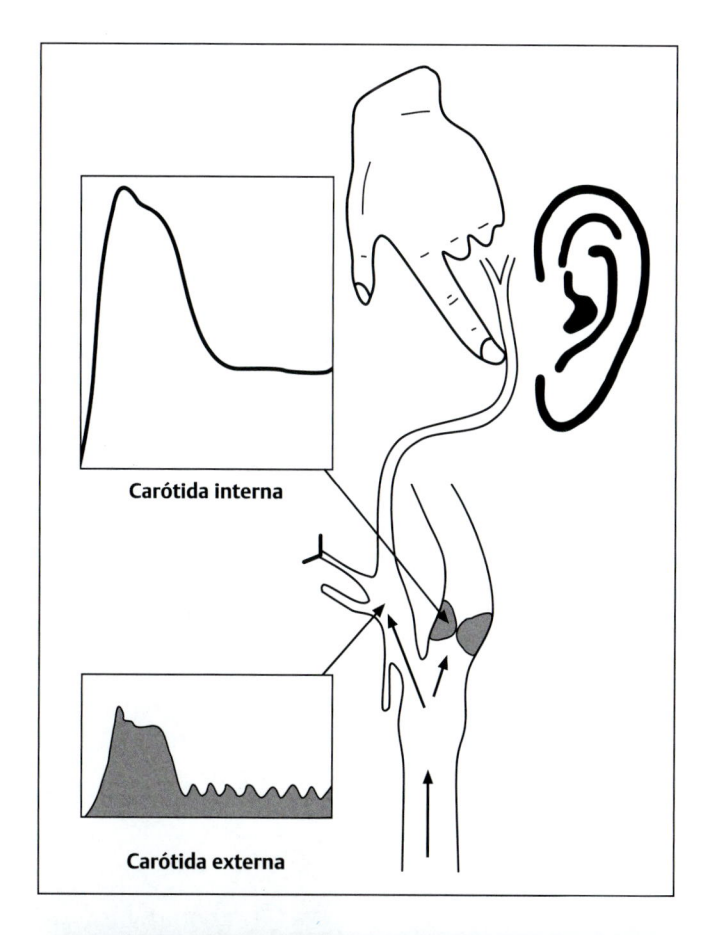

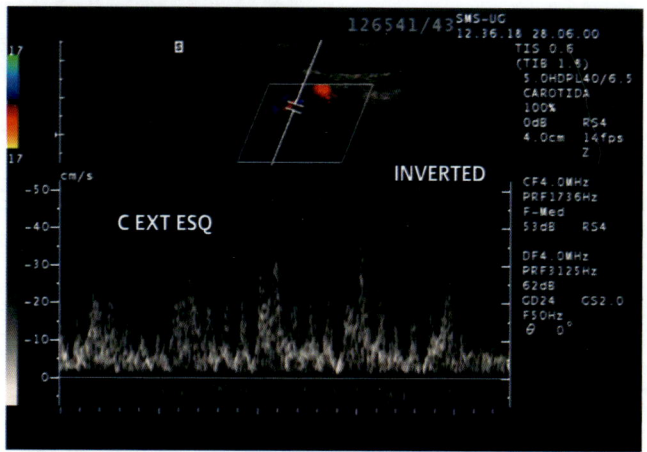

2.4.3 Carótida Externa

A carótida externa apresenta diversas ramificações cervicais que vão nutrir tecidos da face e couro cabeludo.

Esses tecidos apresentam um padrão de fluxo de resistência alta na sua grande maioria. Em função disso, a curva de fluxo da carótida externa apresenta características de resistência alta: a ascensão sistólica é rápida, a fase de velocidade máxima é apiculada, apresenta um marcado entalhe entre a sístole e a diástole, podendo atingir a linha de base ou mesmo ultrapassá-la, tornando-se negativo, e a fase diastólica apresenta velocidade baixa.

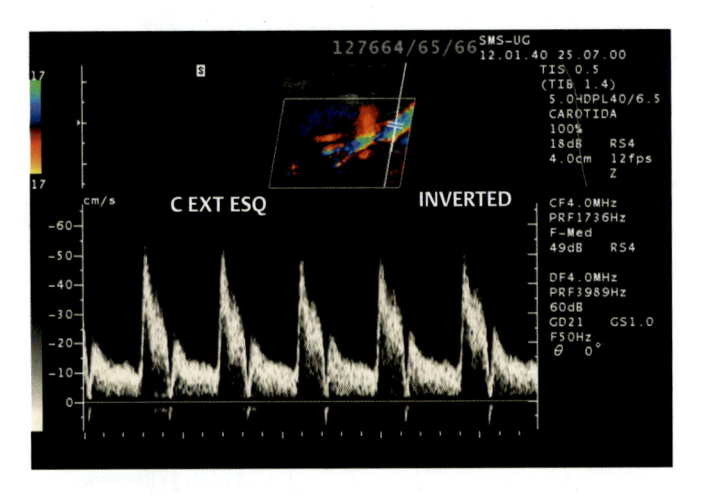

A velocidade sistólica normal está abaixo de 1,25 m/s.

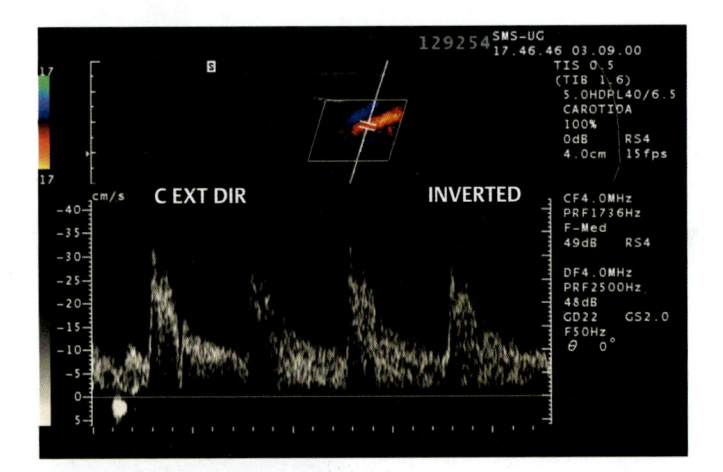

2.4.3.1 Ramos da Carótida Externa

Artéria temporal superficial com fluxo normal pela avaliação pelo Doppler em cores e pela avaliação do fluxo espectral.

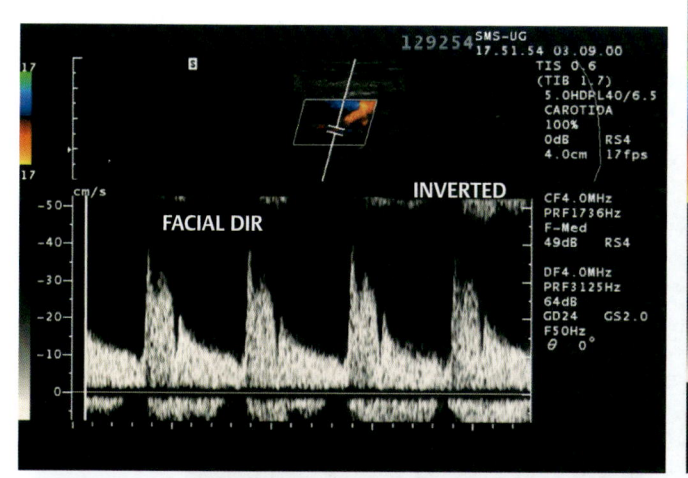

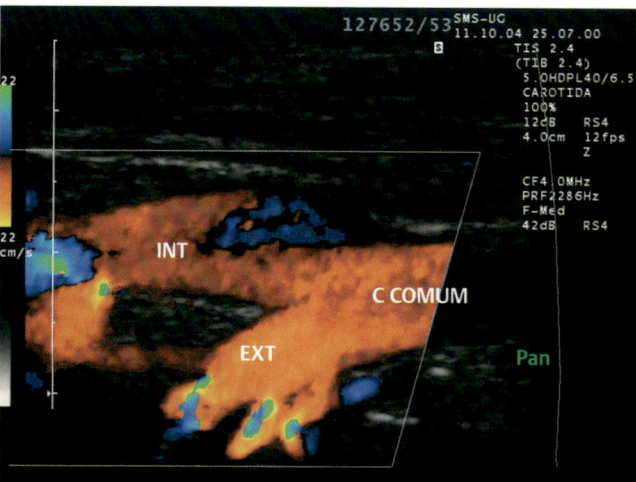

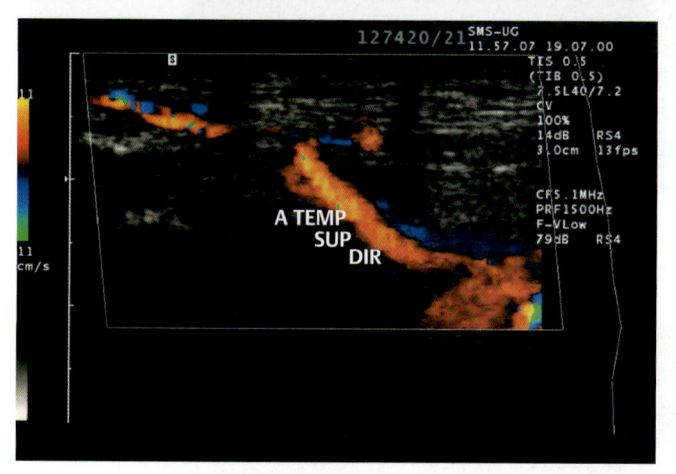

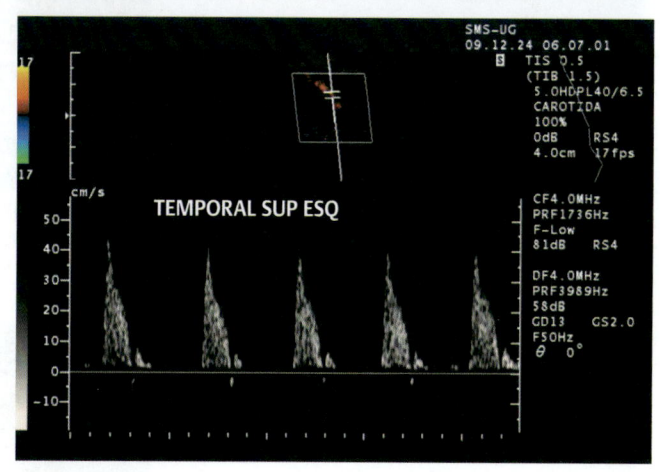

2.5 DOENÇA/LESÕES ATEROSCLERÓTICAS

A fisiopatologia da aterosclerose arterial das carótidas e das vertebrais é similar em muitos aspectos em relação à aterosclerose que afeta as outras artérias, e a exata fisiopatologia da formação e do desenvolvimento da placa carotídea ainda não é completamente conhecida.

A presença de fluxo reverso e de baixa velocidade (setas) é um importante fator desencadeante de alterações na íntima que culminarão com a formação da placa aterosclerótica.

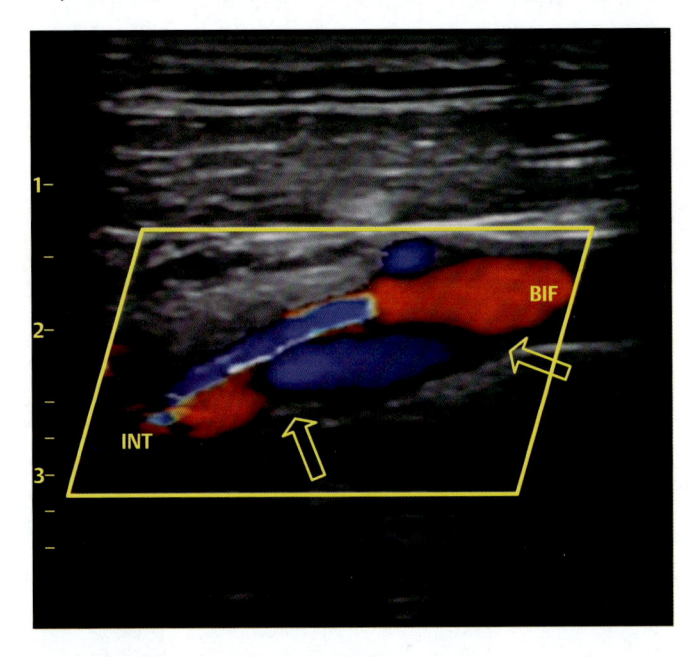

As placas ateroscleróticas comumente se desenvolvem em locais de divisão de fluxos e bifurcações, onde coexistem fluxos laminares e turbulentos.

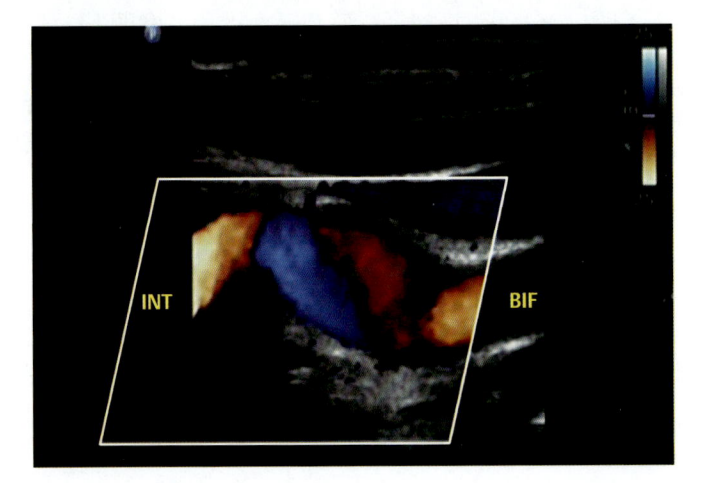

Como consequência, a formação de placas é mais frequente na bifurcação da carótida comum e porções iniciais das carótidas interna e externa.

O desenvolvimento inicial da lesão é decorrente do acúmulo de partículas de lipoproteínas na íntima. Estas partículas sofrem modificações oxidativas e elaboram citoquinas que promovem a adesão de moléculas e quimioatrativos que facilitam a migração e captação de monócitos nas paredes arteriais.

Estes monócitos se transformam em macrófagos *lipid-laden* ou "*foam cells*" (células espumosas), como consequência do acúmulo de lipoproteínas e subsequente liberação de citoquinas, oxidantes e matriz de metaloproteinase.

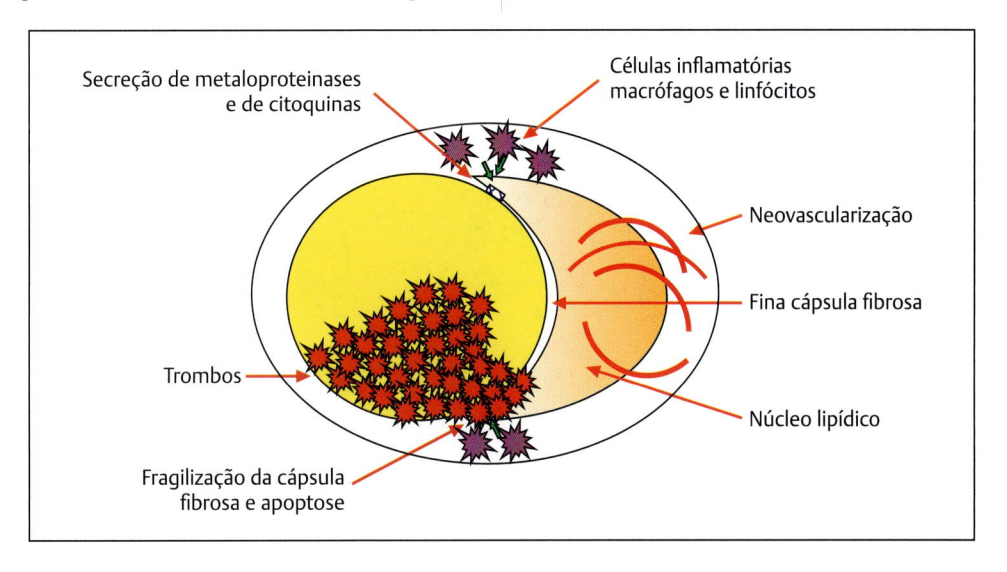

Os trabalhos de Ross, Tabas *et al.*, Glass *et al.*, Paulson *et al.*, Dutta *et al.*, Ley *et al.* mostram que a aterosclerose é um processo inflamatório crônico que se desenvolve a partir do desequilíbrio no metabolismo lipídico e da resposta imune acentuada em consequência ao acúmulo de macrófagos *lipid-laden* na parede arterial.[25-30] Por meio da análise de modelos animais de desenvolvimento da aterosclerose, há o entendimento que a atividade dos macrófagos na placa é dinâmica, com o número de macrófagos e o fenótipo inflamatório influenciando o destino da placa.

Geralmente a aterosclerose se desenvolve nos pontos de estresse dos fluxos, quando o fluxo laminar não se sustenta e desestabiliza o endotélio, ativando o processo que leva ao aumento da permeabilidade às lipoproteínas e ao acúmulo da matriz proteica extracelular, causando um espessamento difuso da camada íntima e a retenção das lipoproteínas aterogênicas APOB.

Aparentemente, os estágios que regulam a entrada dos monócitos na íntima da parede arterial são similares e independentes da origem das células, sendo dependentes da regulação da ativação das moléculas que fazem a mediação nas células endoteliais da circulação dos monócitos e da cascata de adesão de leucócitos.

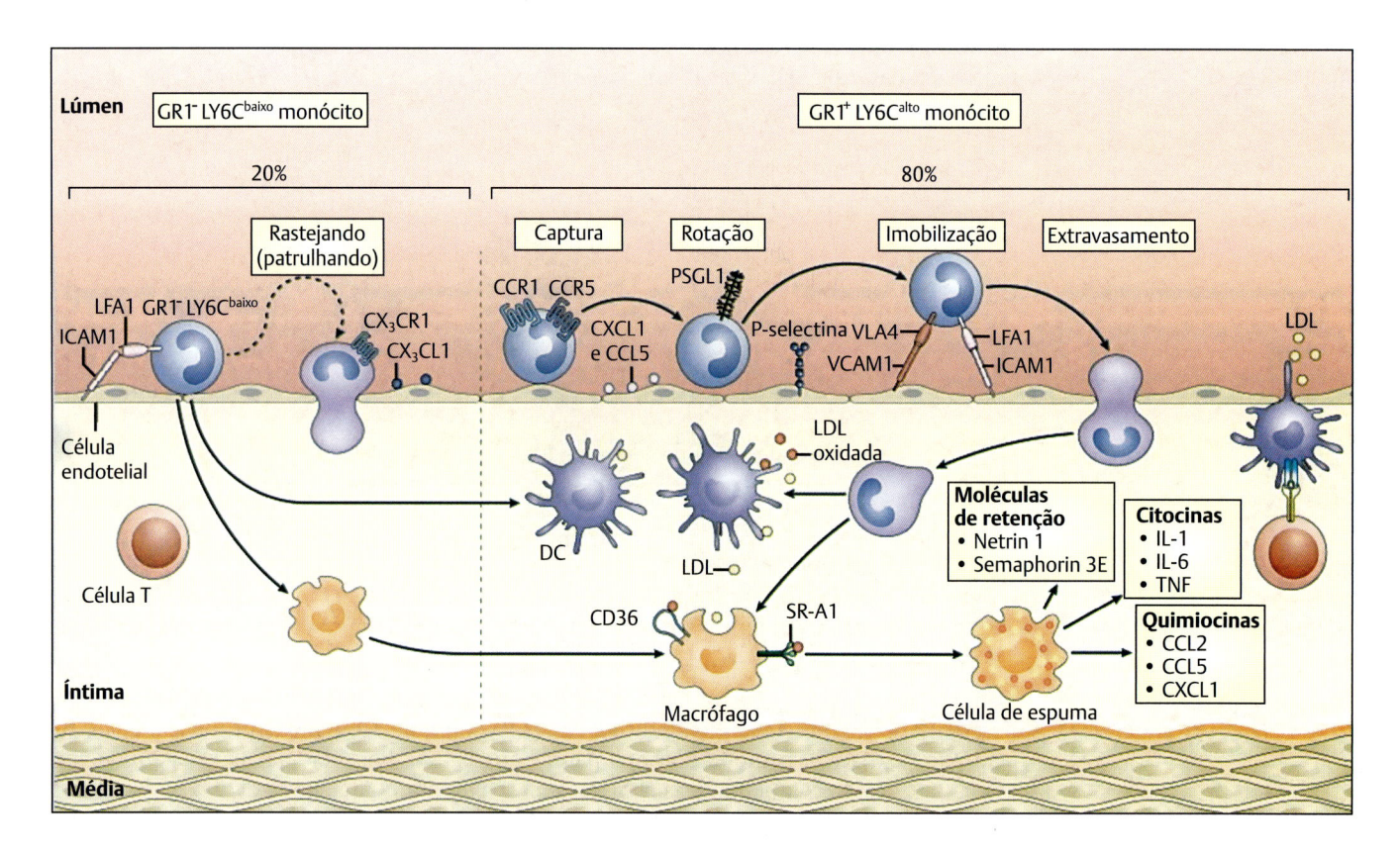

A captura e o desenvolvimento das fases desta cascata depende da imobilização das quimiocinas, particularmente da CC-quimiocina 5 (CCL5) e da CXC-quimiocina 1 (CXCL1), glicosaminoglicanas das células endoteliais, e da P-selectina, que se expressa no lado luminal das células endoteliais.

A migração das células de músculo liso da média para a íntima prolifera e elabora a matriz extracelular com o acúmulo extracelular de lipídios num núcleo central circundado por uma camada de tecido conectivo, a cápsula fibrosada, que em alguns casos avança para a calcificação.

Inicialmente as lesões ateroscleróticas crescem numa direção externa, processo designado como remodelamento arterial. À medida que a placa cresce, ela se encrava na parede e cresce para o lúmen causando a estenose. A ruptura da placa e a formação de trombo contribuem para o progressivo estreitamento do lúmen causando estenose.

Os mecanismos que causam a ruptura de placas nas carótidas extracranianas e nas artérias vertebrais são similares aos que causam lesões nas coronárias. Isto inclui a ruptura da cápsula fibrosa, erosão superficial e calcificação. O contato com elementos sanguíneos, como plaquetas e proteínas da coagulação, com os constituintes da placa aterosclerótica, como o colágeno e fatores teciduais, acaba promovendo a trombose. Além disso, a hemorragia intraplaca, causada por microvasos friáveis na base da placa, pode contribuir com a expansão da placa.

O AIT e o AVC são consequentes a uma série de mecanismos que se originam nas artérias extracranianas, incluindo:

- Embolismo arterial a partir de trombos formados nas placas ateroscleróticas;

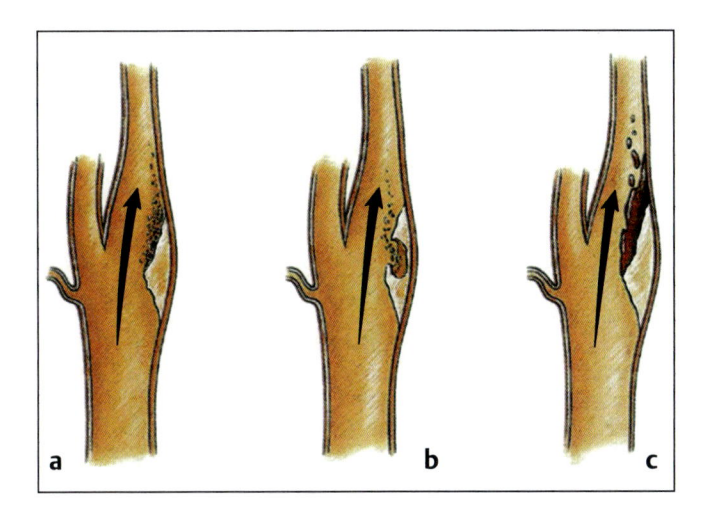

- Ateroembolismo de cristais de colesterol ou outros debris ateromatosos (placas de Hollenhrst na retina);
- Oclusão trombótica aguda de uma artéria extracraniana por ruptura de placa;
- Desintegração estrutural da parede arterial em consequência de dissecção ou hematoma subintimal;
- Perfusão cerebral reduzida por estenose crítica ou oclusão causada pelo crescimento progressivo da placa.

Para o aparecimento de sintomas neurológicos resultantes da estenose ou oclusão arterial, a circulação colateral intracraniana também deve ser deficiente, isto explica a reduzida proporção de eventos isquêmicos.

O aumento do grau da estenose arterial é associado ao maior risco de eventos de AVC em pacientes assintomáticos. Para cada 10% de aumento da estenose, o risco de AVC aumenta em 31%, ou 0,6% (em termos absolutos) por ano, segundo o estudo de Inzitari *et al.*.[31]

2.5.1 Lesão Aterosclerótica Inicial
2.5.1.1 Espessura da Parede

Desde a publicação das últimas diretrizes brasileiras (2007, 2013 e 2015) por Xavier *et al.*, Sposito *et al.* e Freire *et al.* dos documentos do consenso de Mannheim 2004-2006[11,32,33] e do consenso da Sociedade Americana de Ecocardiografia por Stein *et al.*,[34] os especialistas brasileiros na área da USV estão se mobilizando para difundir a prática de efetuar rotineiramente a medida de espessura do complexo médio intimal.

A espessura do complexo médio intimal (ECMI) é definida como a distância entre a interface lúmen-íntima e a interface média-adventícia de acordo com Toubul *et al.*

De comprovado efeito preditivo, a medida da espessura do complexo médio intimal (ECMI), IMT em inglês, tornou-se obrigatória no estudo das carótidas. Relwani *et al.* puderam evidenciar que a ECMI é maior nos pacientes que sofreram AVC isquêmico, concluindo que a ECMI pode ser usada como preditor não invasivo de futuros eventos de AVCs isquêmicos.[35]

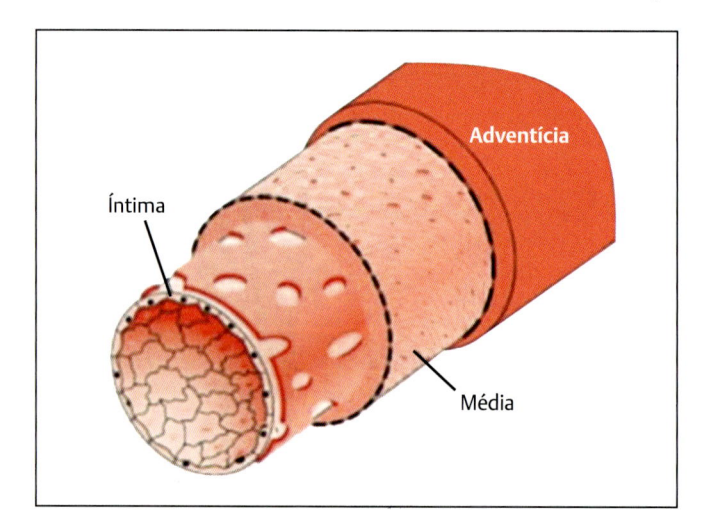

A ECMI aumentada sem placa aterosclerótica é um significativo marcador de risco aumentado para eventos vasculares, sendo preditor significativo de ocorrência de placas.

Fernandes *et al.* demonstraram que o aumento da ECMI tem correlação direta com as medidas de *strain* miocárdico obtidas por meio da RM do coração.[36] Esta correlação entre coração e doença vascular pode ser significativa em pacientes com insuficiência cardíaca e fração de ejeção normal, mostrando que não seria somente uma doença do coração, mas, na realidade, uma doença cardíaca e vascular.

Lim *et al.* compararam as ECMI com o risco calculado pelo escore de Framinghan, verificando que quanto maior o risco de DAC maior a espessura médio intimal.[37]

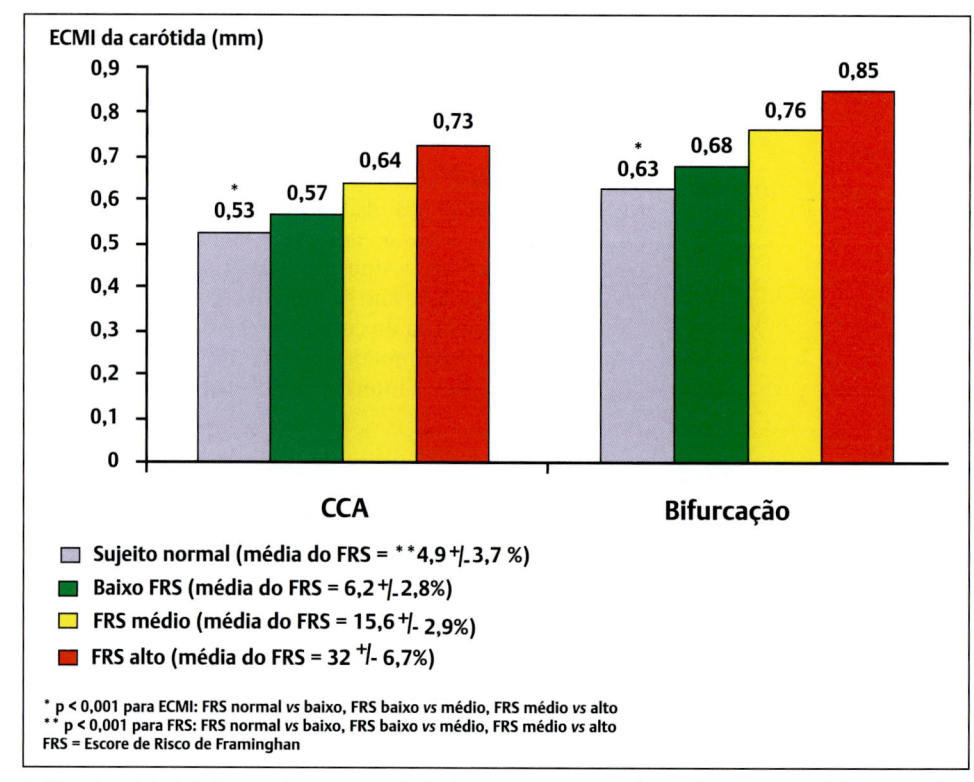

Gráfico do original de Lim et al., com permissão do autor. J Am Soc Echocardiogr, 2008 21(2):112-116.[37]

Os mesmos autores, utilizando a técnica de medida automática da ECMI tanto na bifurcação como na carótida comum, estratificaram a população do Reino Unido de acordo com a faixa etária.

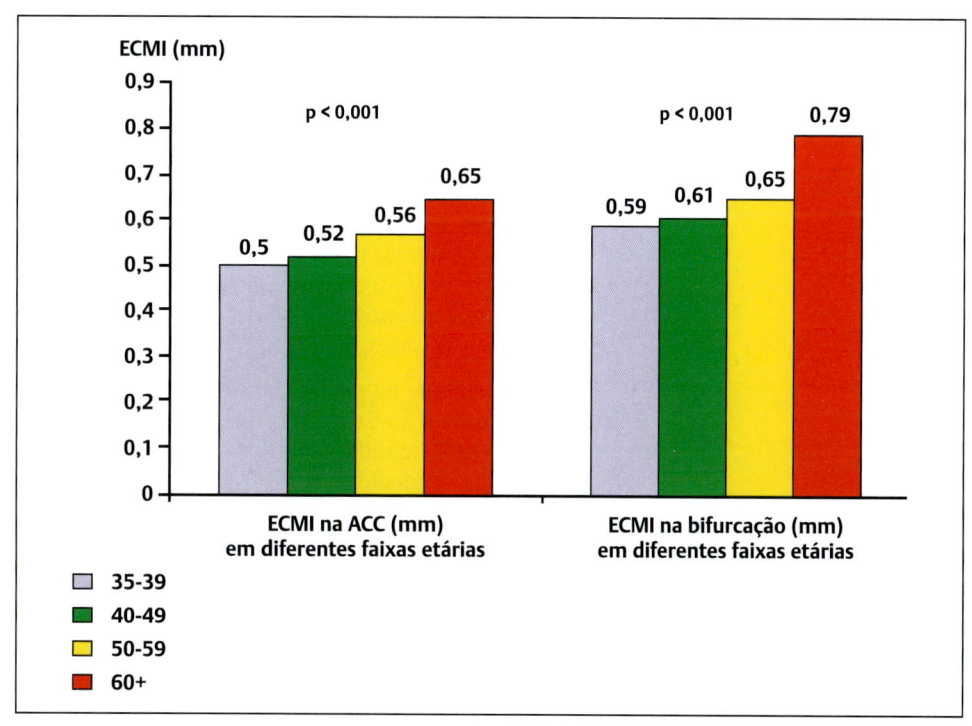

Gráfico do original de Lim et al., com permissão do autor. J Am Soc Echocardiogr, 2008 21(2):112-116.[37]

O Consenso da Sociedade Americana de Ecocardiografia (ASE) recomenda o uso do percentil 75 da idade como o limite para a normalidade e, acima deste percentil, teríamos os valores anormais.

A transição de ECMI aumentada para a placa aterosclerótica é uma regra definida arbitrariamente, sendo discutido se isto não seria apenas fases de um processo evolutivo, como ressalta Bonithon-Koope, ou se a ECMI e as placas seriam expressões de diferentes fenótipos, como relata Finn et al.[38,39] Cabe aqui nossa apreciação contrária a um processo evolutivo de aumento da ECMI para a placa e a favor de dois processos distintos que podem ou não coexistir num mesmo indivíduo, haja vista o grande número de casos estudados de pacientes que apresentam placas e ECMI normal.

Korcarz et al. mostraram que o aumento da ECMI leva os clínicos a prescreverem medidas preventivas e uso de drogas hipolipemiantes e antiagregantes plaquetários, facilitando os pacientes a entenderem os riscos e aderirem à terapêutica sugerida.[40]

Kablak-Ziembicka et al. mostraram, por meio de análise regressiva multivariada, que a idade, DAC, hipertensão, fumo e diabetes exercem forte influência nos valores da ECMI tanto em homens quanto em mulheres.[41] A análise demonstrou que a ECMI é significativamente menor nas mulheres do que nos homens, na predição de DAC. Valores maiores que 1,069 mm para mulheres e 1,153 mm para os homens são dados muito úteis na seleção de pacientes para a coronariografia, principalmente em mulheres que tem maiores sensibilidade e valor preditivo para a identificação de DAC pela ECMI.

Mais recentemente, Bach demonstrou que a avaliação da ECMI, com o eco de estresse em pacientes assintomáticos e com suspeita de DAC ainda não comprovada, apresenta forte valor incremental no prognóstico.[42]

2.5.1.2 Quando Medir a ECMI

Segundo Freire *et al.*, é recomendado que se faça a medida da ECMI nos pacientes que atendam os seguintes requisitos:[11]

1. Risco cardiovascular intermediário: utilizar a medida da ECMI como fator agravante para a reclassificação em alto risco, alinhado com as orientações da V Diretriz Brasileira de Dislipidemias e Prevenção da Aterosclerose e da I Diretriz Brasileira de Prevenção Cardiovascular.[32,43]
2. Pacientes conhecidamente em maior risco de evento cardiovascular e de difícil classificação clínica:
    - Pacientes com hipercolesterolemia familiar.[44]
    - Portadores de doenças autoimunes ou uso de imunossupresores, corticoides e antirretrovirais, ou outros medicamentos que induzem a elevação do colesterol.[43]
    - História de DCV precoce em parentes de primeiro grau.[34]
    - Indivíduos < 60 anos, com anormalidade severa e um fator de risco. (Stein *et al.*)
    - Mulheres < 60 anos, com no mínimo dois fatores de risco.[34]

Nos casos em que há placas carotídeas, independentemente do grau de obstrução, não é necessária a descrição da medida da EMI, com exceção para os exames solicitados especificamente para esta finalidade. Nesses casos, a placa, se presente no local da medida da EMI, deve ser incluída na medida.

2.5.1.3 Protocolo de Medida da Espessura do Complexo Mediointimal

- Imagem fundamental ao modo bidimensional.
- Não utilizar o zoom.
- Transdutor com frequência > 7 MHz.
- Ajuste adequado de ganho; profundidade entre 3,0 e 4,0 cm, sendo 4,0 cm o padrão.
- Corte longitudinal da carótida comum e bifurcação carotídea.
- Obter imagens nos acessos anterior, posterior ou no esternocleidomastóideo, com a imagem mais retilínea possível e com o padrão de dupla linha bem definido, e escolher a melhor imagem.
- Medir na parede posterior das carótidas comuns à direita e à esquerda, a 1 cm da bifurcação, de forma automática/semiautomática.

A análise da parede da carótida é feita no terço médio da carótida comum, onde o vaso é retilíneo e as suas paredes apresentam um ângulo de incidência de 90 graus com o feixe de ultrassom. As paredes devem ser analisadas no corte longitudinal, que permite a análise de um grande trecho simultaneamente. O corte transversal não apresenta uma boa definição da parede.

Devemos sempre ter o cuidado de não incluir a adventícia na nossa medida.

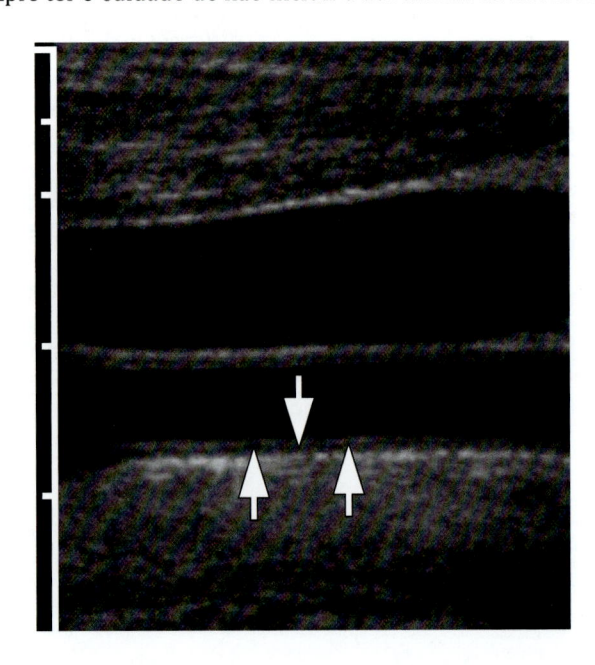

ARTÉRIAS CARÓTIDAS

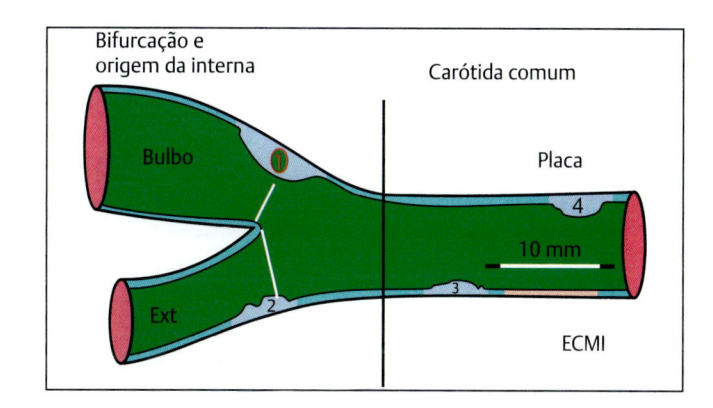

- 1. Placa, espessura > 1,5 mm.
- 2. Protusão parietal > 0,5 mm.
- 3 e 4. Placas com espessuras superiores a 150% da ECMI, segundo proposta do Consenso de Mannheim.

Neste esquema, são demonstradas as alterações ateroscleróticas das paredes das carótidas. A linha vertical separa a carótida comum do bulbo, e a medida da ECMI deve ser realizada de 0,5 a 1 cm desta vertical, preferencialmente na parede posterior, conforme Stein *et al.*[34]

Para a medida da ECMI, foi padronizada a profundidade da imagem em 4 cm, sendo recomendado não ampliar a imagem de modo a não perder a definição.

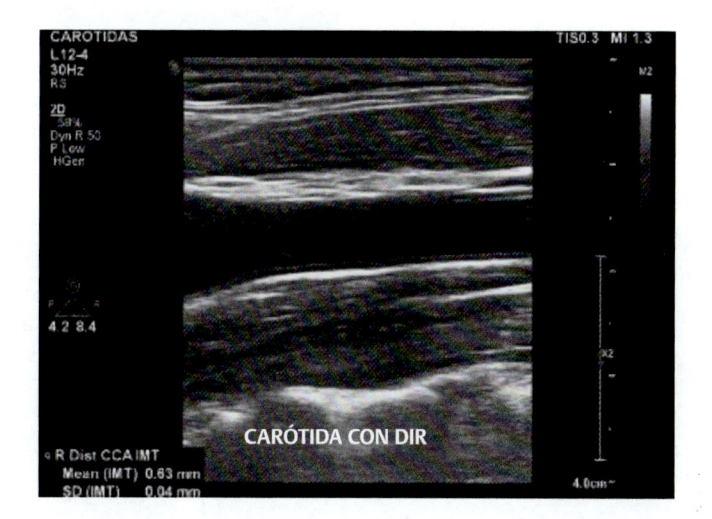

A maioria dos equipamentos atuais mede de forma automática a ECMI, fazendo uma média das medidas em um segmento com 1 cm de comprimento (linhas verdes na figura a seguir). Neste exemplo, a medida da espessura foi de 0,63 mm.

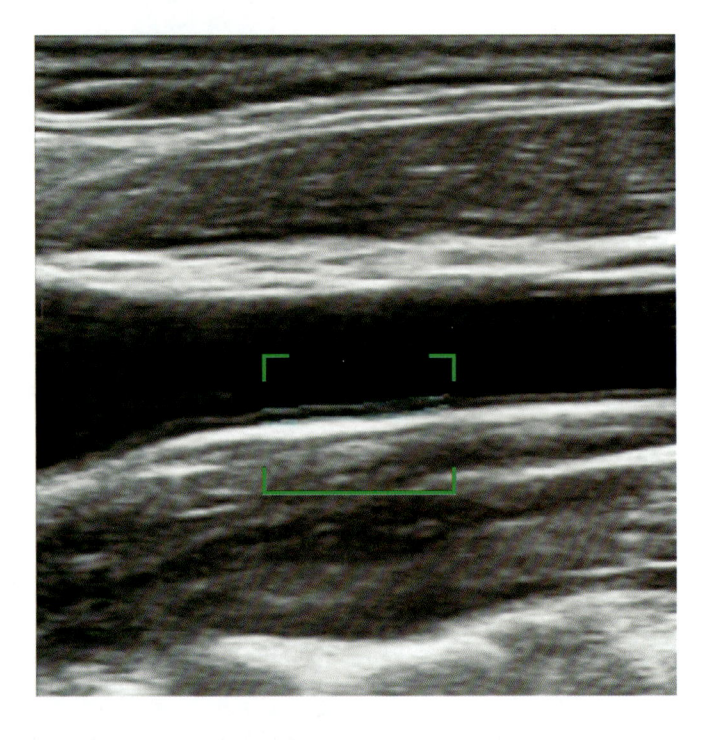

Tem sido demonstrado que a medida automática é mais fidedigna, e, portanto, deve ser utilizada em detrimento da medida manual.

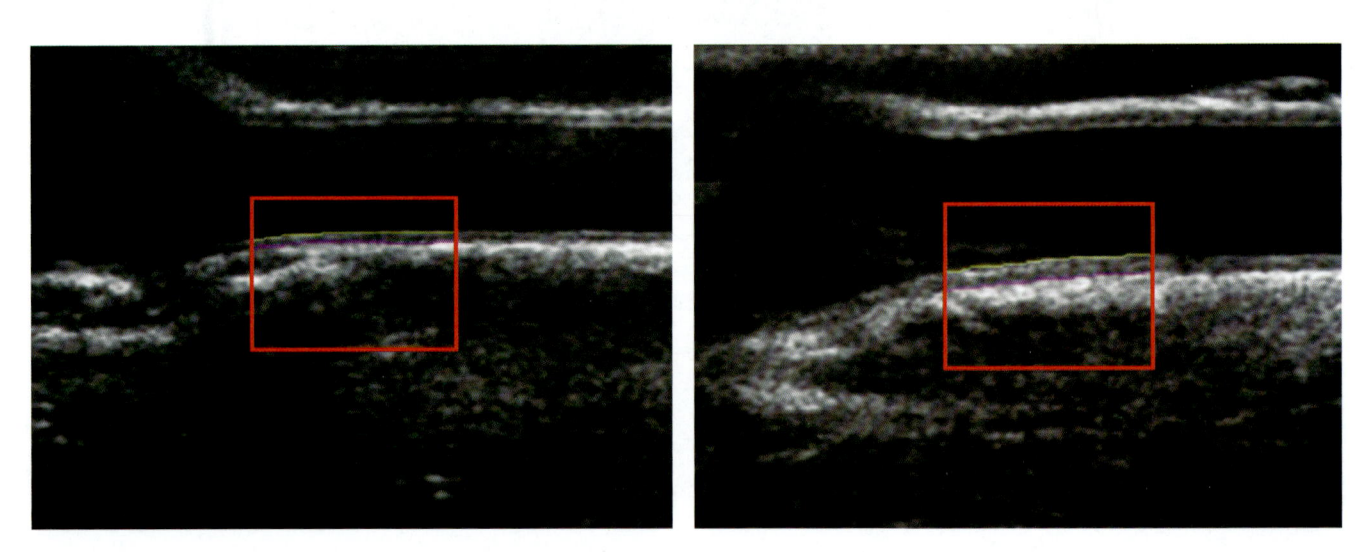

A seguinte fórmula foi proposta por Homma *et al.* para calcular a ECMI normal, relacionada à idade:[45]

$$ECMI = (0,009 \times idade) + 0,116$$

ARTÉRIAS CARÓTIDAS

Podemos observar que os valores da ECMI variam com a idade, porém não é significativa a mudança de espessura de uma década para outra, nem entre homens e mulheres, como demonstrou Relwani.[35]

Idade	N	Média	DP	ANOVA Test	
40 a 45	4	0,675	0,2872	Valor F	Valor P
46 a 50	15	0,800	0,2803	0,726	0,630
51 a 55	22	0,777	0,2975		
56 a 60	19	0,897	0,2486		
61 a 65	22	0,873	0,2881	Não significativo	
66 a 70	10	0,910	0,3035		
71 a 75	8	0,850	0,3162		

De acordo com Homma *et al.*,[45] existe um a correlação positiva entre a ECMI com a idade, mas não existe diferença estatisticamente significativa, como neste estudo de Relwani.

Na imagem à esquerda a seguir, temos ECMI de 1,0 mm na comum, enquanto, na imagem à direita, a ECMI esta nitidamente aumentada, chegando a 1,3 mm.

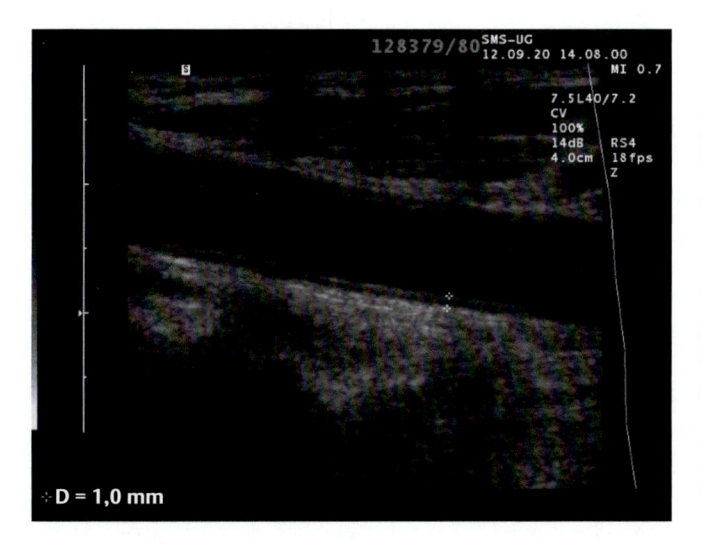

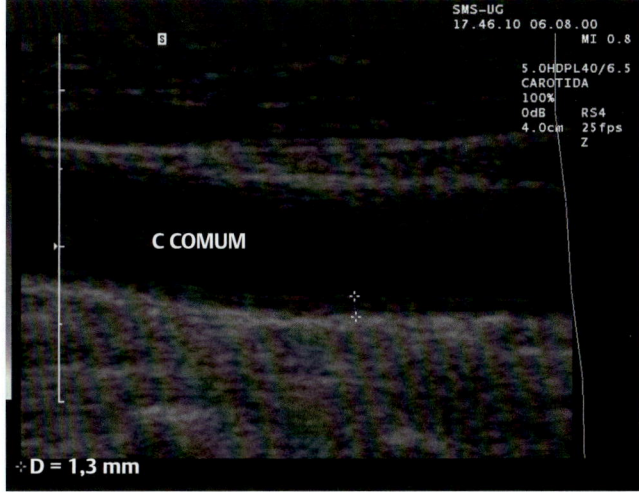

No Brasil, o estudo ELSA, coordenado por Santos *et al.*, montou tabelas com os percentis da população estratificada em gênero, idade e etnia, separando as carótidas comuns direita e esquerda, devendo-se sempre considerar o maior percentil obtido.[46]

EMI média CCE (mm) — Masculino

ETNIA	PERCENTIL	40a	45a	50a	55a	60a	65a
BRANCO	P 25	0,47	0,49	0,52	0,54	0,57	0,60
BRANCO	P 50	0,53	0,57	0,60	0,64	0,67	0,71
BRANCO	P 75	0,60	0,65	0,69	0,73	0,77	0,81
BRANCO	P 90	0,70	0,75	0,80	0,85	0,90	0,95
MULATO	P 25	0,48	0,50	0,53	0,56	0,58	0,61
MULATO	P 50	0,53	0,57	0,61	0,65	0,69	0,73
MULATO	P 75	0,60	0,65	0,70	0,75	0,80	0,85
MULATO	P 90	0,69	0,75	0,80	0,86	0,92	0,97
NEGRO	P 25	0,49	0,52	0,55	0,58	0,62	0,65
NEGRO	P 50	0,56	0,59	0,63	0,67	0,71	0,75
NEGRO	P 75	0,64	0,68	0,72	0,77	0,81	0,86
NEGRO	P 90	0,71	0,78	0,84	0,91	0,97	1,03

EMI média CCE (mm) — Feminino

ETNIA	PERCENTIL	40a	45a	50a	55a	60a	65a
BRANCO	P 25	0,44	0,47	0,50	0,53	0,56	0,59
BRANCO	P 50	0,49	0,52	0,56	0,59	0,63	0,66
BRANCO	P 75	0,54	0,58	0,63	0,67	0,71	0,75
BRANCO	P 90	0,61	0,66	0,71	0,76	0,81	0,86
MULATO	P 25	0,45	0,48	0,51	0,54	0,57	0,60
MULATO	P 50	0,50	0,53	0,57	0,60	0,64	0,67
MULATO	P 75	0,56	0,60	0,64	0,68	0,72	0,77
MULATO	P 90	0,63	0,68	0,73	0,78	0,83	0,88
NEGRO	P 25	0,46	0,49	0,52	0,55	0,58	0,61
NEGRO	P 50	0,51	0,55	0,59	0,63	0,67	0,70
NEGRO	P 75	0,57	0,62	0,66	0,70	0,75	0,79
NEGRO	P 90	0,64	0,70	0,76	0,82	0,88	0,94

EMI média CCD (mm) — Masculino

ETNIA	PERCENTIL	40a	45a	50a	55a	60a	65a
BRANCO	P 25	0,45	0,48	0,51	0,53	0,56	0,59
BRANCO	P 50	0,51	0,54	0,58	0,61	0,65	0,69
BRANCO	P 75	0,59	0,63	0,67	0,71	0,75	0,79
BRANCO	P 90	0,66	0,71	0,76	0,81	0,85	0,90
MULATO	P 25	0,44	0,47	0,50	0,53	0,56	0,60
MULATO	P 50	0,50	0,54	0,58	0,62	0,66	0,69
MULATO	P 75	0,58	0,63	0,68	0,73	0,77	0,82
MULATO	P 90	0,69	0,74	0,79	0,84	0,89	0,94
NEGRO	P 25	0,46	0,50	0,53	0,57	0,60	0,64
NEGRO	P 50	0,54	0,58	0,62	0,66	0,70	0,74
NEGRO	P 75	0,61	0,67	0,73	0,78	0,84	0,90
NEGRO	P 90	0,70	0,77	0,83	0,89	0,95	1,02

EMI média CCD (mm) — Feminino

ETNIA	PERCENTIL	40a	45a	50a	55a	60a	65a
BRANCO	P 25	0,44	0,47	0,50	0,53	0,56	0,59
BRANCO	P 50	0,49	0,52	0,56	0,59	0,63	0,66
BRANCO	P 75	0,54	0,58	0,63	0,67	0,71	0,75
BRANCO	P 90	0,61	0,66	0,71	0,76	0,81	0,86
MULATO	P 25	0,45	0,48	0,51	0,54	0,57	0,60
MULATO	P 50	0,50	0,53	0,57	0,60	0,64	0,67
MULATO	P 75	0,56	0,60	0,64	0,68	0,72	0,77
MULATO	P 90	0,63	0,68	0,73	0,78	0,83	0,88
NEGRO	P 25	0,46	0,49	0,52	0,55	0,58	0,61
NEGRO	P 50	0,51	0,55	0,59	0,63	0,67	0,70
NEGRO	P 75	0,57	0,62	0,66	0,70	0,75	0,79
NEGRO	P 90	0,64	0,70	0,76	0,82	0,88	0,94

O estudo CAPS coordenado por Lorenz *et al.* também produziu uma tabela, mais simplificada que as do ELSA, para avaliar a ECMI em percentis.[47] Como neste trabalho a população estudada não foi a brasileira, preferimos as tabelas desenvolvidas no trabalho ELSA.

Masculino

Idade percentil	25	35	45	55	65	75	85
%25	0,515	0,585	0,634	0,68	0,745	0,814	0,83
%50	0,567	0,633	0,686	0,746	0,83	0,914	0,937
%75	0,633	0,682	0,756	0,837	0,921	1,028	1,208

Feminino

Idade percentil	25	35	45	55	65	75	85
%25	0,524	0,575	0,619	0,665	0,718	0,771	0,807
%50	0,567	0,615	0,665	0,719	0,778	0,837	0,880
%75	0,612	0,66	0,713	0,776	0,852	0,921	0,935

2.5.1.4 Movimento de Parede

Por meio do exame pelo modo-M (unidimensional) podemos avaliar a variação do calibre da carótida com o ciclo cardíaco. Quando existe doença aterosclerótica, essa variação fica reduzida. Na figura a seguir, podemos observar as variações do diâmetro do vaso de acordo com o ciclo cardíaco.

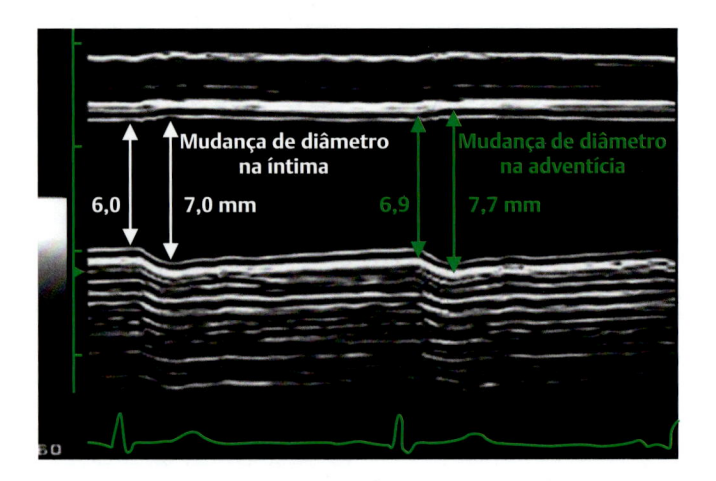

A técnica do *Echotracking* permite a identificação da rigidez parietal a partir da derivação da curva pressão-diâmetro da artéria, calculando a rigidez local no intervalo entre duas ondas de distensão adjacentes. A técnica também fornece informações sob a presença de placas e uma precisa medida da ECMI. Infelizmente a maioria dos equipamentos atuais não dispõem deste recurso.

Echotracking é uma boa ferramenta para determinar a mecânica da parede arterial na região da placa aterosclerótica e no seu entorno.

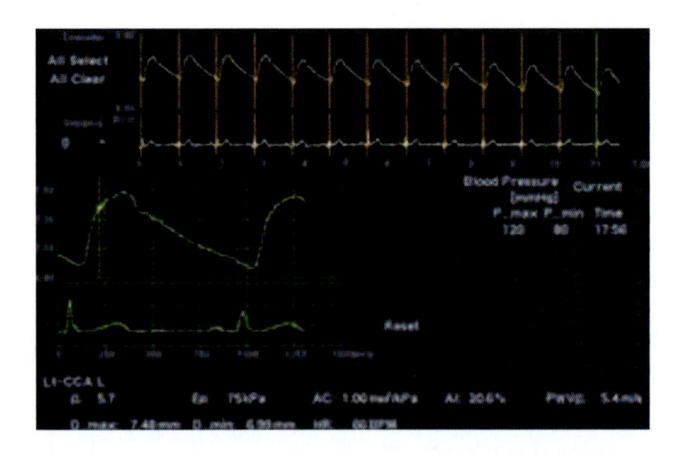

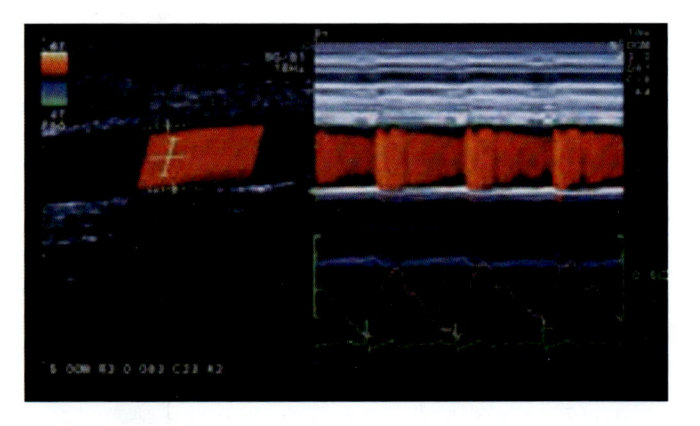

A rigidez das carótidas é similar entre os gêneros, exceto a complacência que é menor entre as mulheres, característica que se mantém mesmo quando a população é estratificada pela idade. A rigidez aumenta com a idade, principalmente após os 60 anos, quando é mais acentuada entre as mulheres.

Num modelo de análise multivariada, foi observado que os parâmetros de rigidez das paredes arteriais é constante e independentemente associado a idade, pressão arterial média, pressão de pulso, FC e IMC.

Beaussier *et al.* mostraram que a mecânica de movimentação longitudinal das placas segue um padrão de redução do *strain*.[48] Eles também sugerem que a redução do *strain* com o remodelamento da superfície da placa é um achado de alto risco para a ruptura. Na próxima figura, temos a representação do *strain*. Na imagem da esquerda, vemos a carótida comum com uma placa aterosclerótica. A linha verde representa a ECMI; a linha amarela representa o *strain* ao longo do vaso, observando-se marcada queda do *strain* na região da placa; e a linha laranja mostra o diâmetro do vaso. Na imagem do lado direito está um exemplo normal.

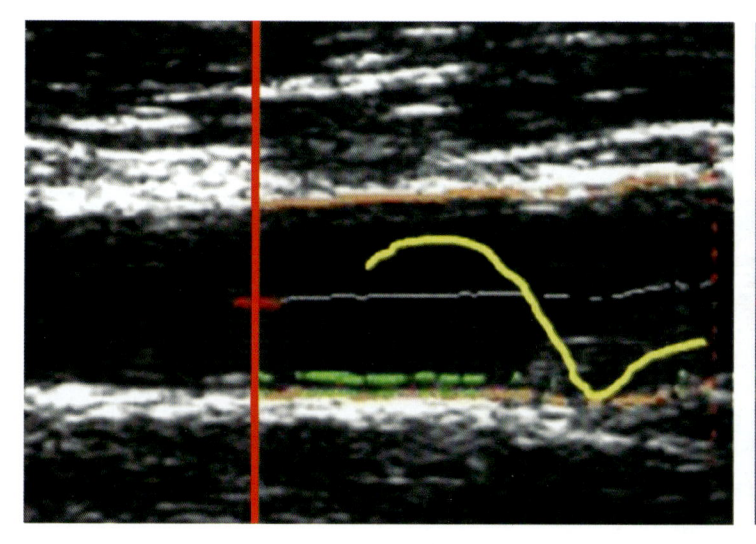

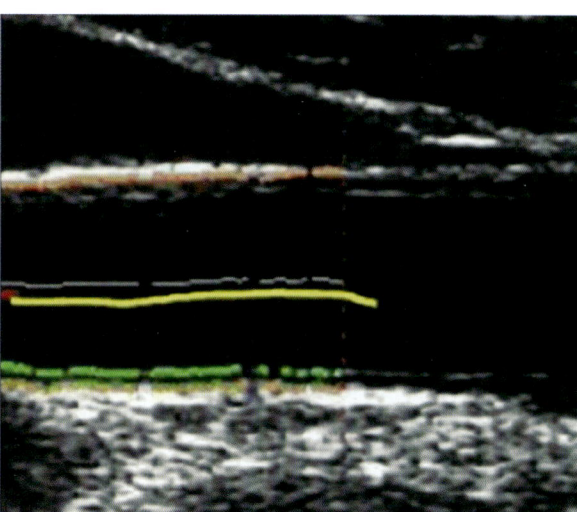

A limitação para a utilização desta técnica deve-se ao fato de não estar disponível na maioria dos equipamentos de ultrassonografia atualmente disponíveis no mercado.

2.5.2 Placa Aterosclerótica

A doença aterosclerótica é a que mais frequentemente atinge os vasos supra-aórticos. A placa aterosclerótica é a principal expressão da doença, levando a consequências locais ou à distância. O estudo ecográfico pode evidenciar a lesão ainda em sua fase inicial, fazer estudos seriados e avaliar as alterações que essa lesão possa vir a sofrer.

A placa aterosclerótica localizada na circulação extracraniana é a causa mais frequente de isquemia cerebral, que pode se manifestar de forma aguda, como nos casos de acidentes embólicos e oclusões arteriais, ou crônica, como nas obstruções graves.

A placa carotídea ateromatosa pode ser definida como uma estrutura focal, estendendo-se no mínimo 0,5 mm para a luz do vaso, e/ou medindo mais 50% do que o valor das medidas das ECMI adjacentes, e/ou ainda que tenha mais que 1,5 mm, segundo o Consenso Europeu de Mannheim.

Handa *et al.* definem a placa como estruturas com espessuras > 1,2 mm.[49]

Barnett *et al.* definem as placas como estruturas focais da íntima > 1,0 mm, com protusão para o lúmen, sendo, pelo menos, o dobro da ECMI em ambos os lados.[50]

A ECMI e as placas são diferentes expressões fenotípicas que indicam risco vascular aumentado. A placa carotídea apresenta-se como um preditor de risco vascular mais importante que a ECMI isolada. A associação de placas ateroscleróticas e ECMI aumentada mostra maior significado como fator preditivo. A avaliação quantitativa das placas, como: número de placas, espessuras, área da luz arterial ocupada e o volume detectado pelo eco 3D, parece ser uma forma mais completa (sensível) para a predição do risco do que simplesmente citar a presença de placa, segundo Naqvi *et al.*.[51]

Para monitorar evolutivamente a continuidade das alterações das paredes vasculares, a ECMI deve ser monitorada na carótida comum. Havendo placas ateroscleróticas, estas devem ser monitoradas evolutivamente de forma quantitativa e qualitativa.

2.5.2.1 Localização das Placas

As placas devem ser avaliadas e classificadas segundo suas localizações, podendo estar situadas na carótida comum proximal, média e distal, bifurcação, ramo externo e ramo interno proximal e médio.

Na carótida direita, também temos o tronco braquiocefálico, que deve ser sempre examinado pela USV. A divisão desse segmento segue a recomendação do estudo Mannheim e é ilustrada na figura a seguir.[11]

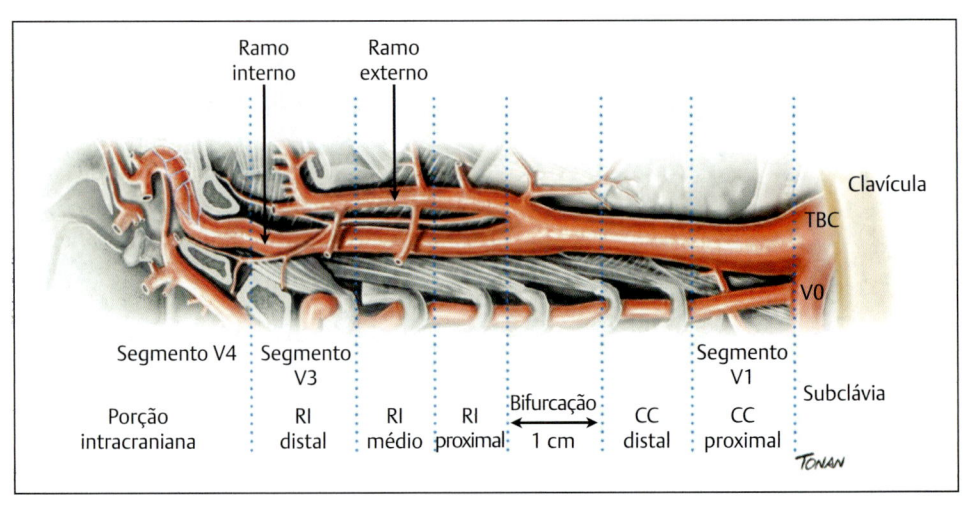

Modificada de Tonan em Freire *et al.*

2.5.2.1.1 Carótida Comum

As estenoses da carótida comum apresentam uma peculiaridade em relação à quantificação dessas lesões pelo Doppler em cores: a área transversa do terço médio da carótida comum é menor que o somatório das áreas de secção transversa das carótidas interna e externa. Em função disso, somente placas com obstrução bem acima de 50% vão provocar alterações do fluxo. Neste caso, esta placa ecolucente ocupa menos que 50% da luz do vaso, não causando, portanto, alteração de significado hemodinâmico para o fluxo pela interna.

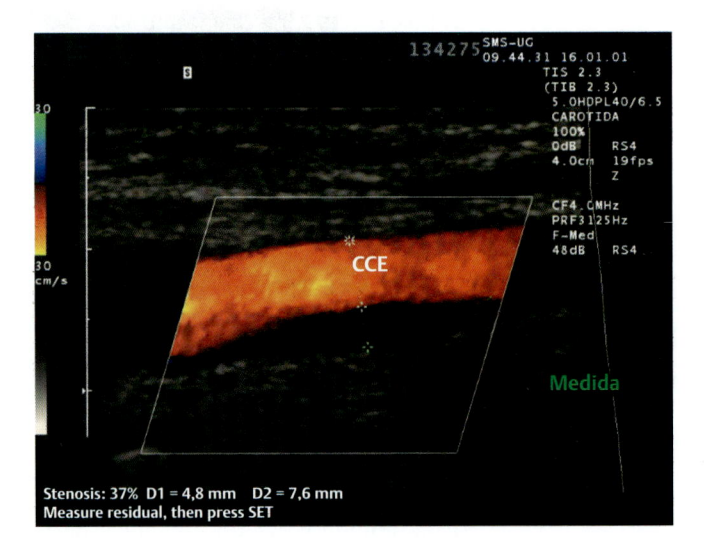

ARTÉRIAS CARÓTIDAS

Como a quantificação pelo Doppler em cores das estenoses significativas são avaliadas do ponto de vista hemodinâmico, a gravidade da lesão será estimada pelas alterações da curva espectral do Doppler pulsátil. Uma obstrução de 80% avaliada na carótida comum pelo Doppler será equivalente a uma obstrução de 80% da carótida interna, levando às mesmas consequências. Neste caso, mostramos uma oclusão da comum em seu terço distal.

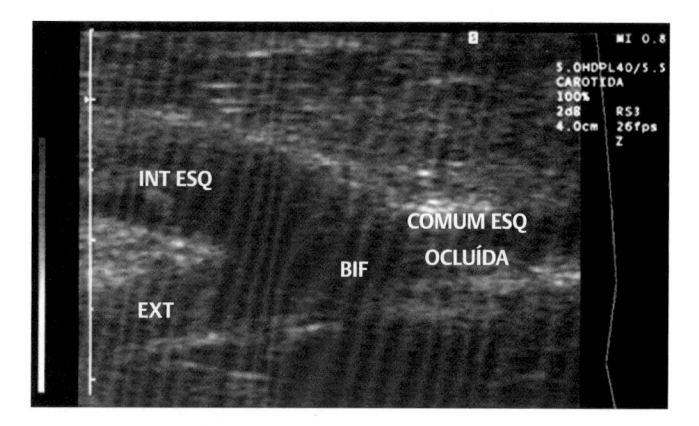

Em um tópico mais adiante, iremos discutir em detalhes como quantificar as lesões e as características especiais que as placas podem assumir de acordo com suas localizações.

2.5.2.1.1.1 Origem

As placas são localizadas na origem da carótida comum esquerda, junto à aorta: imagem obtida com transdutor setorial.

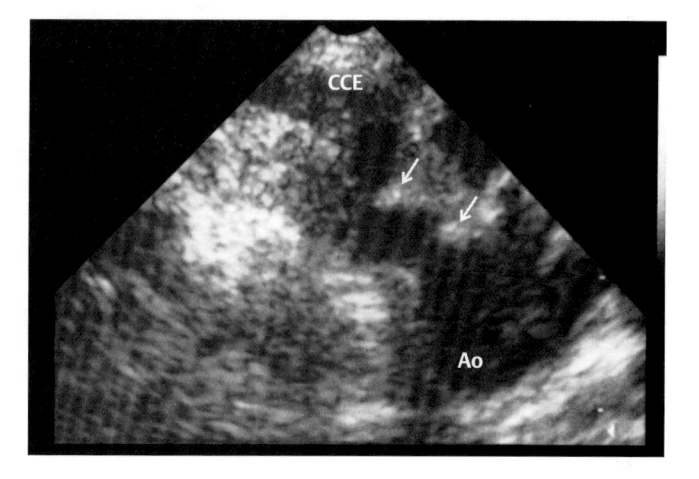

2.5.2.1.1.2 Terço Médio
Placa na porção média da carótida comum esquerda:

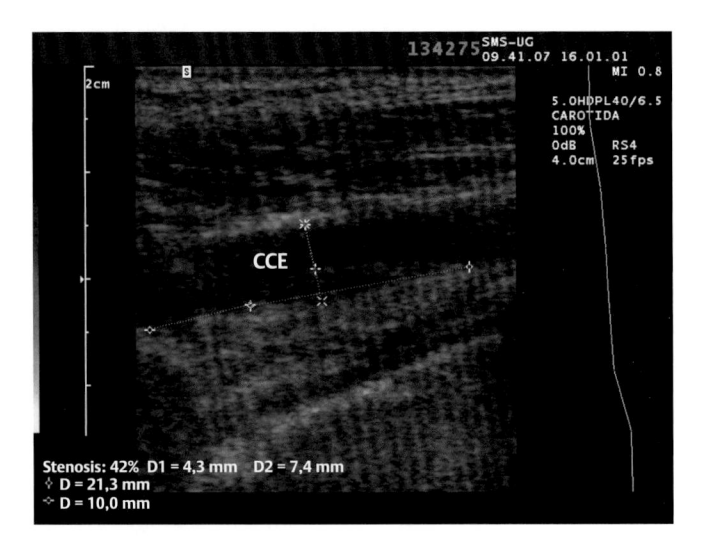

2.5.2.1.1.3 Terço Distal
Placa na porção distal/bifurcação:

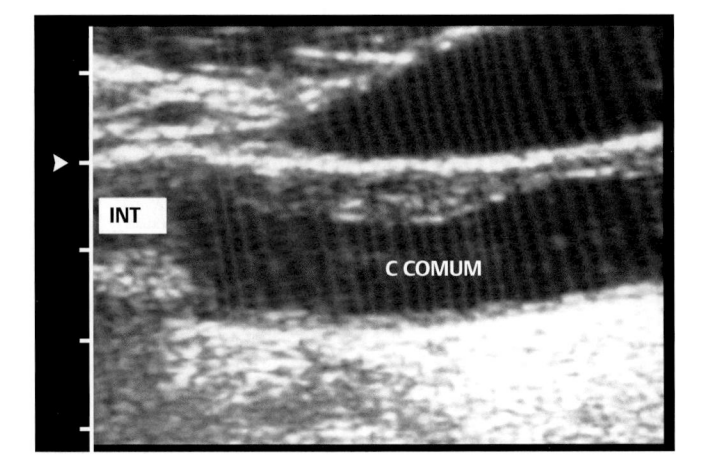

2.5.2.1.2 Bifurcação
Identificamos placas ateroscleróticas nas paredes anterior e posterior da bifurcação.

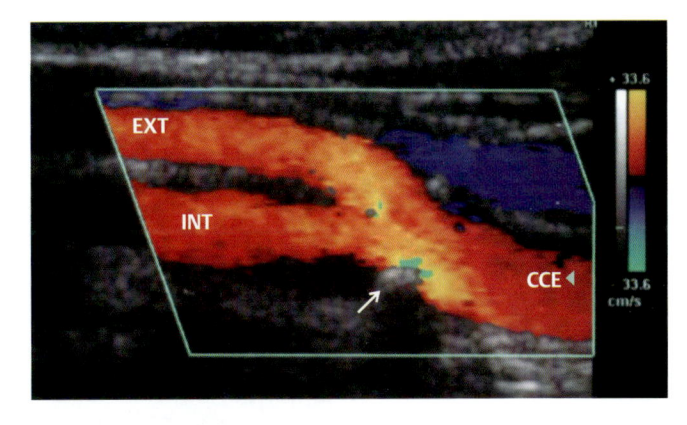

Nesta outra placa na bifurcação, observamos pequena ulceração na placa (seta).

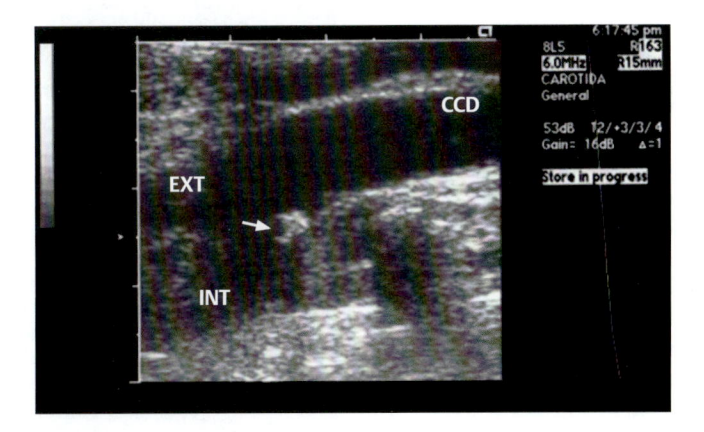

2.5.2.1.3 Carótida Interna
2.5.2.1.3.1 Bulbo
Pequena placa na região bulbar:

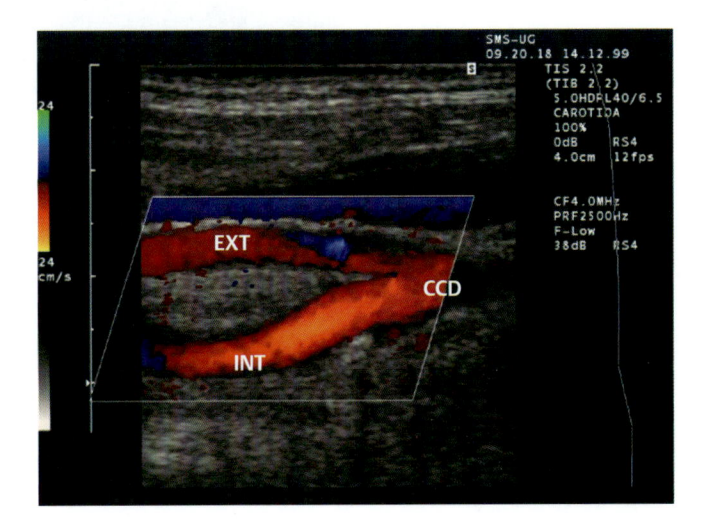

2.5.2.1.3.2 Interna Distal

Pequena placa ecogênica na passagem da região bulbar para a interna distal:

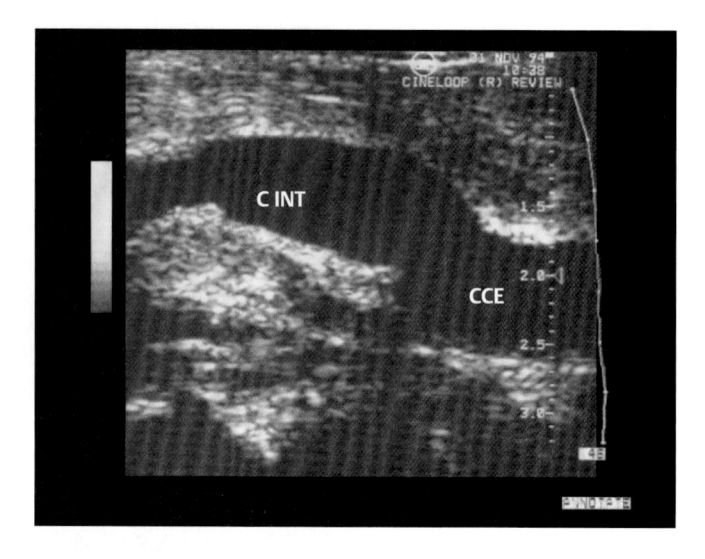

2.5.2.1.4 Carótida Externa

Pequena placa na porção proximal da carótida externa:

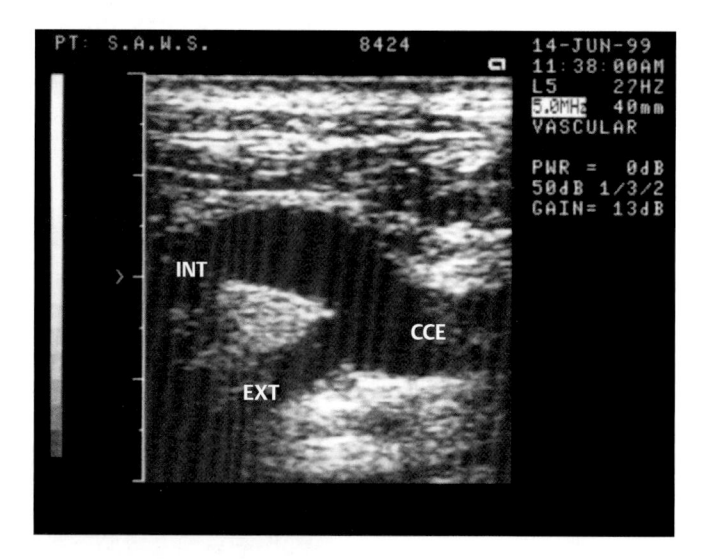

2.5.2.2 Extensão das Placas

A extensão da placa deve ser medida, pois pode se correlacionar com a possibilidade de eventos e tem implicação na escolha da abordagem do tratamento cirúrgico e endovascular, sendo importante também no estudo evolutivo da placa, segundo Wain *et al.*[52]

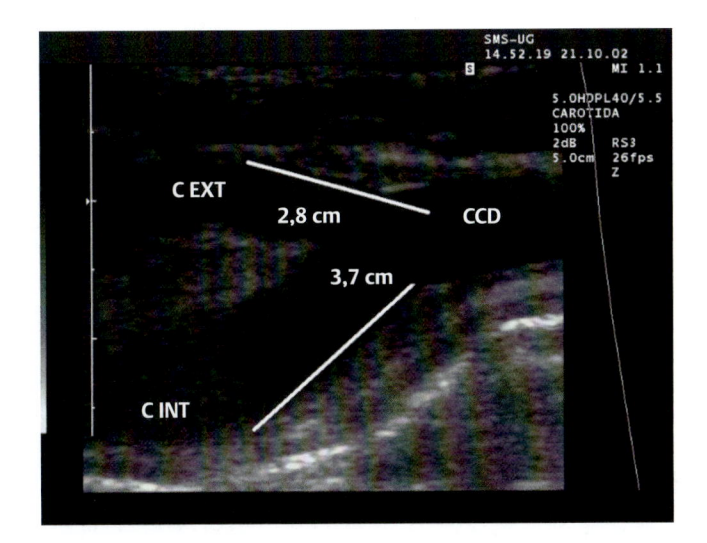

A extensão das placas tem também importância hemodinâmica, pois, quanto mais extensa a placa, maior será a resistência ao fluxo.

A medida da área ocupada pela placa também é um excelente recurso nas avaliações seriadas para identificar o crescimento da placa aterosclerótica.

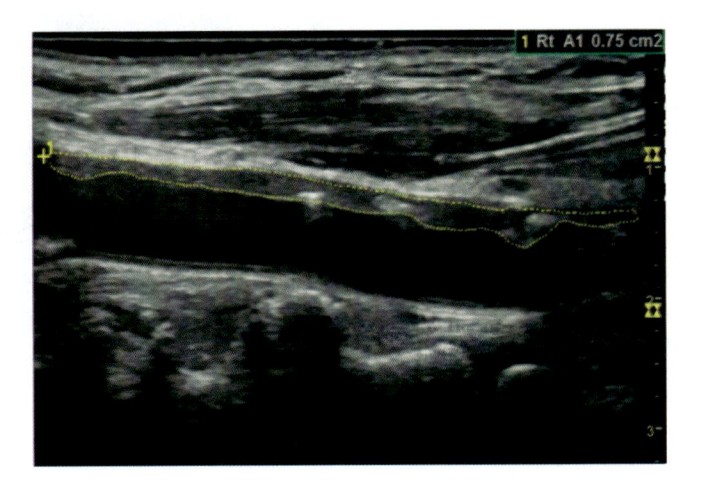

Estudos de Ainsworth e Landry com a ultrassonografia tridimensional mostraram a importância de se conhecer o volume total da placa, bem como sua cinética de crescimento longitudinal e radial.[53,54]

2.5.2.3 Classificação das Placas

Há diferentes propostas de classificação das placas ateroscleróticas, de acordo com a aparência nos estudos ecográficos:

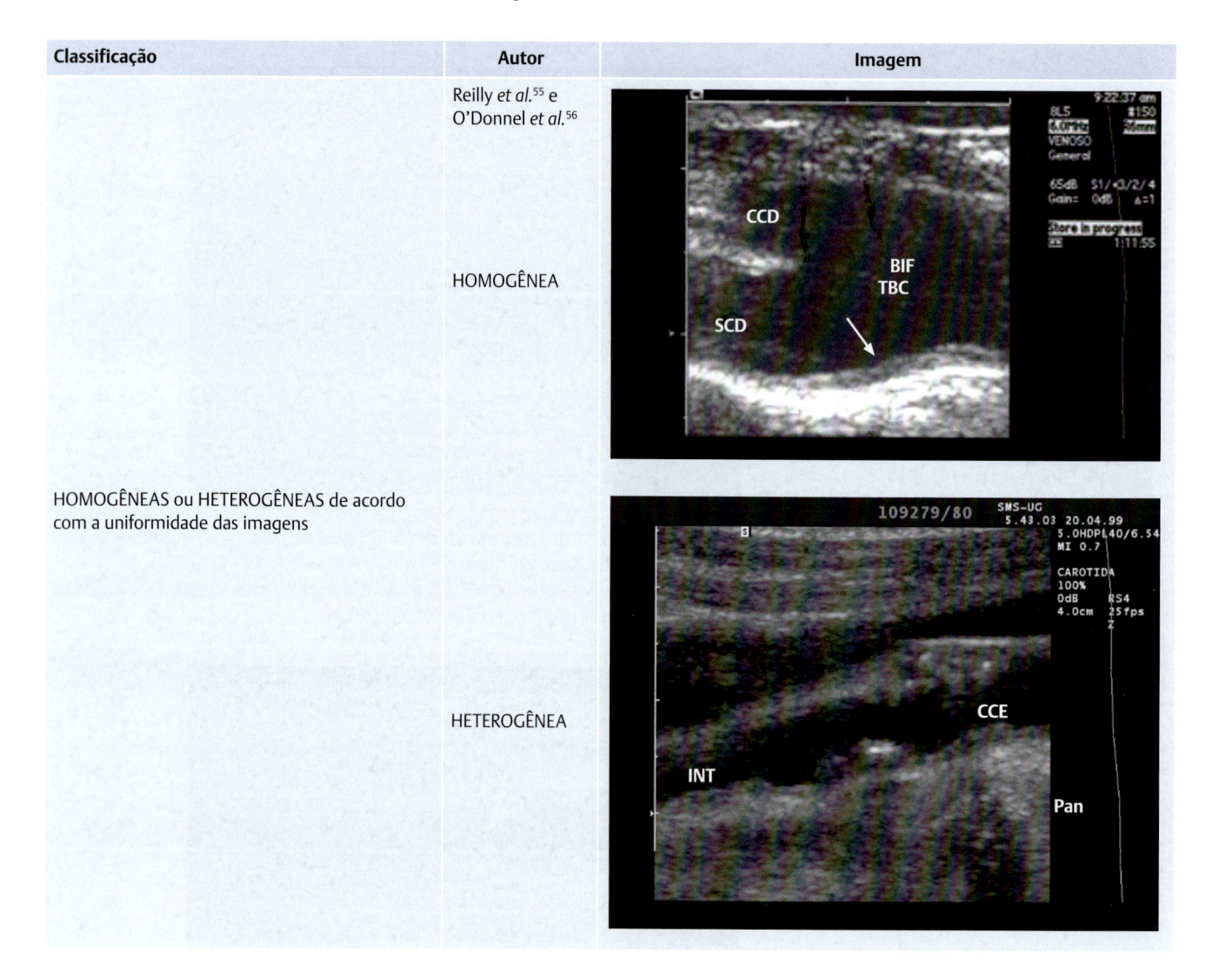

Classificação	Autor	Imagem
HOMOGÊNEAS ou HETEROGÊNEAS de acordo com a uniformidade das imagens	Reilly et al.[55] e O'Donnel et al.[56] HOMOGÊNEA HETEROGÊNEA	

ARTÉRIAS CARÓTIDAS 133

Classificação	Autor	Imagem
ECOGÊNICAS ou ECOLUCENTES, de acordo dom a densidade das imagens	Johnson et al.[57] e Widder et al.[58] ECOGÊNICA ECOLUCENTE	

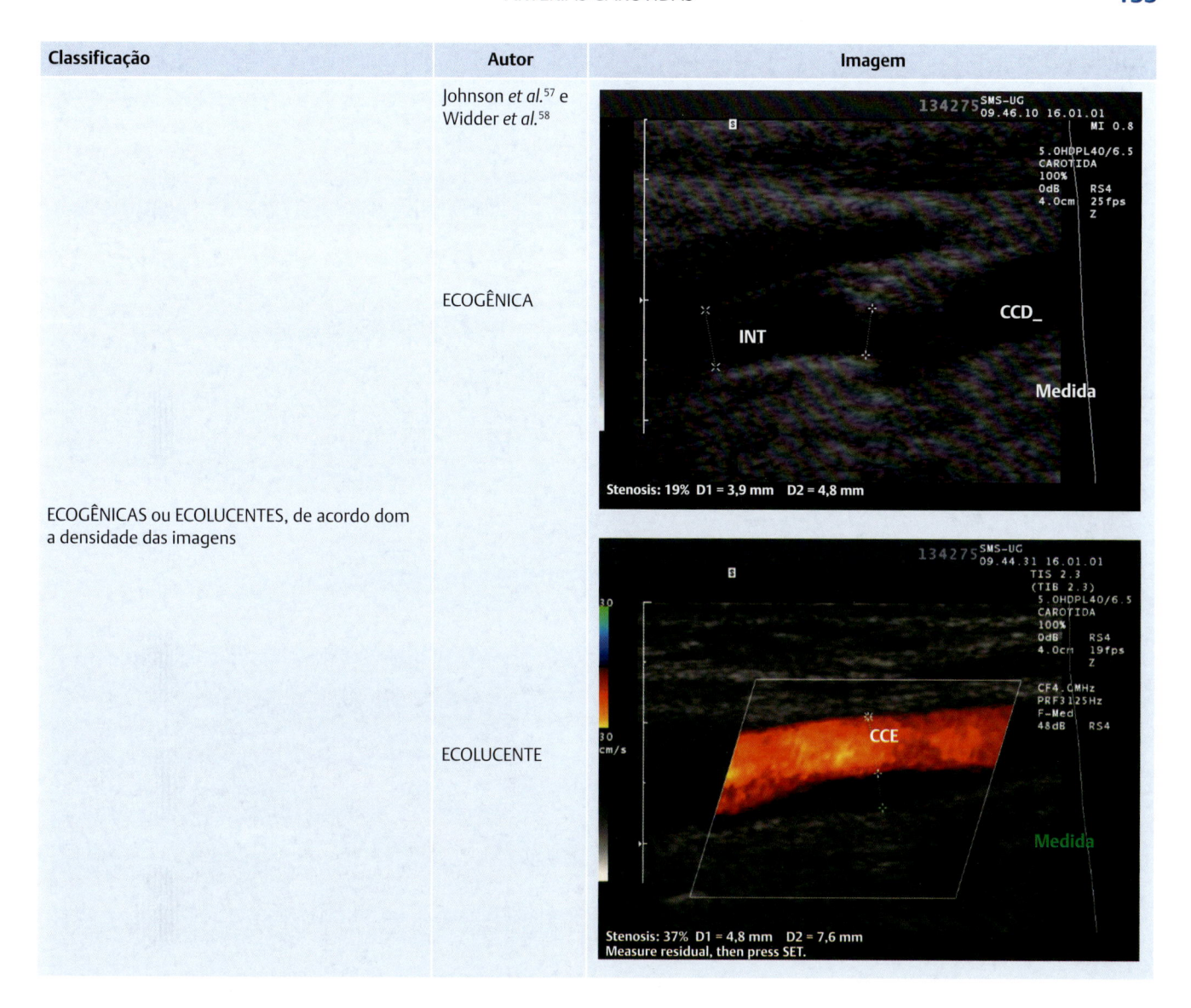

134 CAPÍTULO 2

Classificação	Autor	Imagem
LISAS ou IRREGULARES, de acordo com a superfície	LISA	
	IRREGULAR	

A divisão das placas em homogêneas e heterogêneas mostrou que as placas heterogêneas contêm significativamente mais calcificações. A avaliação das placas heterogêneas aumentou a sensibilidade (76%) e a especificidade (76%) para a detecção de hemorragia intraplaca em relação à ecolucência, segundo Abu-Rahma et al.[59]

Quanto mais irregular for a superfície da placa, maior será o atrito, e, consequentemente, maior será a perda de energia por parte do fluxo. Isto terá importância hemodinâmica apenas nas estenoses graves, em que, para um mesmo grau de estenose, a placa de superfície mais irregular será mais sintomática.

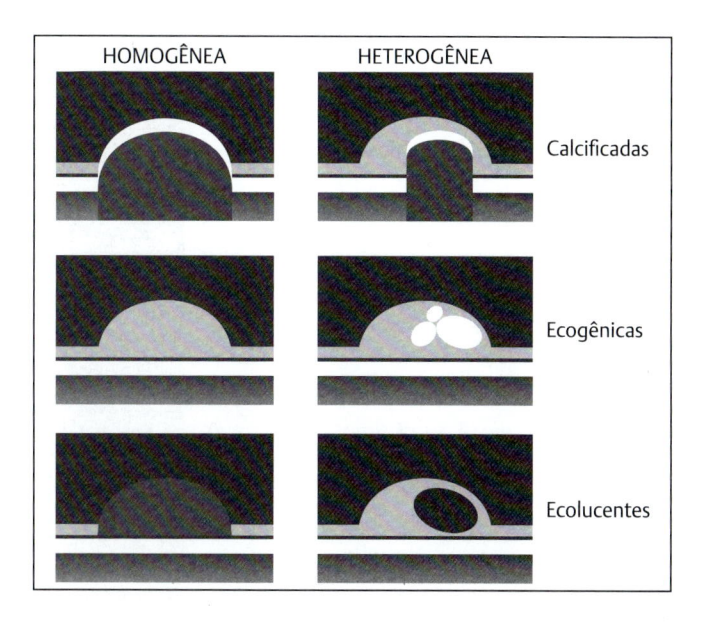

Já Gray-Weale et al. e Geroulakos et al. descreveram 5 tipos, de acordo com a ecogenicidade das placas:[60,61]

| TIPO I | Lesões predominantemente ecolucentes
São as placas com alto teor lipídico e que não refletem o US, aparecendo como placas escuras nas imagens do eco. Observar a placa no início do ramo interno, aparecendo como imagem negativa no fluxo colorido |

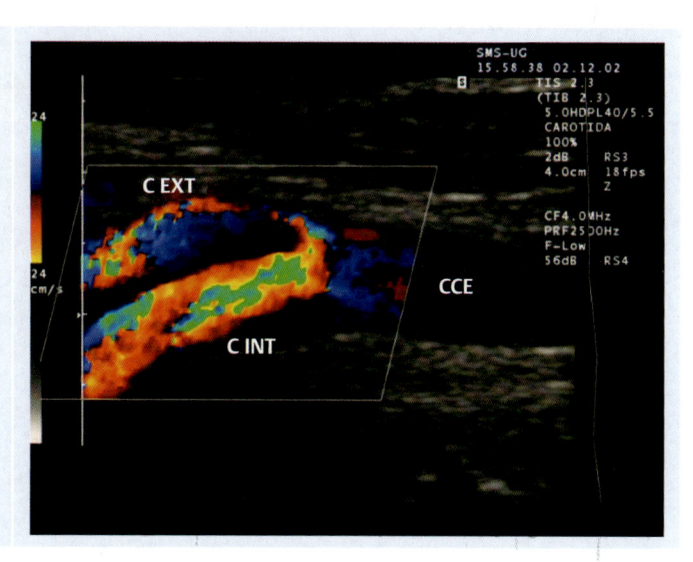

TIPO II	Lesões ecogênicas, com mais de 50% de predomínio na placa, observando-se as áreas ecolucentes como imagens negativas evidenciadas pelo fluxo em cores
TIPO III	Lesões predominantemente ecogênicas com pequena área de ecolucência ocupando menos que 25% da placa
TIPO IV	Lesões uniformemente densas

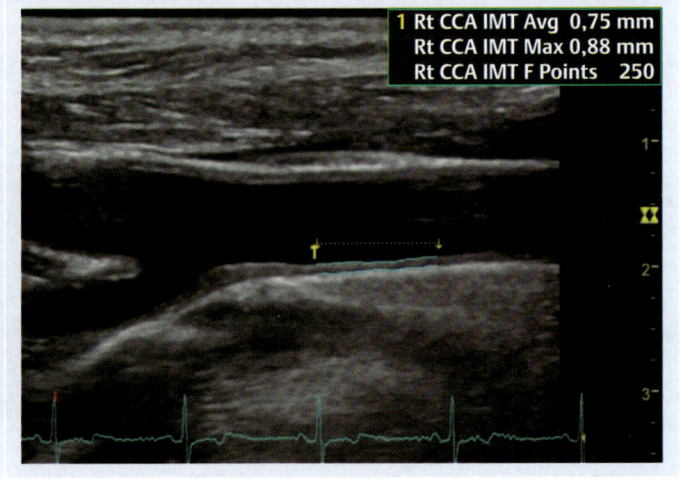

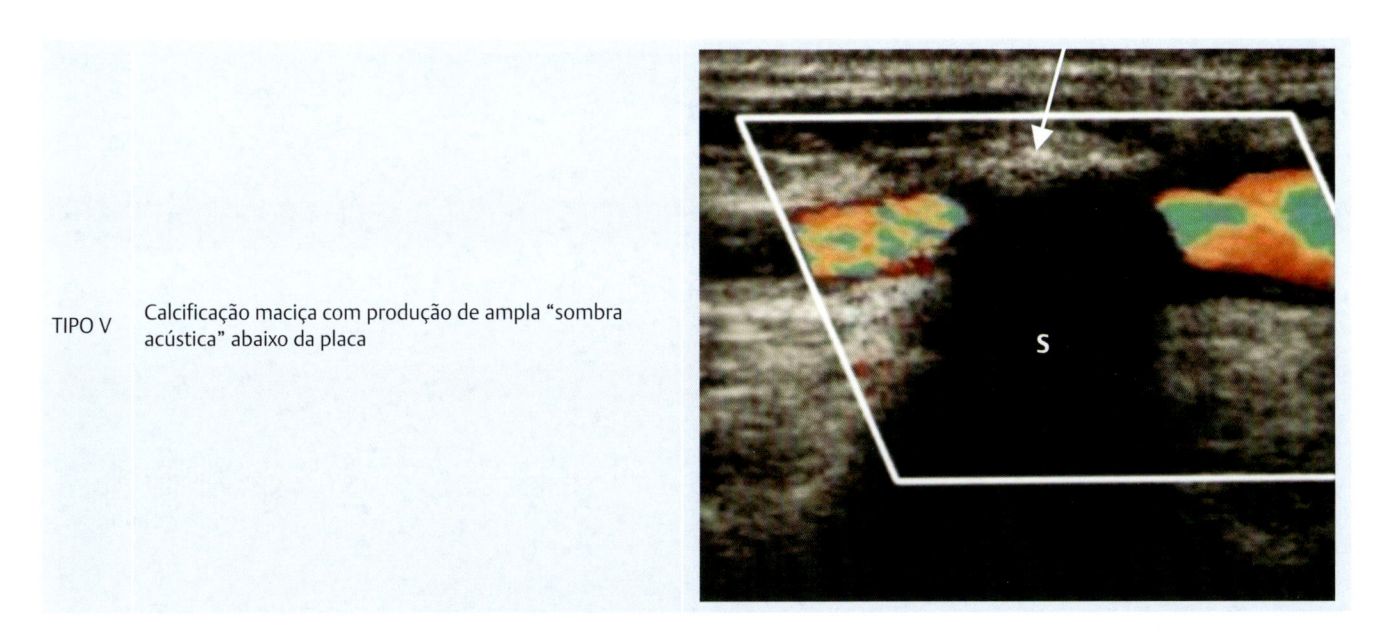

TIPO V — Calcificação maciça com produção de ampla "sombra acústica" abaixo da placa

Suplementando esta classificação com outros importantes critérios, incluindo as características da superfície das placas, Langsfeld, Geroulakos e Widder geraram a seguinte classificação:[58,61,62]

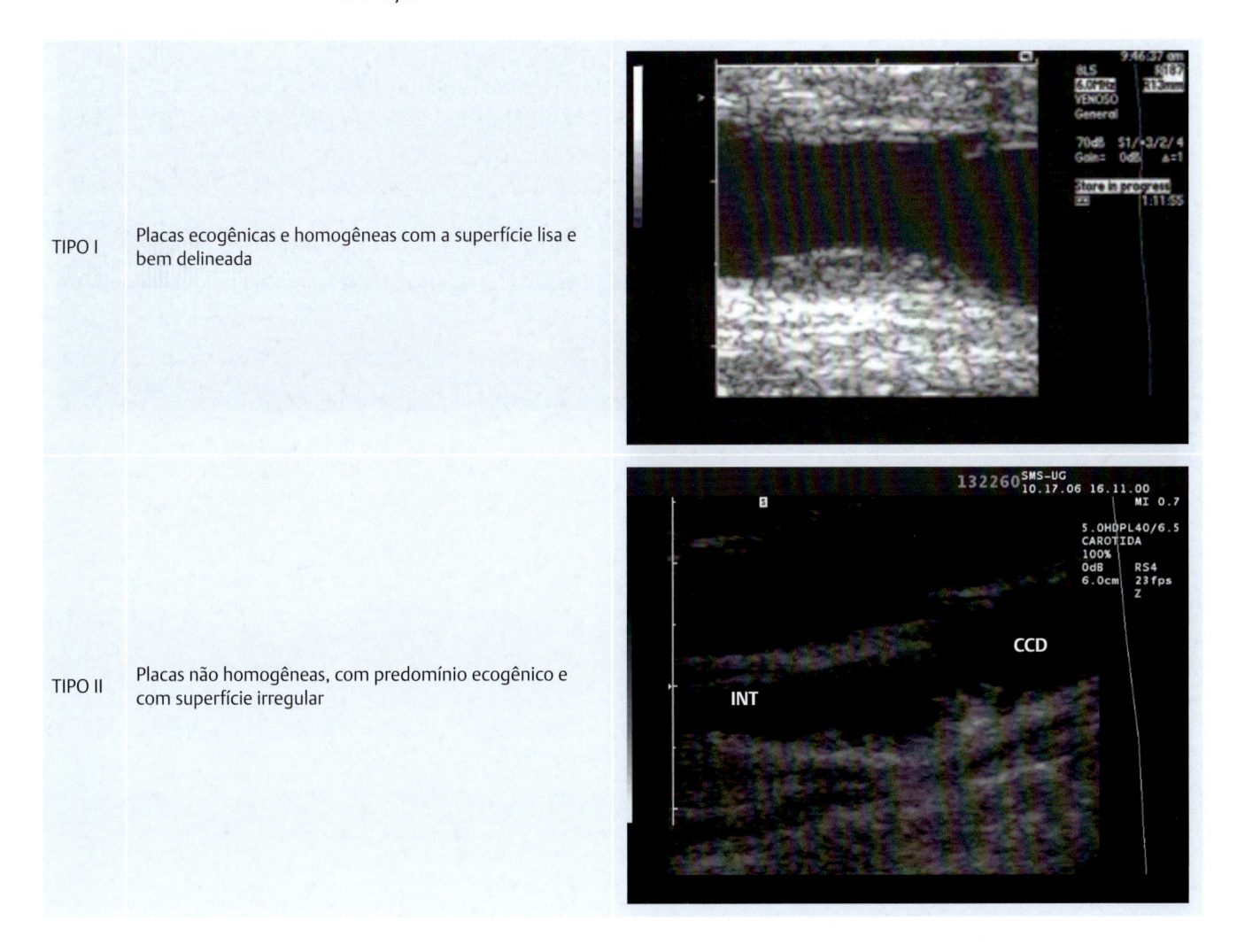

TIPO I — Placas ecogênicas e homogêneas com a superfície lisa e bem delineada

TIPO II — Placas não homogêneas, com predomínio ecogênico e com superfície irregular

TIPO III	Placas não homogêneas, com predomínio ecogênico e com superfície lisa	
TIPO IV	Placas não visualizadas ou sugestivas a partir de áreas não ecogênicas	

2.5.2.3.1 Classificação Histológica/Ecográfica

Buscando ainda uma classificação mais ampla e abrangente, foram utilizadas informações obtidas de acordo com os aspectos fisiopatológicos; assim, as placas podem ser classificadas em 8 tipos, de acordo com aspectos histológicos e ecográficos:

TIPO I	Nessa fase, ocorrem alterações mínimas. O acúmulo de lipídios somente pode ser observado ao nível microscópico, porém, ao nível macroscópico, ainda não existe um espessamento da parede. Essa lesão pode ser observada ainda na infância
TIPO II	Nessa fase, ocorrem as lesões conhecidas como *fatty streaks* (estrias gordurosas). Podem ser observadas a olho nu, na superfície interna dos vasos. A lesão aparece como uma estria amarela, sem projeção para a luz do vaso, e não é identificável pelo ultrassom. Consistem de macrófagos repletos de lipídios, (*foam cells*)
TIPO III	Também conhecido como pré-ateroma; nessa fase, existe acúmulo de lipídios também na região extracelular, com leve espessamento da parede, sem obstrução da luz
TIPO IV	Grande acúmulo de lipídios na região mais profunda da íntima. Nessa fase, ocorre um espessamento localizado da parede, que pode ser avaliado melhor pelo ultrassom intravascular, mas também pode ser visto no estudo ecográfico convencional. Esse tipo de lesão é, geralmente, silenciosa
TIPO V	O acúmulo de tecido fibroso (colágeno) na superfície da lesão do tipo IV, associado ao acúmulo de lipídios, é o aspecto principal dessa fase. O colágeno é o principal componente da lesão. Apresenta grande número de capilares

TIPO VI	São as chamadas placas "complicadas". Consistem em alterações na superfície da lesão, tais como: fissuras, erosões e úlceras, hematoma ou hemorragias, e depósitos trombóticos. Ocorrem sobrepostas às lesões dos tipos IV e V. Essas alterações serão responsáveis por um crescimento mais acelerado da lesão, pois cada lesão sobreposta leva a trombose, incorporação do trombo e novas lesões, a intervalos variáveis. A placa instável evolui para a fase de trombos e reabsorção de trombos, que pode ser seguida de deposição de colágeno e crescimento de células de músculo liso. Na imagem inferior vemos a formação de hemorragia
TIPO VII	Lesão aterosclerótica avançada caracterizada pela presença de depósito de minerais (fosfato de cálcio e apatita), além das alterações presentes nas fases precedentes. Algumas lesões precoces podem apresentar depósitos de fosfato de cálcio, e, por isso, classificamos como lesão do tipo VII apenas aquelas que têm a mineralização como lesão predominante. Placa na parede posterior da carótida predominantemente calcificada e com marcada sombra acústica

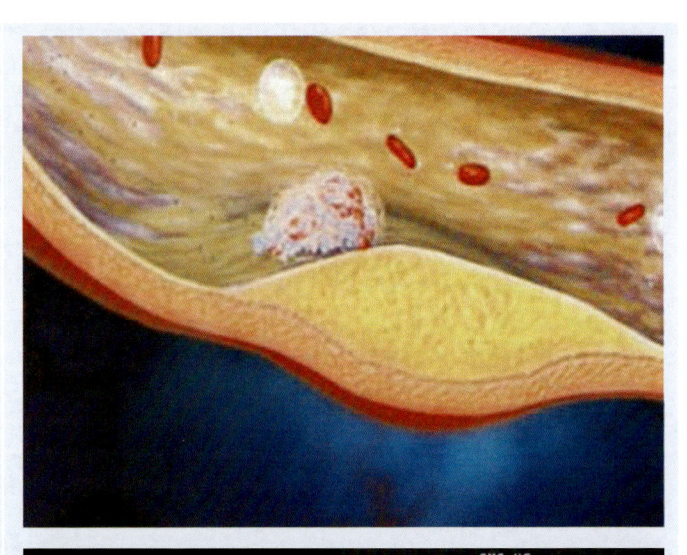

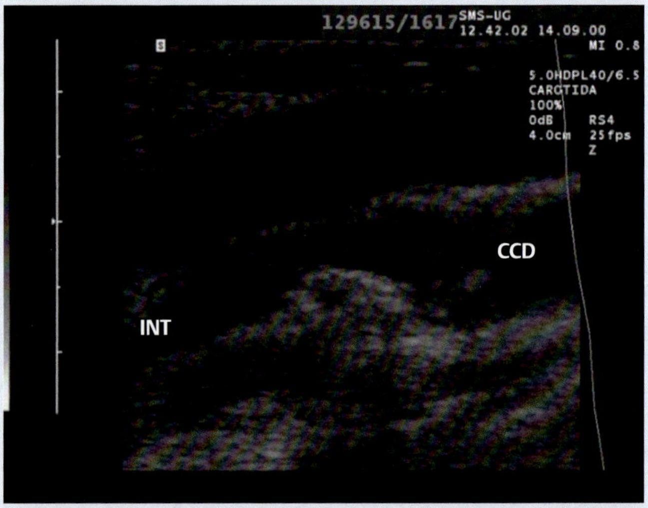

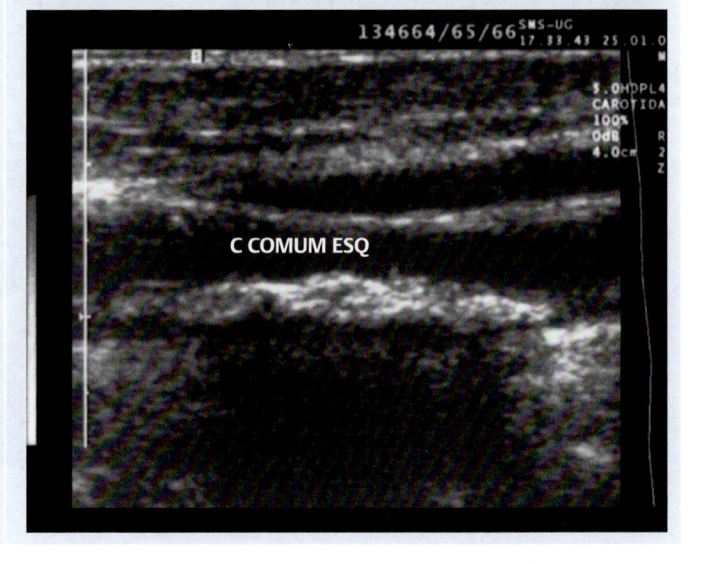

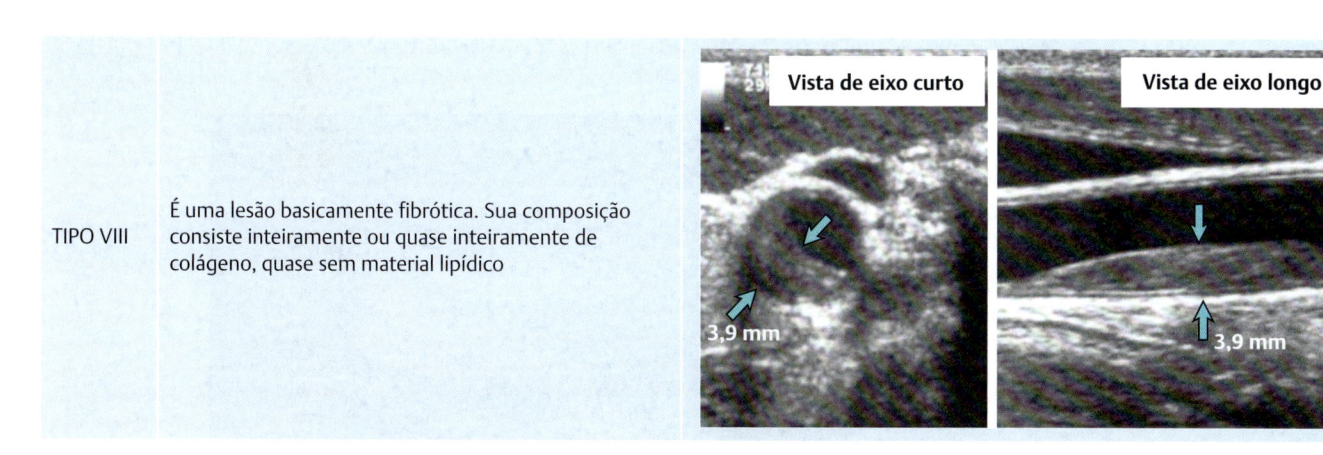

		Vista de eixo curto	Vista de eixo longo
TIPO VIII	É uma lesão basicamente fibrótica. Sua composição consiste inteiramente ou quase inteiramente de colágeno, quase sem material lipídico	3,9 mm	3,9 mm

2.5.2.4 Características da Placa Aterosclerótica
2.5.2.4.1 Placas Ateroscleróticas Lipídicas, Fibrosadas e Calcificadas
2.5.2.4.1.1 Placas Lipídicas ou Ecolucentes

O aspecto ultrassonográfico da placa pode fornecer algumas informações. Inicialmente estudamos a consistência. Placas com alto teor lipídico e pouca fibrose ou calcificações apresentam uma densidade acústica bastante baixa, próxima à do sangue.

Muitas vezes, observamos apenas uma linha fina, de maior densidade, que corresponde ao contorno da placa. O seu interior apresenta-se escuro. Essas placas geralmente apresentam a superfície lisa. Vista no corte longitudinal e no corte transverso:

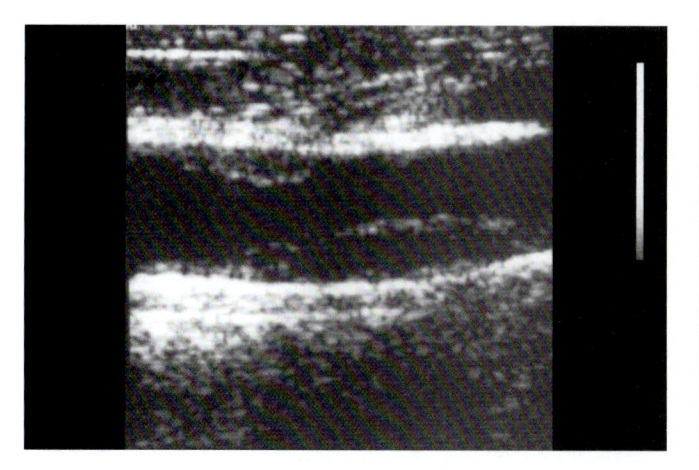

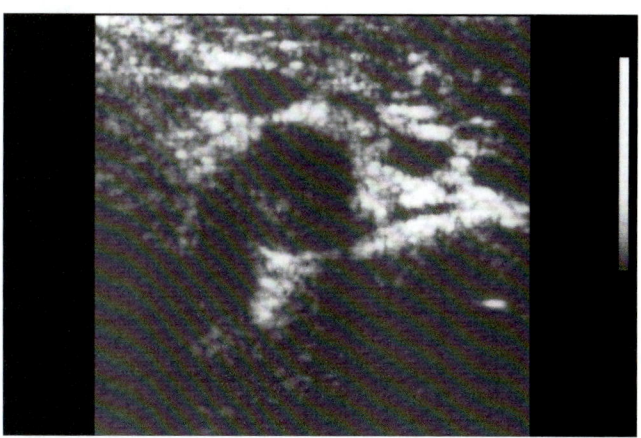

Para identificar melhor as placas de baixa densidade, iniciamos o estudo com uma quantidade de ganho acima do ideal. Dessa forma, apesar da qualidade da imagem não ser tão boa, podemos identificar melhor essas placas. Se, ao contrário, diminuirmos demais o ganho, podemos deixar de identificar a placa. Depois de identificadas, ajustamos o ganho para obter uma imagem de melhor qualidade, sem perder a definição da placa.

Outra forma é utilizar o Doppler em cores para demonstrar os contornos em placas de difícil definição pelo estudo em P&B.

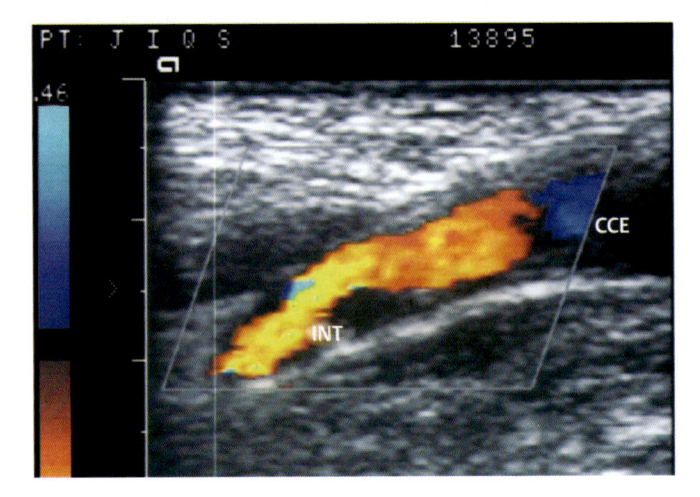

Widder *et al.* e Grønholdt *et al.* mostraram que o estudo das placas ecolucentes para avaliação dos componentes das placas tem baixa sensibilidade (34%) e especificidade (36%) na detecção de hemorragia intraplaca e hemorragia intraplaca com *debris* ateromatosos (sensibilidade de 51% e especificidade de 68%).[58,63]

Para melhorar a detecção dos componentes das placas e a quantificação da ecolucência, foi desenvolvido um processo de análise de distribuição dos *pixels* da imagem e das imagens de fundo (escala de cinza média – GSM do original em inglês *gray-scale median*). A da região de interesse (ROI) é expressa em 256 tons de cinza, onde 0 = preto e 255 = branco. Os estudos mostraram aumento do risco de eventos cardiovasculares nas imagens com baixos valores de GSM.

Mesmo placas de baixa densidade podem ser grandes o suficiente para causar obstruções.

Topakian *et al.* relatam que as placas ecolucentes estão correlacionadas com maior risco de AVC ipsolateral.[64]

2.5.2.4.1.2 Placas Fibrosadas

Placas fibrosadas apresentam maior teor de colágeno, ultrassonograficamente se apresentam com uma densidade acústica maior que a placa lipídica e são mais facilmente identificadas pela imagem em P&B. Vista no corte longitudinal e no transversal:

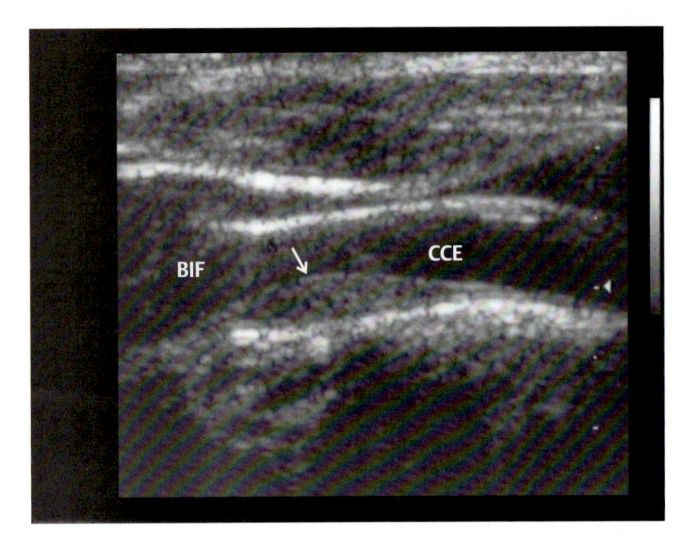

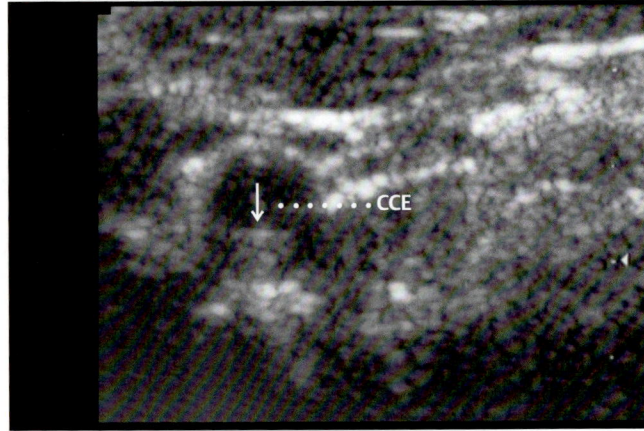

2.5.2.4.1.3 Placas Calcificadas

Placas calcificadas, além de terem densidade acústica bastante alta, são ecogênicas (bem brancas e refletem o ultrassom da mesma forma que as estruturas ósseas. Por isso, provocam a formação de uma sombra acústica em toda a área posterior a ela. Isso pode levar a uma grande dificuldade, tanto na avaliação da estrutura quanto na quantificação da obstrução.

A placa calcificada localizada na parede posterior do vaso é mais fácil de ser analisada, pois a sombra acústica provocada se projeta abaixo dela, não permitindo a identificação do interior da placa, mas a superfície pode ser analisada e a quantificação da obstrução não fica prejudicada.

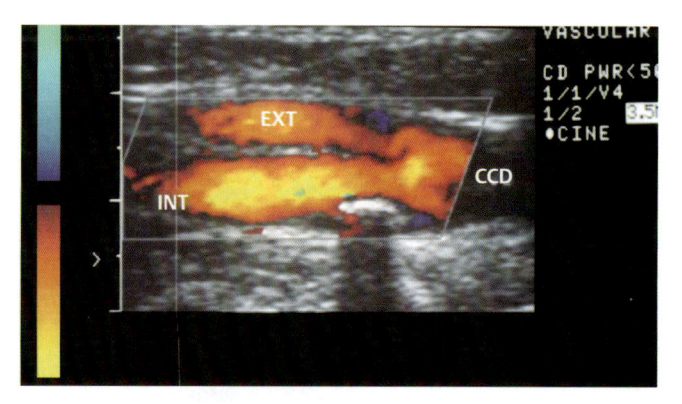

Quando a placa calcificada está localizada na parede anterior do vaso, além da sombra prejudicar a avaliação da morfologia, ela impede a análise do contorno e também dos fluxos, prejudicando a quantificação da obstrução.

Esse é um dos motivos mais frequentes de dificuldade diagnóstica das placas ateroscleróticas.

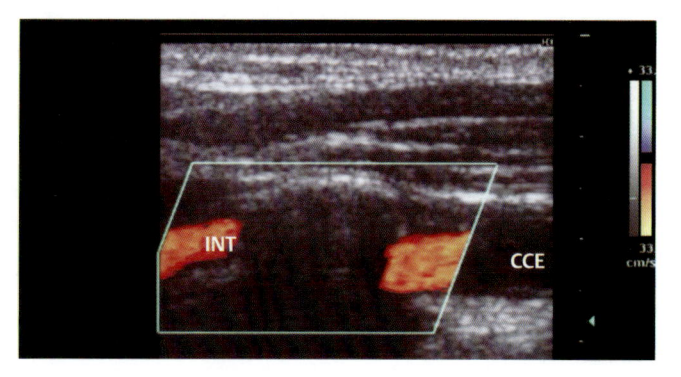

A grande maioria das placas tem densidade heterogênea, ou seja, apresenta áreas de diferentes densidades. Pode ser uma combinação extremamente variada em que podemos ter diferentes percentuais de áreas lipídicas, fibrosadas e/ou calcificadas. Corte longitudinal e corte transversal:

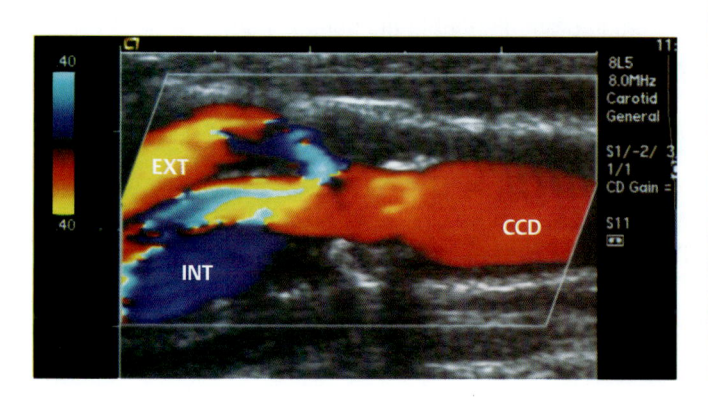

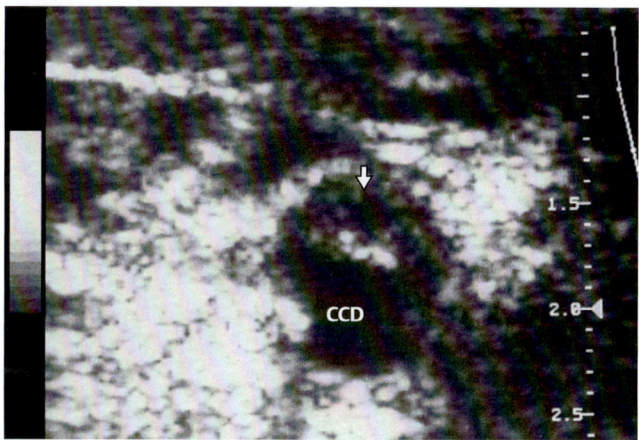

2.5.2.4.2 Placas Vulneráveis ou Instáveis

Devemos identificar e descrever quais as placas ateroscleróticas são VULNERÁVEIS ou INSTÁVEIS, ou seja, as mais prováveis de provocar trombose ou causar embolismos distais, causando AVCs. As características morfológicas de instabilidade das placas incluem uma fina capa fibrosa, acúmulo de macrófagos, número reduzido da matriz de produção de células de músculo liso e quantidade aumentada de lipídios, segundo Golledge et al. e Chaturvedi et al.[65,66]

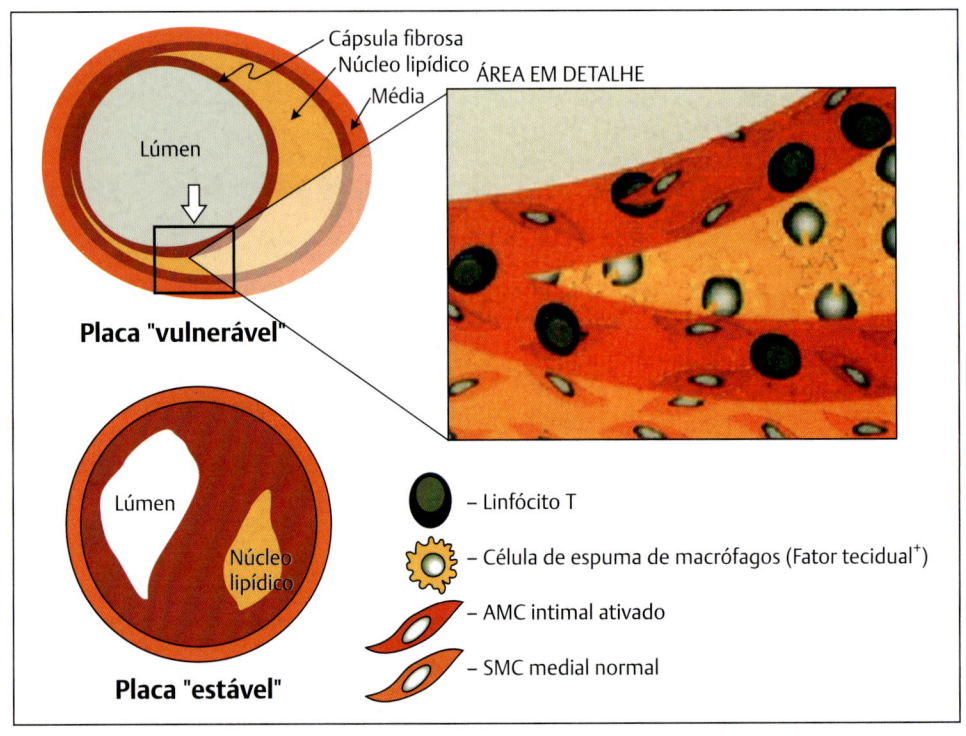

Esquema modificado e adaptado de Libby et al. Circulation 1995;91:2844-50.[67]

Scoutt et al. apresentaram este interessante esquema mostrando uma placa vulnerável, caracterizada pela presença de inflamação, neovascularização, necrose central e uma fina capa fibrosa.[68]

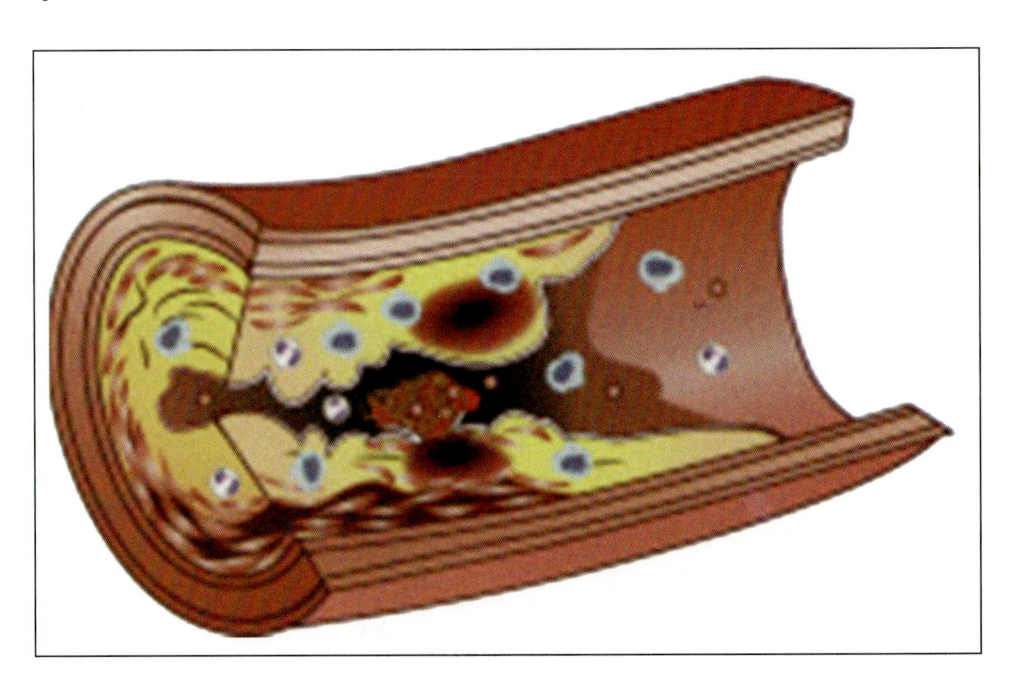

ARTÉRIAS CARÓTIDAS

A hemorragia da placa neovascularizada e morte celular a partir da inflamação e da intoxicação pelo colesterol resultam em necrose central, edema e até o extremo de ruptura da placa, expondo o núcleo necrótico à circulação. Os trombos que se formam na superfície da placa rota passam a ser risco para embolia distal.

Os sintomas de isquemia cerebral podem ser decorrentes de fenômenos embólicos, que, por sua vez, podem ter origem em alterações ditas secundárias da placa aterosclerótica. Essas alterações podem ser rupturas, úlceras, hemorragia intraplaca ou trombose. Portadores de placas com alterações secundárias são mais propensos a desenvolver ataques isquêmicos transitórios (AIT), que podem ser extremamente frequentes, piorando a qualidade de vida. Também existem estudos demonstrando que pacientes que desenvolvem AITs são mais propensos a desenvolver um ataque isquêmico definitivo. Daí a importância desse diagnóstico, com a adequada identificação de placas vulneráveis, principalmente em pacientes sem estenose significativa.

Os **estudos histológicos** mostram que a inflamação na placa e a presença de *vasa vasorum* na adventícia, angiogênese na íntima e neovascularização da placa são fortes preditores da instabilidade da placa.

2.5.2.4.2.1 Placa Aterosclerótica com Hemorragia

Pequenos vasos neoformados no interior da placa, por apresentarem paredes frágeis, podem romper-se, dando origem à hemorragia. Além disso, placas pouco nutridas, seja pela neovascularização, seja por déficit de difusão, sofrem necrose, lise, e, quando a capa se rompe, esse conteúdo, um misto de tecido necrótico, hemorrágico e com cristais de colesterol, é liberado na corrente sanguínea, funcionando como êmbolos, levando a AITs.

O diagnóstico ultrassonográfico da hemorragia intraplaca é feito pela identificação de uma área de baixa densidade no interior da placa, com contornos bem definidos e sem fluxo, ou seja, sem comunicação com a luz do vaso.

A área de hemorragia intraplaca pode estar tão próximo da superfície da placa, que fica recoberta por uma camada fina de tecido, sugerindo que esta possa ser facilmente rompida.

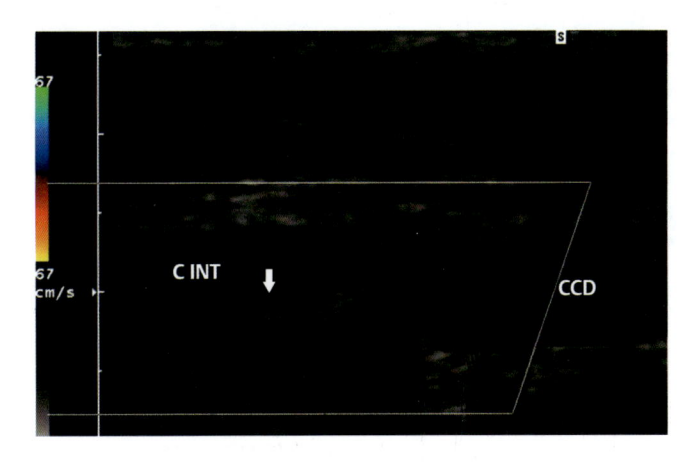

Nesta figura, a área de possível hemorragia intraplaca, além de estar recoberta por uma camada bem fina de tecido, projeta-se para a luz do vaso.

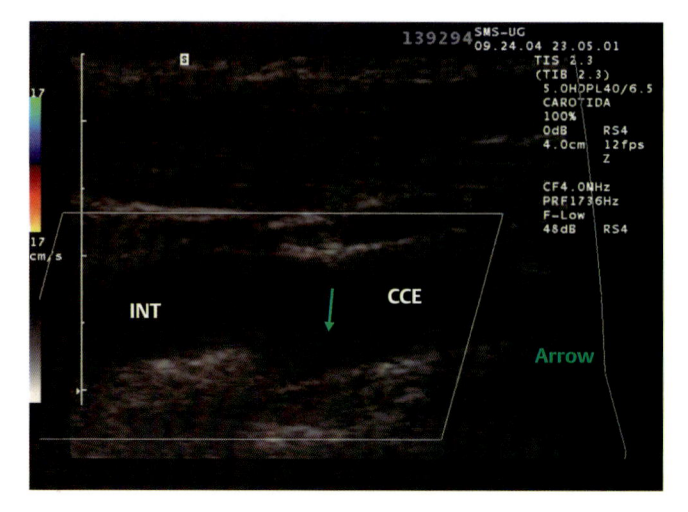

A hemorragia intraplaca também pode estar localizada num plano mais profundo da placa, sugerindo que essa seja um pouco mais estável, ou seja, menos sujeita a ruptura.

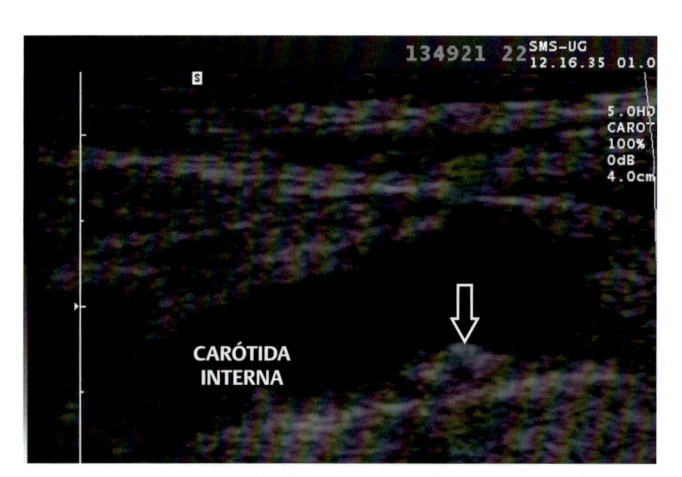

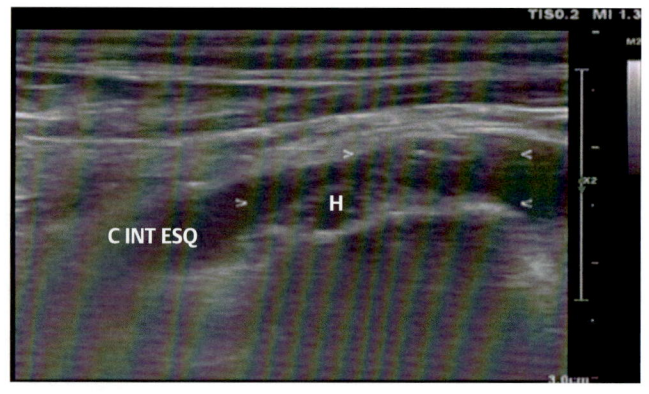

Imagem gentilmente cedida pela Dra. Laila Maria Abi Chaiben.

A hemorragia intraplaca, por ser uma estrutura localizada no interior da placa, não apresenta fluxo. Se estudarmos a placa com o Doppler em cores ou Power-Doppler, não observaremos fluxo no interior da hemorragia.

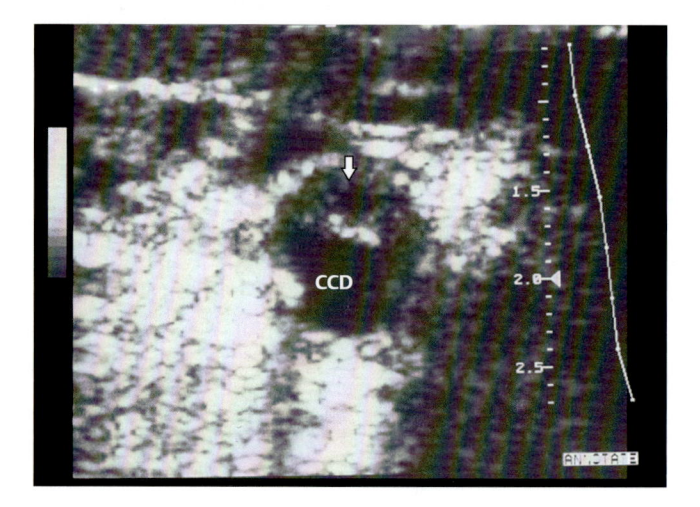

Algumas vezes, a placa apresenta áreas de maior fibrose ou calcificação de tal forma que sugere estar circundando uma área de hemorragia. Nesses casos, é difícil diferenciar uma hemorragia intraplaca de uma área de fibrose caprichosa.

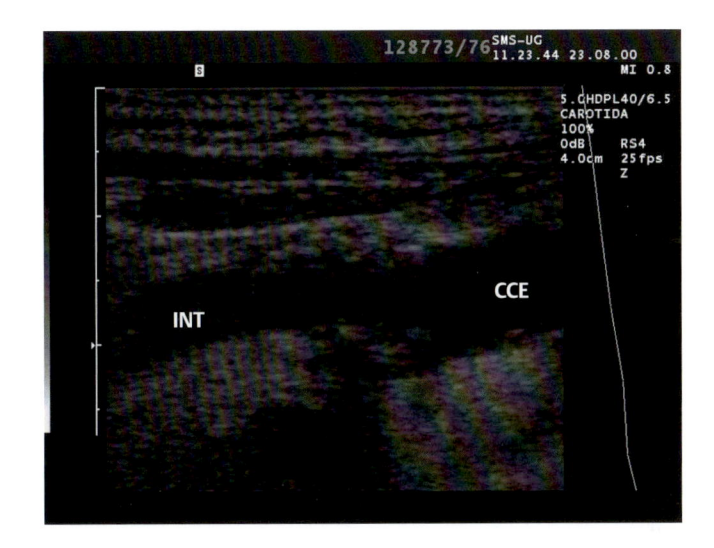

Para o diagnóstico mais seguro de hemorragia intraplaca, a área hipoecoica deve ser observada no mesmo local da placa em corte longitudinal e transverso. A área de hemorragia intraplaca não deve ter comunicação com a luz do vaso em nenhum dos cortes.

Exemplo de placa com hemorragia intraplaca: a área hipoecoica é observada no corte longitudinal e não se observa fluxo em seu interior pelo Doppler em cores.

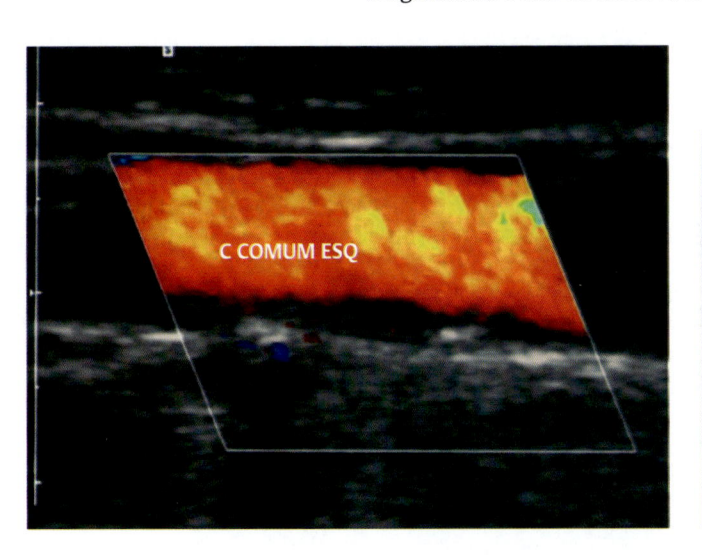

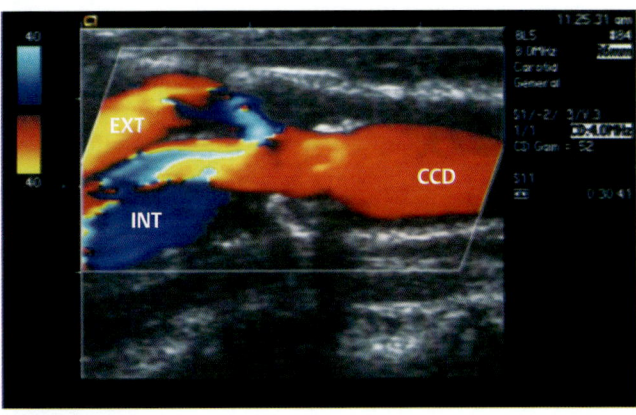

Até mesmo em vasos de menor calibre, como a artéria vertebral, podemos observar placa com aspecto de hemorragia intraplaca.

A ressonância magnética também pode ser utilizada na identificação das hemorragias intraplaca, como demonstrou Santos em recente publicação:[46] "No momento atual, é possível utilizar a ressonância magnética para distinguir as placas hemorrágicas e lipídicas (instáveis) daquelas fibrosas (estáveis), e saber se a placa representa, de fato, um alto risco para um futuro AVC isquêmico ou mesmo a causa de um AVC isquêmico até então considerado criptogênico."

Exame de ressonância magnética, sequência T1 3D *black-blood*.

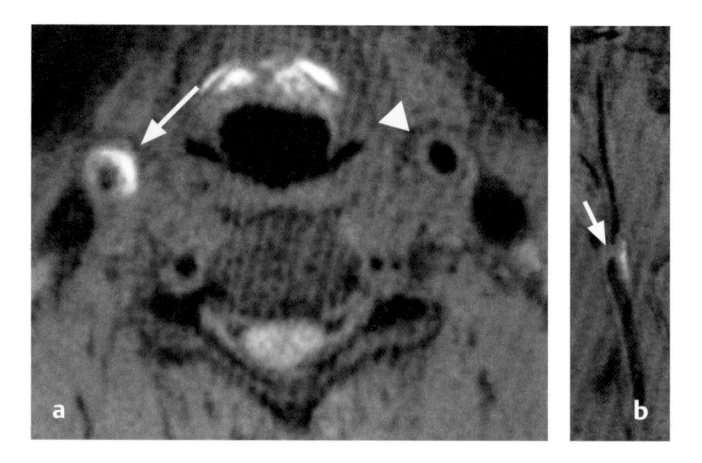

A placa à direita no plano axial (**a**) apresenta hipersinal em T1 compatível com hemorragia, enquanto a placa do lado esquerdo apresenta hiposinal compatível com componente proteico/colágeno. Imagem no plano sagital da placa do lado direito (**b**) demonstra a extensão da hemorragia da placa.

2.5.2.4.2.2 Placa Aterosclerótica Ulcerada

A definição de ulceração da placa varia dependendo dos diferentes grupos, como nos trabalhos descritos por Muraki e deBray.[69,70]

Em termos histológicos, a ulceração é definida como um defeito no endotélio com, pelo menos, 1000 μm de largura, resultando na exposição do núcleo necrótico da placa na circulação, segundo Saba *et al.* e Sitzer *et al.*[71-73]

O termo "superfície irregular" refere-se às placas cujas superfícies têm rugosidades de 0,3 mm a 0,9 mm, enquanto que o termo ulceração é reservado para cavidades medindo, no mínimo, 1,0 mm ou 2,0 mm de acordo com diferentes estudos e propostas de estratificação de risco.[71-76]

O grupo europeu de estudos das placas carotídeas (European Carotid Plaque Study group) encontrou sensibilidade de 47% e especificidade de 63% na detecção de ulcerações nas placas. Outros estudos mostram valores da sensibilidade de 60% e especificidade de 74%. Quando analisada as irregularidades parietais, em vez de ulcerações, obteve-se altos valores para sensibilidade (97%) e especificidade (81%), conforme publicado por Suwanwela *et al.* e Kagawa *et al.*[77,78]

Brinjikji *et al.* e Huibers *et al.* estudaram a relação entre placas complexas (ecogenicidade heterogênea, ecolucência, neovascularização, superfície irregular, ulceração e mobilidade da placa), AVC e AIT.[75,79] Foi realizada metanálise utilizando o modelo de efeitos randômicos para cada item das placas complexas, com p < 0,05 para significância estatística. Observou-se que, particularmente, as placas ecolucentes, neovascularizadas, ulceradas e placas móveis estão associadas a sintomas isquêmicos.

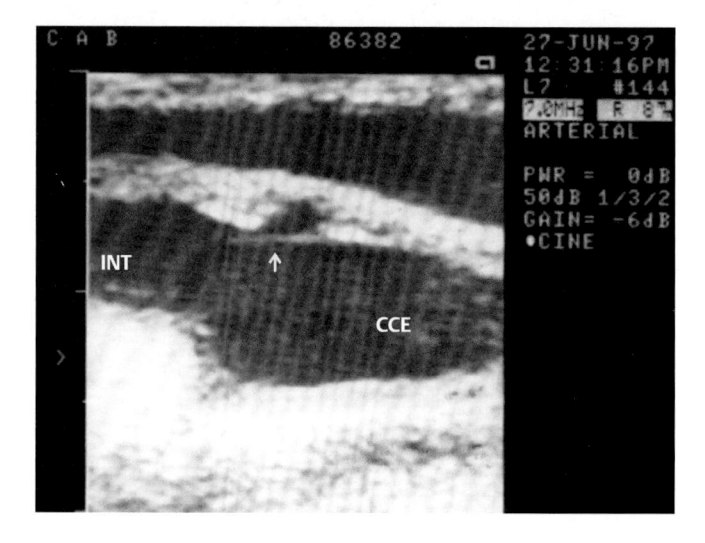

Nesta imagem, observamos a carótida num corte no modo-M, sendo visibilizada a mobilidade da placa.

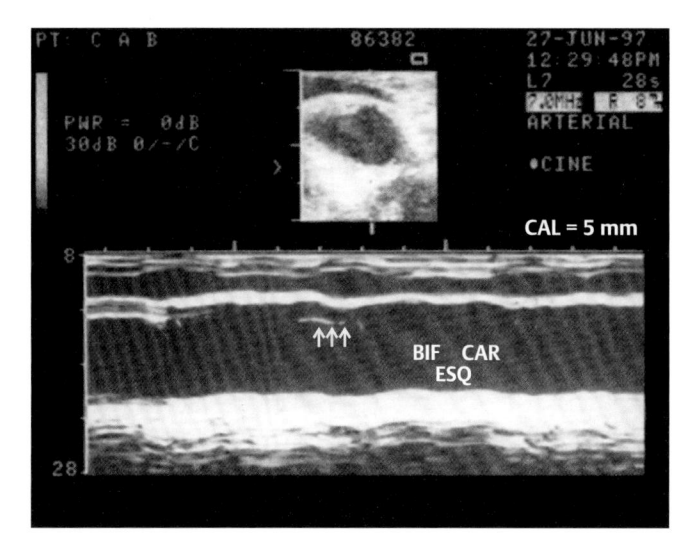

Nesta terceira imagem, vemos a placa em posição diferente da que se encontrava na primeira imagem desta sequência.

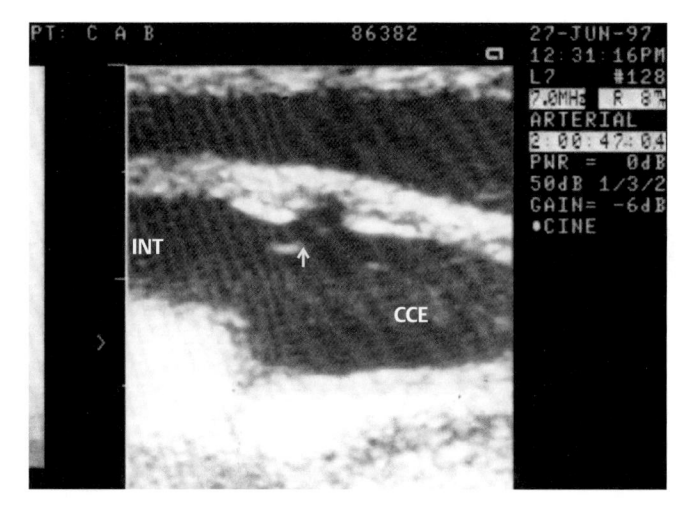

O exame ecográfico para predizer o risco da placa carotídea, além da avaliação do grau de estenose, também deve ser focado na avaliação das características das placas.

Den Hartog et al. utilizaram a RM para avaliar as características das placas vulneráveis e verificaram que a rotina ainda seria precoce, pois ainda não existem correlações com achados histológicos, necessitando-se também a definição dos protocolos de aquisição de imagens.[80]

AbuRahma et al. e Sitzer et al. compararam a regularidade da superfície das placas com suas composições.[59,72,73] A presença de irregularidade na superfície da placa pode predizer a hemorragia intraplaca com sensibilidade de 81% e especificidade de 85%, enquanto que a heterogeneidade e calcificação tem baixo valor preditivo para a presença de ulceração.

A presença de placa ulcerada, placas irregulares ou trombo *in situ* no EDC pode indicar um risco aumentado de AVC, segundo Nighoghossian et al.[81] Como estas placas instáveis ou vulneráveis são as que maior risco representam, vamos nos prender um pouco mais neste tópico.

As placas com áreas hipoecoicas consistem em acúmulo de colesterol, depósitos lipídicos e resíduos necróticos, com hemorragia intraplaca (observar a área central da placa com a mesma densidade do sangue que a circunda, caracterizando a hemorragia intraplaca) que causa um súbito aumento do volume da placa e com posterior ruptura, com subsequente ulceração, embolização e AVC, de acordo com Ratliff *et al.*, Gray-Weale *et al.* e Widder *et al.*[58,60,82]

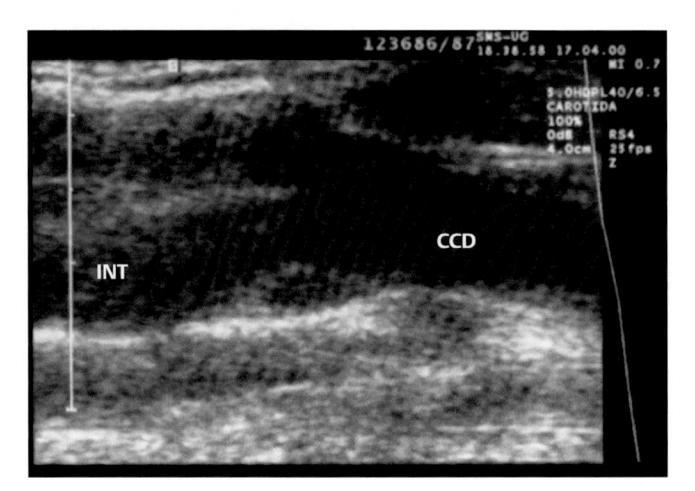

De Bray *et al.* introduziram o critério mais amplamente aceito para o diagnóstico das ulcerações, estipulando uma concavidade de 2 × 2 mm com o fundo bem definido e fluxo reverso no recesso.[70]

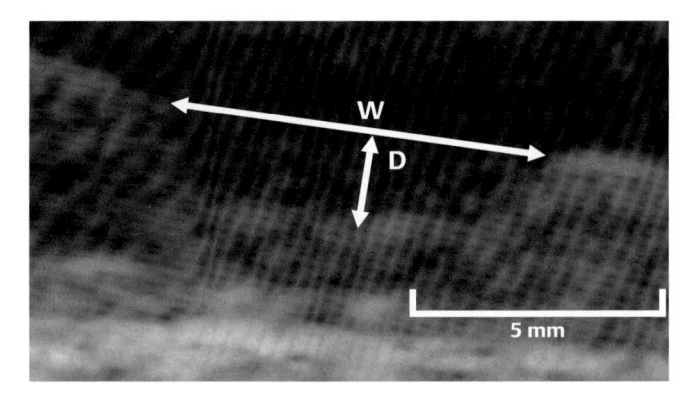

Muraki *et al.* propõem um novo critério diagnóstico, que haja uma concavidade na superfície da placa, independente do tamanho, cuja superfície tenha ecogenicidade menor quando comparada com a íntima adjacente à superfície da placa no modo-B do ultrassom, sendo a comprovação pela histologia.[69]

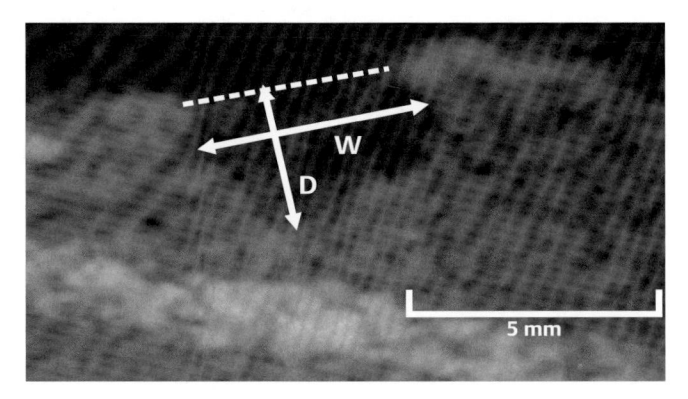

Com este novo critério, os autores obtiveram melhores resultados para sensibilidade e especificidade.

ARTÉRIAS CARÓTIDAS 151

A seguir mostraremos uma sequência de placas ulceradas de diferentes formas e tamanhos:

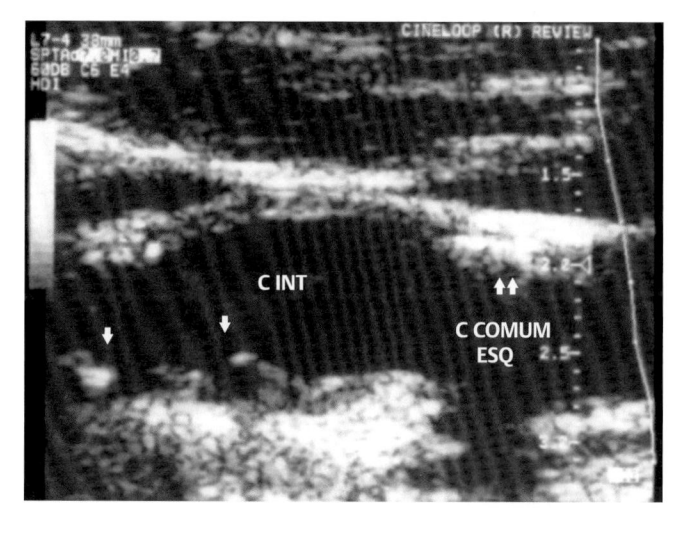

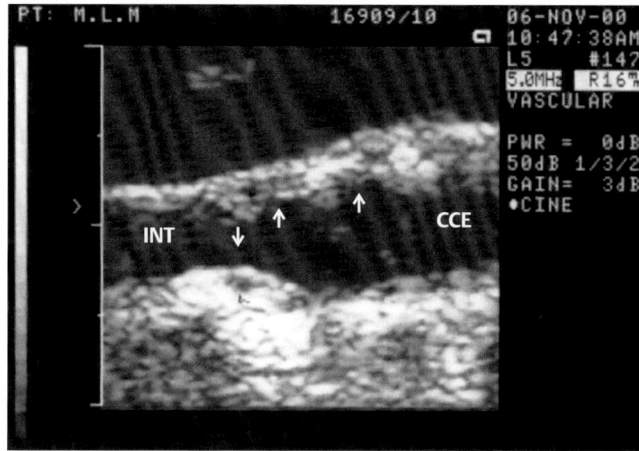

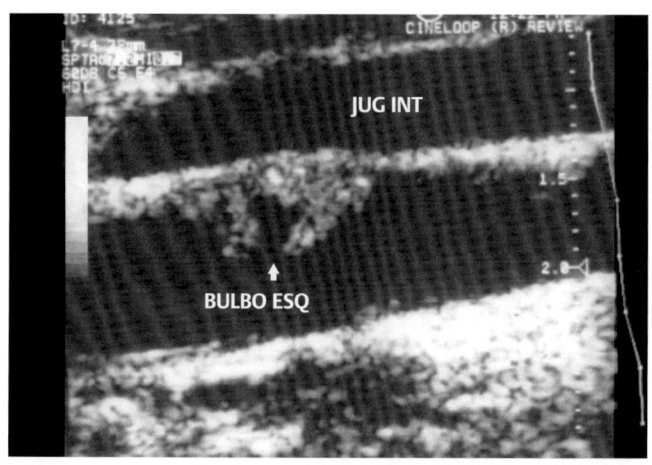

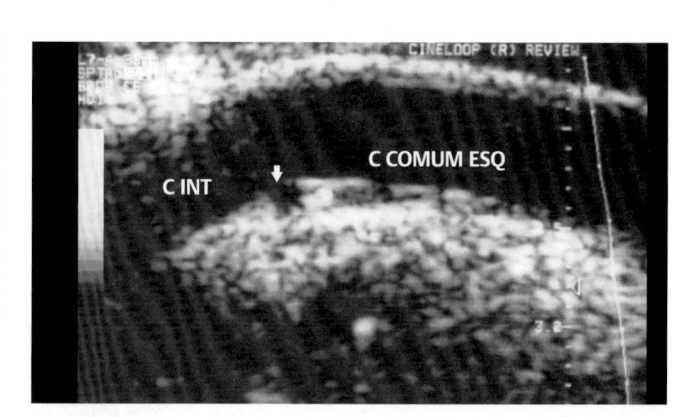

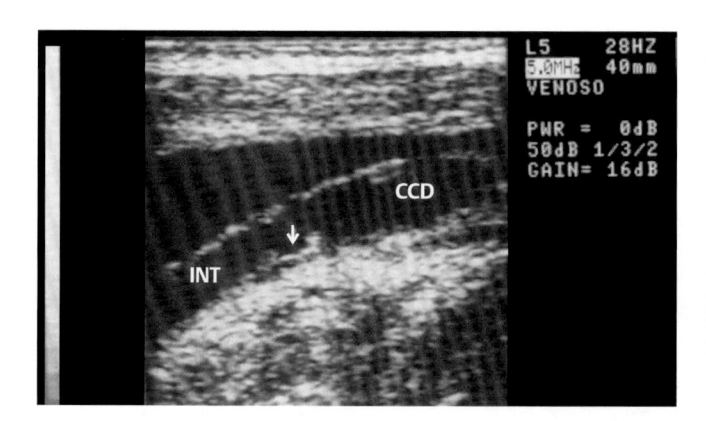

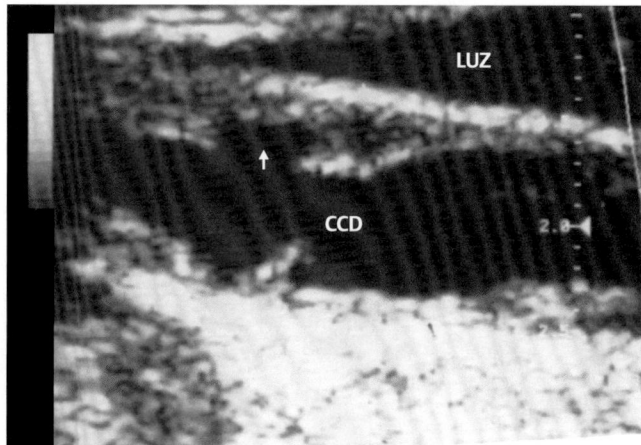

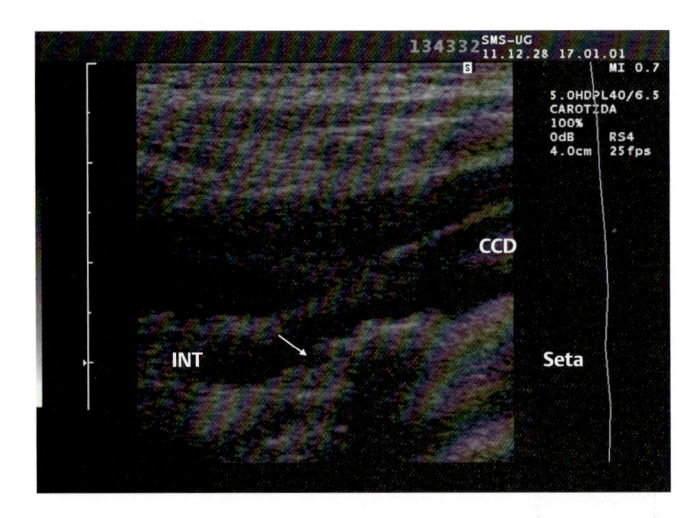

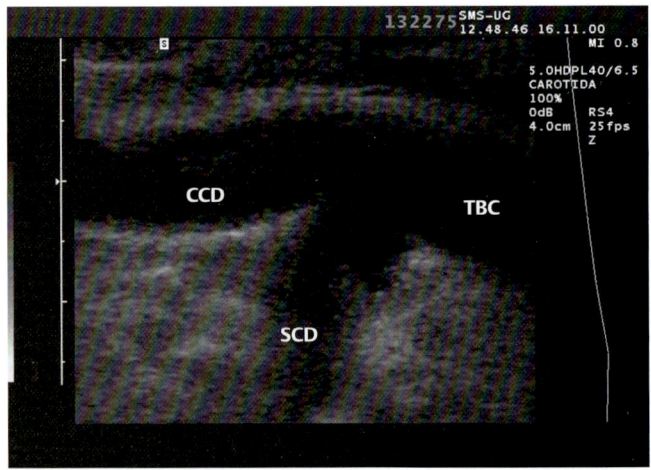

Neste último caso desta série, observamos uma ulceração pequena na posição de 11 horas no corte transversal da carótida comum.

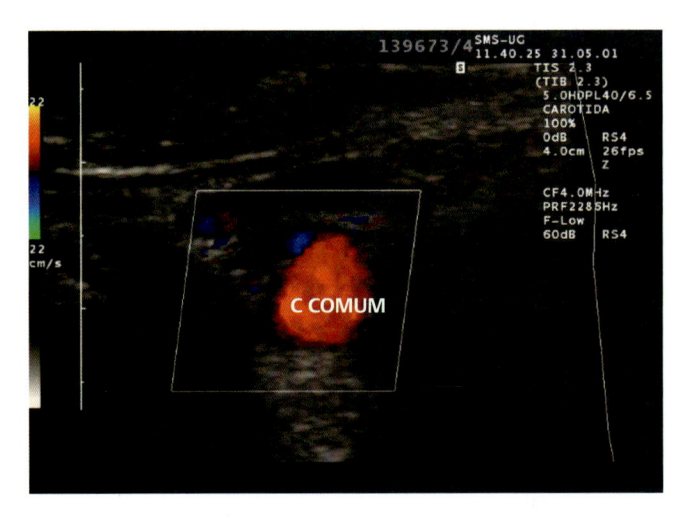

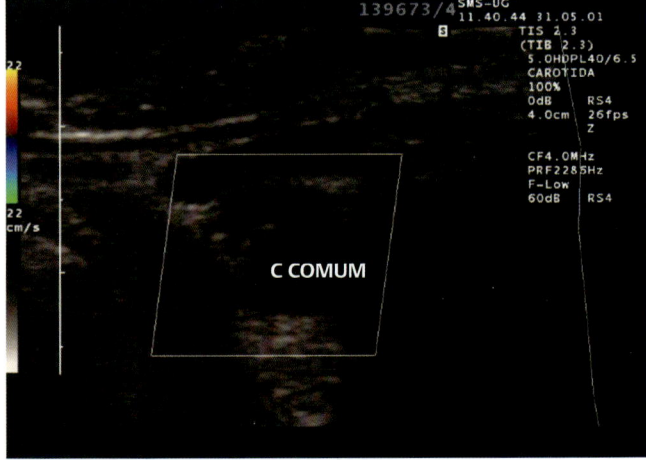

Exame de um homem de 80 anos que sofreu um episódio de AIT.

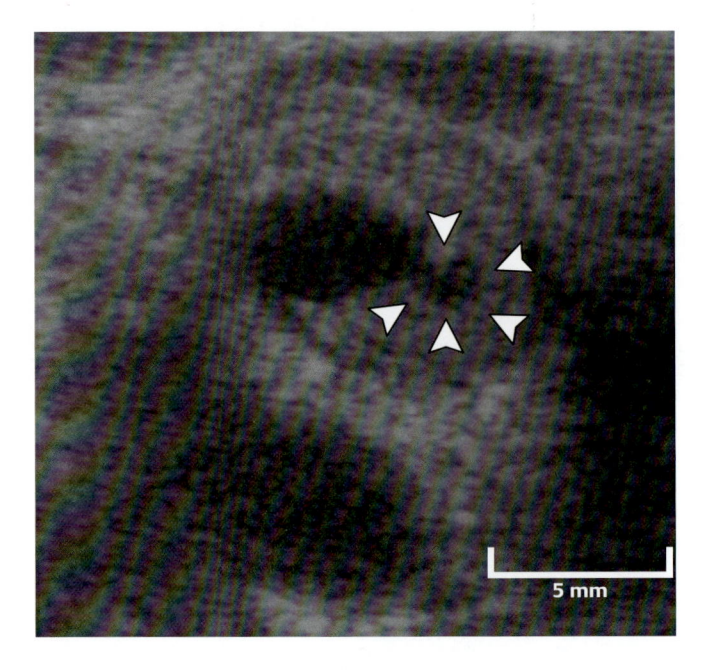

No exame ecográfico, observa-se uma placa na carótida interna esquerda no corte transversal, vendo-se uma pequena concavidade (1,6 × 1,6 mm), e o Doppler em cores não mostrou fluxo na cavidade.

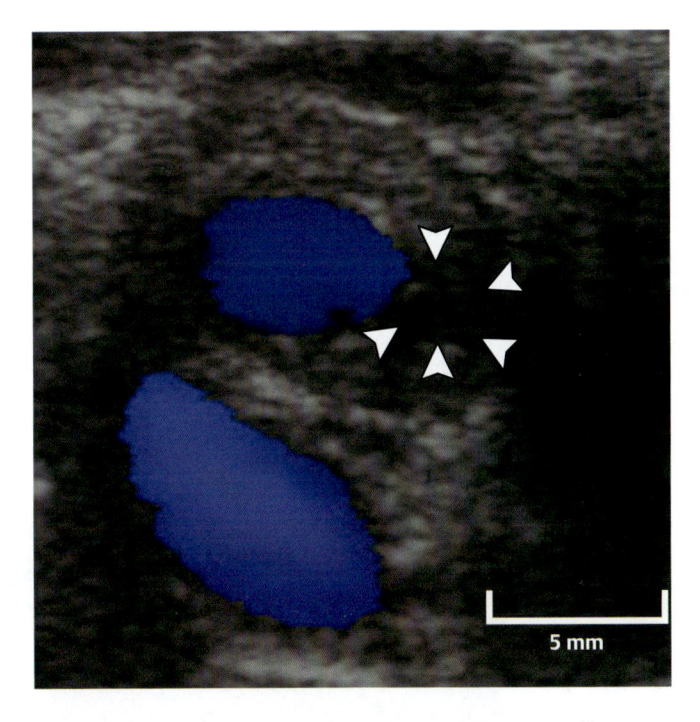

Os achados da cirurgia mostram uma placa com uma pequena úlcera.

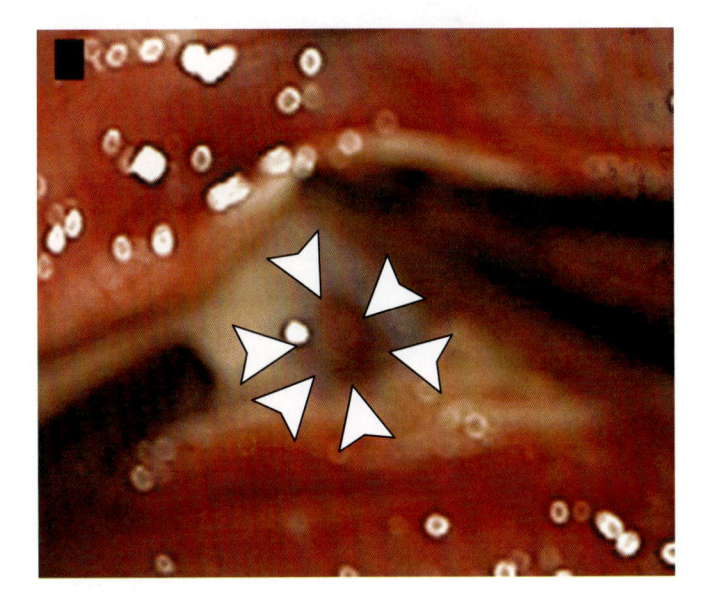

Neste outro caso, os autores mostram o eco das carótidas de um homem com 63 anos que sofreu um infarto cerebral.

O eco mostra uma placa extensa (3,0 × 15,4 mm) na carótida comum esquerda. Pelo Doppler em cores, pode-se evidenciar o fluxo reverso.

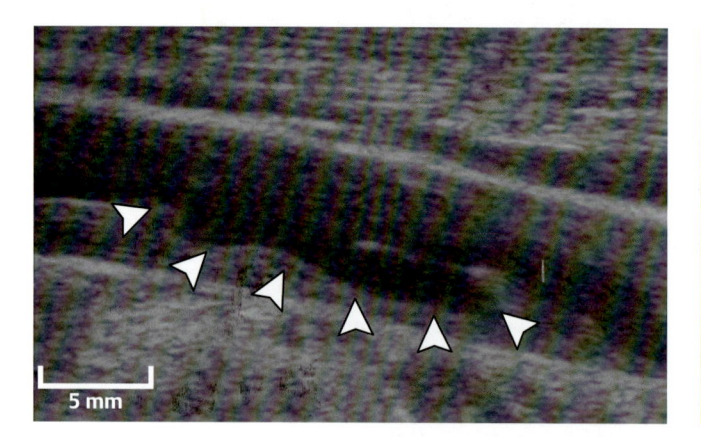

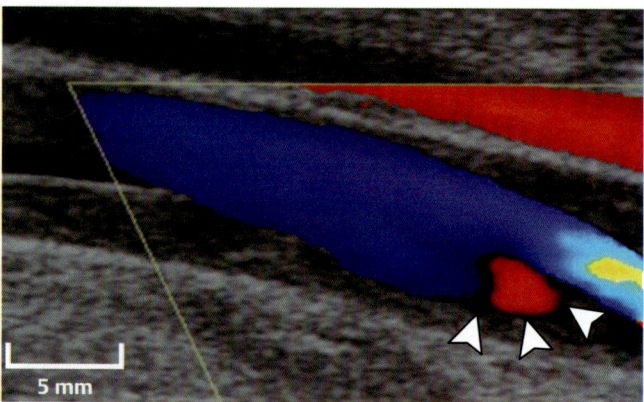

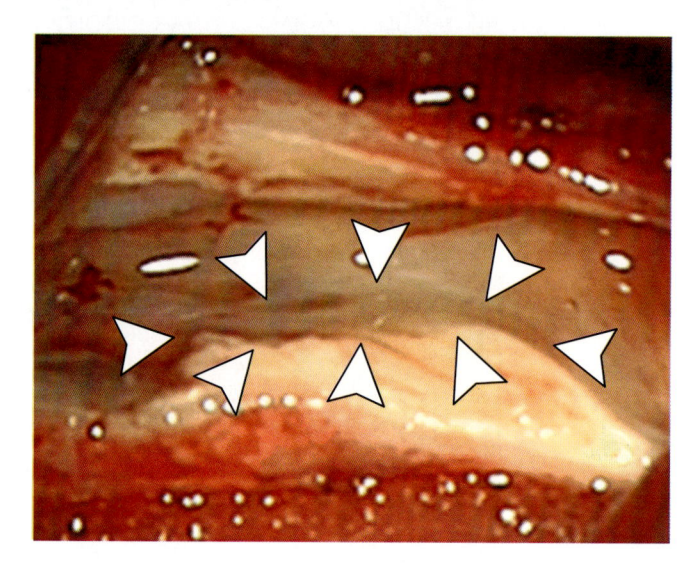

Durante a cirurgia, pode-se examinar detalhadamente a lesão, verificando que se tratava de uma falsa úlcera, podendo ser observado que a íntima durante a endarterectomia não tem diferenciação de cor na região da falsa úlcera.

ARTÉRIAS CARÓTIDAS

No excelente trabalho de Rafailidis *et al.*, as placas são classificadas de acordo com a morfologia e de acordo com as variações que sofrem com o fluxo sanguíneo.[83]

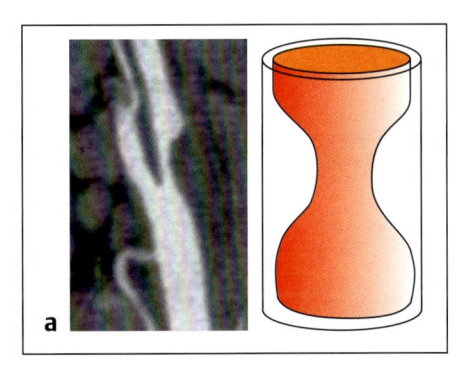

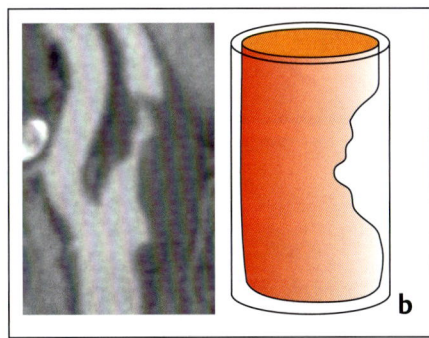

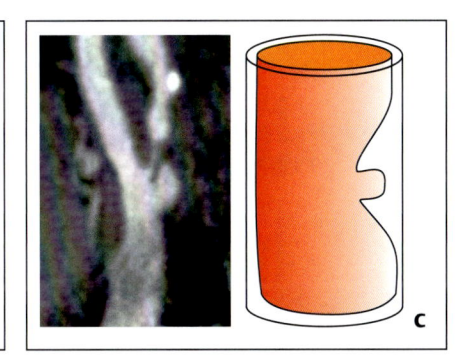

Representação esquemática dos achados da angiotomografia com multidetectores apresentando a classificação das placas em lisas (**a**), irregulares (**b**) e ulceradas (**c**).

As úlceras são caracterizadas por apresentarem uma base e um pescoço (istmo), de variadas formas e tamanhos.

CLASSIFICAÇÃO DAS ÚLCERAS BASEADA NA MORFOLOGIA, adaptada de Rafailidis *et al.*[83]

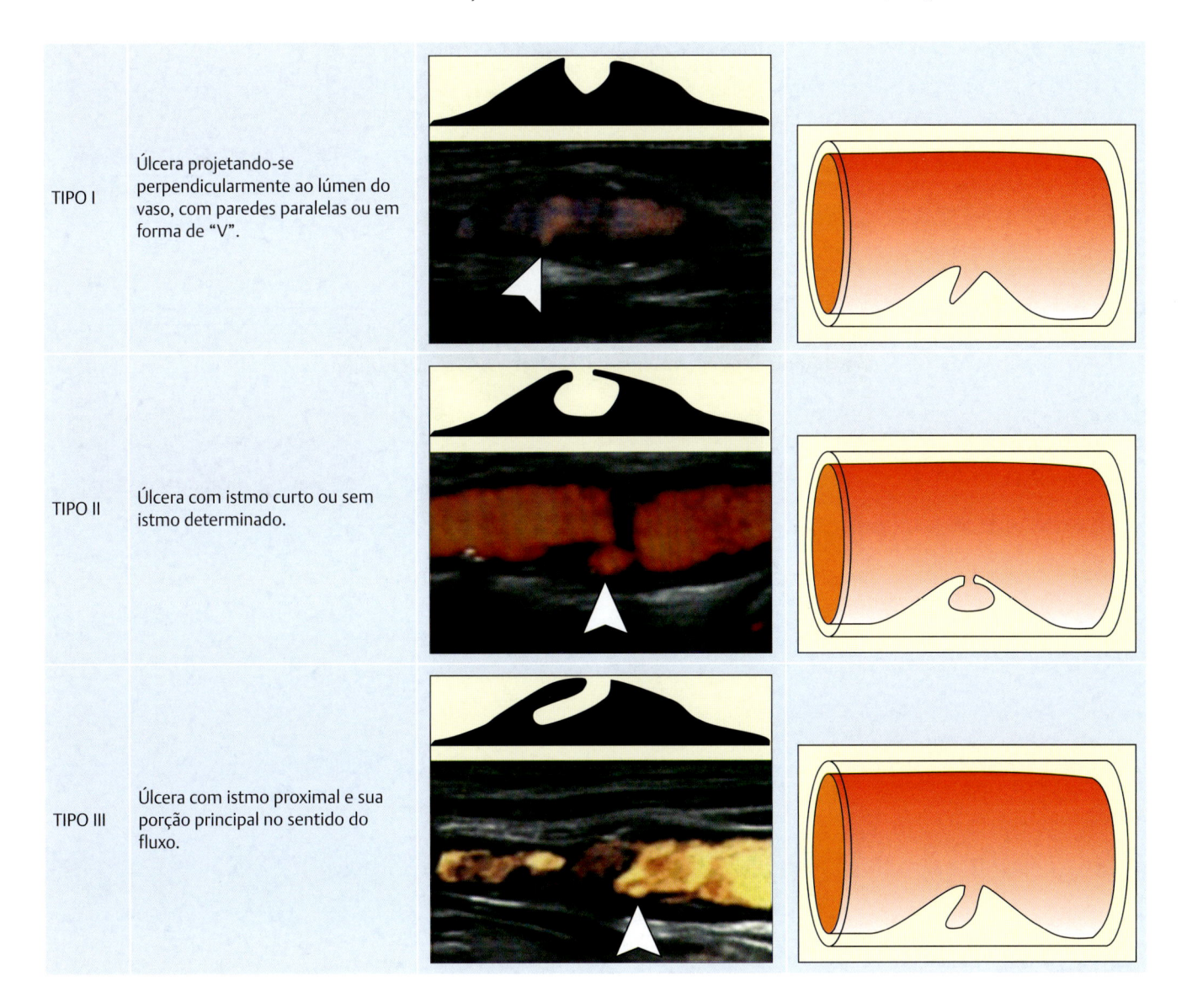

TIPO I	Úlcera projetando-se perpendicularmente ao lúmen do vaso, com paredes paralelas ou em forma de "V".		
TIPO II	Úlcera com istmo curto ou sem istmo determinado.		
TIPO III	Úlcera com istmo proximal e sua porção principal no sentido do fluxo.		

156   CAPÍTULO 2

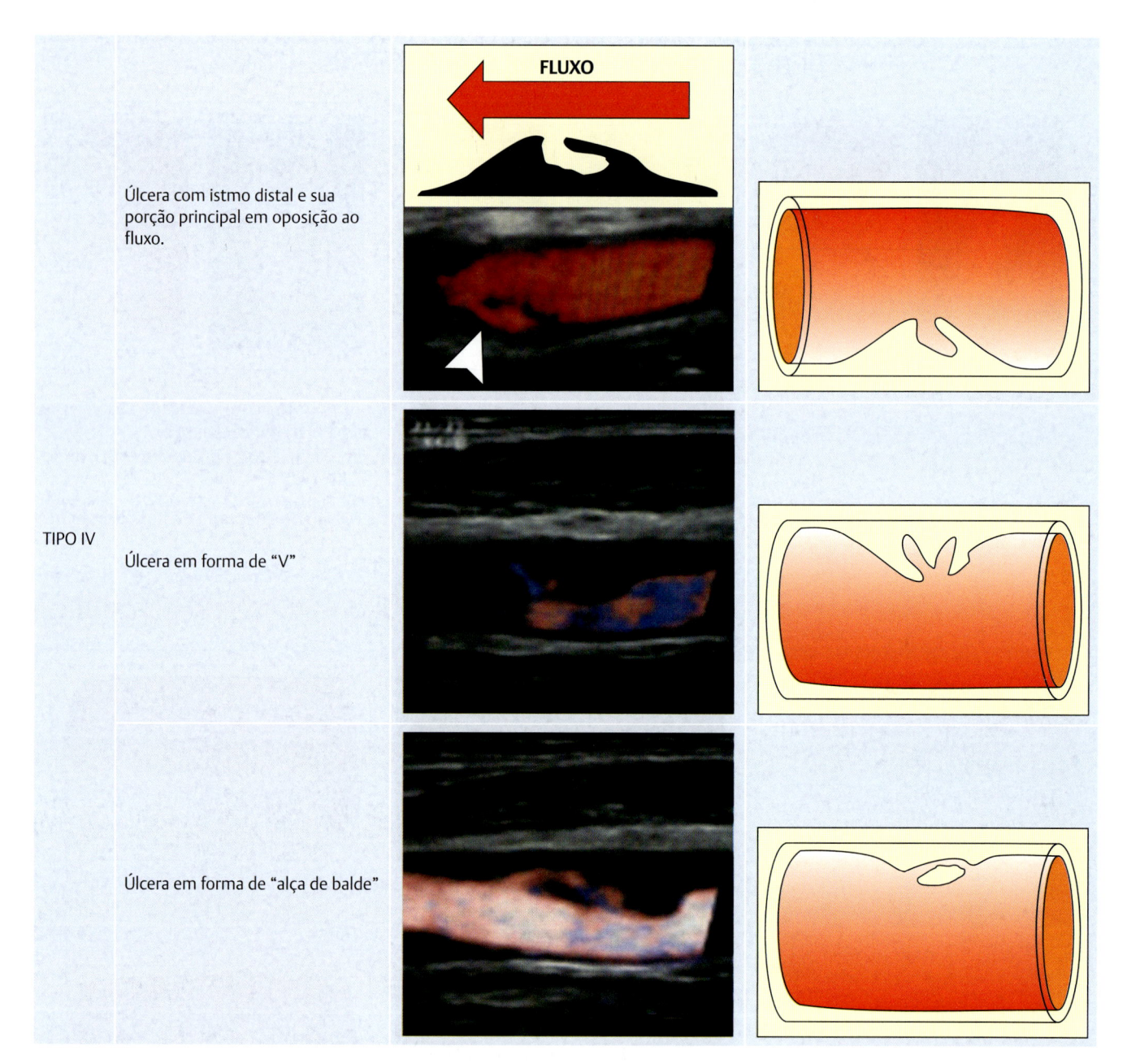

		Úlcera com istmo distal e sua porção principal em oposição ao fluxo.	
TIPO IV		Úlcera em forma de "V"	
		Úlcera em forma de "alça de balde"	

ARTÉRIAS CARÓTIDAS

O aspecto ultrassonográfico de duas placas adjacentes pode sugerir a presença de ulceração em um determinado plano. Nesses casos, o estudo dessa placa num plano ortogonal vai diferenciar uma coisa da outra. Neste corte longitudinal de uma placa, observa-se imagem sugestiva de ulceração na região bulbar.

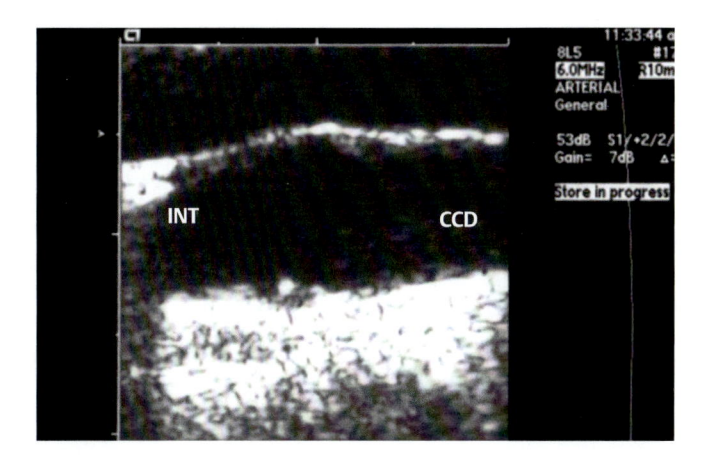

Parece haver uma grande ulceração no terço médio da placa e outra pequena, na porção mais distal. O corte transverso, ao nível da lesão, mostra duas placas fibrosadas e adjacentes, portanto, a imagem ao corte longitudinal não é uma úlcera.

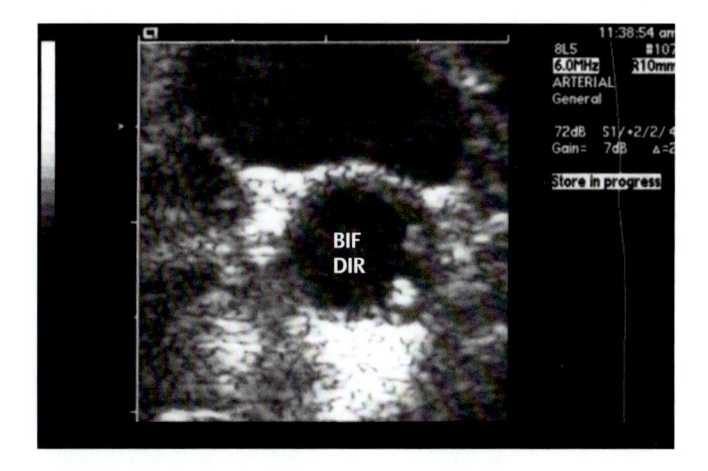

Por conseguinte, a confirmação da presença de ulceração numa placa é feita quando se observa a cavidade ulcerada em dois cortes ortogonais.

Exemplo de placa ulcerada, analisada em corte longitudinal, observando-se a pequena cavidade da úlcera preenchida pela cor azul:

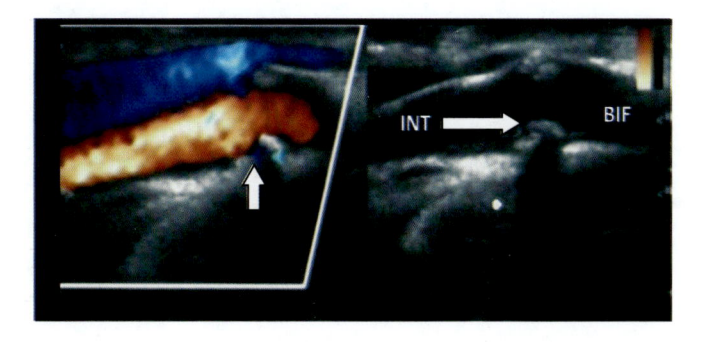

Algumas vezes, a ulceração está localizada numa porção mais lateral da placa e fica difícil sua demonstração nos planos ortogonais. Nesses casos, o diagnóstico de ulceração fica prejudicado.

A úlcera pode estar localizada de tal forma que o corte longitudinal pode dar a impressão de hemorragia intraplaca.

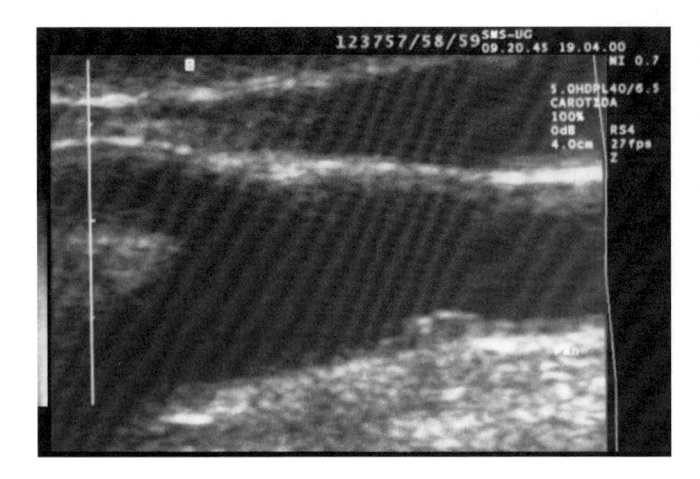

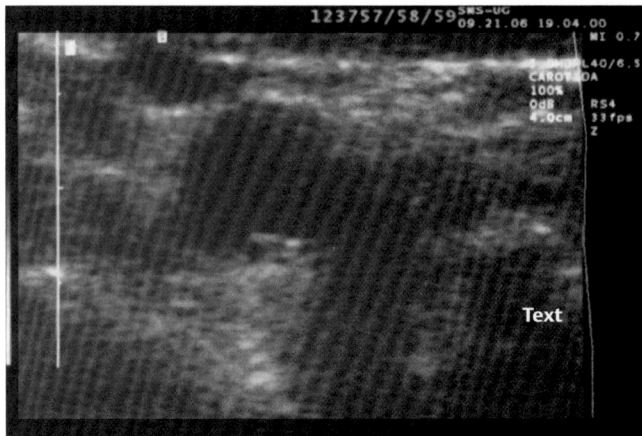

Neste mesmo paciente, no corte transversal observamos placa ulcerada.

Neste exemplo, fazemos uma varredura num corte longitudinal de uma placa ulcerada, demonstrando a mudança de aspecto desde uma pequena ulceração, passando pelo corte no qual a úlcera apresenta maior profundidade, e, do outro lado, a úlcera aparece novamente de pequena monta.

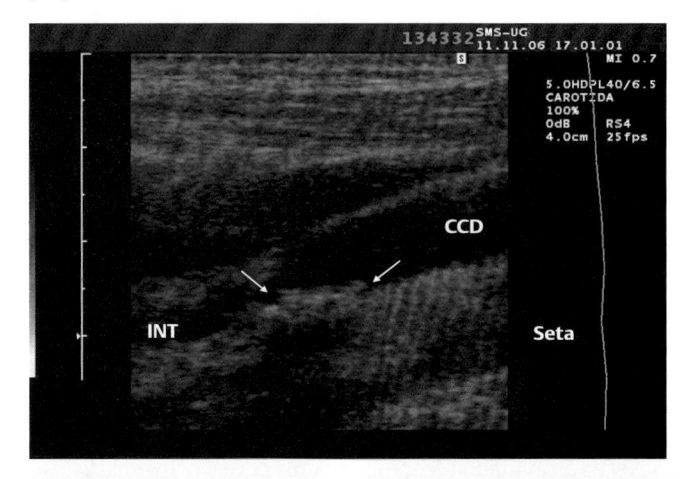

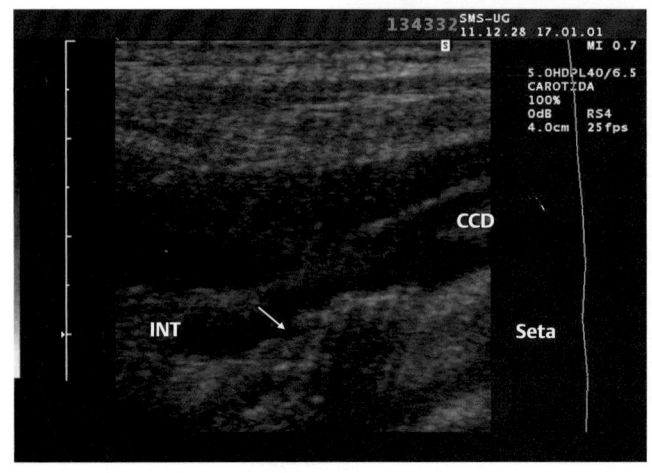

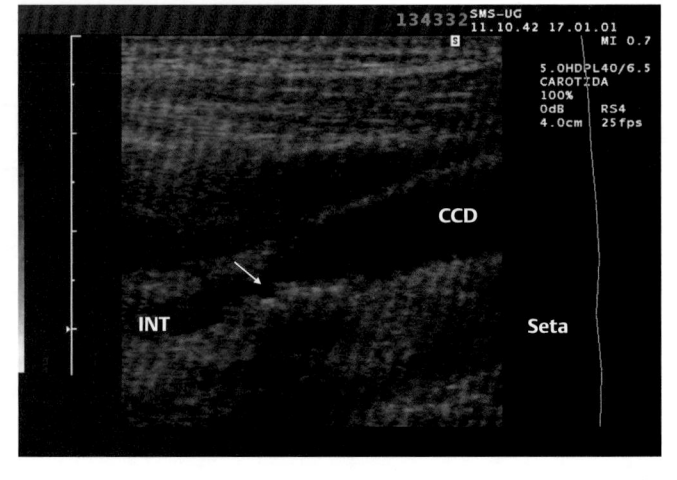

Dessa forma, estudamos a placa como um todo, tendo uma ideia de seu aspecto tridimensional.

ARTÉRIAS CARÓTIDAS

Este caso que estudamos recentemente mostra uma úlcera do Tipo I, grande e facilmente identificada no corte longitudinal e no corte transversal.

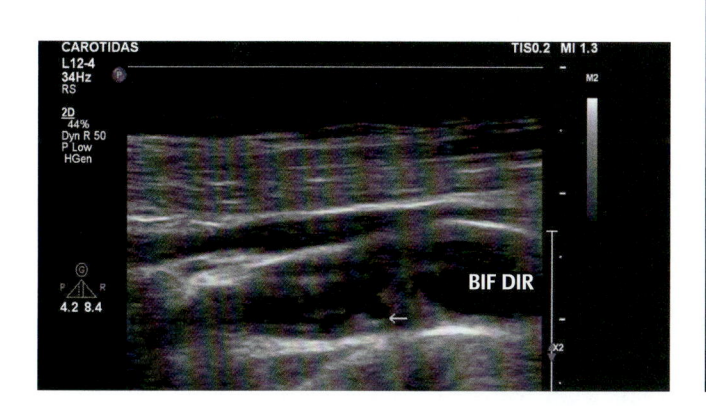

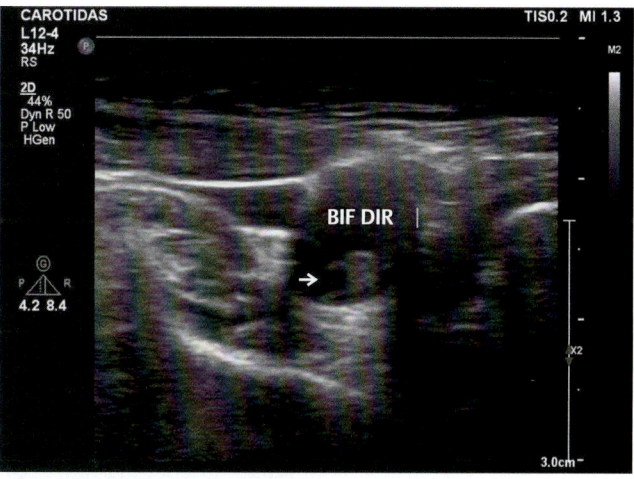

Ao introduzirmos o Doppler em cores, verificamos um fluxo de coloração azul que preenche a cavidade da úlcera, configurando o diagnóstico.

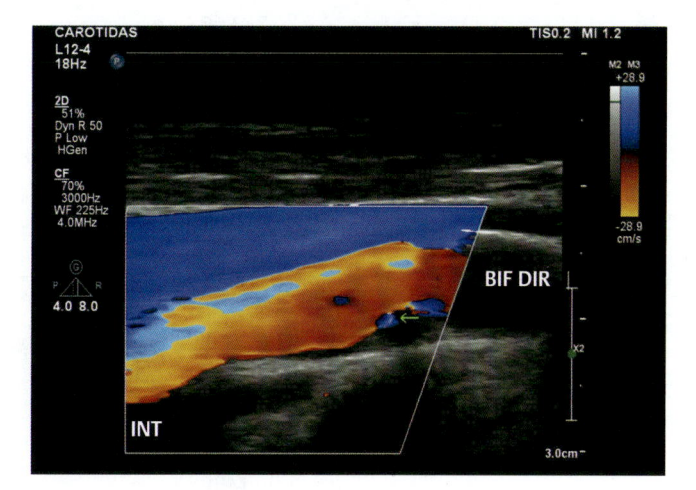

Neste exemplo, a placa apresenta uma imagem circular ao corte longitudinal, correspondente a uma ulceração que pode ser observada em corte transverso e oblíquo.

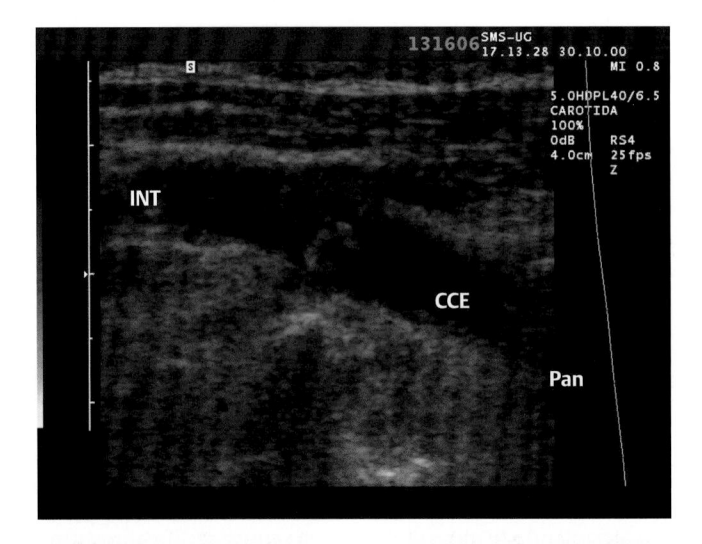

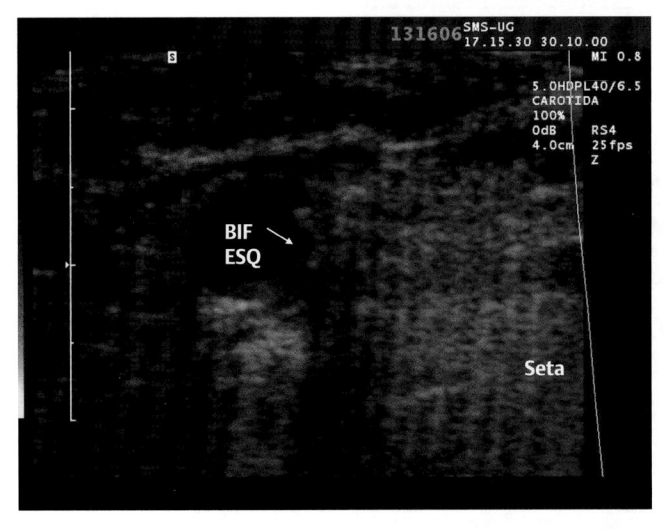

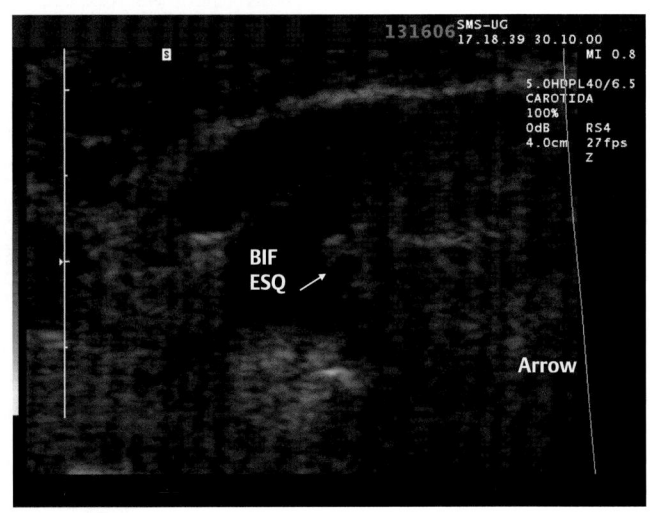

Algumas vezes, a imagem bidimensional deixa dúvidas quanto a presença de cavidade ulcerada ou hemorragia e o diagnóstico diferencial pode ser feito pela detecção do fluxo no interior da cavidade ulcerada.

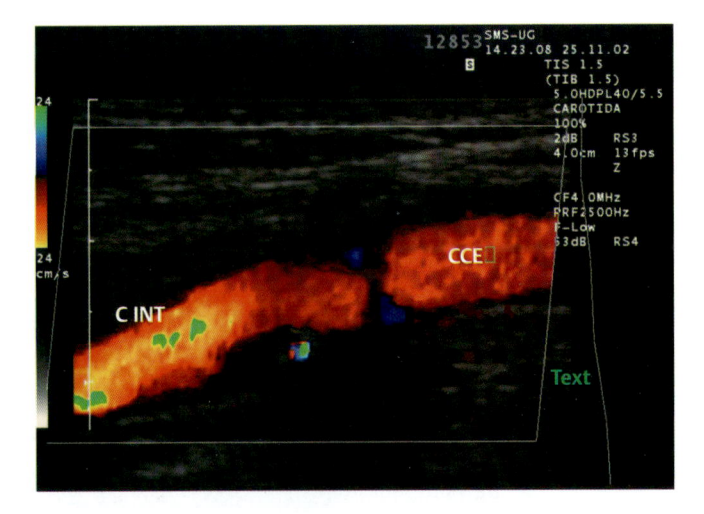

Na cavidade ulcerada o fluxo se faz de forma bastante lenta, daí a possibilidade de formação de pequenos trombos em seu interior, que poderiam se soltar e levar a AIT.

Algumas úlceras têm seu contorno interno irregular, sugerindo a presença de pequenos trombos.

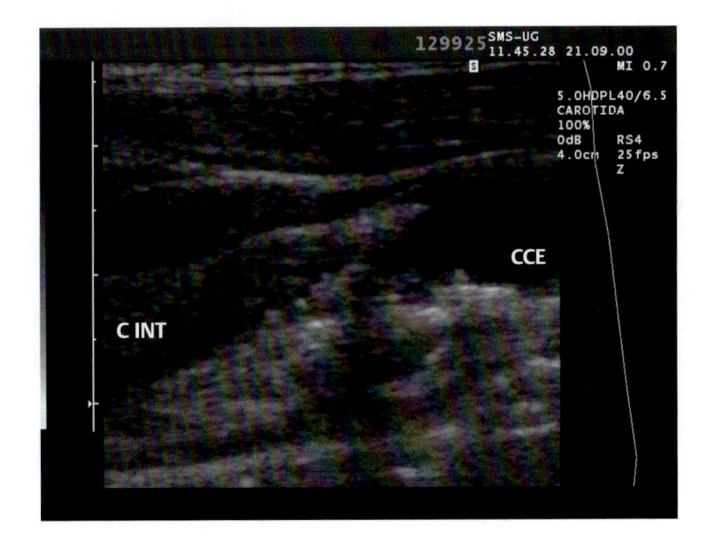

Esse exemplo demonstra uma placa ulcerada, na qual a cavidade se apresenta encoberta por uma camada de densidade ecográfica mais baixa que a densidade da placa, sugerindo a presença de trombo no interior da ulceração.

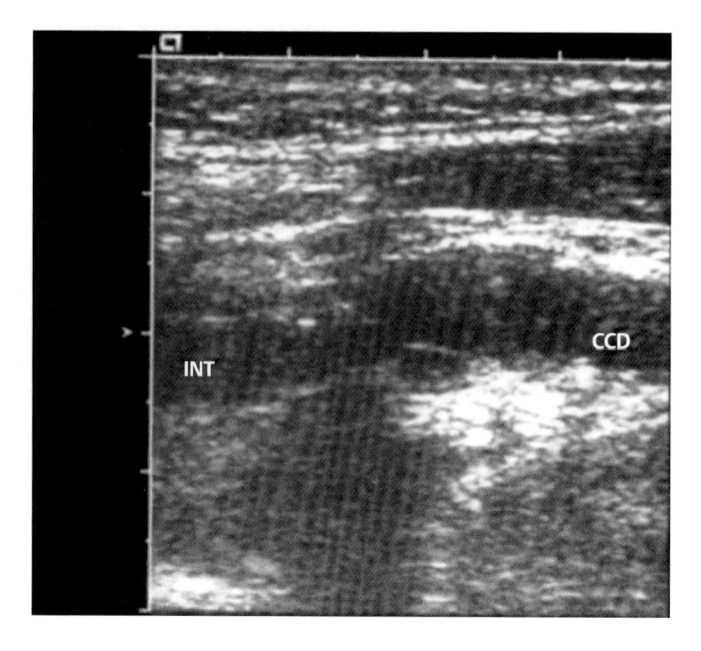

Placa fibrosada com ulceração que pode ser observada no corte longitudinal e no transversal.

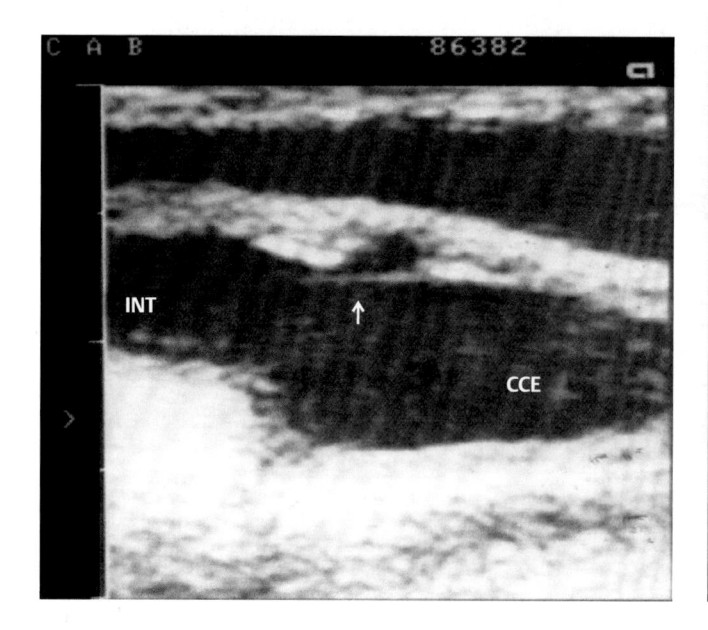

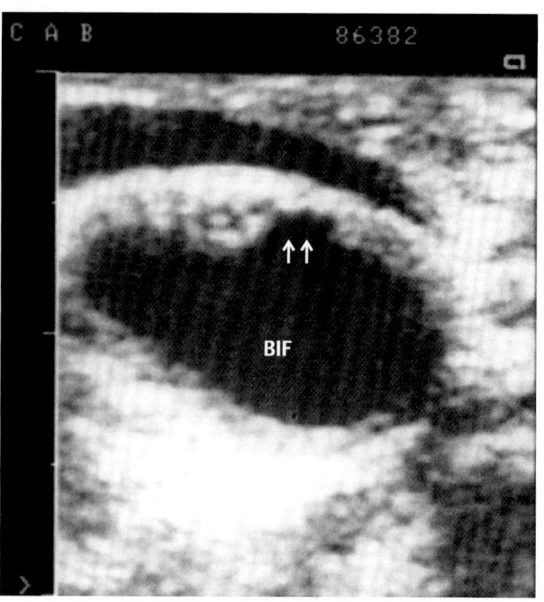

Essa ulceração encontra-se encoberta por uma membrana móvel. Mantendo o posicionamento do corte, observamos a membrana em diferentes posições, o que é mais facilmente verificado na imagem em tempo real, além de notar sua mobilidade no modo-M.

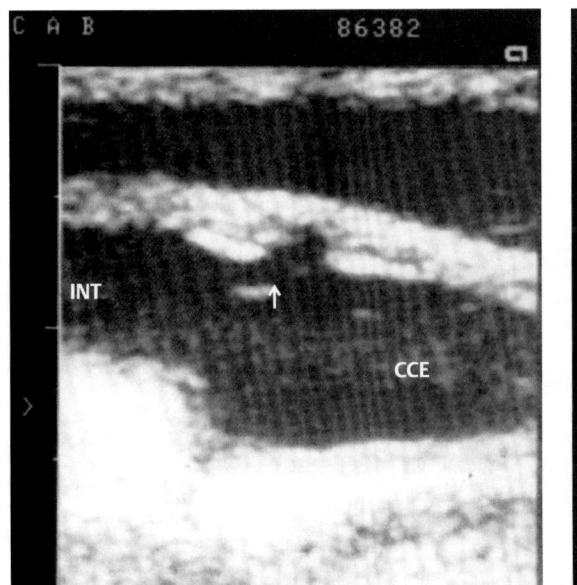

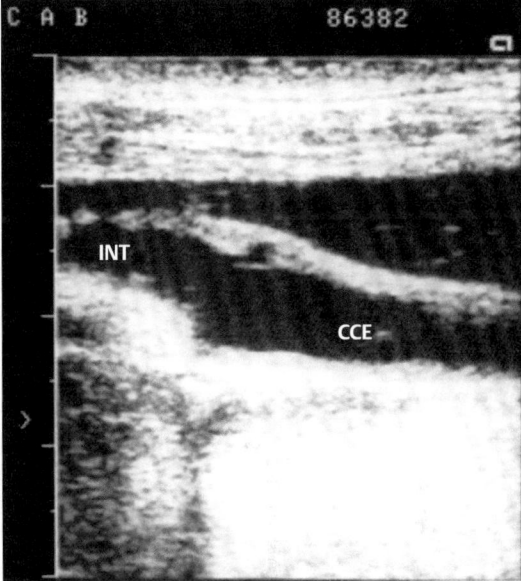

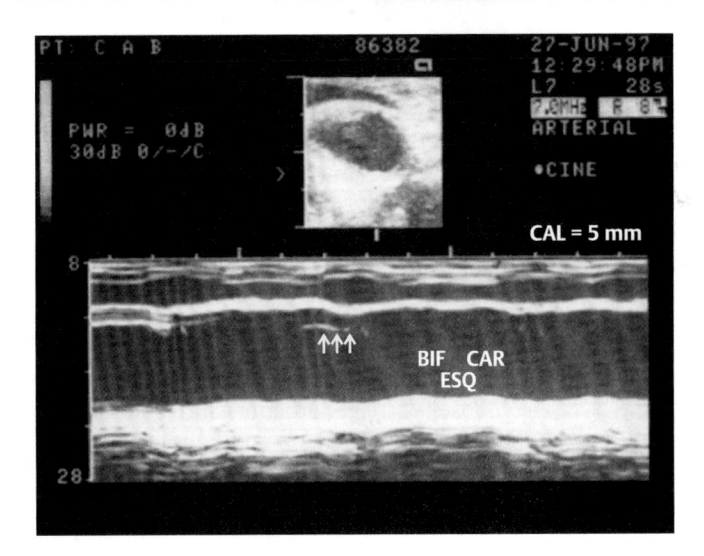

Esse aspecto sugere fortemente a etiologia de ruptura de uma hemorragia intraplaca como origem da ulceração. Esse paciente apresentou sintomas clínicos de AIT. Ao Doppler em cores, podemos observar fluxo no interior da cavidade ulcerada.

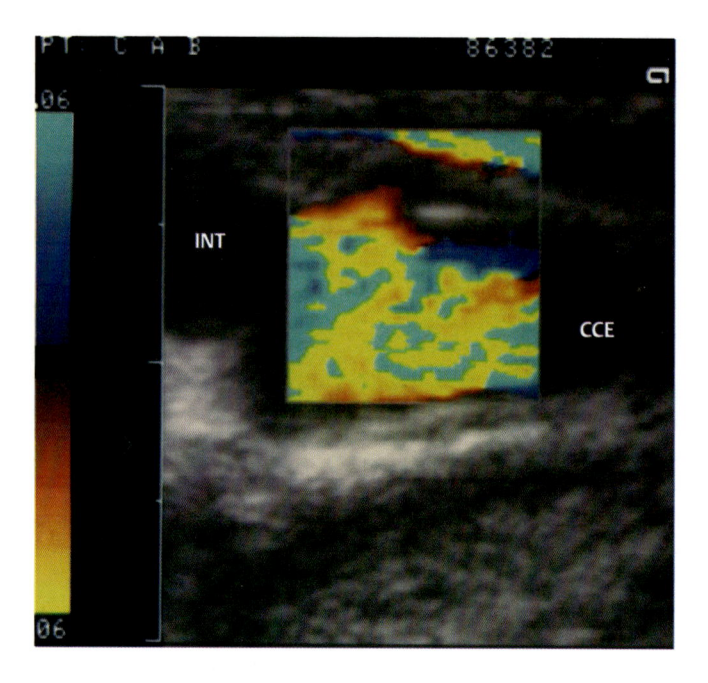

Ten Kate *et al.* avaliaram o uso de contraste ultrassonográfico para melhor detecção de placas ulceradas, realizando também a angiografia tomográfica para comparação entre os métodos.[74] No eco contrastado, que é praticamente uma técnica de angiografia virtual, a definição de úlcera requer a interrupção da superfície da placa por pelo menos 1 × 1 mm. Os autores puderam comprovar que a utilização de contraste aumentou de forma significativa a sensibilidade, a especificidade, acurácia, valor preditivo positivo e valor preditivo negativo em relação aos achados dos exames sem contraste.

Quando o estudo é feito com o eco 3D, o critério utilizado é que o volume da cavidade seja de, pelo menos, 1 mm³, segundo Kuk *et al.*[84]

2.5.2.4.2.3 Placa Aterosclerótica com Trombose

A trombose ocorre geralmente sobre a placa aterosclerótica complicada. Uma perda de continuidade da superfície do endotélio predispõe ao depósito de plaquetas, e ativa a cascata de coagulação. É difícil definir um trombo pelo ultrassom, quando sobreposto a uma placa aterosclerótica.

O reconhecimento do trombo nos vasos extracranianos é feito geralmente quando este aparece ocluindo a luz arterial.

ARTÉRIAS CARÓTIDAS

Observa-se placas densas e de superfícies irregulares na transição da carótida comum para o bulbo e logo a seguir, na porção terminal do bulbo, observa-se trombo ocluindo e prolongando-se pela interna.

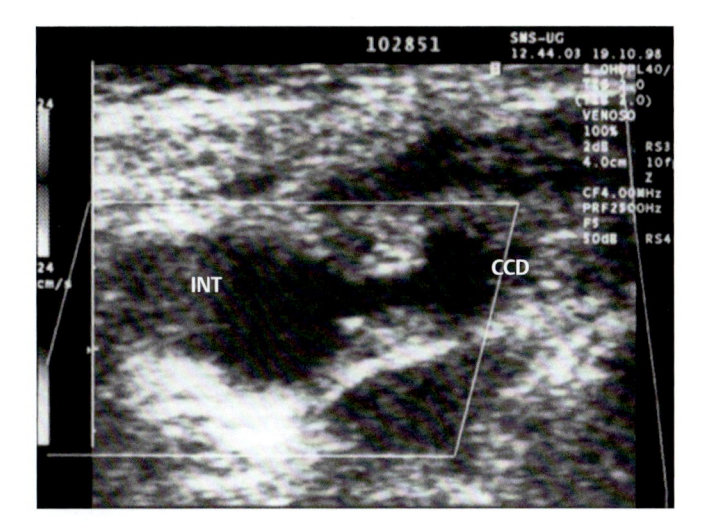

Vemos a interrupção do fluxo para a interna logo na sua origem, por um trombo aparentemente recente, visto apresentar-se ecolucente. O trombo recente tem densidade ecográfica baixa, sendo facilmente confundido com o sangue, portanto com a imagem de um vaso normal. A ausência de fluxo no local pode ser o único sinal.

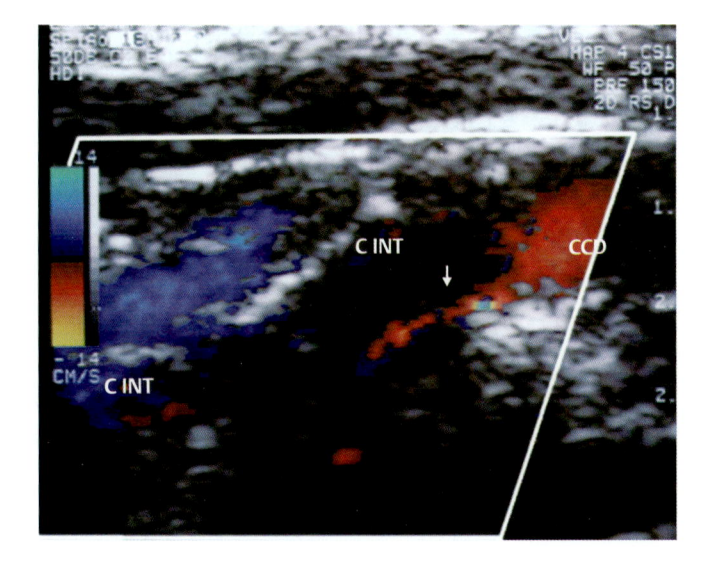

Já este outro trombo, de aspecto heterogêneo é provavelmente um trombo mais antigo, também na origem da interna.

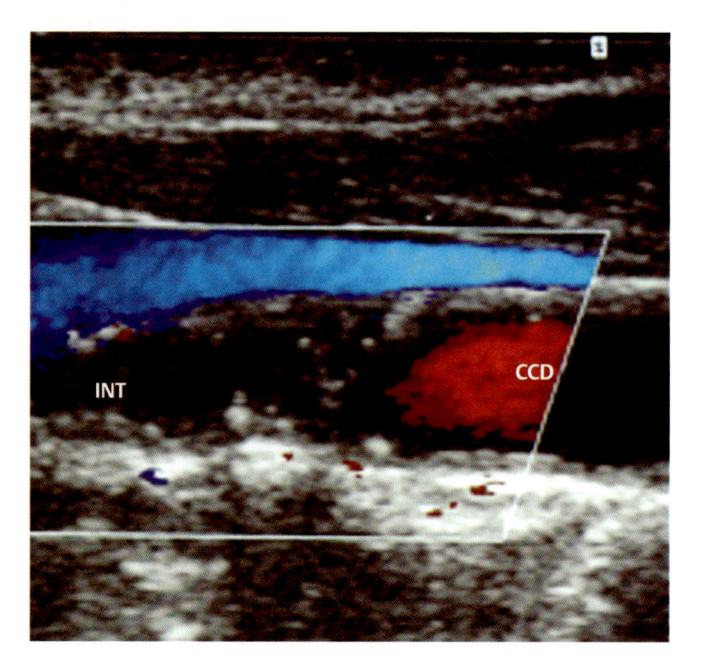

A trombose da carótida interna também pode ser secundária a uma obstrução mais cranial, algumas vezes intracraniana. Como a carótida interna não tem nenhuma ramificação a nível extracraniano, o trombo progride, retrogradamente, até a bifurcação. Nesse exemplo, o trombo tem densidade ecográfica alta, falando a favor de trombo mais antigo, e sendo mais facilmente reconhecido.

Observa-se fluxo sistólico anterógrado e amortecido pela carótida comum, com componente reverso no início da diástole.

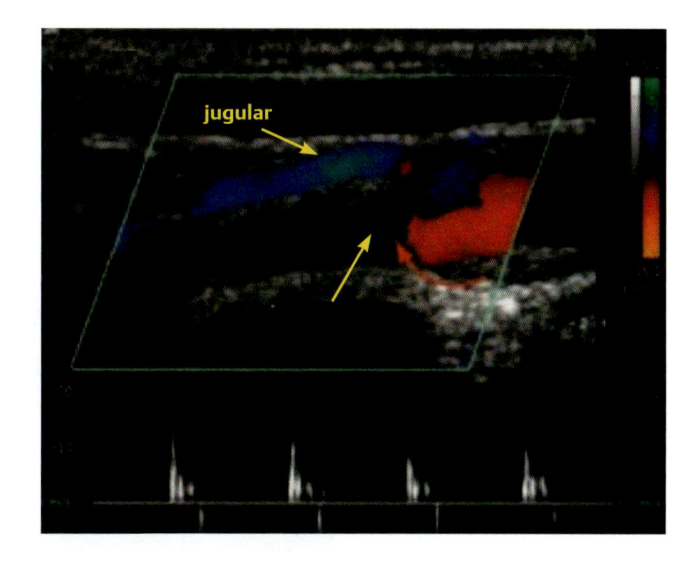

2.6 QUANTIFICAÇÃO DAS ESTENOSES

Uma vez identificada a placa aterosclerótica e estabelecida uma análise qualitativa, como já foi amplamente discutido anteriormente, é necessário julgar o grau de obstrução provocado. Esse grau de obstrução é expresso em percentual, em relação à luz preexistente.

A quantificação do grau de severidade das estenoses das carótidas é feita com base no diâmetro dos vasos, na área da luz arterial e na velocidade do fluxo.

2.6.1 Diâmetro

Existem basicamente duas metodologias que usam equações distintas, mas ambas são baseadas no menor diâmetro residual, que compõe o numerador da fração; já o denominador será diferente:

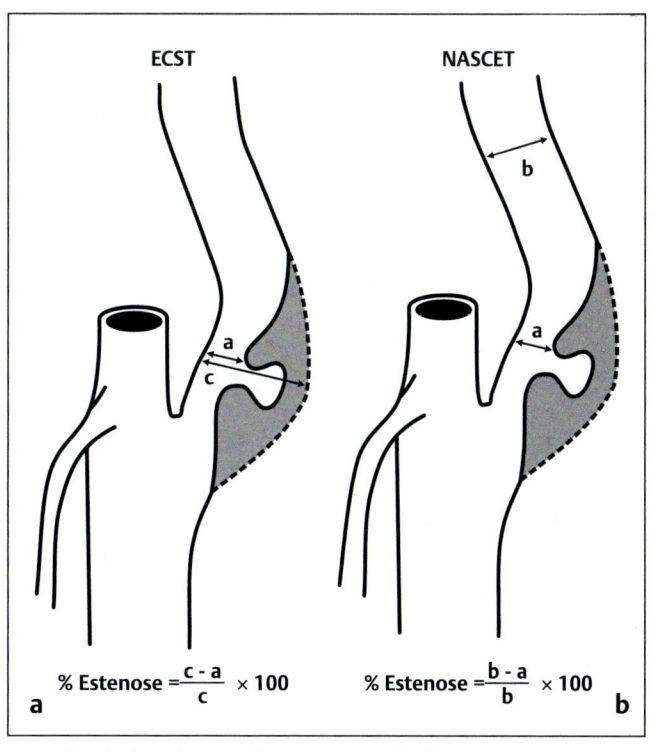

$$\text{\% Estenose} = \frac{c-a}{c} \times 100 \quad \text{(ECST, a)}$$

$$\text{\% Estenose} = \frac{b-a}{b} \times 100 \quad \text{(NASCET, b)}$$

Reproduzida de Osborn et al. com autorização.[85]

a) ECST – *European Carotid Surgery Trial*[86]
Neste método, o denominador será o diâmetro estimado, no mesmo local onde o diâmetro residual foi medido.

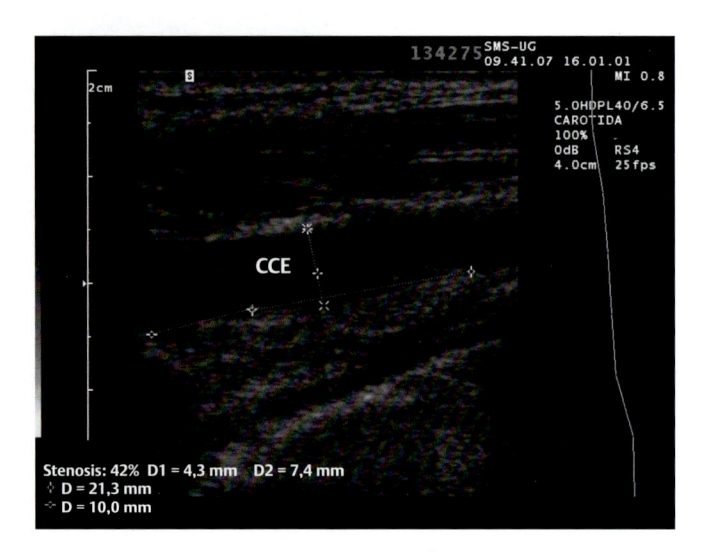

b) NASCET – *North American Symptomatic Carotid Endarterectomy Trial*[87,88]
Neste método, o denominador será obtido pela medida do diâmetro num segmento livre de alterações, na porção que as paredes da carótida interna são paralelas.

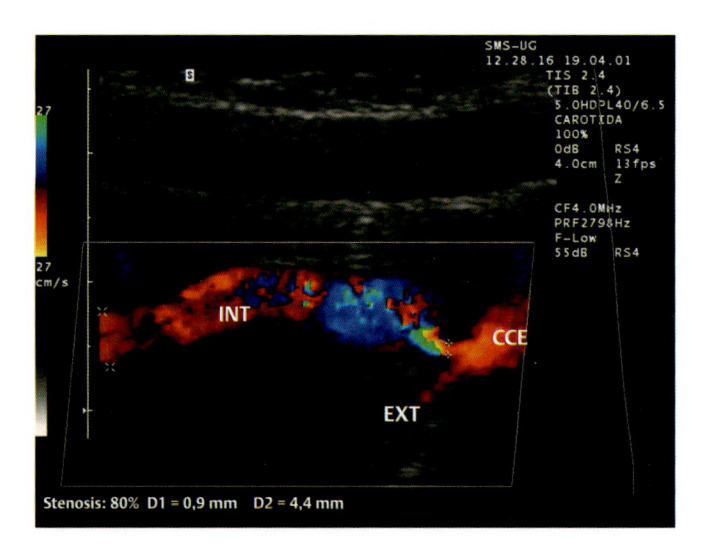

Cada método fornece valores diferentes para a medida do grau de estenose, o que pode gerar alguma confusão, no sentido de definir se as intervenções devem ser realizadas com base nos limites de "50%" ou "70%", já que uma lesão de 50% no NASCET é equivalente a uma estenose de 75% no ECST, enquanto que uma lesão de 70% no NASCET equivale a 85% no ECST.

ARTÉRIAS CARÓTIDAS

É importante destacar que o método NASCET descreve predominantemente a significância hemodinâmica de uma lesão na carótida interna (relação entre os diâmetros de entrada e saída do fluxo), enquanto que o método ESCT reflete a quantificação do tecido aterosclerótico no local da lesão.

Angiografia da carótida interna Redução de diâmetro	
*NASCET (B − A/B) × 100	**ECST (C − A/C) × 100
30%	65%
40%	70%
50%	75%
60%	80%
70%	85%
80%	91%
90%	97%

*NASCET: *North American Symptomatic Carotid Endartectomy Trial*
**ECST: *European Carotid Surgery Trial*

O grau de estreitamento determinado pode variar significativamente entre estes dois métodos.

Na maior parte dos casos, o ESCT mostra resultados, na maioria das vezes, de 10 a 30% maior no grau da estenose, especialmente na faixa média entre 50-80%, segundo Rothwell *et al.*[89]

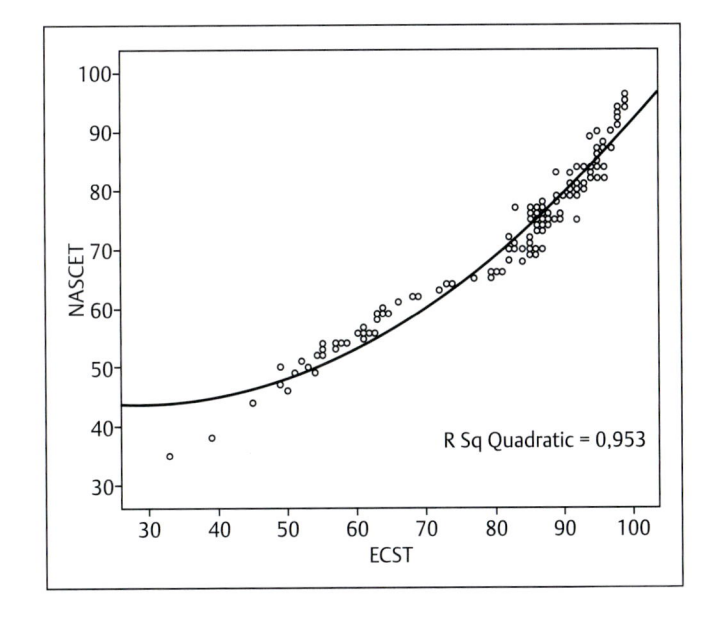

Um aspecto importante a destacar são placas na região bulbar. Como o bulbo mostra-se com maior diâmetro que a interna, muitas vezes uma pequena placa na região bulbar, como esta representada na figura, não causa obstrução ao fluxo, e, como vemos, a redução pelo método NASCET é de 0%.

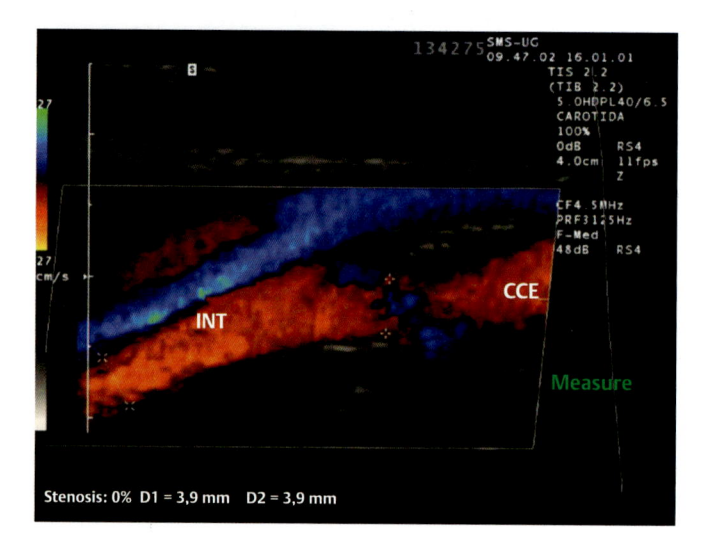

Na maioria das diretrizes, foram adotadas as medidas pelo método do NASCET, a menos que seja estipulado diferentemente. Devemos, contudo, ressaltar que há uma condição de que o método do ECST é mais vantajoso. Quando há uma placa grande e dilatação do bulbo, no NASCET haverá uma medida menor que a real, pois a luz residual da estenose será pouco menor que a luz da carótida distal. Neste caso, pelo NASCET a medida obtida pode ser < 50%, enquanto que no ECST será > 70%.

Quando as placas são concêntricas, pelo corte longitudinal podemos obter boa avaliação tanto pelos métodos NASCET quanto ECST.

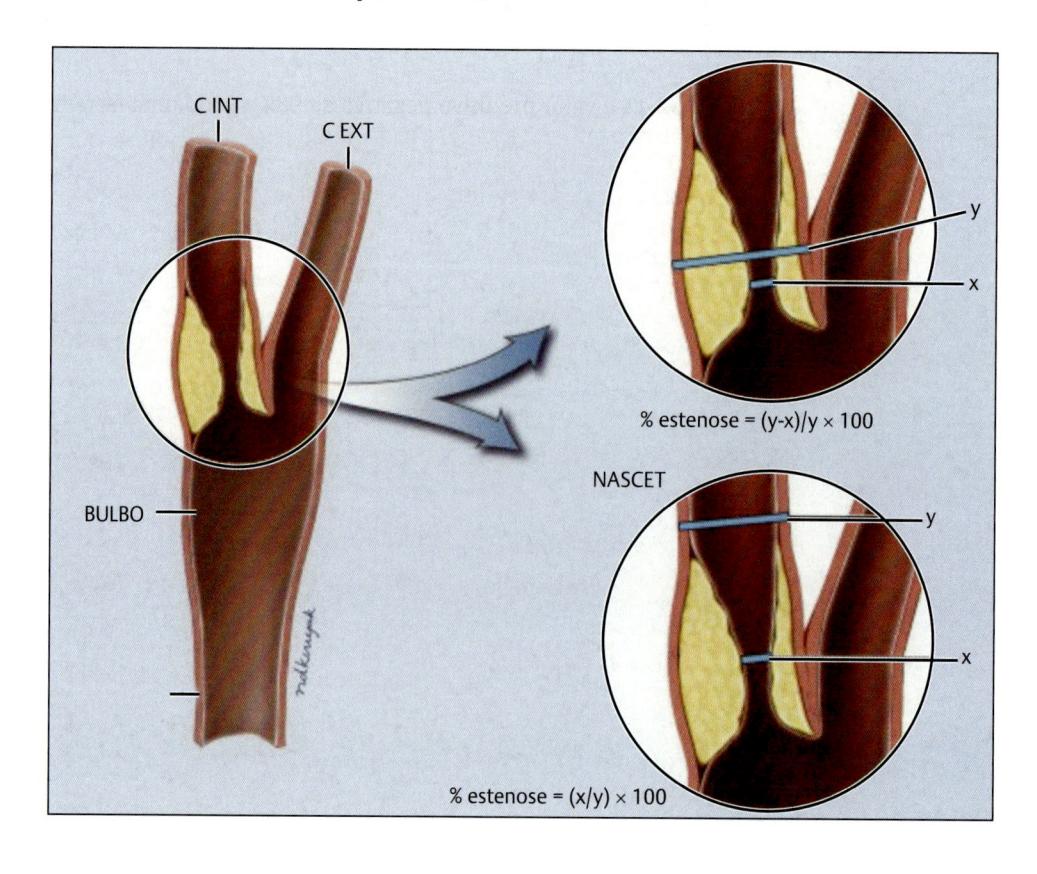

% estenose = (y-x)/y × 100

NASCET

% estenose = (x/y) × 100

Porém, para placas excêntricas, é possível que ocorram erros de quantificação, dependendo de como se obtém o corte ecográfico para realizar as medidas.

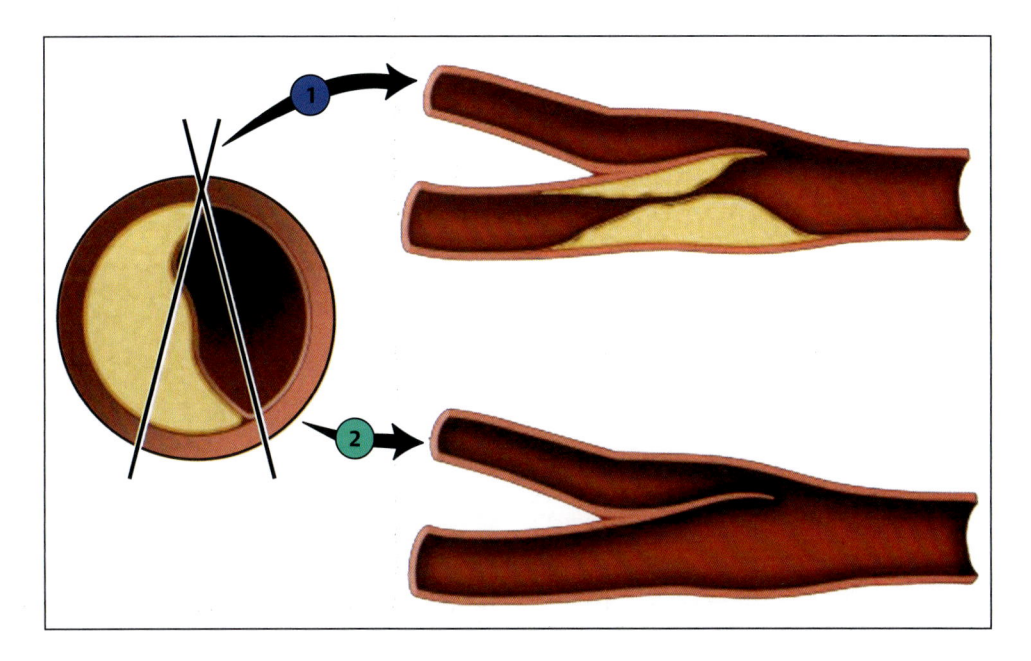

Por isto, sempre procuramos delimitar a placa com mudanças de ângulos de insonação, buscando acesso anterior e posteriormente ao ECOM e conjugando com cortes transversais.

Bartlett *et al.*, utilizando tomografia computadorizada com multidetectores, verificaram que há uma correlação linear entre a medida em milímetros do lúmen residual, ao nível da estenose da carótida, com o grau de estenose estimado pela angiografia com o método do estudo NASCET.[90] Demonstraram que os limites de 1,4-2,2 mm podem ser usados para avaliar uma estenose moderada (50%-69%) com uma sensibilidade de 75% e uma especificidade de 93,8%. Um diâmetro da luz residual ≤ 1,3 mm correlaciona-se com uma estenose superior a 70% e pode ser usado como valor de corte, com sensibilidade de 88,2%, especificidade de 92,4% e valor preditivo negativo de 98%, sendo uma ferramenta excelente para diagnosticar ou afastar uma estenose importante.

Tabela multimodalidade para quantificação das estenoses de carótidas: comparação das percentagens de diminuição do diâmetro pelos critérios anatômicos local (US), distal (arteriografia) e as correspondentes medidas da luz residual pela ultrassonografia e tomografia computadorizada. Os cálculos da estenose anatômica local foram fundamentados nos trabalhos de Yurdakul *et al.* e de Rothwell.[5,89,91]

Arteriografia (NASCET)	%EST – US Anatômico local (ECST)	Lúmen residual (mm) US-Imagem do fluxo (B-Flow)	Lúmen residual (mm) tomografia comp
Inferior a 20%	< 50%		
20-29%	50-55%		> 2,2
30-39%	58-63%	> 1,5	
40-49%	64-69%		
50-59%	70-75%		1,4-2,2
60-69%	76-81%		
70-79%	82-87%		1,3-1,0
80-89%	88-93%	< 1,5	< 1,0
90-99%	94-99%		Fluxo filiforme
Oclusão		Ausência de preenchimento	Ausência de preenchimento

A medida direta da luz residual minimizaria potenciais erros de medida, quando se faz a relação com a luz da carótida interna distal, principalmente nos casos de colapso das paredes nas estenoses severas.

2.6.2 Área

Numa placa lisa, homogênea e sem calcificações, localizada num tubo reto, como a carótida comum, essa medida pode ser feita diretamente. A planimetria da área transversa da luz residual num corte transversal do local de maior obstrução em relação à área transversa do vaso isento de lesões fornece o percentual de redução da área. Placa excêntrica e sem calcificação:

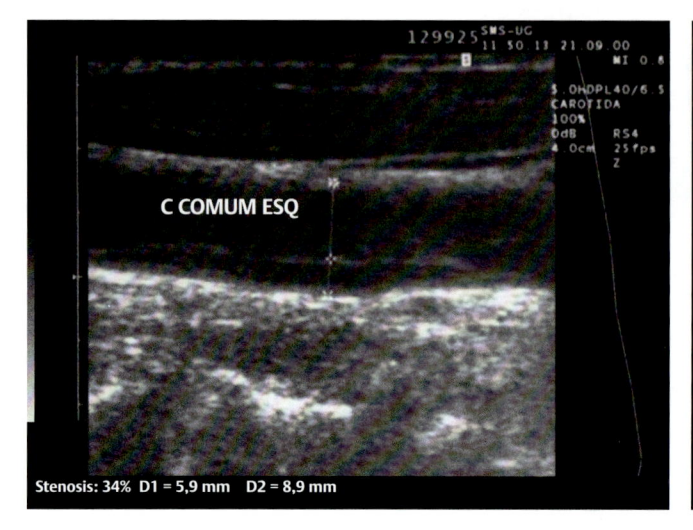

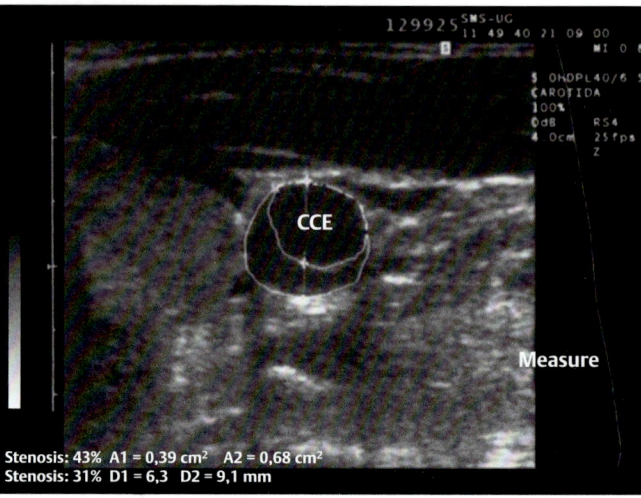

Redução da luz arterial estimada em 31% pela redução do diâmetro e de 43% pela redução da área.

Realiza-se um corte transversal à carótida na região da lesão, buscando-se sempre obter uma imagem circular da carótida (garantindo que o corte seja realmente transversal). Pode-se então medir a área total do vaso e a luz residual, obtendo-se assim o percentual de obstrução.

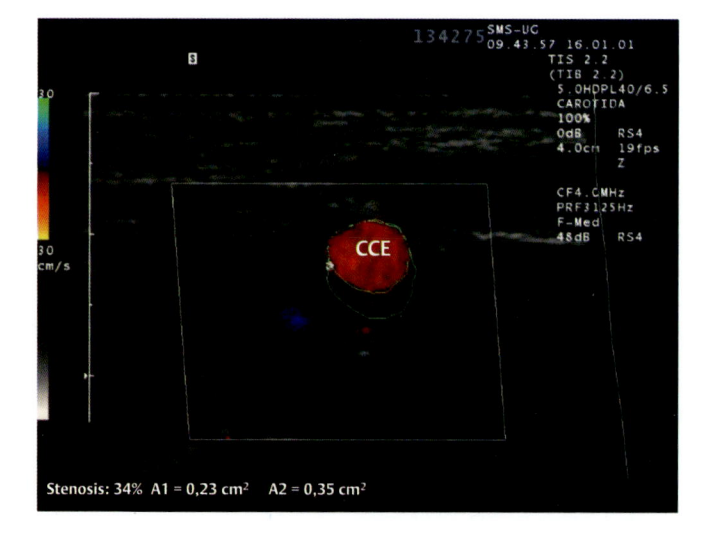

A medida do percentual de redução deve também ser feita no corte transversal, pois, se fizermos a medida apenas da redução do diâmetro no corte longitudinal, medindo o diâmetro da luz residual em relação ao diâmetro do vaso, um mesmo percentual de redução de diâmetro pode corresponder a variados graus de redução da área.

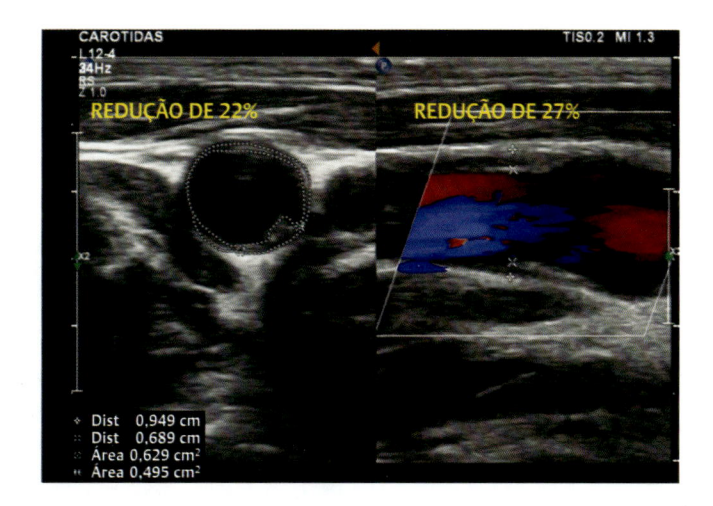

A área de um círculo corresponde a $\pi.r^2$, o que significa que, em uma placa que reduza concentricamente a luz, de forma que o percentual de redução do diâmetro, medido no plano longitudinal, seja 50%, a área estará reduzida em 75%. Imaginando um vaso fictício, com 4 cm de diâmetro, sua área aproximada será de 12 cm ($3{,}1416 \times 2^2$), onde $\pi = 3{,}1416$ e $r = 2$. Se nesse vaso existir 50% de redução do diâmetro, a redução da área será: $3{,}1416 \times 1^2$, ou seja, $3{,}1416$ cm². A redução da área será a relação entre a área normal (12 cm²) e a área residual (aproximadamente 3 cm²), portanto, 75%.

2.6.2.1 Relação entre Morfogia da Placa, Área e Diâmetro

A relação entre a redução do diâmetro e a área da luz arterial depende do tipo de estenose, se excêntrica ou concêntrica.

Nas estenoses excêntricas, as reduções de diâmetro e de área são similares, entretanto nas estenoses concêntricas, o grau de estenose medido em percentagem de redução da área é maior que a percentagem de redução do diâmetro.

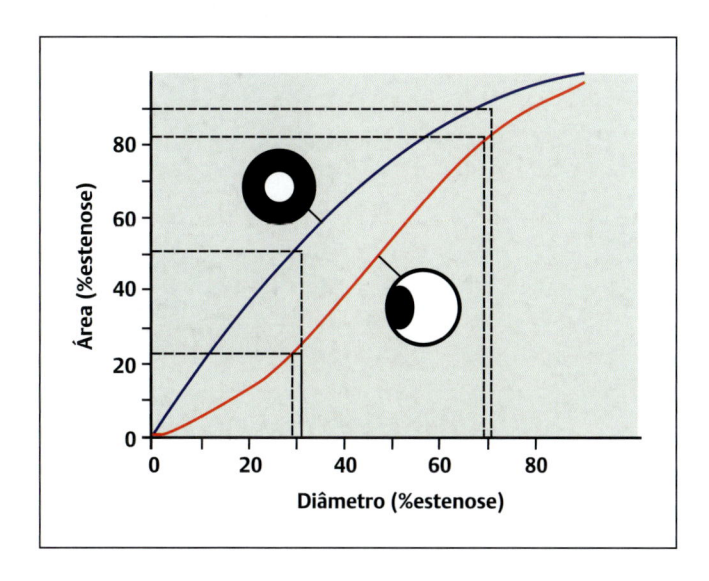

A placa aterosclerótica nem sempre é tão lisa, uniforme e centrada para que possamos estabelecer a redução da área por meio de modelos matemáticos. Por isso utilizamos a planimetria para esse fim. Como na imagem da área residual, seus limites internos nem sempre são bem delimitados, e, em decorrência da presença de irregularidades da superfície e áreas de diferentes densidades acústicas, lançamos mão do Doppler em cores e/ou Power-Doppler para facilitar. O Doppler em cores obtido num plano transversal delimita a área de fluxo e faz-se a planimetria da área preenchida pela cor. O ajuste de ganho e filtro deve estar adequado de modo a não super ou subestimar a lesão.

Ao analisarmos a área residual de lesões no bulbo carotídeo, devemos lembrar que esta é uma área dilatada da carótida interna e que o fluxo desta área é regido pelo calibre da carótida distal, após o bulbo.

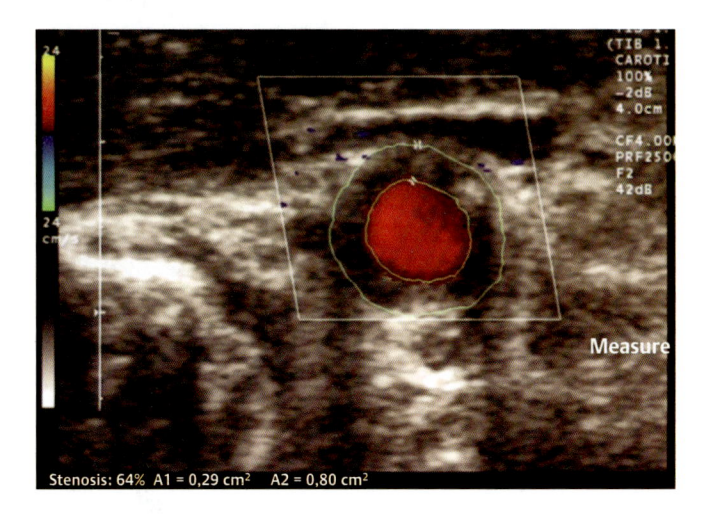

Portanto, para analisar uma obstrução do ponto de vista hemodinâmico, devemos comparar a área residual da placa com a área da carótida interna distal, após o bulbo.

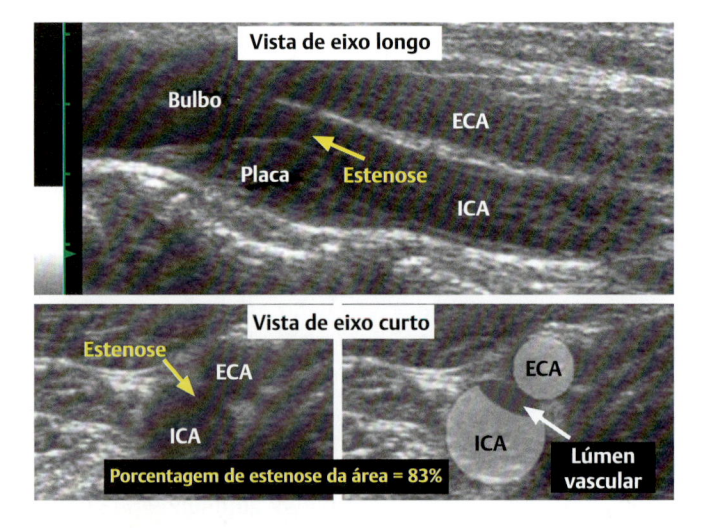

A placa pode estar presente no bulbo, e deve ser descrita sob todos os seus aspectos, exceto pelo fato de que, se ela não reduzir a luz a ponto desta ficar menor do que a luz da carótida interna distal, ela não estará provocando nenhuma obstrução do ponto de vista hemodinâmico, conforme os estudos do NASCET.

A maior limitação é que nem todos os pacientes terão imagens satisfatórias para este tipo de análise.

2.6.3 Velocidade de Fluxo

Como já visto em tópico anterior, devemos ter alguns cuidados para obtermos a melhor medida da velocidade.

- Ao obtermos a curva espectral do fluxo de uma lesão estenótica, principalmente nas estenoses graves, o volume de amostra deve ser posicionado justo no ponto de obstrução máxima, pois o fluxo só apresenta velocidade máxima no local e imediatamente após a lesão. Isso quer dizer que, no caso de uma estenose grave, se posicionarmos o volume de amostra poucos milímetros além do ponto de obstrução máxima, a velocidade obtida não corresponderá à velocidade máxima e a gravidade da lesão será subestimada. Este efeito é mais acentuado se o fluxo for turbulento.
- Correção do ângulo deve ser feita sempre, buscando a obtenção do menor ângulo, evitando-se a distorção de valores.

Devemos atentar para que a correção do ângulo de incidência do Doppler seja feita em função da direção do jato, devendo-se buscar pelo Doppler em cores a direção real do jato.

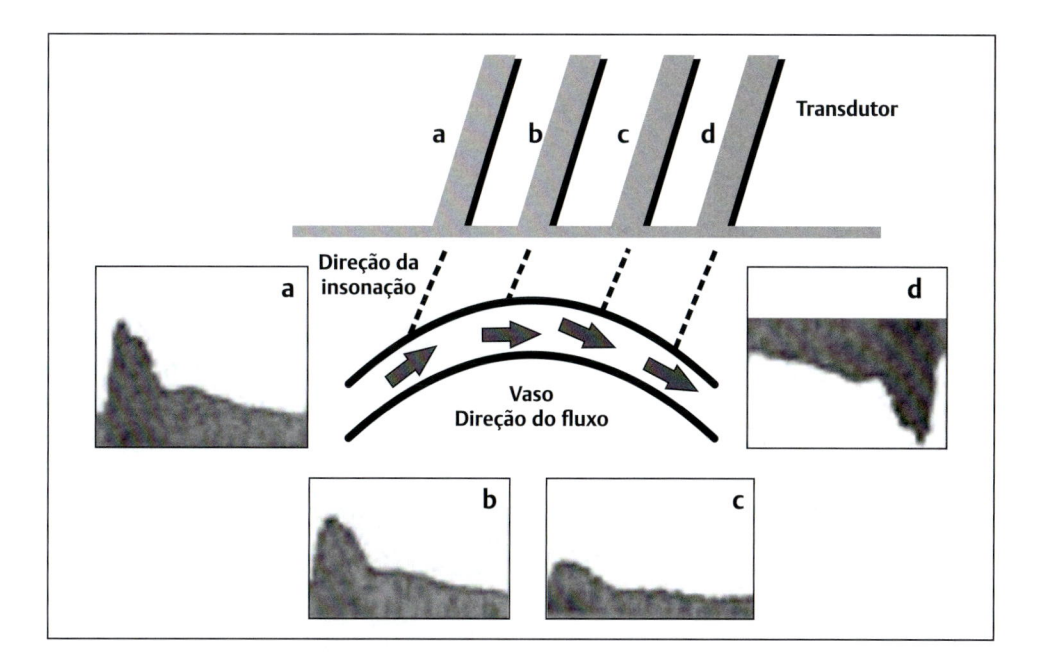

Nas imagens a seguir, vemos que a avaliação pelos diâmetros mostra uma estenose em torno de 80%.

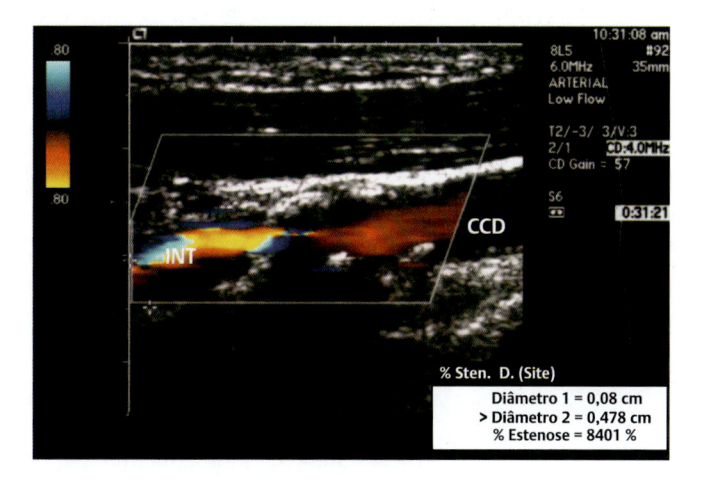

A medida da velocidade de fluxo com a devida correção do ângulo mostrou VPS = 260 cm/s e VDF = 110 cm/s, compatível com estenose em torno de 80% e de acordo com a medida pelo método do NASCET.

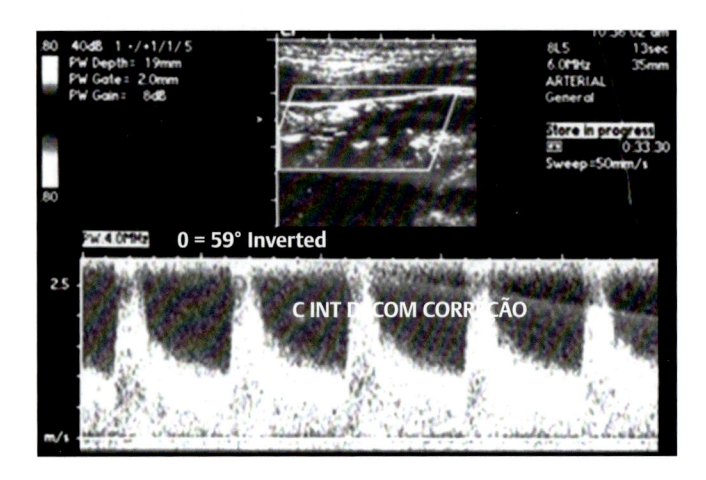

A segunda medida foi feita sem correção do ângulo e a estimativa da estenose ficou em menos de 50% (VPS = 130 cm/s e VDF = 30 cm/s), subestimando a lesão.

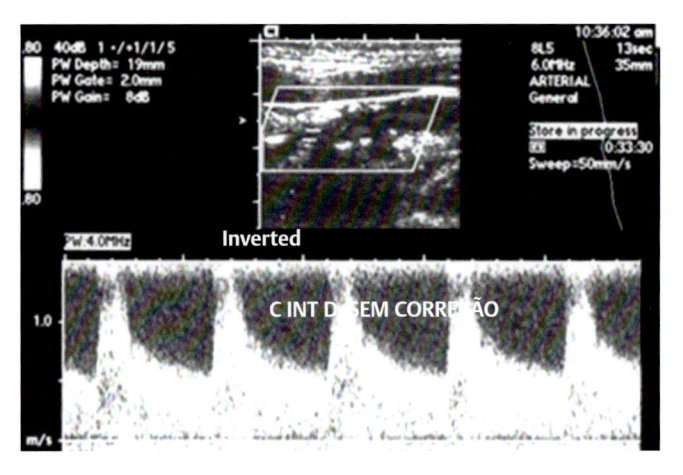

Devemos sempre procurar a melhor angulação do feixe de ultrassom, muitas vezes variando a posição da caixa de cor, de forma que o ângulo de correção seja o menor possível.

Como na fórmula para cálculo da velocidade de fluxo, multiplicamos a variação da frequência pelo cosseno do ângulo entre a direção de insonação e a direção de fluxo.

$$V = C\,(F_r - F_0)/2F_0\,\cos\alpha$$

O ideal seria buscar sempre um ângulo de $0°$, visto que seu cosseno é 1. Na grande maioria das vezes, não iremos fazer coincidir a direção da insonação com a direção do fluxo (ângulo de $0°$), por isto a necessidade de efetuar a correção do ângulo.

Como para ângulos de até $30°$ os valores do cosseno são próximos de 1, causando reduções desprezíveis na velocidade calculada, procuraremos sempre um ângulo menor do que $30°$. Ângulos entre 30 e $45°$ incorrem numa pequena faixa de erro que ainda é aceitável. Ângulos corrigidos entre 45 e $60°$ têm uma margem de erro relativamente grande, e, apesar de aceitáveis, devemos procurar um outro plano de corte que forneça ângulos menores. Caso não se consiga, devemos diminuir o valor que damos à curva espectral, e valorizar mais a medida direta da área. Correções de ângulos acima de $60°$ são inaceitáveis, pois a margem de erro é muito grande e, invariavelmente, leva a erros diagnósticos.

O EDC combina duas modalidades do ultrassom, o eco bidimensional e a análise do fluxo pelo Doppler, para avaliar os vasos do pescoço e medir as velocidades de fluxo. O método não mede diretamente o diâmetro do vaso ou a lesão estenótica. Na realidade, a velocidade do fluxo sanguíneo é que será usada como indicador da severidade da estenose.

ARTÉRIAS CARÓTIDAS

O pico da velocidade sistólica do fluxo medido na carótida interna e a severidade das estenoses medidas na angiografia foram utilizadas para montar este gráfico.

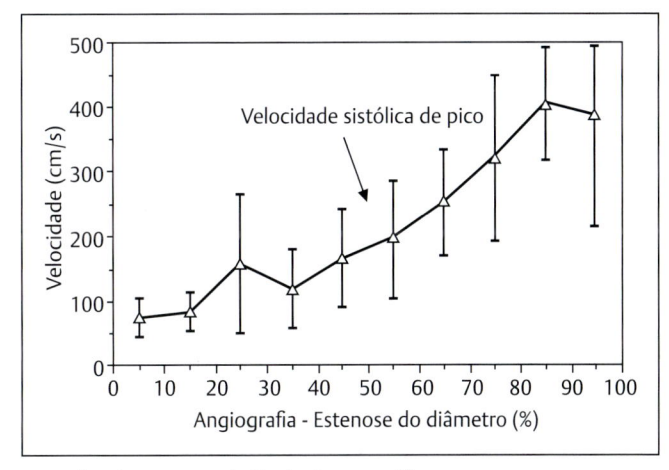

Reproduzido com permissão de Grant et al.[8]

As barras representam 1DP em relação às médias.

Tipicamente duas categorias de severidade de estenose da carótida interna são definidas pelo ultrassom, uma (estenoses de 50 a 69%) que representa o ponto de inflexão no qual a velocidade acelera acima do normal por causa da placa e a outra (estenoses de 70 a 99%) representando doenças oclusivas mais severas, embora a correlação com estenose angiográfica seja aproximada e varie entre laboratórios.

De acordo com Bartlett *et al.*, pelo USV, uma estenose da interna entre 50 a 69% é asssociada a uma placa visível sonograficamente, com VSP de 125 a 230 cm/s e VDF de 40 a 100 cm/s.[90]

A estenose arterial leva a um progressivo aumento da velocidade de fluxo e também gera a formação de turbulência no fluxo. O efeito sobre a hemodinâmica se faz presente quando uma obstrução leva à redução do volume do fluxo e queda da pressão no segmento pós-estenótico.

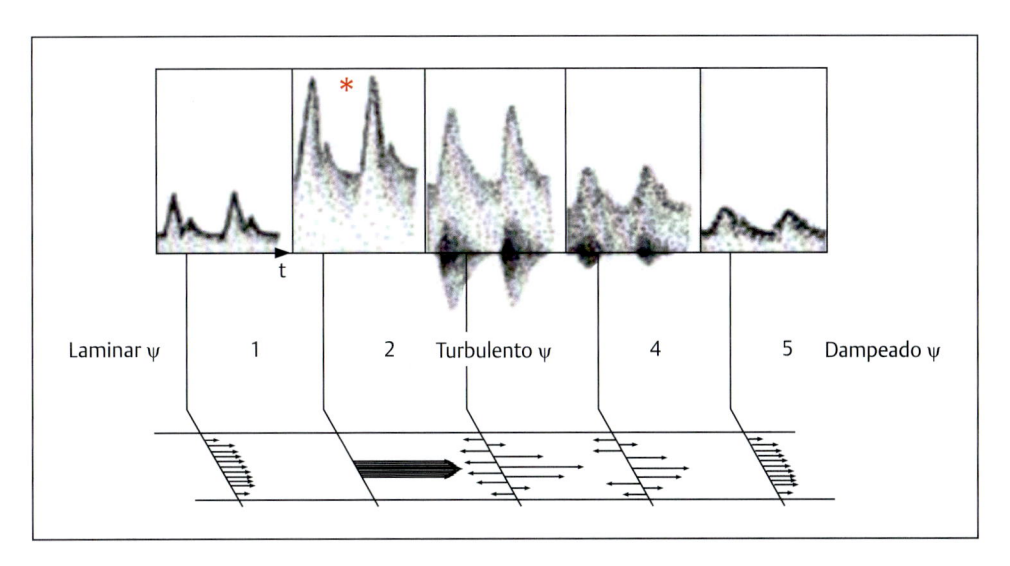

Nos segmentos 1 e 2 do esquema anterior, podemos observar o fluxo inicialmente laminar que, ao passar pela lesão, pode assumir características de fluxo com aumento de velocidade e turbulência (segmentos 3 e 4) ou, no caso da lesão ser grave, o fluxo torna-se de baixa velocidade (dampeado), como visto no segmento 5.

A velocidade de fluxo medida pelo Doppler tem correlação com a redução da área.

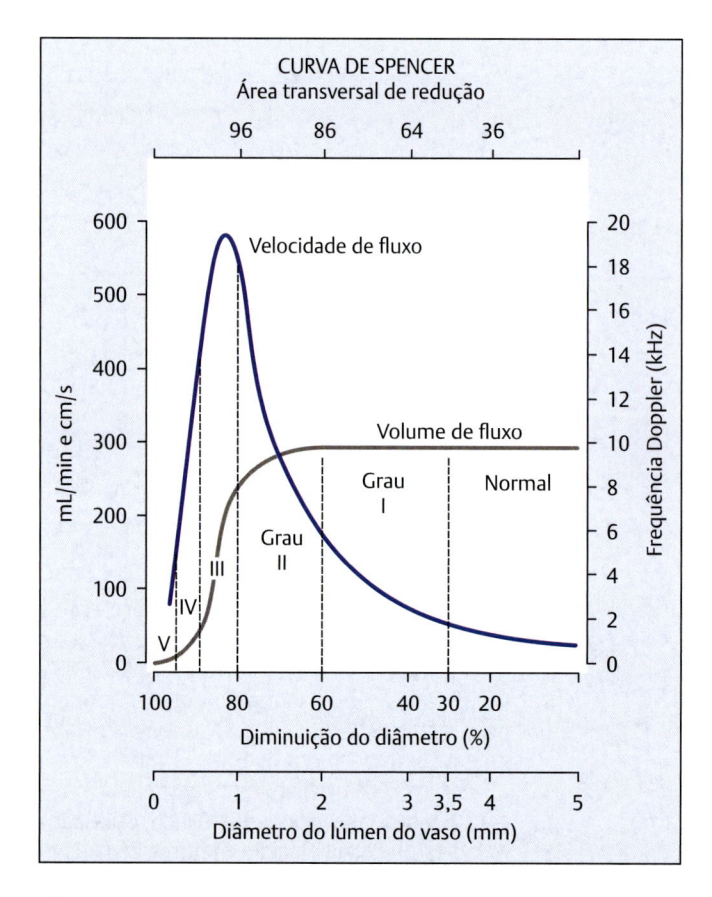

CURVA DE SPENCER
Área transversal de redução: 96, 86, 64, 36

Eixo Y esquerdo: mL/min e cm/s (0–600)
Eixo Y direito: Frequência Doppler (kHz) (0–20)
Eixo X superior: Diminuição do diâmetro (%) — 100, 80, 60, 40, 30, 20
Eixo X inferior: Diâmetro do lúmen do vaso (mm) — 0, 1, 2, 3, 3,5, 4, 5

Curvas: Velocidade de fluxo; Volume de fluxo
Graus: V, IV, III, II, I, Normal

Esta correlação entre a velocidade de fluxo e o grau de estenose é demonstrada pela curva de Spencer.[92,93] O estreitamento do vaso está diretamente relacionado com o aumento da velocidade de fluxo, mas não é uma relação linear para todos os graus de estenoses, pois em graus elevados de estenose, próximo da oclusão, a velocidade de fluxo cai para valores normais ou mesmo abaixo.

Existem diversos fatores que influenciam a análise das velocidades de fluxos e os graus de obstrução.

A velocidade máxima do fluxo pode estar em desacordo com os achados angiográficos, razão de não se considerá-la isoladamente na quantificação da estenose. Isto pode ser decorrente de:

- Morfologia da placa, como já discutido (área *versus* diâmetro e irregularidades das placas).
- Ambiguidade da "curva de Spencer" que tem a possibilidade de ter uma mesma velocidade para uma lesão moderada e uma lesão importante, conforme relatado por Spencer *et al.* e Kaps *et al.*[92-94]
  - As diferentes metodologias de correção do ângulo de insonação, necessárias para converter as frequências do Doppler em velocidades, por ser uma função do cosseno (equação do Doppler), podem introduzir erros ao se considerar ângulos maiores, como mostrado por Phillips *et al.*[95]
  - Há interferência do fluxo colateral na velocidade de fluxo pós-estenose. Spencer mostrou que, quanto maior a capacidade da circulação colateral, menor será a queda da pressão pós-estenótica, e consequentemente menor será a velocidade de fluxo na estenose.

ARTÉRIAS CARÓTIDAS

Critérios diagnósticos para a medida da estenose carotídea pela velocidade de fluxo com base no estudo de NASCET: para as lesões até 50%, é muito importante a avaliação da morfologia e do tamanho da placa, combinando-se as alterações de diâmetro e de área, visto que as velocidades de fluxo têm pouco valor discriminante neste grupo de lesões.

% Est anat dist (Nascet)	VPS cm/s	VDF cm/s	VPS CI/VPS CC	VPS CI/VDF CC	VDF CI/VDF CC
< 15%	< 125	< 40			
15-30%	< 125	< 40			
30-50%	< 140	< 40	< 2,0	< 8	< 2,6
50-59%	140-230	40-69	2,0-3,1	8-10	2,6-5,5
60-69%		70-100	3,2-4,0	11-13	
70-79%	> 230	> 100	> 4,0	14-21	
80-89%		> 140		22-29	> 5,5
> 90%	> 400		> 5,0	> 30	
Suboclusão	Variável-fluxo filiforme	Variável-fluxo filiforme	Variável-fluxo filiforme	Variável-fluxo filiforme	Variável-fluxo filiforme
Oclusão	Ausência de fluxo	Ausência de fluxo	Não se aplica	Não se aplica	Não se aplica

Tabela adaptada e modificada de Freire et al.[11] e Bluth et al.[96,97]
Est, estenose; Anat, anatômica; Dist, distal; VPS, velocidade de pico sistólico; VDF, velocidade diastólica final; CC, carótida comum; CI, carótida interna.

A tabela anteriormente usada, publicada por Grant et al., trabalhava com limites menores e faixas de estratificação maiores para os graus de estenose e, apenas a título de ilustração, colocamos a seguir a antiga tabela.[8]

% Estenose	VPS (cm/s)	VDF (cm/s)	VPS CI/CC	Redução diâmetro (%)
Normal	< 125	< 40	< 2,0	Nenhum
<50%	< 125	< 40	< 2,0	< 50
50-69%	125-230	40-100	2,0-4,0	> 50
>70%	> 230	> 100	> 4,0	> 50
Suboclusão	Variável	Variável	Variável	Visível
Oclusão	Ausência de fluxo	Ausência de fluxo	Não se aplica	100

Tabela adaptada e modificada de Grant et al., sendo mantidas as legendas.

2.6.4 Análise e Quantificação das Lesões Carotídeas

Antes de passarmos para a análise quantitativa das lesões, que serão apreciadas em seus diversos graus, devemos enfocar alguns importantes aspectos das dificuldades para obtermos boas medidas e quantificações fidedignas.

Algumas vezes o jato da lesão estenótica não fica bem definido. O que se observa é um padrão de fluxo turbulento logo após a saída do orifício estenótico, sem jato delimitado.

Nesses casos, a correção do ângulo fica prejudicada, pois, no fluxo turbulento, perdemos o referencial, e, como num exame em preto e branco, não sabemos a verdadeira direção do jato.

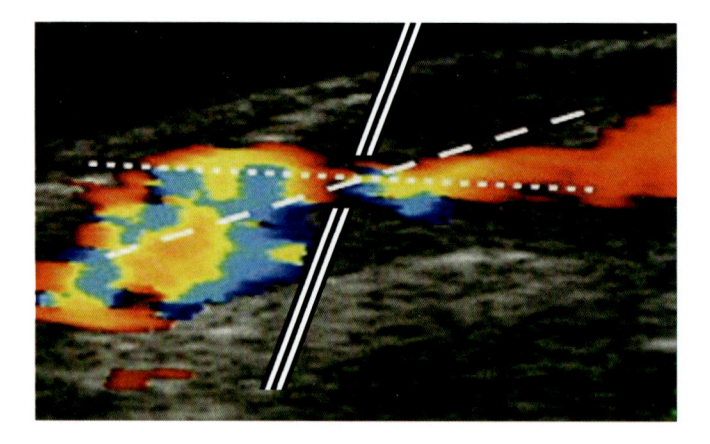

Podem ocorrer situações em que placas ateroscleróticas de mesmo aspecto ao exame bidimensional apresentem direções de jato completamente diferentes. Isso se não contarmos com a variação de direção lateral, uma vez que o jato, assim como o vaso, possui 3 dimensões. Portanto o estudo pelo eco-Doppler leva em consideração apenas os eixos X e Y de coordenadas, pois, sendo bidimensional, não contempla o eixo Z.

A falta de correção do ângulo nos 3 eixos (eixos X, Y e Z), como ocorre nos estudos pelo eco-Doppler, pode ser uma causa de discrepância diagnóstica, ao compararmos diferentes métodos de quantificação. Nesses casos, a margem de erro será sempre de forma a minimizar a quantificação pelo eco-Doppler, ou seja, errar para menos. Se conseguíssemos corrigir também o eixo Z do jato estenótico, a velocidade de fluxo obtida seria maior e a lesão seria quantificada como maior do que quando corrigimos somente no bidimensional (eixos X e Y).

As placas calcificadas são uma grande causa de erros diagnósticos no que tange à quantificação, pois, quando a sombra acústica provocada se projetar sobre o ponto de obstrução máxima da placa, não será possível obter uma curva espectral de velocidade fidedigna para que se possa quantificar corretamente a lesão. Nesses casos é fundamental tentar obter imagens de diferentes ângulos, na tentativa de afastar a sombra do local da estenose. Quando não for possível, a quantificação será feita apenas pelas alterações secundárias: grau de turbulência e amortecimento do fluxo distal, aumento do índice de resistência da carótida comum no lado da lesão, colateral intracraniana.

As placas segmentares representam um grau de gravidade maior do que a luz residual que apresentam, pois a placa segmentar apresenta uma resistência adicional ao fluxo em função direta de seu comprimento.

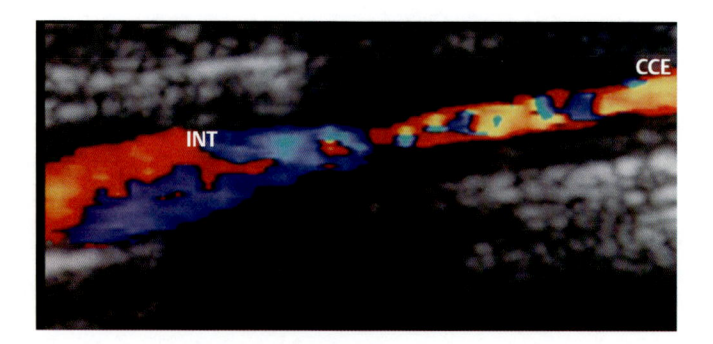

A presença de estenoses em série torna difícil a quantificação, principalmente, das lesões após a primeira estenose.

Quando a primeira estenose é leve, abaixo de 75%, não vai haver redução do fluxo distal, e portanto, não vai haver prejuízo da lesão subsequente que deve ser quantificada normalmente.

Porém, quando a primeira lesão é grave, com redução do fluxo distal, como ocorre nas lesões acima de 80%, a queda da pressão distal a essa lesão fará diminuir o gradiente da lesão seguinte, diminuindo a velocidade do fluxo no local da estenose. Nesses casos deve-se valorizar a quantificação dessa estenose pela planimetria do orifício estenótico.

Devemos discutir as peculiaridades das estenoses da carótida comum. Como a área transversa do terço médio da carótida comum é menor que o somatório das áreas de secção transversa das carótidas interna e externa, somente placas com obstrução bem acima de 50% vão provocar alterações do fluxo. Como a quantificação pelo Doppler em cores das estenoses significativas são avaliadas do ponto de vista hemodinâmico, a gravidade da lesão deverá ser estimada pelas alterações da curva espectral do Doppler pulsátil. Uma obstrução de 80% avaliada na carótida comum pelo Doppler será equivalente a uma obstrução de 80% da carótida interna, levando às mesmas consequências.

A presença de estenose grave na origem da carótida comum, maior que 80%, leva a uma redução do fluxo em todo o sistema carotídeo homolateral à lesão. Consequentemente, pode haver uma quantificação inadequada de lesões nesses vasos, como ocorre em qualquer obstrução em série. É importante sempre analisar a origem dos vasos, para não deixar de diagnosticar essas lesões, e diagnosticar corretamente as lesões mais distais.

Em casos de lesões graves da origem da carótida comum, mesmo que exista dificuldade técnica de acessar o local da estenose, o fluxo em terço médio de carótida comum terá algum grau de turbulência e um padrão de resistência diferente da carótida comum contralateral. Essas alterações já são suficientes para levantar a suspeita de lesões na origem.

Os critérios de NASCET classificam as lesões em:

- **Leve**, quando a estenose estiver entre 1 e 49%; o grau leve de estenose pelo NASCET é o domínio para a análise pelo modo-B por meio de cortes longitudinais e transversais. Recomenda-se medir, além da redução do diâmetro e da área, a espessura e o comprimento da placa, o lúmen residual e descrever a composição e a superfície da placa.
- **Moderada**, quando a estenose estiver entre 50 e 69%.
- **Grave**, quando a estenose estiver entre 80-99%.

Aqui iremos subdividir a análise baseada na proposta de Freire *et al.*, introduzindo algumas modificações, que embora não tenham significado hemodinâmico permitem uma melhor avaliação evolutiva do tamanho da placa.[11]

2.6.4.1 < 15%

Por menor que seja a placa aterosclerótica, a exceção das localizadas no bulbo carotídeo, elas sempre estarão provocando algum grau de obstrução, variando de 0 a 100%. A obstrução poderá ser menos ou mais significativa, porém não deixará de existir.

As pequenas placas carotídeas são definidas como estruturas focais encrustadas no lúmen com espessura 50% maior que a ECMI ou que tenham espessura maior que 1,5 mm, de acordo com Touboul *et al.* e Coll *et al.*[98-101]

As placas muito pequenas não chegam a alterar o padrão de fluxo laminar, portanto não têm nenhuma expressão ao Doppler e ao Doppler em cores.

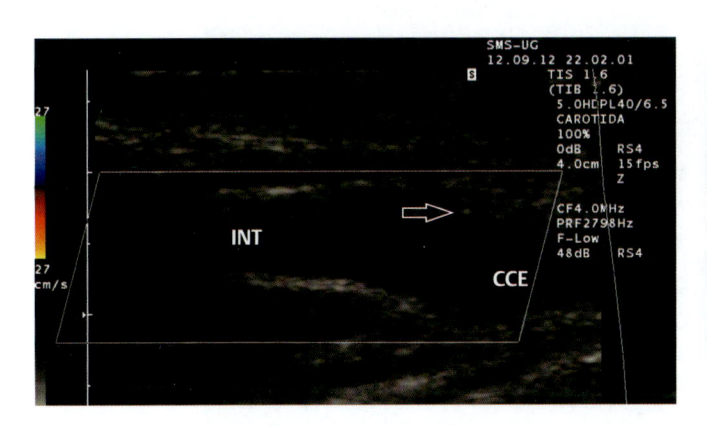

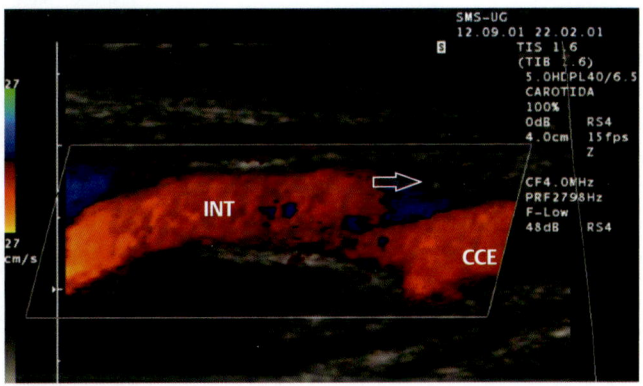

2.6.4.2 < 30%

Em até 50% de obstrução ocorre um aumento progressivo da turbulência, sem que haja aumento da velocidade do fluxo, portanto, pelo Doppler pulsátil ou pelo Doppler em cores, é difícil discriminar se uma lesão provoca uma obstrução de 20, 30 ou 40%.

Placa causando redução da luz arterial em torno de 20% pelo método NASCET e curva espectral com velocidades normais.

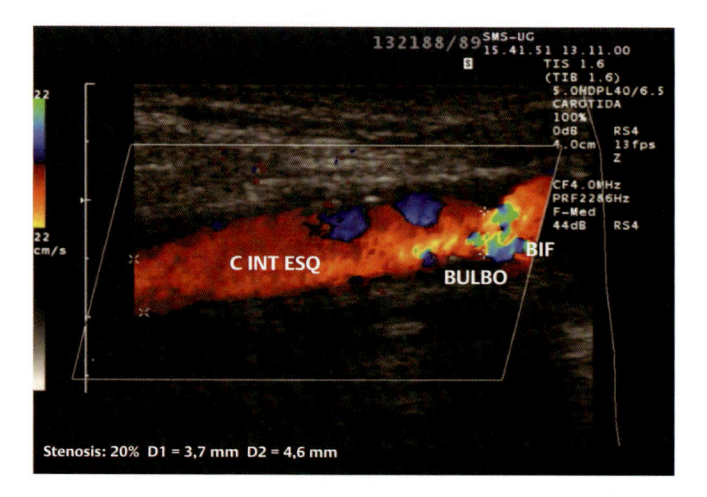

Essas placas com obstruções leves, abaixo de 50%, geralmente são placas sem grandes calcificações ou irregularidades, e mais fáceis de ser analisadas pela imagem bidimensional.

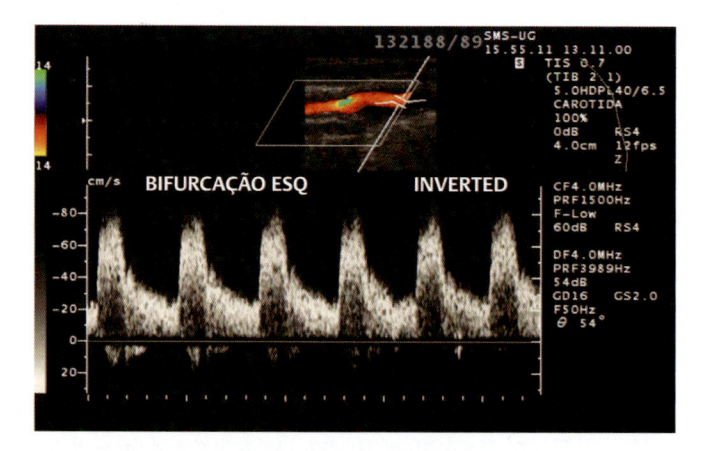

Neste caso temos uma redução de diâmetro de 27% e redução de área de 21%.

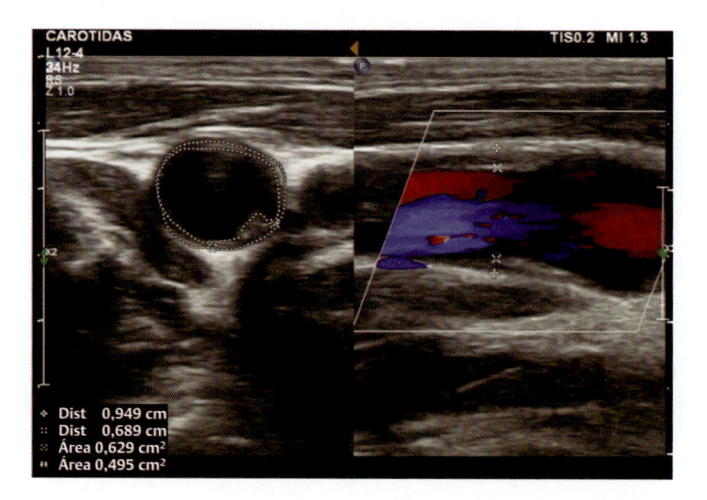

ARTÉRIAS CARÓTIDAS

Placa na região bulbar causando redução da luz arterial em torno de 19% (NASCET), localmente a redução da luz no bulbo é de 42% (ECST).

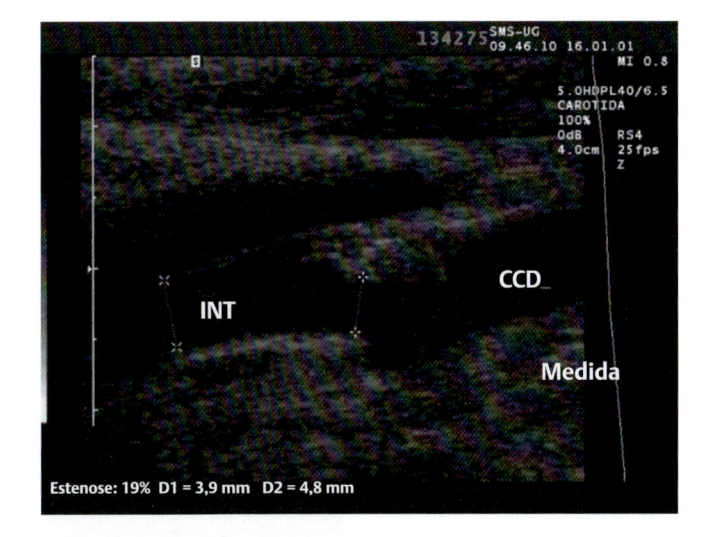

Para estas pequenas placas, valorizamos muito mais a medida direta de redução da área pela planimetria do que as alterações provocadas na curva espectral ou no Doppler em cores.

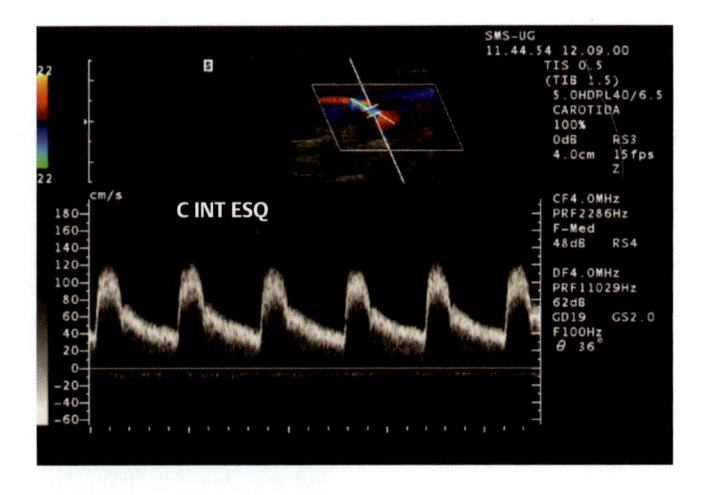

Como as lesões abaixo de 50% estão grupadas, o Doppler espectral não diferencia os graus de estenose.

O Doppler em cores ajuda a definir os limites internos da lesão no corte transverso, ajudando a realização da planimetria.

2.6.4.3 30-50%
Para aquelas obstruções em que a velocidade sistólica se situa próxima a 140 cm/s, sem elevação da diastólica, a obstrução deve estar em torno de 50%.

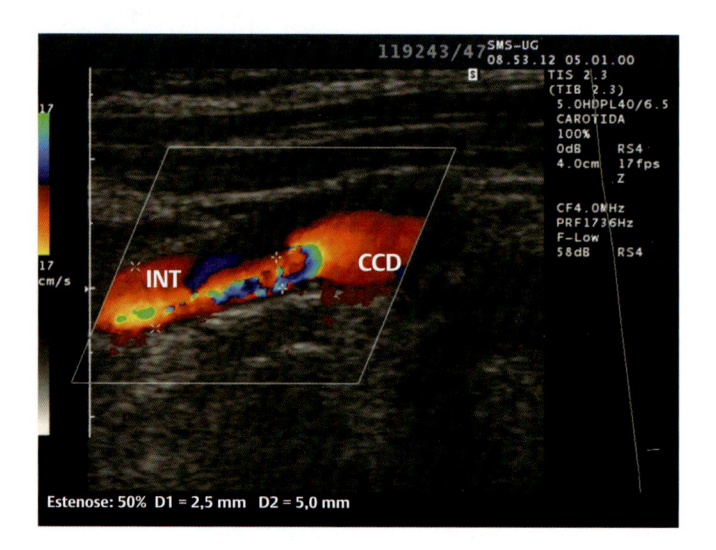

Na determinação destas lesões entre 30-50% é muito importante que se junte as informações de variação de diâmetro, área e velocidade de fluxo.

Placa localizada no bulbo reduzindo a luz arterial em 50% (NASCET).

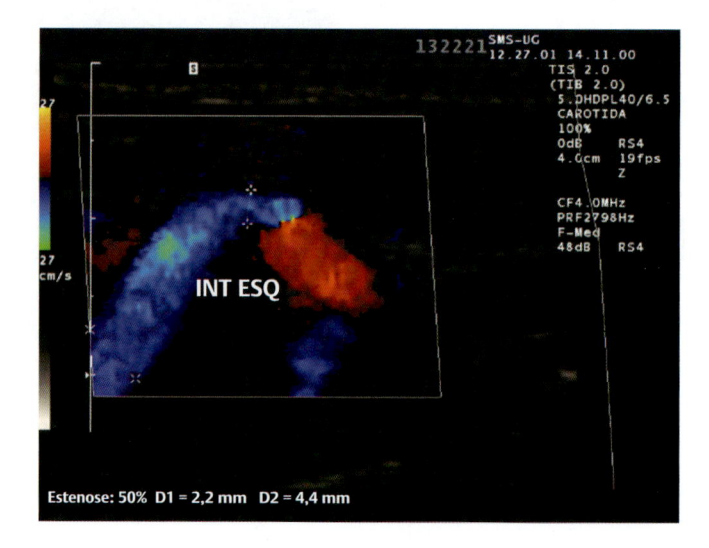

Como sabido a análise do fluxo espectral é inespecífica para estas lesões até 50%.

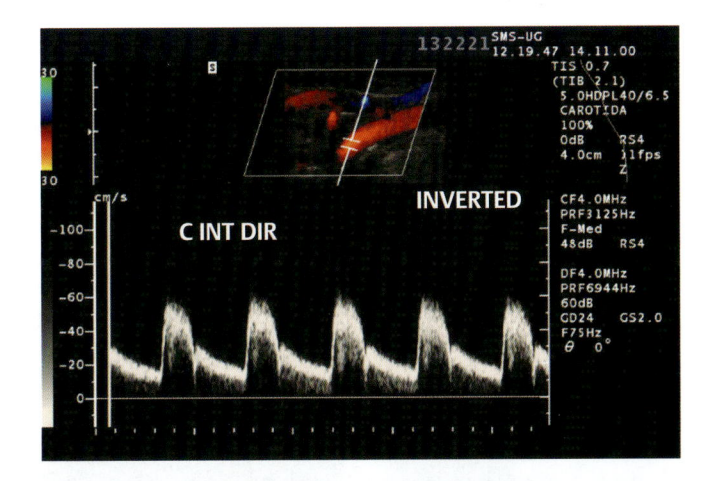

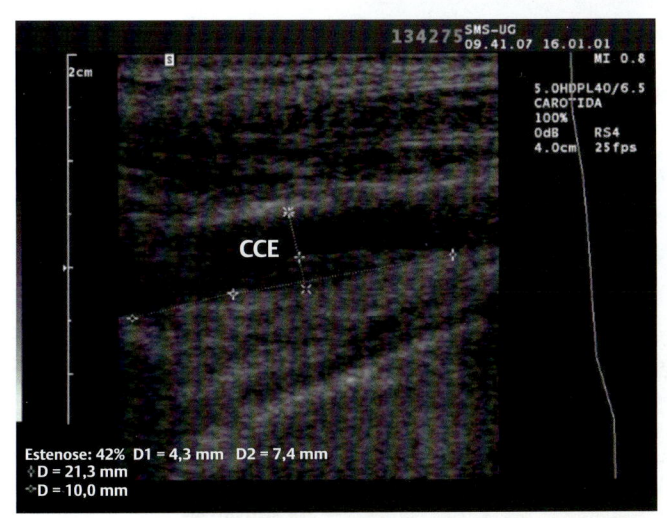

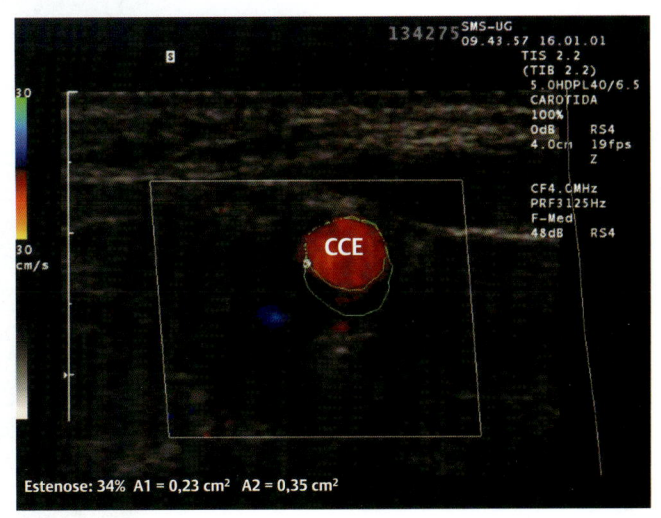

2.6.4.4 50-59%

São caracterizadas por apresentar VPS = 140 a 230 cm/s, VDF = 40 a 69 cm/s, relação VPS CI/VPS CC = 2 a 3,1; VPS CI/VDF CC = 8 a 10; VDF CI/VDF CC = 2,6 a 5,5 e lúmen > 1,5 mm.

À medida que aumenta o grau de obstrução, aumenta o desarranjo do padrão de fluxo, e o fluxo, que antes se fazia paralelo às paredes, passa a ter um padrão anárquico, não mais paralelo, ao qual denominamos de fluxo turbulento, sem que haja, necessariamente, aumento da velocidade. Alguns consideram como fluxo turbulento, analisado pela curva espectral, quando o "borramento" da curva, medido no sentido vertical, ultrapassa 30% da amplitude do fluxo nesse momento. Em termos práticos a medida do grau de turbulência é bastante subjetiva.

Obstruções acima de 50%, além da turbulência do fluxo, também provocam aumento da velocidade.

Nestes casos há elevação da velocidade sistólica para 155 cm/s e da velocidade diastólica para 42 cm/s, havendo borramento do espectro por turbulência do fluxo.

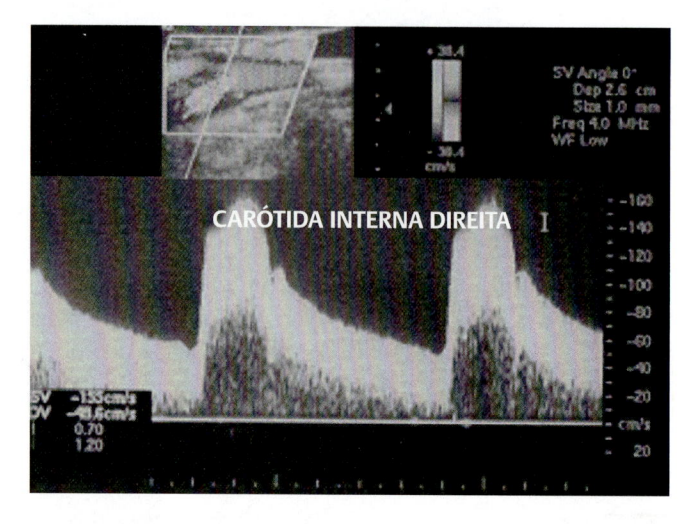

Neste outro exemplo temos os fluxos com VPS = 210 cm/s e VDF = 60 cm/s.

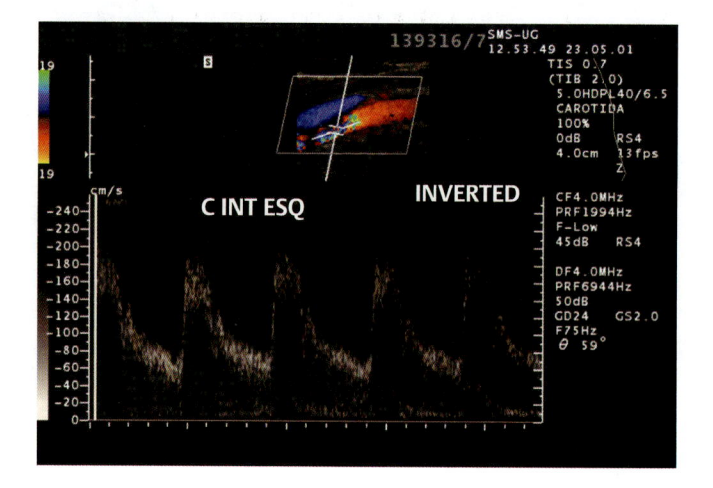

2.6.4.5 60-69%

São caracterizadas por apresentar VPS = 140 a 230 cm/s, VDF = 70 a 100 cm/s, relação VPS CI/VPS CC = 3,2 a 4,0; VPS CI/VDF CC = 11 a 13; VDF CI/VDF CC = 2,6 a 5,5 e lúmen > 1,5 mm.

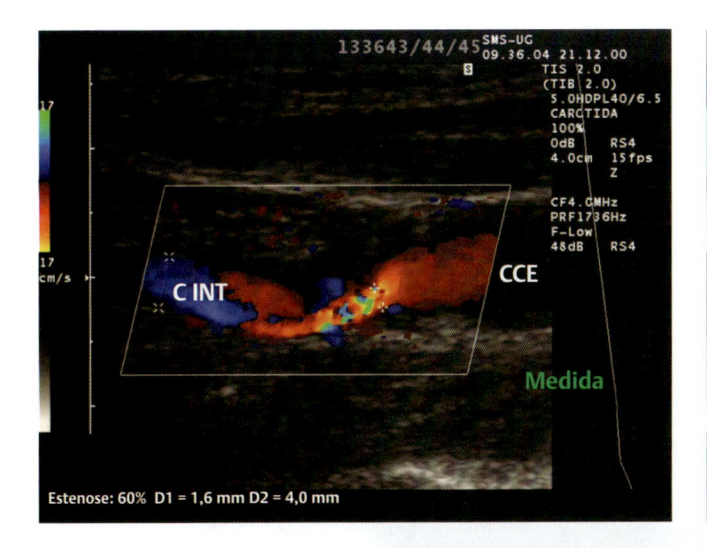

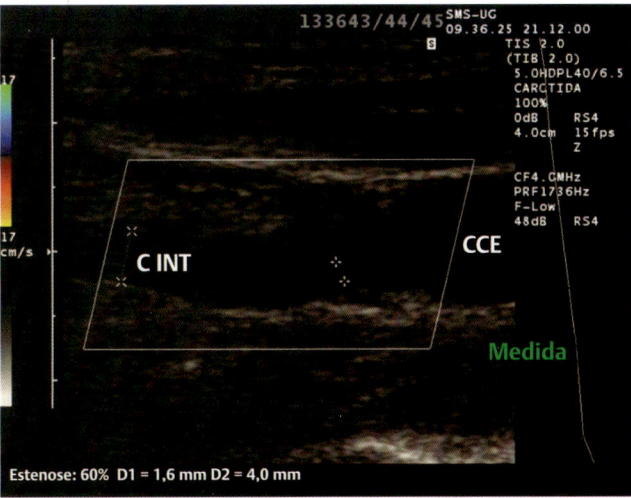

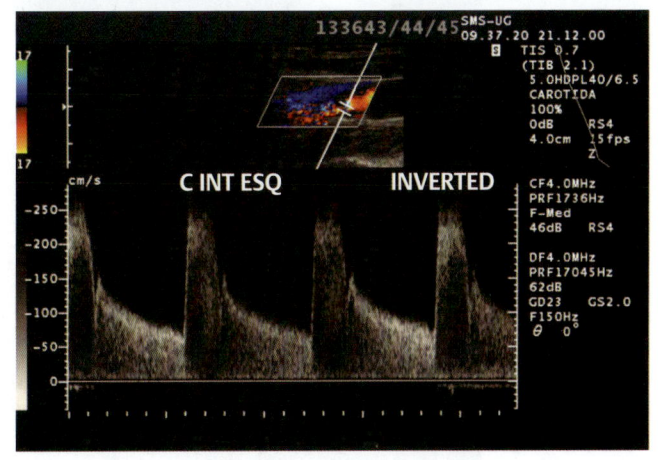

O limite da velocidade sistólica permanece em 230 cm/s, porém observa-se aumento da velocidade diastólica que estará entre 70-100 cm/s.

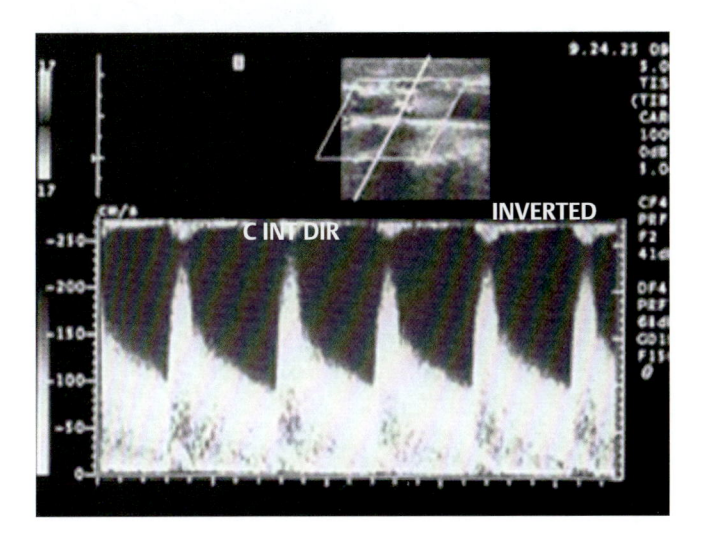

2.6.4.6 70-79%

São caracterizadas por apresentar VPS > 230 cm/s, VDF > 100 cm/s, relação VPS CI/VPS CC > 4; VPS CI/VDF CC 14-21; VDF CI/VDF CC 2,6-5,5 e lúmen < 1,5 mm.

Placa ocupando em torno de 70% da luz arterial da carótida comum.

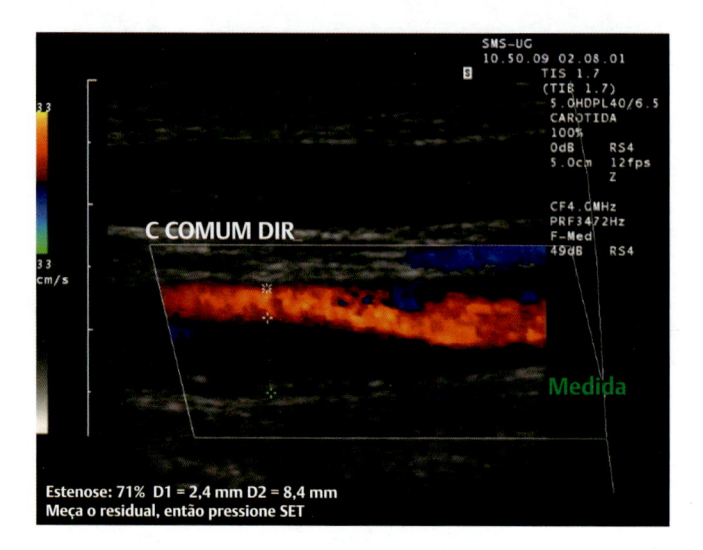

Obstrução de 75% da luz no bulbo esquerdo.

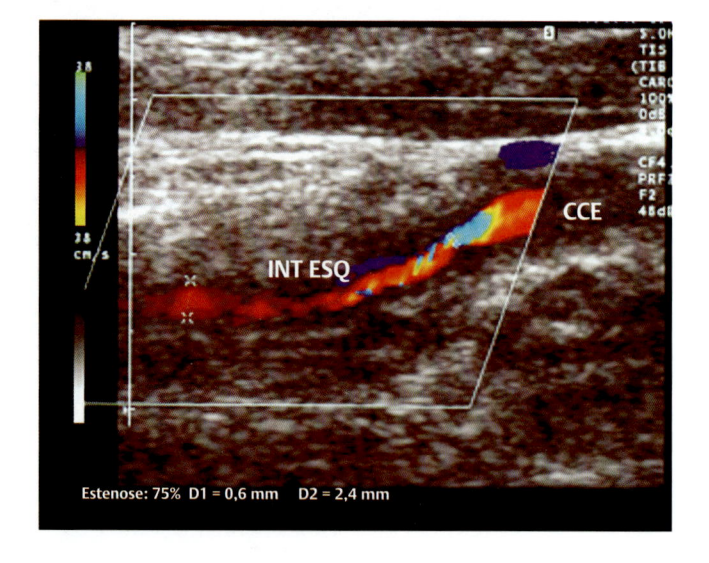

ARTÉRIAS CARÓTIDAS

Neste caso temos uma formação de fluxo (mosaico de cores) e, pela análise da velocidade de fluxo, podemos observar VDF = 230 cm/s e VDF = 120 cms.

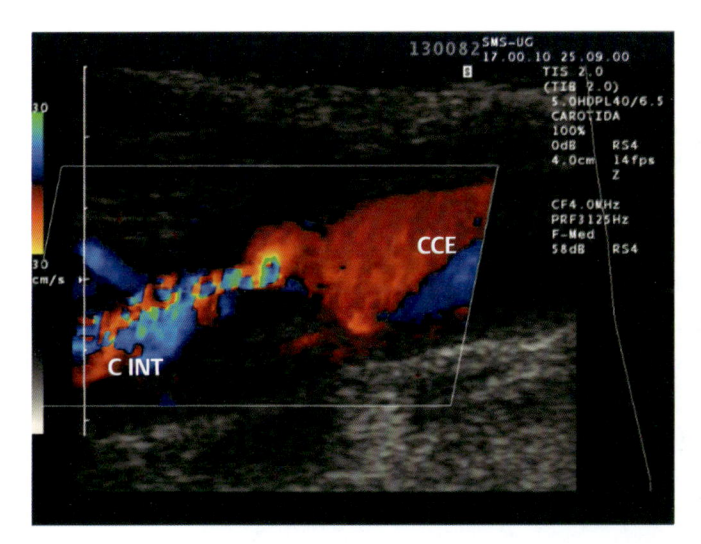

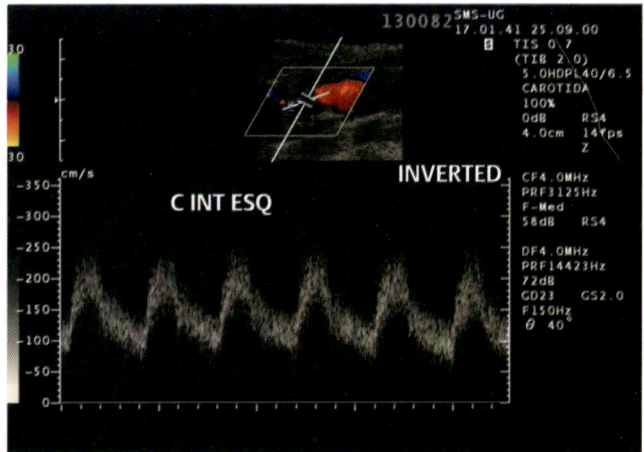

Na imagem em P&B observamos placas de baixa densidade na interna esquerda.

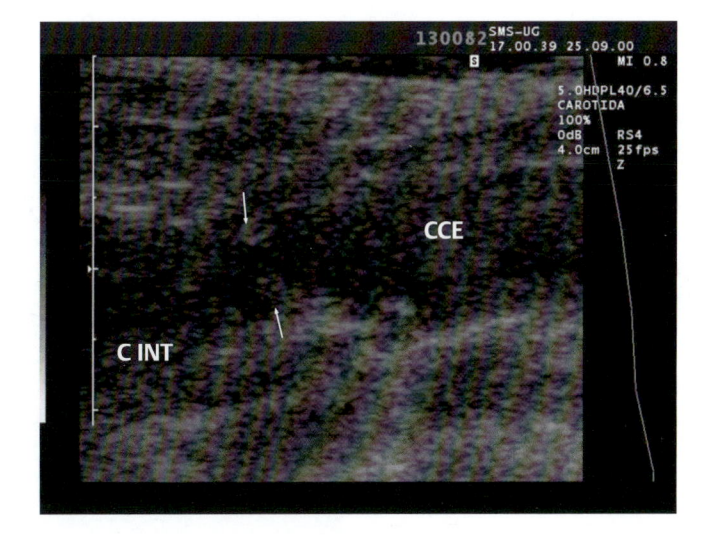

2.6.4.7 80-89%

São caracterizadas por apresentar VPS > 230 cm/s, VDF > 140 cm/s, relação VPS CI/VPS CC > 4; VPS CI/VDF CC 22-29; VDF CI/VDF CC > 5,5 e lúmen < 1,5 mm.

Neste caso observamos importante redução da luz arterial na interna direita, com o fluxo bem delineado no Doppler em cores.

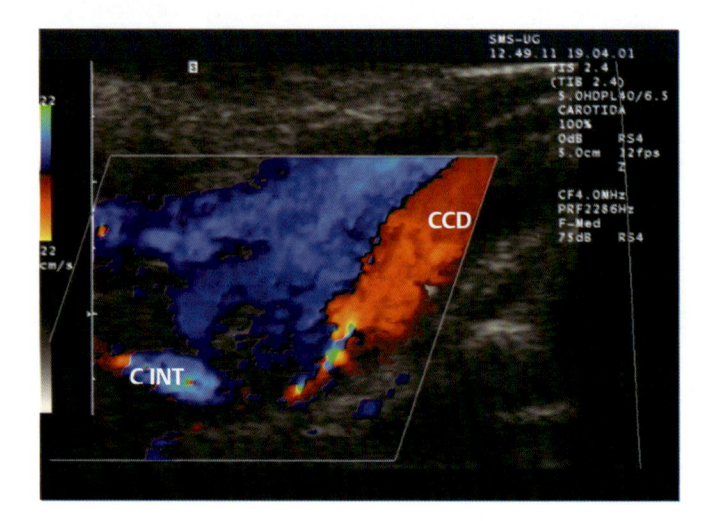

A avaliação pelo Doppler espectral no local da lesão mostrou VPS > 250 cms e VDF > 130 cms, achados compatíveis com obstrução importante (entre e 80-89%).

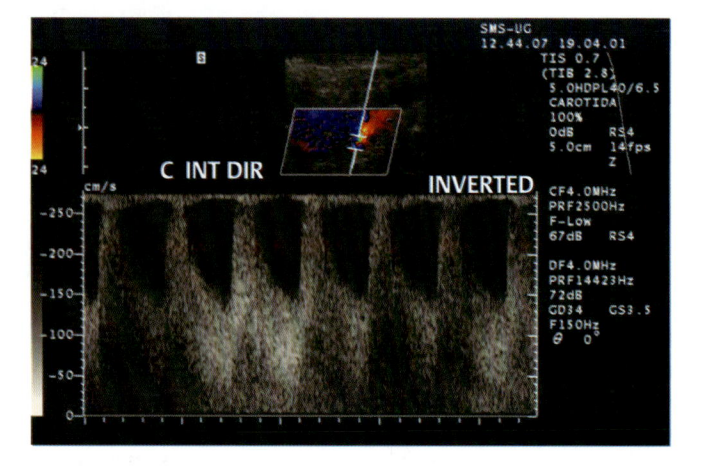

O fluxo amortecido na interna distal corrobora o diagnóstico de obstrução importante.

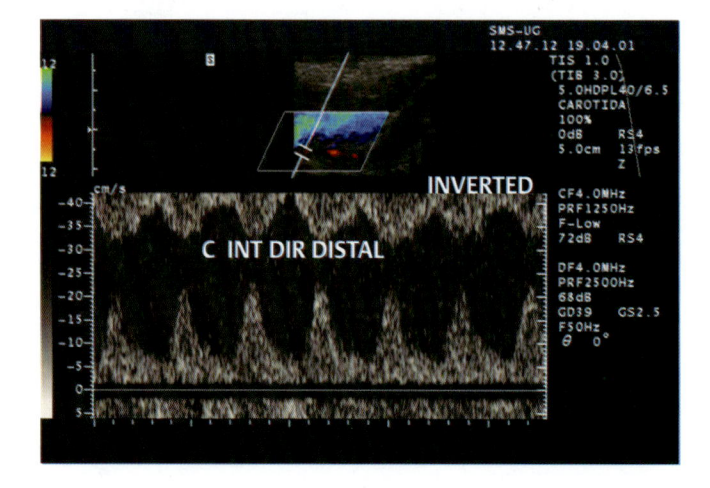

ARTÉRIAS CARÓTIDAS

Este mesmo paciente apresentava também lesão em torno de 70% na interna esquerda.

A velocidade do fluxo pós-estenótico e o calibre distal podem ser utilizados como critérios para identificar uma estenose importante na interna proximal. A VPS na interna distal < 50 cm/s é um critério para separar uma obstrução de 80% ou mais (NASCET) das estenoses menores. A redução do calibre da artéria distal, consequente à redução da pressão também é um critério para identificar as estenoses iguais ou maiores que 80%, sendo o diâmetro de 3 mm o limite discriminante.

Neste caso vemos importante estenose na região do bulbo direito com fluxo turbulento (formação de mosaico), VPS = 280 cm/s e VDF = 140 cm/s.

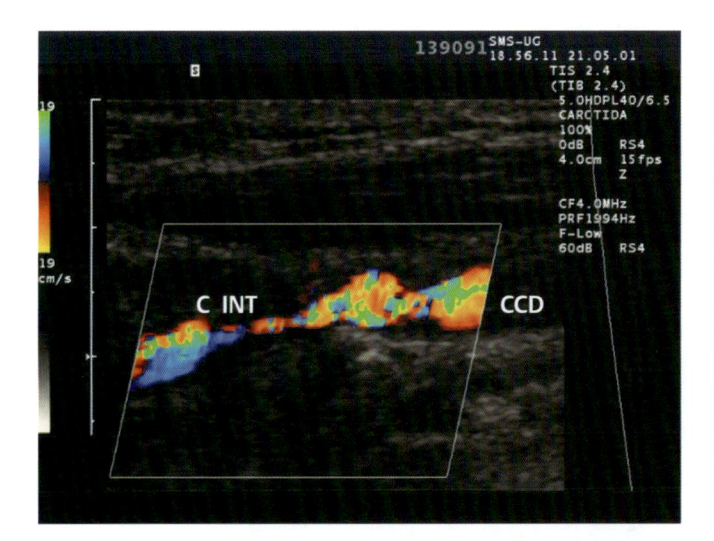

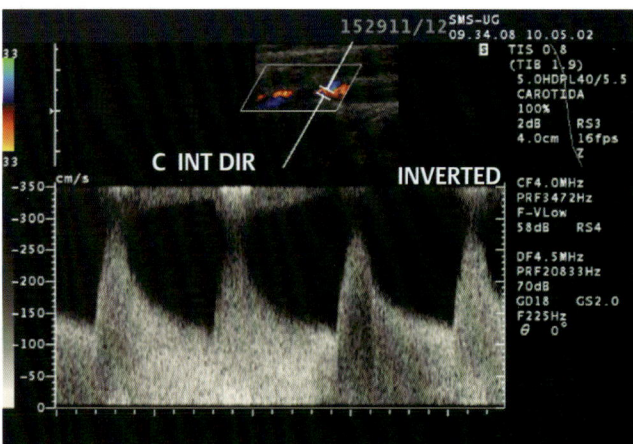

VPS = 330 cm/s e VDF = 150 cm/s, velocidades de fluxo compatíveis com obstrução entre 80-89%.

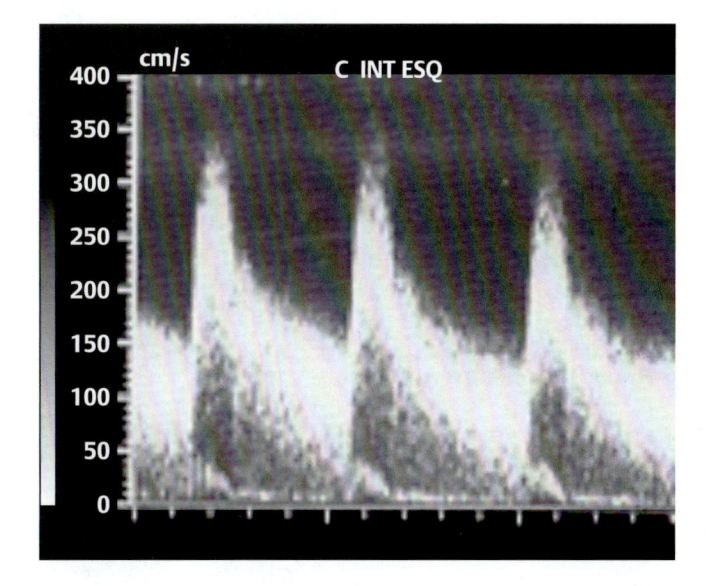

2.6.4.8 > 90%

São caracterizadas por apresentar VPS > 400 cm/s, VDF > 140 cm/s, relação VPS CI/VPS CC > 5; VPS CI/VDF CC > 30; VDF CI/VDF CC > 5,5 e lúmen < 1,5 mm.

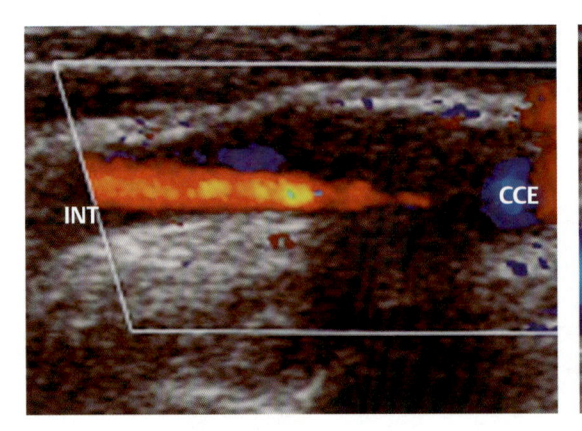

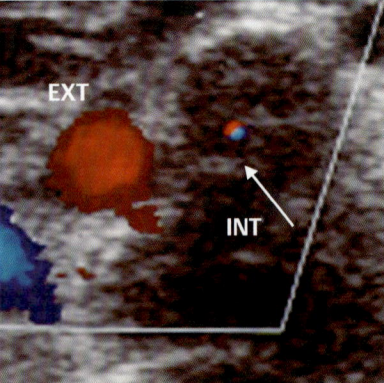

VPS > 400 cm/e e VDF = 200 cm/s.

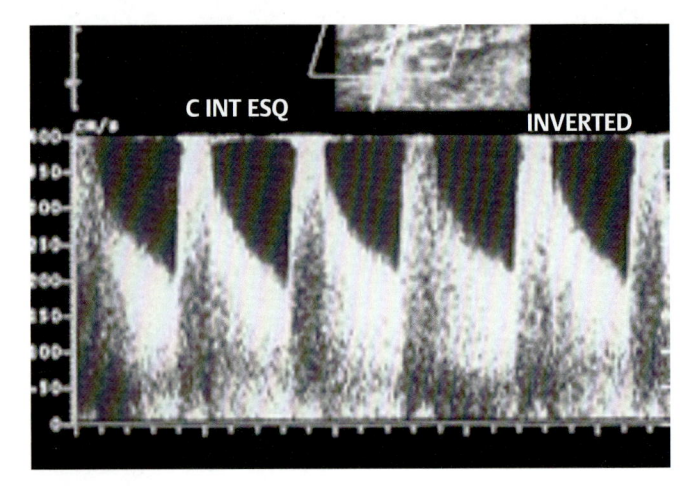

2.6.4.9 Suboclusão

As obstruções críticas, principalmente quando extensas (longas), podem não apresentar velocidades aumentadas. Isso se deve à perda de energia cinética, a qual é transformada em calor em decorrência do grande atrito do fluxo com as paredes. O fluxo após a estenose apresenta velocidade bastante reduzida com um padrão de curva amortecido.

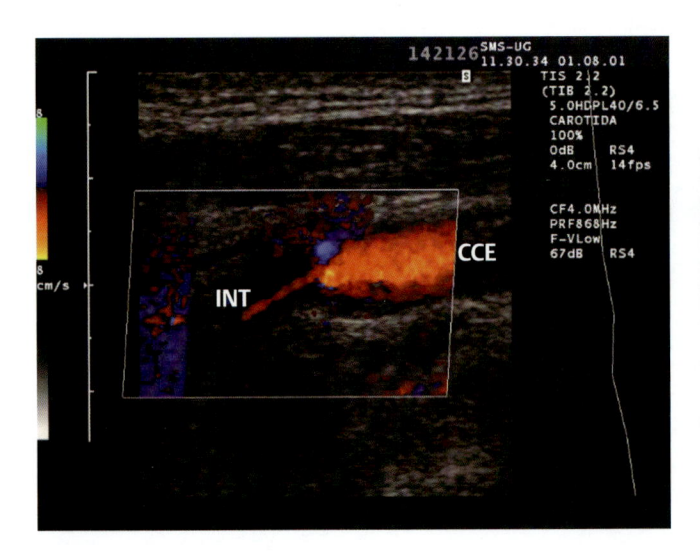

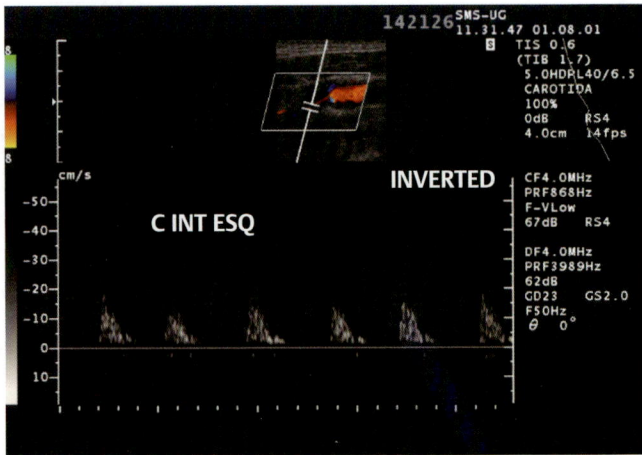

Nesses casos, o Doppler em cores, utilizando filtros e PRF baixos, é essencial para a identificação da pequena luz residual e do fluxo após a obstrução.

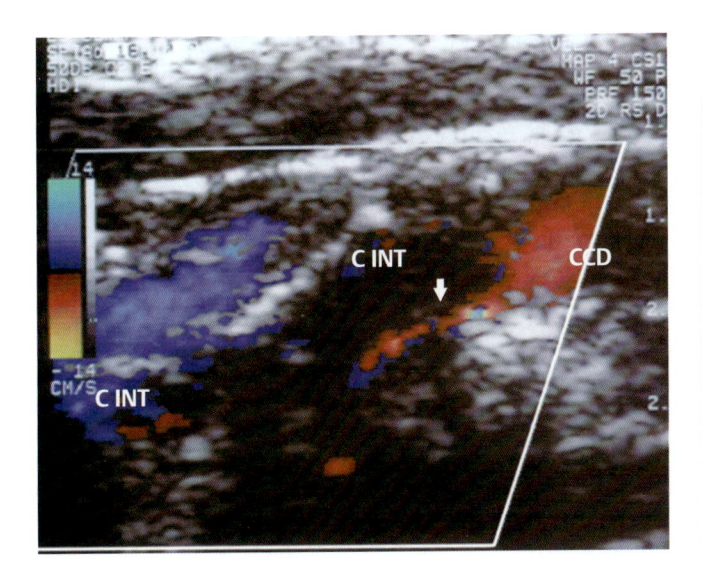

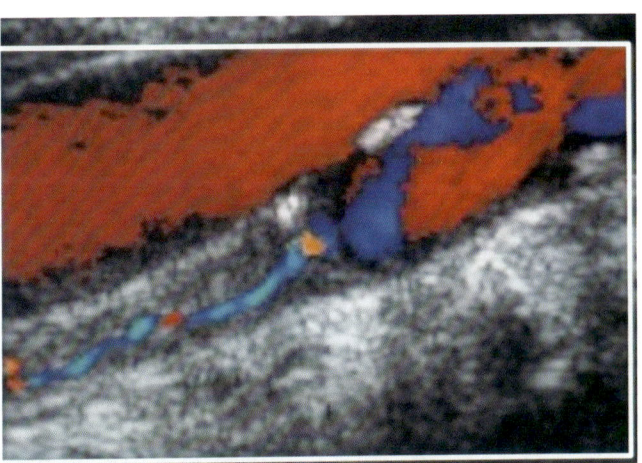

O Power-Doppler também é bastante eficaz nesses casos, pois é capaz de identificar fluxo reduzido, de velocidade bastante baixa.

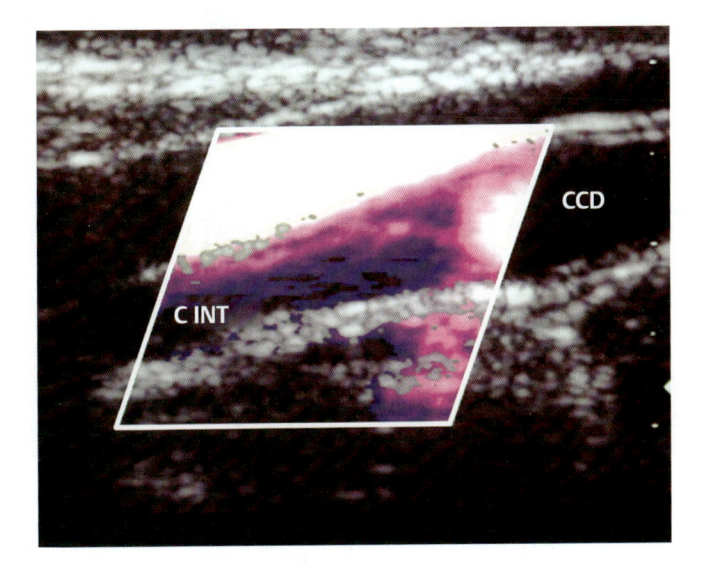

Pela imagem ecográfica da placa aterosclerótica não é possível identificar a luz residual no sítio da estenose e, em alguns casos, na carótida interna distal, sendo o estudo fundamentado no Doppler em cores ou Power-Doppler.

O reconhecimento dessas lesões, apesar de difícil, é importante, pois, quando essas obstruções críticas apresentam luz distal a nível cervical, são passíveis de correção cirúrgica. Pacientes com esse tipo de lesão têm maior morbidade durante o estudo angiográfico, sendo importante seu diagnóstico prévio.

Nos casos de suboclusão a VPS é extremamente variável, podendo estar normal aumentada ou reduzida, sendo a identificação do fluxo filiforme o essencial para este diagnóstico.

Vemos aqui um caso de suboclusão da carótida externa, causando um fluxo espectral com VPS = 280 cm/s e VDF = 70 cm/s.

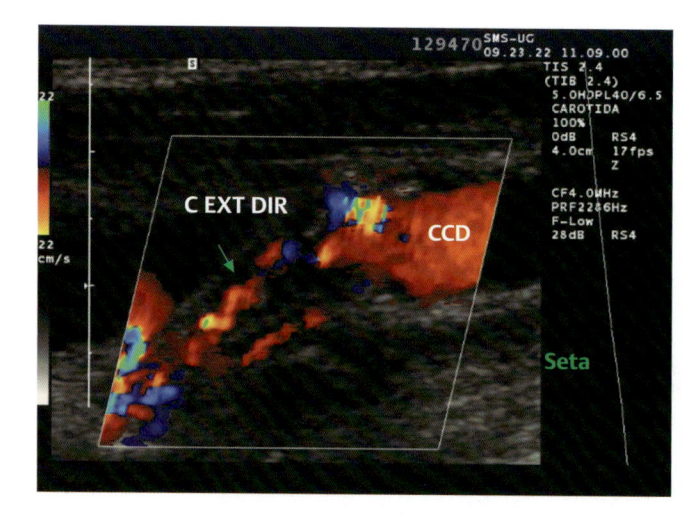

Pela redução do fluxo na externa observa-se enchimento por colateral, no caso a artéria tireoideia superior.

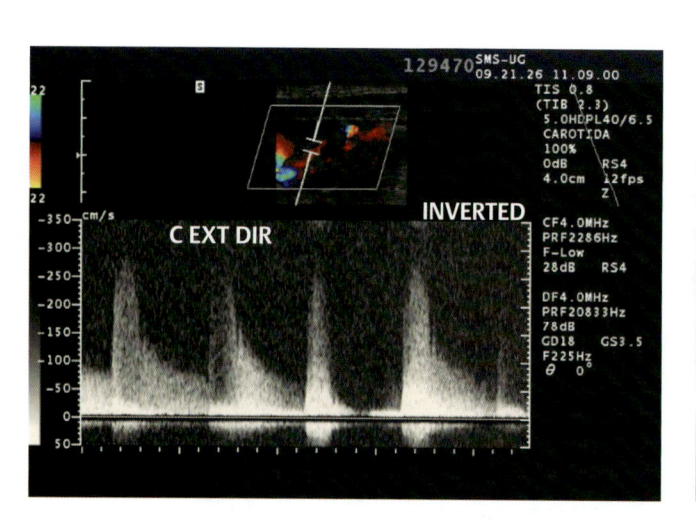

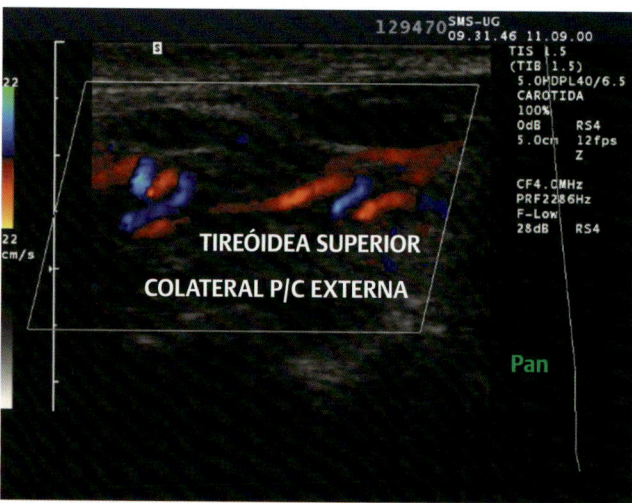

Ao comparar-se os fluxos nas artérias temporais superficiais observamos a redução da velocidade na temporal direita em relação à esquerda.

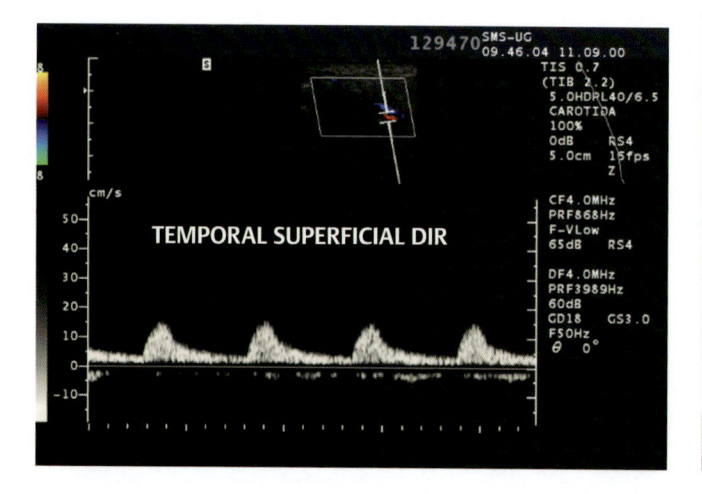

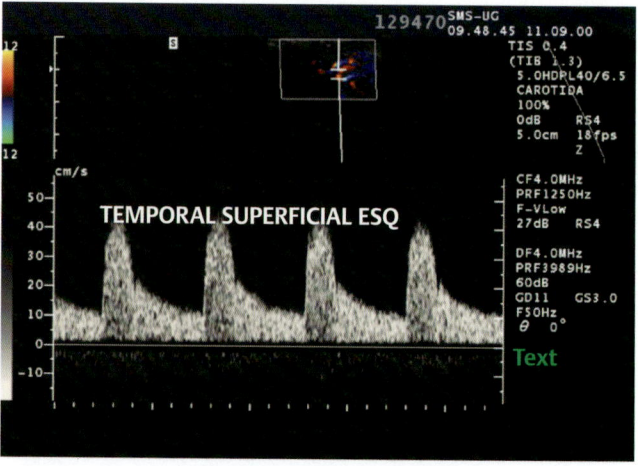

Outro caso de suboclusão da externa, observando-se VPS = 200 cm/s e VDF = 70 cm/s.

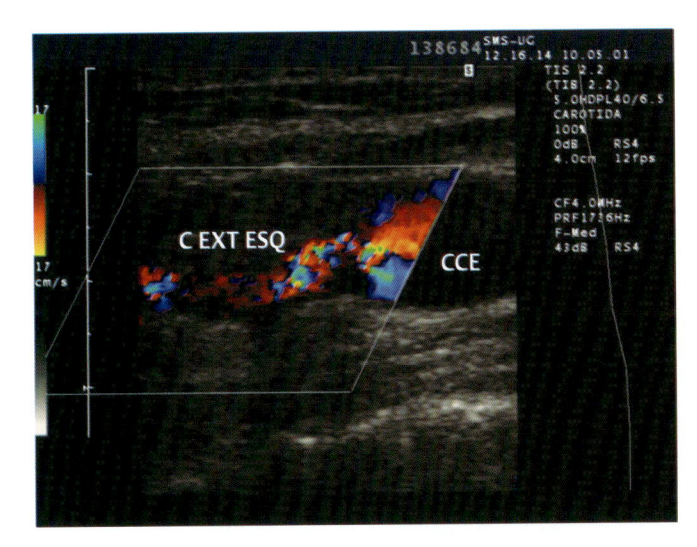

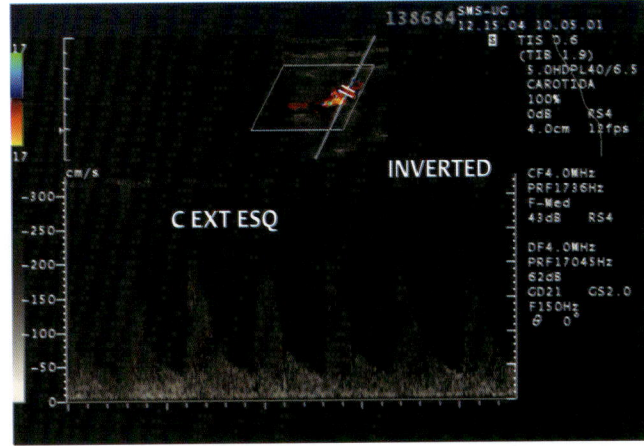

Destacamos que para a carótida externa não existe gradação das obstruções como para a interna.

Quando há suspeita de oclusão da carótida interna é fundamental que que se utilizem todas as ferrmentas do EDC para a certificação desta condição. Deve-se utilizar não somente o Doppler em cores, mas principalmente o Power-Doppler, ajustados para fluxos de baixa velocidade, em busca da possibilidade de um fluxo residual filiforme, inclusive, se possível, recorrendo ao uso de agentes contrastantes, o que facilita a obtenção de fluxos.

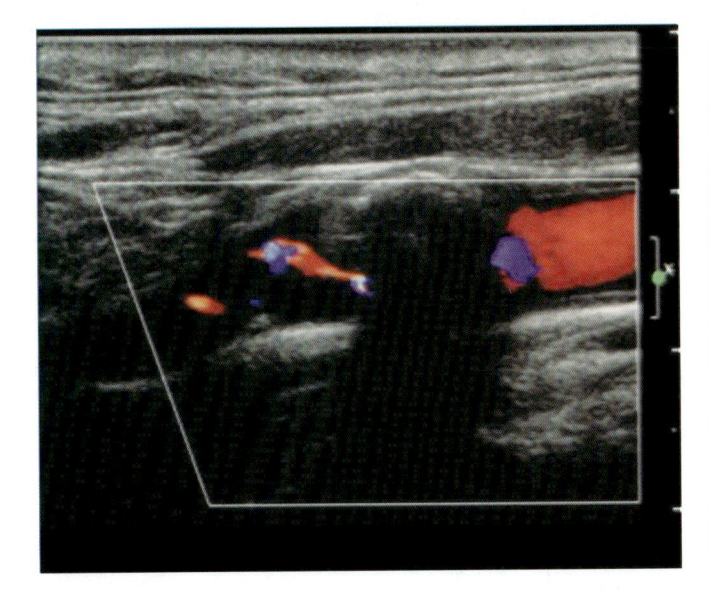

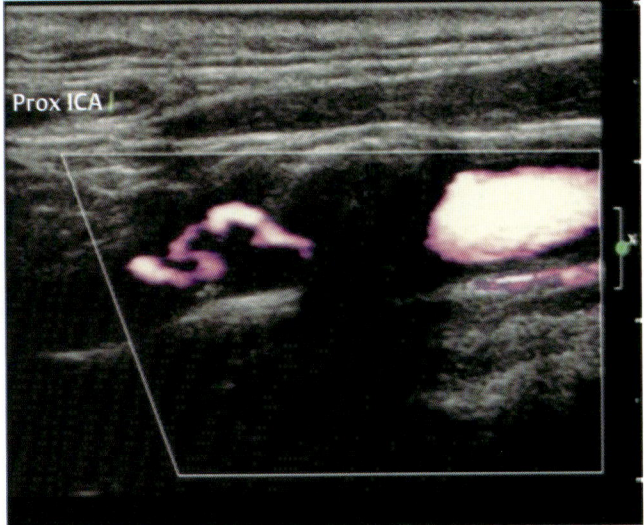

2.6.4.10 Oclusão
2.6.4.10.1 Carótida Comum
A oclusão da carótida comum não leva, necessariamente, a oclusão dos ramos. Nesses casos apenas a carótida comum pode estar ocluída e o fluxo para as carótidas interna e externa será mantido por vias colaterais.

Ainda podem ocorrer situações em que a oclusão ocorre tanto na carótida comum, quanto na interna, e o fluxo mantém-se preservado na carótida externa por colateralização de algum dos ramos. Nesses casos, o padrão mais comum é o fluxo ser mantido pela artéria tireóidea superior, esta por sua vez tem seu fluxo mantido pela conexão que possui com a artéria tireoideia inferior, ramo do tronco tireocervical e ramo da artéria subclávia.

2.6.4.10.1.1 Desce pela Interna
Temos um caso de oclusão da carótida comum direita com a bifurcação pérvia.

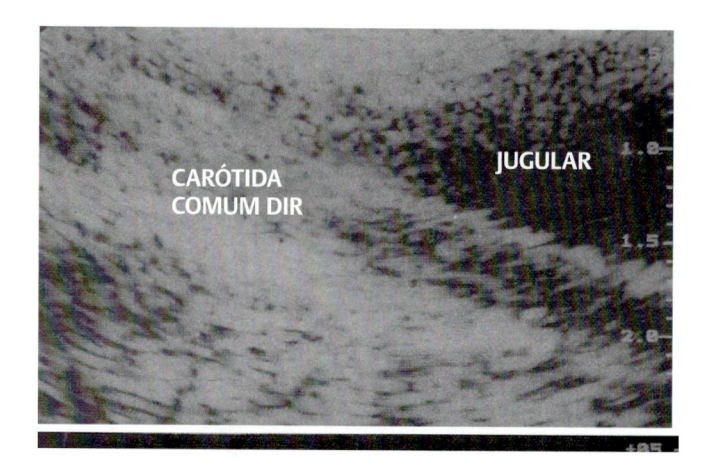

O característico neste caso é que o fluxo se apresenta com sentido retrógrado pela carótida interna, em direção à bifurcação, de forma a manter o fluxo normal na carótida externa.

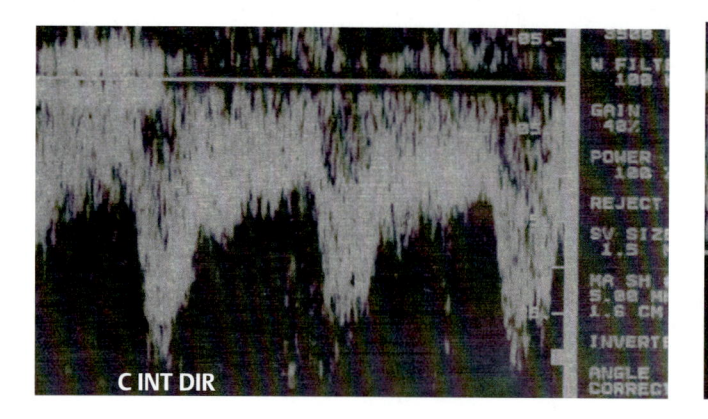

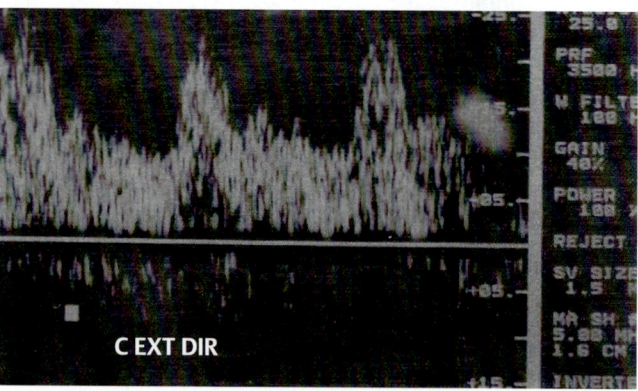

O fluxo na carótida interna, além de ter sentido oposto ao normal, pode ter também padrão de resistência mais alta do que o habitual, pois estará nutrindo a carótida externa.

2.6.4.10.1.2 Desce pela Externa

O fluxo pode estar retrógrado na carótida externa, mantendo-se normal na interna, e, nesses casos, a externa apresenta o fluxo invertido e de baixa resistência.

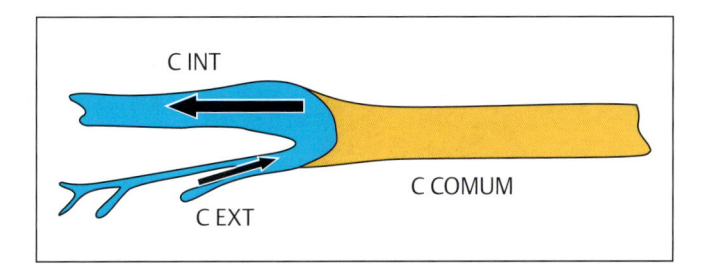

Neste caso observamos que o fluxo retrógrado pela externa é que passa a irrigar a interna que apresenta fluxo anterógrado.

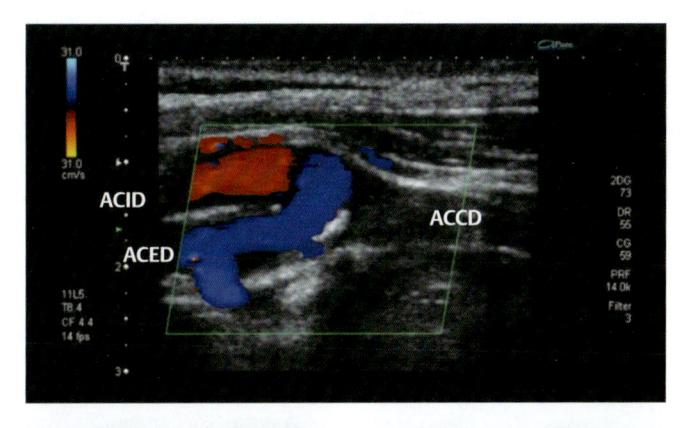

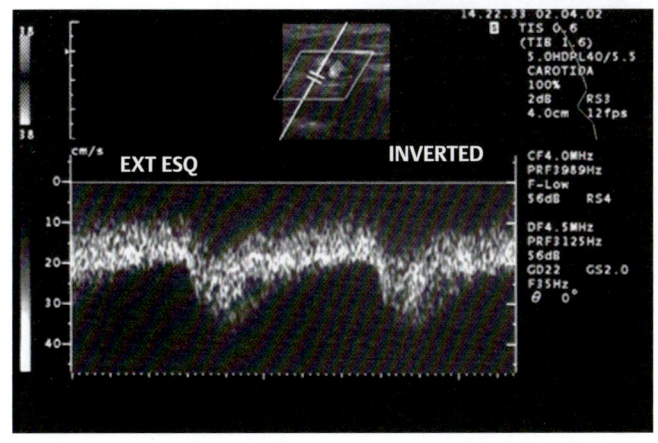

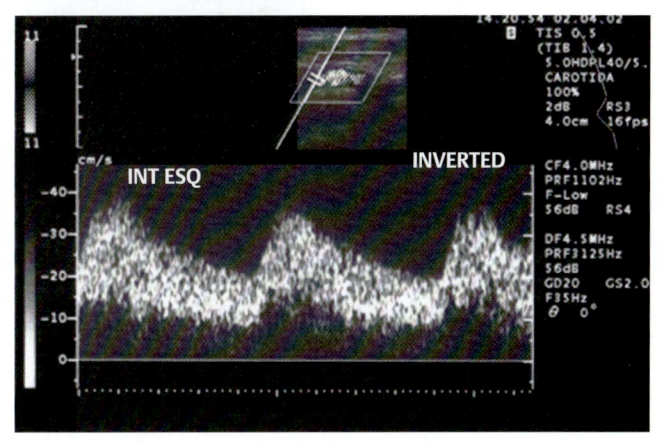

O sentido do fluxo será definido pelo padrão das vias colaterais e pelos padrões de resistência em cada um dos sistemas (carotídeo interno e externo).

Neste outro caso apresentado por Tahmasebpour *et al.*, observa-se também a "internalização" do padrão de fluxo na externa, com o fluxo na temporal (observar a manobra positiva de identificação da temporal) mostrando padrão de baixa resistência.[102]

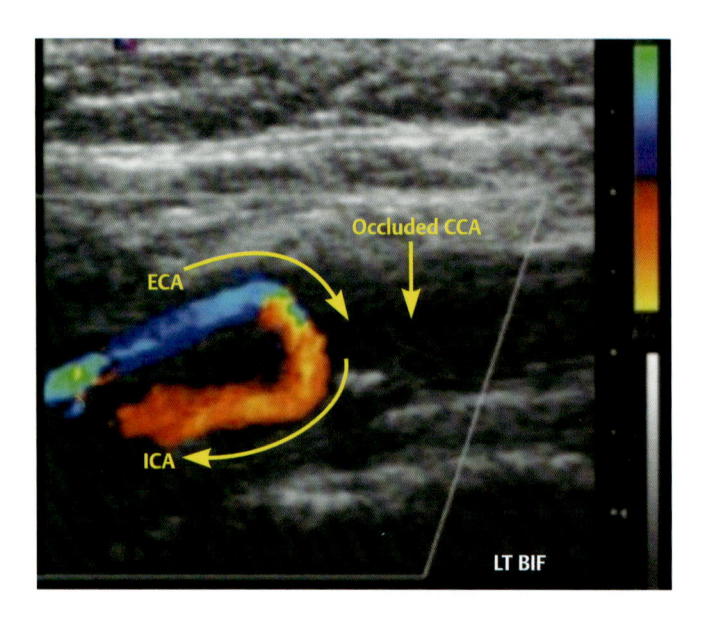

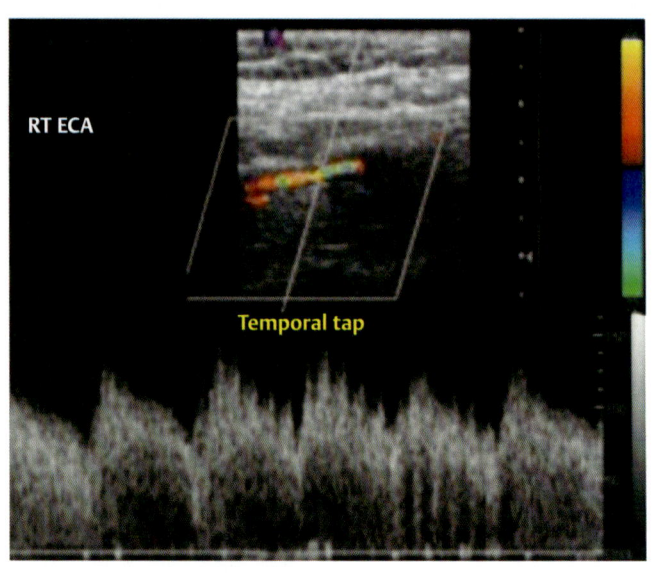

2.6.4.10.2 Carótida Interna
A oclusão da carótida interna, geralmente, ocorre dentro de um dos padrões aqui representados neste esquema de Hennerici *et al*.[103]

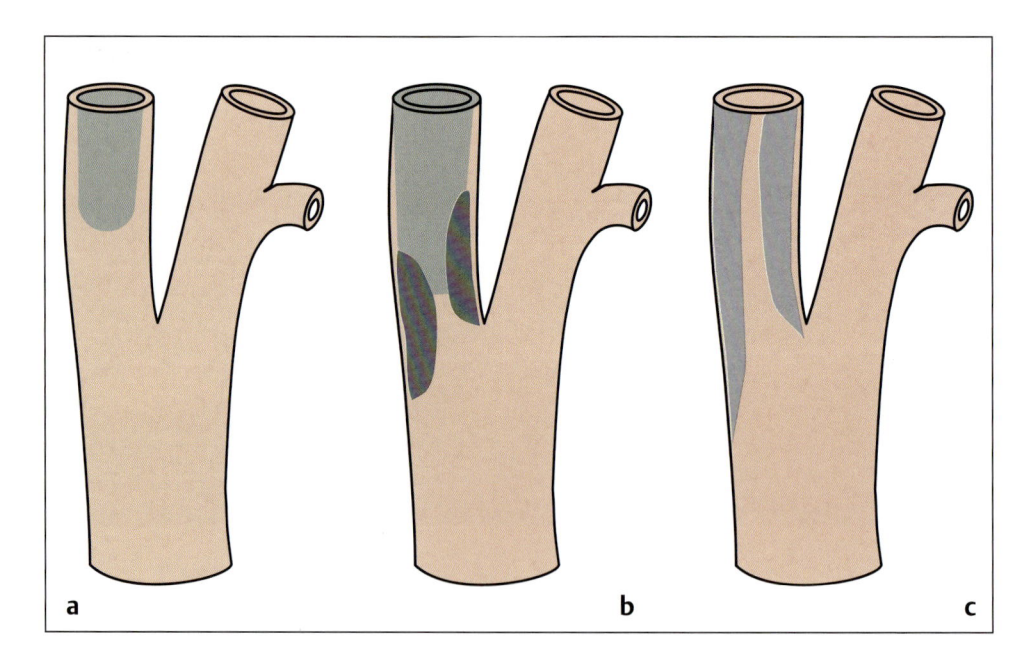

ARTÉRIAS CARÓTIDAS

Quando ocorre a obstrução da carótida interna, além de não se identificar fluxo no vaso ocluído, a carótida comum, que em situação normal apresenta um padrão de fluxo compatível com uma resistência intermediária entre a da carótida interna e da externa, passa a apresentar padrão de resistência mais alto.

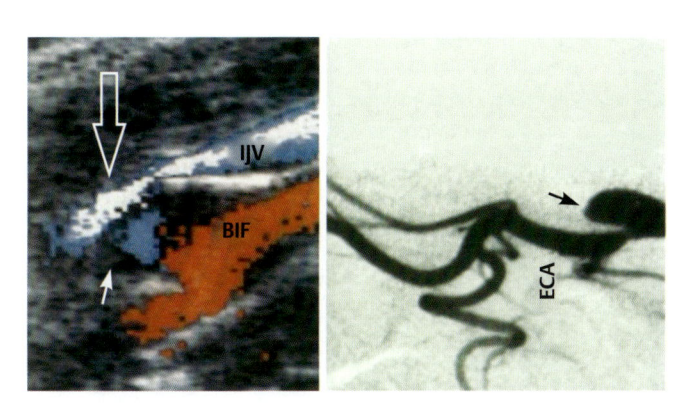

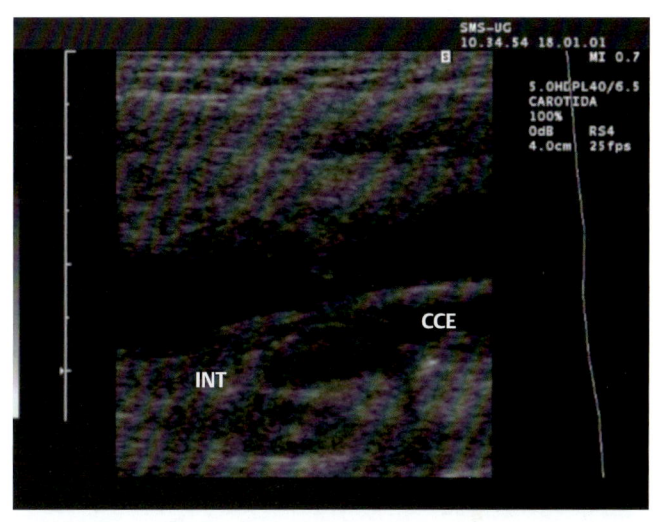

Nessa situação, o padrão de resistência do fluxo da carótida comum do lado da oclusão é maior do que no lado não ocluído.

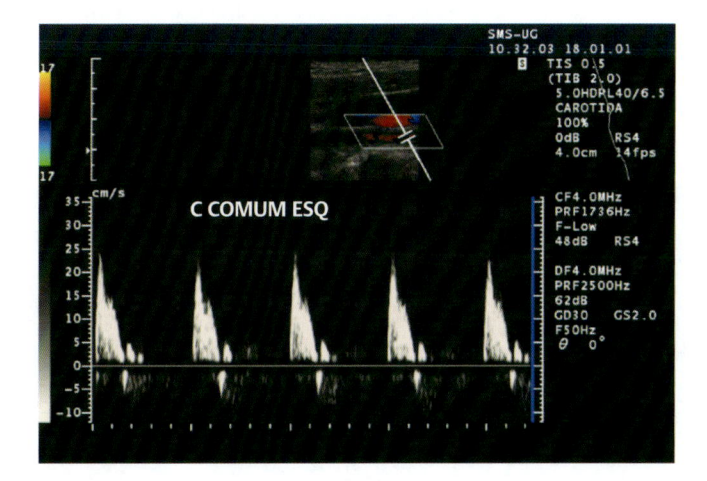

Neste caso as setas mostram a região de oclusão da interna, que na região pré-oclusão mostra fluxo de baixa velocidade, com o típico padrão de fluxo de vai e volta (curva bifásica)

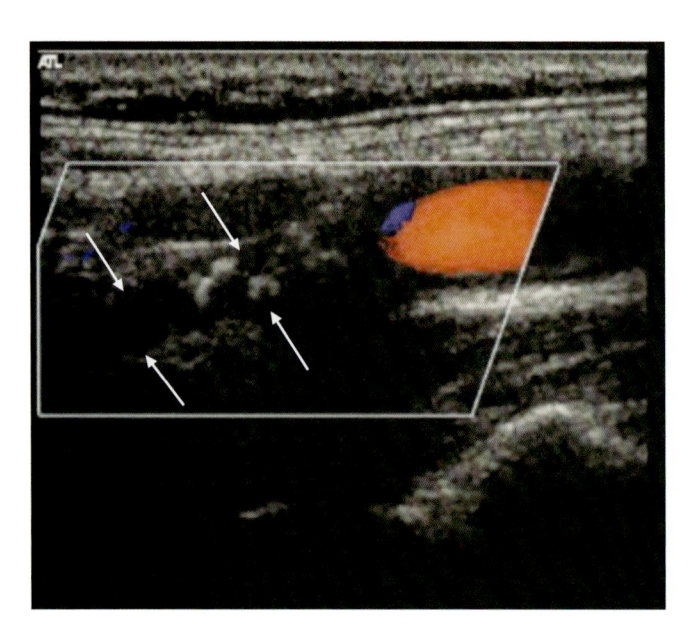

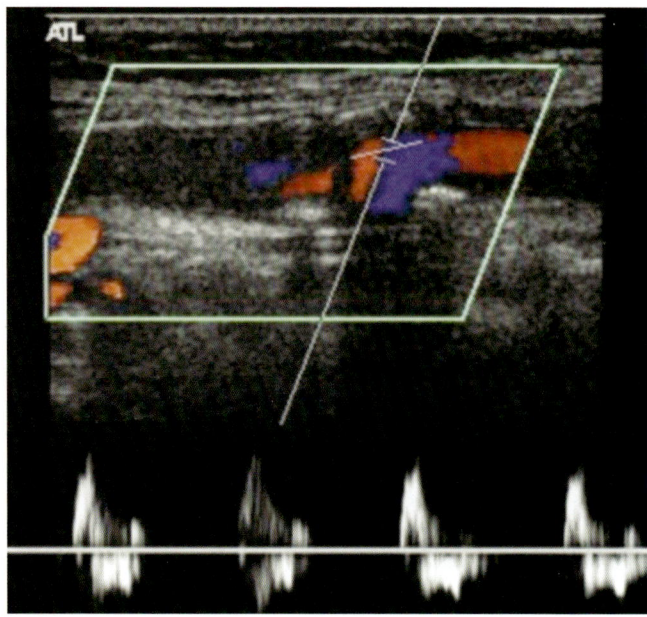

Nos casos de oclusão da carótida interna, haverá um hiperfluxo pelos demais vasos patentes, de forma a manter um fluxo cerebral adequado mesmo na área previamente nutrida pelo vaso ocluído. Esse hiperfluxo ocorre tanto na carótida externa homo como na contralateral, quanto pela carótida interna contralateral e pelas artérias vertebrais. O grau de hiperfluxo através de cada um desses vasos é bastante variável, dependendo de uma série de fatores, entre eles, tamanho do vaso que serve como colateral e resistência distal no sítio da estenose e no sítio da circulação colateral.

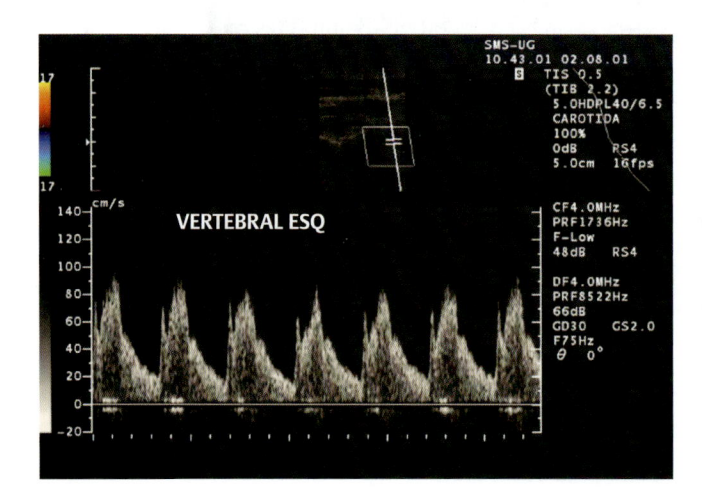

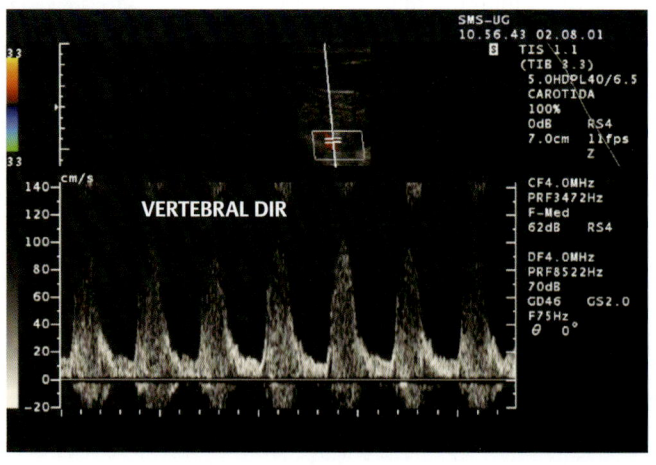

O grau de hiperfluxo mantido em cada um dos vasos extracerebrais vai depender de alguns fatores. Entre eles podemos citar: a presença e tamanho (diâmetro e comprimento) dos vasos comunicantes no polígono de Willis, uma vez que a presença de variações anatômicas nesse sistema é extremamente frequente, a quantidade de fluxo colateral fora do polígono de Willis (artéria oftálmica e artérias corticais), o grau de resistência intracerebral e, consequentemente, a pressão em artérias distais, tanto no sítio da estenose quanto no sítio da circulação colateral.

Outra via colateral é a conexão potencial que existe entre a carótida externa e interna homolateral. Em casos de obstruções críticas ou totais da carótida interna, o fluxo da artéria oftálmica, que em situação normal tem um sentido do sifão para o globo ocular, passa a ter sentido oposto, sendo nutrida por ramos terminais da carótida externa, passando a ter sentido do globo ocular para o sifão carotídeo de forma a ajudar a manutenção do fluxo em artéria cerebral média. Essa via colateral não é suficiente para manter, por si só, o fluxo normal em cerebral média, porém, como ela ocorre em 90% dos casos de oclusão ou obstrução crítica da carótida interna, e como é de fácil obtenção, a presença de fluxo com sentido oposto nesse vaso corrobora o diagnóstico de oclusão ou obstrução crítica, muitas vezes dificultado por problemas técnicos.

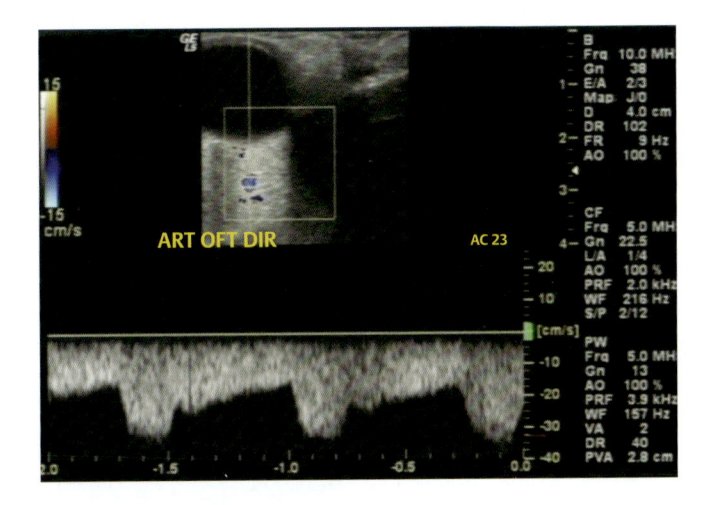

Neste caso vemos oclusão na interna direita e consequente padrão de fluxo na carótida comum direita com resistência aumentada.

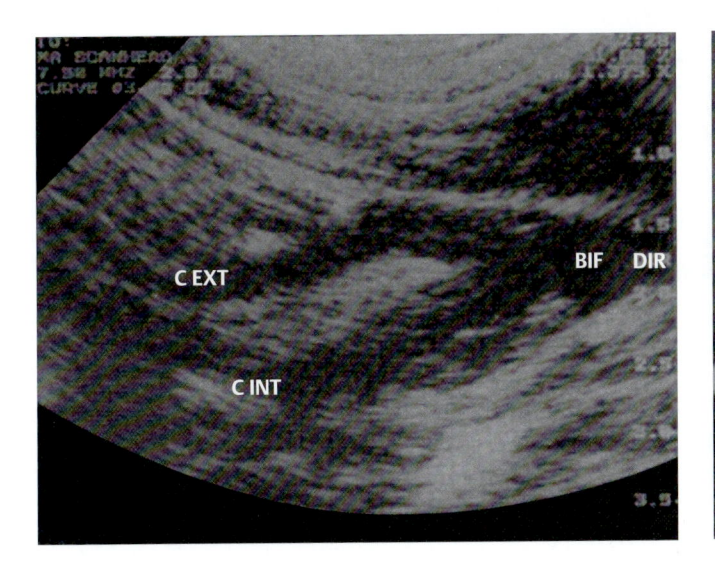

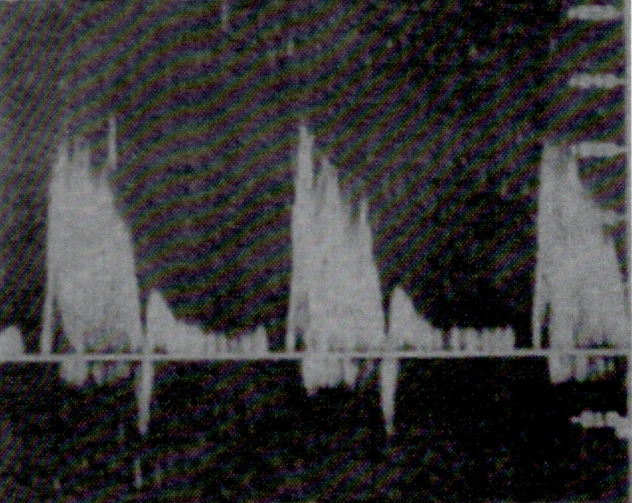

O fluxo na artéria oftálmica direita está invertido confirmando a oclusão da interna direita, enquanto que o fluxo na oftálmica esquerda está normal.

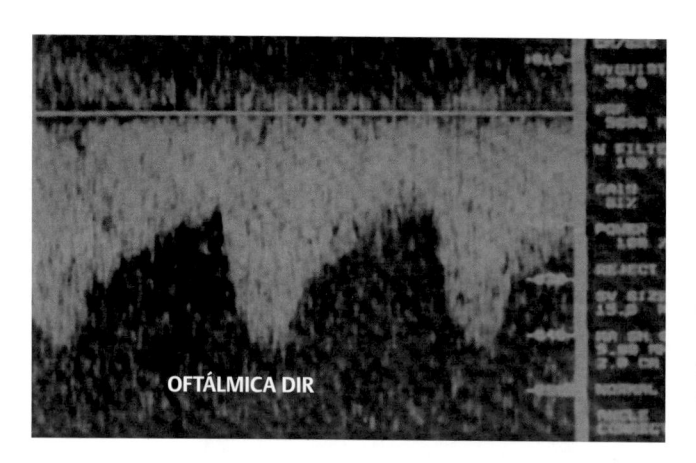

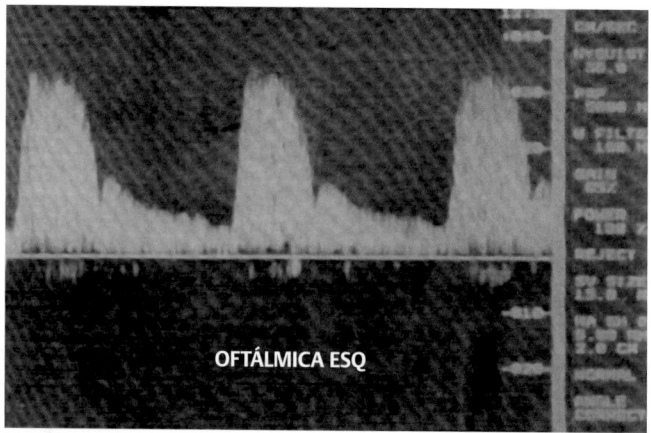

Eventualmente a oclusão do ramo externo pode ocasionar a "internalização do fluxo no ramo externo", com o fluxo no ramo externo assumindo contornos característicos do fluxo do ramo interno, inclusive com aumento da VDF.

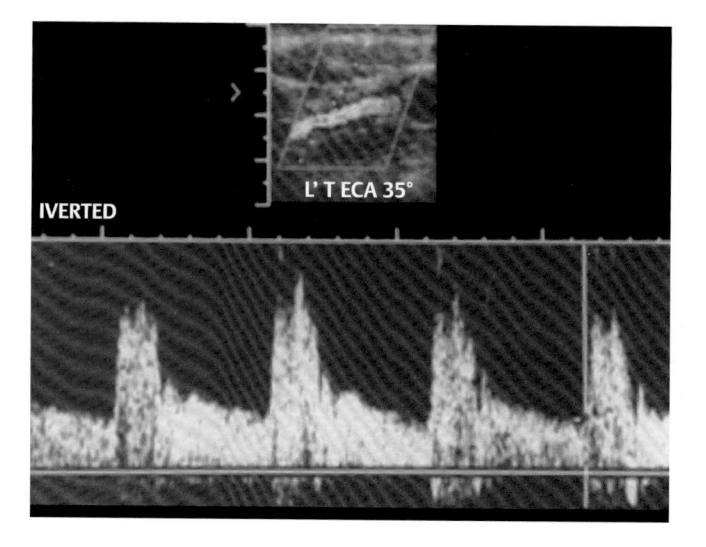

Pacientes com oclusão de carótida interna devem ser estudados com cautela quando apresentarem lesão aterosclerótica de outros vasos. A elevação da velocidade de fluxo numa lesão estenótica "secundária" pode apresentar valores superiores às velocidades que seriam observadas nessa mesma lesão estenótica, nesse mesmo vaso se não houvesse hiperfluxo. Portanto a mensuração de uma estenose "secundária" em paciente com oclusão da carótida interna pode ser superestimada se levarmos em conta apenas os valores absolutos de velocidade de fluxo, seja ela em território carotídeo ou vertebral, homo ou contralateral. Quando ocorre oclusão da carótida interna, o fluxo intracraniano homolateral se mantém preservado por causa da presença de vias colaterais.

A importância da distinção entre a oclusão e a suboclusão deve-se ao fato do alto risco de embolia ou oclusão aguda de uma artéria subocluída, que uma vez identificada deve ser imediatamente encaminhada para cirurgia reparadora.

2.6.4.10.2.1 Bulbo
Oclusão da interna em sua região bulbar.

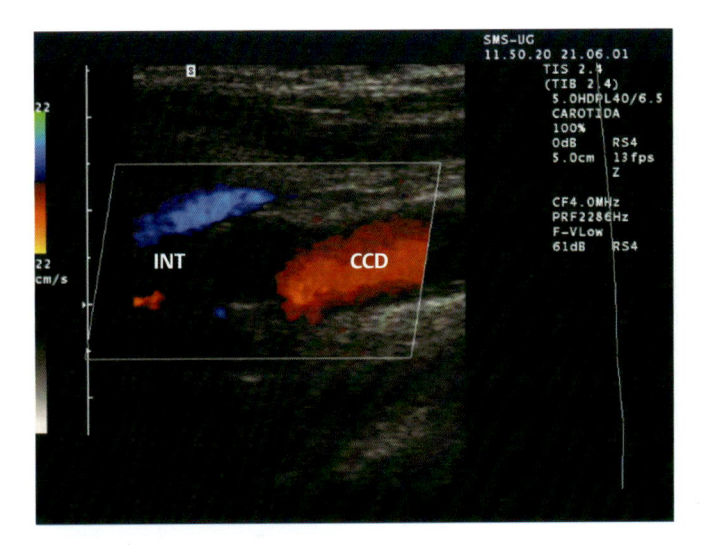

O fluxo na carótida comum mostra característica de fluxo de alta resistência, visto que todo o fluxo da comum vai direcionado para a carótida externa.

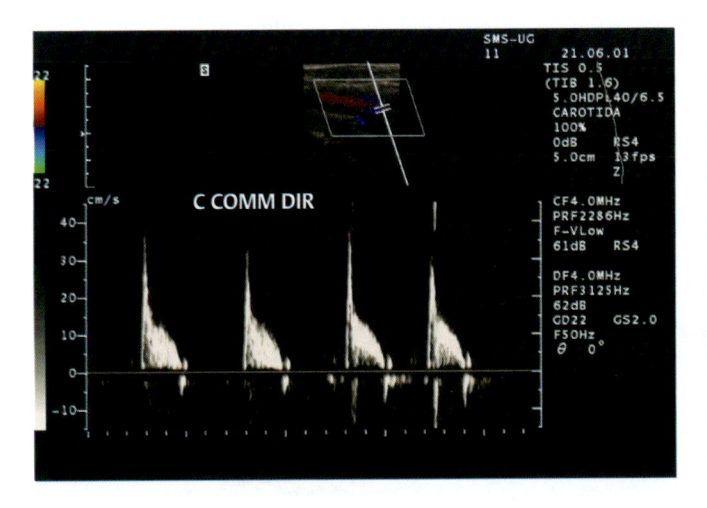

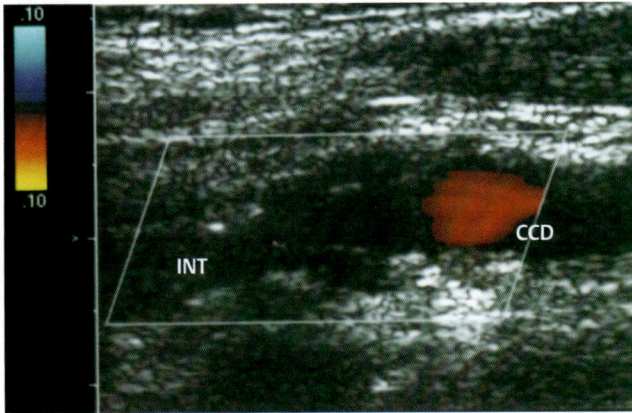

2.6.4.10.3 Carótida Externa
Obstrução na origem da externa, observando-se a interrupção do fluxo em sua origem.

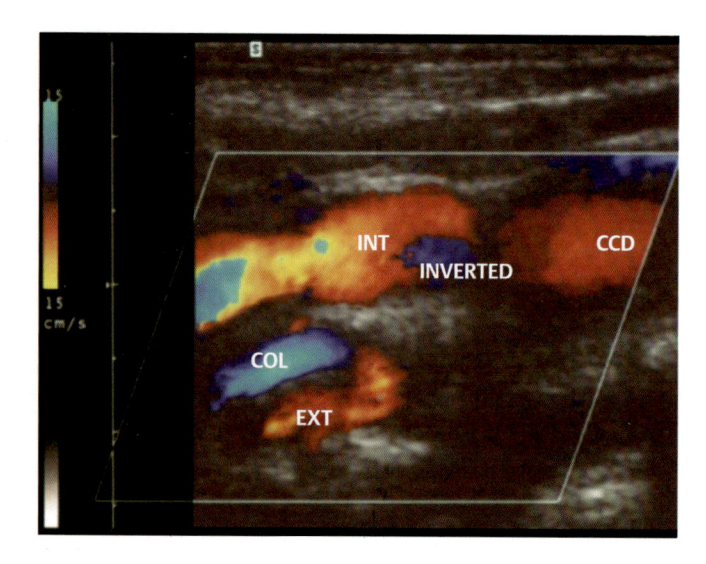

Vemos fluxo reverso (azul) num ramo da externa e depois o enchimento normal da carótida externa.

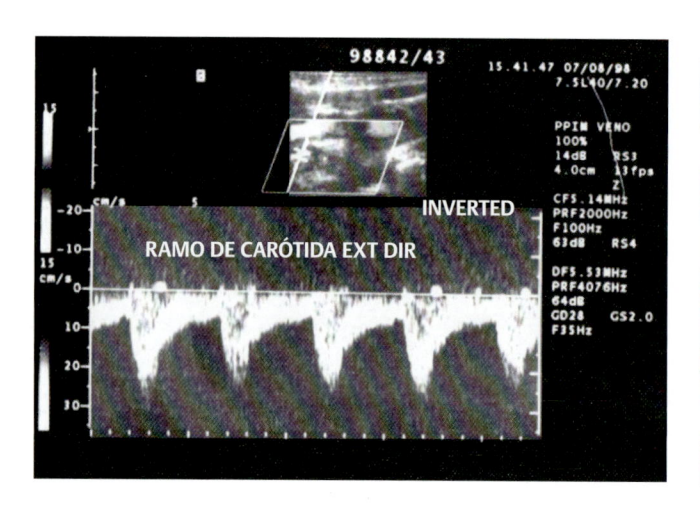

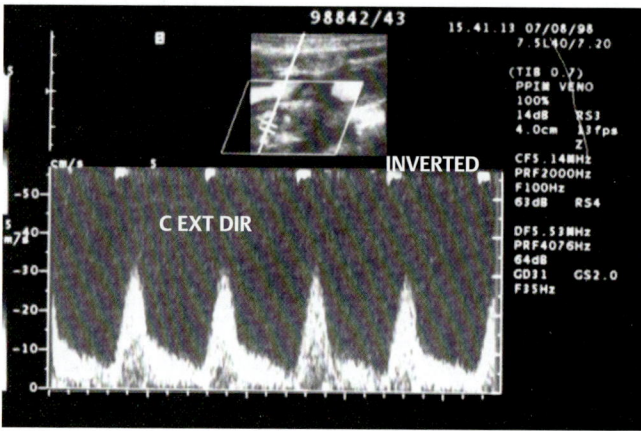

Neste caso mostramos um circuito de colaterais para manter o fluxo na carótida externa. A partir da vertebral, passando pela occiptal retrogradamente e então alcançando a externa.

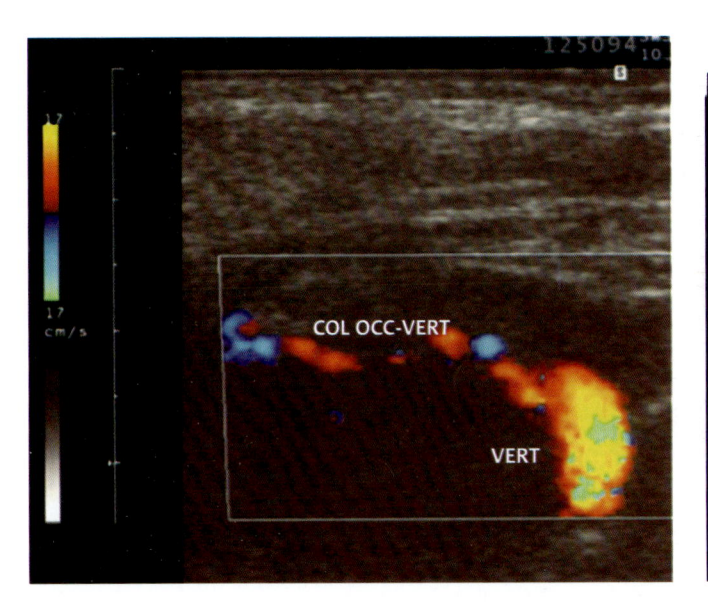

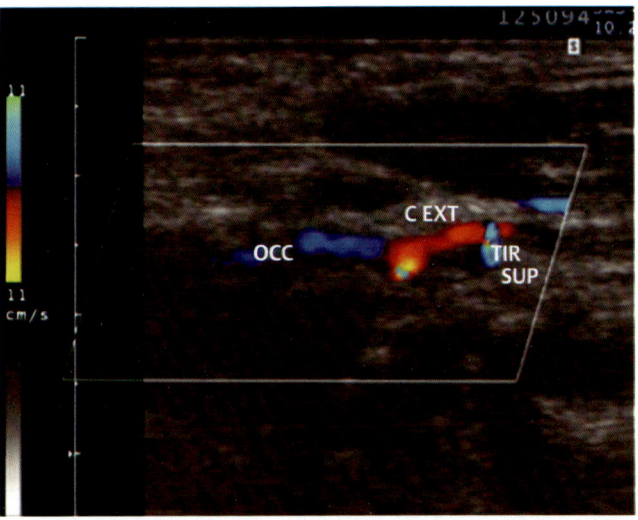

2.6.5 Análise e Quantificação das Lesões do Tronco Braquiocefálico

Quando a oclusão ocorre a nível do tronco braquiocefálico, citamos que é uma situação rara, e provoca uma alteração de fluxo tanto na carótida quanto na subclávia.

O fluxo pela artéria vertebral direita poderá estar retrógrado ou anterógrado, dependendo do balanceamento das pressões entre a artéria basilar e a artéria subclávia direita. Portanto pode haver roubo de fluxo da artéria vertebral para suprir o membro superior, além de inversão de fluxo, mais comumente da carótida externa, para nutrir anterógradamente a artéria carótida interna.

O fluxo para a artéria subclávia pode estar sendo mantido pelo polígono de Willis, e, nesse caso, o fluxo terá sentido retrógrado por um ou pelos dois ramos da carótida e pela carótida comum direita, e anterógrado em artéria subclávia.

Pequenas placas na transição do tronco braquiocefálico para a subclávia.

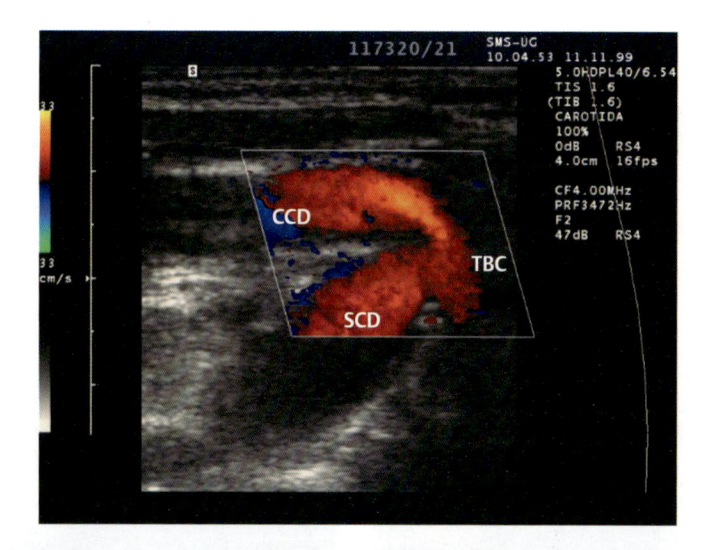

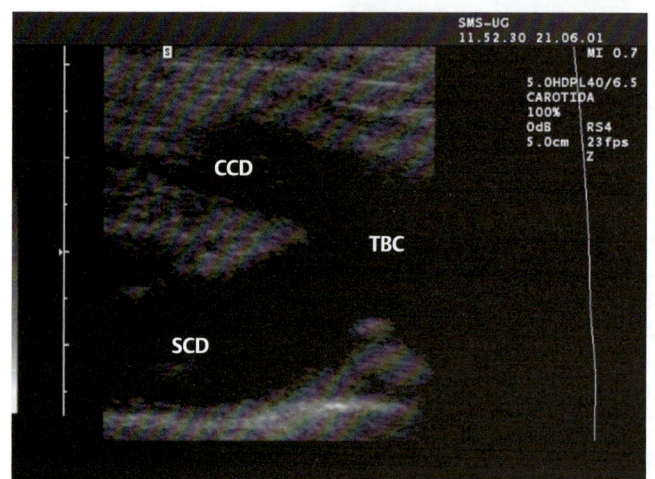

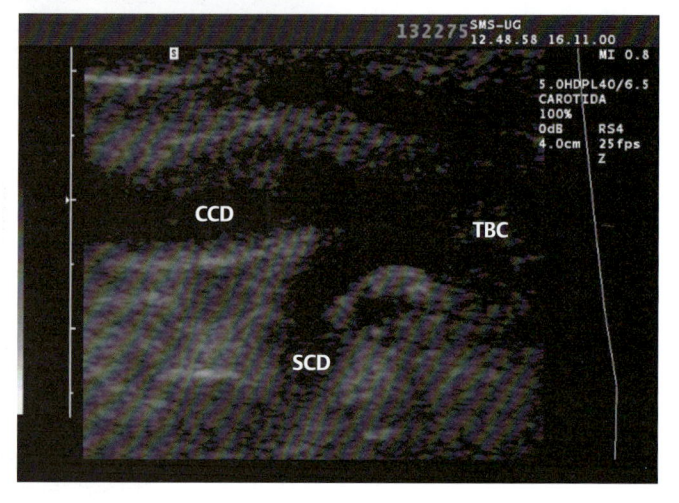

2.7 LESÕES NÃO ATEROSCLERÓTICAS

2.7.1 Kink

Kinks das carótidas são quatro vezes mais comuns em mulheres, sendo frequentemente associados com a idade avançada, hipertensão, obesidade e espondilite cervical, segundo Chino *et al.* e Collins *et al.*[104,105] Várias teorias têm sido propostas para explicar a causa do excessivo comprimento das artérias carótidas. Alguns autores propuseram que as carótidas seriam cruzadas por bandas fasciais, outros pensam em displasia vascular e nos pacientes mais idosos a combinação entre alterações ateroscleróticas e hipertensão arterial assume importante papel na etiologia, de acordo com Sarkari *et al.*, Vannix *et al.* e Poindexter *et al.*[106-108]

Um *kink* pode reduzir o diâmetro arterial o suficiente para diminuir o fluxo cerebral. Na presença de doença aterosclerótica concomitante (usualmente na bifurcação carotídea) pode ser difícil determinar se os sintomas são causados pelo *kink* ou pela doença aterosclerótica.[109,110]

A associação entre *kinks* e *coils* da carótida interna e insuficiência da circulação cerebrovascular foi descrita primeiramente em 1951 por Geraud *et al.*[111]

Coiling é definido como alongamento e redundância da ACI, resultando em uma curvatura em forma de "S" ou mesmo uma configuração do vaso em forma circular (*loop*).

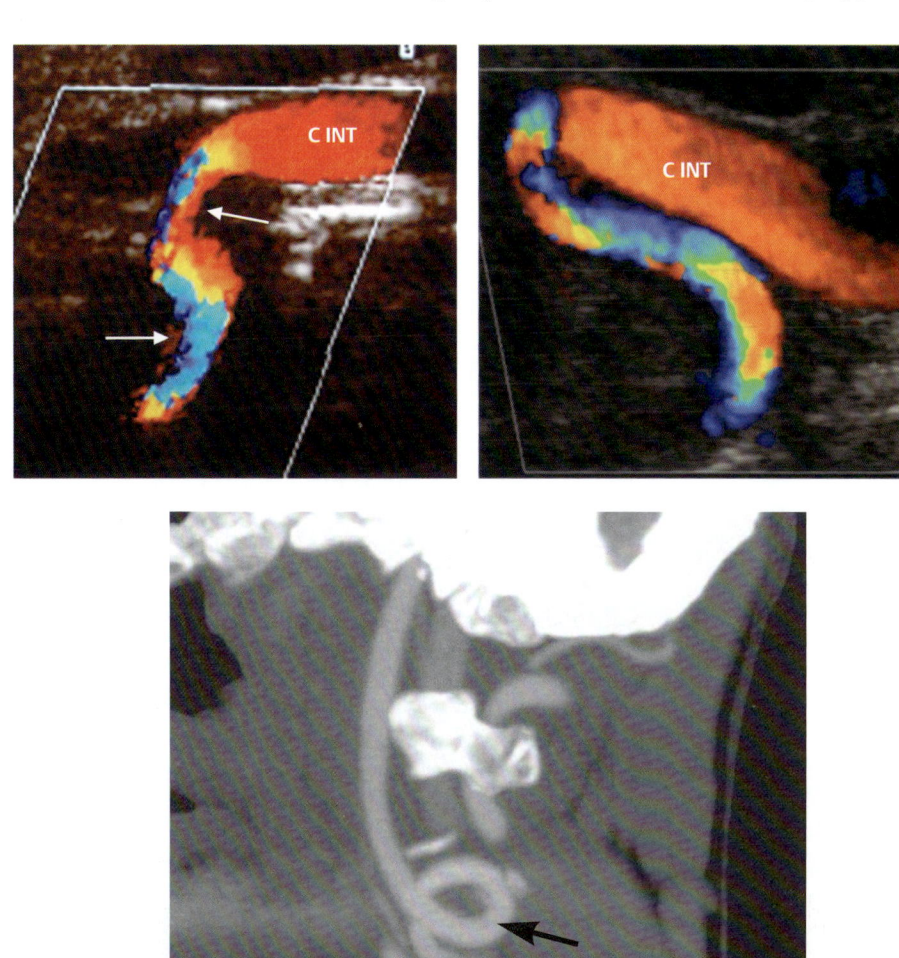

Kinkings são angulações de um ou mais segmentos da ACI podendo ou não estar associados com estenoses dos vasos. Os *kinkings* podem ser classificados em graus leves (> 60 graus), moderados (30 a 60 graus) e severos (< 30 graus), pela classificação de Weibel *et al.*[112]

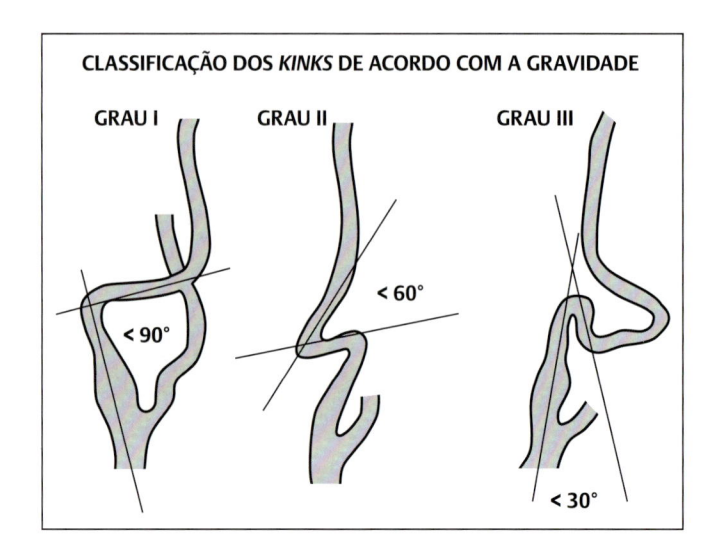

CLASSIFICAÇÃO DOS *KINKS* DE ACORDO COM A GRAVIDADE

GRAU I — < 90°
GRAU II — < 60°
GRAU III — < 30°

Diferentemente dos *coilings*, *kinking* geralmente são associados com estenoses de relevância clínica, levando a sintomas neurológicos em 4 a 20% dos casos, mesmo na ausência de placas ateroscleróticas na bifurcação,[113] sendo que os *kinkings* geralmente ocorrem na ACI proximal, segundo Vollmar *et al.* e Koskas *et al.*[114,115]

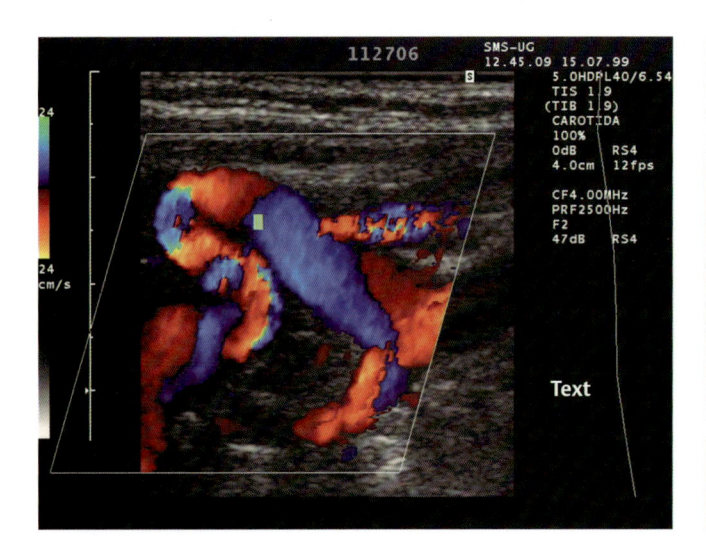

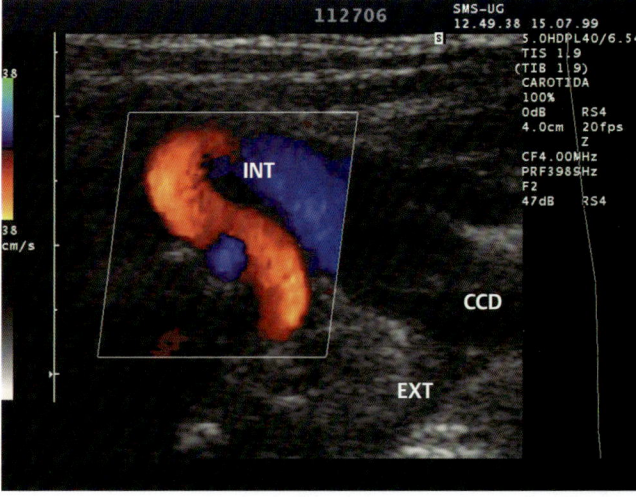

ARTÉRIAS CARÓTIDAS

2.7.1.1 Não Obstrutivo
Kink não obstrutivo na interna direita, observando-se velocidades normais de fluxos.

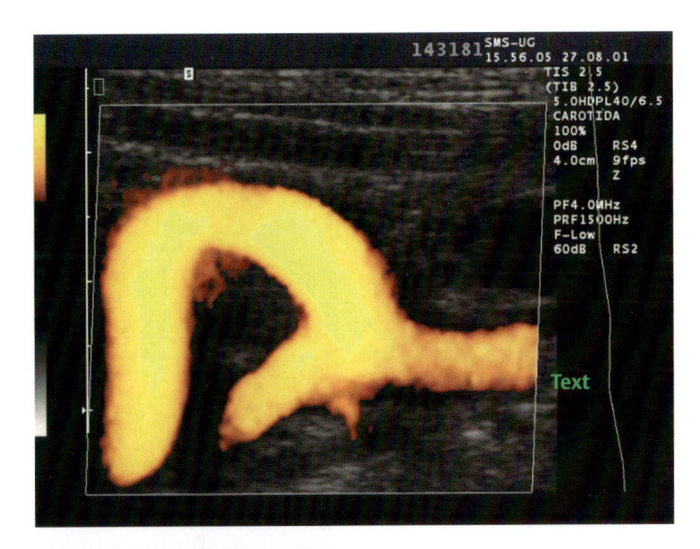

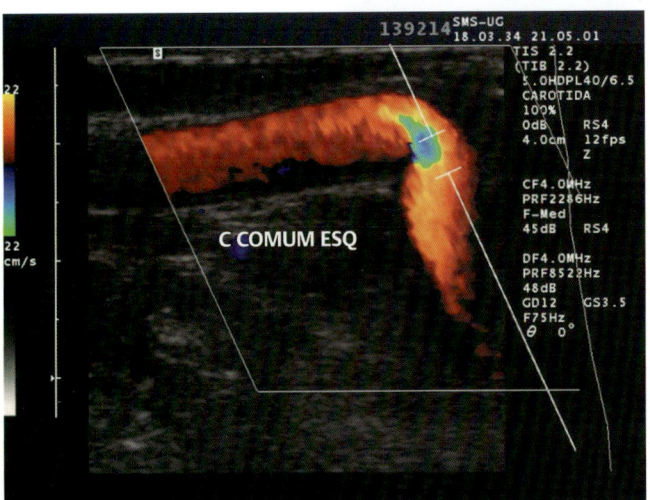

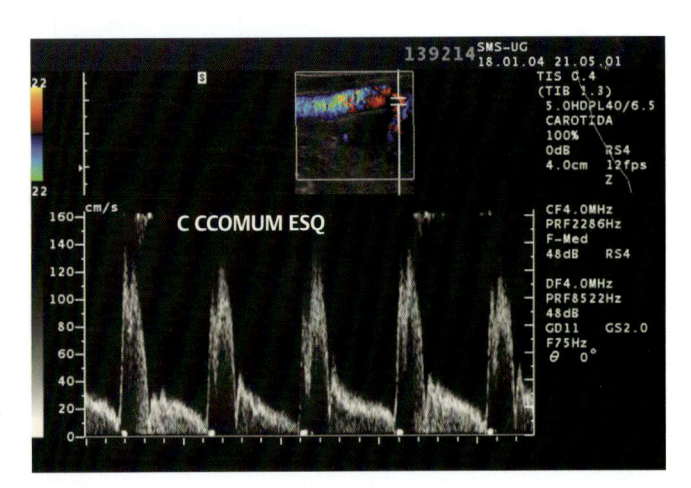

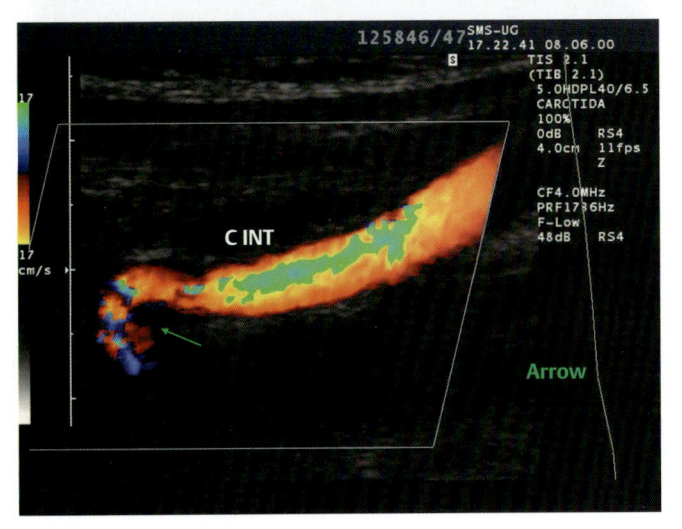

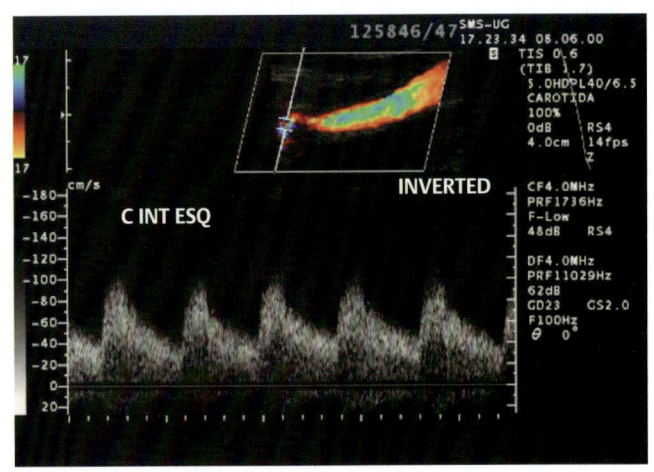

Neste caso observamos dois *kinks* não obstrutivos na interna. Tanto no primeiro *kink* quanto no segundo as velocidades são normais.

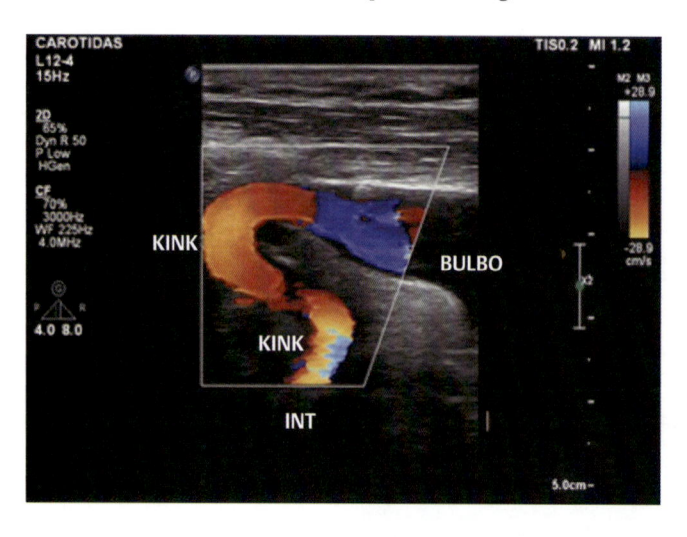

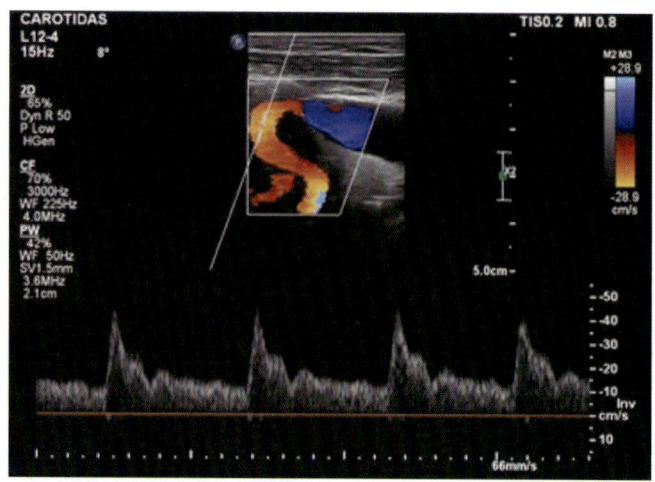

2.7.1.2 Obstrutivo

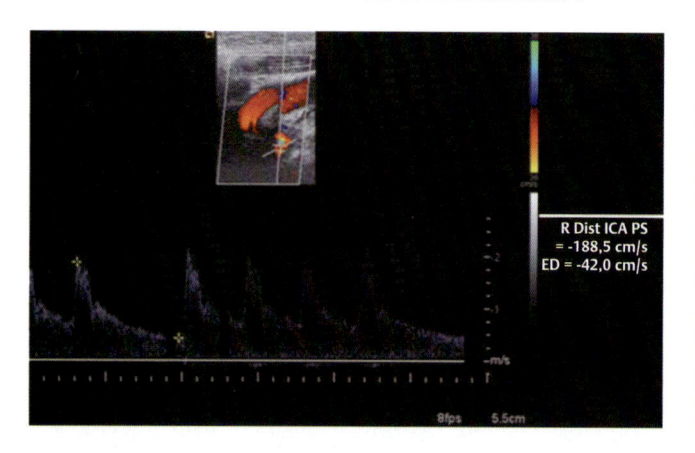

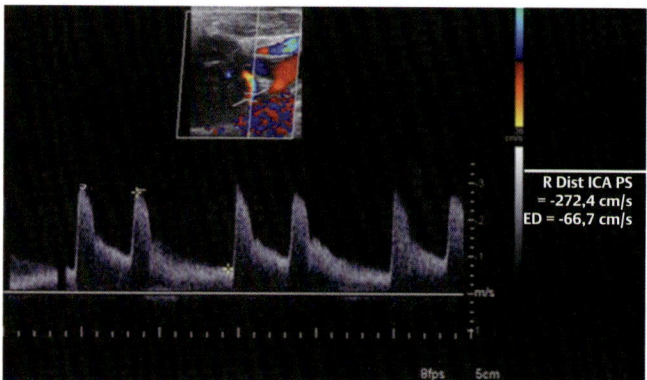

2.7.1.3 Loop

Loop com comprovação angiográfica apresentado por Tahmasebpour *et al.*[102]

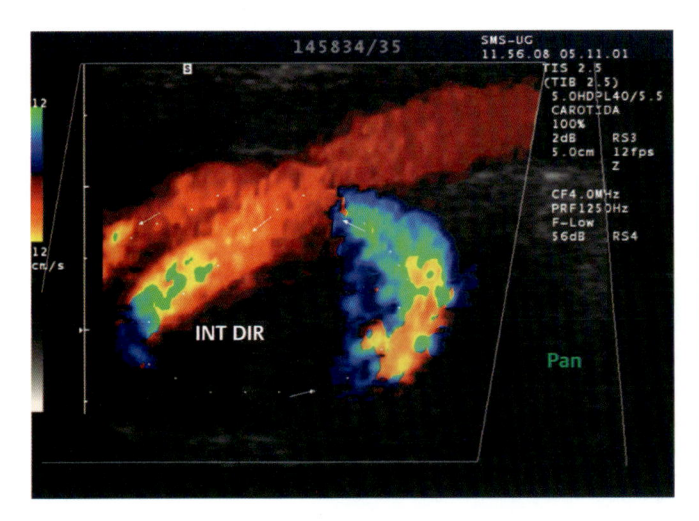

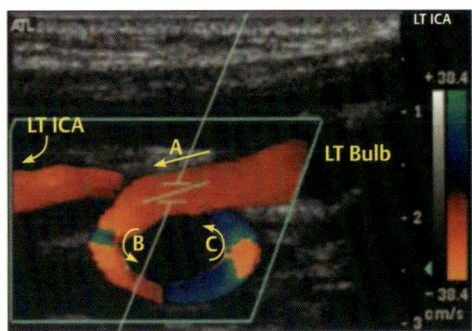

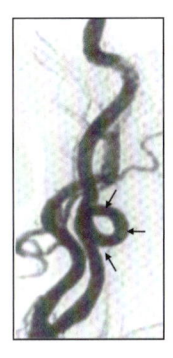

2.7.2 Arterite

A arterite é resultante de um processo autoimmune (arterite de Takayasu, Arterite da temporal) ou por efeitos de radiação,[116-119] que podem produzir espessamemto concêntrico das paredes da carótida, sendo a carótida comum a mais frequentemente acometida, de acordo com Maeda *et al.* e Ralls *et al.*[120,121]

2.7.2.1 Arterite Temporal

A arterite de células gigantes (ACG) é uma arterite granulomatosa que afeta as artérias de médio e grande calibres em indivíduos com mais de 50 anos (a arterite mais comum dos idosos), tendo o dobro da frequência no gênero masculino.

O EDC da artéria temporal identifica três características importantes: "halo" periluminal na região da artéria envolvida, estenose segmentar e estenose obstrutiva nos casos mais severos. A sensibilidade varia de 40 a 75% e a especificidade de 79 a 83% para o diagnóstico de ACG.

Schmidt *et al.* e Aschwanden *et al.* destacam que a ACG pode ser identificada pela presença do espessamento circunferencial, homogêneo e hipoecogênico (sinal do "halo"), segmentar e com redução efetiva do lúmen vascular.[116-119,122] Estes sinais são bem diferentes do que se observa nas lesões ateroscleróticas.

Nesta imagem temos o ramo frontal da artéria temporal, e podemos observar o processo inflamatório concêntrico com espessamento da parede arterial, formando o chamado "sinal do halo", típico da ACG.

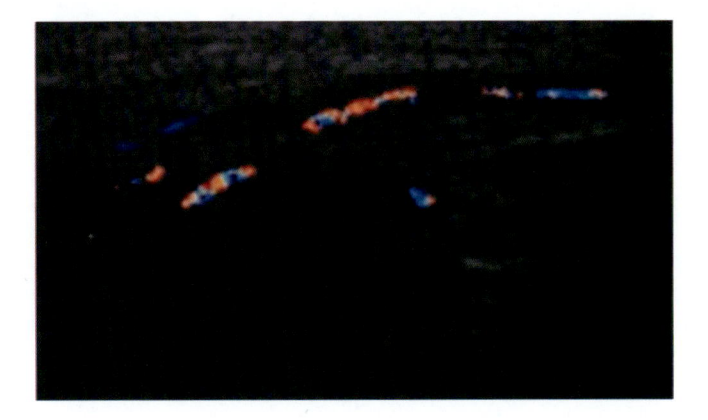

Muratore *et al.* enfatizam que, em alguns casos de ACG, a arterite fica confinada aos *vasa vasorum* e/ou a pequenos vasos periadventícios, por esta razão a ausência do halo no EDC não exclui o diagnóstico de ACG, principalmente nos pacientes sem reação inflamatória transmural (processo responsável pela imagem do halo).[123]

2.7.2.2 Arterite de Takayasu

Este processo inflamatório de etiologia desconhecida produz estenoses e oclusões das porções proximais das carótidas comuns e artérias subclávias, além de poder comprometer o arco aórtico e mesmo as porções distais da aorta e seus ramos, de acordo com Ishikawa *et al.*[124]

Nesta ângio-TC com reconstrução 3D observamos uma aortite de Takayasu comprometento a aorta descendente.

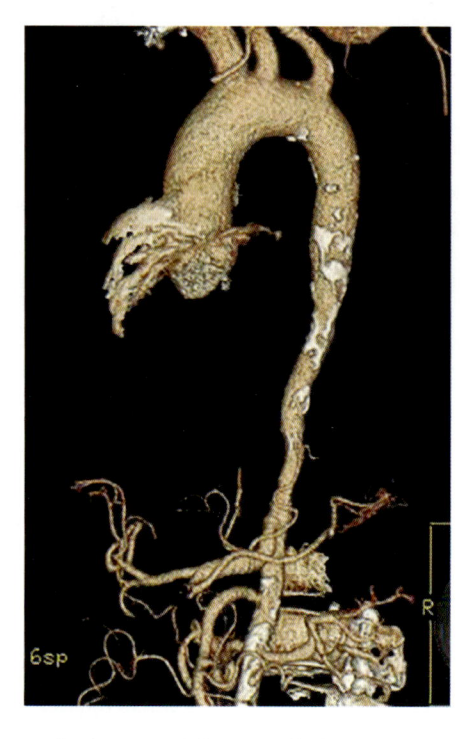

Podemos observar a aparência normal do arco aórtico e seus ramos, enquanto há marcado estreitamento da aorta descendente e seus ramos intercostais estão aparentemente ocluídos.

Carótidas comuns direita/esquerda (**a/b**) mostrando marcado espessamento homogêneo e concêntrico.

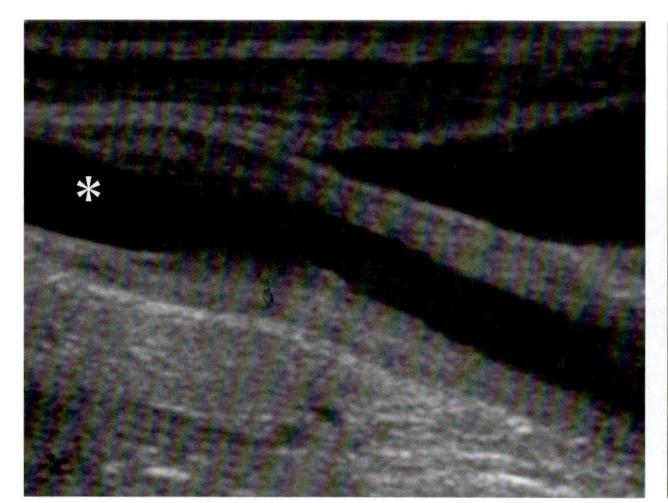

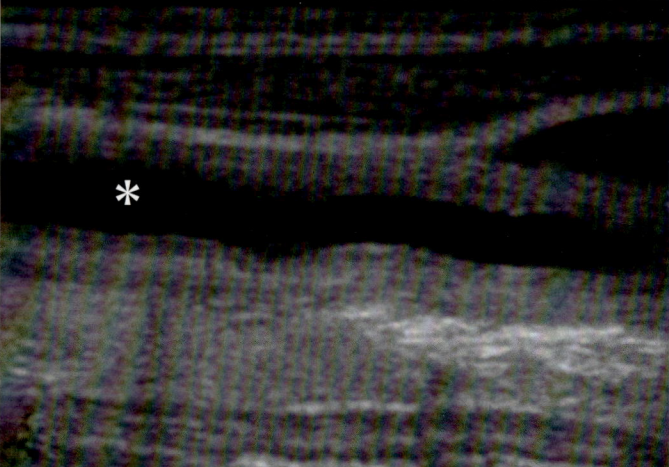

ARTÉRIAS CARÓTIDAS

Aqui estão representadas as carótidas comuns esquerda e direita pelo método do Power-Doppler.

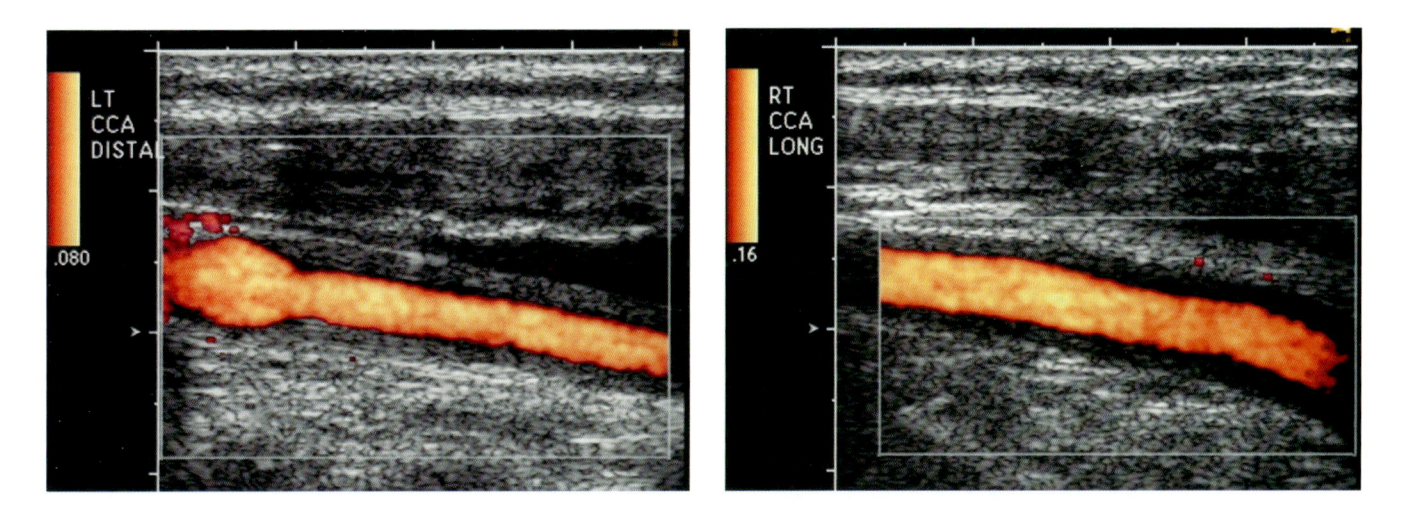

Observa-se estenose concêntrica num longo segmento, causada pelo marcado espessamento das paredes das artérias. O Doppler espectral mostra fluxo deprimido do tipo *tardus-parvus*.

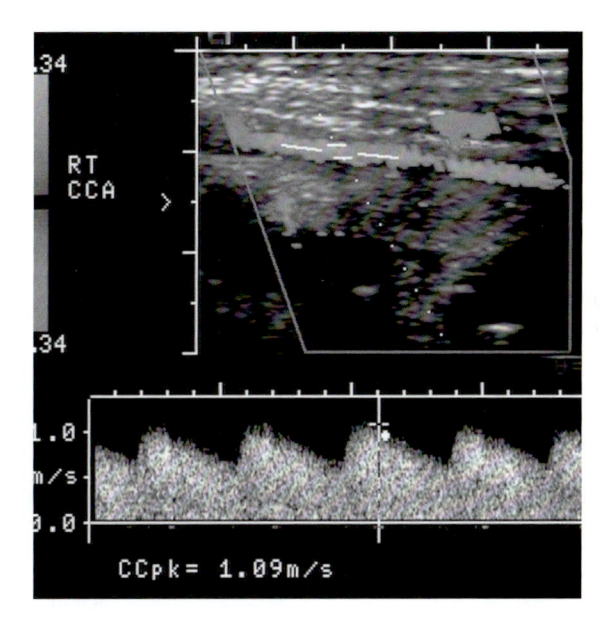

Magnoni *et al.* utilizaram o contraste com microbolhas para identificar se a presença de neovasularização seria uma marca consistente da fase inicial, inflamatória, da arterite de Takayasu.[125] Esta fase é caracterizada pela inflamação e proliferação dos *vasa vasorum*, que representa o portal de entrada de células inflamatórias na parede do vaso. O uso do contraste evidenciando a neovascularização seria importante para monitorar a doença e mesmo a resposta ao tratamento nas arterites, seja Takayasu ou seja de outras etiologias inflamatórias.

Vemos as carótidas comuns direita (**a**) e esquerda (**b**) após a injeção de contraste de microbolhas (Optison). As luzes dos vasos, na região central, estão marcadas por asteriscos (*), sendo que o agente contrastante é evidenciado como pontos brilhantes nas paredes das artérias, mostrando a neovascularização.

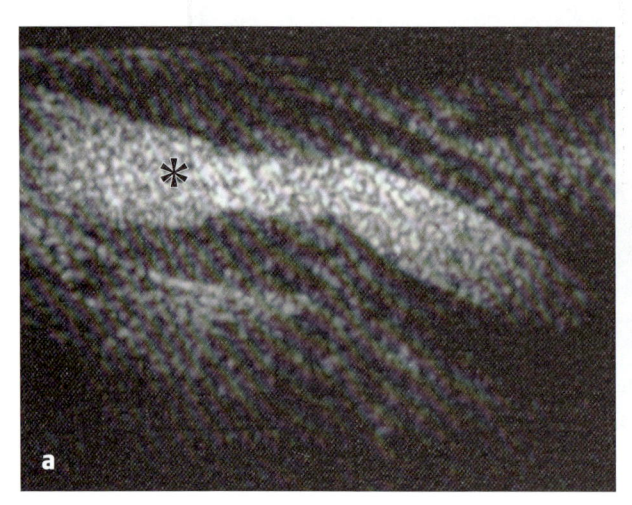

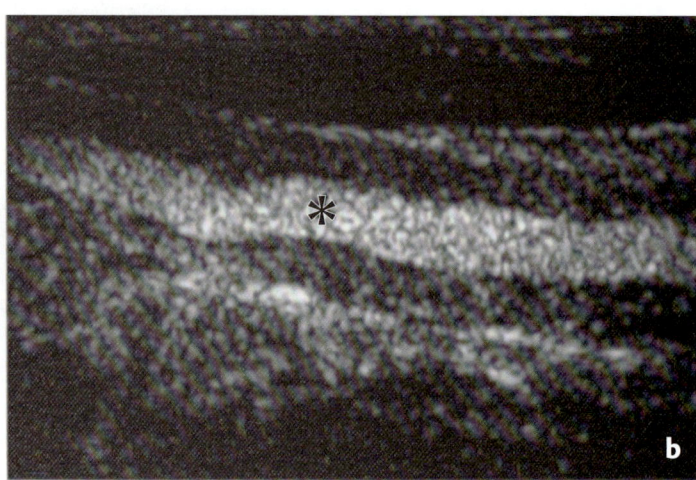

2.7.3 Carotidinia

A carotidinia idiopática (CI) é uma síndrome rara e ainda não muito bem entendida, consistindo de dor unilateral no pescoço, tumefação e pulsação acentuada na região da carótida afetada. Uma hipótese mais sustentável é que a CI é uma entidade clinicopatológica com achados de imagem característicos.

Segundo García-García *et al.*:[126]

O EDC da carótida mostra espessamento hipoecoico da parede da carótida comum, com discreto estreitamento do vaso, com superfícies internas das paredes de aspecto normal.

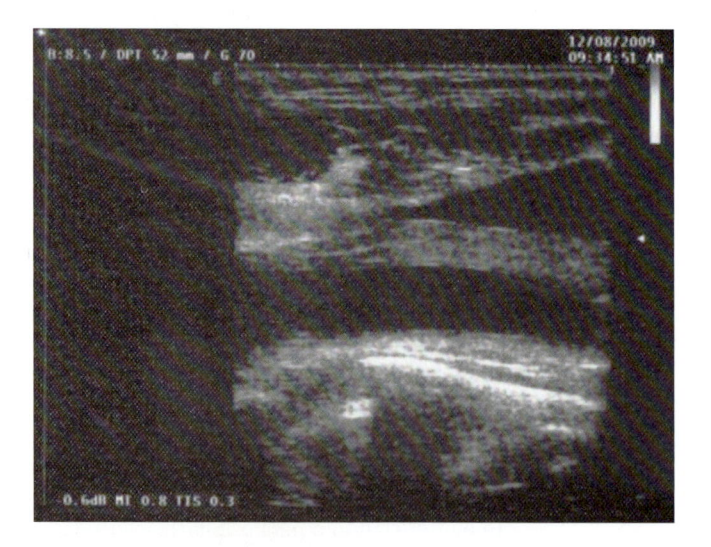

ARTÉRIAS CARÓTIDAS

A presença de um espessamento na parede da carótida, hipoecoico, geralmente sem ocasionar alterações hemodinâmicas, é o típico padrão encontrado nos estudos de imagens nos pacientes com CI.

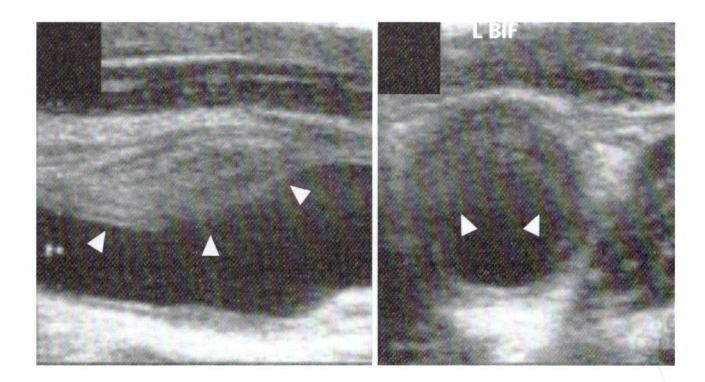

Estes achados reabriram a discussão sobre a hipótese que a CI seja uma doença possivelmente causada por inflamação da adventícia da carótida, segundo Comacchio et al.[127]

As imagens da US e da TC mostram espessamento fusiforme e excêntrico na bifurcação sem causar estenose. Outros exames podem ser necessários, como a RM, para excluir dissecção e vasculite, conforme Santarosa et al.[128]

2.7.4 Fibrodisplasia Muscular (FM)

As lesões não ateroscleróticas são muito menos comuns que as presentes na doença aterosclerótica. A fibrodisplasia muscular (FM) é um processo não inflamatório com hipertrofia dos músculos e fibras das paredes arteriais, separados por zonas de fragmentações anômalas, envolvendo as porções média e distal das carótidas comuns mais frequentemente do que as outras regiões. São descritos três tipos de FM:

- **Fibrodisplasia multifocal** é a forma mais comum, encontrada em 80-90% dos casos: esta anomalia congênita é mais frequente nas carótidas comuns e nas artérias renais. A aparência característica de um "colar de contas" é descrita na angiografia.

  O estreitamento do lúmen produz fluxo caótico, podendo levar a hemorragia na parede e até mesmo levar ocasionalmente à dissecção.

  A FM pode ser assintomática ou pode resultar em dissecção da carótida ou em eventos tromboembólicos.

- **Fibrodisplasia focal**, menos comum, é encontrada em cerca de 10% dos casos: produz estenose de grau leve, sendo incomum que ocorra dissecção.
- **Fibrodisplasia adventícia** é a forma mais rara, aparecendo nas imagens da mesma forma que as fibrodisplasias focais, segundo Olin et al.[129]

Imagens da FM obtidas pelo EDC e pela angiografia de subtração digital mostrando o característico aspecto do colar de contas.

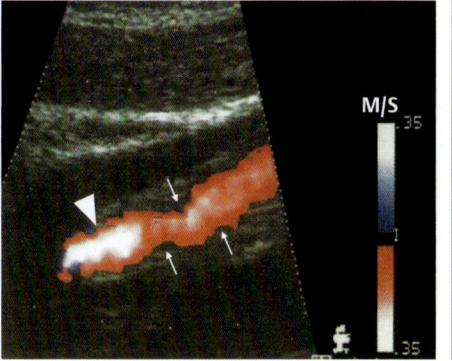

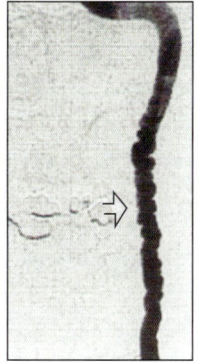

Corte longitudinal ao EDC na região média-distal da carótida comum mostrando elevação da velocidade e estenose significativa.

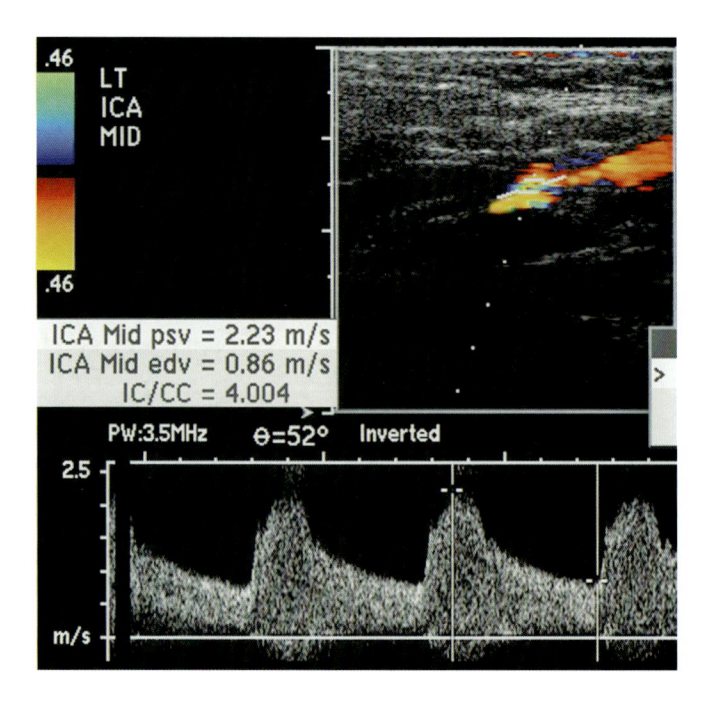

Neste mesmo paciente a região proximal da carótida comum não mostra estenose.

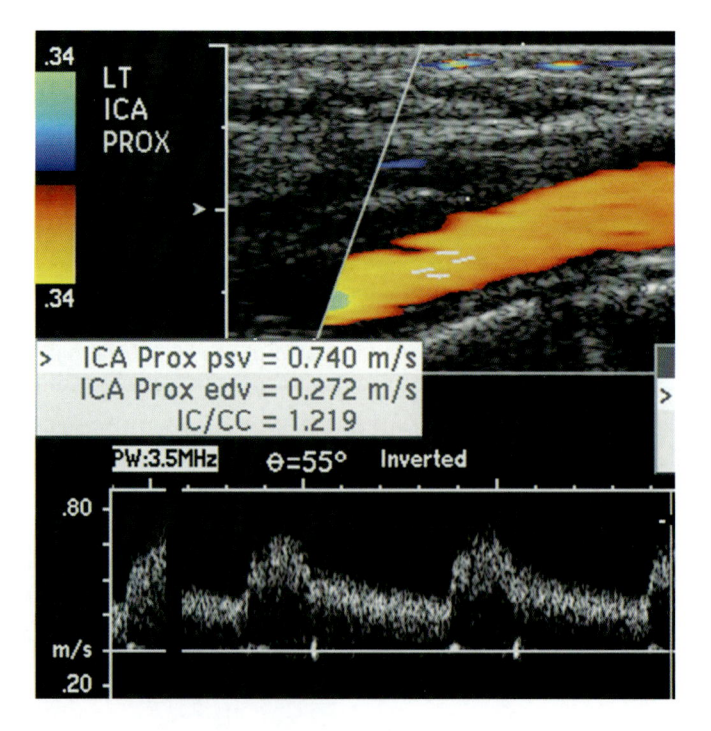

A angiografia mostra a aparência típica da FM na região média e distal da ACI.

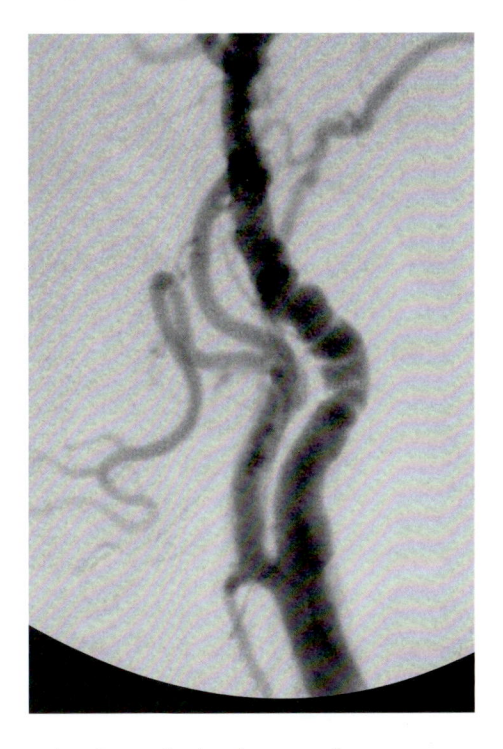

Notar a imagem sugestiva de um "colar de contas".

2.7.5 Aneurisma
2.7.5.1 Verdadeiro
Os aneurismas mais frequentes das carótidas comuns ocorrem na região da bifurcação carotídea, destacando-se que usualmente o diâmetro da carótida comum não ultrapassa 1 cm.

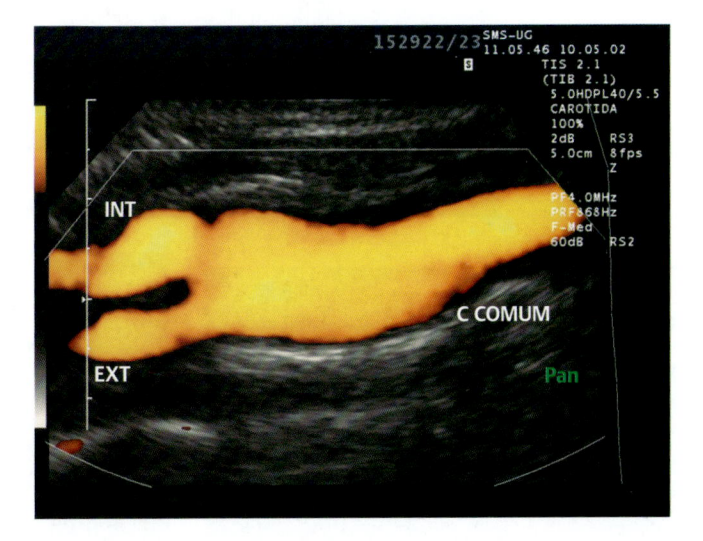

Estes aneurismas podem ser consequentes a ateroesclerose, infecção, trauma, cirurgia e doenças infecciosas como a sífilis.

Na sequência mostraremos um caso de aneurisma na porção inicial da artéria carótida comum direita, que apresenta diâmetro de 1,8 cm em sua maior extensão e 0,688 cm de diâmetro em seu segmento normal.

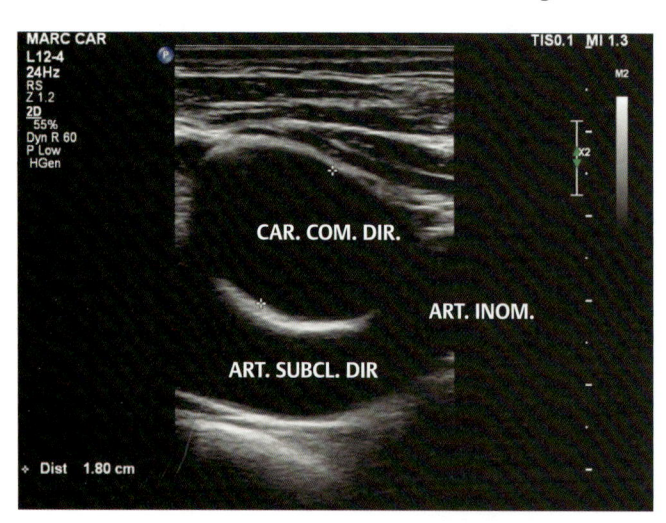

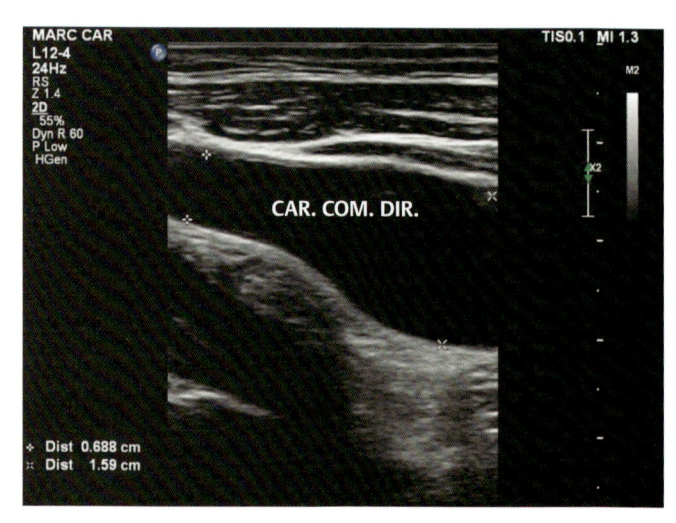

As imagens pelo Power-Doppler e pelo Doppler em cores mostram fluxos normais. (Imagens gentilmente cedidas pelo Dr. Luiz Marcelo Carvalhal Cardoso.)

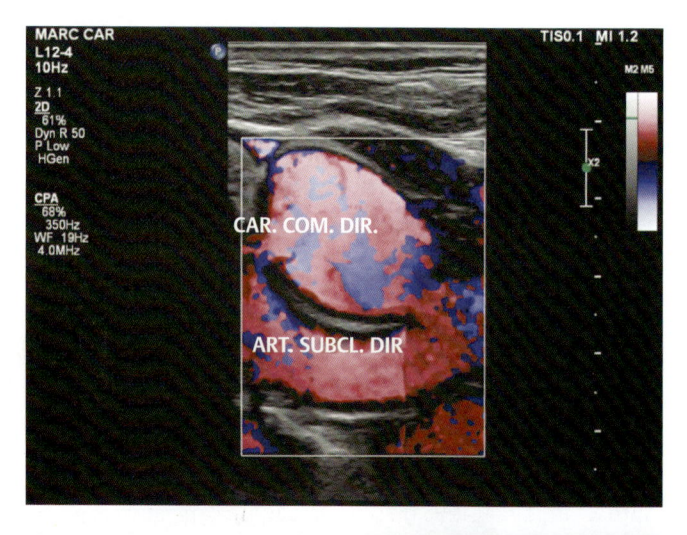

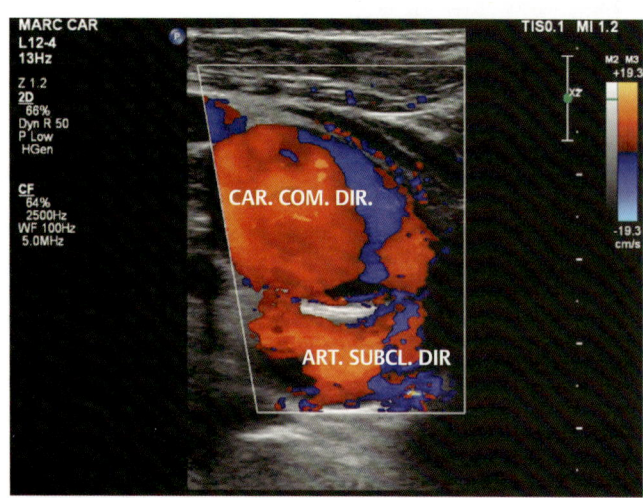

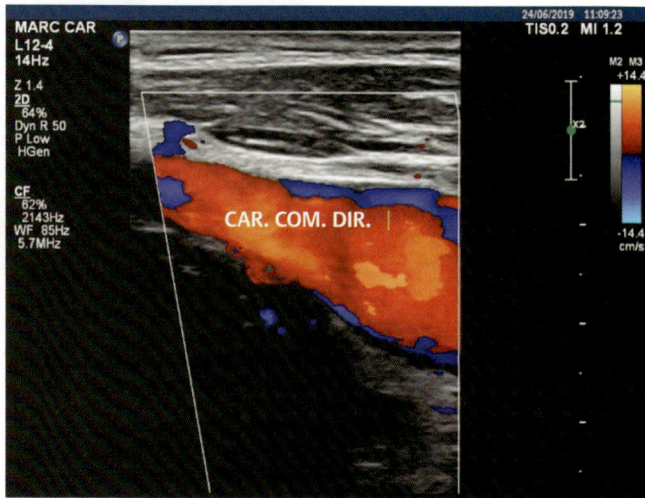

ARTÉRIAS CARÓTIDAS 219

2.7.5.2 Pseudoaneurisma

Pseudoaneurismas usualmente podem ser distinguidos dos aneurismas verdadeiros pela característica da curva de fluxo no pescoço do pseudoaneurisma (entra e sai de fluxo), assim como pela variabilidade interna das cores do fluxo (*yin-yang*) característica do pseudoaneurisma.

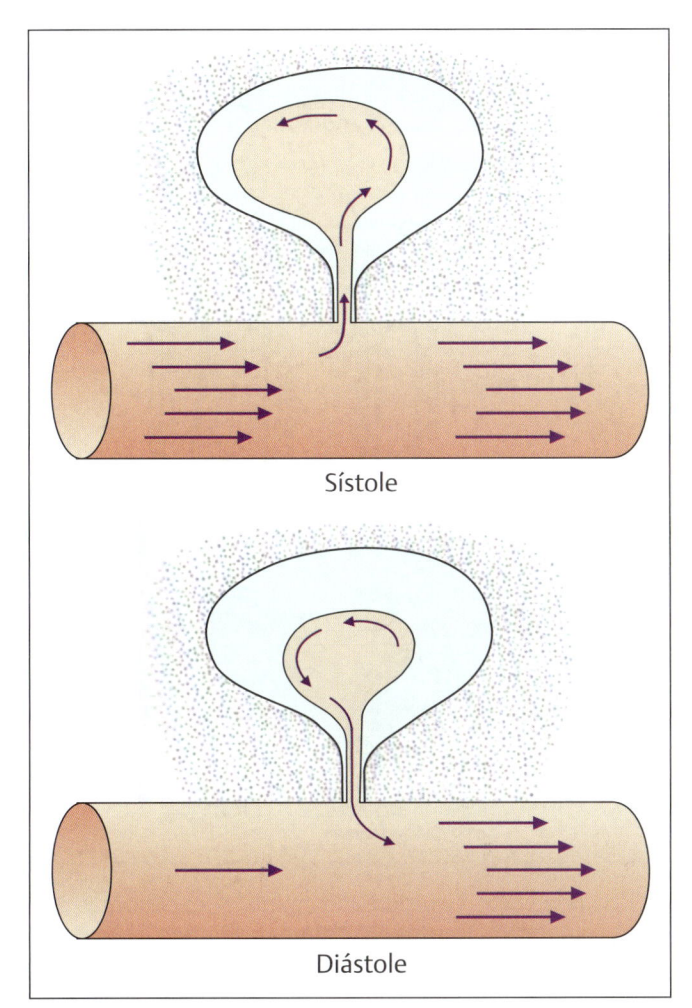

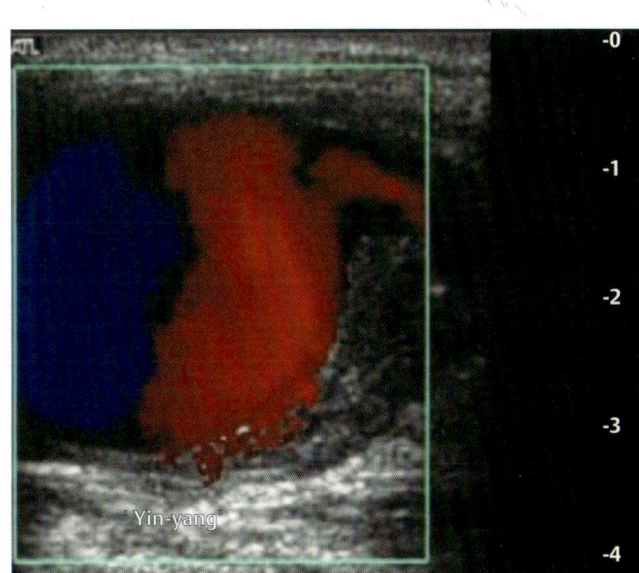

Nesta figura vemos o jato que penetra num pseudoaneurisma da carótida comum, resultante de uma tentativa de punção venosa central.

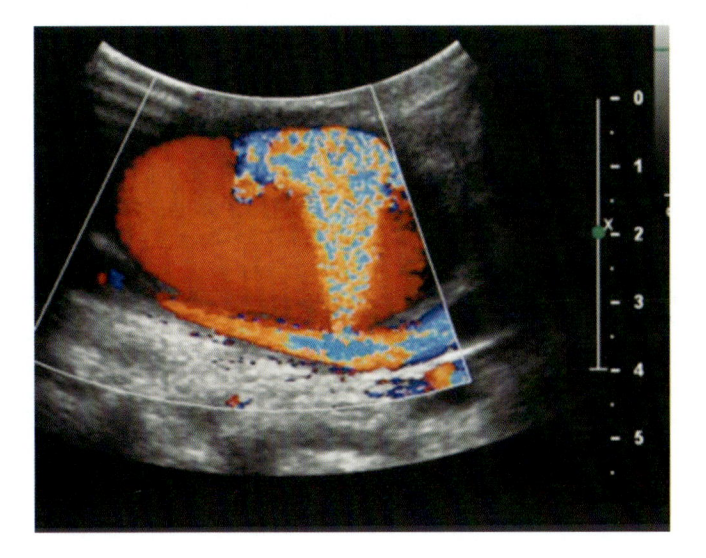

2.7.5.3 Dissecante

A dissecção da carótida ou da artéria vertebral é um evento raro, porém dramático em função dos sintomas neurológicos agudos e progressivos a partir do processo isquêmico desencadeado. Há dois tipos de dissecção das artérias carótidas. O primeiro tipo se refere à dissecção da ACI em sua porção cervical, resultante de hemorragia na parede carotídea. O segundo tipo de dissecção das carótidas geralmente decorre da extensão de uma dissecção do tipo A no arco aórtico que atinge a ACC.

Nesta ilustração do livro de Henerici, vemos didaticamente esquematizados os achados dos aneurismas, pseudoaneurismas e dissecções, mostrando as diferenças estruturais básicas entre estas três entidades.

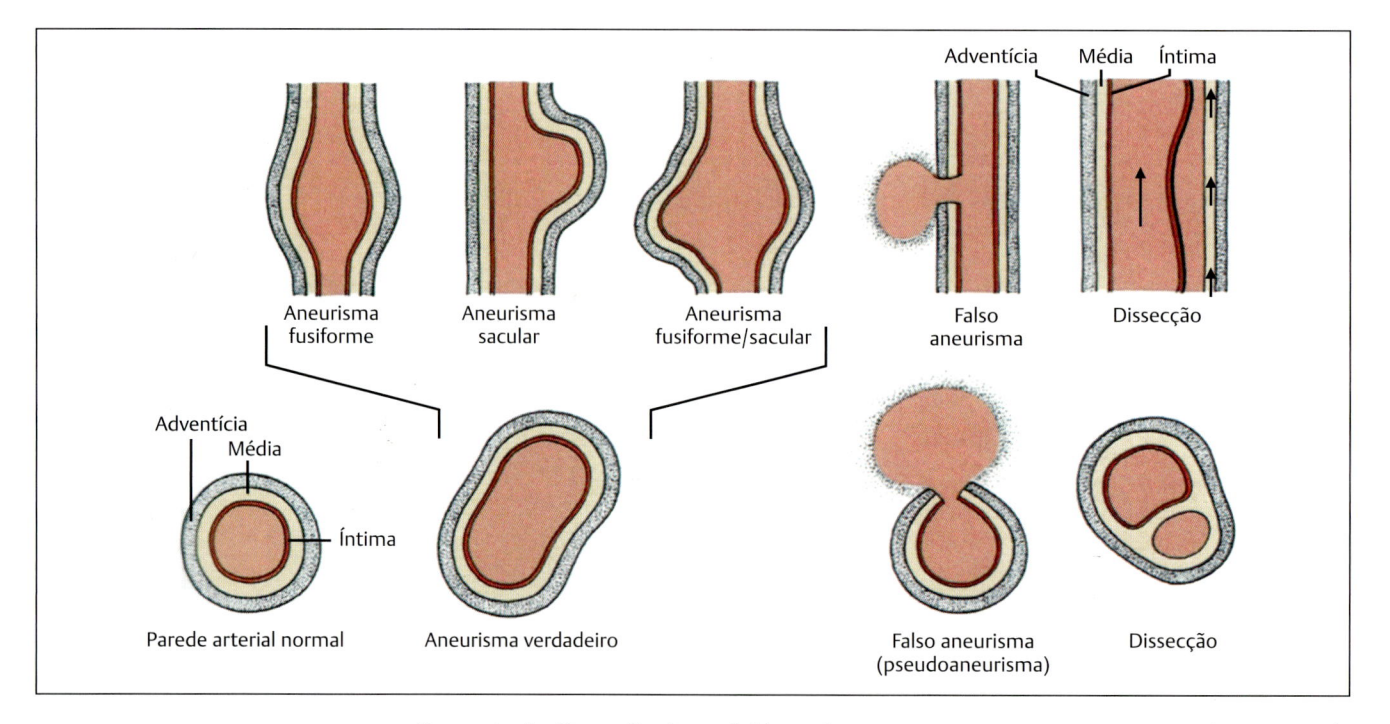

O evento da dissecção da carótida pode ocorrer espontaneamente, sem sintomas prévios. A dissecção geralmente começa com uma hemorragia na média, causando a separação da íntima da média e levando a laceração da íntima que inicia um hematoma intramural. A dissecção subintimal tende a desenvolver estenose, enquanto uma dissecção subadventícia tende a gerar uma degeneração aneurismática.

A hemorragia não traumática na média disseca a íntima da média, produzindo estreitamento luminal. Esta dissecção pode começar em qualquer ponto ao longo da ACI, estendendo-se tanto na direção cefálica quanto caudal, aumentando o diâmetro do vaso. Quando a ACI penetra no canal carotídeo, seu diâmetro é restringido, forçando a hemorragia medial a se direcionar para a íntima na direção do lúmen, permitindo assim que apareça fluxo no falso lúmen. A trombose intravascular lentamente progride na direção cefálica, precipitando a embolização.

O defeito estrutural básico na parede arterial permanece desconhecido, mas uma série de patologias associadas tem sido descritas. As alterações do tecido conjuntivo formam a base etiológica das dissecções carotídeas, tais como: síndrome de Ehlers-Danlos tipo IV, síndrome de Marfan, rim policístico, hiper-homocisteinemia e osteogênese imperfeita. Pode também haver associação com valva aórtica bivalvulada, hipertensão arterial e uso de contraceptivos orais segundo Schievink.[130,131]

Outra causa da dissecção não traumática é a fibrodisplasia muscular, particularmente a do tipo multifocal, na qual a camada muscular é congenitamente anormal, e a hemorragia interna na parede pode levar à dissecção, Schievink e Mokri *et al*.[131,132]

Trauma cervical pode causar dissecção ou aneurisma da carótida. A maioria das dissecções traumáticas das carótidas resulta de acidentes automomobilísticos nos quais ocorrem hiperextensão do pescoço, com compressão das carótidas contra o atlas ou a segunda vértebra cervical. Traumas por contusão, feridas penetrantes e lesões por cateteres durante arteriografia também podem causar dissecções traumáticas.

A dissecção da carótida resulta de uma laceração na íntima, permitindo que o fluxo disseque a parede da artéria, resultando num falso lúmen. O falso lúmen pode terminar em fundo de saco ou pode reentrar para o lúmen verdadeiro, podendo mesmo ocluir ou estreitar o verdadeiro lúmen, causando sintomas similares às placas nas carótidas.

Espectro dos achados na dissecção das ACI:

- **ACI**
  - Ausência de fluxo ou oclusão.
  - *Flap* da íntima, ecogênico, com ou sem trombos.
  - Trombos hipoecoicos, com ou sem estreitamento do lúmen.
  - Aparência normal.
- **ACC**
  - Padrão de fluxo de alta resistência.
  - Fluxo amortecido.
  - Aparência normal.

O exame pelo ultrassom numa dissecção carotídea pode revelar um *flap* da íntima, fixo ou móvel, com ou sem a formação de trombos. Neste caso vemos as imagens obtidas pelos cortes transversal e pelo longitudinal mostrando um *flap* da íntima.

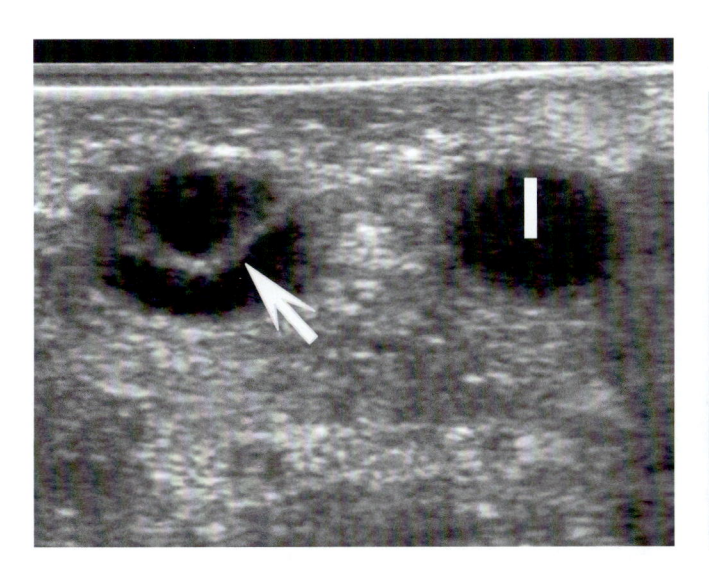

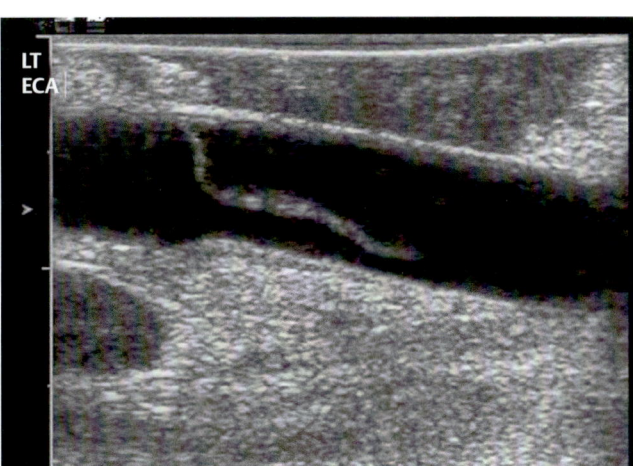

Frequentemente pode-se observar uma incompatibilidade entre os achados do eco 2D e as marcadas alterações de fluxo. O EDC e/ou o Power-Doppler podem rapidamente clarificar a origem dessa incompatibilidade ao demonstrar o abrupto afunilamento do vaso (pela presença da falsa luz), levando à oclusão.

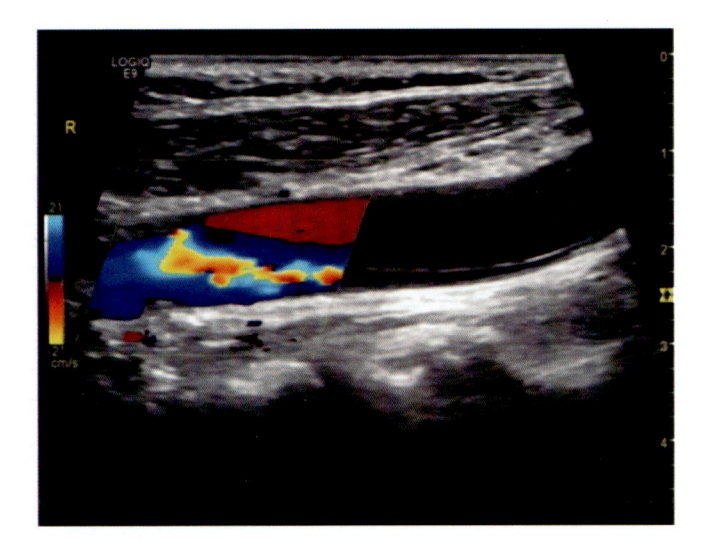

Quando ocorre a oclusão da ACI, a ACC ipsolateral proximal apresentará um espectro de fluxo de alta resistência.

Vemos aqui um caso de dissecção da carótida, onde o Doppler espectral na origem da interna mostra padrão de alta resistência, compatível com obstrução distal.

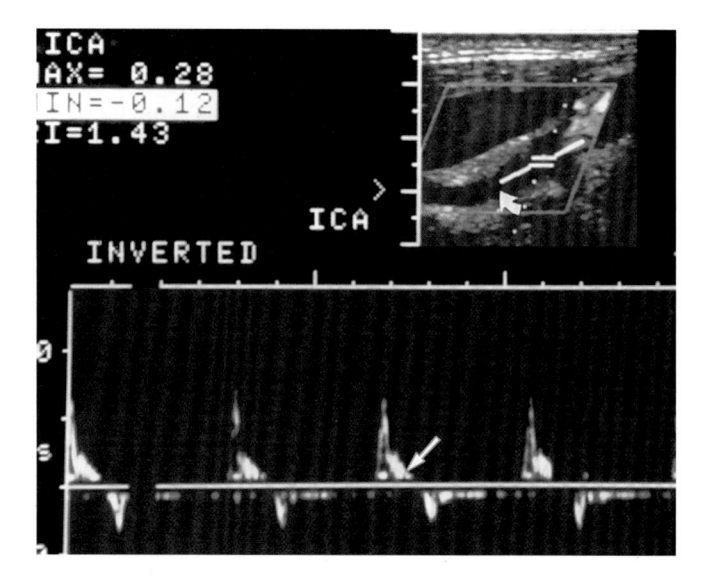

O exame pelo eco mostra na área de oclusão somente uma pequena estrutura ecogênica linear (seta) sem evidência de estreitamento aterosclerótico significativo.

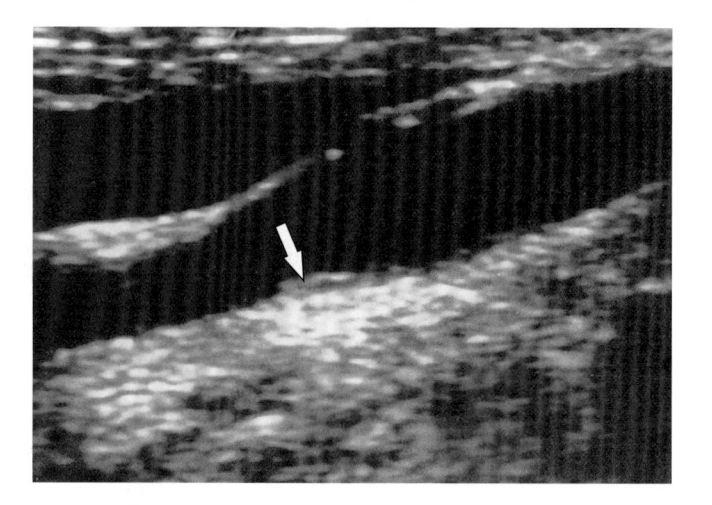

O estudo angiográfico subsequente mostrou o característico afunilamento até a oclusão (seta) associado com dissecção da artéria carótida e obstrução trombótica.

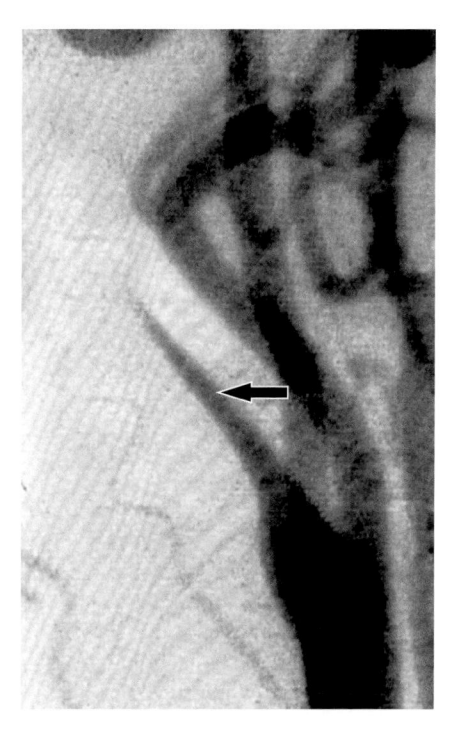

Latchaw *et al.* apresentaram este caso de dissecção da carótida.[133] O corte transversal na porção média da carótida comum direita mostra um *flap* da íntima produzindo um lúmen verdadeiro e outro falso.

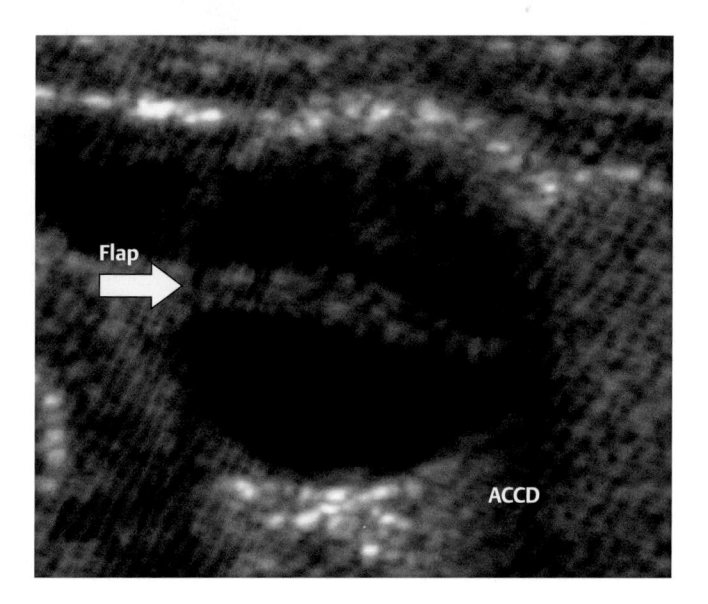

As diferenças de densidades na parte anterior (falso lúmen) podem ser decorrentes do fluxo turbulento. Por meio da ângio-TC contrastada do pescoço, foi demonstrada dissecção na carótida direita (seta), e imagens mais proximais mostraram a origem da dissecção no arco aórtico.

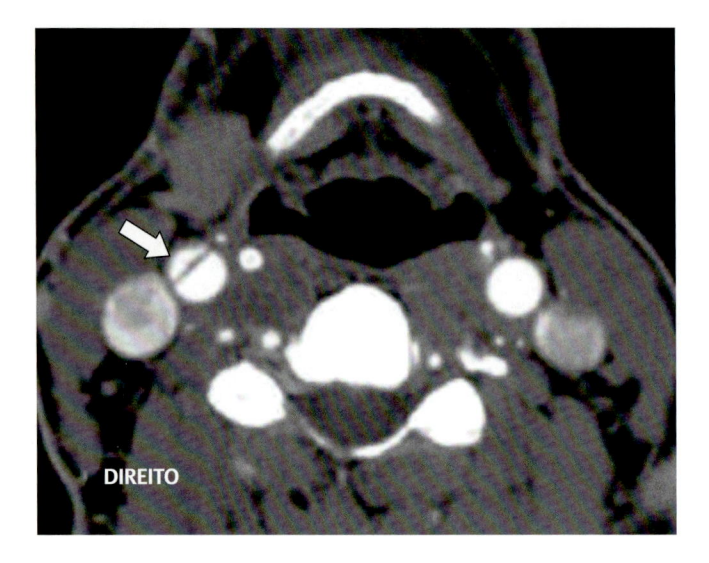

Pelo corte longitudinal no EDC da carótida observou-se fino e ecogênico *flap* separando os lúmens verdadeiro (posterior) e falso (anterior).

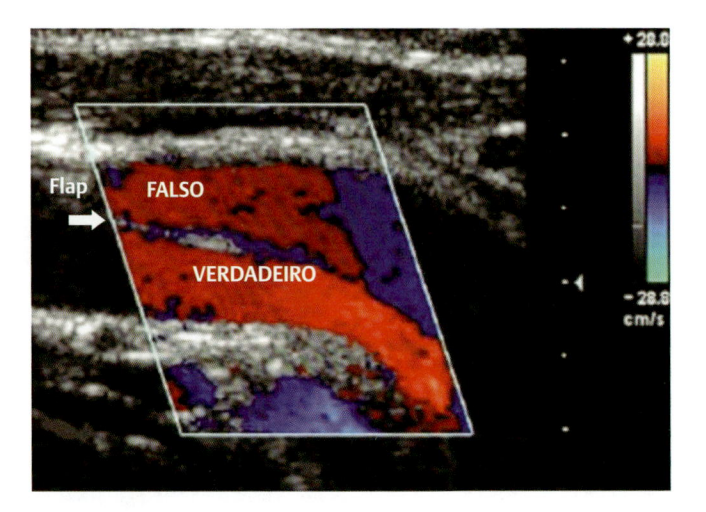

O Doppler espectral e o Doppler em cores demonstram pico de velocidade moderadamente aumentado no lúmen verdadeiro e um fluxo anormal, de resistência elevada, no falso lúmen.

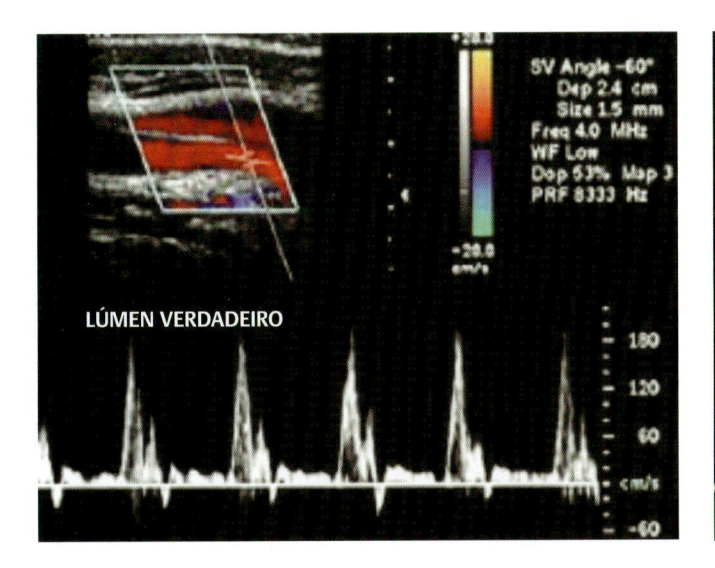

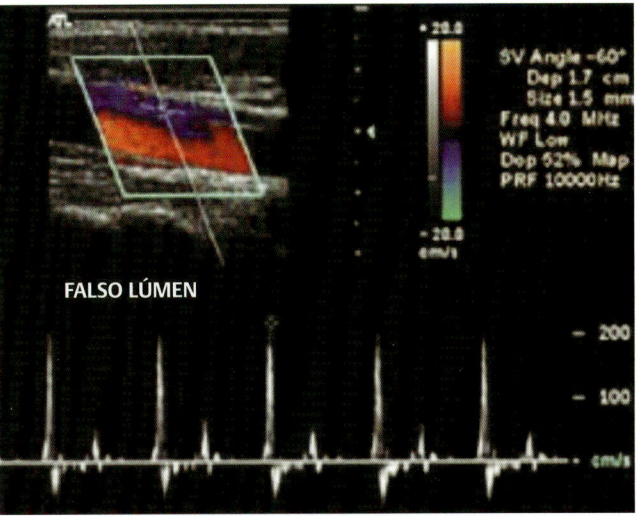

Quando a carótida está severamente estreitada (secundária a hemorragia e trombo no falso lúmen), o fluxo pode apresentar velocidade muito aumentada.

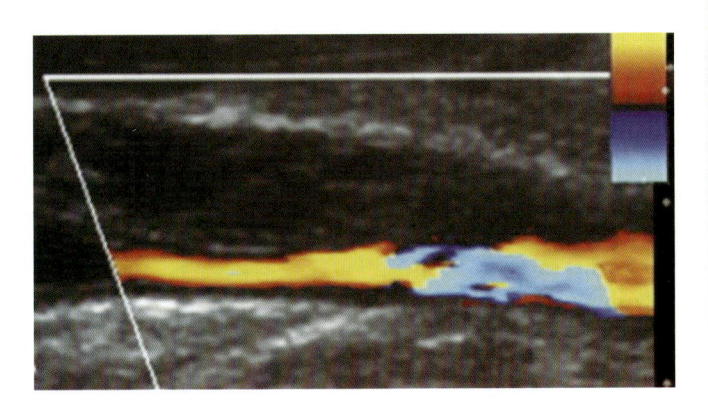

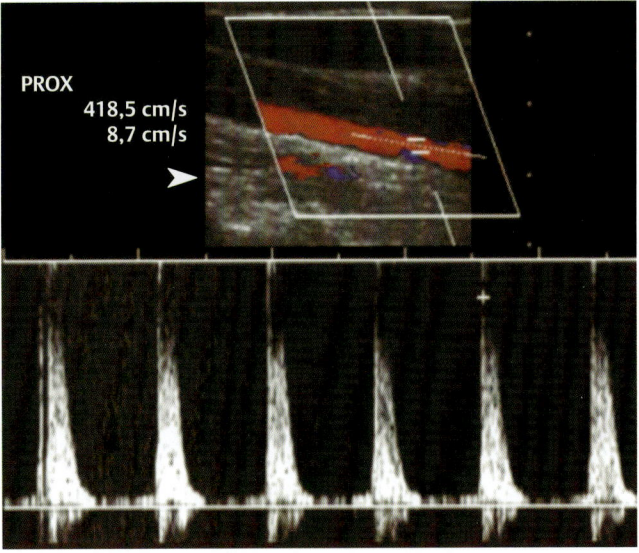

Embora a angiografia convencional, RM ou TC possam ser inicialmente utilizadas no diagnóstico de dissecção, o EDC pode ser utilizado no seguimento destes pacientes, assim como para avaliar a resposta terapêutica à anticoagulação. As avaliações repetidas, após a anticogulação em pacientes que sofreram dissecção, tem revelado recanalização da artéria em pelo menos 70% dos casos, de acordo com Sturzenegger *et al.* e Steinke *et al.*[134-138] É importante considerar o diagnóstico de dissecção como a causa de sintomas neurológicos, particularmente quando a apresentação, a idade e a história do paciente são atípicos para doença aterosclerótica ou para AVC hemorrágico.

Ilustração esquemática simplificada do processo fisiopatológico da dissecção arterial e suas possíveis evoluções e tratamentos, adaptada de Malek *et al.*[139]

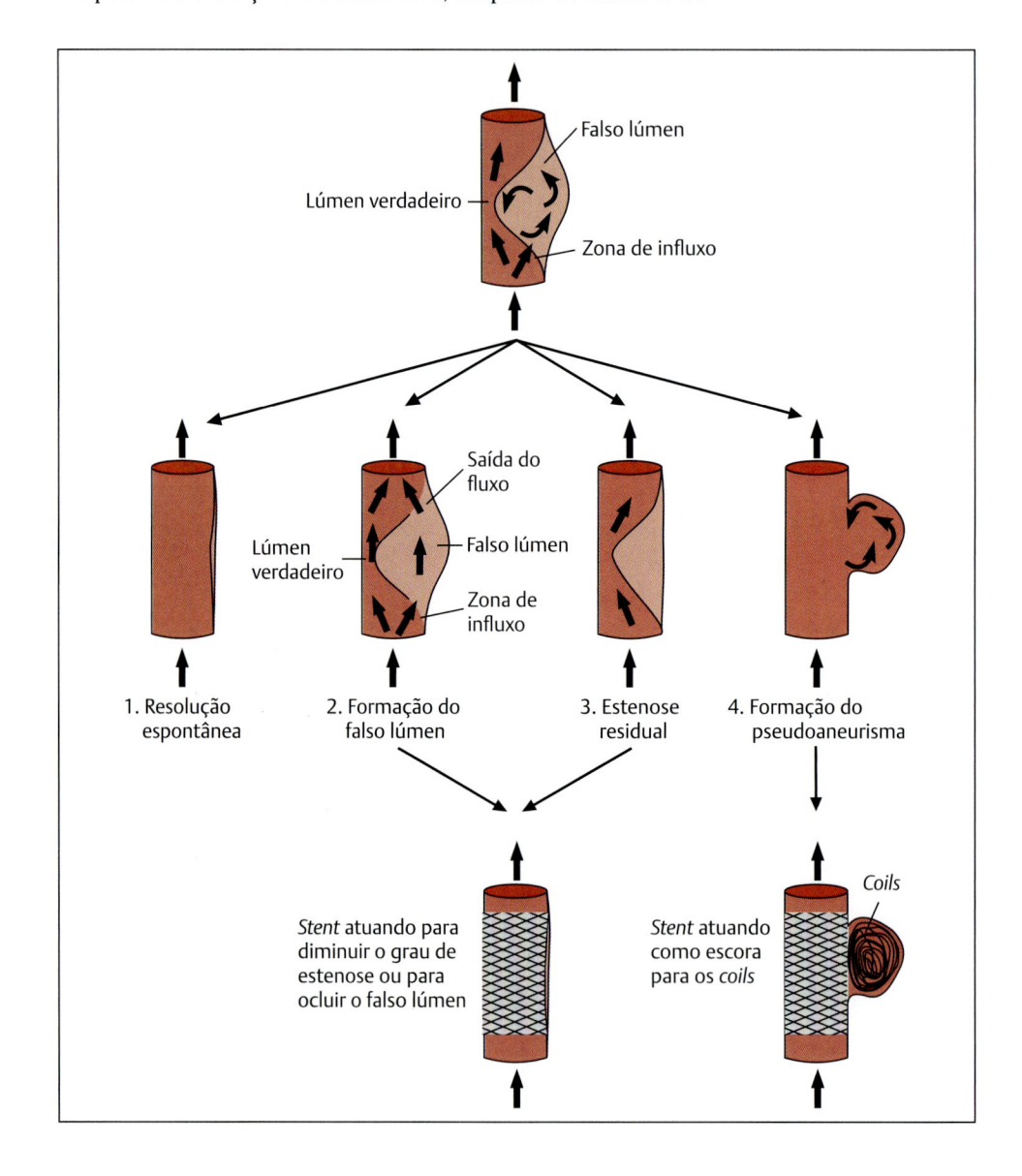

2.7.6 Tumores

Tumores dos corpos carotídeos, um dos vários paragangliomas que acometem o pescoço e a cabeça, são usualmente benignos, sendo massas bem encapsuladas localizadas na bifurcação das carótidas, podendo ser bilaterais, particularmente na forma familiar, geralmento muito vascularizados e podem gerar sopros audíveis de acordo com Dematte et al.[140]

Alguns destes tumores produzem catecolaminas, causando súbitas alterações da pressão arterial durante ou após a cirurgia. O EDC evidencia uma massa com tecido de consistência similar ao músculo e ricamente vascularizada na região da bifurcação da carótida. Esta imagem transversal da bifurcação carotídea mostra um tumor do corpo carotídeo (paraganglioma) marcado com setas e localizado entre a ACI e a ACE.

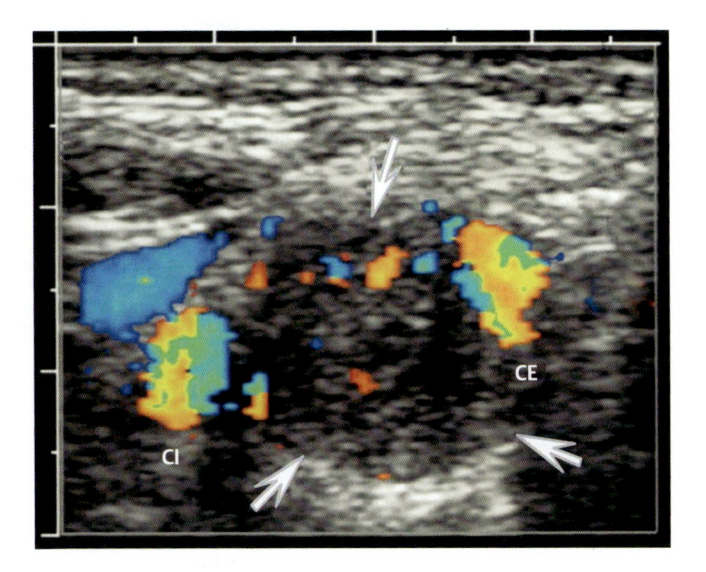

Nesta foto, em corte longitudinal da carótida, vemos o tumor de corpo carotídeo entre os ramos interno e externo.

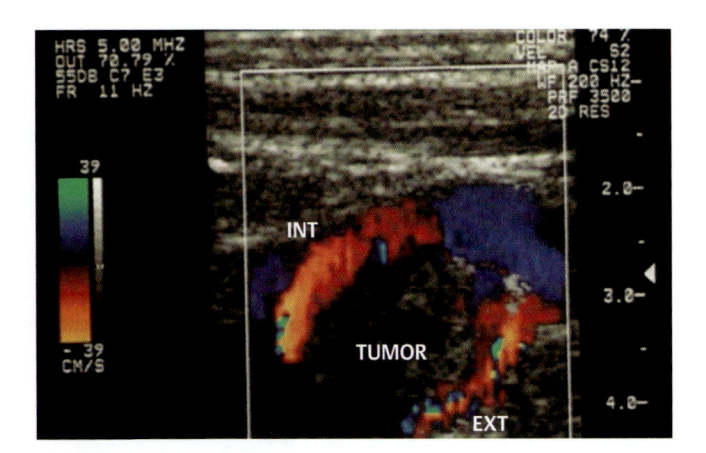

O Doppler pulsátil do fluxo na tumoração mostra um padrão típico de *shunt* arteriovenoso, com curva de fluxo de baixa resistência, caso apresentado por Bluth *et al.*[96,97]

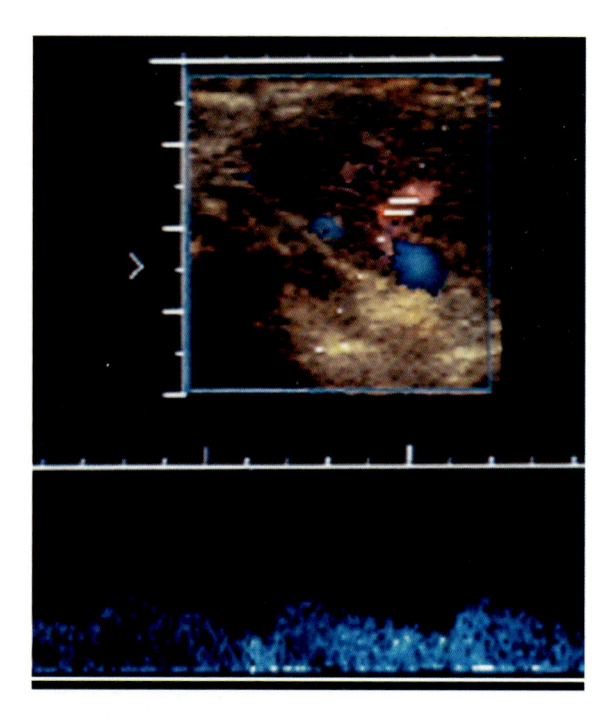

O eco-Doppler em cores também pode ser utilizado para monitorar a embolização ou mesmo a ressecção cirúrgica dos tumores do corpo carotídeo.

Uma situação clássica, envolvendo uma estrutura que não é uma massa, refere-se a ectasia da artéria inominada/carótida comum proximal (veja exemplo anteriormente, no tópico de aneurismas) que frequentemente ocorre como uma estrutura pulsátil na região supraclavicular em mulheres idosas.

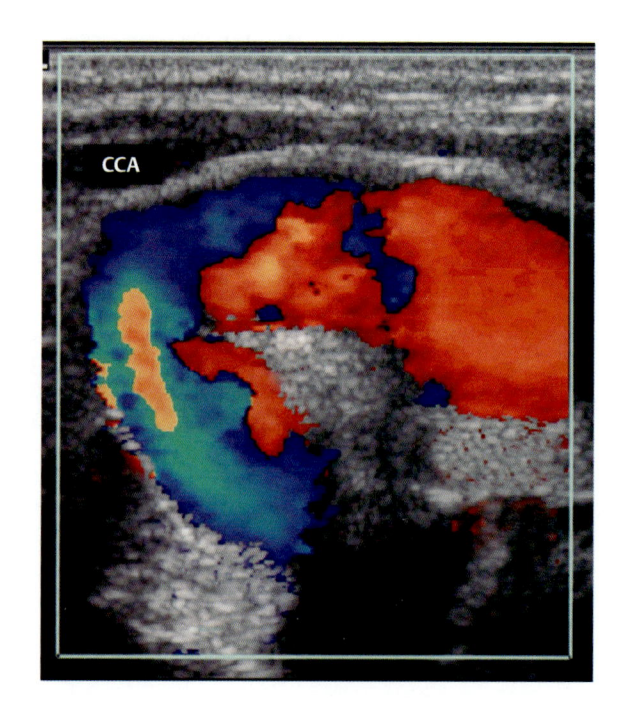

2.7.7 Compressões Extrínsecas

As massas extravasculares (linfonodos, hematomas, abscessos) que comprimam ou desloquem as carótidas podem ser facilmente distinguidas de massas vasculares primárias, como, por exemplo, aneurismas ou pseudoaneurismas.

Linfonodo patológico (seta) localizado lateralmente à bifurcação carotídea, visto num corte transversal onde são identificadas as carótidas interna (I) e externa (E).

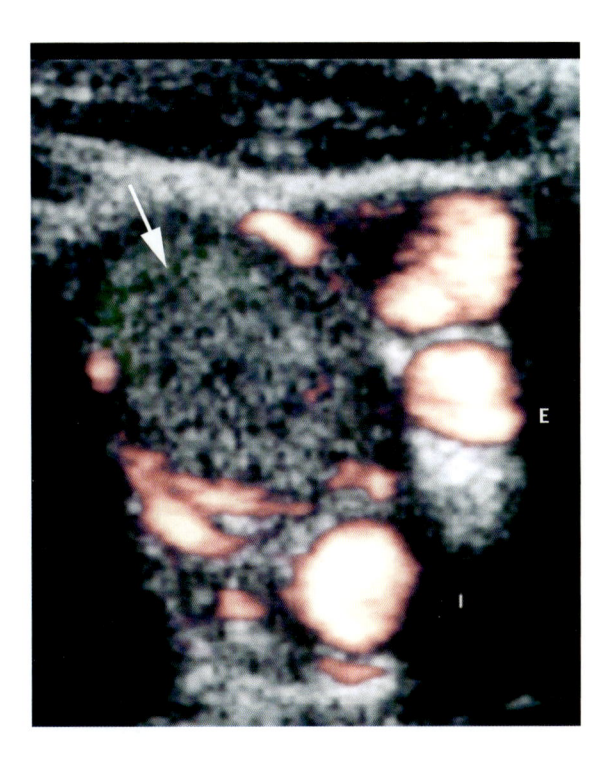

REFERÊNCIAS BIBLIOGRÁFICAS

1. Seabra JCR, Pedro LM, Fernandes e Ferandes J, Sanches JM. A 3-D ultrasound-based framework to characterize the echo morphology of carotid plaques. IEEE Transactions on Biomedical Engineering 2009;56(5):1424-53.
2. Calogero E, Fabiani I, Pugliese NR, Santini V,Ghiadoni L, Di Stefano R, et al. Three-dimensional echographic evaluation of carotid artery disease. J Cardiovasc Echography 2018;28:218-27.
3. Liasis N, Klonaris C, Georgopoulos S, Labropoulos T et al. The use of Speckle Reduction Imaging (SRI) Ultrasound in the characterization of carotid artery plaques. Europ J Radiol 65(3):427-33.
4. Oates CP, Naylor AR, Hartshorne T, Charles SM, Fail T, Humphries K et al. Joint recommendations for reporting carotid ultrasound investigations in the United Kingdom. Eur J Vasc Endovasc Surg 2009; 37(3):251-61.
5. Yurdakul M, Tola M, Cumhur T. B-flow imaging for assessment of 70% to 99% internal carotid artery stenosis based on residual lumen diameter. J Ultrasound Med 2006;25(2):211-5.
6. Feinstein SB. Contrast ultrasound imaging of the carotid artery vasa vasorum and atherosclerotic plaque neovascularization. J Am Coll Cardiol 2006;48:236-243.
7. Macioch JE, Katsamakis CD et al. Effect of contrast enhancement on measurement of carotid artery intimal medial thickness. Vasc Med 2004;9:7-12.
8. Grant EG, Benson CB, Moneta GL, et al. Carotid artery stenosis: gray-scale and Doppler US diagnosis–Society of Radiologists in Ultrasound Consensus Conference. Radiology 2003;229:340-6.
9. Ricotta JJ, Aburahma A, Ascher E, Eskandari M, Faries P, Lal BK. Society for Vascular Surgery. Updated Society for Vascular Surgery guidelines for management of extracranial carotid disease. J Vasc Surg 2011;54:e1e31.
10. Serena J, Irimia P, Calleja S, Blanoc M, Vivancos J, Ayo-Martins O et al. Ultrasound measurement of carotid stenosis: recommendations from the Spanish Society of Neurosonology. Neurologia 2013;28(7):435-42.
11. Freire CM, Alcantara ML, Santos SN et al. Recomendação para a quantificação pelo ultrassom da doença aterosclerótica das artérias carótidas e vertebrais: Grupo de Trabalho do Departamento de Imagem Cardiovascular da Sociedade Brasileira de Cardiologia – DIC – SBC. Arq Bras Cardiol: Imagem Cardiovasc 2015;28(nº especial):e1-e64.

12. Meschia JF, Bushnell C, Boden-Albala B, Braun LT, Bravata DM, Chaturvedi S, et al. Guidelines for the primary prevention of stroke: a statement for healthcare professionals from the American Heart Association/American Stroke Association. Stroke 2014;45:3754e832.
13. Layton KF, Kallmes DF, Cloft HF, Lindell PE, Cox VE. Bovine aortic arch variant in humans: clarification of a common misnomer. Am J of Neuroradiology 2006;27(7)1541-1542.
14. Quinones G, Srinivasan A Absence of the right common carotid artery: a rare case without separate origins of the internal and external carotid arteries clinical imaging 2017;43:184-187.
15. Hurley MC, Nguyen PH, DiPatri AJ, Shaibani A. Isolated origin of the left internal carotid artery from the pulmonary artery. J Neurosurg Pediatr 2008 2(3):207-11.
16. Osakwe O, Jones B, Hirsch B. Anomalous origin of the left common carotid artery from the main pulmonary artery: a rare association in an infant with CHARGE Syndrome Pediatr 2016; 2016: 2064937.
17. Ding Z, Wang K, Li J. Flow field and oscillatory shear stress in a tuning-fork-shaped model of the average human carotid bifurcation. J Biomechanics 2001;34:1555-62.
18. Caro CG, Fitz-Gerald JM et al. Arterial wall shear and distribution of early atheroma in man. Nature 1969;223:1159-61.
19. Glagov S, Zarins C, Giddens DP et al. Hemodynamics and atherosclerosis. Insights and perspectives gained from studies of human arteries. Arch of Patol Lab Med 1988;112:1018-31.
20. Svindland A, Wallae L et al. The localization of sudanophilic and fibrous plaques in the main left coronary bifurcation. Atherosclerosis 1983;48:139-45.
21. Zarins CK, Giddens DP, Bharadvaj BK et al. Carotid bifurcation atherosclerosis. Quantitative correlation of plaque localization with flow velocity profiles and wall shear stress. Circulation 1983;53:502-14.
22. Carr SC, Cheanvechai V et al. Histology and clinical significance of the carotid atherosclerotic plaque: implications for endovascular treatment. Atherosclerosis 1994;107:137-46.
23. Ku DN, Giddens DP et al. Pulsatile flow and atherosclerosis in the human carotid bifurcation. Positive correlation between plaque location and low oscillating shear stress. Atherosclerosis 1985; 5:292-302.
24. Kwak HS, Chung GH. Widening and rotation of carotid artery with age: geometric approach. J Stroke Cerebrovas Dis 2017.
25. Ross R. Atherosclerosis--an inflammatory disease. N Engl J Med 1999;340:115-26.
26. Tabas I, Williams KJ, Boren J. Subendothelial lipoprotein retention as the initiating process in atherosclerosis: update and therapeutic implications. Circulation 2007;116:1832-44.
27. Glass CK, Witztum JL. Atherosclerosis the road ahead. Cell 2001;104:503-16.
28. Paulson KE, et al. Resident intimal dendritic cells accumulate lipid and contribute to the initiation of atherosclerosis. Circ Res 2010;106:383-90.
29. Dutta P, et al. Myocardial infarction accelerates atherosclerosis. Nature 2012;487:325-9.
30. Ley K, Laudanna C, Cybulsky MI, Nourshargh S. Getting to the site of inflammation: the leukocyte adhesion cascade updated. Nat Rev Immunol 2007;7:678-89.
31. Inzitari D, Eliasziw M, Gates P, Sharpe BL, Chan RK, Meldrum HE, Barnett HJ. The causes and risk of stroke in patients with asymptomatic internal-carotid-artery stenosis. North American Symptomatic Carotid Endarterectomy Trial Collaborators. N Engl J Med 2000;342:1693–1700.
32. Xavier HT, Izar MC, Faria Neto JR, Assad MH, Rocha VZ, Sposito AC, et al. V Brazilian Guidelines on Dyslipidemias and Prevention of Atherosclerosis. Arq Bras Cardiol 2013;101(4 Suppl 1):1-20.
33. Sposito AC, Caramelli B, Fonseca FA, Bertolami MC, Afiune Neto A, Souza AD, et alli. IV Brazilian Guideline for Dyslipidemia and Atherosclerosis prevention: Department of Atherosclerosis of Brazilian Society of Cardiology. Arq Bras Cardiol 2007;88(Suppl 1):2-19.
34. Stein JH, Korcarz CE, Hurst RT, Lonn E, Kendall CB, Mohler ER, Najjar SS, Rembold CM, Post WS, American Society of Echocardiography Carotid Intima-Media Thickness Task Force . Use of carotid ultrasound to identify subclinical vascular disease and evaluate cardiovascular disease risk: a consensus statement from the American Society of Echocardiography Carotid Intima-Media Thickness Task Force. Endorsed by the Society for Vascular Medicine. J Am Soc Echocardiogr 2008;21:93-111
35. Relwani PR, Kulkarni VK. Carotid intima-media thickness and plaque in cardiovascular risk assessment. J Am Coll Cardiol Img 2014;7:1025-38.
36. Fernandes VRS, Polak JF, Edvardsen T, et al. Subclinical atherosclerosis and incipient regional myocardial dysfunction in asymptomatic individuals. The Multi-Ethnic Study of Atherosclerosis (MESA). J Am Coll Cardiol 2006;47:2420-28.
37. Lim TK, Lim E, Dwivedi G, Kooner J, Roxy S. Normal value of carotid intima-media thickness–a surrogate marker of atherosclersosis: quantitative assessment by B-Mode Carotid Ultrasound D. J Am Soc Echocardiogr 2008 Feb;21(2)112-6.
38. Bonithon-Kopp C, Touboul PJ et alli. Relation of intima-media thickness to atherosclerotic plaques in carotid arteries: the Vascular Aging (EVA) Study. Arterioscler Thromb Vasc Biol 1996,16:310-6.
39. Finn AV, Kolodgie FD et al. Correlation between carotid intimal/medial thickness and atherosclerosis: a point of view from pathology. Arteriosclerosis, Thrombosis, and Vascular Biology 2009;30:177-81.

40. Korcarz CE, DeCara JM, Hirsch AT et al. Ultrasound detection of increased carotid intima-media thickness and carotid plaque in an office practice setting: does it affect physician behavior or patient motivation? Journal of the American Society of Echocardiography 2008;21(10):1156-62.
41. Kablak-Ziembicka A, Przewlocki T et al. Gender differences in carotid intima-media thickness in patients with suspected coronary artery disease. 2005;96(9):1217-22.
42. Bach DS. Incremental prognostic value of stress echocardiography with carotid ultrasound for suspected CAD. JACC Cardiovasc Imaging 2018;11:173-180.
43. Simao AF, Precoma DB, Andrade JP, Correa FH, Saraiva JF, Oliveira GM, et al. I Brazilian Guidelines for Cardiovascular Prevention. Arq Bras Cardiol 2013;101(6Suppl2):1-63.
44. Plichart M, Celermajer DS, Zureik M, Helmer C, Jouven X, Ritchie K, et al. Carotid intima-media thickness in plaque-free site, carotid plaques and coronary heart disease risk prediction in older adults. The Three-City Study. Atherosclerosis 2011;219(2):917-24.
45. Homma S, Hirose N, Ishida H, Ishii T, Araki G. Carotid plaque and intima-media thickness assessed by B-mode ultrasonography in subjects ranging from young adults to centenarians. Stroke 2001;32:830-5.
46. Santos IS, Bittencourt MS, Oliveira IR, Souza AG, Meireles DP, Rundek T, et al. Carotid intima-media thickness value distributions in The Brazilian Longitudinal Study of Adult Health (ELSA-Brasil). Atherosclerosis 2014;237(1):227-35.
47. Lorenz MW, von Kegler S, Steinmetz H, Markus HS, Sitzer M. Carotid intima-media thickening indicates a higher vascular risk across a wide age range: prospective data from the Carotid Atherosclerosis Progression Study (CAPS). Stroke 2006;37(1):87-92.
48. Beaussier H, Naggara O. Mechanical and structural characteristics of carotid plaques by combined analysis with echotracking system and MR imaging. JACC 2011;4:468-77.
49. Handa N, Matsumoto M et alli. Ultrasonic evaluation of early carotid atherosclerosis. Stroke 1990;21:1567-72
50. Barnett PA, Spence JD et al. Psychological stress and the progression of carotid artery disease. J Hypertens 1997;15:49-55.
51. Naqvi TZ, Lee MS. Carotid intima-media thickness in plaque vascular risk assessment. J Am Coll Cardiol Img 2014;7:1025-38.
52. Wain RA, Lyon RT, Veith FJ, Berdejo GL, Yuan JG, Suggs WD, et al. Accuracy of duplex ultrasound in evaluating carotid artery anatomy before endarterectomy. J Vasc Surg1988;27(2):235-42;discussion 42-4.
53. Ainsworth CD, Blake CC, Tamayo A, Beletsky V, Fenster A, Spence JD. 3D ultrasound measurement of change in carotid plaque volume: a tool for rapid evaluation of new therapies. Stroke 2005;36(9):1904-9.
54. Landry A, Spence JD, Fenster A. Measurement of carotid plaque volume by 3-dimensional ultrasound. Stroke 2004;35(4):864-9.
55. Reilly LM, Lusby RJ et alli. Carotid plaque histology using real-time ultrasonography: Clinical and therapeutic implications. Am J Surgery 1983;146(2):188-93.
56. O'Donnell TR, Erdoes L et al. Correlation of B-mode ultrasound imaging and arteriography with pathologic findings at carotid endarterectomy. Arch Surg 1985;120(4):443-9.
57. Johnson MB, Wilkinson AD. Comparison of doppler ultrasound, magnetic resonance angiographic techniques and catheter angiography in evaluation of carotid stenosis. Clinical Radiology 2000;55(12):912-20.
58. Widder B, Paulat K et al. Morphological characterization of carotid artery stenoses by ultrasound duplex scanning. Ultrasound in Medicine & Biology 1990;16(4):349-54.
59. AbuRahma AF, Kyer III PD, Robinson PA, Hannay RS. The correlation of ultrasonic carotid plaque morphology and carotid plaque hemorrhage: clinical implications. Surgery 1998;124:721-6.
60. Gray-Weale AC, Graham JC et al. Carotid artery atheroma: comparison of preoperative B-mode ultrasound appearance with carotid endarterectomy specimen pathology. J Cardiovasc Surg 1988;29(6):676-81.
61. Geroulakos G, Ramaswami G et al. Characterization of symptomatic and asymptomatic carotid plaques using high-resolution real-time ultrasonography. Brit J Surgery 1993;80(10):1274-7.
62. Langsfeld M, Gray-Weale AC. The role of plaque morphology and diameter reduction in the development of new symptoms in asymptomatic carotid arteries. J Vasc Surgery 1989;9(4):548-57.
63. Grønholdt MLM, Nordestgaard BG, Bentzon J et al. Macrophages are associated with lipid-rich carotid artery plaques, echolucency on B-mode imaging, and elevated plasma lipid levels. J Vasc Surg 2002;35:137-45.
64. Topakian R, King A, Kwon Su et al. Ultrasonic plaque echolucency and emboli signals predict strokes in asymptomatic carotid stenosis. Neurology 2011;77:751-8.
65. Golledge DJ, Siew A.Identifying the carotid 'high risk' plaque: is it still a riddle wrapped up in an enigma? Eur J Vasc Endovasc Surg 2008;35:2-8.
66. Chaturvedi S, Bruno A. Carotid endarterectomy—An evidence-based review.Report of the therapeutics and technology assessment subcommittee of the american academy of neurology. Neurology 2005;65:794-801.
67. Libby et al. The molecular bases of the acute coronary syndromes. Circulation 1995;91:2844-50

68. Scoutt LM, Gunabushanam G. Carotid ultrasound. Radiologic Clinics of North America 2019;57(3):501-18.
69. Muraki M, Mikami T, Yoshimoto T et al. New criteria for the sonographic diagnosis of a plaque ulcer in the extracranial carotid artery. AJR Am J Roentgenol 2012;198(5):1161-6.
70. De Bray JM, Baud JM, Dauzat M. Consensus concerning the morphology and the risk of carotid plaques. Cerebrovasc Dis 1997;7:289-96.
71. Saba L, Caddeo G, Sanfilippo R, Montisci R, Mallarini G. CT and ultrasound in the study of ulcerated carotid plaque compared with surgical results: potentialities and advantages of multidetector row CT angiography. Am J Neuroradiol 2007;28(6):1061-6.
72. Sitzer M, Muller W, Siebler M et alii. Plaque ulceration and lumen thrombus are the main sources of cerebral microemboli in high-grade internal carotid artery stenosis. Stroke 1995; 26(7):1231-3.
73. Sitzer M, Müller W, Rademacher J, Siebler M, Hort W, Steinmetz H. Color Doppler-assisted duplex imaging fails to detect ulceration in high-grade internal carotid stenosis. J Vasc Surg 1996;23:461-5.
74. ten Kate GL, van Dijk AC et al. Usefulness of contrast-enhanced ultrasound for detection of carotid plaque ulceration in patients with symptomatic carotid atherosclerosis. Am J Cardiol 2013;112(2):292-8.
75. Brinjikji W, Rabinstein AA, Lanzino G et al. Ultrasound characteristics of symptomatic carotid plaques: a systematic review and meta-analysis. Cerebrovasc Dis 2015;40:165-74.
76. Eyding J, Geier B, Staub D. Current strategies and possible perspectives of ultrasonic risk stratification of ischemic stroke in internal carotid artery disease. Ultraschall Med 2011;32(3):267-73
77. Suwanwela N, Can U et al. Carotid Doppler ultrasound criteria for internal carotid artery stenosis based on residual lumen diameter calculated from en bloc carotid endarterectomy specimens. Stroke 1996;27:1965-69
78. Kagawa R, Moritake K, Shima T et al. Validity of B-mode ultrasonographic findings in patients undergoing carotid endarterectomy in comparison with angiographic and clinicopathologic features. Stroke 1996;27:700-5.
79. Huibers A, de Borst GJ et al. Non-invasive carotid artery imaging to identify the vulnerable plaque: current status and future goals. European J Vasc and Endovasc Surg 2015;50 (5):563-72.
80. den Hartog AG, Bovens SM, Koningd W et al. Currentrrent status of clinical magnetic resonance imaging for plaque characterisation in patients with carotid artery stenosis. Am J Cardiol 2013;112(2):292-8.
81. Nighoghossian N, Derex L, Douek P. The vulnerable carotid artery plaque. Current imaging methods and new perspectives. Stroke 2005;36:2764-72.
82. Ratliff DA, Gallagher PJ, Hames TK et al. Characterisation of carotid artery disease: comparison of duplex scanning with histology. Ultrasound Med Biol 1985;11:835-40.
83. Rafailidis V, Chryssogonidi I, Tegos T et al. Imaging of the ulcerated carotid atherosclerotic plaque: a review of the literature. Insights Imaging. 2017;8:213-25.
84. Kuk M, Wannarong T, Beletsky V, Parraga G, Fenster A, Spence JD. Volume of carotid artery ulceration as a predictor of cardiovascular events. Stroke 2014;45(5):1437-41.
85. Osborn AG. Diagnostic cerebral angiography. 2nd ed. Philadelphia, Pa: Lippincott Williams & Wilkins; 1999.
86. European Carotid Surgery Trialists' Collaborative Group: MRC European Carotid Surgery Trial. Interim results for symptomatic patients with severe (70–99%) or with mild (0–29%) carotid stenosis. Lancet 1991;337:1235-43.
87. North American Symptomatic Carotid Endarterectomy Trial (NASCET) Investigators. Clinical alert: benefit of carotid endarterectomy for patients with high-grade stenosis of the internal carotid artery. National Institute of Neurological Disorders and Stroke Stroke and Trauma Division. Stroke 1991;22:816-7.
88. North American Symptomatic Carotid Endarterectomy Trial Collaborators. Beneficial effect of carotid endarterectomy in symptomatic patients with high grade carotid stenosis. N Engl J Med 1991;325:445e53.
89. Rothwell PM, Gibson RJ, Slattery J, Sellar RJ, Warlow CP. On behalf of the ECST Collaborative Group. Equivalence of measurements of carotid stenosis: a comparison of three methods on 1001 angiograms. Stroke 1994;25:2435e9.
90. Bartlett ES, Walters TD, Symons SP, Fox AJ. Quantification of carotid stenosis on CT angiography. AJNR Am J Neuroradiol 2006;27(1):13-9.
91. Rothwell PMR, Warlow CP. Is self-audit reliable? Lancet 1995;346:1623.
92. Spencer MP, Reid JM. Quantitation of carotid stenosis with continuous-wave (C-W) Doppler ultrasound. Stroke 1979;10:326-30.
93. Spencer MP. Hemodynamics of arterial stenosis. In: Spencer MP, eds. Ultrasonic diagnosis of cerebrovascular disease. Dordrechts: Martinus Nijhoff Publishers; 1987.
94. Kaps M, von Reutern GM, Stolz E, von Büdingen HJ, eds. Ultraschall in der Neurologie. 2nd ed. Stuttgart, New York: Thieme; 2005.
95. Phillips DJ, Beach KW, Primozich J, Strandness DE Jr. Should results of ultrasound Doppler studies be reported in units of frequency or velocity? Ultrasound Med Biol 1989;15:205-12.

96. Bluth EI, Stavros AT, Marich KW, et al. Carotid duplex sonography: a multicenter recommendation for standardized imaging and Doppler criteria. Radiographics 1988;8(3):487-506.
97. Bluth EI, Johnson SI, Troxclair L. The extracranial cerebral vessels in diagnostic ultrasound. Elsevier; 2018. Chapter 26. p. 915-63.
98. Touboul PJ, Hennerici MG, Meairs S, Adams H, et al. Mannheim intima-media thickness consensus on behalf of the advisory board of the 3rd watching the risk symposium 2004,13th European Stroke Conference, Mannheim, Germany, May 14, 2004. Cerebrovasc Dis 2004;18:346-9.
99. Touboul PJ, Hennerici MG, Meairs S, Adams H et al. Mannheim carotid intima-media thickness consensus (2004-2006). An update on behalf of the advisory board of the 3rd and 4th watching the risk symposium 13th and 15th European Stroke Conferences, Mannheim, Germany, 2004, and Brussels, Belgium, 2006. Cerebrovasc Dis 2007;23:75-80.
100. Touboul PJ, Hennerici MG, Meairs S, et al. Mannheim carotid intima-media thickness and plaque consensus (2004-2006-2011). An update on behalf of the advisory board of the 3rd, 4th and 5th watching the risk symposia, at the 13th, 15th and 20th European Stroke Conferences, Mannheim, Germany, 2004, Brussels, Belgium, 2006, and Hamburg, Germany, 2011. Cerebrovasc Dis 2012;34(4):20-6.
101. Coll B, Feinstein SB. Carotid intima-media thickness measurements: techniques and clinical relevance.Curr Ather Rep 2008;10:444-50.
102. Tahmasebpour HR, Buckley AR, Cooperberg PL, Fix CH. Sonographic examination of the carotid arteries. Radio Graphics 2005;5:1561-75.
103. Hennerici M, Rautenberg W, Mohr S. Stroke risk from symptomless extracranial arterial disease. Lancet 1982; ii: 1180-3.
104. Chino ES. A simple method for combined carotid endarterectomy and correction of internal carotid artery kinking. J Vasc Surg 1987;6:197-9.
105. Collins PS, Orecehia P, Gomez E. A technique for correction of carotid kinks and coils following endarterectomy. Ann Vasc Surg 1991;5:116-20.
106. Sarkari NBC, Macdonald-Holmes I, Bickerstaff ER. Neurological manifestations associated with internal carotid loops and kinks in children. J Neurol Neurosurg Psychiatry 1970;33:194-200.
107. Vannix RS, Joergenson FJ, Carter R. Kinking of the internal carotid artery: clinical significance and surgical management. Am J Surg 1977;134:82.
108. Poindexter IM, Pater KR, Clauss RH. Management of kinked extracranial cerebral arteries. J Vasc Surg 1987;6:127-33.
109. Skirley J, McCollum CN. Shortening and reimplantation for torbuous internal carotid arteries. J Vasc Surg 1998;27:936-9.
110. Radonic V, Baric D, Giunio L, Buca A, Sapunar D, Marovic A. Surgical treatment of kinked internal carotid artery. J Cardiovasc Surg 1998;39:557-63.
111. Geraud J, Ducoudray J, and Ribaut L. Long internal carotid artery with vertigo syndrome. Rev Neurol (Paris) 1951;85:145.
112. Weibel J, and Fields WS: Tortuosity, coiling, and kinking of the internal carotid artery. II. Relationship of morphological variation to cerebrovascular insufficiency. Neurology 1965;15:462-8
113. Mukherjee D, and Inahara T: Management of the tortuous internal carotid artery. Am J Surg 1985; 149:651-5.
114. Vollmar J, Nadjafi AS, and Stalker CG: Surgical treatment of kinked internal carotid arteries. Br J Surg 1976;63:847-50.
115. Koskas F, Bahnini A, Walden R, and Kieffer E: Stenotic coiling and kinking of the internal carotid artery. Ann Vasc Surg 1993; 7:530-40.
116. Schmidt WA. Ultrasound in vasculitis. Clin Exp Rheumatol 2014;32(1 Suppl. 80):S71-S77.
117. Schmidt WA. Role of ultrasound in the understanding and management of vasculitis. Ther Adv Musculoskelet Dis 2014;6(2):39-47.
118. Schmidt WA, Natusch A, Moller DE et al. Involvement of peripheral arteries in giant cell arteritis: a color Doppler sonography study. Clin Exp Rheumatol 2002;20:309-18.
119. Schmidt WA, Seifert A, Gromnica-Ihle E et al. Ultrasound of proximal upper extremity arteries to increase the diagnostic yield in large-vessel giant cell arteritis. Rheumatol Oxf 2008;47:96-101.
120. Maeda H, Handa N, Matsumoto M, et al. Carotid lesions detected by B-mode ultrasonography in Takayasu's arteritis: "macaroni sign" as an indicator of the disease. Ultrasound Med Biol 1991;17(7):695-701.
121. Ralls PW. Takayasu arteritis. Ultrasound Q. 2010;26(3):133-4.
122. Aschwanden M, Kesten F, Stern M, et al. Vascular involvement in patients with giant cell arteritis determined by duplex sonography of 2x11 arterial regions. Ann Rheum Dis 2010;69:1356-9.
123. Muratore F, Boiardi L, Restuccia G et al. Comparison between colour duplex sonography findings and different histological patterns of temporal artery. Rheumatol Oxf 2013;52:2268-74.
124. Ishikawa K, Maetani S. Long-term outcome for 120 Japanese patients with Takayasu's disease. Clinical and statistical analyses of related prognostic factors. Circulation 1994;90:1855-60.
125. Magnoni M, Dagna L, Coli S et al. Assessment of Takayasu arteritis activity by carotid contrast-enhanced ultrasound. Circ Cardiovasc Imaging 2011;4:e1-e2.

126. García-García J, Sánchez-Larsen A, Díaz-Maroto I et al. Carotidinia, a vueltas con una vieja controversia. Rev Neurol 2015;60(10):473-4.
127. Comacchio F, Brescia G, Tsilikas K, et al. Carotidynia: new aspects of a controversial entity. Acta Otorhinolaryngol Ital 2012 Aug;32(4):266-9.
128. Santarosa C, Stefanelli S et al. Carotydinia: A rare diagnosis for unilateral neck pain revealed by cross-sectional imaging. Creative Commons Attribution License 2017.
129. Olin JW, Sealove BA. Diagnosis, management, and future developments of fibromuscular dysplasia. J Vasc Surg 2011;53:826-36.
130. De Bray JM and Baumgartner RW: History of spontaneous dissection of the cervical carotid artery. Arch Neurol 62:1168-70.
131. Schievink WI. Spontaneous dissection of the carotid and vertebral arteries. N Engl J Med 2001;344:898-906.
132. Mokri B, Sundt TM, Houser OW, Piepgras DG. Spontaneous dissection of the cervical internal carotid artery. Ann Neurol 1986;19:126-38.
133. Latchaw RE, Albers SL. Imaging the cervical vasculature. Progress Cardiovasc Dis. 2017;555-84.
134. Sturzenegger M. Spontaneous internal carotid artery dissection: early diagnosis and management in 44 patients. J Neurol 1995;242(4):231-8.
135. Sturzenegger M, Mattle HP, Rivoir A, Baumgartner RW. Ultrasound findings in carotid artery dissection: analysis of 43 patients. Neurology 1995;45(4):691-8.
136. Steinke W, Kloetzsch C, Henerici M. Carotid artery disease assessed by color Doppler flow imaging: correlation with standard Doppler sonography and angiography. Am J Nucl Radiol 1990;11:259-66.
137. Steinke W, Hennerici M, Rautenberg W, Mohr JP. Symptomatic and asymptomatic high-grade carotid stenoses in Doppler color-flow imaging. Neurology 1992;42:131-8.
138. Steinke W, Rautenberg W, Schwartz A, Hennerici M. Noninvasive monitoring of internal carotid artery dissection. Stroke 1994;25(5):998-1005.
139. Malek AM, Higashida RT, Phatouros CC, et al. Endovascular management of extracranial carotid artery dissection achieved using stent angiography. AJNR Am J Neuroradiol 2000;21:1380.
140. Dematte S, Di Sarra D, Schiavi F, et al. Role of ultrasound and color Doppler imaging in the detection of carotid paragangliomas. J Ultrasound 2012;15(3):158-63.

BIBLIOGRAFIA

Aho K, Harmsen P, Hatano S, Marquardsen J, Smirnov VE, Strasser T. Cerebrovascular disease in the community: results of a WHO collaborative study. Bull World Health Organ 1980;58:113e30.

Alexandrov AV. The Spencer's Curve: clinical implications of a classic hemodynamic model. J Neuroimaging 2007;17:6-10.

Ali YS, Rembold KF, Weaver R et al. Prediction of major adverse cardiovascular events by age-normalized carotid intimal medial thickness. Atherosclerosis 2006;187(1):186-90.

Ay H, Arsava EM, Andsberg G, Benner T, Brown RD, Chapman SN, et al. Pathogenic ischemic stroke phenotypes in the NINDS-stroke genetics network. Stroke 2014;45:3589e9620.

Bazan HA, Caton G, Talebinejad S, Hoffman R, Smith TA, Vidal G, et al. A stroke/vascular neurology service increases the volume of urgent carotid endarterectomies performed in a tertiary referral center. Ann Vasc Surg 2014;28:1172e7.

Brott TG, Halperin JL, Abbara S, Bacharach JM, Barr JD, Bush RL, et al. 2011 ASA/ACCF/AHA/AANN/AANS/ACR/ASNR/CNS/SAIP/SCAI/SIR/SNIS/SVM/SVS guidelines on the management of patients with extracranial carotid and vertebral artery disease. J Am Coll Cardiol 2011;57:1002e44.

Chambers BR, Norris JW. Outcome of patients with asymptomatic neck bruits. New Engl J Med 1986;315:860-5.

Christopher T. Finite amplitude distortion-based inhomogeneous pulse echo ultrasonic imaging. IEEE Trans Ultrason Ferroelectr Freq Control 1997;44(1):125-39.

de Weerd M, Greving JP, Hedblad B, Lorenz MW, Mathiesen EB, O'Leary DH, et al. Prediction of asymptomatic carotid artery stenosis in the general population identification of high-risk groups. Stroke 2014;45:2366e71.

de Weerd M, Greving JP, Hedblad B, Lorenz MW, Mathiesen EB, O'Leary DH. Prevalence of asymptomatic carotid artery stenosis in the general population: an individual participant data meta-analysis. Stroke 2010;41:1294e7.

Erickson SJ, Mewissen MW, Foley WD et al. Stenosis of internal carotid artery: assessment using color Doppler imaging compared with angiography. Am J Radiol 1989;152:1299-13.

Executive Committee of the Asymptomatic Carotid Atherosclerosis Study. Endarterectomy for asymptomatic carotid artery stenosis. JAMA 1995;273:1421-8.

Fairhead JF, Rothwell PM. The need for urgency in identification and treatment of symptomatic carotid stenosis is already established. Cerebrovasc Dis 2005;19(6):355-8.

Filis KA, Arko FR, Johnson BL, Pipinos II, Harris EJ, Olcott C, et al. Duplex ultrasound criteria for defining the severity of carotid stenosis. Ann Vasc Surg 2002;16:413e21.

Ghiadoni L, Di Stefano R, et al. Three-dimensional echographic evaluation of carotid artery disease. J Cardiovasc Echography 2018;28:218-27.

Grant EG, Duerinckx AJ, El Saden SM, et al. Ability to use duplex US to quantify internal carotid arterial stenoses: fact or fiction? Radiology 2000;214:247-52.

Herder M, Johnsen SH, Arntzen KA, Mathiesen EB. Risk factors for progression of carotid intima-media thickness and total plaque area: a 13-year follow-up study: the Tromso Study. Stroke 2012;43:1818e23.

Hogberg D, Kragsterman B, Bjorck M, Tjarnstrom J, Wanhainen A. Carotid artery atherosclerosis among 65-yearold Swedish men and a population-based screening study. Eur J Vasc Endovasc Surg 2014;48:5e10.

Kardoulas DG, Katsamouris NA et al. Ultrasonographic and histologic characteristics of symptom-free and symptomatic carotid plaque. Cardiovasc Surg 1996;4:580-90.

Katan M, Luft A. Global Burden of Stroke. Semin Neurol 2018 Apr;38(2):208-11.

Kessler C, von Maravic C, von Maravic M, Koempf D. Colour Doppler flow imaging of the carotid arteries. Neuroradiology 1991;33:114-7.

Lee CD, Folsom AR, Blair SN. Physical activity and stroke risk: a metaanalysis. Stroke 2003;34:2475e81.

Libby P, Theroux P. Pathophysiology of coronary artery disease. Circulation 2005;111:3481-8.

Moore K, Sheedy F, Fisher E. Macrophages in atherosclerosis: a dynamic balance. Nat Rev Immunol 2013 Oct;13(10):709–21.

Naylor AR. Why is the management of asymptomatic carotid disease so controversial? The Surgeon 2015;13:34e43.

Nicolaides AN, Shifrin EG, Bradbury A, Dhanjil S, Griffin M, Belcaro G, et al. Angiographic and Duplex grading of internal carotid stenosis: can we overcome the confusion. J Endovasc Surg 1996;3:158e65.

Nichols M, Townsend N, Luengo-Fernandez R, Leal J, Scarborough P, Rayner M. European cardiovascular disease statistics 2012. Sophia Antipolis: European Heart Network, Brussels, European Society of Cardiology. www.escardio.org/ static_file/.../EU-Cardiovascular-disease-statistics-2012.pdf.

O'Leary DH, Mattle H, Potter JE. Atheromatous pseudo-occlusion of the internal carotid artery. Stroke 1989;20:1168-73.

Polak JF. Non-invasive carotid evaluation: carpe diem. Radiology 1993;186:329-31.

Royal College of Physicians National Sentinel Stroke Clinical Audit 2010 Round 7. Public Report for England, Wales and Northern Ireland. Prepared on behalf of the Intercollegiate Stroke Working Party May 2011; p. 43.

Sacco RL, Kasner SE, Broderick JP, Caplan LR, Connors JJ, Culebras A, et al. An updated definition of stroke for the 21st century. A statement for healthcare professionals from the American Heart Association/American Stroke Association. Stroke 2013;44:2064e89.

Shabetai MM, Tegos TJ, Cliddord C et al. Carotid plaque echogenicity and types of silent CT-brain infarcts. Is there an association in patients with asymptomatic carotid stenosis? Int Angiol 2001;20:51-7.

Shinton R, Beevers G. Meta-analysis of relation between cigarette smoking and stroke. BMJ 1989;298:789e94.

Strazzullo P, D'Elia L, Cairella G, Garbagnati F, Cappuccio FP, Scalfi L. Excess body weight and incidence of stroke: metaanalysis of prospective studies with 2 million participants. Stroke 2010;41:e418e26;

Thapar A, Munster A, Shalhoub J, Davies AH. Testing for asymptomatic carotid disease in patients with

Theiss W, Hermanek P, Mathias K, Ahmadi R, Heuser L, Hoffmann FJ, et al. Pro-CAS: a prospective registry of carotid angioplasty and stenting. Stroke 2004;35:2134e9.

Truelsen B, Piechowski-Jozwiak T, Bonita R, Mathersa C, Bogousslavsky J, Boysen G. Stroke incidence and prevalence in Europe. Eur Neurol 2006;13:581e98.

Vriz O, Aboyans V et al. Reference values of one-point carotid stiffness parameters determined by carotid echo-tracking and brachial pulse pressure in a large population of healthy subjects. Hypertension Research 2017;(40):685-95.

Walker J, Naylor AR. Ultrasound based diagnosis of carotid stenosis >70%': an audit of UK practice. Eur J Vasc Endovasc Surg 2006;31:487e90.

Wardlaw JM, Chappell FM, Stevenson M, De Nigris E, Thomas S, Gillard J, et al. Accurate, practical and cost-effective assessment of carotid stenosis in the UK. Health Technol Assess 2006;10:1e182.

Ward B, Baker AC, Humphrey VF. Nonlinear propagation applied to the improvement of resolution in diagnostic medical ultrasound. J Acoustic Soc Am 1997;101(1):143-54.

ARTÉRIAS VERTEBRAIS E SUBCLÁVIAS

O sistema vertebrobasilar (SVB) tem uma característica única, pois por meio da união das duas artérias vertebrais, na base do crânio, é formada a artéria basilar.

A artéria basilar unindo-se ao polígono de Willis cria uma rede de anastomose capaz de suprir de maneira eficiente a irrigação cerebral mesmo com a oclusão de umas das artérias vertebrais.

A insuficiência vertebrobasilar (IVB) compreende as manifestações neurológicas que sugerem um fluxo sanguíneo insuficiente nas regiões encefálicas (tronco encefálico, cerebelo e regiões posteriores dos hemisférios cerebrais) cuja irrigação é dependente da integridade do sistema composto pelas artérias vertebrais e basilar.

Para uma ótima avaliação do SVB é importante que se realize também o estudo transcraniano (que será abordado num capítulo a seguir), conseguindo-se uma maior detecção de alterações de fluxos nos pacientes com sinais e sintomas de isquemia vetebrobasilar.

3.1 TÉCNICA DO EXAME

As posições do paciente e a do examinador são as mesmas adotadas para o estudo das carótidas, para o exame das porções proximais dos vasos.

Para o estudo das demais porções das artérias subclávias podemos utilizar uma janela subclavicular e o transdutor linear para a visibilização do vaso.

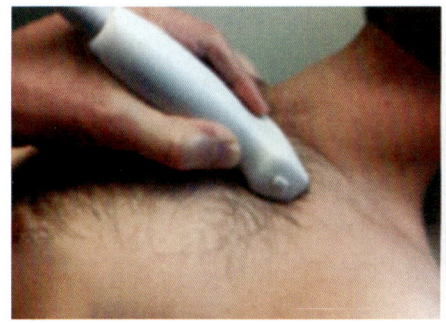

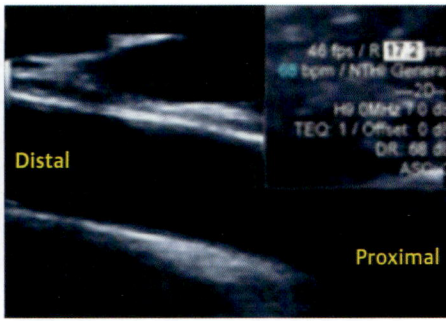

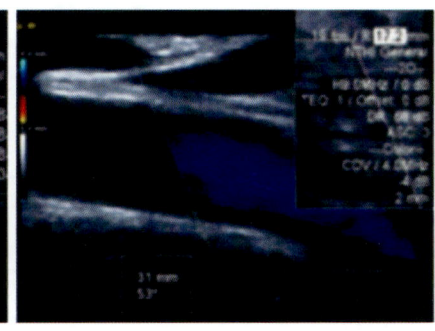

3.2 ANATOMIA NORMAL
3.2.1 Artérias Subclávias

O tronco braquiocefálico é o primeiro ramo do arco aórtico, numa posição mais superficial no topo do arco aórtico, sendo mais facilmente identificado com os transdutores setoriais de frequência mais baixa e de menores dimensões, facilitando o acesso na base do pescoço.

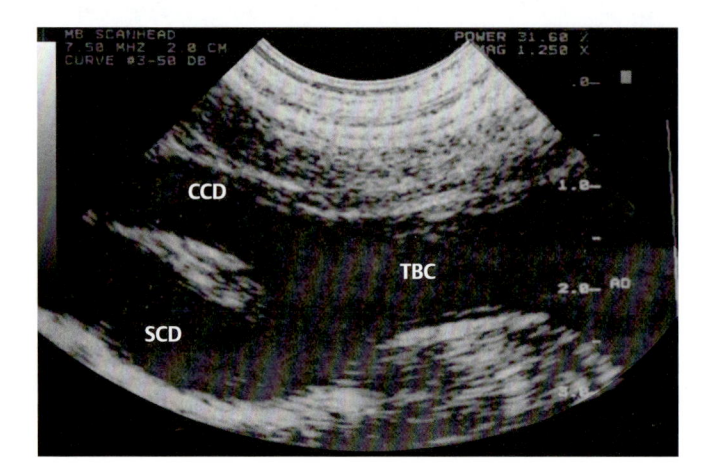

A artéria subclávia esquerda com origem no arco aórtico (último ramo no arco) também é mais bem identificada com transdutor setorial.

Os outros vasos que emergem da artéria subclávia e que eventualmente podem ser confundidos com a artéria vertebral são geralmente mais bem identificados à direita e emergem quase simultaneamente com a vertebral.

O tronco tireocervical tem um trajeto curto, parecido com o da artéria vertebral e também emerge com direção cranial. Tem sua origem mais anterior e bifurca-se logo após um curto trajeto, dando origem às artérias tireoidea inferior (que funciona como importante via colateral, conectando-se à artéria tireoidea superior), cervical ascendente, cervical superficial e supraescapular.

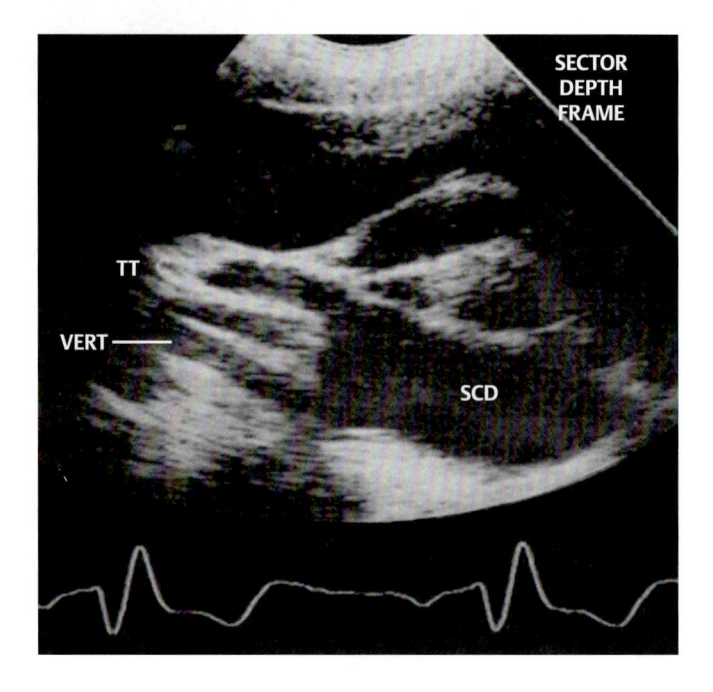

Outro ramo da artéria subclávia é a torácica interna (ou artéria mamária) que, apesar de não se bifurcar, emerge na parede oposta à da artéria vertebral, mais anterior e com direção oposta, prosseguindo para a região intratorácica. Não devemos esquecer sua importância nas revascularizações miocárdicas e o fato de ser uma das vias colaterais nas obstruções proximais da artéria subclávia. A artéria torácica interna tem sua origem na face inferior (côncava) da artéria subclávia e seu trajeto segue inferiormente, para a região intratorácica.

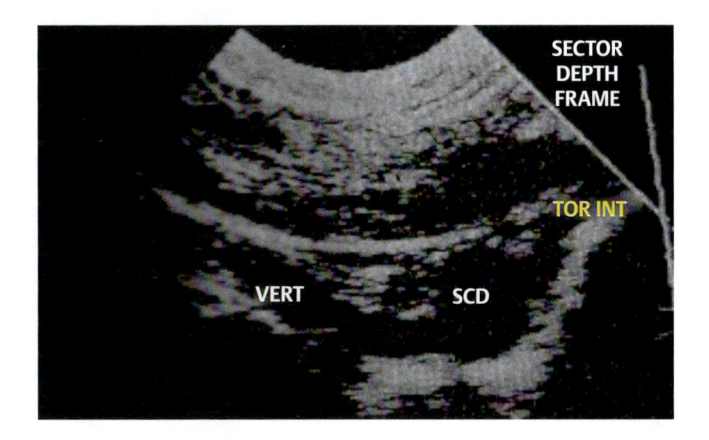

A artéria subclávia tem a maior parte do seu fluxo destinado a irrigar tecido muscular esquelético, o qual apresenta curvas de velocidade com padrão de resistência bem alto (diástole reversa e ao final da sístole outro componente acima da linha de base, caracterizando curvas de morfologia trifásica) com fluxo retrógrado ao final da sístole e praticamente sem fluxo diastólico, ou com fluxo diastólico negativo. A velocidade máxima normal em artéria subclávia é 1,4 m/s.

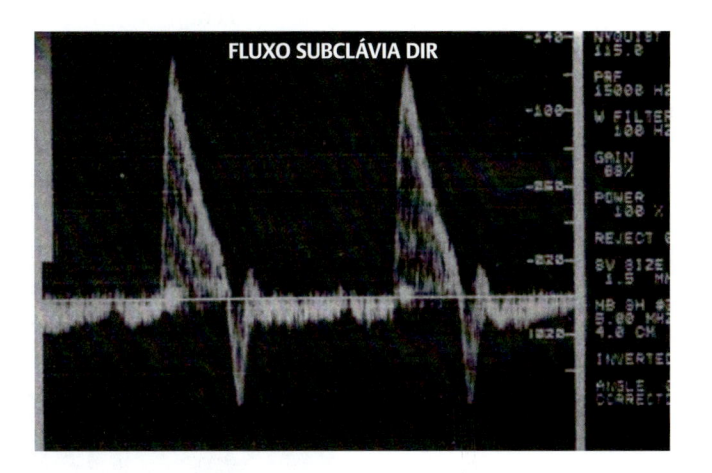

3.2.1.1 Artéria Subclávia Direita

A artéria subclávia direita, após sua emergência do tronco braquiocefálico, segue em direção ao ombro direito, fazendo uma curva com concavidade posterior na nossa tela, frequentemente apresentando uma angulação nesse trajeto inicial.

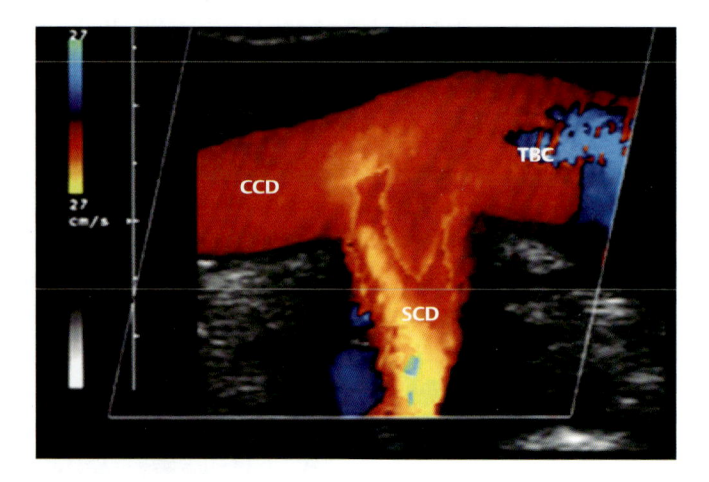

Podemos analisá-la por cortes supraclaviculares, cruzando a inserção do músculo ECOM. A partir de um plano oblíquo da subclávia direita, ou seja, num meio-termo entre o corte longitudinal e o transversal, na sua porção proximal, identificamos a artéria vertebral direita que se origina na região mais posterior da subclávia.

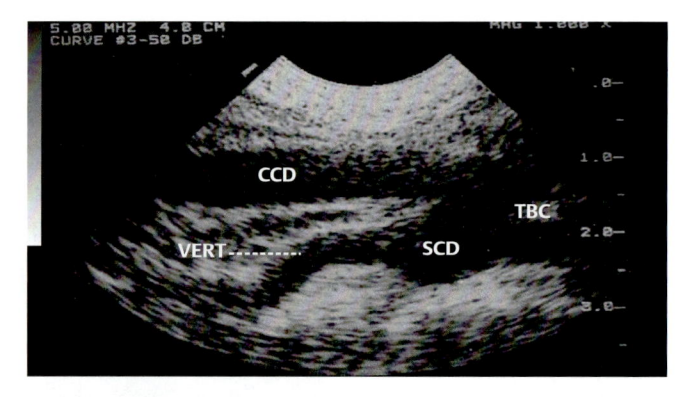

Artéria subclávia direita (posicionada verticalmente no centro da figura) e seus ramos.

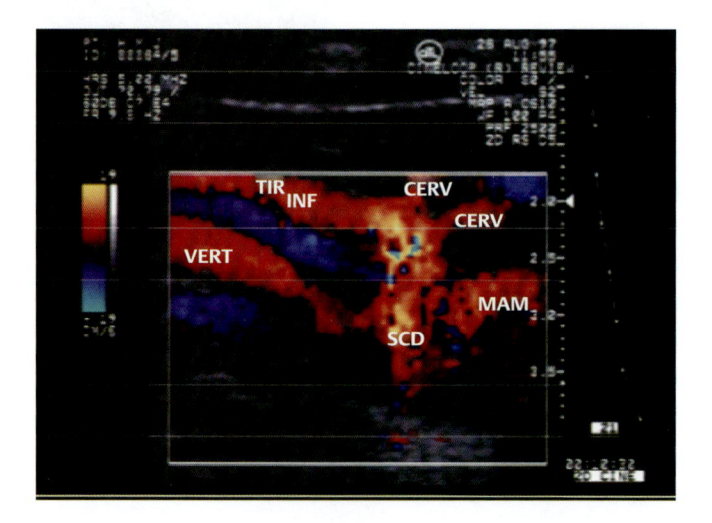

O primeiro ramo do lado esquerdo da figura é a vertebral direita e o segundo a tireóidea inferior. Do lado direito temos os ramos torácica interna (MAM) e cervicais.

3.2.1.2 Subclávia Esquerda

As artérias subclávias esquerda e direita têm origens diferentes. À esquerda emerge diretamente da aorta após a origem da carótida comum esquerda.

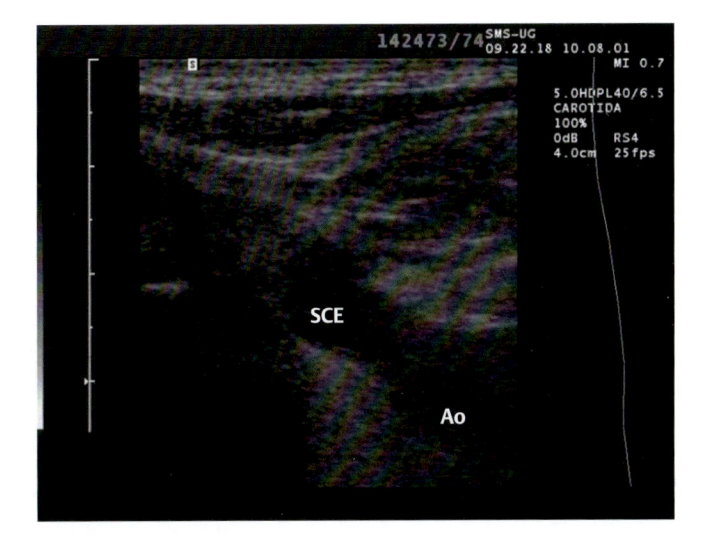

Pode ser identificada ultrassonograficamente a partir de um corte longitudinal da carótida comum esquerda na região supraclavicular, ou seja, a partir da imagem da porção mais proximal da carótida, girando o transdutor no sentido horário e deslizando para a região supraclavicular. Obtemos, assim, um plano longitudinal da artéria subclávia esquerda, que se apresenta com a porção proximal quase vertical na imagem ecográfica e a porção mais distal se dirigindo para o ombro esquerdo, fazendo uma curva para a direita na tela, com convexidade superior.

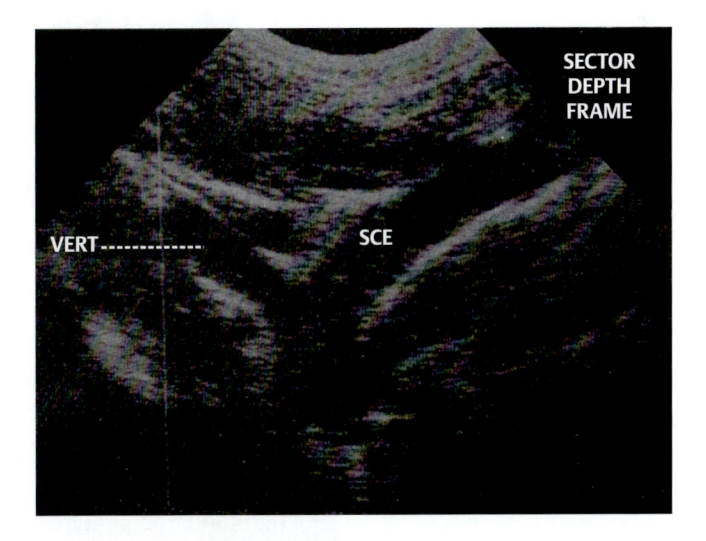

Em alguns casos a origem da subclávia é mais profunda, fazendo uma curva com convexidade para a direita, antes de ter seu trajeto mais vertical.

Deste trecho vertical da subclávia esquerda se originam a vertebral e o tronco tireocervical (TTC) de um lado e a torácica interna (MAM) do outro.

3.2.2 Artérias Vertebrais

A artéria vertebral é o primeiro ramo da artéria subclávia correspondente, bilateralmente.

Em 90% dos casos, a artéria vertebral proximal ascende superomedialmente, passando anteriormente ao processo transverso da sétima vértebra (C7), entrando no forame de C6.

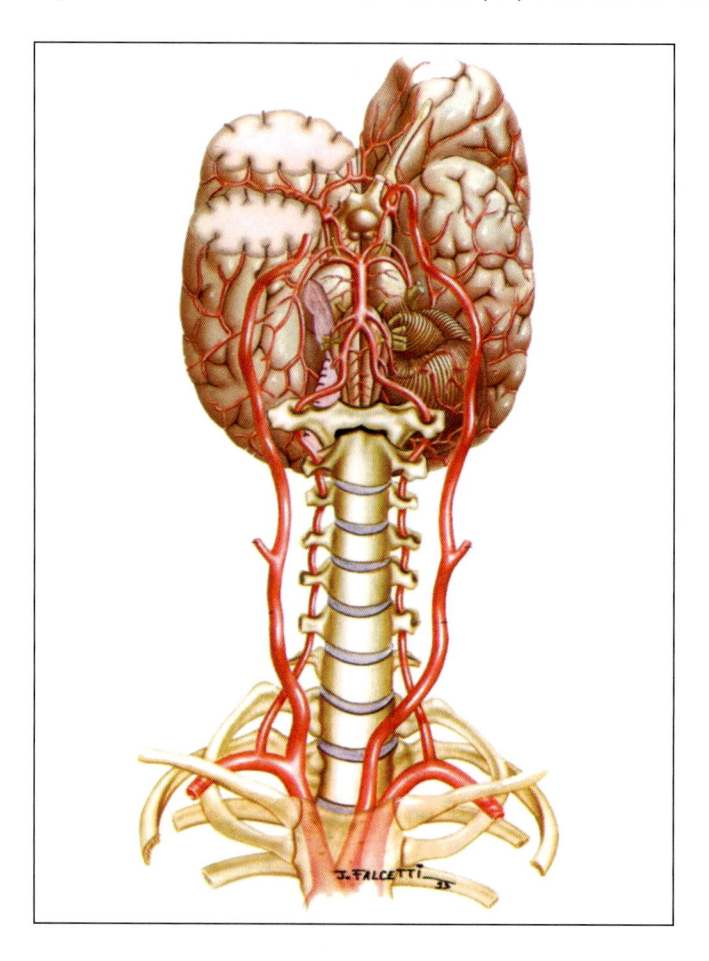

Nos outros 10% dos casos as artérias vertebrais entram no forame transverso em C5 ou C7, raramente em C4.

Eventualmente a vertebral esquerda pode ter sua origem diretamente na aorta, mas, além de rara, é difícil esta visualização.

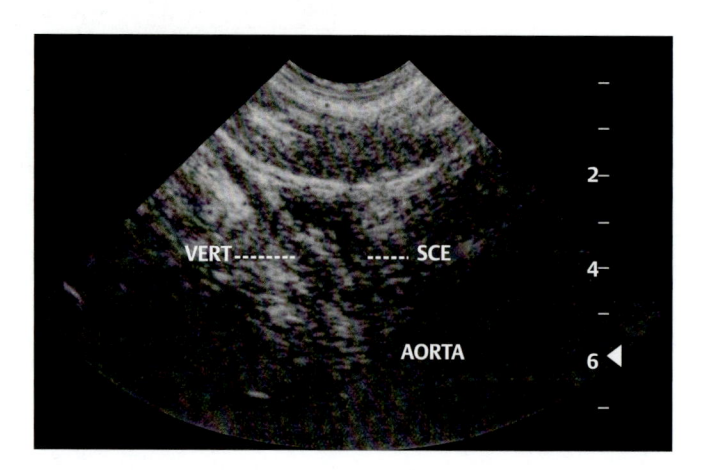

ARTÉRIAS VERTEBRAIS E SUBCLÁVIAS

A artéria vertebral é o primeiro ramo da artéria subclávia, porém, praticamente à mesma altura, podemos observar a origem do tronco tireocervical e da torácica interna à partir de um corte transverso da artéria subclávia, como pode ser observado nesta figura modificada de Tonan publicada por Freire et al.[1]

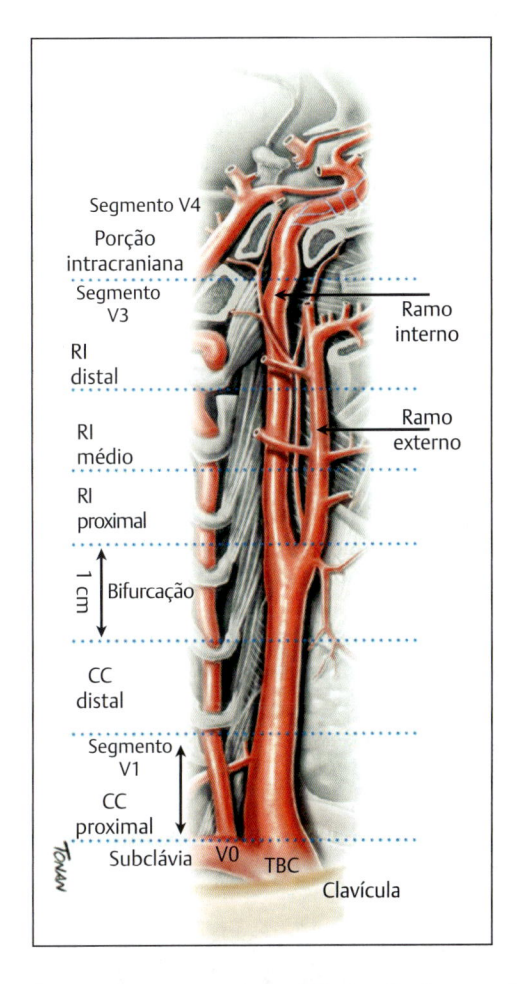

Nesta montagem podemos observar a vertebral direita desde sua origem até sua porção V3.

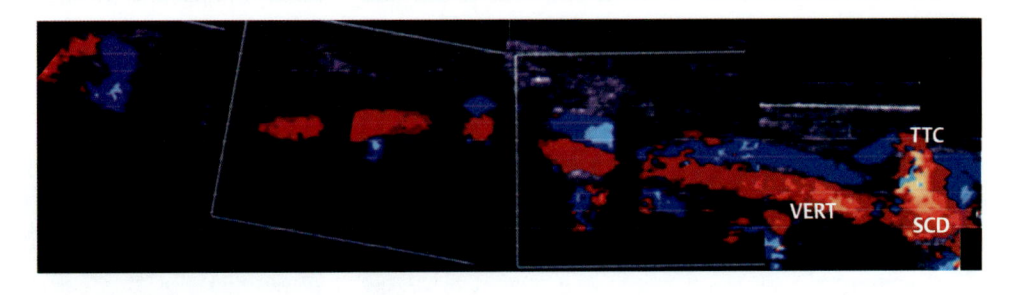

O diâmetro das artérias vertebrais é variável, variando entre 2 e 4 mm. Vicenzini *et al.* e Cloud *et al.* demostraram que a assimetria de calibre entre as vertebrais é frequente (73% dos casos), sendo a esquerda mais calibrosa em 50% dos casos e, por isso, denominada dominante.[2,3]

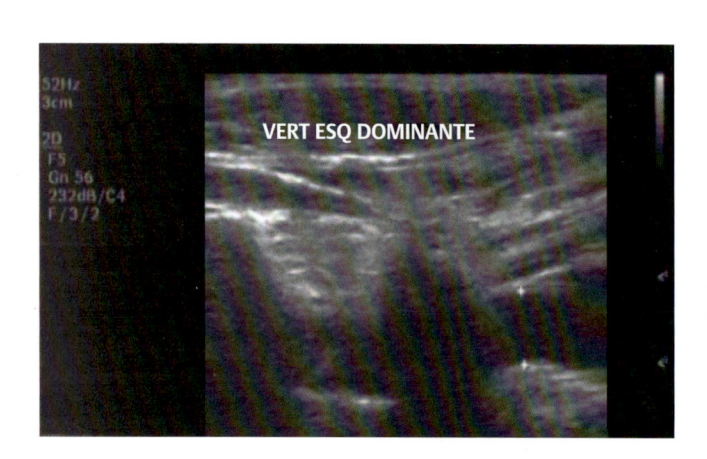

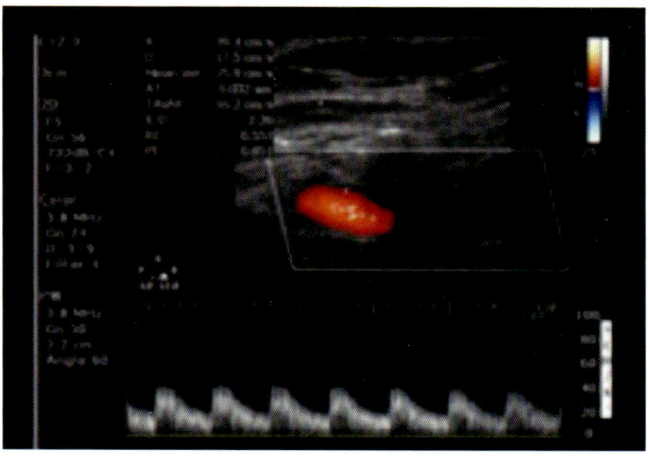

Com frequência o lado de maior calibre deve apresentar um padrão de resistência mais baixo. Podemos observar a diferença de diâmetros entre as artérias vertebrais que é um fato anatômico normal.

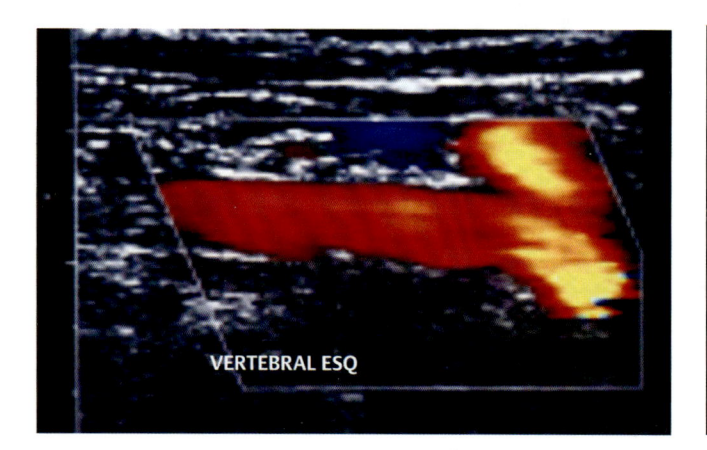

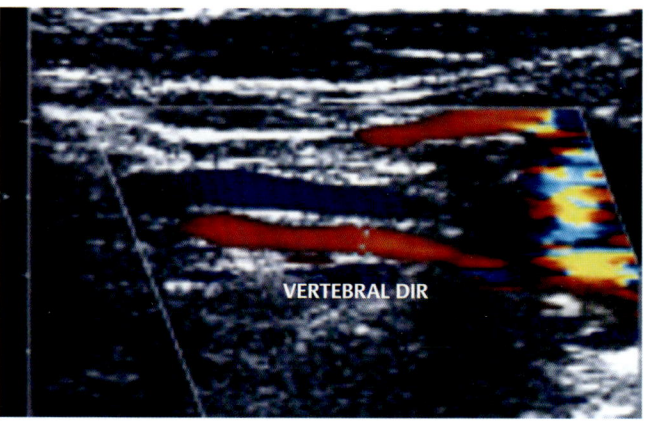

Neste caso a artéria dominante (esquerda) apresenta uma curva espectral de fluxo com padrão de resistência menor (fluxo diastólico mais acentuado) em relação ao observado do lado direito, onde a artéria é mais fina e apresenta maior resistência.

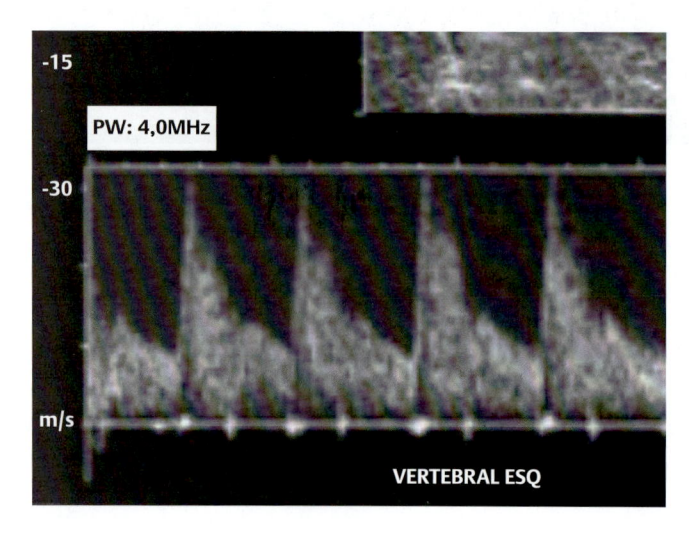

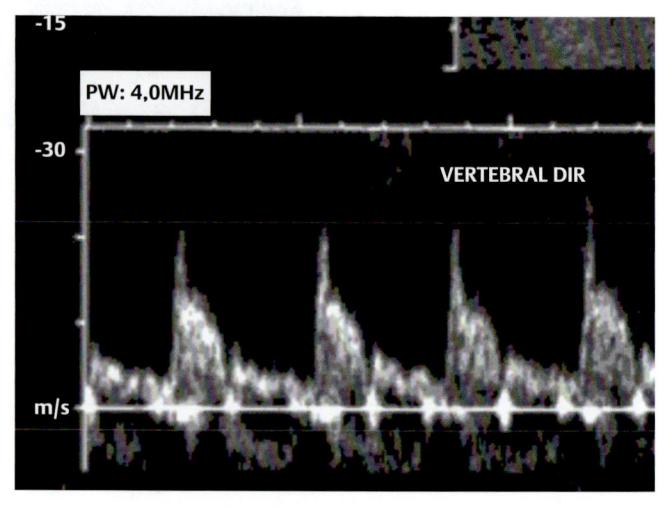

ARTÉRIAS VERTEBRAIS E SUBCLÁVIAS

Apesar de alguns ramos da artéria subclávia ter um trajeto semelhante ao da artéria vertebral, nenhum deles penetra na apófise transversa vertebral, sendo essa uma das formas de diferenciação entre eles.

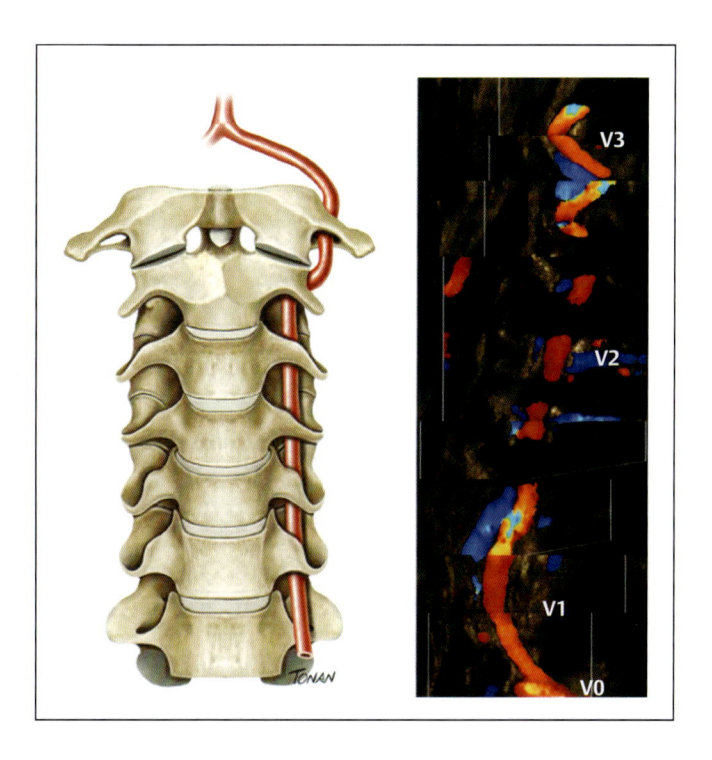

Usualmente as artérias vertebrais se juntam para formar a artéria basilar. Raramente a artéria vertebral pode terminar na artéria cerebelar posteroinferior.

3.2.2.1 Recomendações para Realização do Eco-Doppler das Artérias Vertebrais

Recomendação	Classe	Nível
Imagens obtidas pela TC ou RM para detecção de doenças na artéria vertebral, junto com o ED das vertebrais, devem fazer parte da avaliação inicial de pacientes com sinais e sintomas neurológicos referentes à circulação posterior e à SRF	I	C
Pacientes com oclusão bilateral das carótidas e assintomáticos ou oclusão unilateral e polígono de Willis incompleto devem ser avaliados para a detecção não invasiva de doença obstrutiva da artéria vertebral	I	C
Nos pacientes com sintomas de isquemia cerebral posterior ou cerebelar, os exames seriados das artérias vertebrais devem ser feitos para avaliar a progressão da doença aterosclerótica e excluir o desenvolvimento de novas lesões	IIa	C
Nos pacientes que sofreram revascularização da artéria vertebral, é razoável que se realize exames seriados das artérias vertebrais, em intervalos similares aos de avaliação de carótidas revascularizadas	IIa	C

A visibilização da artéria vertebral com o ED e análise de fluxos pode ser obtida em 92 a 98% dos vasos, segundo Bendick *et al.*[4,5]

Para realizar o ED das artérias vertebrais devemos primeiro localizar a carótida comum no plano longitudinal. Deslizando o transdutor lateral e posteriormente, de forma suave, demonstramos a artéria e a veia vertebral posicionadas entre os processos transversos de C2 a C6, o que pode ser facilmente identificado pelas sombras acústicas.

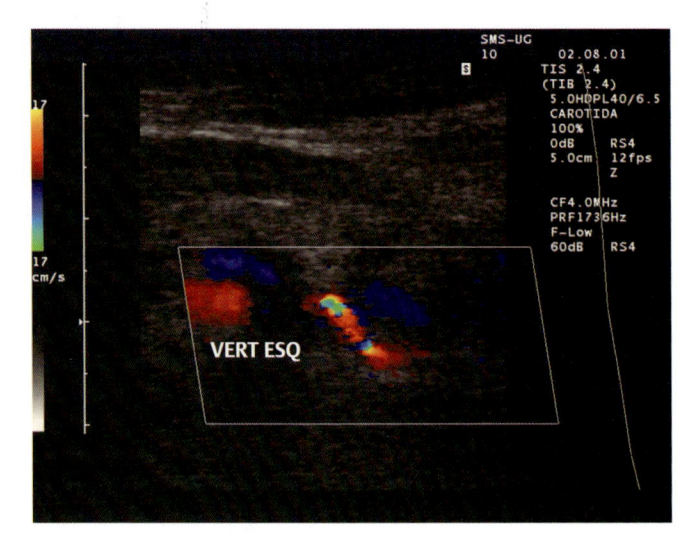

Movendo o transdutor para a região proximal e angulando caudalmente, consegue-se individualizar a origem da artéria vertebral em 60 a 70% das artérias, em 80% do lado direito e em torno de 50% do lado esquerdo.

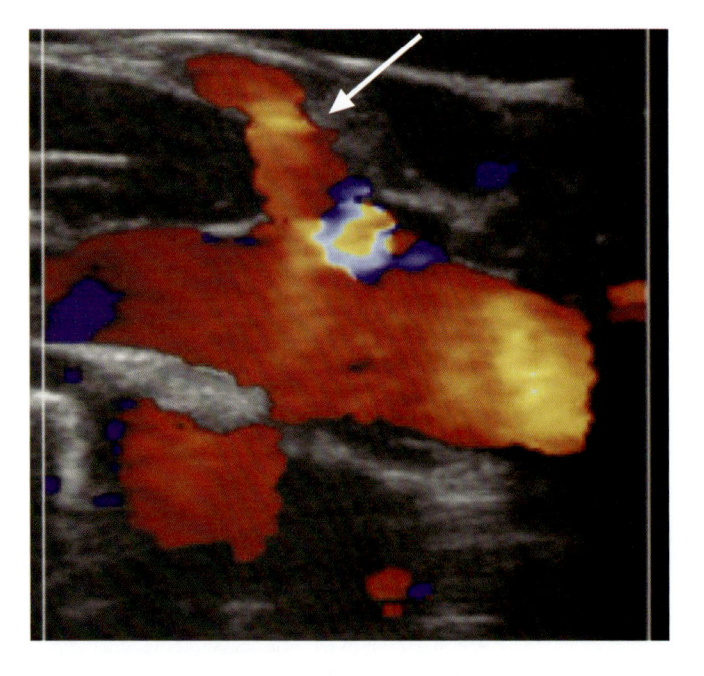

Esta discrepância em relação à origem da vertebral esquerda se deve ao seu posicionamento mais profundo e ao fato que de 6 a 8% dos casos a origem é direta na aorta, segundo Ackerstaff *et al.* e Visona *et al.*[6,7]

3.2.2.2 Artéria Vertebral Direita

Acompanhamos a artéria subclávia à partir da bifurcação do tronco braquiocefálico. O transdutor é posicionado na região supraclavicular, orientado para uma angulação intermediária entre a clavícula e o eixo longitudinal do pescoço. Dessa forma obtemos uma boa imagem da bifurcação e da porção proximal dos ramos: carótida comum direita e artéria subclávia direita, e desta se originando a artéria vertebral direita.

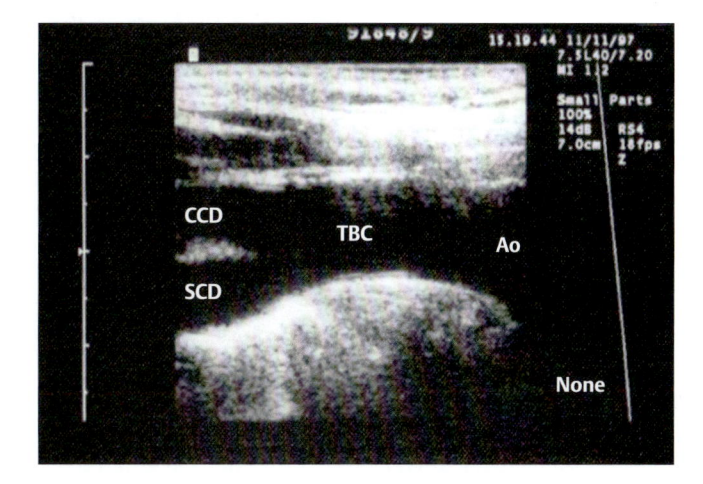

Algumas vezes, como neste caso, a origem da artéria vertebral direita é bastante próxima da origem da artéria subclávia.

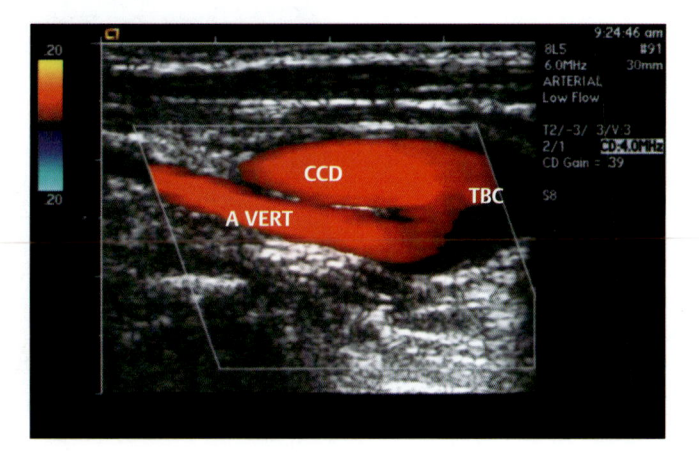

A artéria vertebral origina-se numa região mais profunda e cefálica da subclávia. A sua porção inicial tem um trajeto com direção cefálica, tornando-se mais superficial e penetrando no forame do processo transverso da 6ª vértebra cervical (C_6).

Imagem da artéria subclávia direita e dos segmentos V0 e V1 da artéria vertebral.

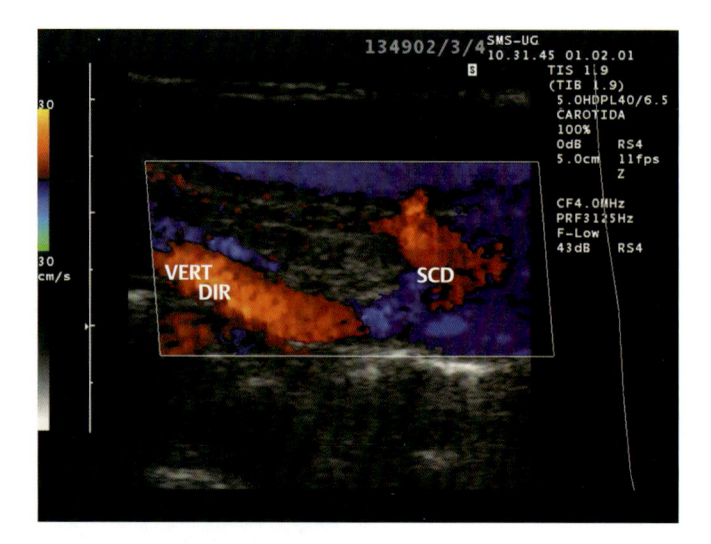

Além da artéria subclávia cortada transversalmente e dos segmentos V0 e V1 da artéria vertebral direta, observamos também o tronco tireocervical e a veia vertebral, neste caso, posicionada posteriormente à artéria vertebral, o que não é o mais frequente.

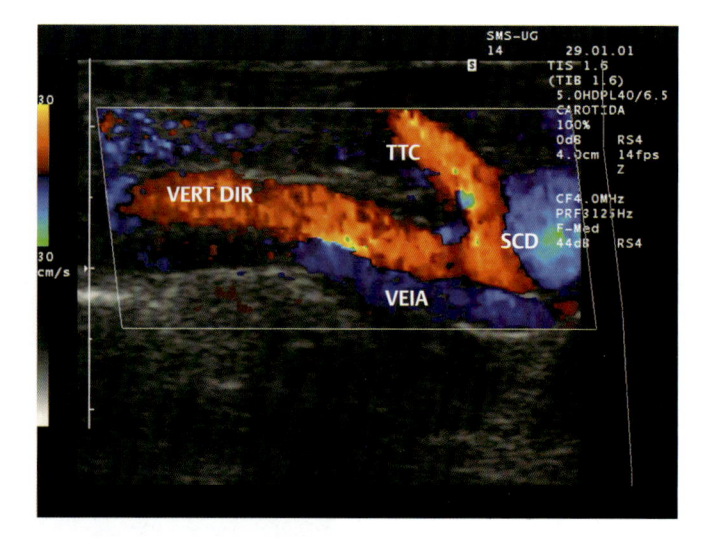

3.2.2.3 Artéria Vertebral Esquerda

À esquerda acessamos a artéria vertebral a partir de um corte longitudinal da artéria subclávia, obtido com o transdutor posicionado na fossa supraclavicular, com base no plano longitudinal, na porção basal em que a subclávia tem trajeto mais vertical, e a origem da vertebral é praticamente perpendicular a subclávia.

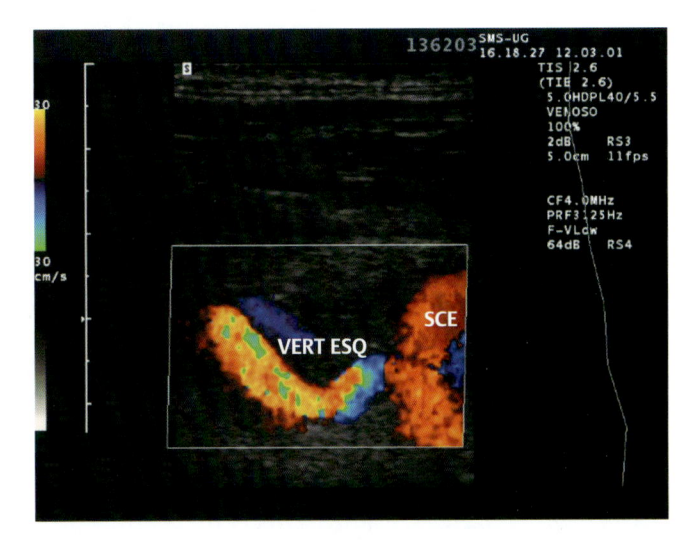

Também podemos analisar a origem da artéria vertebral a partir do plano transverso da subclávia esquerda. Esse corte é um pouco mais difícil de ser realizado à esquerda.

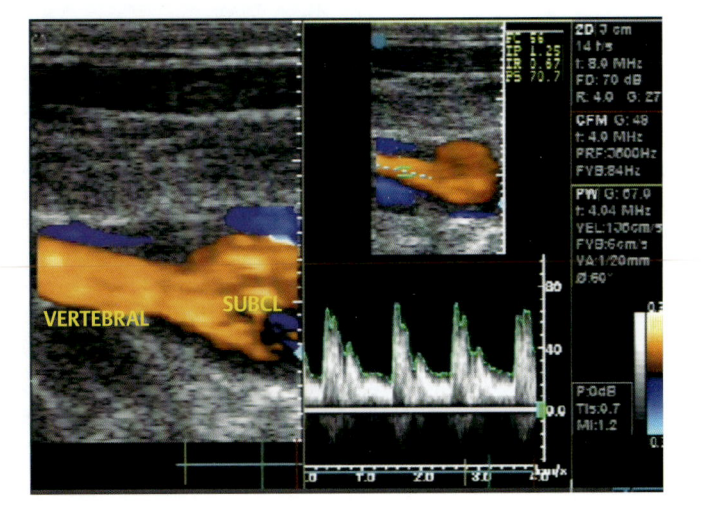

Nesse corte observamos a artéria subclávia com um trajeto da região profunda em direção ao transdutor, a seguir se curva em direção ao ombro, mergulhando na fossa supraclavicular.

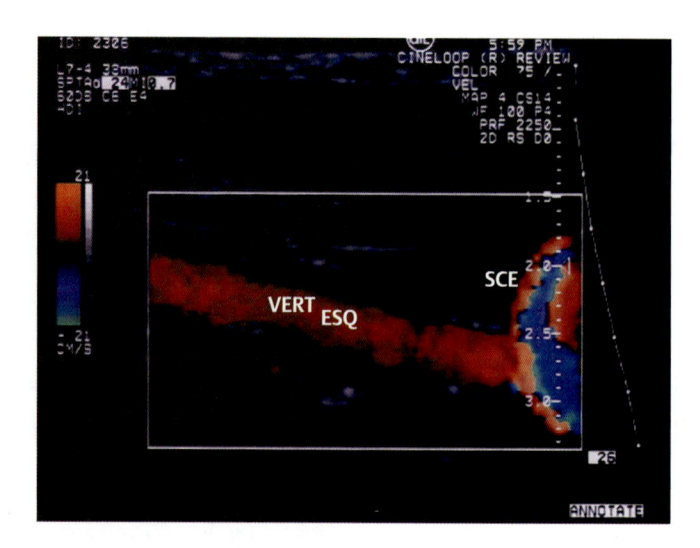

3.2.2.4 Segmentação das Artérias Vertebrais
3.2.2.4.1 Segmento V0
O segmento V0 corresponde à origem da artéria vertebral.
   Aqui temos representado o segmento V0 da vertebral esquerda.

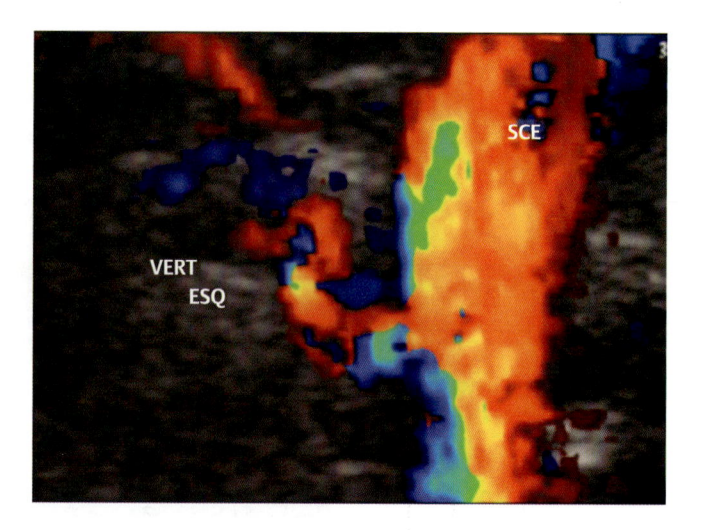

Nestas outras imagens, vemos o segmento V0 da vertebral direita, sendo a segunda obtida com a técnica do Power-Doppler.

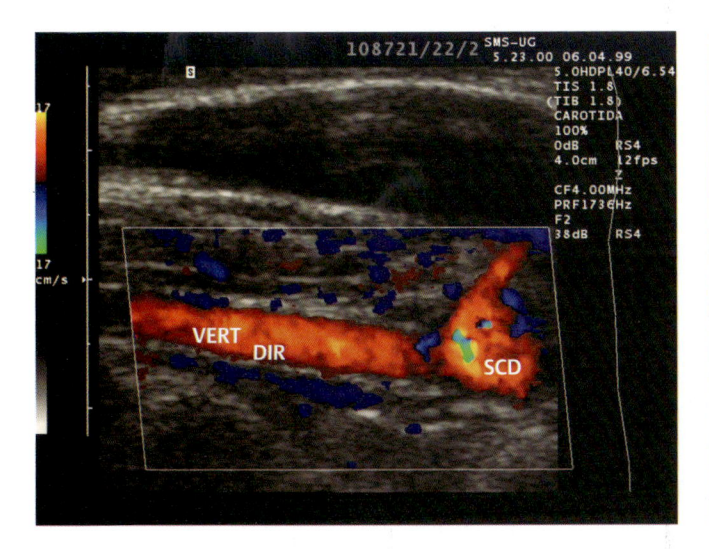

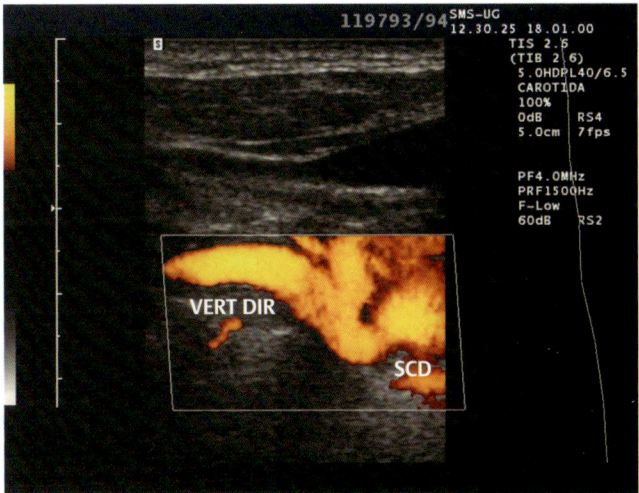

3.2.2.4.2 Segmento V1

Da mesma forma que a artéria vertebral esquerda, a direita dirige-se para a região cervical mais posterior com trajeto cranial que vai, progressivamente, tornando-se paralelo à carótida comum até penetrar no forame da apófise transversa da vértebra, geralmente ao nível de C_6.

O segmento V1 da artéria vertebral pode ter um trajeto bastante variado, à esquerda, emergindo, na grande maioria dos casos, da face convexa da artéria subclávia.

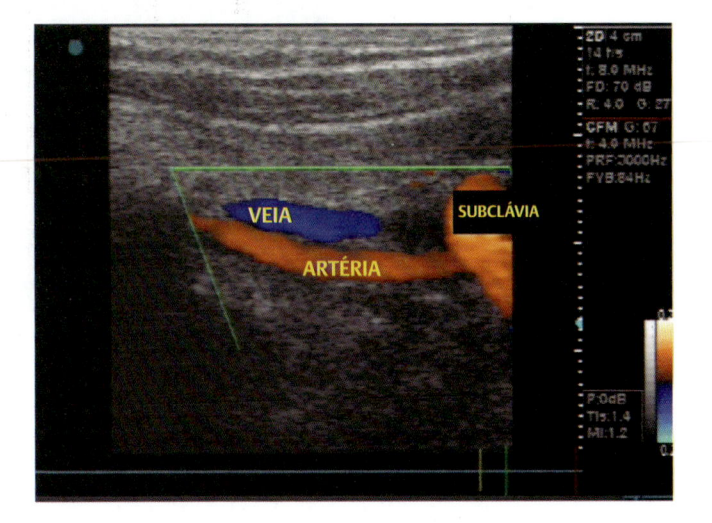

À direita, a origem da artéria vertebral está na face superior e posterior da subclávia, com o transdutor posicionado na região supraclavicular.

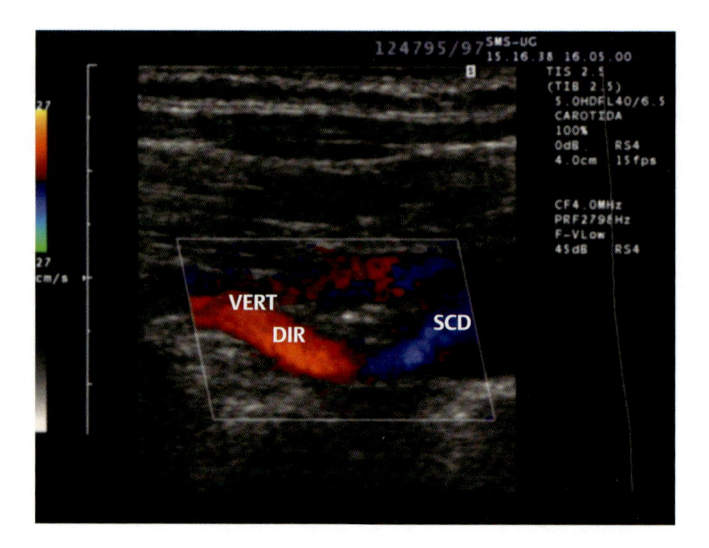

Da parte mais anterior da subclávia origina-se o tronco tireocervical.

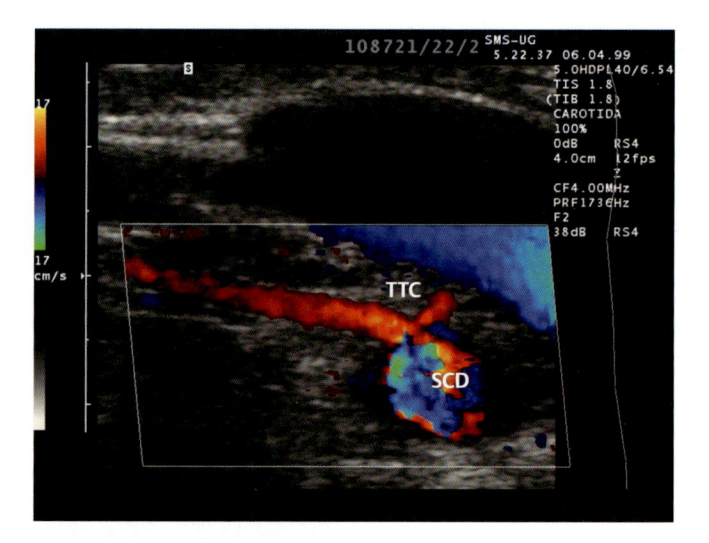

A esse primeiro segmento, antes de penetrar na apófise transversa, denominamos V1. Este nível em que penetra na apófise transversa cervical é semelhante tanto à direita como à esquerda. Seu trajeto cervical passa pelas apófises transversas e, como o ultrassom é refletido pelo tecido ósseo, só é possível identificar ultrassonograficamente a artéria vertebral até o ponto em que penetra na apófise transversa. Apesar de ser mais frequente que a artéria vertebral penetre na apófise transversa ao nível de C_6, eventualmente esse segmento livre pode estender-se até C_5 ou C_4, ou, menos frequentemente, ser mais curto.

O segmento V1 pode apresentar-se retilíneo, com curvas discretas, ou curvas mais acentuadas e mesmo com *kinks*, que serão abordados em mais detalhes em tópico adiante.

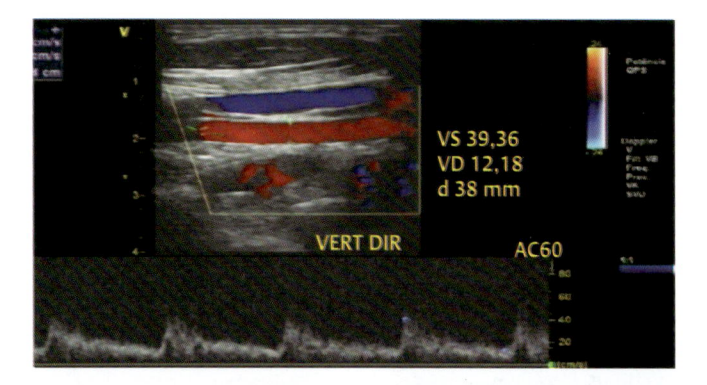

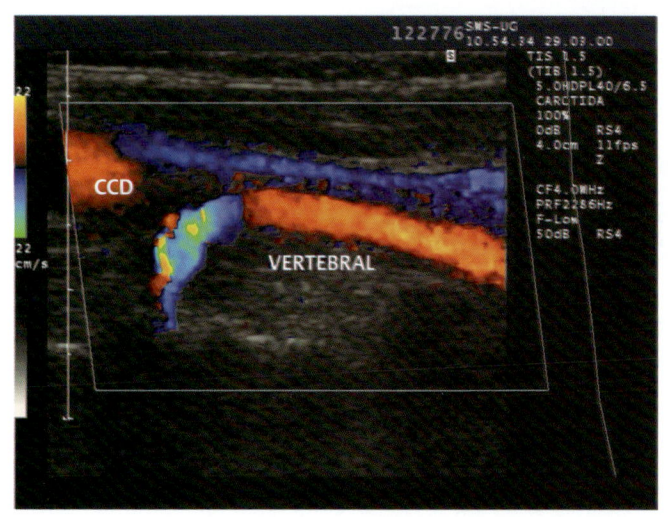

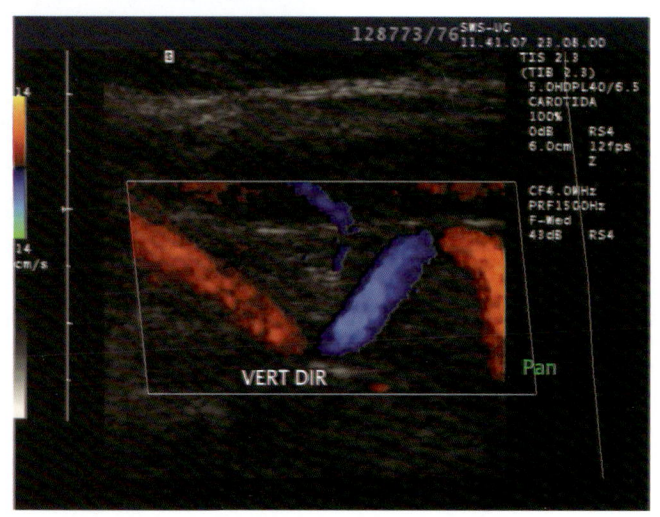

O segmento V1, livre de interposições ósseas, termina quando a artéria vertebral penetra no forame da apófise transversa a nível da 6ª vértebra cervical (C_6).

3.2.2.4.3 Segmento V2

O segmento V2 começa quando a artéria vertebral penetra no forame da apófise transversa da sexta vértebra cervical (C_6) e termina após ultrapassar o forame da apófise transversa da segunda vértebra cervical (C_2).

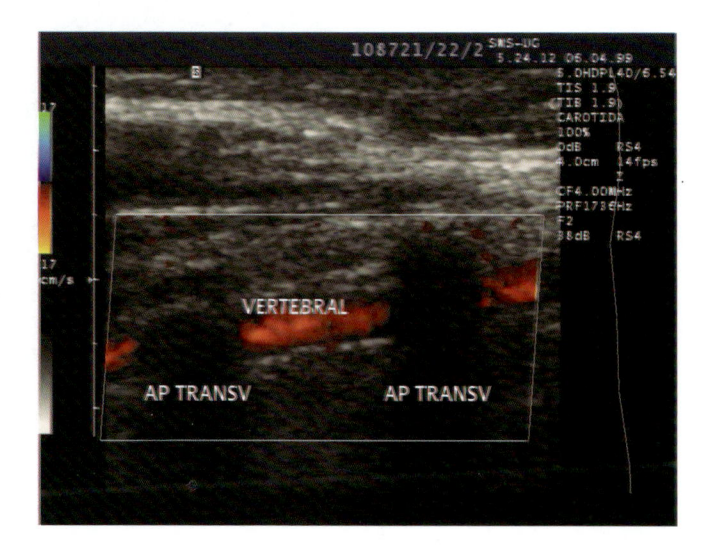

Com essa fotomontagem podemos observar os segmentos V0, V1 e V2 da artéria vertebral esquerda.

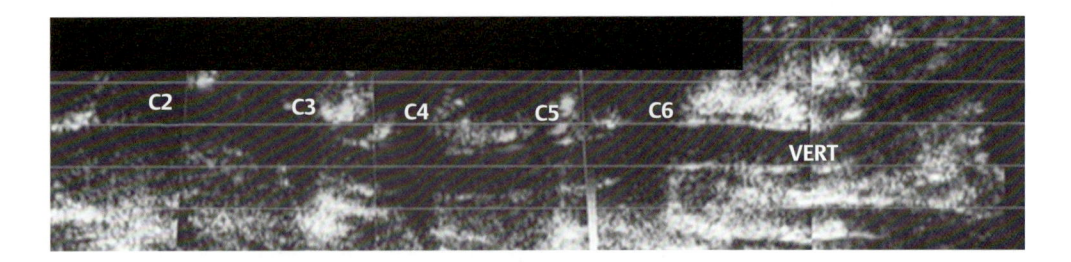

Fotomontagem demonstrando a origem da artéria vertebral direita, em artéria subclávia, na mesma altura em que se observa a origem do tronco tireocervical e a artéria mamária interna ou torácica.

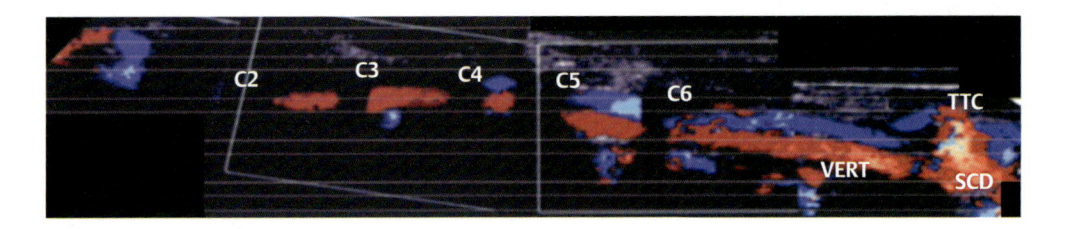

Observa-se todo o 2º segmento, desde quando penetra no forame da 6ª vértebra cervical até penetrar no forame transverso do áxis. Após sair do forame do áxis, a artéria vertebral dirige-se lateral e posteriormente para penetrar no forame da apófise transversa do atlas (C_1), como pode se observar nessa fotomontagem, correspondendo ao início do 3º segmento.

3.2.2.4.4 Segmento V3

O segmento V3 da vertebral situa-se abaixo do processo mastoide do osso temporal (marco anatômico para o estudo).

Após emergir do processo transverso do atlas a artéria vertebral segue um trajeto posteromedial, pelo bordo superior do arco posterior do atlas (também chamada de "alça do atlas" em razão da relação anatômica com esse corpo vertebral).

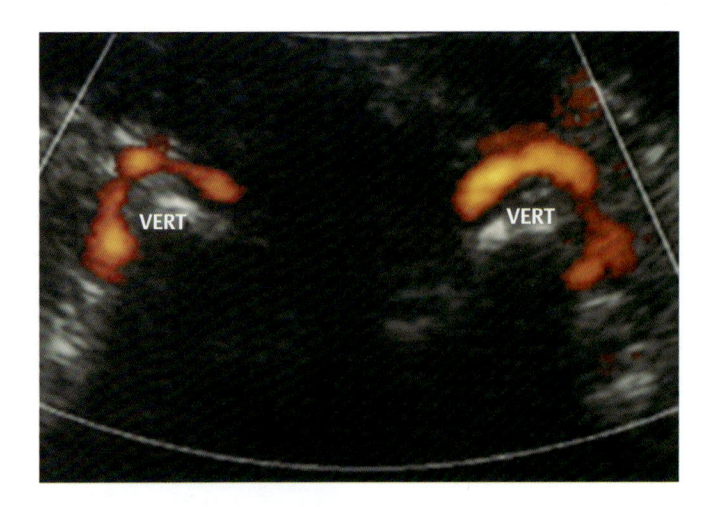

Próximo à linha média seu trajeto se torna novamente cefálico, e perfura a membrana atlantoccipital para entrar no canal vertebral, até atingir a dura-máter.

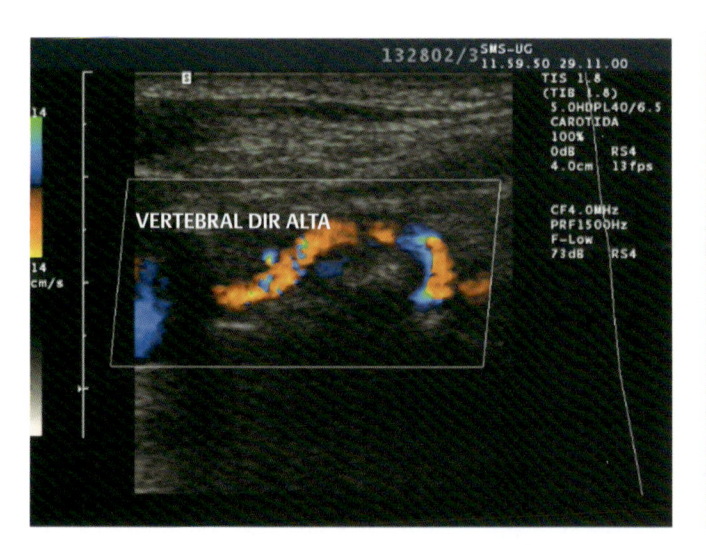

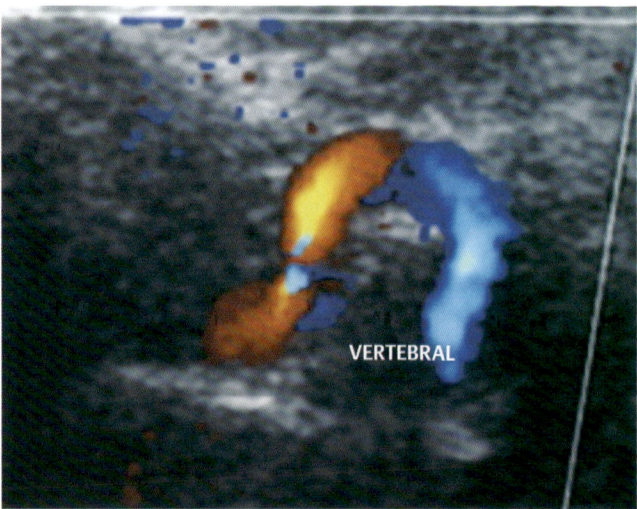

O segmento V3 inicia-se ao sair do processo transverso de C2 e finda ao atingir a dura-máter.

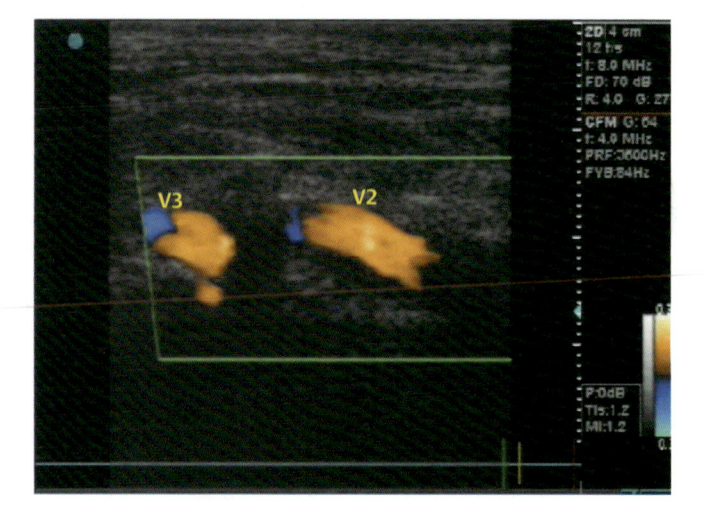

Nessa região emerge um pequeno ramo muscular que pode servir de via colateral para nutrir a carótida externa pela conexão com a artéria occipital nos casos de oclusão da carótida comum, ou estenose severa da origem da carótida externa.

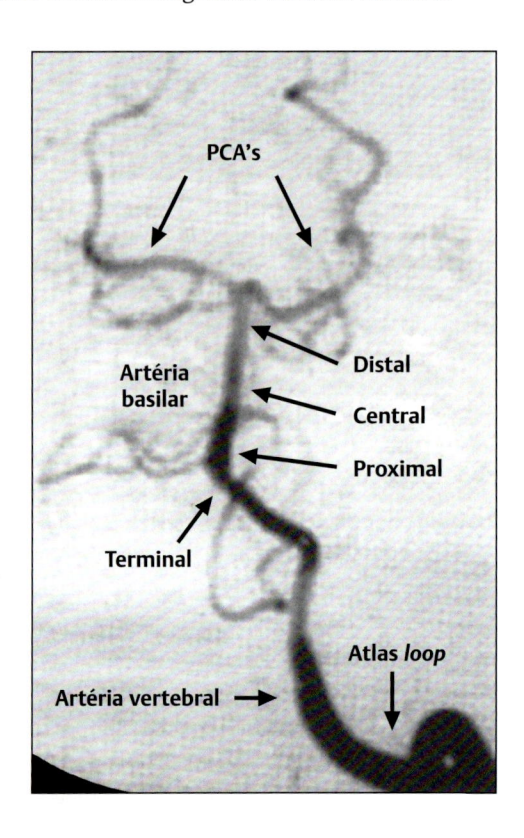

3.2.2.4.5 Segmento V4

Não obtemos uma visão ecográfica adequada do vaso na região intracraniana (segmento V4), com os transdutores lineares, sendo mais fácil identificar o sinal do fluxo com transdutores setoriais e pelo mapeamento com o Doppler em cores ou pelo Power-Doppler do que a visão direta do vaso.

O segmento V4 inicia ao perfurar a dura-máter e encerra-se quando as artérias se juntam para formar a artéria basilar.

Esquema representativo do segmento V4 com as vertebrais unindo-se para originar a basilar.

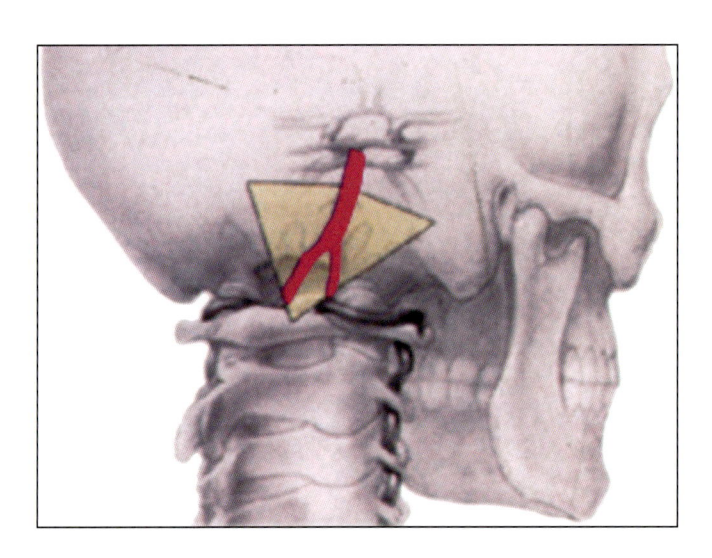

ARTÉRIAS VERTEBRAIS E SUBCLÁVIAS 257

Artérias vertebrais originando a basilar com o transdutor posicionado na nuca do paciente.

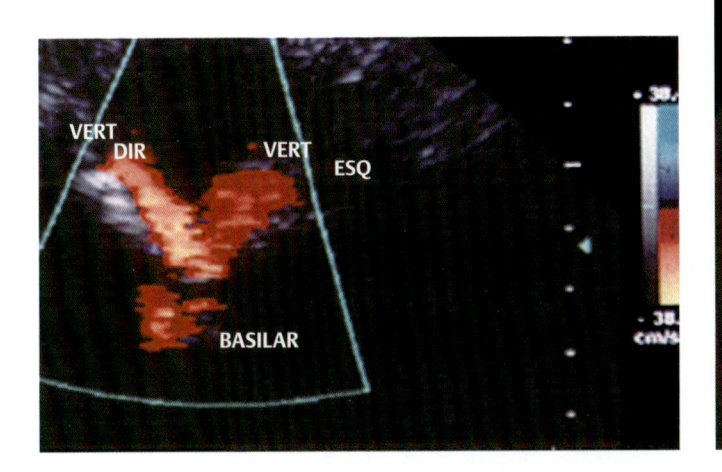

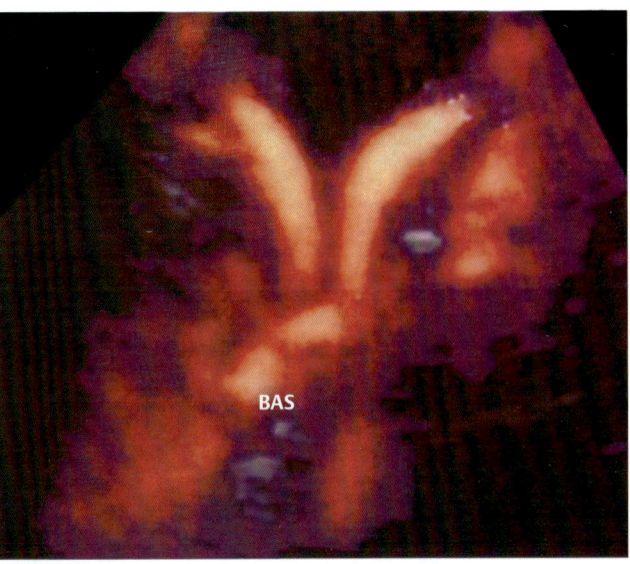

3.2.3 Veia Vertebral

A veia vertebral tem seu trajeto paralelo à artéria vertebral, geralmente mais anterior, passando juntas pelas apófises transversas vertebrais.

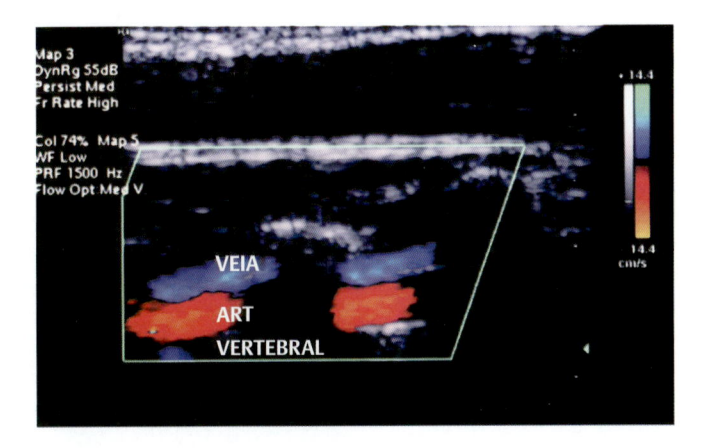

Ela se forma acima do arco posterior do atlas, por numerosas tributárias do plexo vertebral interno e na outra extremidade se junta à veia subclávia na base do pescoço.

Por se situar num plano mais profundo não é possível colapsar a veia vertebral pela compressão do transdutor. Muitas vezes a imagem da veia vertebral se confunde com a da artéria, sendo a diferenciação feita pelo fluxo venoso de uma e arterial de outra, e pela identificação da origem da artéria vertebral na artéria subclávia. A veia vertebral cruza anteriormente a artéria subclávia para se juntar à veia subclávia num plano mais profundo e de difícil acesso ecográfico.

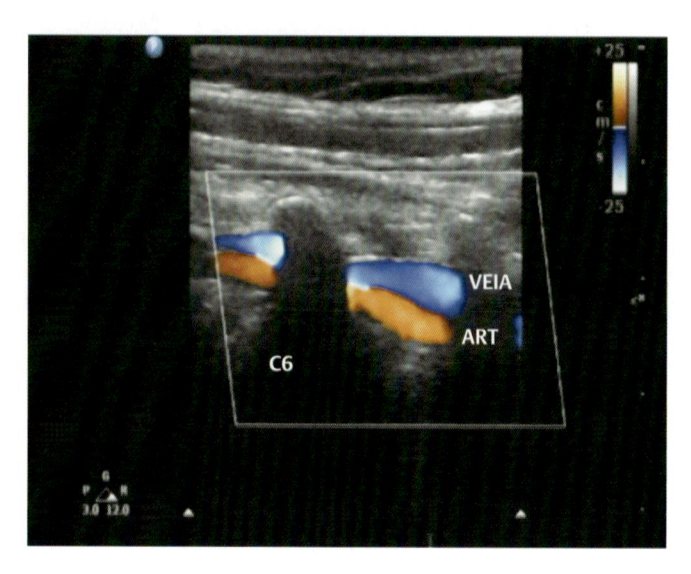

3.3 VARIAÇÕES ANATÔMICAS
3.3.1 Origem Anômala
3.3.1.1 Artérias Subclávias
Em raras ocasiões a subclávia direita pode-se originar diretamente do arco aórtico, como neste caso, onde a carótida direita e a subclávia direita têm origens diretamente na aorta, e a carótida tem calibre reduzido.

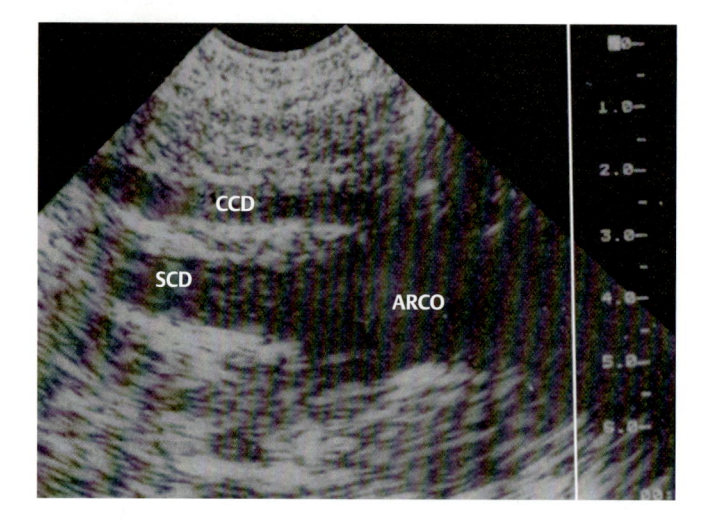

Outro caso da subclávia direita com origem direta na aorta.

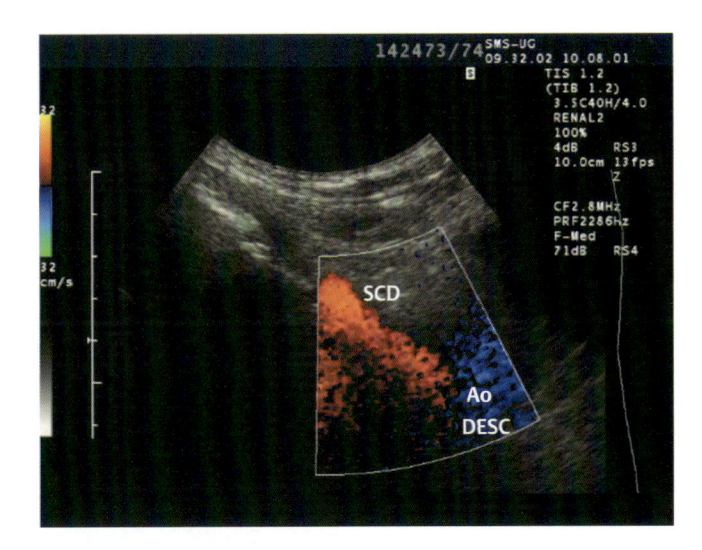

3.3.1.2 Artérias Vertebrais

A alteração mais comum observada com relação à origem das artérias vertebrais é a origem da esquerda, diretamente no arco aórtico, entre a origem da carótida esquerda e da artéria subclávia esquerda.

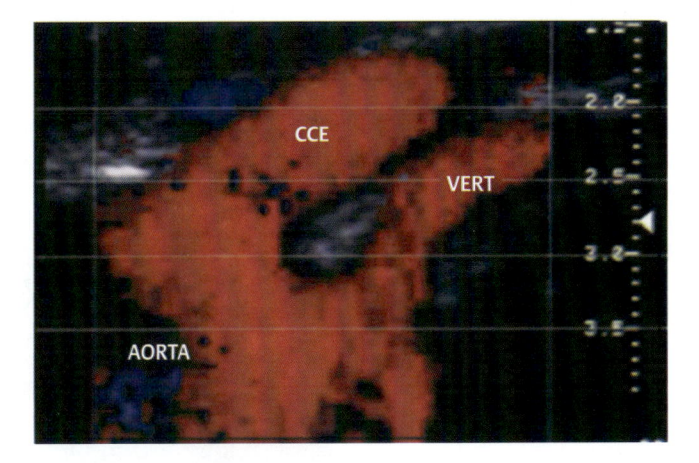

Essa alteração pode ser observada entre 2,4 a 5,8% dos pacientes.

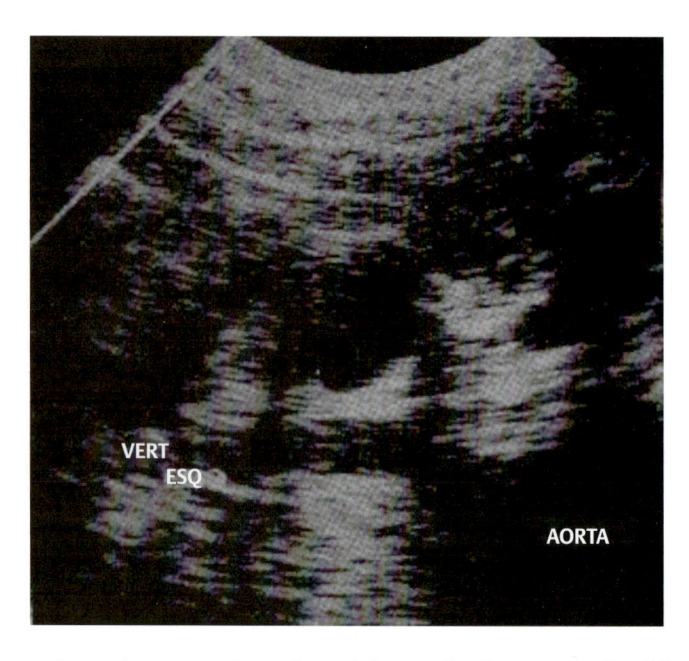

Outras alterações, tais como origem da artéria vertebral esquerda distal à artéria subclávia, ou com origem em carótida comum esquerda, e origem da artéria vertebral direita no arco aórtico, são mais raras.

Eventualmente poderemos observar a artéria vertebral ladeada por duas veias; no caso, a veia posterior é a que acompanha a artéria quando penetra na apófise transversa.

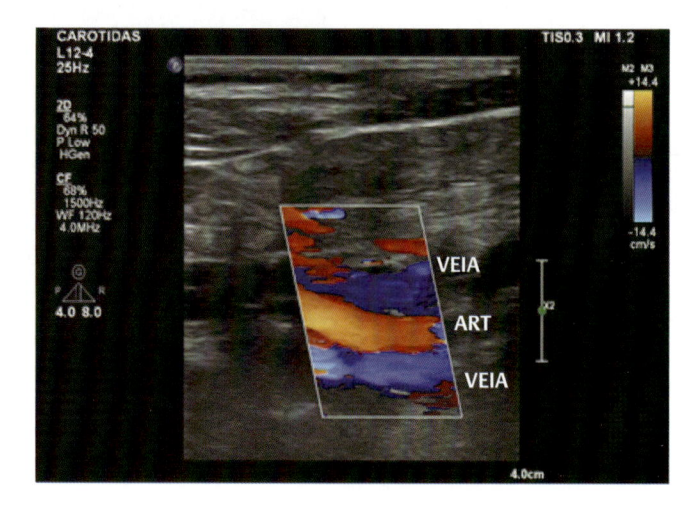

3.4 ESTUDO COM DOPPLER ESPECTRAL
3.4.1 Artérias Vertebrais

Ao Doppler pulsátil o padrão normal é de ondas com fluxo laminar, anterógrado, de baixa resistência, com VPS entre 20 e 60 cm/s no segmento V2 (neste caso VPS = 43 cm/s) e podendo variar de 30 a 100 cm/s na origem da vertebral.

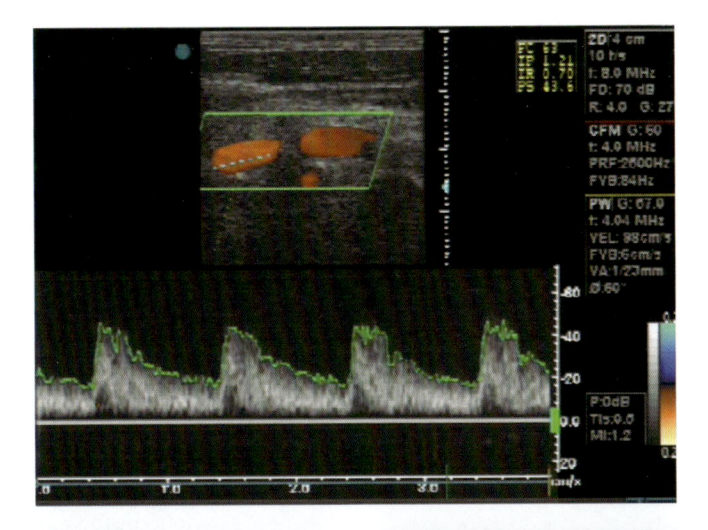

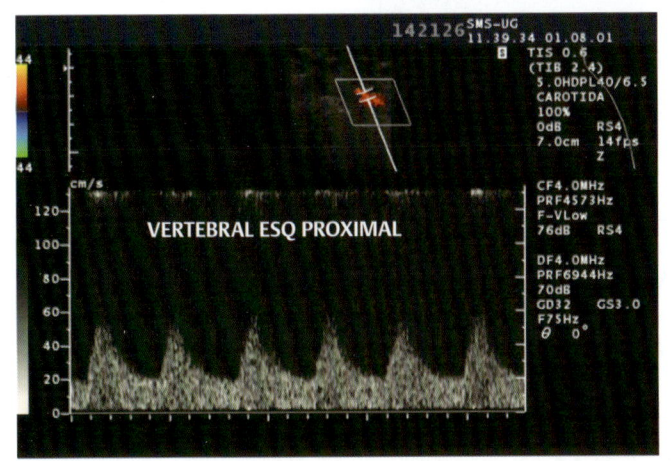

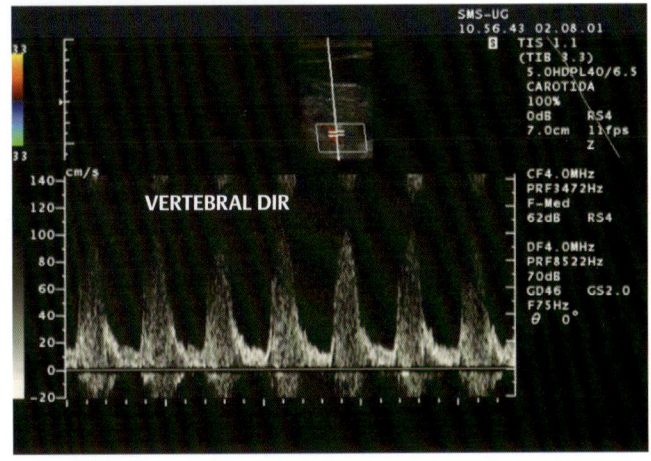

Em razão da frequente assimetria de diâmetro, há considerável diferença de VPS e índice de resistência (IR) entre vertebrais normais de um mesmo indivíduo, conforme já mostrado anteriormente.

Se as artérias vertebrais tiverem o mesmo calibre de ambos os lados, o padrão de resistência deve ser igual. A velocidade máxima normal não deve exceder 70 cm/s.

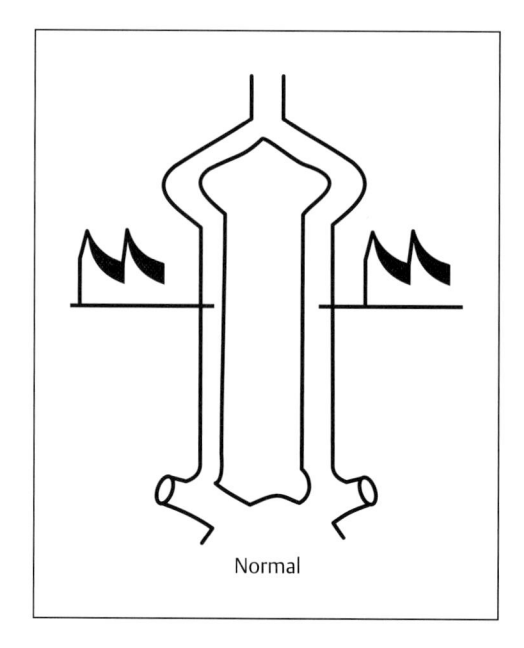

Nos casos de estenoses haverá aumento da velocidade no local da estenose e fluxo de menor amplitude distalmente à lesão.

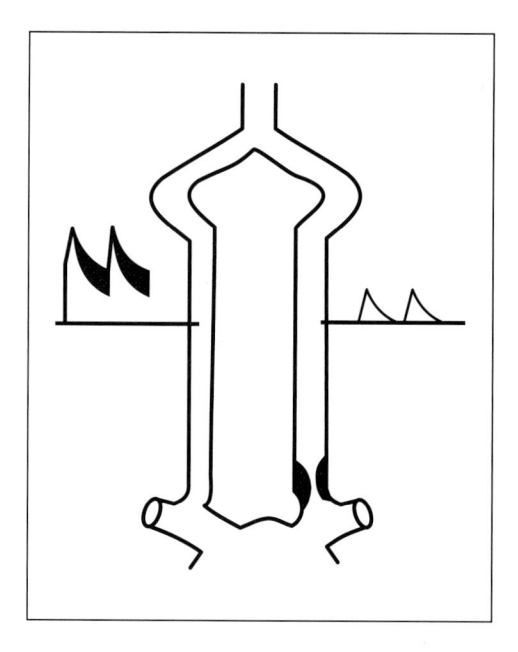

Nos casos de hipoplasia vemos que o fluxo terá baixa velocidade e apresentará padrão de resistência elevada.

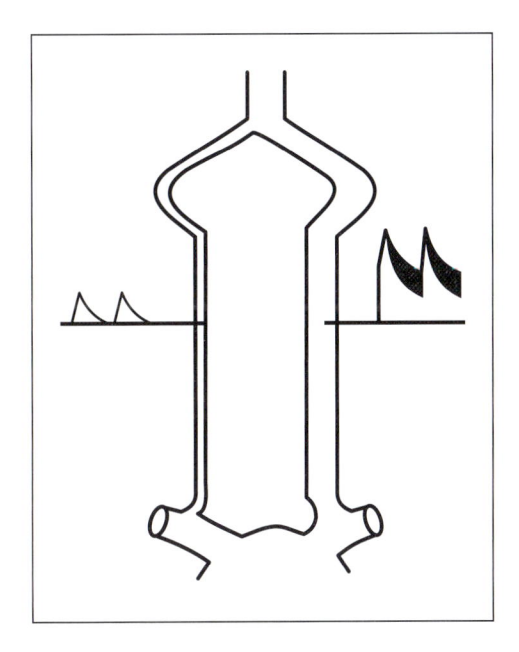

3.4.2 Artérias Subclávias

As artérias subclávias, como irrigam principalmente tecidos musculares, apresentam padrão de fluxo de alta resistência e com componente de fluxo diastólico negativo.

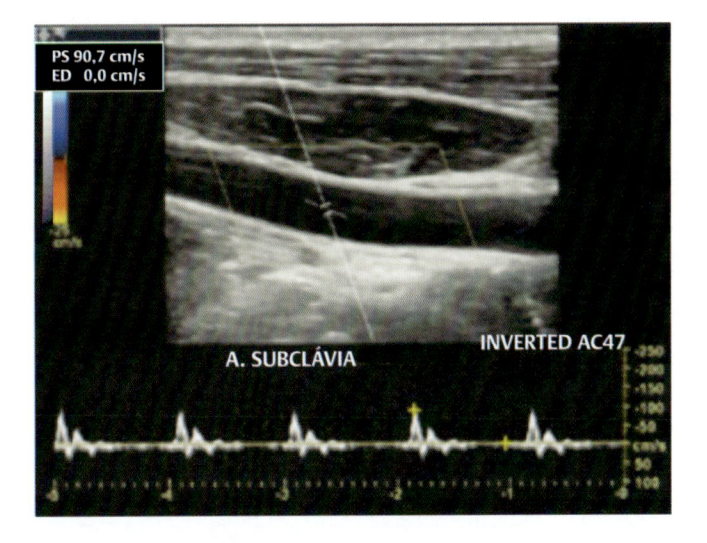

A VPS máxima normal está no limite de 150 cm/s.

Doppler em cores da artéria subclávia mostrando as fases sistólica (vermelho) e diastólica (azul). Neste caso, a fase diastólica é mais exuberante em decorrência da presença de regurgitação aórtica conforme mostrado por Spampinato et al.[8]

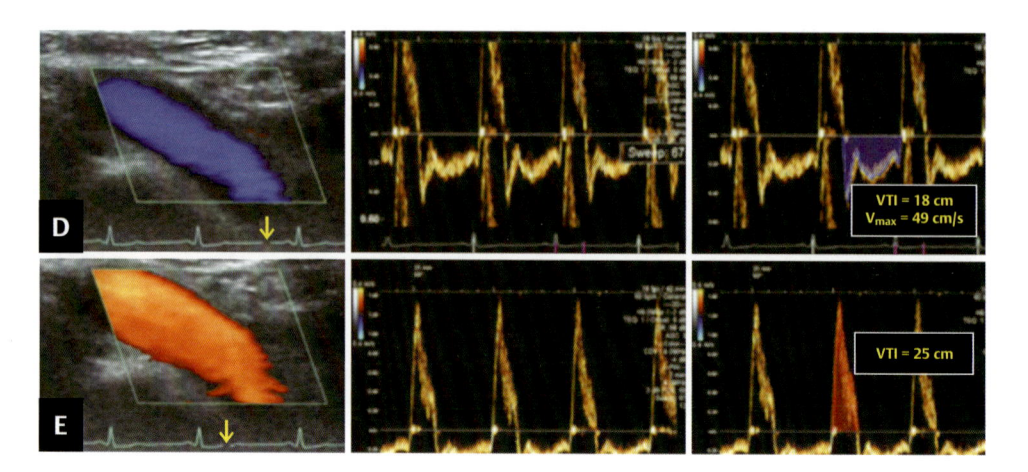

3.5 PATOLOGIAS DAS ARTÉRIAS VERTEBRAIS
3.5.1 Aterosclerose
3.5.1.1 Placas Ateroscleróticas

Aproximadamente 25% de todos os casos de AVC ocorrem no sistema vertebrobasilar, sendo 20% destes casos relacionados com a estenose da porção proximal da artéria vertebral, segundo Antoniou et al.[9]

Conforme Flossmann et al. e Bamford et al., o risco de recorrência do AVC pela lesão na artéria vertebral é muito maior que o risco de recorrência nas lesões das carótidas, especialmente na fase aguda.[10,11] Em consequência a isto, a colocação de *stents* na artéria vertebral vem sendo cada vez mais realizada para tratar estenoses superiores a 50% na vertebral e para prevenir AVCs recorrentes como preconiza Stayman et al.[12]

O ECD tem um importante papel no diagnóstico e no seguimento dos pacientes com estenose da artéria vertebral, em comparação com a ângio-TC, RM e angiografia com subtração digital, por causa das vantagens do baixo custo, ausência de contraste venoso e pela ampla facilidade de realizar o EDC, considerando que em pelo menos 90% dos caso o EDC detecta a estenose na origem das vertebrais, segundo de Bray et al.[13]

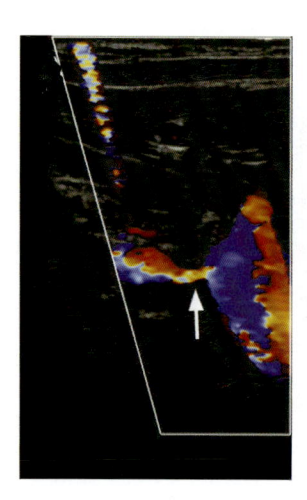

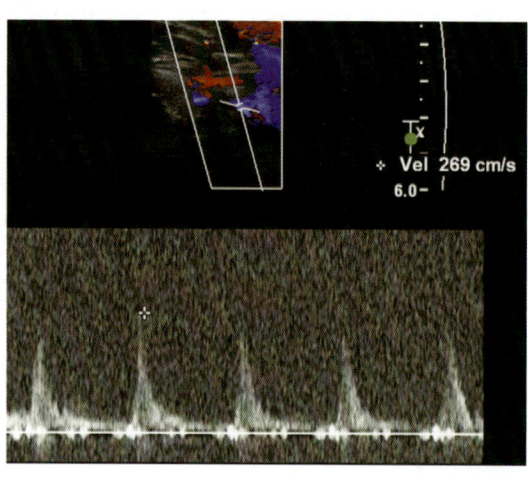

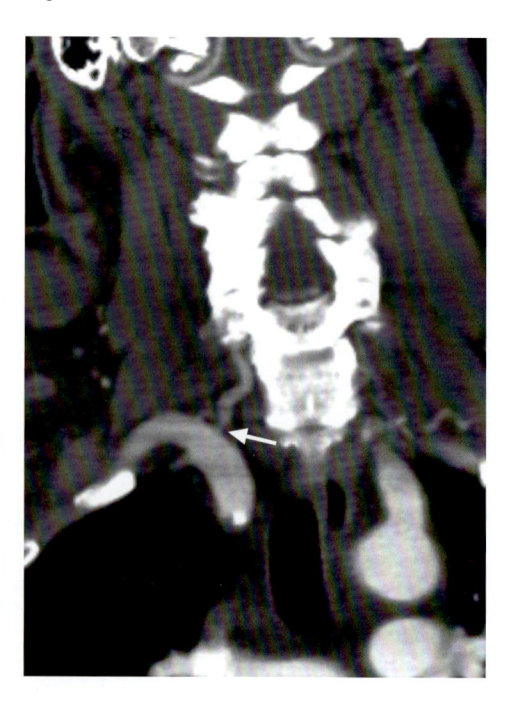

3.5.1.1.1 Placa na Origem

O local mais frequente das placas se alojarem é na porção proximal das artérias vertebrais, correspondendo ao segmento V0 e início do segmento V1.

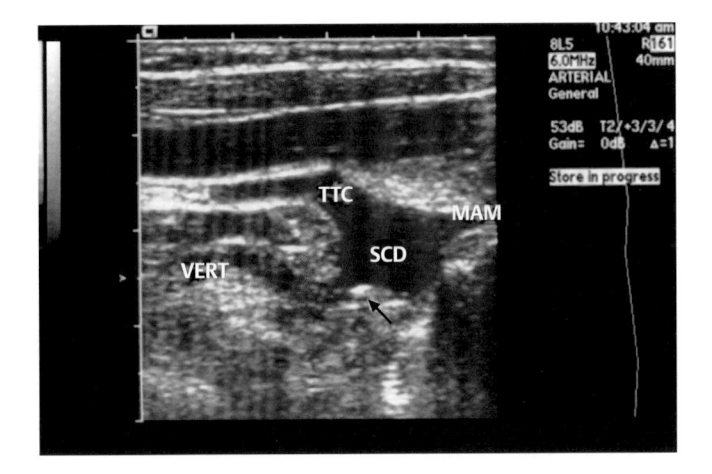

A importância da boa identificação das vertebrais decorre de ser a região onde as placas ateroscleróticas se formam em maior frequência.

Placa aterosclerótica com sinais de calcificação e inferior a 50%, no segmento V0 da artéria vertebral direita.

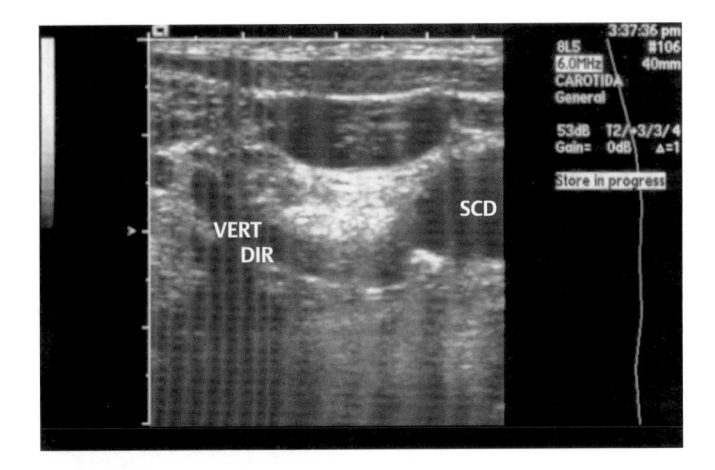

Placas não obstrutivas, fibrocálcicas e de superfícies irregulares, na origem da vertebral direita e na transição do TBC para a vertebral.

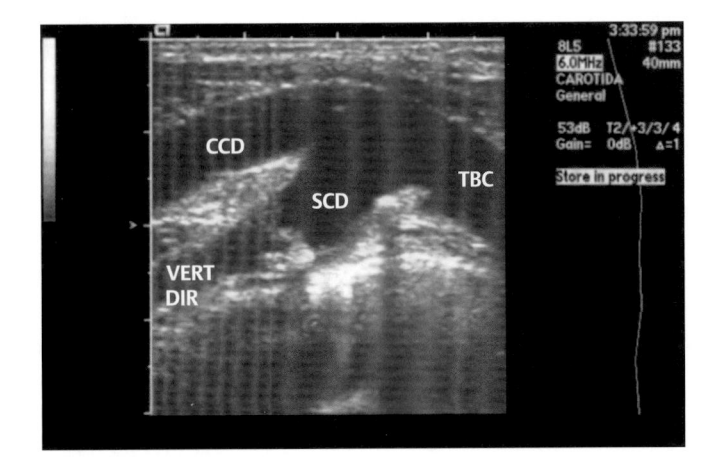

A placa pode também se localizar na parte proximal do segmento V1.

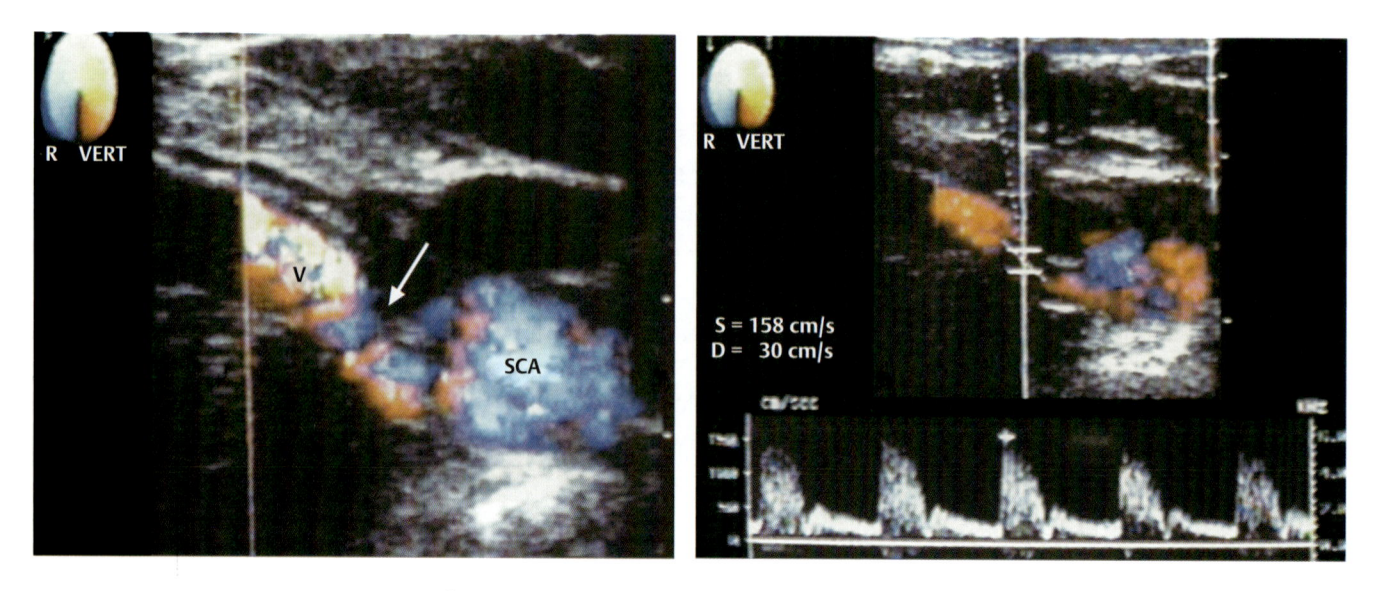

Embora menos frequentemente, podemos identificar placas ao longo do segmento V1. Nesta foto podemos observar fluxo turbulento com formação de mosaico de cores imediatamente antes da artéria vertebral penetrar no forame da apófise transversa de C6.

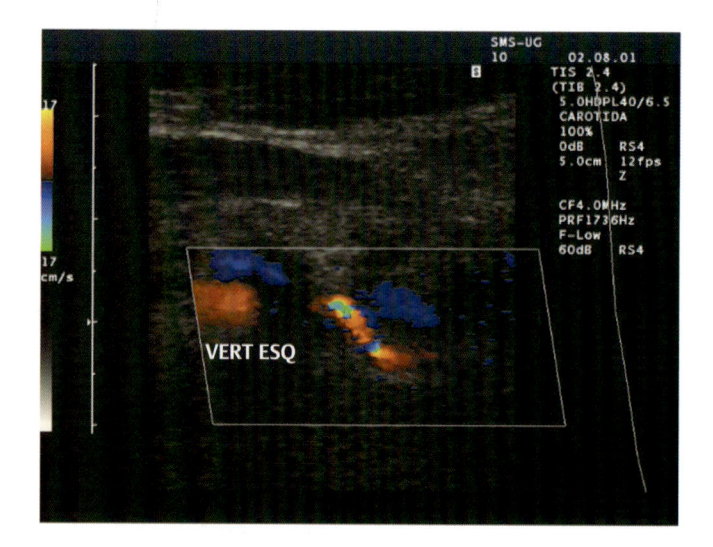

O Doppler espectral mostra-nos fluxo proximal de velocidade normal e fluxo distal, na região da lesão, de velocidade aumentada.

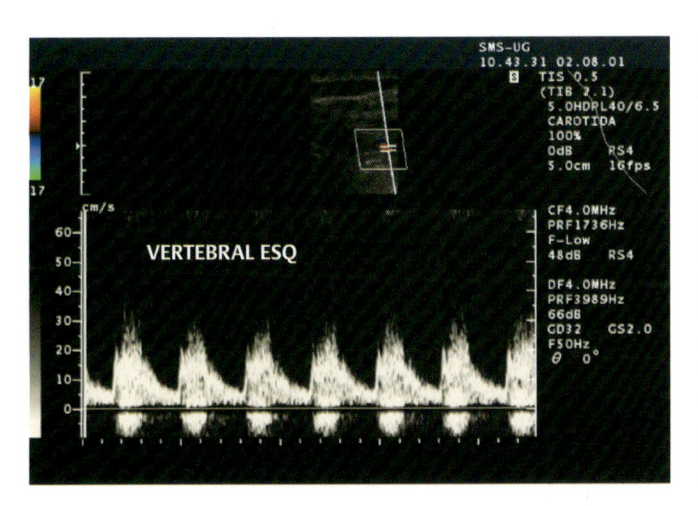

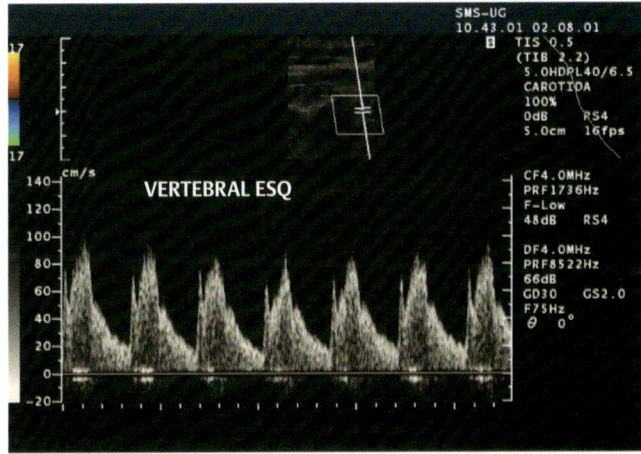

3.5.1.1.2 Placa Distal

O segmento V4 é o segundo sítio mais frequente de instalação das placas ateroscleróticas, elas, porém, só são identificadas pelo eco transcraniano.

Na avaliação do segmento V4, não visualizável ao exame convencional (segmento V4 intracraniano), os achados são indiretos e correlacionam-se com o nível da estenose e emergência do ramo cerebelar posterior inferior (ACPI).

Nas estenoses pré-emergência do ramo cerebelar posterior inferior (pré-ACPI) as curvas espectrais apresentam velocidades reduzidas e padrão de resistência elevada registradas nos segmentos V1-V2.

Estenose após emergência do ramo cerebelar posterior inferior (pós-ACPI) não causa alteração de fluxo, pois há desvio para o cerebelo. Nesses casos, o estudo com DTC torna-se indispensável para o diagnóstico.

Menos frequentemente identificamos placas na transição do segmento V2 para V3.

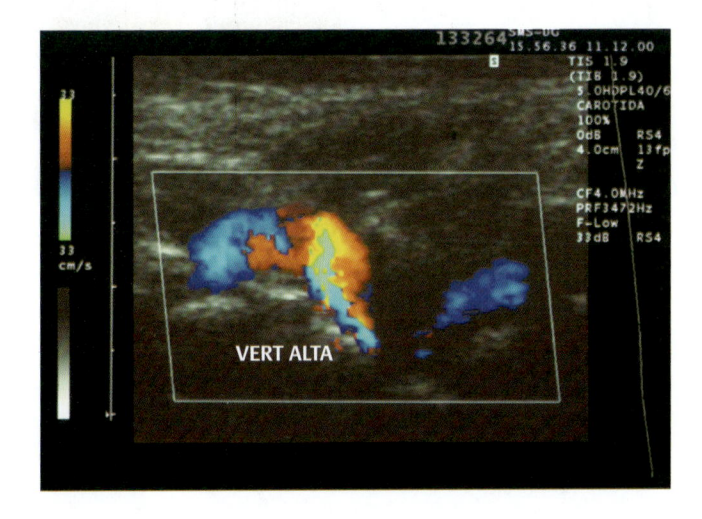

3.5.1.2 Quantificação das Obstruções

A velocidade de fluxo sistólico normal nas artérias vertebrais varia entre 30-40 cm/s no segmento V2 e entre 60-80 cm/s no segmento V0.

Para a quantificação das estenoses de artérias vertebrais devemos subdividi-las em proximais (V0 e V1) e distais. As estenoses proximais (V0-V1) têm seu diagnóstico no aumento de velocidades de fluxo no local da lesão.

A quantificação é feita de acordo com a proposta de Hua *et al.*[14]

% Estenose	VPS (cm/s)	VDS (cm/s)	IVV
< 50	> 85	> 27	> 1,3
50-69	> 140	> 35	> 2,1
70-99	> 210	> 55	> 4

Estenoses dos demais segmentos devem ser avaliadas pela US baseando-se em análise multiparamétrica como turbulência ao Doppler em cores, aumento localizado das velocidades de fluxo, aumento dos índices de velocidade e amortecimento do fluxo distal, uma vez que não existem tabelas de quantificação das estenoses para esses segmentos.

3.5.1.2.1 Obstrução < 50%

Placa predominantemente lipídica na parede posterior da vertebral esquerda, em sua origem, ocupando menos de 50% da luz do vaso e velocidade de fluxo normal.

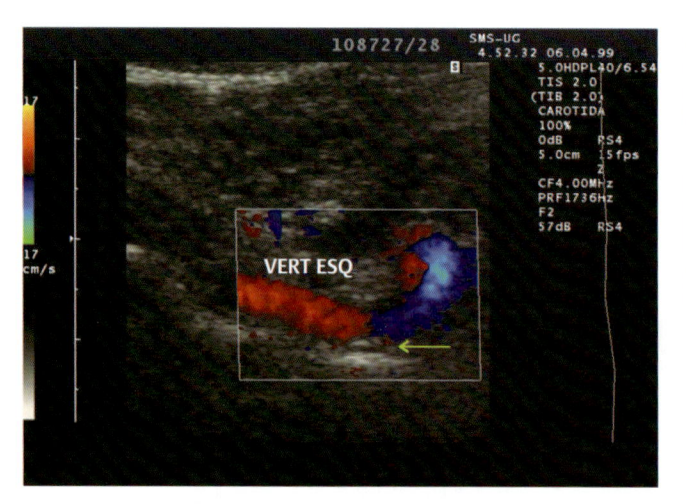

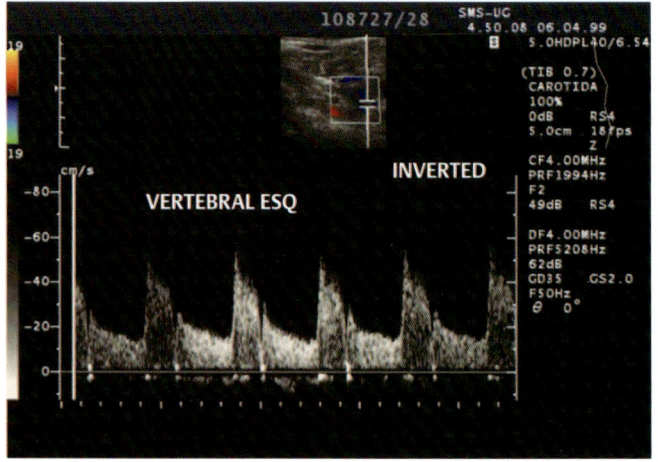

Placa circular na origem da vertebral (vemos a placa tanto na parede anterior quanto na posterior) e velocidade de fluxo aumentada (115 cm/s).

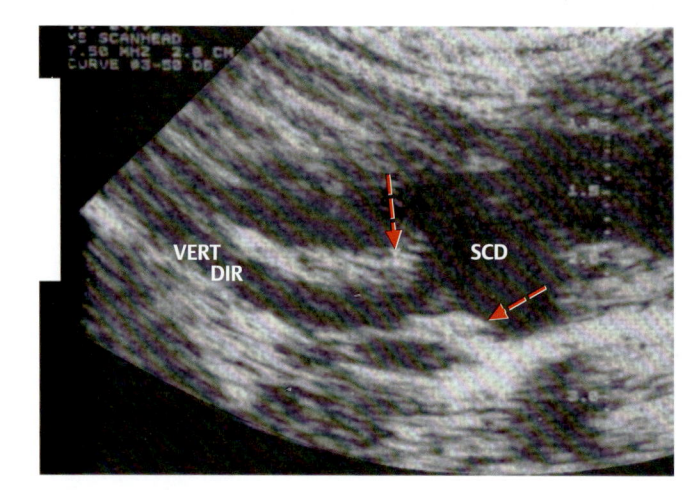

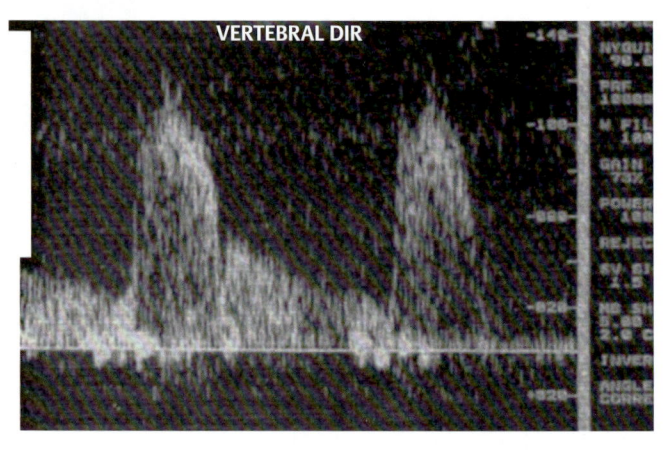

ARTÉRIAS VERTEBRAIS E SUBCLÁVIAS

Placa aterosclerótica de baixa densidade na origem da vertebral esquerda causando aparecimento de mosaico no fluxo.

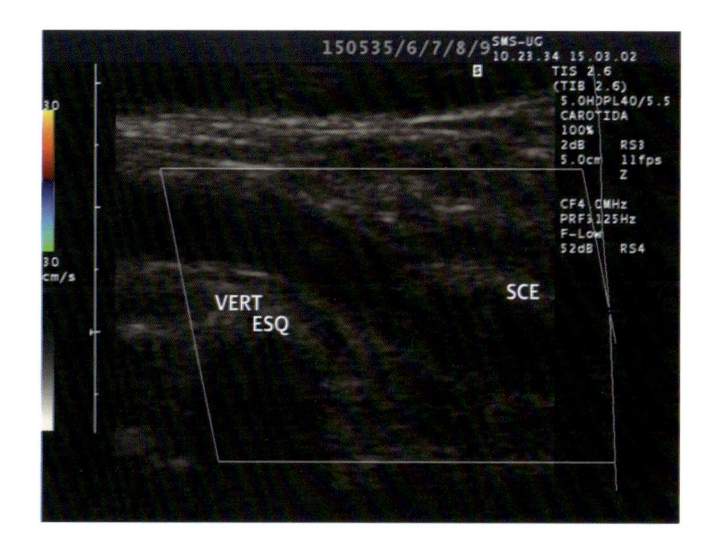

Pelo Doppler espectral podemos verificar velocidade de fluxo de 115 cm/s.

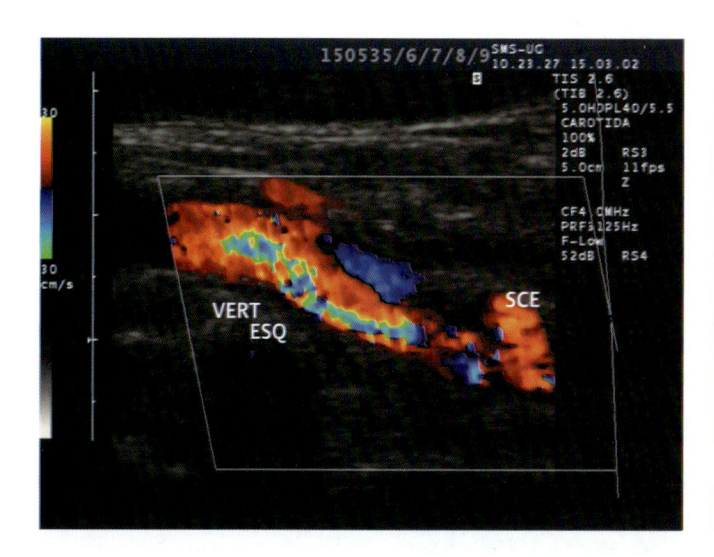

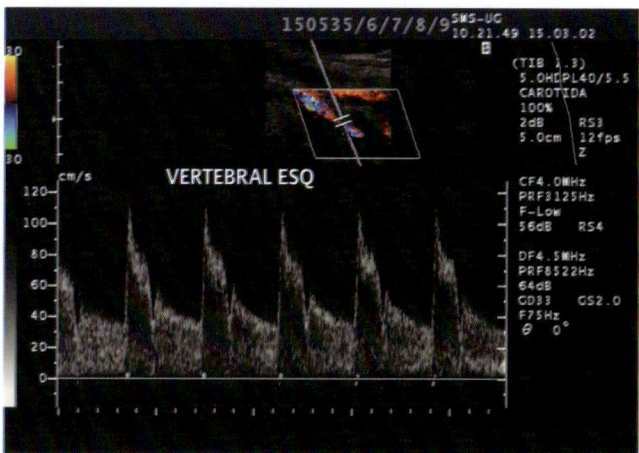

Neste outro caso vemos uma apresentação menos comum das placas nas artérias vertebrais, assim sendo temos uma placa de forma "esférica" localizada no terço distal do segmento V1, ocupando menos que 50% da luz arterial.

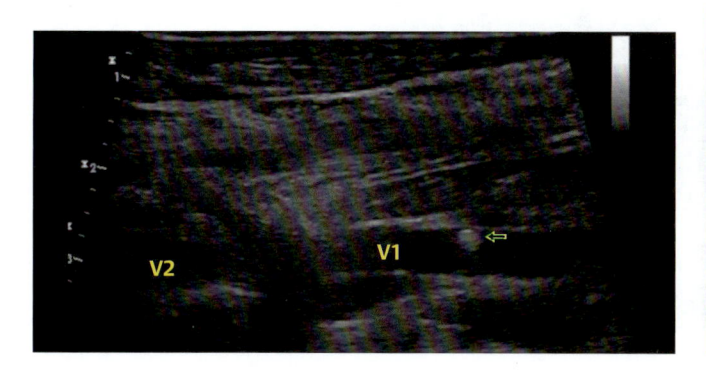

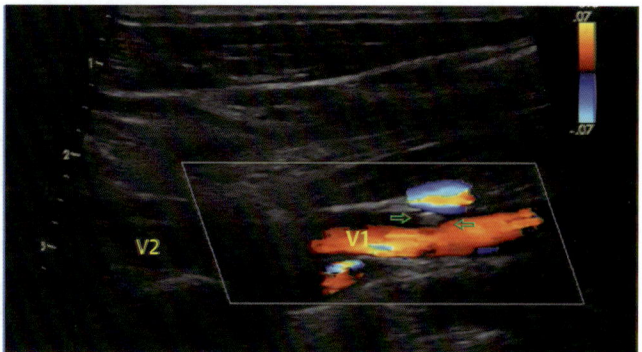

3.5.1.2.2 Obstrução entre 50-69%

Obstruções caracterizadas por apresentarem fluxos com velocidades superiores a 140 cm/s e inferiores a 210 cm/s.

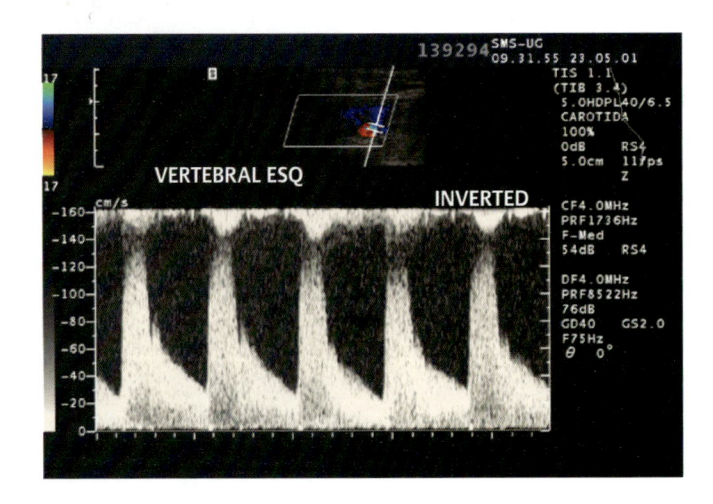

Placas ateroscleróticas de baixa densidade na origem da vertebral esquerda causando obstrução e gerando fluxo com velocidade de 160 cm/s.

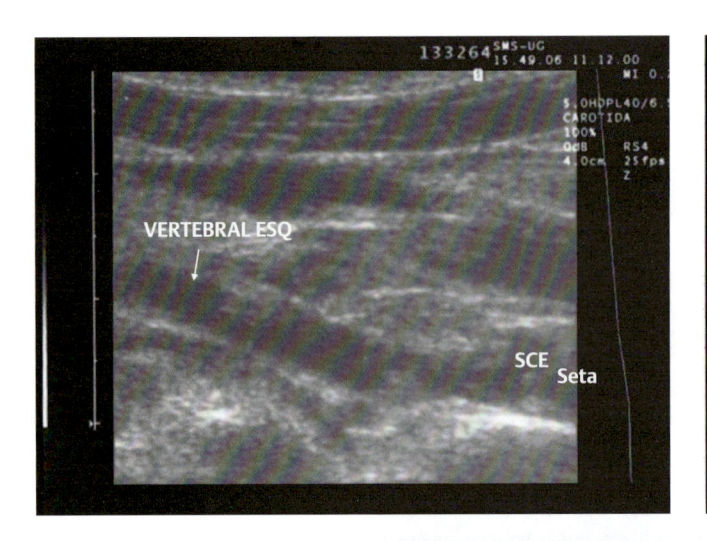

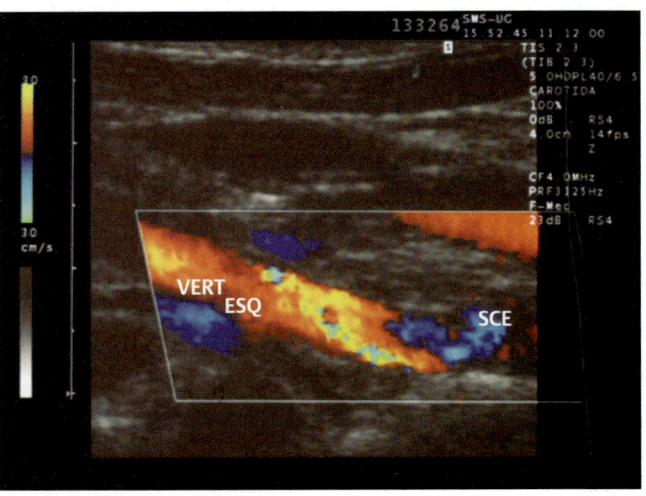

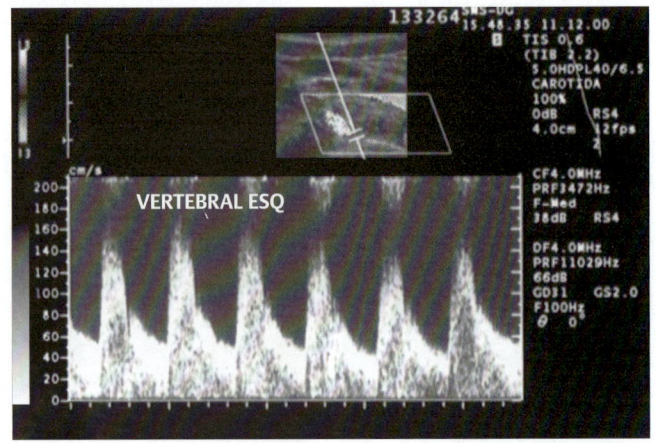

ARTÉRIAS VERTEBRAIS E SUBCLÁVIAS

Fluxo em mosaico na porção média da vertebral direita.

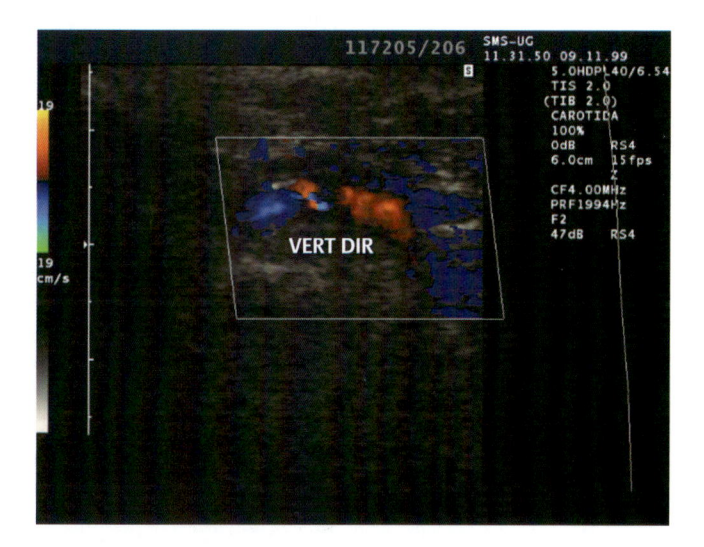

Na origem da vertebral o fluxo tem velocidade normal.

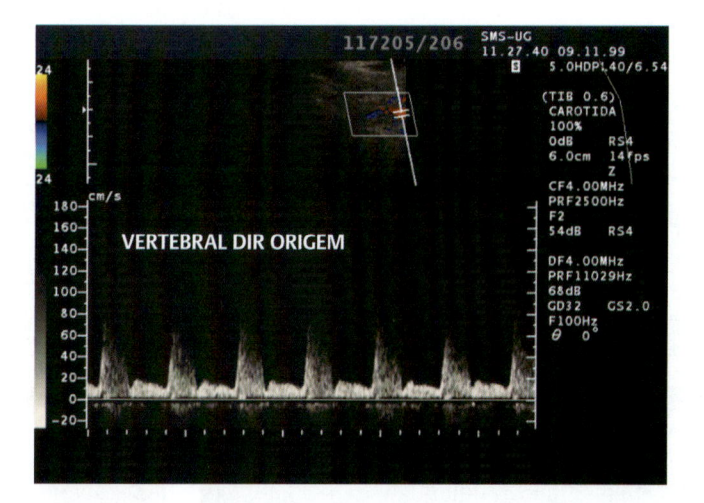

Quando avaliamos a velocidade no ponto de formação do mosaico, na região média da vertebral, vemos fluxo com velocidade de 160 cm/s, compatível com obstrução entre 50-69%.

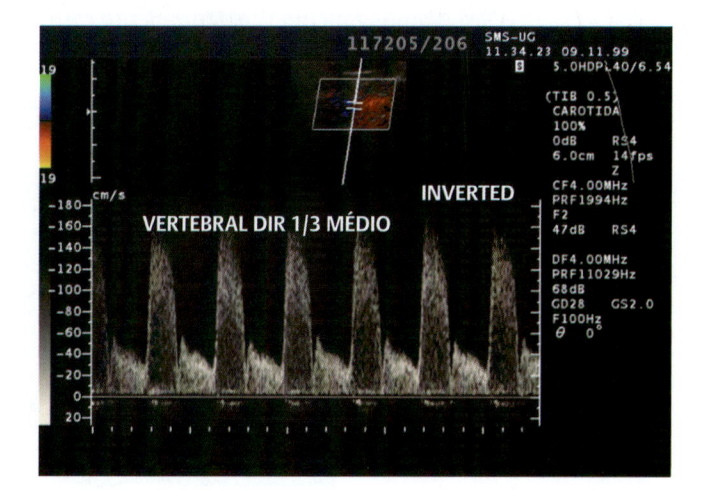

Já ao avaliarmos o fluxo na porção distal vamos observar o fluxo de baixa velocidade.

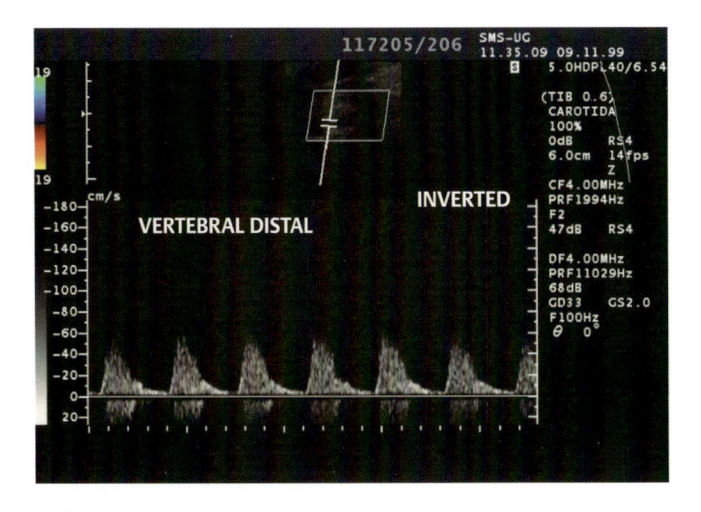

Obstrução na porção proximal acometendo mais que 50% da luz do vaso, gerando fluxo turbulento e de VPS = 158 cm/s.

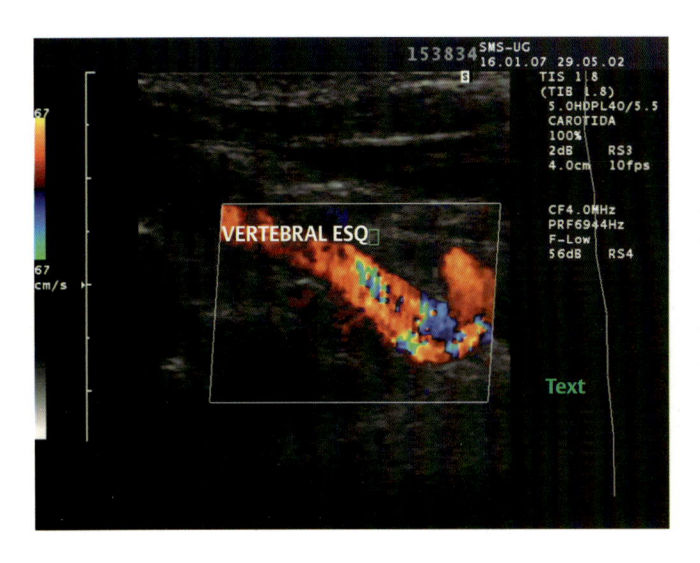

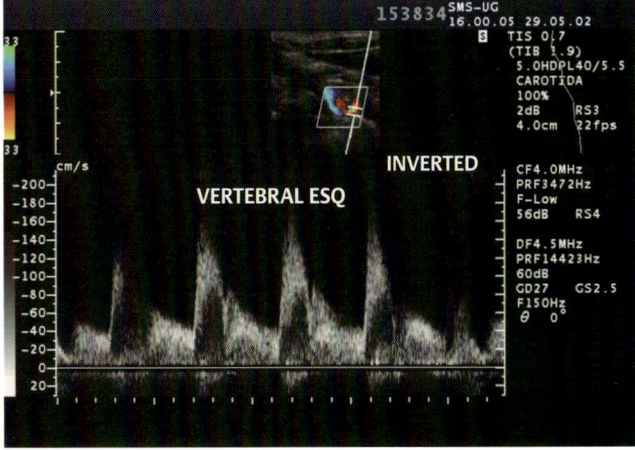

3.5.1.2.3 Obstrução entre 70-99%
Observamos aqui um fluxo turbulento com formação de mosaico na origem da vertebral direita.

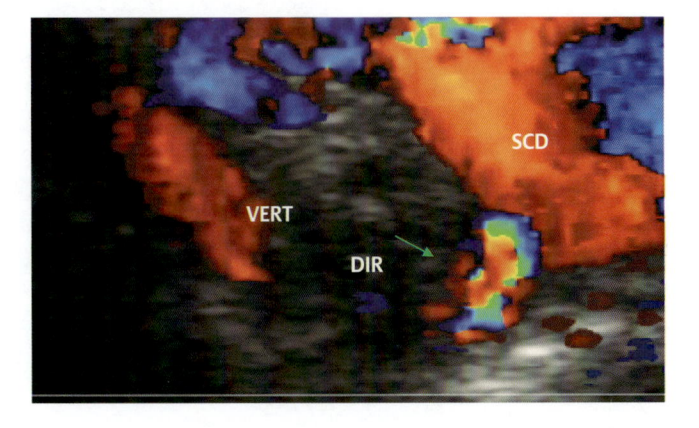

O fluxo espectral mostra velocidade superior a 200 cm/s evidenciando ser uma estenose importante com redução da luz arterial superior a 70%.

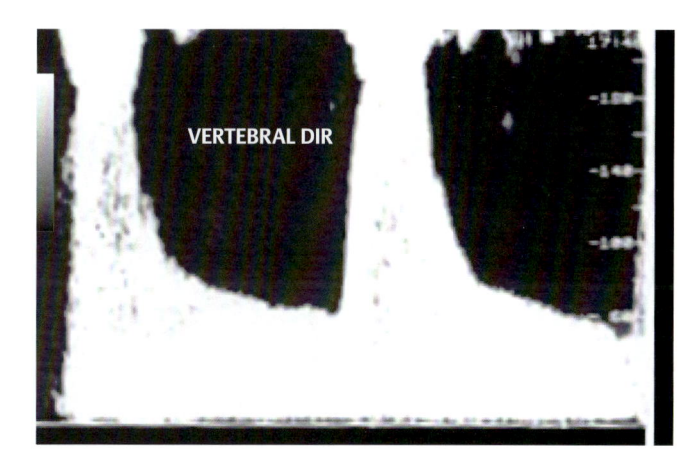

Neste outro caso vemos uma obstrução no segmento V1 por meio do Doppler em cores e do Power-Doppler. O Doppler espectral mostrando VPS de 230 cm/s demonstra uma lesão importante, o que foi posteriormente confirmado pela angiografia.

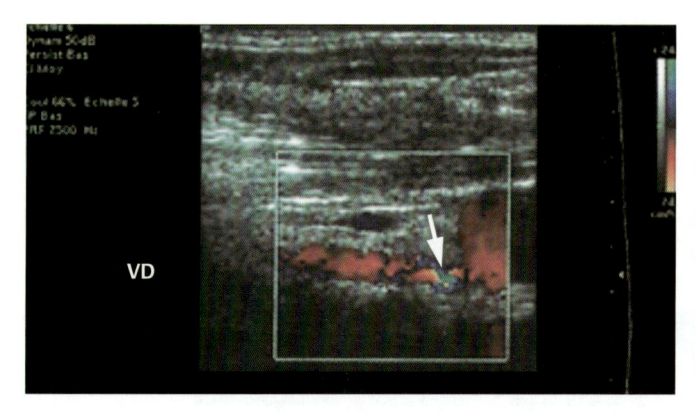

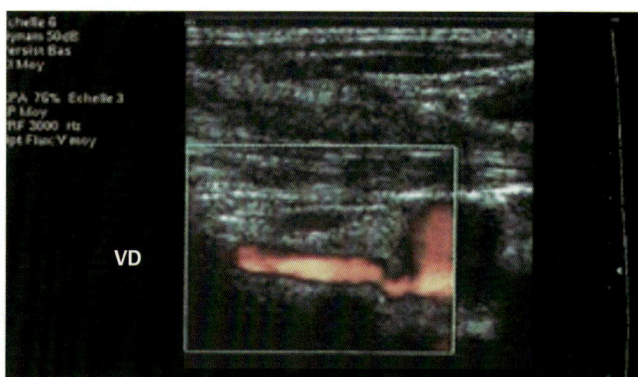

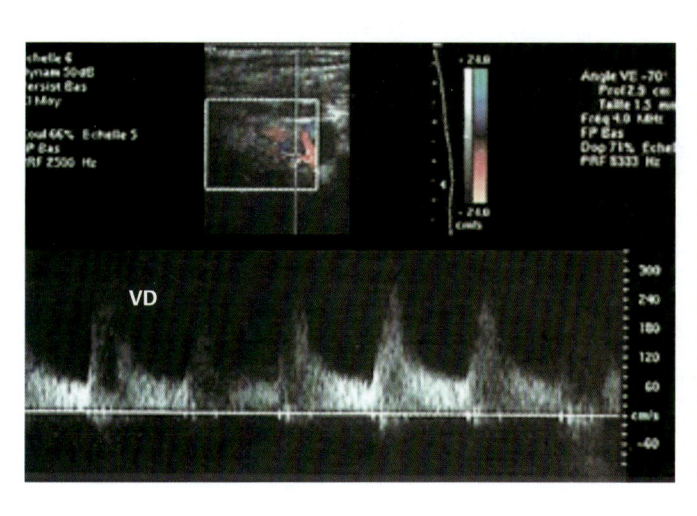

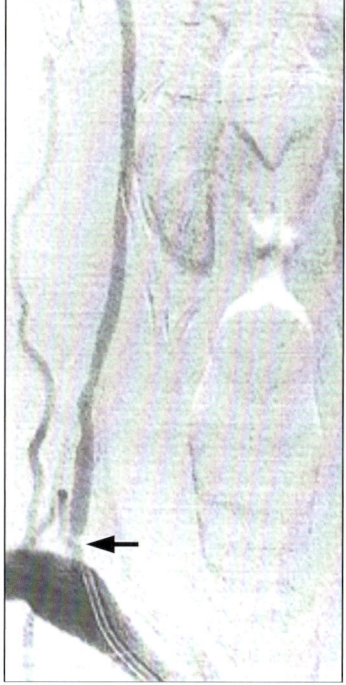

Utilizando-se o critério do NASCET temos aqui uma placa próxima da vertebral causando redução da luz arterial superior a 70%.

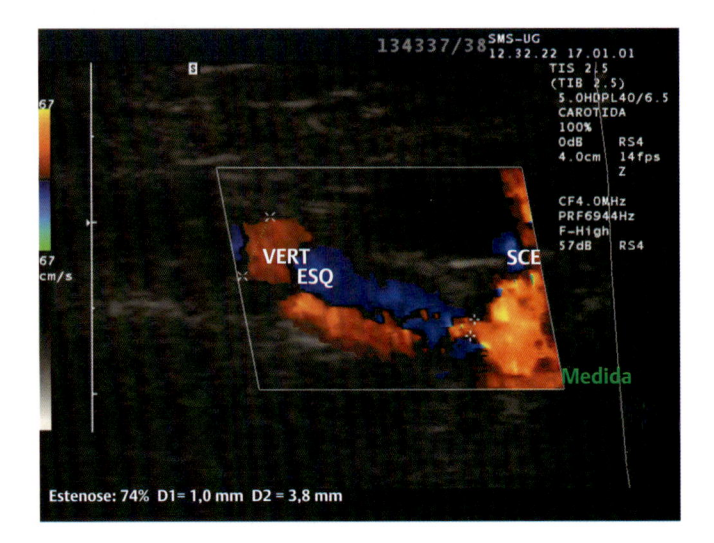

3.5.1.2.4 Oclusão

Para a obtenção de diagnóstico acurado de obstrução da artéria vertebral é fundamental que as suas origens nas artérias subclávias sejam visibilizadas, destaca Lusiani *et al.*, pois, como demonstraram em estudo comparativo com angiografia, esta é a região mais comumente envolvida nas oclusões.[15] O segundo ponto mais acometido de lesões nas vertebrais está no segmento V4, que pode ser identificado pelo exame transcraniano.

A incapacidade de visibilizar uma artéria vertebral e o seu fluxo sugere a oclusão do vaso, porém isto não é conclusivo, pois eventualmente podemos ter um vaso hipoplásico com baixo fluxo, não identificado pelo Doppler.

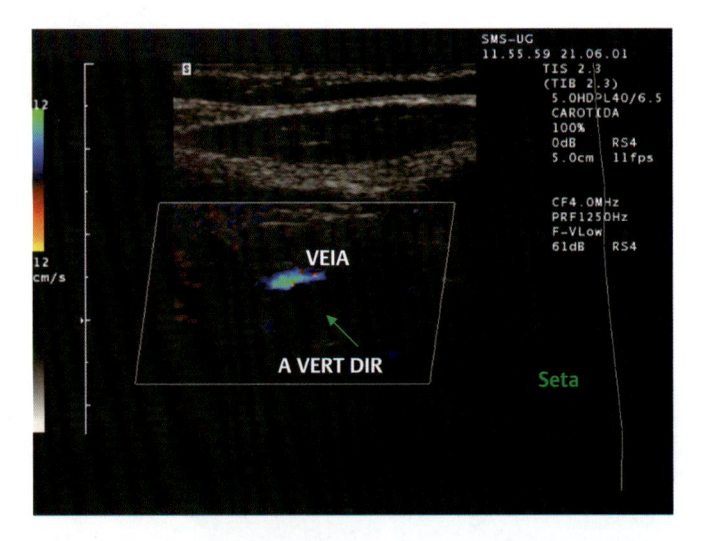

Nos casos onde a artéria é bem identificada, mas não se detecta fluxo, devemos buscar a identificação de fluxo na veia vertebral, que quando presente nos corrobora a boa técnica no exame e confirma a ausência de fluxo na artéria.

Os achados variam de acordo com o nível da oclusão, conforme mostrado nas figuras a seguir, onde são demonstradas as possíveis curvas espectrais de acordo com o nível da oclusão. Não raro, uma vertebral ocluída em sua origem pode reabitar em seu segmento distal através de circuitos anastomóticos bem definidos segundo Nagahata *et al.* e Saito *et al.*[16,17] Essa possibilidade deve ser pesquisada por meio do estudo dos segmentos extracranianos distais.

ARTÉRIAS VERTEBRAIS E SUBCLÁVIAS

Na excelente revisão de Freire *et al.* buscamos exemplos ilustrativos de oclusões no sistema vertebral.[1] Numa oclusão proximal, pode haver reabitação distal do fluxo (V2-V3) através de colaterais como ramos tireocervicais, rede anastomótica de Bosniak ou Mirabile, segundo Vicenzini *et al.* e Nagahata *et al.*[2,16,18]

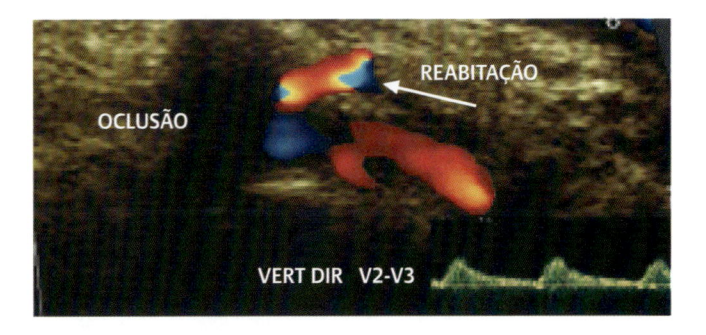

Quando a oclusão distal está numa região pré-artéria cerebelar inferior (ACPI), observamos fluxo de baixa amplitude e alta resistência, sem componente diastólico.

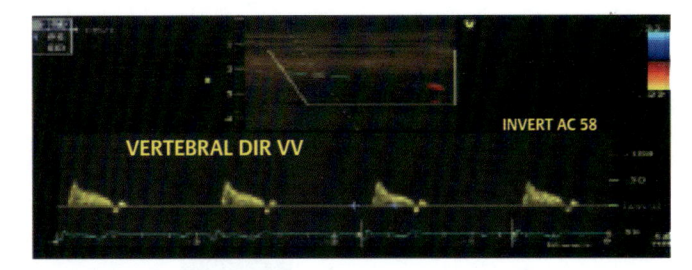

Quando a oclusão do segmento de V4 ocorre após a ACPI, o fluxo com padrão normal progride pela ACPI que irriga o cerebelo.

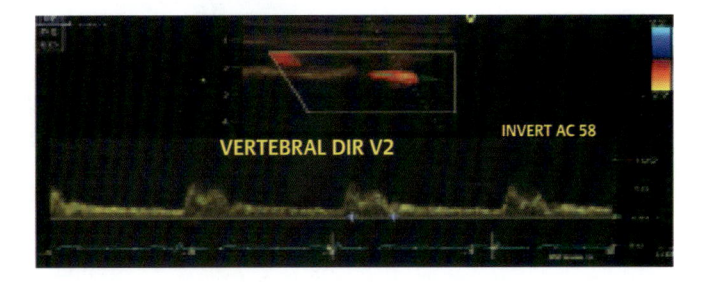

Quando a oclusão ocorre na basilar, as curvas espectrais nas vertebrais refletem o padrão de oclusão distal.

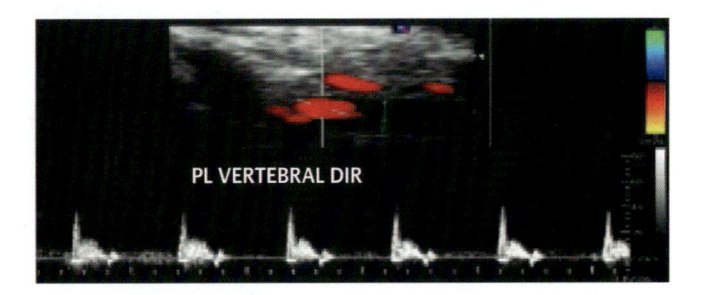

3.5.2 Lesão Não Aterosclerótica

3.5.2.1 Arterite

Entre os raros casos de arterite comprometento as artérias vertebrais, os mais frequentes são as arterites por células gigantes. Dentre os pacientes que vão a óbito na fase aguda observa-se o envolvimento das artérias temporal superficial, vertebral e oftálmica, sendo poupadas as carótidas, a central da retina e as artérias intracranianas, segundo Wilkinson *et al.* e Graham *et al.*[19,20]

O diagnóstico pela ecografia é incomum.

3.5.2.2 Aneurisma

Aneurismas envolvendo a circulação cervical posterior são extremamente raros. O limitado conhecimento encontrado na literatura é com base na descrição de casos, o que impossibilita que sejam estabelecidas condutas apropriadas para o manuseio destes pacientes.

A maioria dos casos de aneurismas de artérias vertebrais é resultante de traumas na cabeça ou pescoço, geralmente na forma de lesões penetrantes que resultam em lesões focais e pseudoaneurismas ou lesões que promovam dissecção e subsequente dilatação aneurismática.

Há descrição de casos de dissecção espontânea da artéria vertebral, e as dissecções iatrogênicas nas intervenções endovasculares, displasia arterial, colagenoses e irradiação da cabeça e pescoço também são citadas como causas, segundo Stanley *et al.*[21]

Suzuki *et al.* apresentaram caso de paciente com sintomas compatíveis com compressão da raiz do nervo em C3.[22]

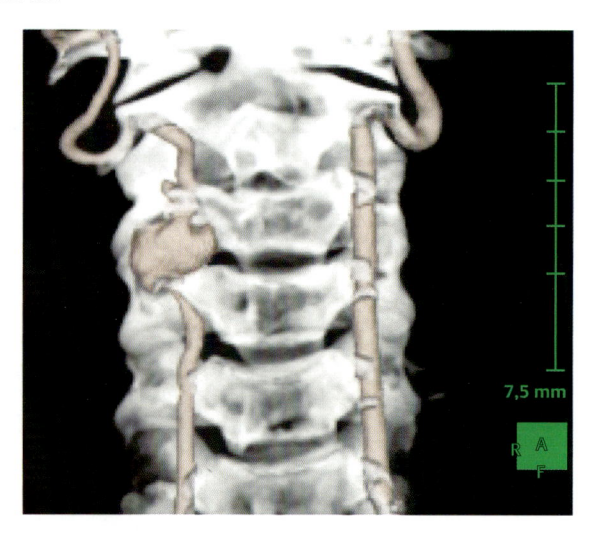

Foram feitas RM e angiografia digital sendo identificado aneurisma na vertebral direita na altura de C3-C4.

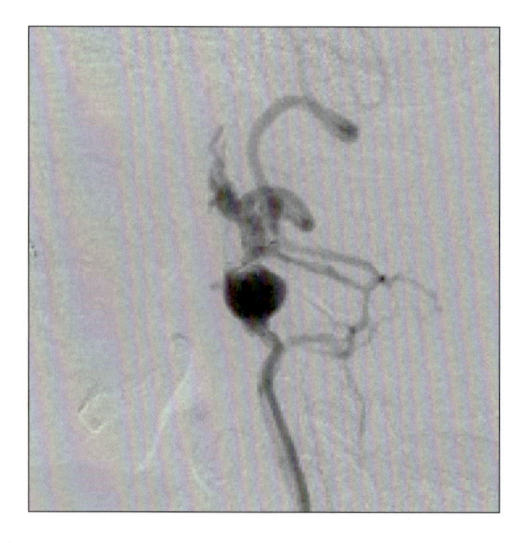

A correção foi cirúrgica.

Gunabushanam *et al.* apresentaram interessante no caso de uma paciente de 42 anos que desenvolveu alterações visuais após trauma no pescoço.[23] O EDC mostra marcada dilatação da artéria vertebral direita (**a-c**). Pelo Doppler em cores vemos fluxo nesta estrutura (**d**). Pela TC (angiografia e reconstrução 3D) foi evidenciado o pseudoaneurisma (**e, f**). A paciente foi tratada de forma conservadora e após 4 anos foi repetido o EDC que evidenciou trombos no interior do pseudoaneurisma e fluxo residual.

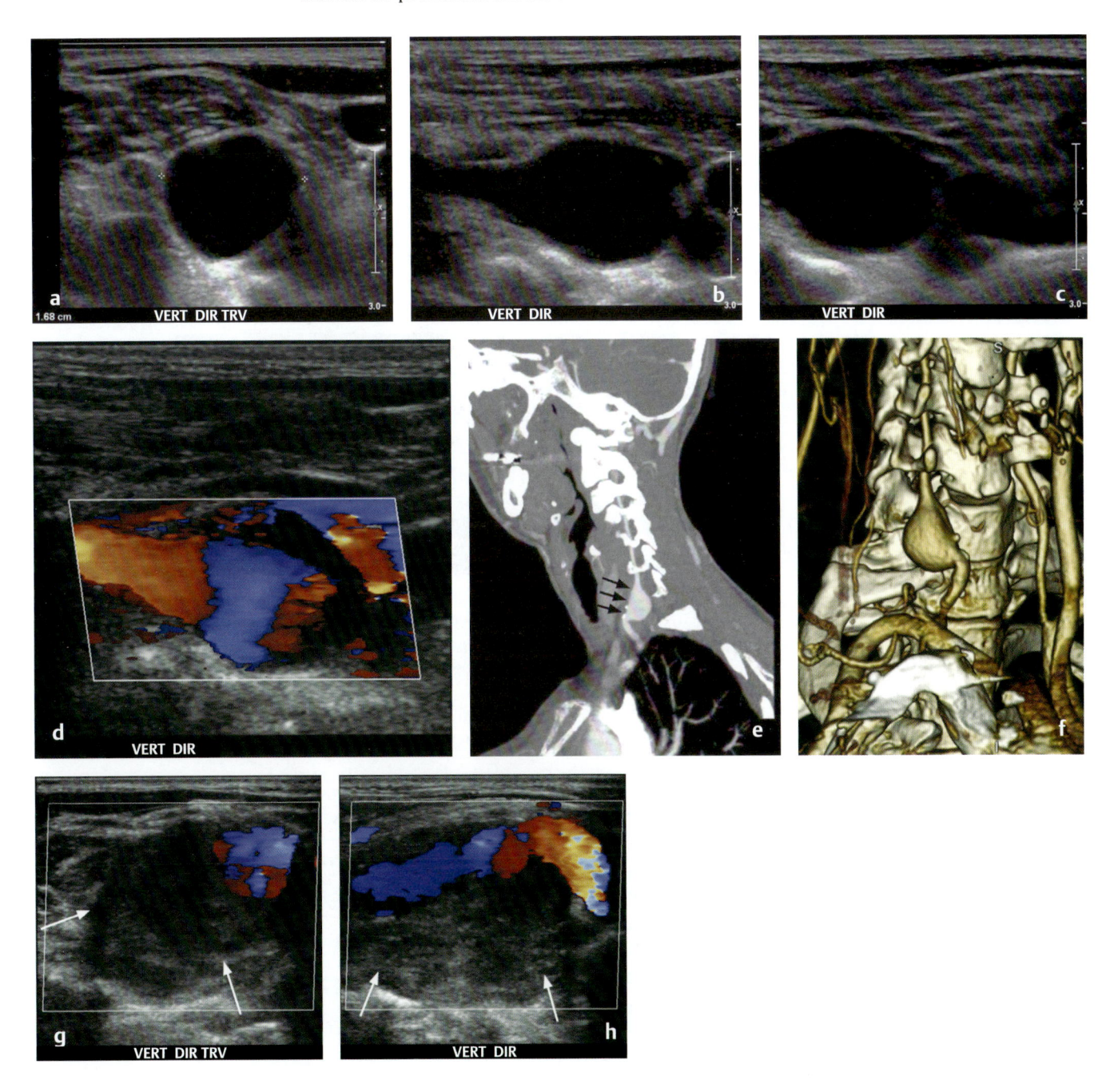

3.5.2.3 Dissecção

A dissecção da artéria vertebral (DAV) é uma condição rara, com incidência estimada em 1-5 casos para 100.000 indivíduos. Tem seu diagnóstico estabelecido em função dos sintomas clínicos (hemorragia subaracnoide ou AVC isquêmico no território da circulação posterior resultando em severas alterações neurológicas) e dos exames de imagens, segundo Kobayashi *et al.*[24]

A DAV pode ser precipitada por exercícios ou traumas no pescoço, podendo ocorrer sem eventos desencadeantes em pacientes com doenças sistêmicas tais como displasia fibromuscular, síndrome de Ehlers-Danlos, arterites e doença de Marfan.

Yang *et al.* citam que os exames com ultrassom têm sido de grande utilidade no diagnóstico da DAV em virtude da difusão dos equipamentos e a qualidade diagnóstica.[25] Sobre os outros exames de imagem o US tem a grande vantagem por fornecer visão direta da lesão, acurácia e baixo custo.

A imagem da dissecção da artéria vertebral é similar a da dissecção na carótida, embora seja mais focal, assim como a formação de pseudoaneurismas é mais rara. O pronto reconhecimento desta condição é importante, pois pode evitar a formação de trombos e a consequente embolização para a artéria basilar e seus ramos, prevenindo graves acidentes neurológicos.

Dissecção com hematoma intramural é a forma mais comum de DAV de acordo com Kwon *et al.* e Gobin-Meteil *et al.* nos diagnósticos por US.[26,27]

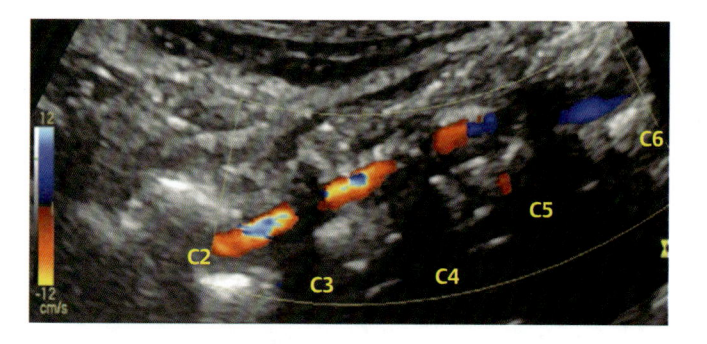

A localização da dissecção é definida em função das bases anatômicas, sendo mais comum de se estudar pelo eco-Doppler os segmentos V1 e V2.

De acordo com a fisiopatologia da dissecção arterial, os achados ecográficos são classificados em 4 subtipos.

Subtipo 1 foi definido como dissecção com hematoma intramural, que é caracterizado pelo hematoma intramural com ou sem estenose da luz.

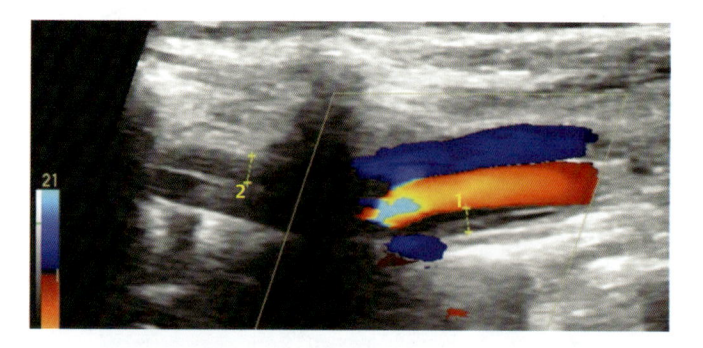

Neste subtipo o espessamento da parede pode-se apresentar hipoecoico, isoecoico ou hiperecoico, que se correlaciona com o tempo da dissecção.

Subtipo 2 é definido como uma dissecção com duplo lúmen.

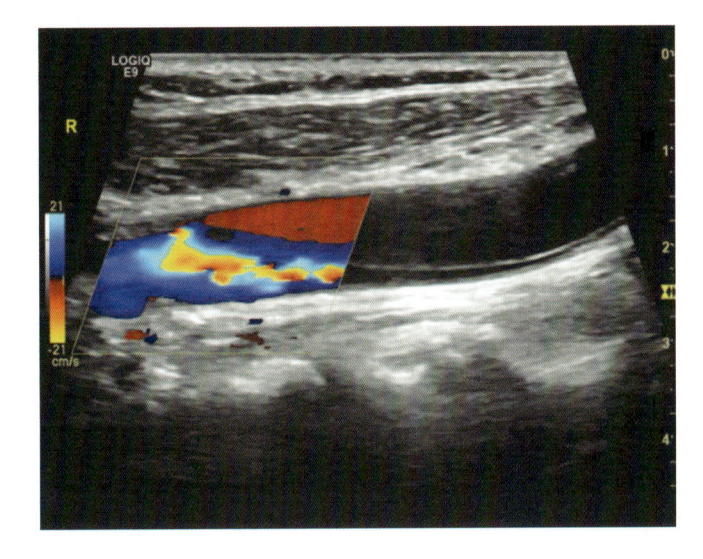

Neste subtipo há uma membrana que separa o falso lúmen do lúmen verdadeiro, e, geralmente, há concomitância de dilatação do vaso. O Doppler em cores mostra dois fluxos que podem ser de cores diferentes (dissecção com um orifício) ou iguais, quando a dissecção tem entrada e saída.

Subtipo 3 foi definido como uma dissecção caracterizada pelo lúmen ocluído. Pode haver uma oclusão localizada ou uma oclusão ampla.

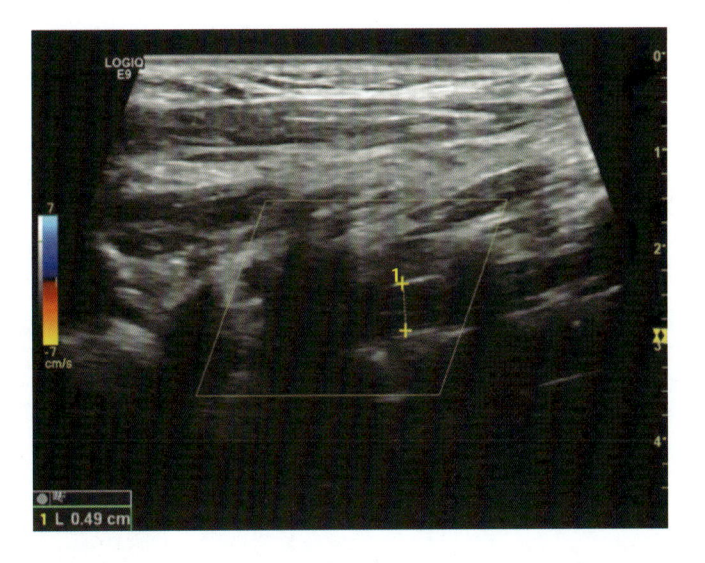

Neste subtipo o US revela uma membrana na imagem homogênea/heterogênea que preenche o lúmen. O Doppler em cores não consegue determinar a presença de fluxo.

Subtipo 4 foi definido como aneurisma dissecante, caracterizado pela dilatação vascular. Neste subtipo, o US revela uma óbvia dilatação vascular que se mostra pelo menos 1,5 vez maior que a luz adjacente, uma membrana no lúmen e uma estrutura de parede incompleta. O lúmen do aneurisma dissecante pode estar preenchido por trombos, total ou parcialmente, podendo mesmo não apresentar trombos. A estrutura incompleta da parede é a grande diferença entre o aneurisma dissecante e o pseudoaneurisma.

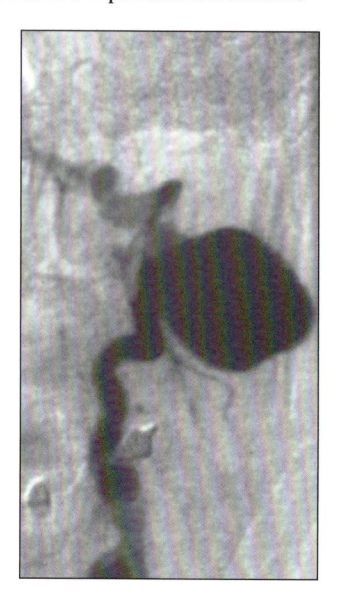

Neste caso, vemos um aneurisma secundário a ferimento por arma de fogo, no segmento V1 da vertebral.

3.5.2.4 Hipoplasia

A hipoplasia de vertebral é definida como diâmetro do vaso igual ou inferior a 2,0 mm ou assimetria de calibre entre as vertebrais com relação > 1:1,7 (neste exemplo a artéria tem 1,6 mm de diâmetro), enquanto a artéria contralateral tem diâmetro de 2,7 mm.

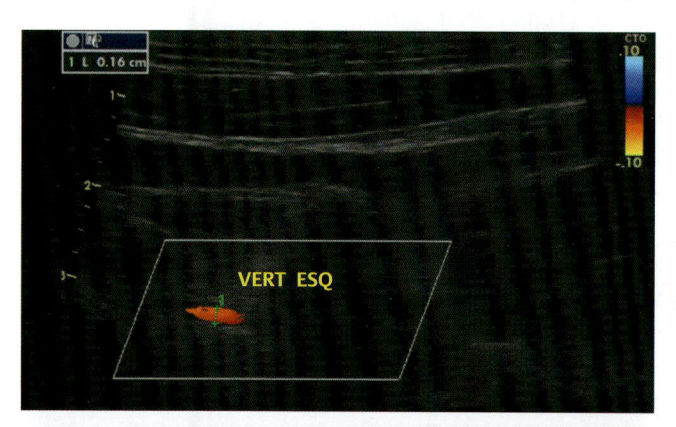

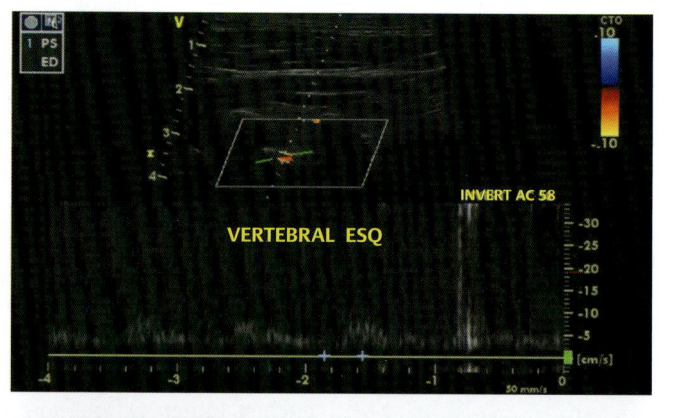

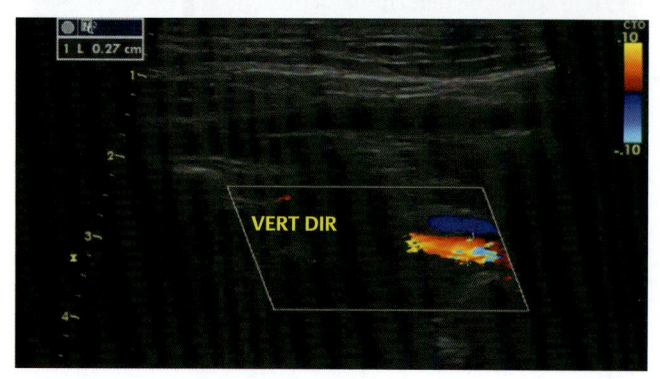

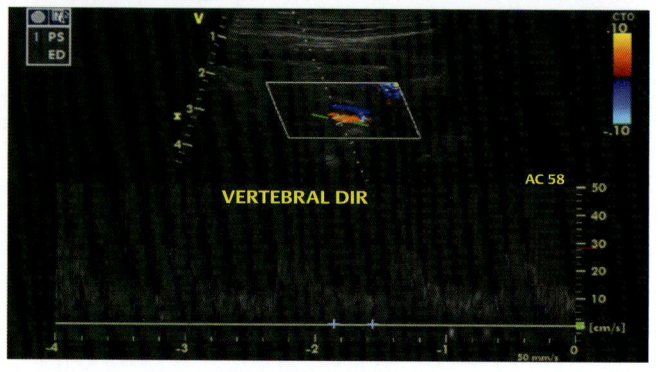

ARTÉRIAS VERTEBRAIS E SUBCLÁVIAS

Ao compararmos as curvas de fluxos podemos observar a baixa amplitude da curva na artéria hipoplásica (neste caso temos a proporção dos diâmetros igual a 1:1,7).

Neste outro caso, temos uma situação extrema de hipoplasia da vertebral direita, que apresenta no Doppler espectral um padrão de alta resistência e sem fluxo diastólico, bem evidenciado no comparativo com a vertebral direita.

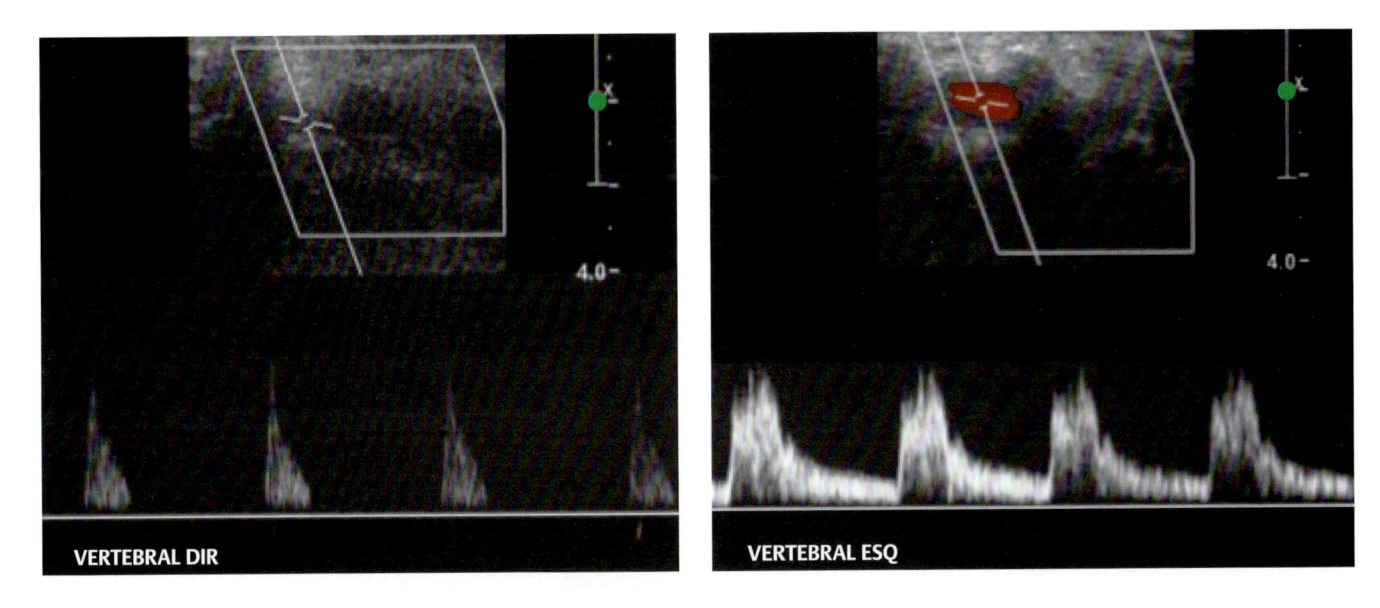

A ângio-TC mostrou a marcada diferença de diâmetros entre elas, com a seta evidenciando a vertebral direita.

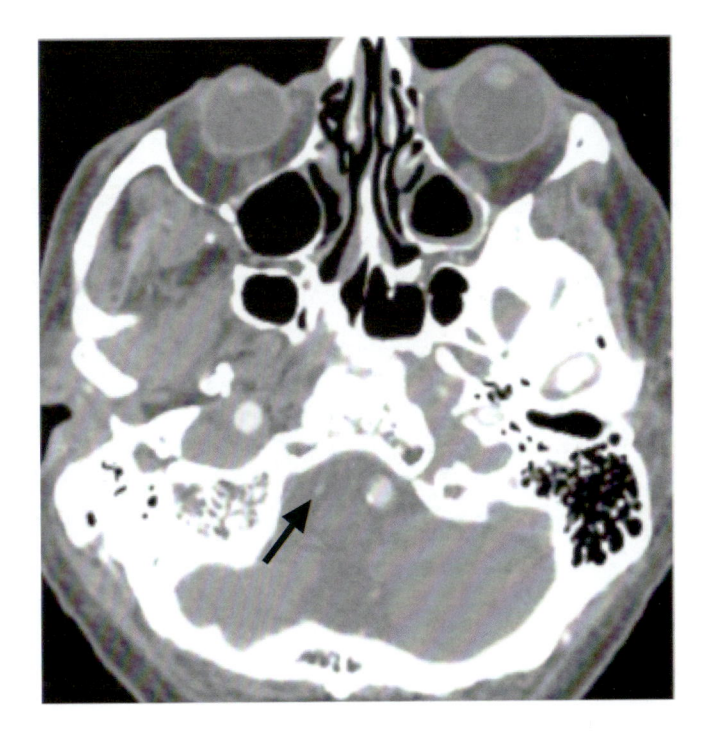

Uma das artérias vertebrais pode estar congenitamente ausente.

3.5.2.5 Kink

Os *kinks*, dependendo do grau de angulação, podem causar obstruções discretas a importantes, e, na maioria dos casos, não apresentam características obstrutivas.

Podem causar fluxos turbulentos e com mosaicos importantes, que, aliado à curvatura do vaso, prejudica a determinação da direção do jato principal para se fazer a correção do ângulo para corrigir a velocidade de fluxo.

3.5.2.5.1 Segmento V1

Eventualmente observamos segmentos V1 longos, mas isentos de tortuosidades que caracterizem um *kink*.

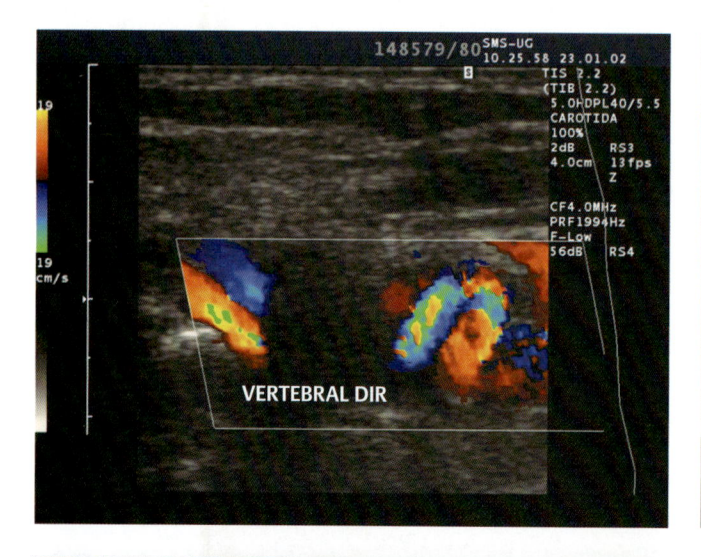

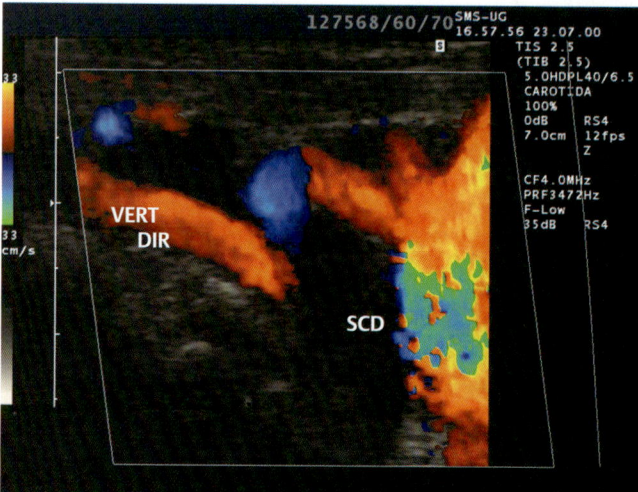

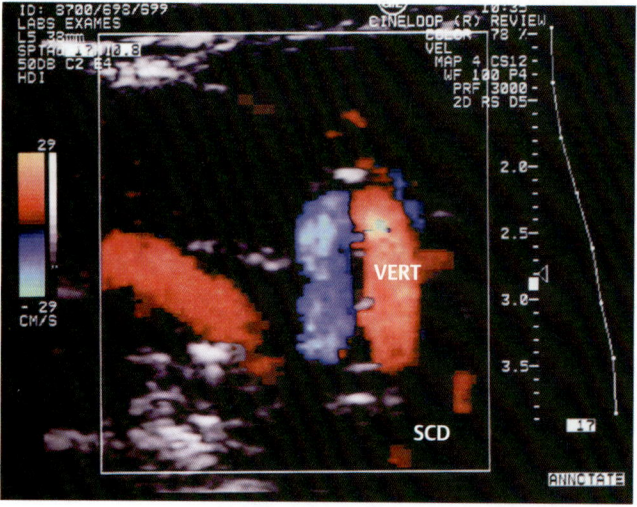

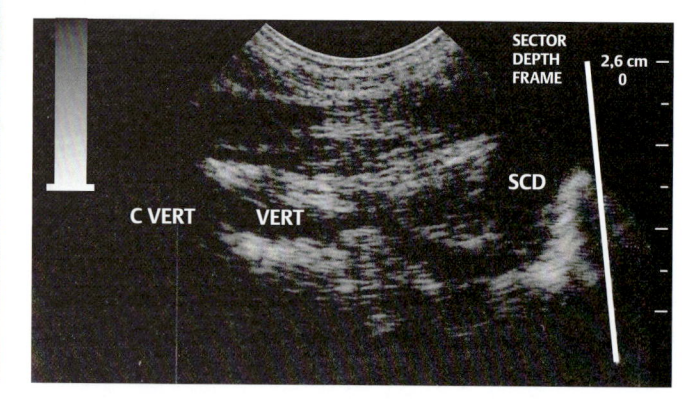

3.5.2.5.2 Segmento V2

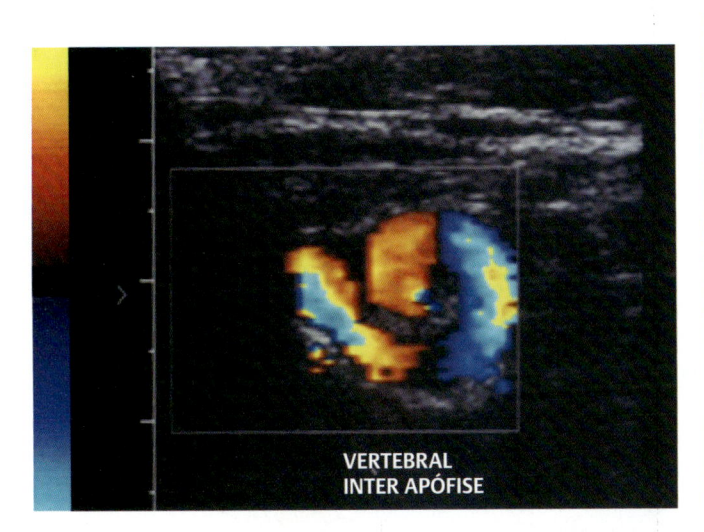

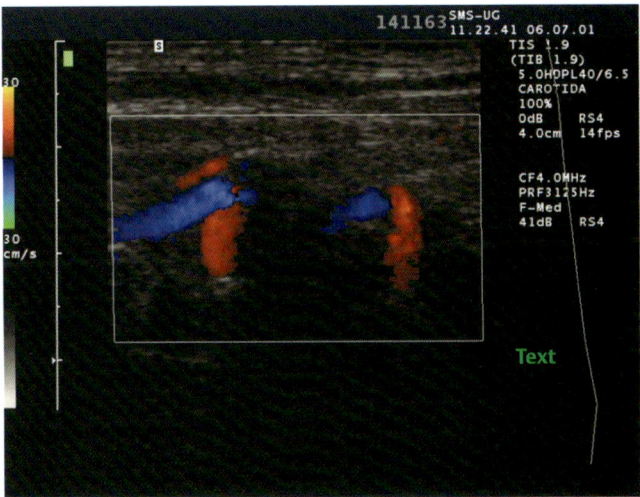

3.5.2.5.3 Segmento V3

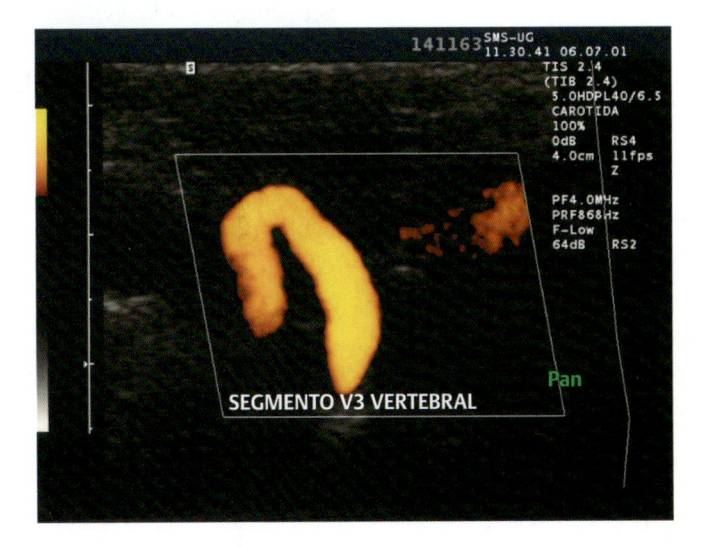

3.5.2.6 Fístula

As fístulas em sua grande maioria decorrem de traumas e de procedimentos iatrogênicos.

A fístula arteriovenosa vertebrovertebral (FAVV) é caracterizada pela comunicação direta entre a porção extracranial da artéria vertebral (ou por seus ramos musculares/radiculares) e as veias vertebrais, incluindo o plexo venoso epidural.

Ono *et al.* apresentaram o caso de um homem de 32 anos com a história de cardiomiopatia dilatada que após sofrer ablação por cateter desenvolveu dor persistente no local da punção no pescoço, sendo detectado sopro no pescoço.[28]

O estudo ultrassonográfico demonstrou uma fístula entre as artéria e veia vertebrais, com uma veia pulsátil localizada posteriormente à artéria vertebral.

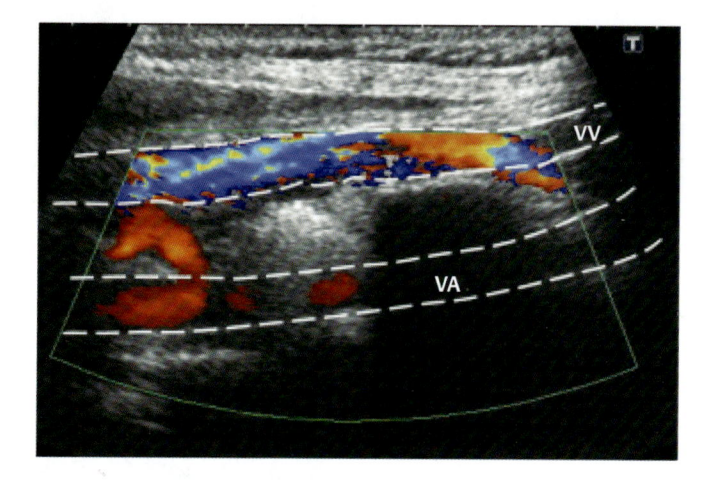

Mostramos um interesssante caso relatado por Gunabushanam *et al.*[23] Paciente masculino de 71 anos com severo edema no pescoço após sofrer tentativa de acesso venoso central. A laceração da jugular interna foi cirurgicamente reparada. Dois meses depois observou-se frêmito no pescoço.

ARTÉRIAS VERTEBRAIS E SUBCLÁVIAS

O paciente foi submetido ao exame de EDC que mostrou uma imagem anecoica na região proximal da artéria vertebral, que na imagem em cores mostra preenchimento com fluxo e formação de imagem com a aparência de *yin-yang*, consistente com um pseudoaneurisma.

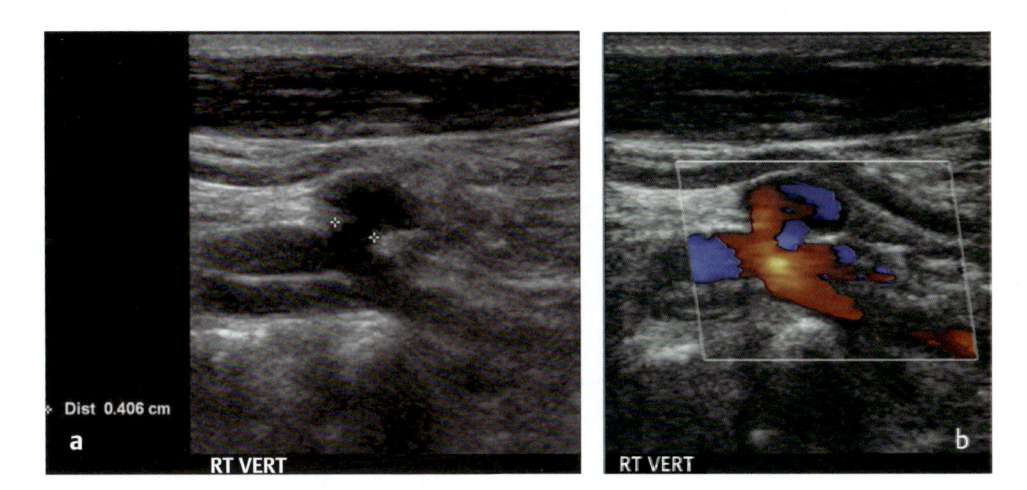

O Doppler espectral mostra fluxo de baixa resistência com VPS de 330 cm/s e turbilhonamento na região proximal da artéria vertebral, com fluxo similar e com VPS de 537 cm/s próximo a origem da formação sacular, totalmente diferente do fluxo (fluxo vai e volta) observado em situações que o fluxo entra num pseudoaneurisma.

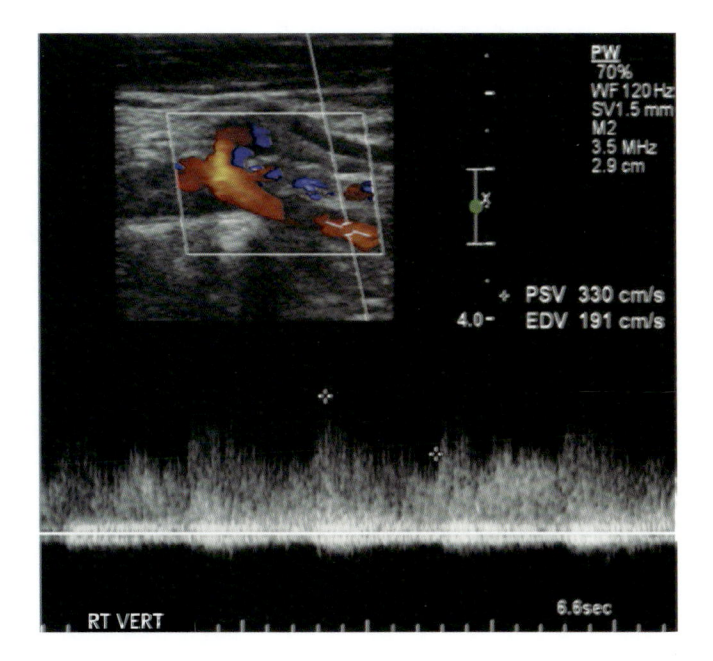

Há arterialização do fluxo na veia vertebral conforme observado pelo Doppler espectral.

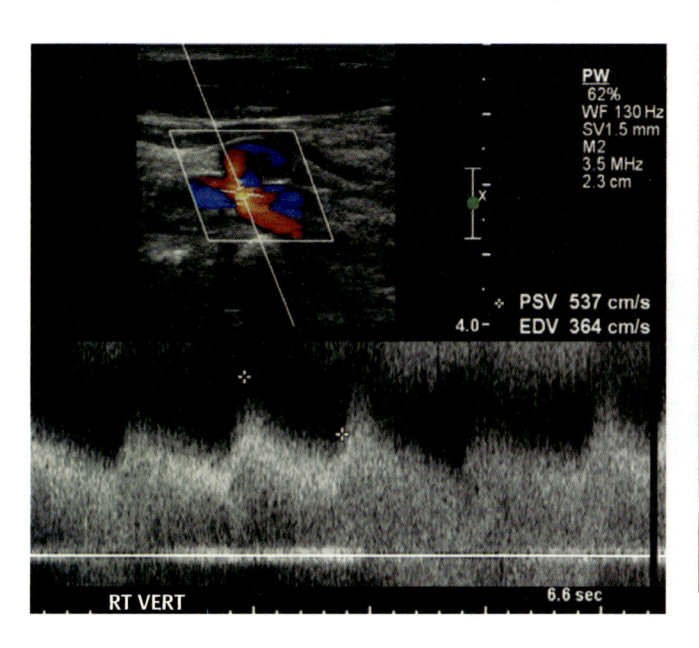

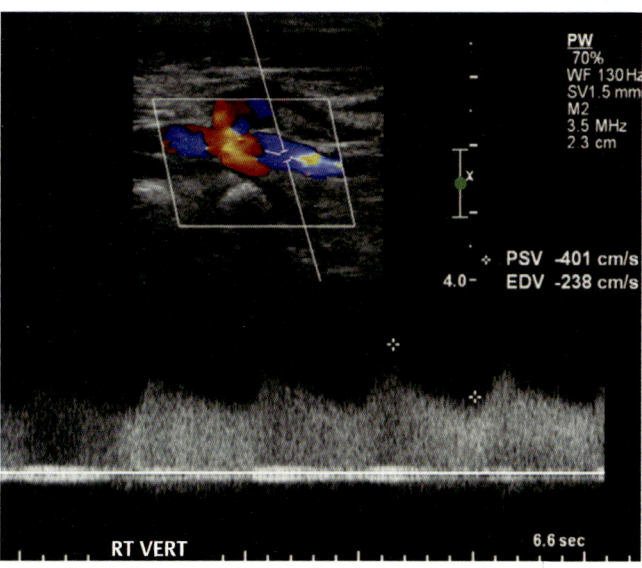

A ângio-TC mostrou a imagem compatível com um pseudoaneurisma (setas pretas) originando-se da artéria vertebral direita (setas vermelhas), assim como a comunicação da veia vertebral direita (seta azul) consistente com uma fístula arteriovenosa coexistente.

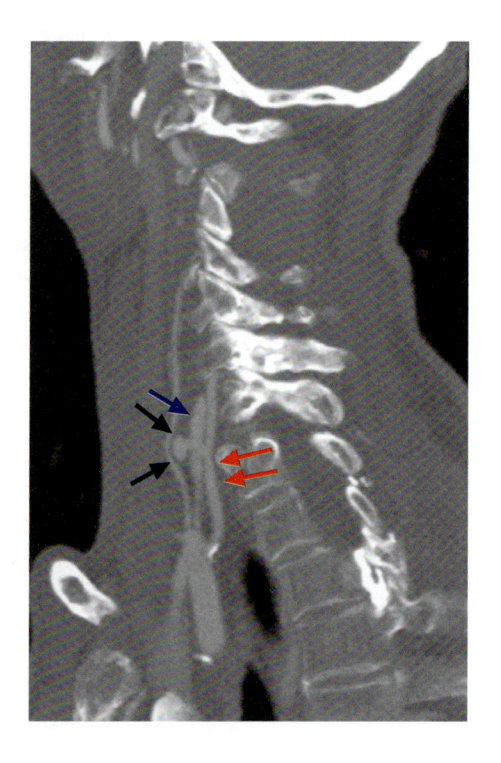

3.6 PATOLOGIAS DAS ARTÉRIAS SUBCLÁVIAS
3.6.1 Lesões Ateroscleróticas

Dentre as lesões das artérias subclávias, o predomínio também é das lesões ateroscleróticas.

Nos próximos tópicos vamos detalhá-las em função da localização e dos graus de estenose que podem causar.

Placas ateroscleróticas na porção proximal da subclávia direita.

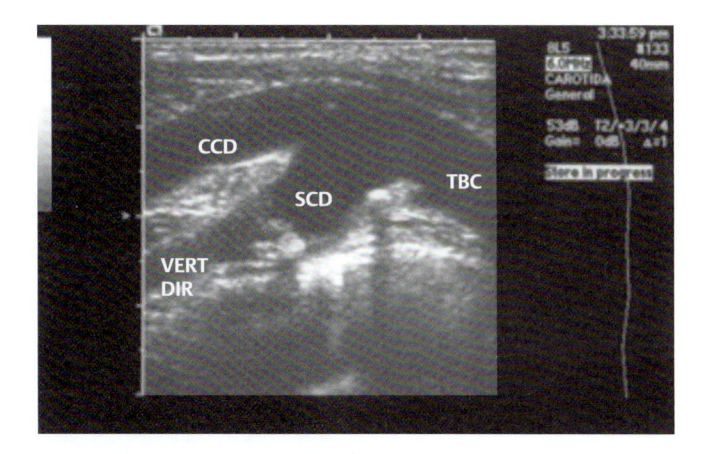

Na primeira imagem há uma placa proximal e outra na porção distal da subclávia.

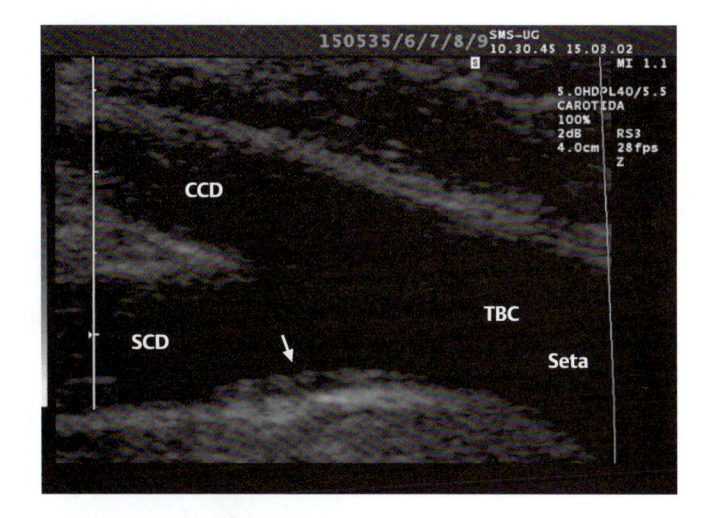

Pequena placa na origem da subclávia esquerda.

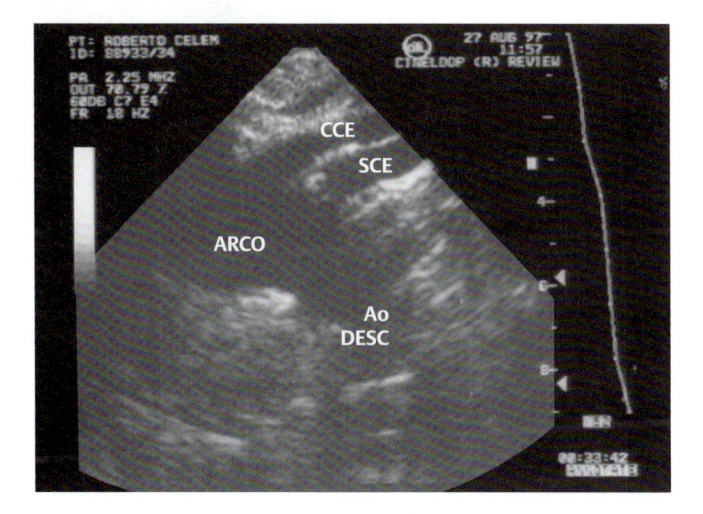

3.6.1.1 Estenoses da Artéria Subclávia

A classificação das estenoses da subclávia é menos detalhada em comparação com a das carótidas e das vertebrais. Basicamente vamos classificá-las como inferiores ou superiores a 50% e obstrução total.

3.6.1.1.1 Obstrução < 50%

Neste caso identificamos placa aterosclerótica na subclávia direita na origem da vertebral.

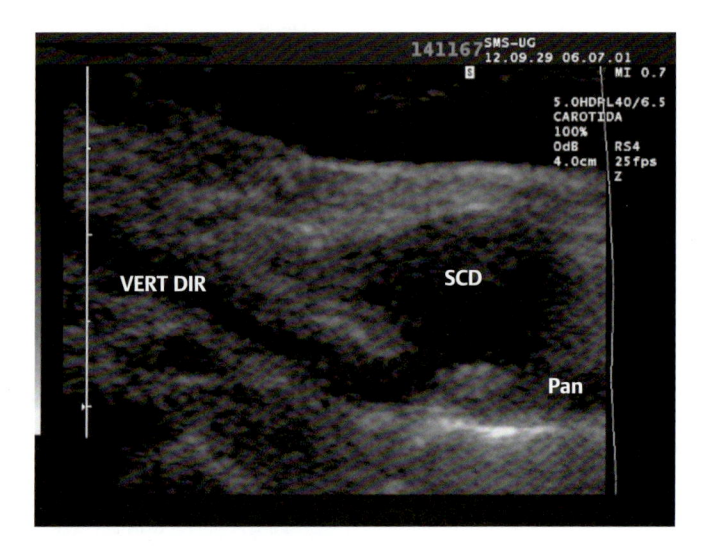

Obstrução proximal na artéria subclávia direita, com formação de mosaico no fluxo.

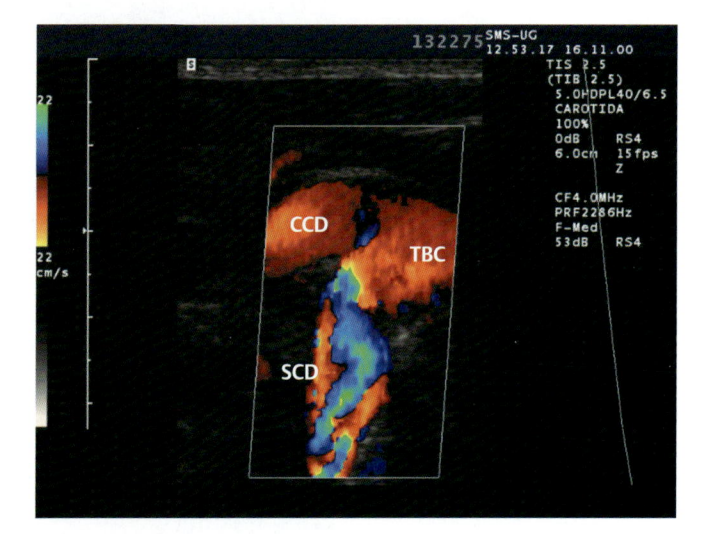

A velocidade de fluxo suplanta os 160 cm/s, sendo normal a velocidade na origem da vertebral direita.

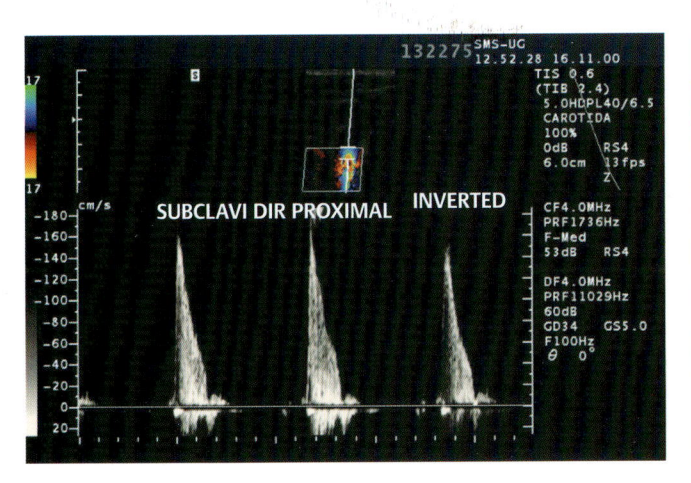

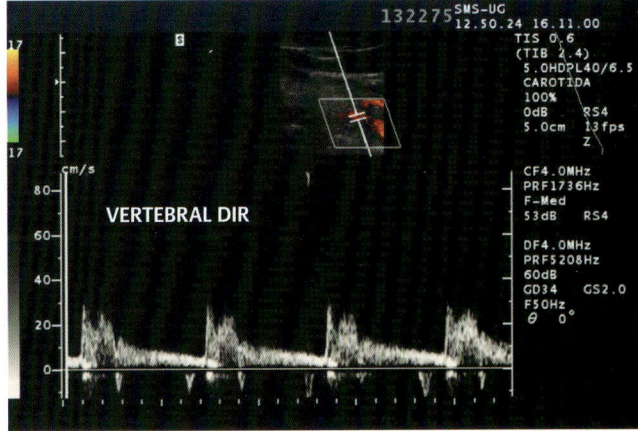

3.6.1.1.2 Obstrução > 50%

Nos pacientes com doença conhecida ou suspeita envolvendo os grandes vasos, uma VPS na artéria subclávia ultrapassando 240 cm/s parece ser preditiva de estenose significativa, superior a 70%, segundo Mousa et al.[29]

Hua et al. mostram caso de importante estenose na origem da subclávia direita, com VPS = 367 cm/s e VPD = 71,1 cm/s, medidos na lesão, observando-se em (**d**) que a velocidade após o local da lesão sofre marcada redução.[14]

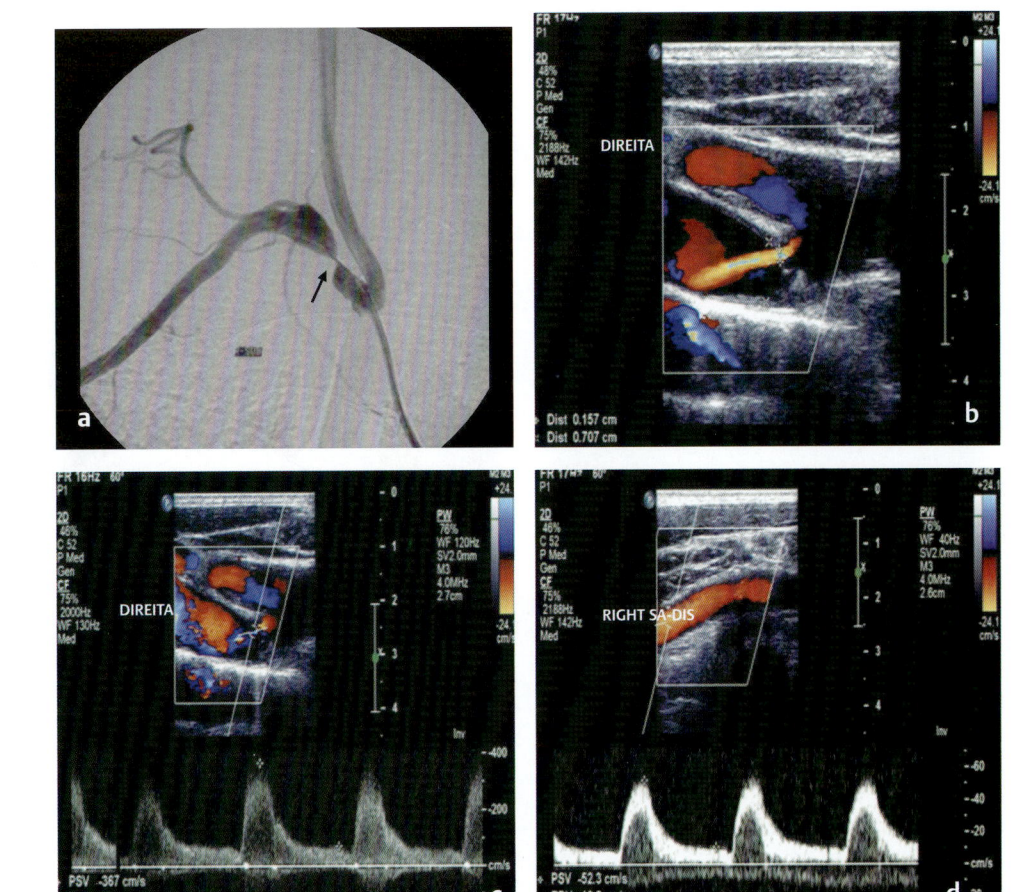

3.6.1.1.3 Oclusão

Observa-se a interrupção do fluxo na artéria subclávia, com uma imagem sugestiva de trombo ocluindo a artéria.

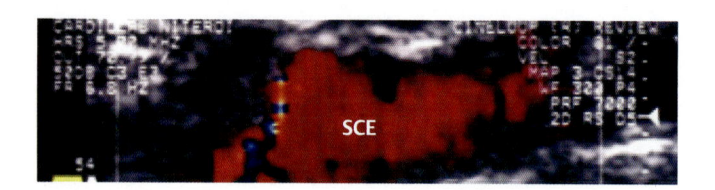

3.6.2 Síndrome do Roubo de Fluxo pela Artéria Subclávia

A síndrome de roubo de fluxo pela artéria subclávia (SRF) pode ser decorrente de obstruções nas subclávias ou no TBC, sendo que em 85% dos casos a lesão se encontra no lado esquerdo, segundo Bernstein *et al.*[30]

A SRF ocorre pela vertebral contralateral ao lado da lesão na subclávia (caso a vertebral ipsolateral tenha calibre normal e ausência de doença ateromatosa significativa associada) para suprir a subclávia acometida segundo Kliewer *et al.*[31]

Estas obstruções geralmente decorrem da presença de placas ateroscleróticas e mais raramente são decorrentes de compressões externas.

Neste esquema temos a representação da SRF pela obstrução da artéria subclávia esquerda, antes da origem da artéria vertebral.

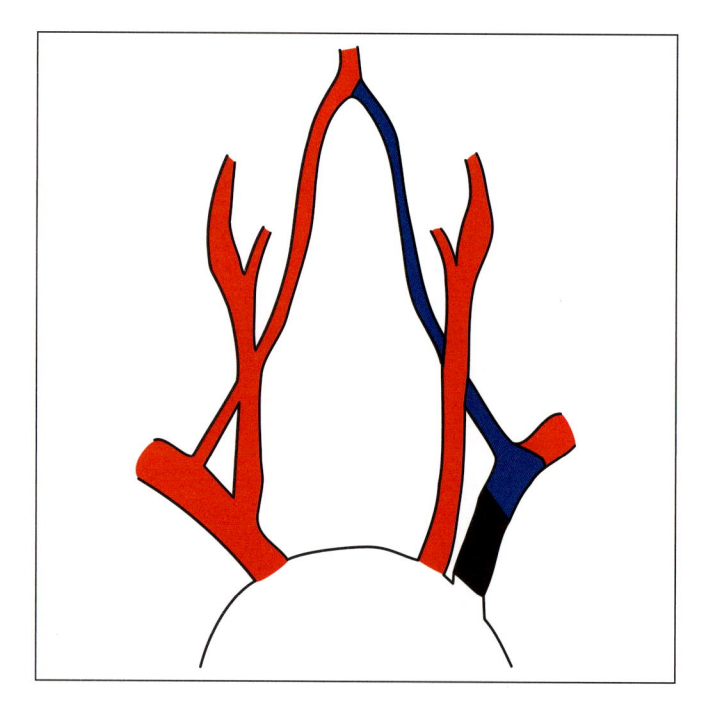

Em vermelho estão representados os sentidos dos fluxos pelas artérias, observando-se o fluxo reverso na vertebral ipsolateral à obstrução da subclávia.

Uma outra possibilidade para a SRF ocorre quando há obstrução no tronco braquiocefálico. Há fluxo reverso pela vertebral direita, e este fluxo será dividido para irrigar tanto a subclávia direita quanto a carótida comum direita, e ambas terão fluxos reduzidos.

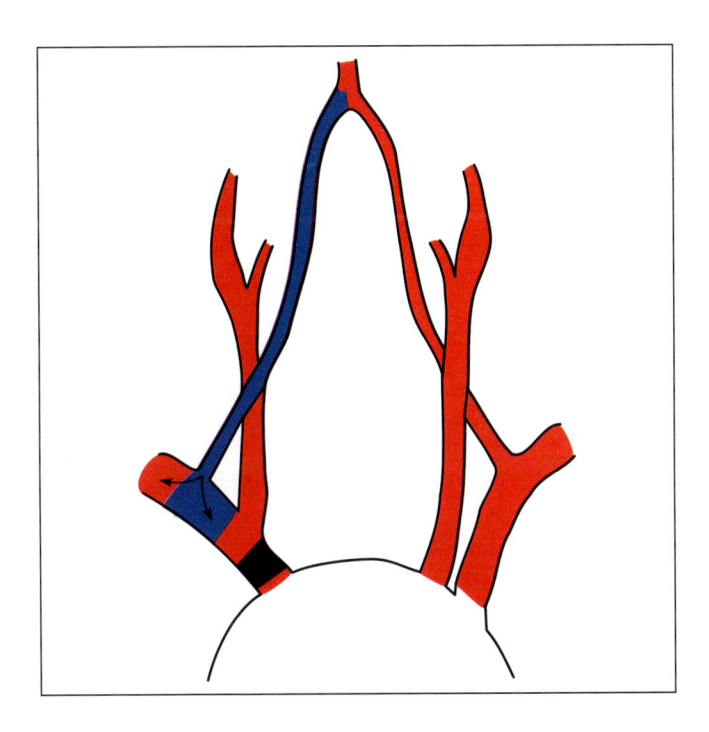

As principais possibilidades de circulação colateral no caso de SFR estão ilustradas a seguir:

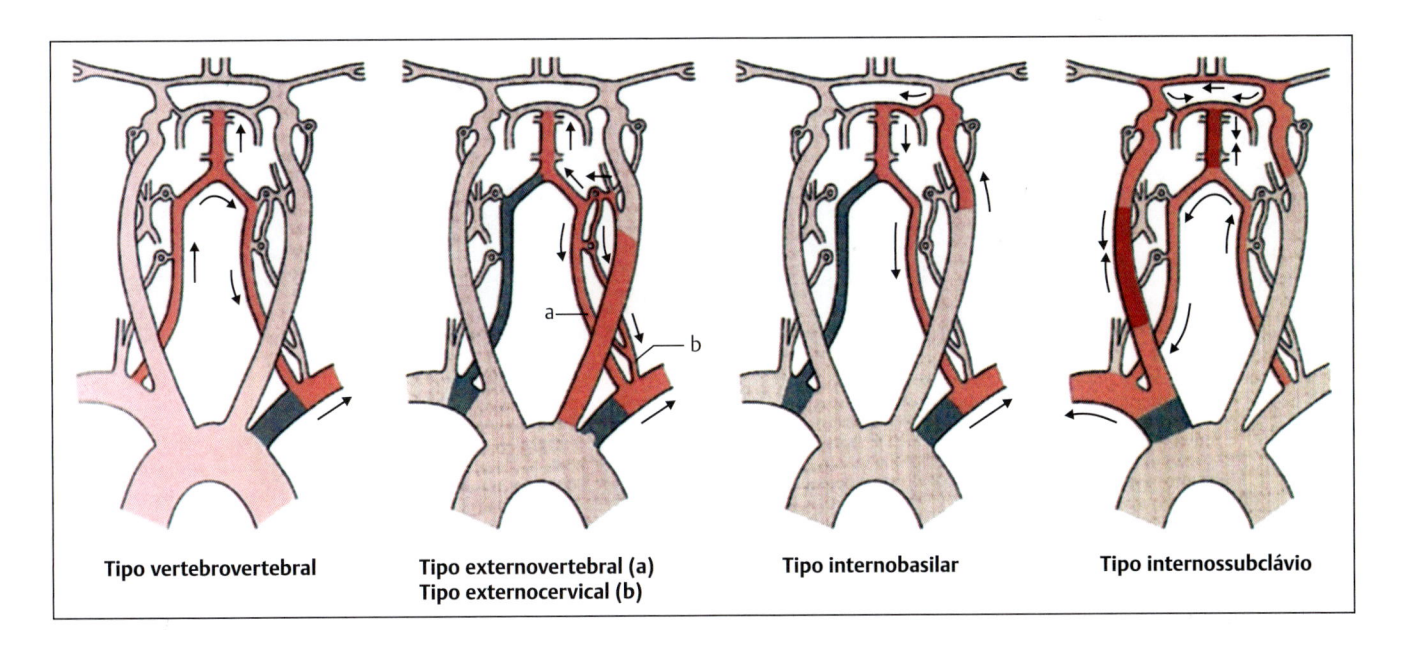

Tipo vertebrovertebral

Tipo externovertebral (a)
Tipo externocervical (b)

Tipo internobasilar

Tipo internossubclávio

No caso a seguir temos obstrução proximal no TBC que apresenta fluxo turbulento e de velocidade de fluxo aumentada, ultrapassando os 250 cm/s.

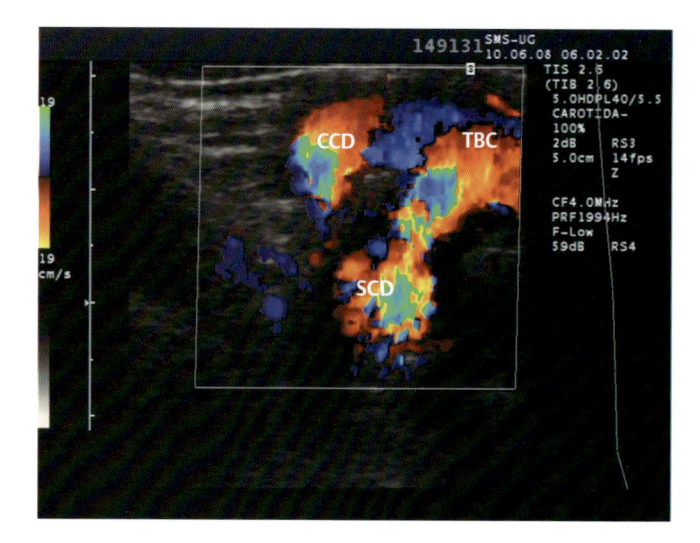

Observamos fluxo reverso na vertebral caracterizado pela coloração azul, mostrando que o fluxo na artéria tem o mesmo sentido do fluxo na veia vertebral.

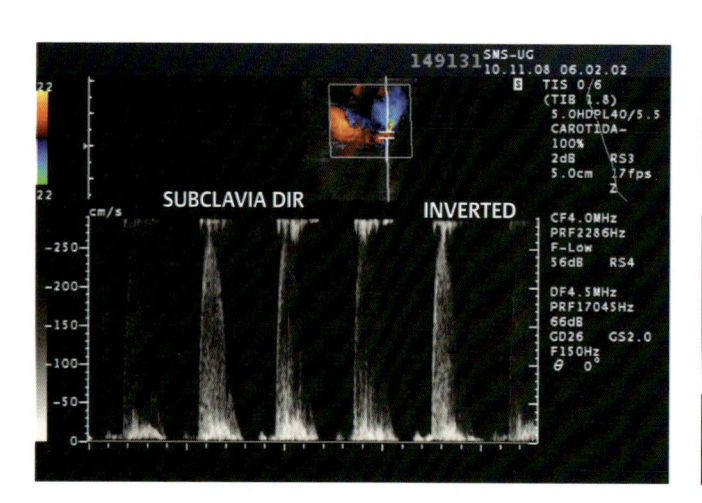

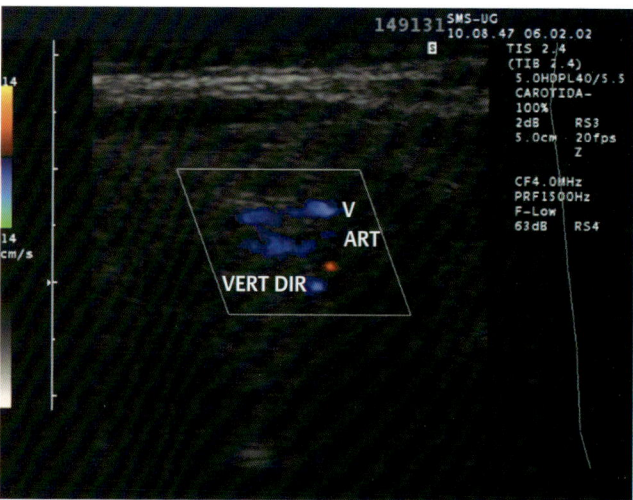

O fluxo na subclávia distal, mantido pelo fluxo reverso da vertebral, tem velocidade reduzida.

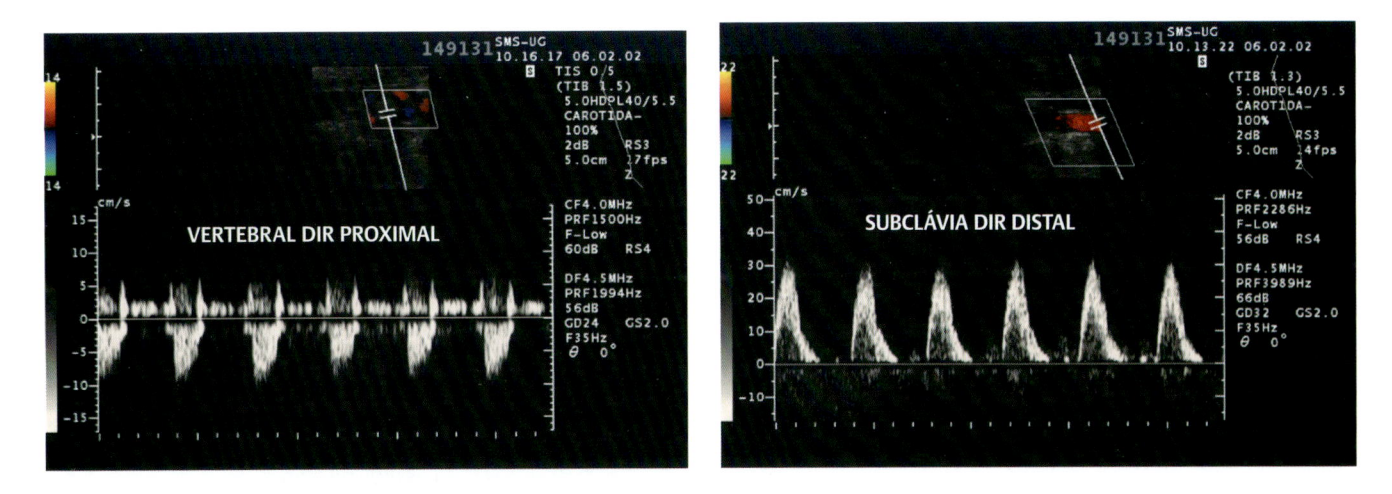

Os graus de obstrução são variáveis, causando diferentes padrões de fluxos para a SRF, sempre dependente dos graus de obstrução, de acordo com Kliewer *et al.* e Buckenham *et al.*[31,32]

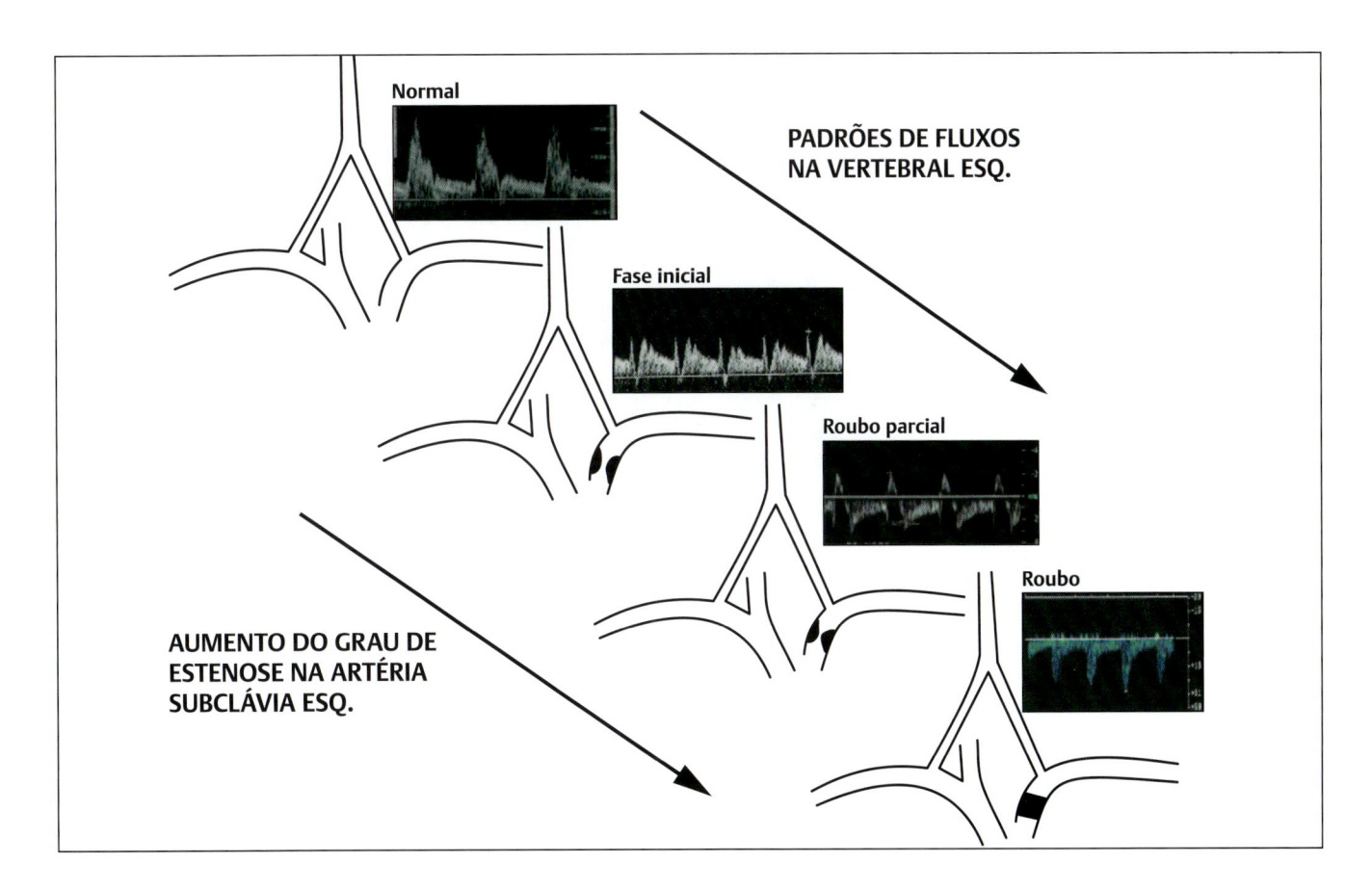

3.6.2.1 Por Aterosclerose
3.6.2.1.1 Padrão Inicial

O roubo de fluxo em sua fase inicial mostra desaceleração em sua fase mesossistólica, formando a imagem característica de um "coelho".

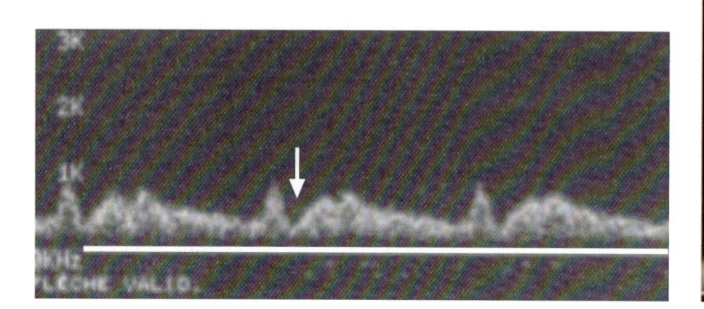

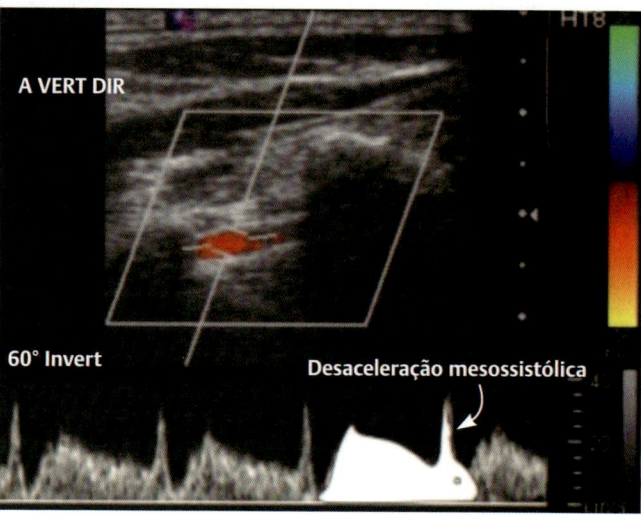

Caso estudado e cedido pelo colega Alexandre Marins mostra os fluxos em cores normais e o Doppler espectral característico da lesão inicial de roubo de fluxo.

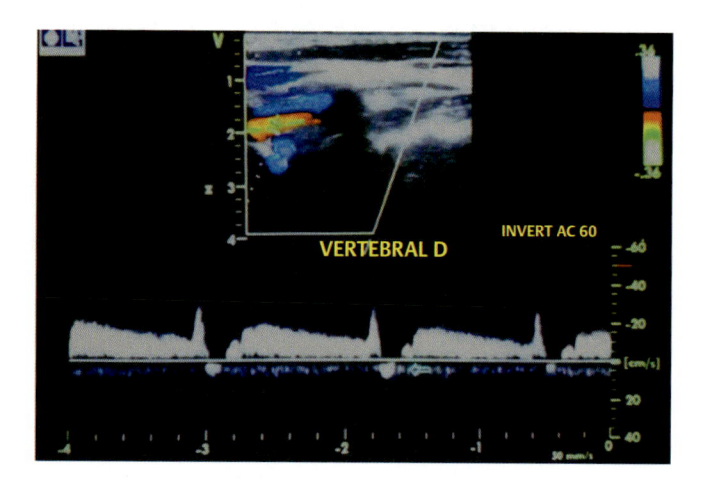

Este é caracteristicamente um roubo parcial, fruto de uma lesão importante, mas não de uma obstrução na subclávia. Neste caso no pico da pressão sistólica a pressão na artéria vertebral estará maior do que na subclávia, ocorrendo um roubo transiente de fluxo.

3.6.2.1.2 Fluxo Retrógrado na Mesossístole
O Doppler espectral mostra reversão do fluxo na sístole e redução do fluxo anterógrado diastólico.

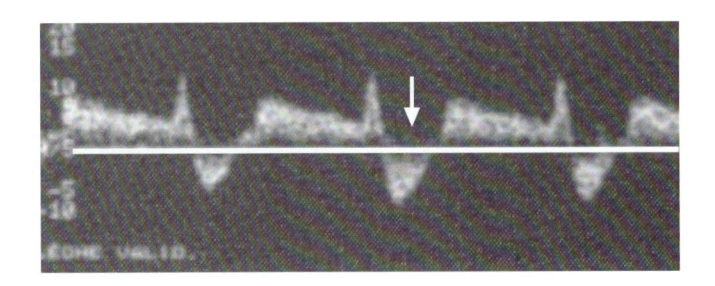

Este é outro exemplo de roubo parcial, fruto de uma estenose da subclávia de maior grau que no caso anterior. Agora a pressão na artéria vertebral supera a da subclávia durante praticamente toda a sístole, mantendo o roubo de fluxo durante a sístole e revertendo na diástole, visto que a resistência para irrigar um território muscular é alta.

3.6.2.1.3 Fluxo Retrógrado Sistodiastólico
Observamos fluxo retrógrado pela vertebral esquerda (azul) e fluxo anterógrado pela direita (vermelho).

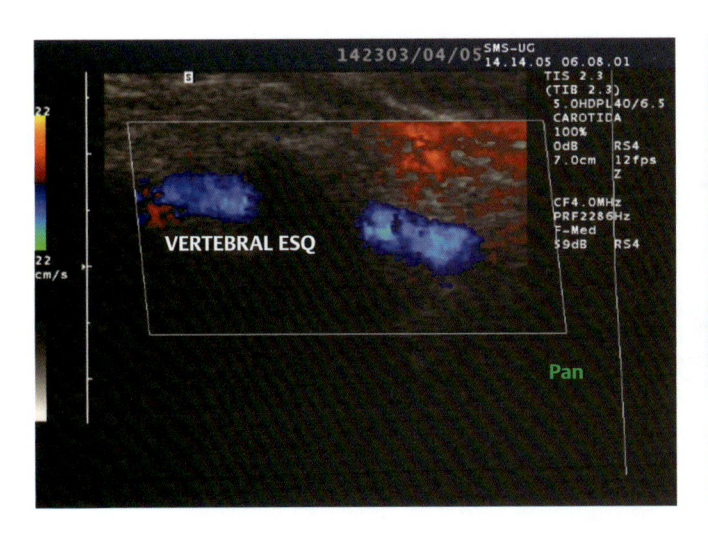

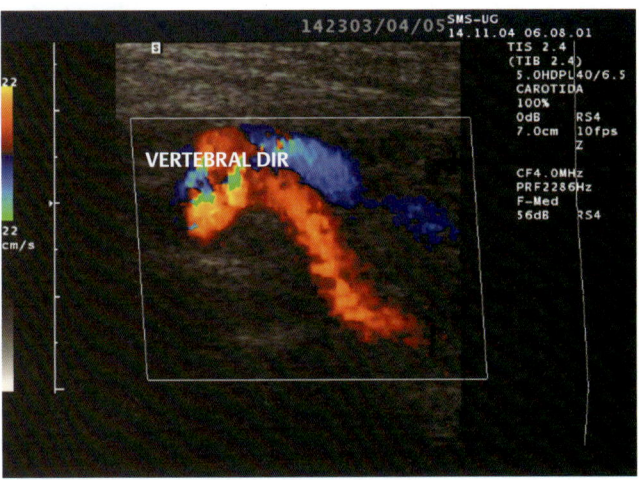

Pelo Doppler espectral vemos fluxo reverso na sístole e na diástole da vertebral esquerda e fluxo normal na direita.

Fica caracterizada SRF com obstrução total na artéria subclávia esquerda, antes da emergência da vertebral.

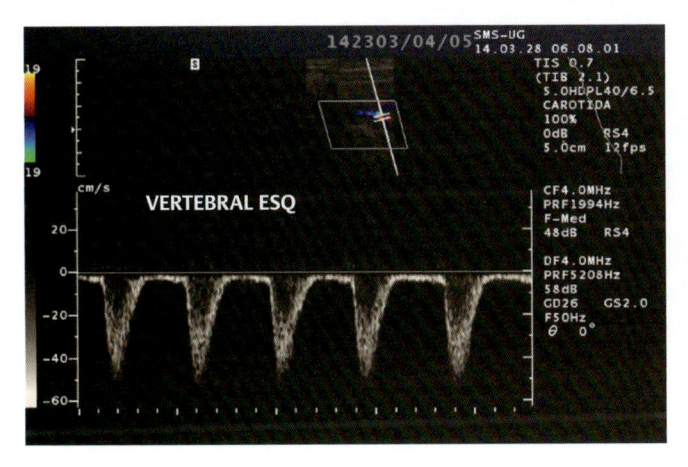

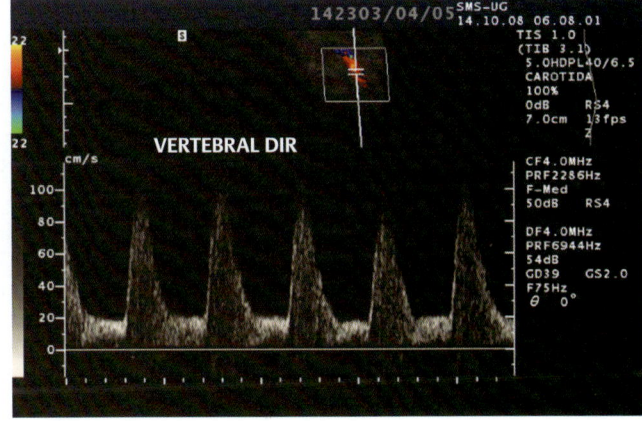

Neste caso vemos os fluxos na artéria e veias vertebrais com a mesma coloração, indicando fluxo retrógrado pela artéria vertebral direita.

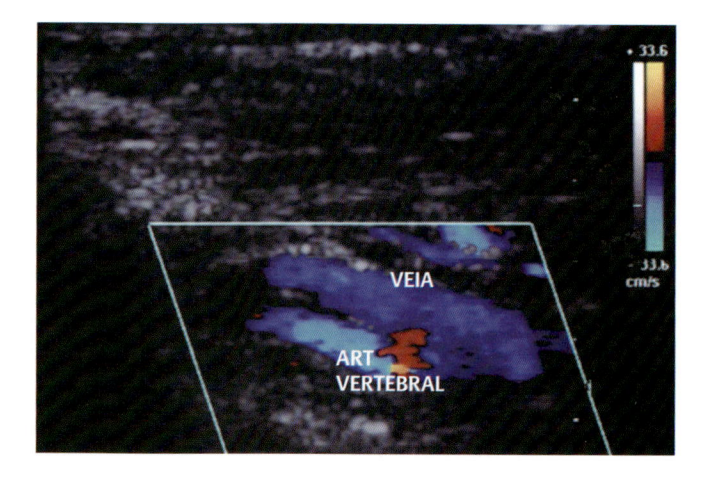

A curva espectral de fluxo mostra padrão invertido por SRF.

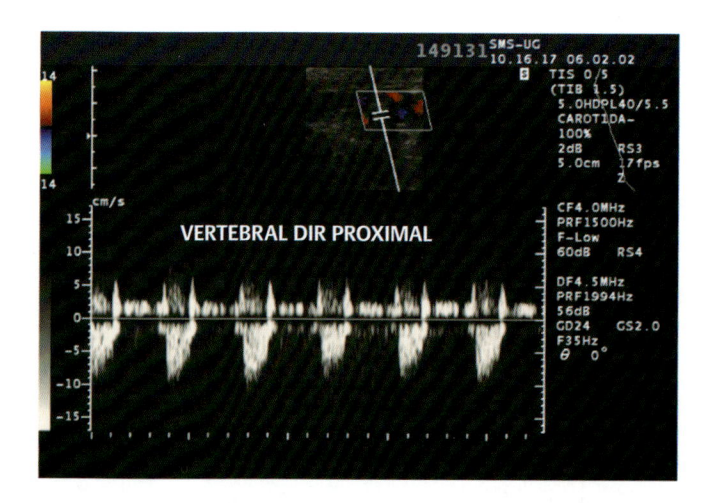

Neste outro caso podemos observar uma obstrução na subclávia com formação de fluxo turbulento.

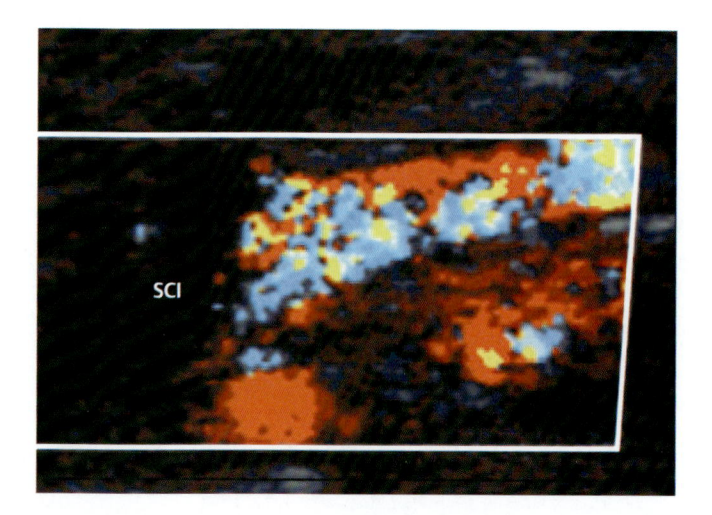

Na vertebral vemos fluxo retrógrado.

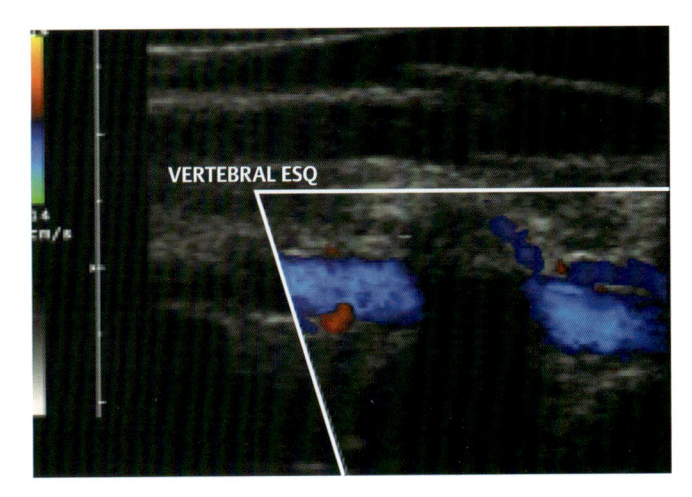

A curva de fluxo espectral mostra inversão do padrão na vertebral esquerda que também é evidenciado pelo Doppler em cores, por onde se faz o redirecionamento dos fluxos, a partir da artéria basilar.

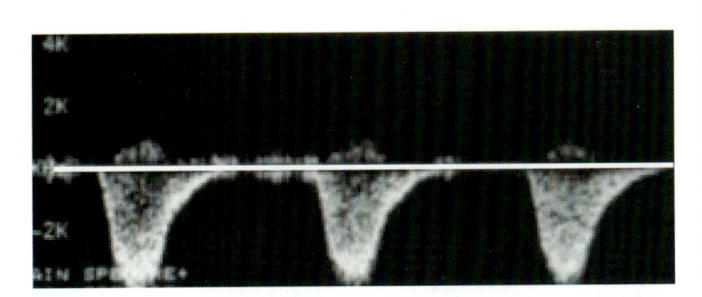

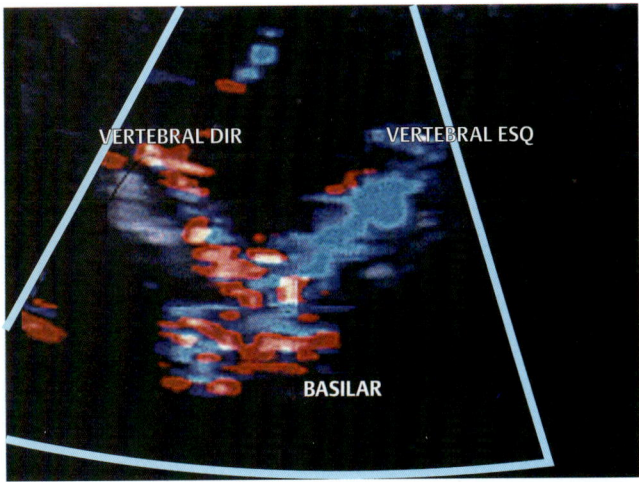

Quando ocorre oclusão na artéria subclávia há redução da resistência ao fluxo diastólico pela vasodilatação decorrente da isquemia, logo a pressão da artéria vertebral suplantará a pressão da subclávia e o roubo de fluxo ocorrerá durante todo o ciclo cardíaco.

3.6.2.2 Lesões por Compressão Externa
As causas de compressões externas que levam a SRF compreendem situações diversas.

3.6.2.2.1 Síndrome do Desfiladeiro Torácico
Denominamos de síndrome do desfiladeiro (SDT) as obstruções dinâmicas da artéria subclávia, que eventualmente podem causar a SRF. Somente haverá roubo de fluxo da subclávia se a lesão estiver localizada antes da origem da artéria vertebral.

As manifestações clínicas mais comuns são dor e parestesia do pescoço e MS em repouso, que são agravadas por atividade física com o MS envolvido.

Nesta síndrome, além do envolvimento da artéria subclávia (1 a 2% dos casos) pode haver também comprometimento da veia (3 a 4%) e comprometimento neurológico que é o mais comum, compreendendo cerca de 95% dos casos. Ocorre em 75% dos casos no gênero feminino, geralmente entre 20 e 50 anos.

Nos casos neurológicos, que não são alvo deste trabalho, é comum a compressão nervosa, identificada pela eletroneuromiografia e pela radiologia, sendo as costelas cervicais e alongamento de processos transversos das vértebras as causas mais comuns, de acordo com Scola *et al.*[33] Deve ser considerada SDT neurológica (SDTN) somente n os casos em que houver sinais e sintomas de comprometimento neurológico objetivo. A síndrome do desfiladeiro torácico ocorre de três a nove vezes mais nas mulheres, principalmente quando os aspectos neurogênicos predominam,[34] e, neste caso, a síndrome geralmente é provocada por bandas fibromusculares, segundo Roos *et al.*[35] No quadro clínico, a fraqueza e a atrofia da mão são invariáveis envolvendo principalmente a musculatura tenar.[36]

3.6.2.2.1.1 Origem Vascular

A artéria subclávia passa por baixo da clavícula em sua trajetória para o membro superior.

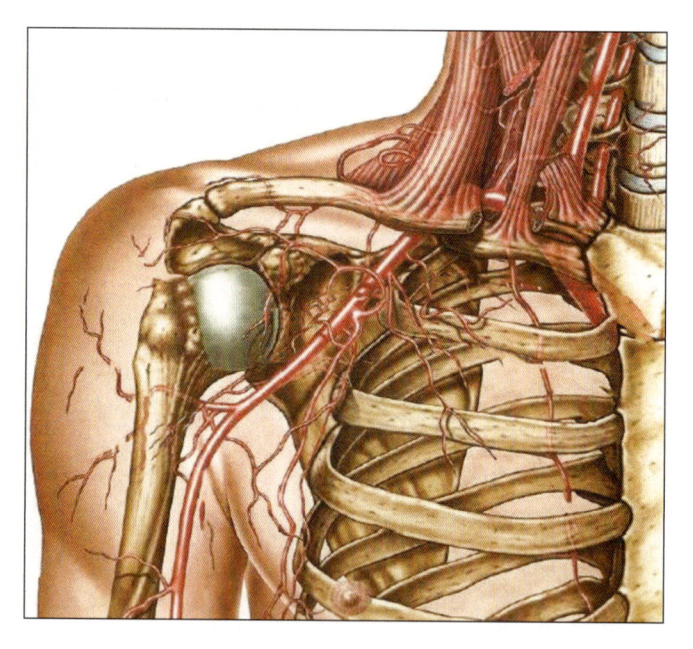

Ao examinarmos a artéria subclávia a partir da fossa clavicular, vamos identificá-la com uma sombra acústica que corresponde à região que ela cruza por baixo da estrutura óssea.

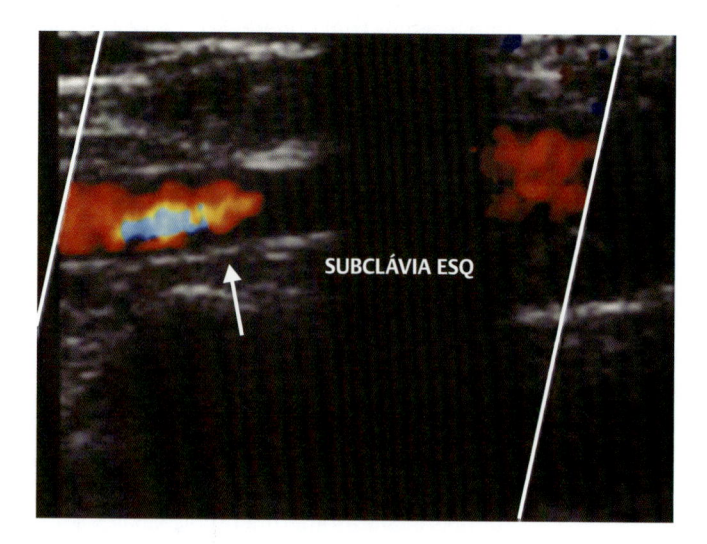

Nesta imagem vemos a formação de mosaico no fluxo, logo após a artéria ultrapassar a clavícula (seta).

Angiografia por subtração digital. Redução progressiva do calibre da artéria subclávia na projeção do espaço costoclavicular demonstrada por Francisco *et al.*[37]

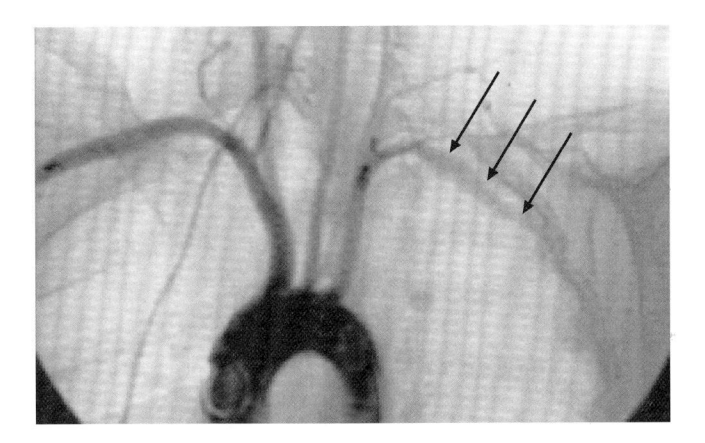

3.6.2.2.1.2 Anomalia Óssea

As lesões arteriais na SDT são geralmente devidas a anormalidades ósseas. Achados na literatura correlacionam a presença da costela cervical em 70 a 100% dos casos. Nesses pacientes, a artéria subclávia passa sobre a costela cervical (que a comprime no seu aspecto inferior) e produz uma lesão intimal com ou sem dilatação pós-estenótica, segundo Cormier *et al.*[38] Não raramente, esses pacientes apresentam complicações embólicas em sua evolução, que são o aspecto mais debilitante da patologia e de difícil tratamento. Complicações arteriais tendem a ser tratadas tardiamente em relação aos seus equivalentes neurológicos. De fato, Duham *et al.* afirmam que, na maioria das vezes, o problema de base não é reconhecido até que o tromboembolismo tenha ocorrido, seja por uma lesão intimal do segmento subclavicular ou por dilatação pós-estenótica ou aneurisma.

3.6.2.2.1.2.1 Costela Cervical

Costelas cervicais são anomalias congênitas com incidência entre 0,05 a 3,0%, segundo Brewin *et al.* e Viertel *et al.*[39,40] Geralmente não têm relevância clínica, podendo causar a síndrome do desfiladeiro por compressão do plexo vasculonervoso pela costela ou pela banda fibrosa que conecta a costela cervical com a primeira costela, conforme Kuhn *et al.*[41]

O tipo de costela cervical é de grande significado nas complicações arteriais. Ficou bem estabelecido, depois do estudo de Gruber *et al.*, que as costelas curtas (tipo I) e as incompletas (tipo II) produzem preferencialmente complicações neurológicas, enquanto que as longas ou completas (tipo III) apresentam complicações arteriais.[42]

A resolução geralmente é cirúrgica com a descompressão das estruturas comprometidas (ressecção da costela cervical ou primeira costela anômala) e com o reparo vascular necessário.

Jiang *et al.* mostram o caso de uma paciente de 32 anos que apresentou dor na mão esquerda após a prática de exercício físico.[43] Os exames afastaram atrofia muscular ou alterações neurológicas. O EDC mostrou extensa trombose acometendo as artérias axilar e braquial.

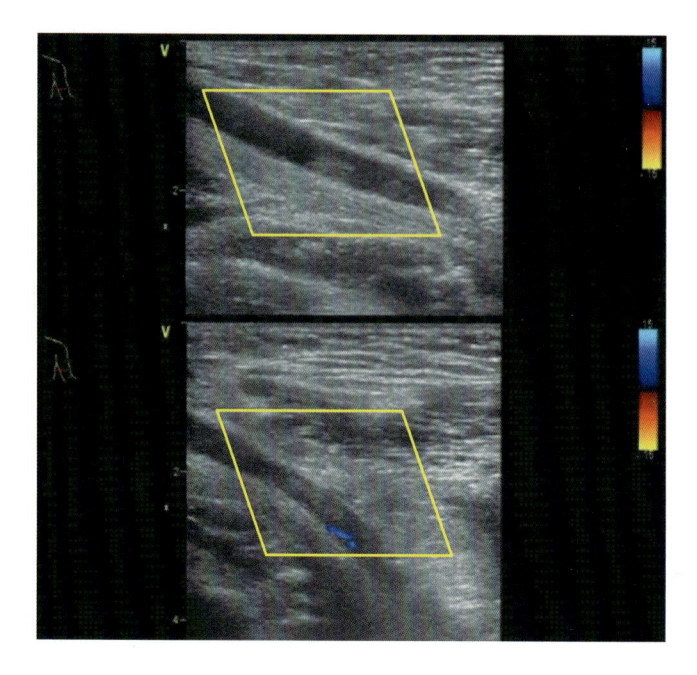

A avaliação pela ângio-TC mostrou a existência de costela cervical que levava à compressão da artéria subclávia esquerda.

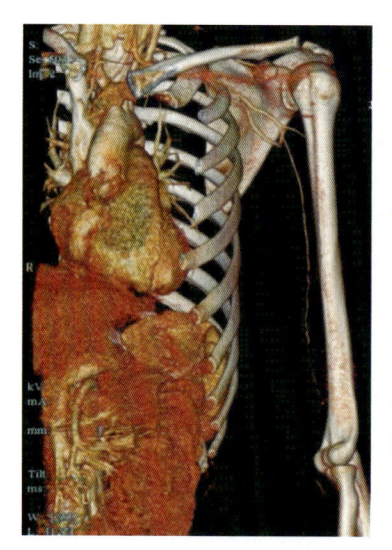

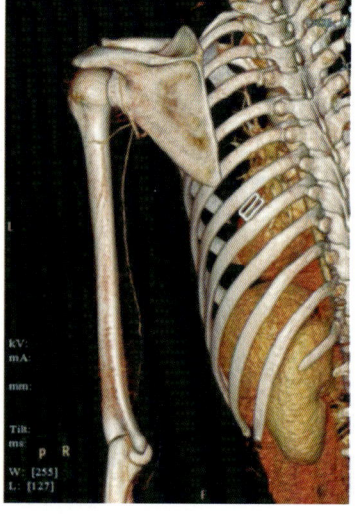

A artéria braquial é fina e ocluída em sua porção distal.
A resolução deste caso foi cirúrgica com a retirada do tombo e reconstrução arterial e após um ano a paciente apresentava-se assintomática.

Radiografia convencional da transição cervicotorácica, incidência posteroanterior.

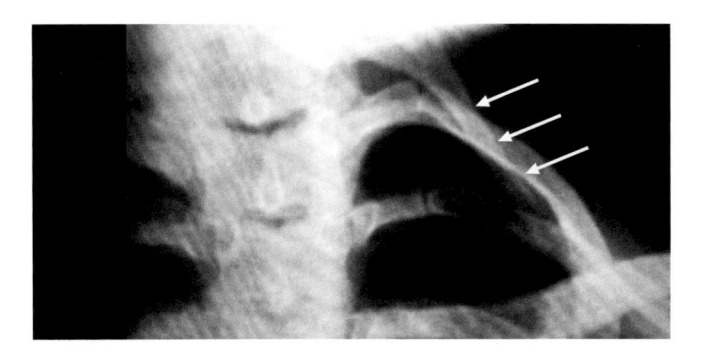

As setas mostram uma costela cervical incompleta à esquerda.

Neste caso relatado por Thomazinho *et al.* vemos uma costela cervical bilateral completa, evidenciada numa radiografia em posição apicolordótica.[44]

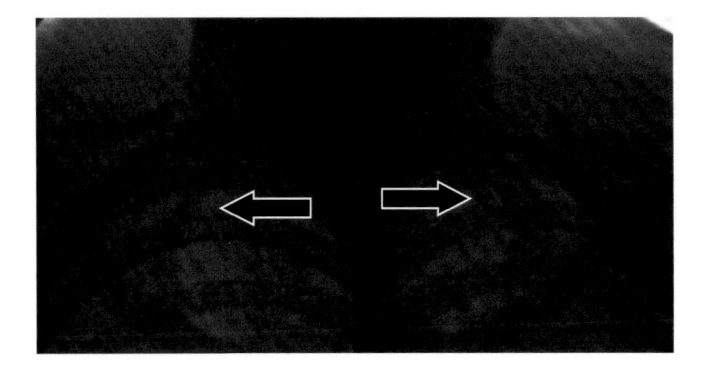

A arteriografia de troncos supra-aórticos revelaram aneurisma da artéria subclávia direita e ectasia da artéria subclávia esquerda.

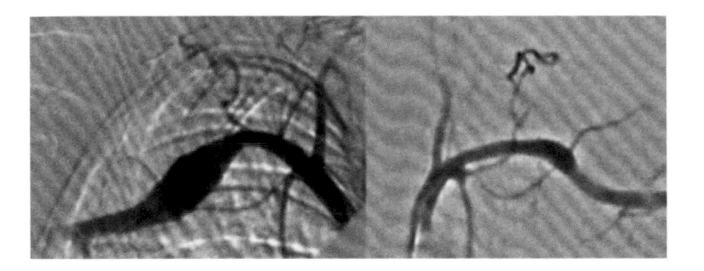

Este é um caso de alteração óssea levando a alterações vasculares.

3.6.2.2.1.2.2 Processo Transverso de C7

A SDTN é uma condição extremamente rara,[34,45] com incidência aproximada de 1 em 1.000.000 indivíduos,[36] geralmente causada pela compressão dos troncos inferior e médio do plexo braquial, por costela cervical ou pelo processo transverso alongado de C7, segundo Le Forestier *et al.*,[46] com ou sem a presença de banda fibromuscular inserida, de acordo com Scola *et al.*[33]

Megapófise transversa em C7, imagem de ângio-TC.

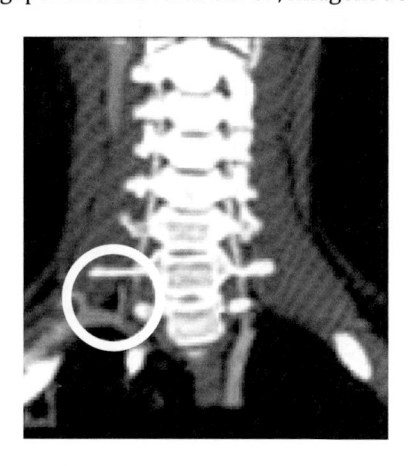

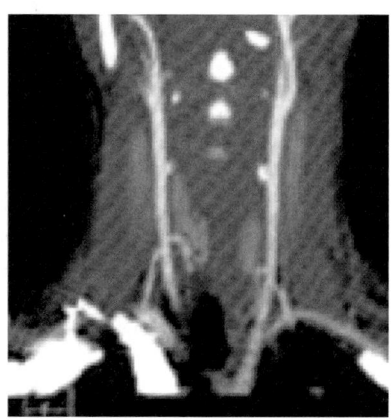

3.6.2.2.1.2.3 Partes Moles

Estruturas anatômicas envolvidas no processo de compressão de vasos e nervos determinantes da SDT.

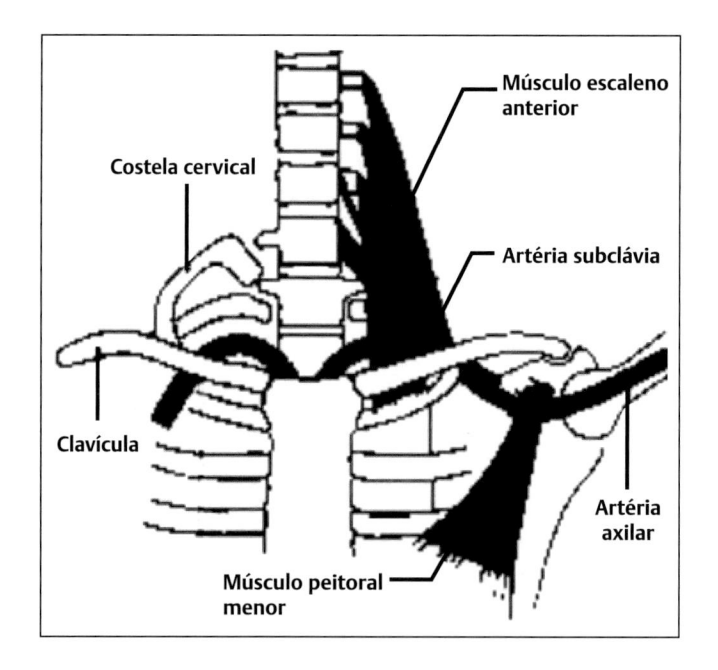

3.6.2.2.1.2.3.1 Anomalia do Músculo Escaleno

A hipertrofia do músculo escaleno é a causa mais comum da compressão muscular pela musculatura torácica.

Além do músculo escaleno, o peitoral menor em alguns casos pode estar envolvido na SDT.

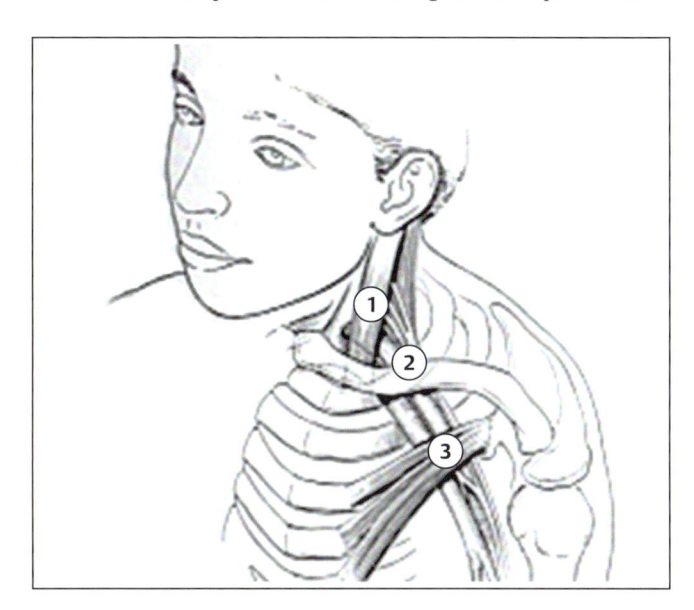

3.6.2.2.1.2.3.1.1 Manobra de Hiperextensão do Pescoço

A manobra de Adson busca identificar alteração de compressão pelo músculo escaleno. A manobra consiste em posicionar o paciente sentado e realizar uma hiperextensão do pescoço, associando-se rotação da cabeça para o lado examinado, acompanhada de inspiração profunda, com o propósito de detectar redução de amplitude no pulso radial nos casos de SDT, conforme mostrado por Netter (Ciba collecttion).

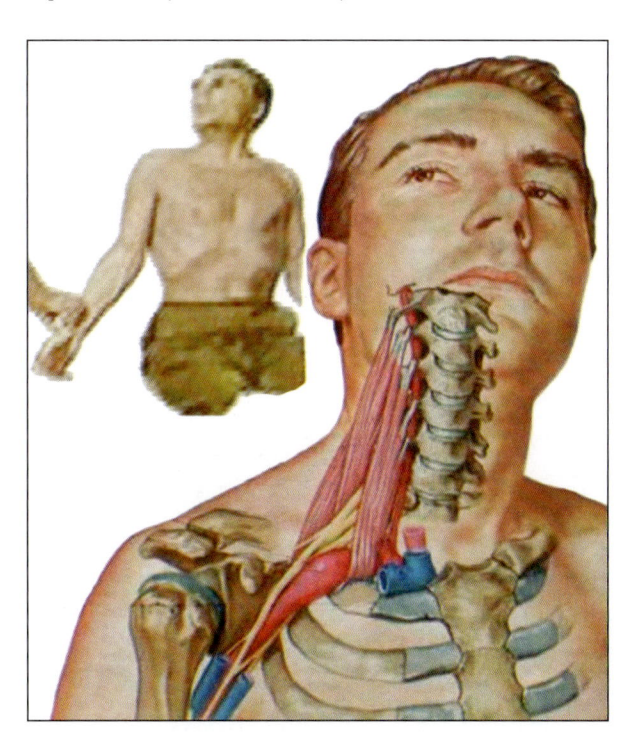

Nos estudos ecográficos podemos avaliar os fluxos nas subclávias e nas radiais.

Neste caso vemos a redução do fluxo na artéria radial com a manobra de Adison e a recuperação do fluxo após a manobra ser interrompida.

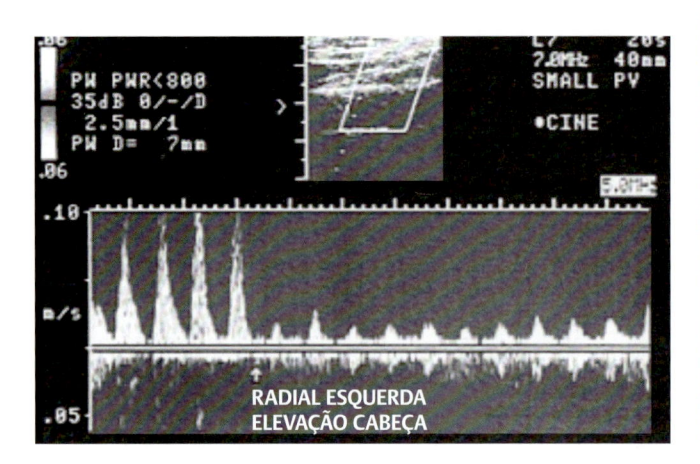

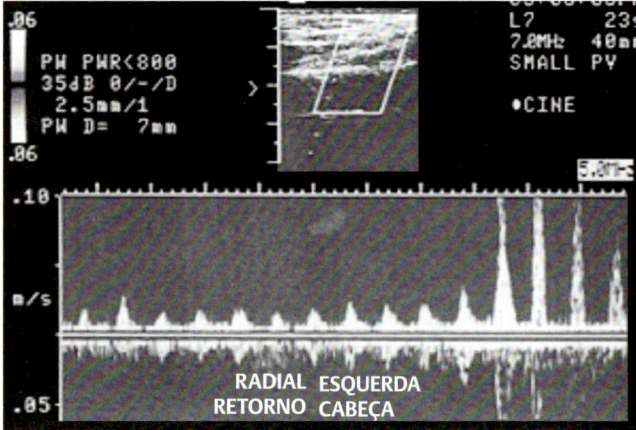

3.6.2.2.1.2.3.2 Anomalia do Músculo Peitoral Menor

3.6.2.2.1.2.3.2.1 Manobras Associadas à Elevação dos Braços

A hiperabdução do MS pode levar a uma compressão do feixe vasculonervoso pelo músculo peitoral menor.

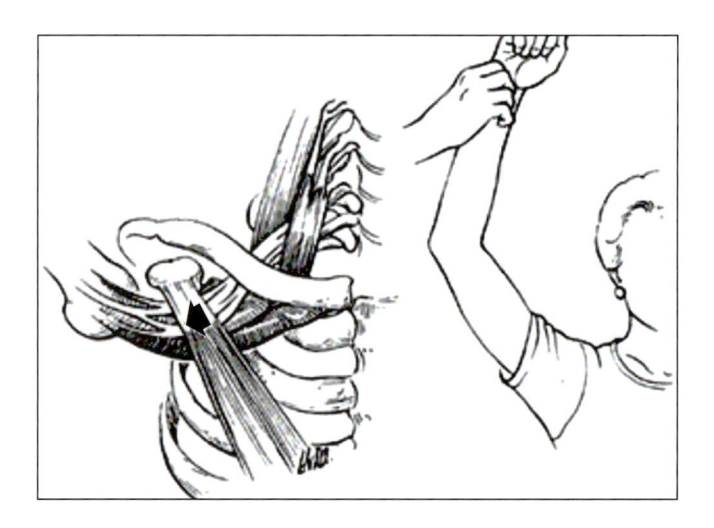

Numa situação normal, as manobras de elevação/abdução dos MMSS não alteram os fluxos, como podemos observar neste caso.

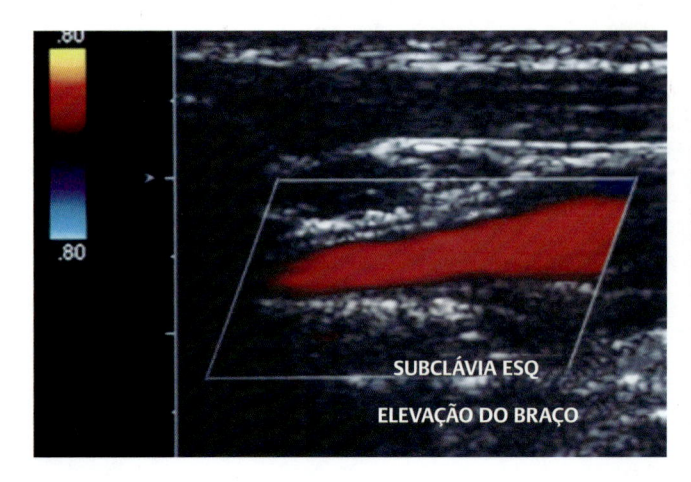

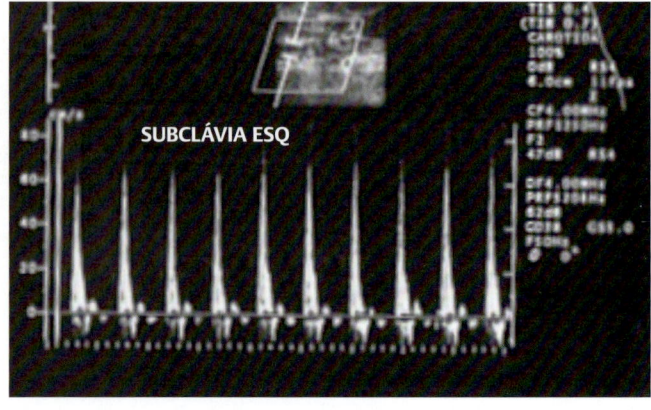

Com a movimentação do MSD observamos fluxo turbilhonar na subclávia com considerável aumento da velocidade de fluxo, demonstrando a obstrução dinâmica, que pode ser verificada pelo gradativo aumento da velocidade de fluxo durante a manobra de elevação/abdução do MSD.

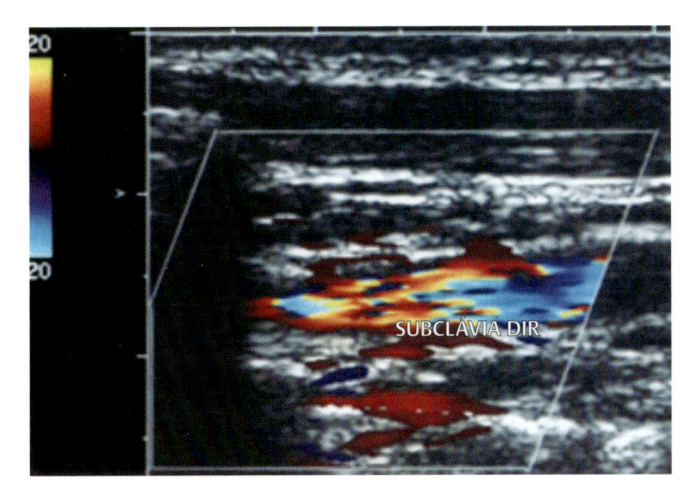

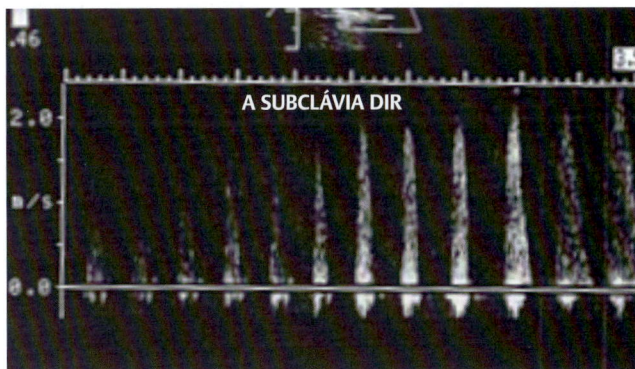

Em alguns casos pode até ocorrer a interrupção do fluxo com a manobra de elevação do braço.

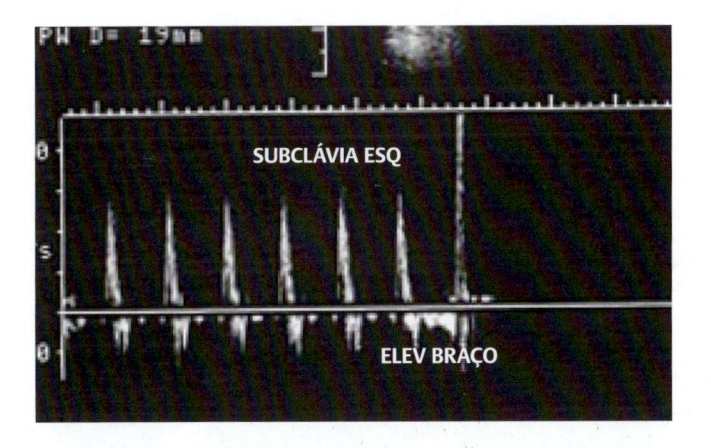

Neste paciente observamos, em posição anatômica, fluxo normal pela subclávia esquerda.

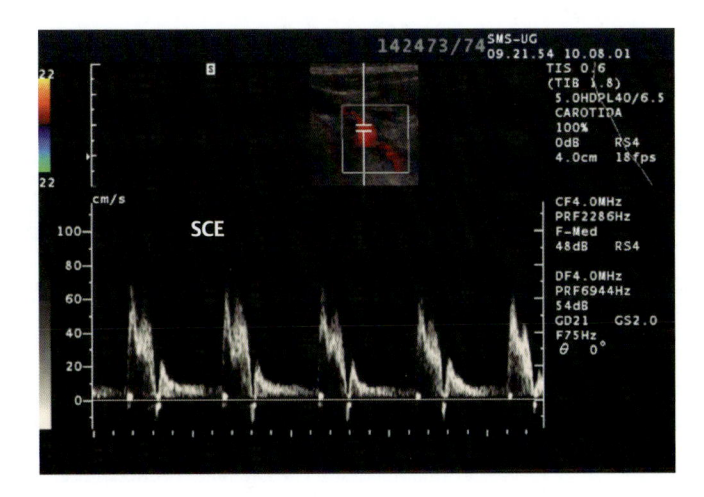

Ao realizarmos as manobras de elevação do braço e depois associando com rotação da cabeça, vemos as mudanças das curvas de fluxos e o acentuado aumento da velocidade (passando de 60 cm/s para mais de 300 cm/s), e a manutenção da manobra praticamente interrompe o fluxo.

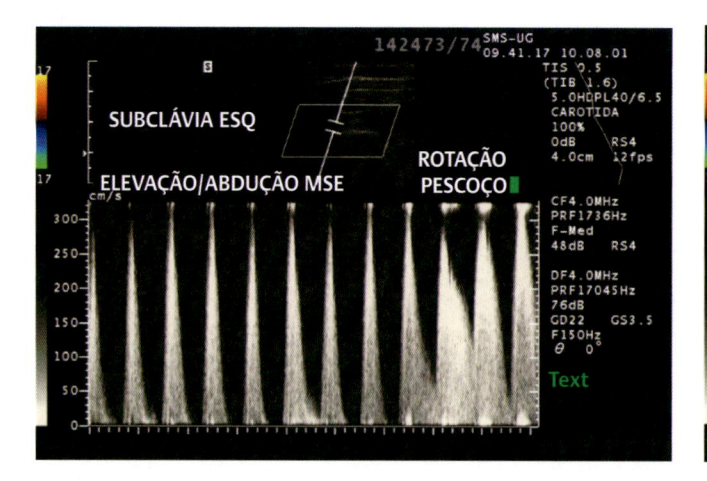

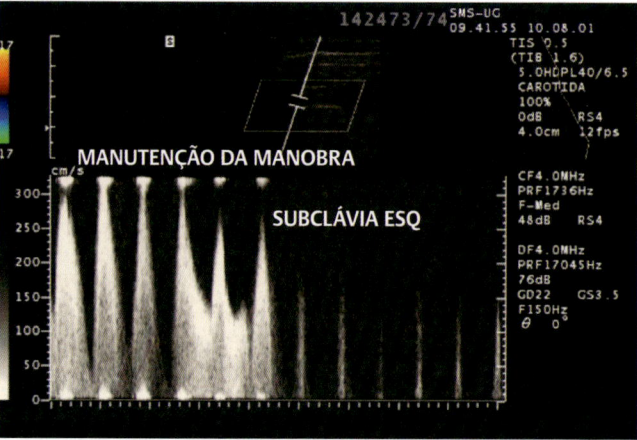

O Doppler em cores na artéria subclávia mostra fluxo filiforme e turbilhonar e na radial o fluxo quase desaparece.

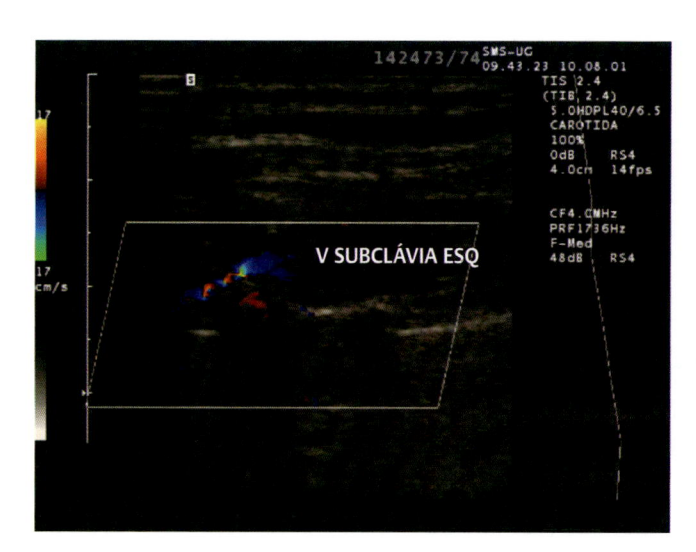

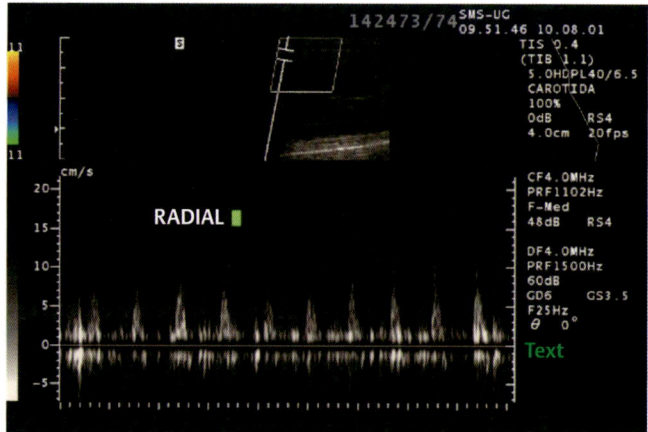

REFERÊNCIAS BIBLIOGRÁFICAS

1. Freire CM, Alcantara ML, Santos SN, et al. Recomendação para a quantificação pelo ultrassom da doença aterosclerótica das artérias carótidas e vertebrais: Grupo de Trabalho do Departamento de Imagem Cardiovascular da Sociedade Brasileira de Cardiologia – DIC – SBC. Arq Bras Cardiol: Imagem cardiovasc 2015;28(nº especial):e1-e64.
2. Vicenzini E, Ricciardi MC, Sirimarco G, Di Piero V, Lenzi GL. Extracranial and intracranial sonographic findings in vertebral artery diseases. J Ultrasound Med 2010;29(12):1811-23.
3. Cloud GC, Markus HS. Diagnosis and management of vertebral artery stenosis. QJM 2003;96(1):27-54.
4. Bendick PJ, Glover JL. Hemodynamic evaluation of vertebral arteries by duplex ultrasound. Surg Clin North Am 1990;70(1):235-44.
5. Bendick PJ, Jackson VP. Evaluation of the vertebral arteries with duplex sonography. J Vasc Surg. 1986;3(3):523-30.
6. Ackerstaff RG, Grosveld WJ, Eikelboom BC, Ludwig JW. Ultrasonic duplex scanning of the prevertebral segment of the vertebral artery in patients with cerebral atherosclerosis. Eur J Vasc Surg 1988;2(6):387-93.
7. Visona A, Lusiani L, Castellani V, et al. The echo-Doppler (duplex) system for the detection of vertebral artery occlusive disease: comparison with angiography. J Ultrasound Med 1986;5(5):247-50.

8. Spampinato RA, Jahnke C et al. Quantification of aortic valve regurgitation by pulsed doppler examination of the left subclavian artery velocity contour: a validation study with cardiovascular magnetic resonance imaging. J Am Soc Echo 2018;31(1):42-51.
9. Antoniou GA, Murray D, Georgiadis GS, et al. Percutaneous transluminal angioplasty and stenting in patients with proximal vertebral artery stenosis. J Vasc Surg 2012;55(4):1167-77.
10. Flossmann E, Rothwell PM. Prognosis of vertebrobasilar transient ischaemic attack and minor stroke. Brain 2003;126:1940-54.
11. Bamford J, Sandercock P, Dennis M, et al. Classification and natural history of clinically identifiable subtypes of cerebral infarction. Lancet 1991;337:1521-6.
12. Stayman AN, Nogueira RG, Gupta R. A systematic review of stenting and angioplasty of symptomatic extracranial vertebral artery stenosis. Stroke 2011;42:2212-6.
13. de Bray JM, Pasco A, Tranquart F, et al. Accuracy of color-Doppler in the quantification of proximal vertebral artery stenoses. Cerebrovasc Dis 2001;11(4):335-40.
14. Hua Y, Jia L, Li Jang et al. E valuation of severe subclavian artery stenosis by color doppler flow imaging. Ultrasound in Medicine & Biology 2011;37(3):358-63.
15. Lusiani L, Castellani V et al. The echo-Doppler (duplex) system for the detection of vertebral artery occlusive disease: comparison with angiography. A Visonà 1986;5(5):247-50.
16. Nagahata M, Kondo R, Mouri W, Sato A, Ito M, Sato S, et al. Bilateral carotid and vertebral rete mirabile presenting with subarachnoid hemorrhage caused by the rupture of spinal artery aneurysm. Tohoku J Exper Med 2013;230(4):205-9.
17. Saito K, Kimura K, Nagatsuka K, Nagano K, Minematsu K, Ueno S, et al. Vertebral artery occlusion in duplex color-coded ultrasonography. Stroke 2004;35(5):1068-72.
18. Bosniak MA. Cervical arterial pathways associated with brachiocephalic occlusive disease. Am J Roentgenol Radium Ther Nucl Med 1964;91:1232-44.
19. Wilkinson IMS, Russel RWR. Arteries of the head and neck in giant cell arteritis. A pathological study to show the pattern of arterial involvement. Arch Neurol 1972;27(5):378-91.
20. Graham E, Holland A, Avery A, Russel RWR. Prognosis in giant-cell arteritis. British Med J 1981;282,24(1):269-71.
21. Stanley GA, O'Mara CS. The management of extracranial carotid and vertebral artery aneurysms in current surgical therapy. Elsevier; 2017. p. 954-60.
22. Suzuki S, Tsuchita H, Kurokama Y, Kitami K, Sohma T, Takeda T. New Method of MVD using a vascular tape for neurovascular compression involving the vertebrobasilar artery--report of two cases. Neurol Med Chir (Tokyo) 1990;30 (13), 1020-3
23. Gunabushanam G, Kummant L, Scoutt LM. Vertebral artery ultrasound. Radiol Clin North Am 2019;57(3):519-53.
24. Kobayashi H, Morishita T, Ogata T, et al. Extracranial and intracranial vertebral artery dissections: A comparison of clinical findings. J Neurol Sci 2016;362:244-50.
25. Yang L, Ran H. Extracranial vertebral artery dissection: Findings and advantages of ultrasonography. Medicine 2018;(97):9, e0067.
26. Kwon JY, Kim NY, Suh DC. Intracranial and extracranial arterial dissection presenting with ischemic stroke: Lesion location and stroke mechanism. J Neurol Sci 2015;358(1-2):371-6.
27. Gobin-Metteil MP, Oppenheim C, Domigo V, Trystram D et al. Cervical arteries dissection: diagnostic Color Doppler US criteria at the acute phase. J Radiol 2006 Apr;87(4 Pt 1):367-73.
28. Ono I, Satow T, Ito Y et al. Case of iatrogenic vertebro-vertebral arteriovenous fistula treated by combination of double-catheter and balloon anchoring techniques. W Neurosurg 2019;128:98-101.
29. Mousa A, Mourkous R, Broce M et alli. Validation of subclavian duplex velocity criteria to grade severity of subclavian artery stenosis. J Vasc Surg 2017;65(6):1779-85.
30. Bernstein NM, Krajewski A, Norris JW. Basilar artery blood flow in subclavian steal. Can J Neurol 1988;15:417-9.
31. Kliewer MA, Hertzberg BS, Kim DH, Bowie JD, Courneya DL, Carroll BA. Vertebral artery Doppler waveform changes indicating subclavian steal physiology. AJR Am J Roentgenol 2000;174(3):815-9.
32. Buckenham TM, Wright IA. Ultrasound of the extracranial vertebral artery. Br J Radiol. 2004;77(913):15-20.
33. Scola RH, Werneck LC, Iwamoto FM, Maegawa GH, Faoro LN, Caldeira FH. Síndrome do desfiladeiro torácico tipo neurogênico verdadeiro: Relato de dois casos. Arquivos de Neuro-Psiquiatria.1999;57(3 A):659-65.
34. Munie T. Management of cervical ribs causing neurogenic thoracic outlet syndrome: a ten year experience in the neurosurgery unit, Tikur Anbessa Hospital. Ethiop Med J 2003;41:227-33.
35. Roos DB. Pathophysiology of congenital anomalies in thoracic outlet syndrome. Acta Chir Belg 1980;79:353-61.
36. Tilki HE, Stalberg ES, Incesu L, Basoglu A. Bilateral neurogenic thoracic outlet syndrome. Muscle Nerve 2004;29:147-50.
37. Francisco MC, Yang JH, Barella et al. Imaging study of thoracic outlet syndrome. Rev Bras Reumatol 2006;46(5):353-5.
38. Cormier JM, Amrane M, Ward A, Laurian C, Gigou F. Arterial complications of the thoracic outlet syndrome: fifty-five operative cases. J Vasc Surg 1989;9:778-87.

39. Brewin J, Hill M, Ellis H. The prevalence of cervical ribs in a London population. Clin Anat 2009;22:331-6.
40. Viertel VG, Intrapiromkul J, Maluf F, et al. Cervical ribs: a common variant overlooked in CT imaging. AJNR Am J Neuroradiol 2012;33:2191-4.
41. Kuhn JE, Lebus VGF, Bible JE. Thoracic outlet syndrome. J Am Acad Orthop Surg 2015;23:222-32.
42. Gruber W. Ueber die Halsrippen des Menshen mit verglerchendanatomischen Bermerkungen. St Petersburg: Memoires de l'academie Imperial Scientia; 1869. v. 2. p. 7-27.
43. Jiang S, Shen H, Tan WQ, Lu H. Arterial thoracic outlet syndrome caused by cervical ribs—an unusual case report. Medicine (Baltimore) 2019 Mar;98(11):e14778.
44. Thomazinho F, Sardinha WE, Silvestre JMS et al. Complicações arteriais da síndrome do desfiladeiro torácico. J Vasc Bras 2008;7(2):150-4.
45. Sanders RJ, Hammond SL. Management of cervical ribs and anomalous first ribs causing neurogenic thoracic outlet syndrome. J Vasc Surg 2002;36:51-6.
46. Le Forestier N, Mouton P, Maisonobe T, et al. True neurological thoracic outlet syndrome. Rev Neurol 2000;156:34-40.

BIBLIOGRAFIA

Bartels E, Flügel KA. Advantages of color doppler imaging for the evaluation of vertebral arteries. J NeuroImagem 1993;3(4):229-233

Durham JR, Yao JS, Pearce WH, Nuber GM, McCarthy WJ 3rd. Arterial injuries in the thoracic outlet syndrome. J Vasc Surg 1995;21:57-70.

Ojha P, Nagendra S, Patil S et alii. Gradient Echo-Additional track sign for easy detection of vertebral artery dissection. J Stroke Med 2018;1(1):34-40.

Uneda A, Suzuki K, Okubo S.Neurofibromatosis Type 1–Associated extracranial vertebral artery aneurysm complicated by vertebral arteriovenous fistula after rupture: Case Report and Literature Review. W Neurosurg 2016;96:609-13.

ESTUDO DOS VASOS INTRACRANIANOS

CAPÍTULO 4

O Doppler transcraniano é a avaliação ultrassonográfica não invasiva das artérias tronculares intracranianas com a finalidade fundamental de obter informações hemodinâmicas por meio do registro de curvas espectrais das ondas de fluxo nos vasos examinados.

A maior dificuldade técnica é representada pela calota óssea que limita as possibilidades de transmissão do ultrassom aos orifícios orbitais, temporais e forame magno (as denominadas "janelas ultrassonográficas", que tendem a reduzir de diâmetro com o avançar da idade). A evolução tecnológica incorporou recursos aos aparelhos atuais que possibilitam a aquisição de imagens com mapeamento em cores do fluxo sanguíneo, tornando mais rápida e segura a identificação das artérias e garantindo seleção precisa do local de posicionamento do volume de amostra do Doppler pulsátil para coleta da curva espectral (elemento básico do qual derivam análises de velocidades úteis para a compreensão do estado hemodinâmico do paciente e condução clínica adequada a cada patologia).

Desde os primeiros registros com o Doppler transcraniano "cego" até os dias atuais, houve ampliação inquestionável da utilidade do método em decorrência da melhoria de capacidade e qualidade dos aparelhos e também pela utilização de agentes contrastantes que melhoram a qualidade das imagens:[1]

- *DTC – Doppler transcraniano "cego":* os aparelhos exclusivamente dedicados ao estudo de fluxos de vasos intracranianos são muito úteis na monitorização durante cirurgias (neurológicas, cardíacas ou endarterectomias carotídeas) e na pesquisa ambulatorial de microembolização silenciosa, pois podem dispor de capacete para fixação de transdutor(es) no crânio que facilita(m) o registro contínuo das curvas espectrais nas artérias cerebrais pelo tempo necessário.
- *DTCI – Doppler transcraniano com mapeamento de fluxo em cores:* todo e qualquer aparelho atual de ultrassonografia vascular geral permite a aquisição de imagens do encéfalo e dos fluxos nas luzes das artérias tronculares, além do registro das curvas espectrais (Doppler espectral), possibilitando a realização do exame em unidades hospitalares e ambulatoriais sem custos adicionais.
- *Doppler transcraniano com contraste de "microbolhas":* uso de solução de contraste ultrassonográfico (gás atóxico) com finalidade de intensificação do sinal de Doppler e melhoria de qualidade de imagens de mapeamento de fluxo em cores (reduzindo muito a limitação imposta por "janelas ultrassonográficas inadequadas").

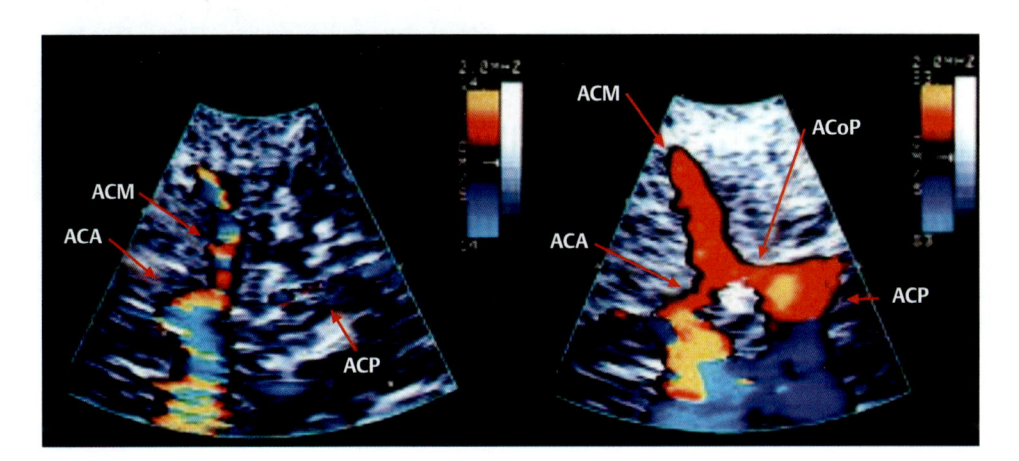

- *Doppler transcraniano com solução agitada ("macrobolhas"):* infusão venosa de solução salina ou glicosada misturada com ar ambiente e agitada para formação de "macrobolhas" (incapazes de atravessar a barreira circulatória pulmonar fisiológica), para pesquisa de patência de forame oval ou de fístula arteriovenosa pulmonar (representada pelo registro de imagens ecodensas sobrepostas às curvas espectrais de Doppler pulsátil obtidas em artérias cerebrais médias e/ou basilar).

A utilização do Doppler transcraniano na prática clínica está bem estabelecida em:

- Unidades de neurointensivismo:
    A) Monitorização durante trombólise no acidente vascular encefálico isquêmico agudo;
    B) Diagnóstico e acompanhamento evolutivo de vasospasmo;
    C) Avaliação qualitativa de hipertensão intracraniana; diagnóstico de morte encefálica.
- Unidades ambulatoriais:
    A) Doença falciforme (prevenção de acidente vascular encefálico);
    B) Pesquisa de microembolia silenciosa em portadores de placas ateromatosas em carótidas e vertebrais extracranianas;
    C) Avaliação pré-operatória da capacidade de reserva de fluxo cerebral em portadores de doença ateromatosa carotídea e/ou vertebral extracraniana;
    D) Migrânea ("enxaqueca");
    E) Pesquisa de embolia paradoxal (patência do forame oval ou fístula arteriovenosa pulmonar);
    F) pesquisa de síncope (disautonomia).
- Monitorização peroperatória:
    A) Controle de perfusão cerebral durante cirurgias neurológicas, cardíacas ou endarterectomia carotídea;
    B) Detecção e quantificação do número de êmbolos gasosos ou sólidos liberados durante cirurgias e que possam resultar em isquemia encefálica significativa no pós-operatório imediato.

Qualquer que seja o tipo de aparelho utilizado, a aquisição correta das imagens obrigatórias para o Doppler transcraniano requer conhecimento profundo da anatomia vascular intracraniana e suas numerosas variantes.

Como descrito pelo Dr. Strandness Jr.: "A fim de tratar adequadamente uma alteração do sistema vascular, é necessário que seja feito o diagnóstico correto e que sejam fornecidas informações precisas sobre o local e a extensão das lesões".

4.1 ANATOMIA

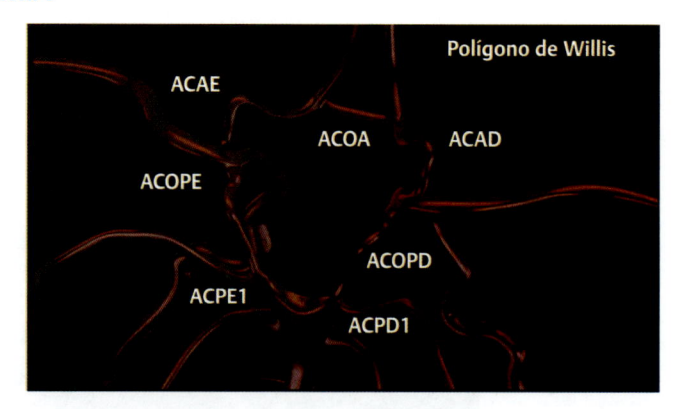

Polígono de Willis

A figura acima apresenta os segmentos vasculares de interesse principal e obrigatório no exame de Doppler transcraniano padrão. São artérias com diâmetros entre 2 e 4 mm, situadas profundamente no crânio e, por conseguinte, não definidas ao modo B do ultrassom (mapeamento em cores é indispensável para visualização do fluxo intraluminal, representando uma "luminografia" análoga à obtida em estudos arteriográficos). Por outro lado, a insonação de fluxo em cada uma das artérias, de acordo com protocolo estabelecido para o Doppler "cego", permite identificação do segmento e do vaso analisado.

ESTUDO DOS VASOS INTRACRANIANOS

O encéfalo recebe fluxo sanguíneo proveniente da circulação anterior (constituída por ramos das carótidas internas direita e esquerda) e circulação posterior (ramos da basilar, que por sua vez resultam da confluência de vertebrais direita e esquerda). Ambas as circulações se conectam por meio de artérias "comunicantes" (anteriores e posteriores direita e esquerda) integrando um circuito conhecido como "polígono de Willis". Quando íntegra e completa, essa arquitetura vascular consiste em eficiente mecanismo automático de colateralização em caso de oclusão em qualquer um dos vasos, impedindo ou atenuando as consequências da isquemia cerebral. Entretanto, variantes anatômicas ocorrem em mais da metade dos indivíduos, justificando as sequelas heterogêneas decorrentes da oclusão de uma mesma artéria em pessoas diferentes.

Na circulação anterior, em cada hemisfério encefálico a carótida interna (ACI) emite um ramo para o globo ocular (oftálmica) e, em seguida, origina as cerebrais anterior (ACA) e média (ACM), responsáveis pela irrigação da maior extensão do órgão. A circulação posterior (vertebrais direita e esquerda fundem-se em artéria basilar, que se divide em cerebrais posteriores (ACP) direita e esquerda) irriga tronco encefálico e região do cerebelo. Ver abaixo esquema ilustrado de Sobotta.[2]

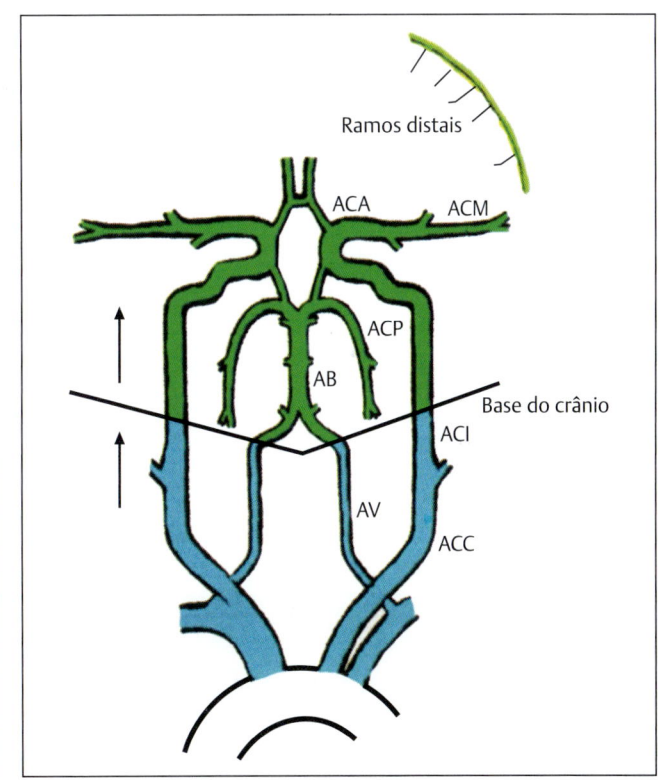

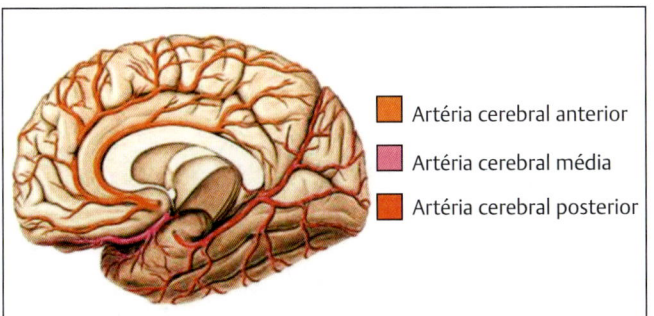

A figura acima à esquerda (ilustração de Sobotta) representa irrigação das áreas do encéfalo pelas artérias tronculares.[2] À direita (ilustração modificada do original de Sheila Raynor e publicada por Zierler) vemos a passagem da circulação extra para a circulação intracraniana.[3]

4.1.1 Circulação Anterior
4.1.1.1 Artéria Carótida Interna (ACI)
Apresenta trajeto extra e intracraniano, sendo subdividida em 7 segmentos: c1) cervical; c2) petroso; c3) lácero; c4) cavernoso; c5) clinoide; c6) oftálmico; c7) comunicante.

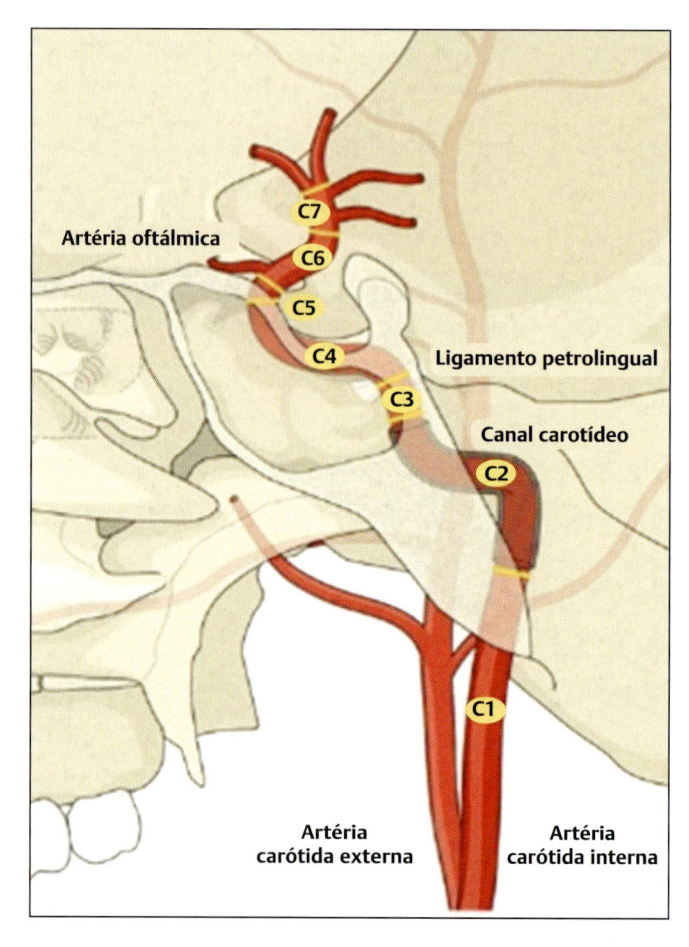

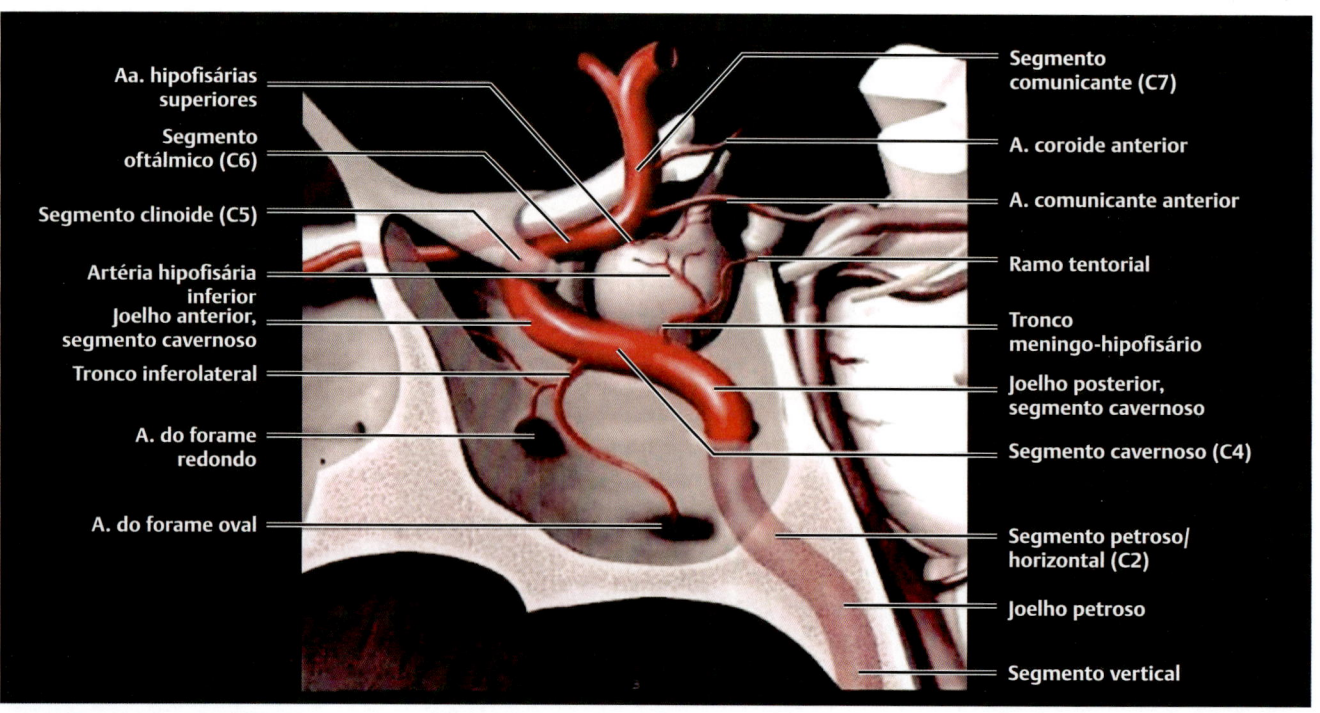

ESTUDO DOS VASOS INTRACRANIANOS

Após entrada no crânio, a carótida interna passa por trás da sela túrcica e por dentro do seio cavernoso fazendo uma curva em formato de "S" na região conhecida como sifão carotídeo (região de grande interesse para o Doppler transcraniano). Em seguida, origina-se o primeiro grande ramo (artéria oftálmica), que supre o globo ocular.

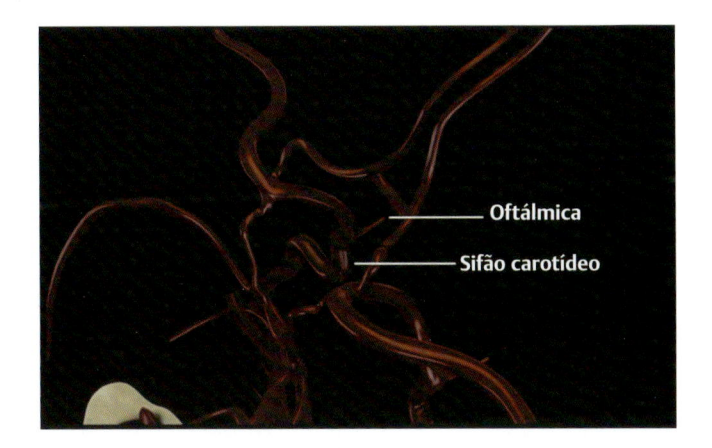

Após penetrar a dura-máter e acima da sua porção supraclinóidea, a ACI emite a artéria comunicante posterior ipsolateral (ACoP). Na sequência, ocorre bifurcação da carótida interna em cerebral anterior e cerebral média. Em 5-20% dos casos a artéria cerebral posterior (ACP) também se origina da ACI (variante fetal).

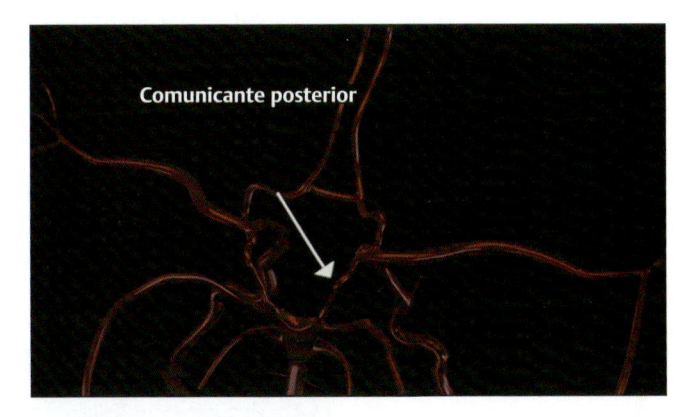

4.1.1.2 Circulação Anterior: Cerebral Anterior (ACA)

As cerebrais anteriores direita e esquerda apresentam curso paralelo em respectivos hemisférios e estão conectadas por meio de uma artéria "comunicante anterior" localizada na transição dos segmentos A1-A2 (acessíveis pelo ultrassom).

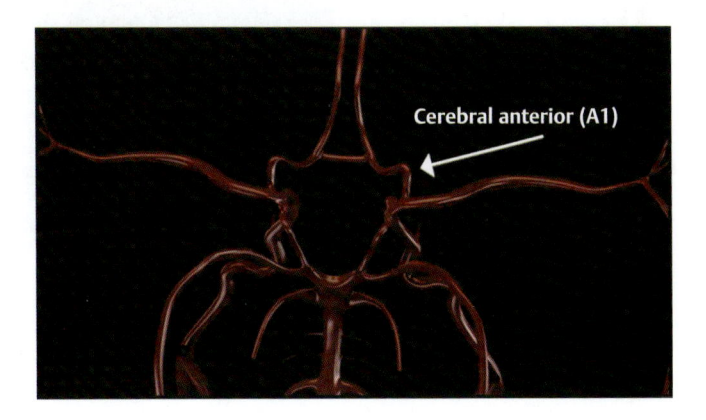

Variações como hipoplasia da primeira porção (A1) dessa artéria fazem com que a ACA contralateral irrigue ambos os lobos frontais por meio da ACoA (principal via colateral da circulação anterior em situações compensatórias de estenoses extracranianas, oclusão ou hipoplasia). Denomina-se "circulação fetal anterior" quando ambas ACAs se originam no mesmo lado.[4]

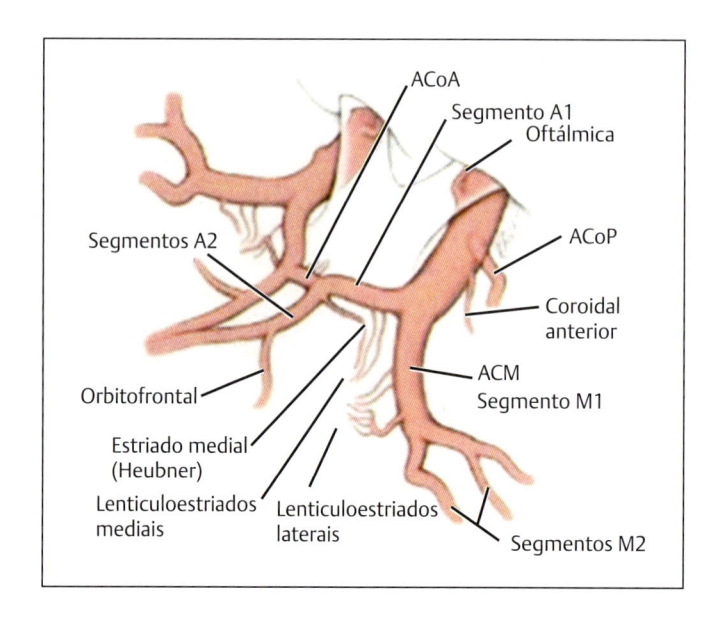

A ACA pode ser subdividida anatômica/radiologicamente em segmentos A1, A2 e A3.[58]

O segmento A1 corresponde à porção da ACA até a ACoA.

O segmento A2 corresponde ao segmento que se inicia na ACoA e vai até a bifurcação da ACA (em artéria calosa marginal e artéria pericalosa).

O segmento A3 corresponde aos ramos corticais da ACA.

A ACA irriga a face medial dos hemisférios cerebrais e a porção mais superior da face superolateral de cada hemisfério, parte do giro pré e pós-central, responsáveis pela inervação da região da perna e do pé.

A ACA quando acessada pela janela transtemporal mostra seu fluxo com sentido oposto ao sentido do fluxo da ACM.

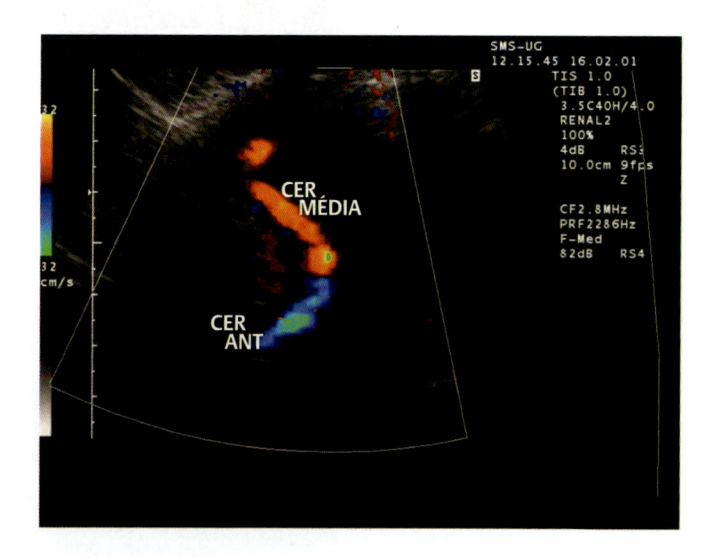

O Power-Doppler permite-nos melhor visibilização dos vasos, porém sem orientação quanto aos sentidos dos fluxos.

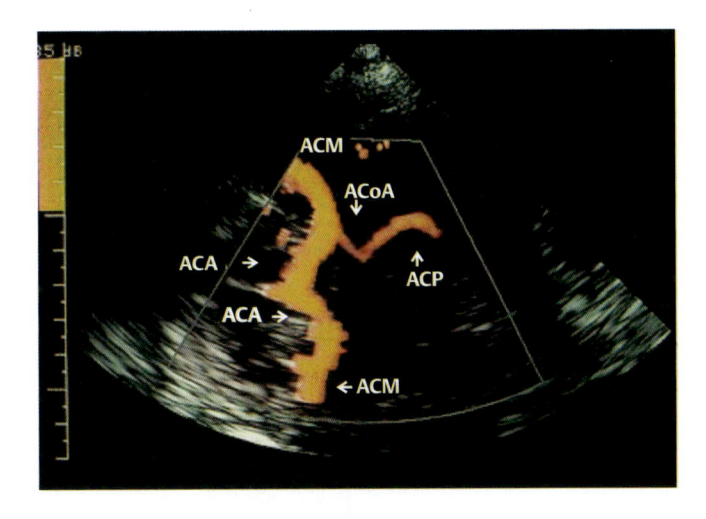

4.1.1.3 Circulação Anterior: Cerebral Média (ACM)

A cerebral média origina-se da bifurcação da ACI, sendo responsável pela irrigação do estriado, parte do globo pálido, córtex insular e porção considerável dos lobos frontal, parietal e temporal. Nestas regiões encontramos o córtex motor, o córtex sensitivo e o centro da fala.

Anatomicamente a ACM pode ser subdividida em 4 segmentos, porém somente os segmentos M1 e raramente o M2 são acessados pelo DTC.

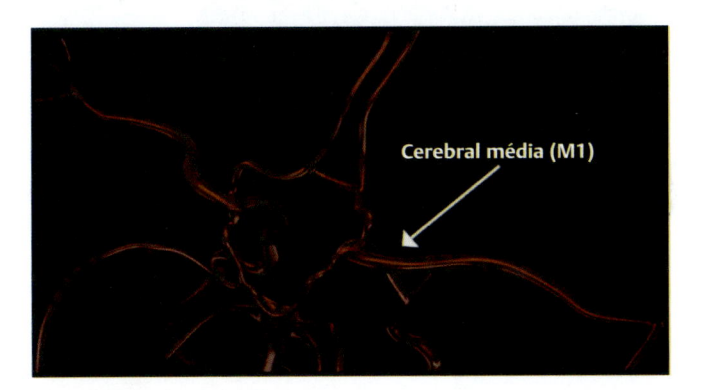

Neste diagrama (modificado de Hennerici) observamos os segmentos das artérias tronculares da circulação cerebral anterior acessíveis pelo Doppler transcraniano por meio das janelas temporais: ACI (segmento distal), ACA (segmento A1) e ACM (M1).[5]

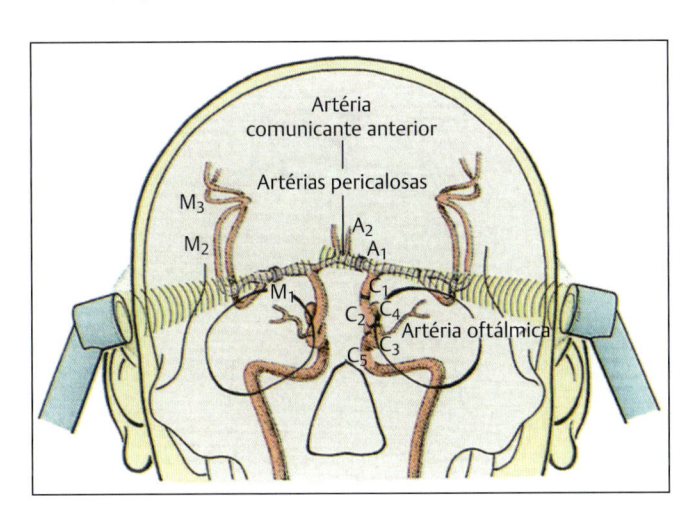

A ACM origina ramos profundos perfurantes importantes, as lenticuloestriadas, que irrigam o putâmen, a cabeça do caudado, a parte externa do globo pálido, as porções internas do tálamo e o braço posterior da cápsula interna. Os ramos superficiais dividem-se em temporal anterior (irriga lobo temporal anterior), tronco superior (irriga região lateral e externa dos hemisférios, acima da fissura sylviana) e tronco inferior (irriga lobos temporal e parietal, abaixo da fissura sylviana). De maneira semelhante ao que ocorre com a ACA, também a ACM origina numerosos ramos superficiais que se distribuem por toda a superfície dos hemisférios cerebrais.

Obtido o Doppler em cores da ACM fica fácil posicionar o volume de amostra para obter o Doppler espectral, que quando normal mostrará padrão de fluxo de baixa resistência.

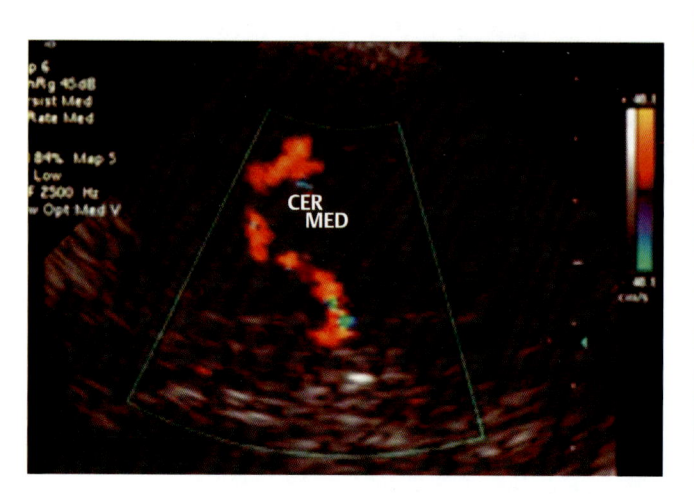

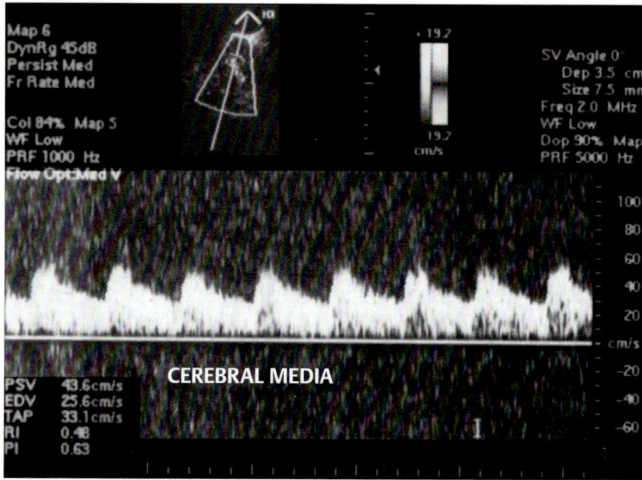

4.1.1.4 Artéria Comunicante Anterior (ACoA)

A comunicante anterior juntamente com as cerebrais anteriores, e as recorrentes de Heubner, compõem o "complexo arterial anterior comunicante".[6,7]

Krzyzewski *et al.* estudaram as variações anatômicas deste complexo da ACoA, encontrando 10 tipos diferentes, que são mostrados com suas respectivas frequências.[8] O tipo 1 é o considerado normal e o mais frequente.

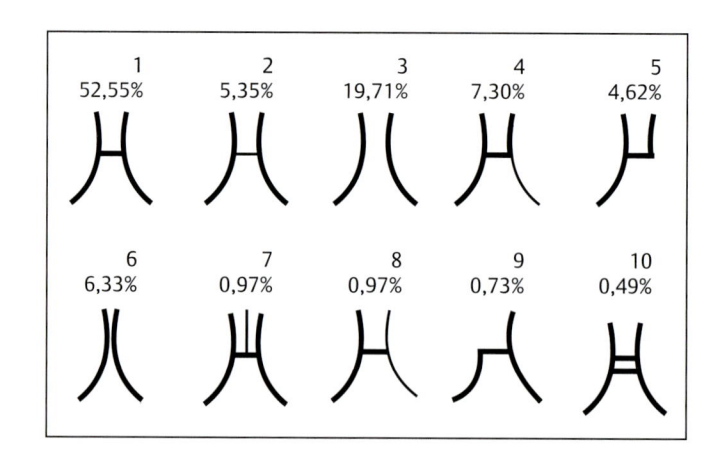

ESTUDO DOS VASOS INTRACRANIANOS 317

Leipzig *et al.* ressaltam que o complexo ACoA tem uma importância clínica relevante pelo fato de ser o local mais frequente de localização dos aneurismas intracranianos.⁹

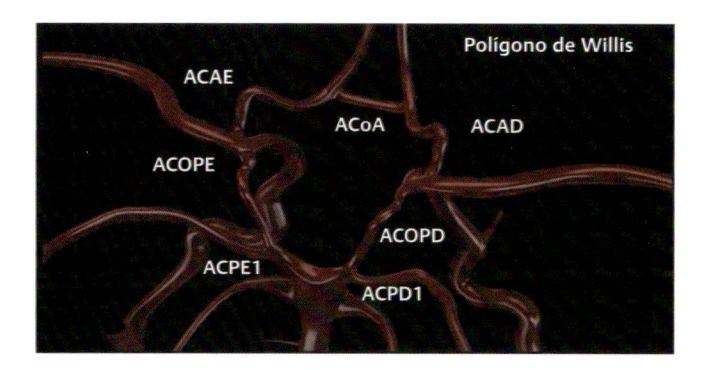

4.1.2 Circulação Posterior
4.1.2.1 Artérias Vertebrais (AV) e Basilar (AB)

As artérias vertebrais, após perfurarem a dura-máter através do forame magno, apresentam trajeto intracraniano (segmento V4) e unem-se para formar a basilar.

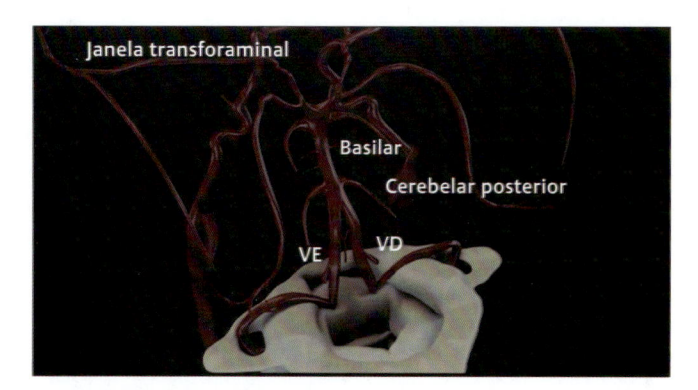

Os principais ramos das vertebrais intracranianas são as artérias espinhal anterior, espinhal posterior e a cerebelar posteroinferior (ACPI) direitas e esquerdas. Esses vasos irrigam a região lateral externa do bulbo, pedúnculo cerebelar inferior, porção inferior dos hemisférios cerebelares e vérmis.

As vertebrais apresentam assimetria de calibre entre si (em mais de 80% dos indivíduos) ou em segmentos de um mesmo vaso, sendo considerada hipoplásica aquela com diâmetro inferior a 2,0 mm.

Ao nível da protuberância do bulbo as vertebrais unem-se para formar a AB e o tronco desta artéria cursa cerca de 2-3 cm antes de terminar bifurcando em artérias cerebrais posteriores direita e esquerda (integrando a porção posterior do círculo ou polígono de Willis (CW).

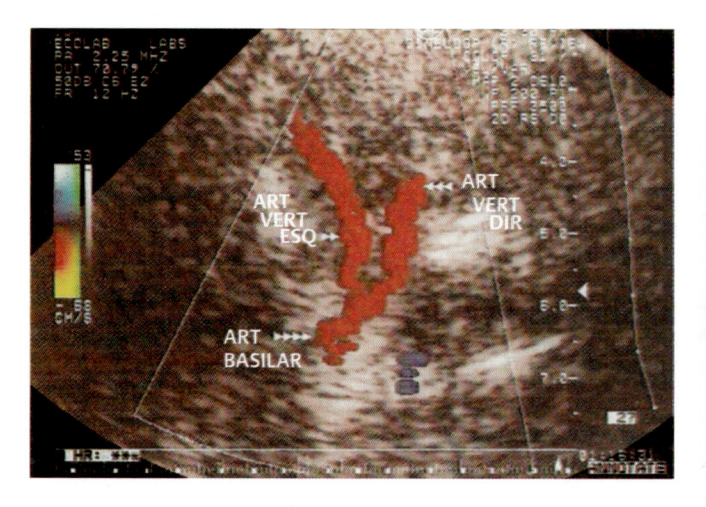

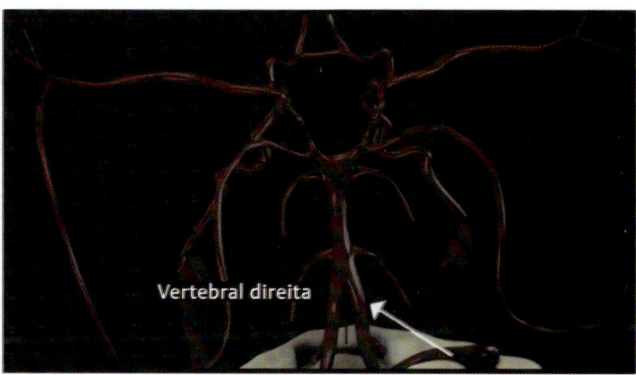

Os principais ramos da basilar: paramedianos (perfurantes mediais que irrigam o bulbo); perfurante laterais e cerebelosas anteroinferiores (AICA) ou cerebelares médias.

Em alguns pacientes as cerebelares posteroinferiores podem emergir da basilar.

Os fluxos espectrais mostram curvas de fluxos com padrão de baixa resistência, tanto nas vertebrais quanto na artéria basilar.

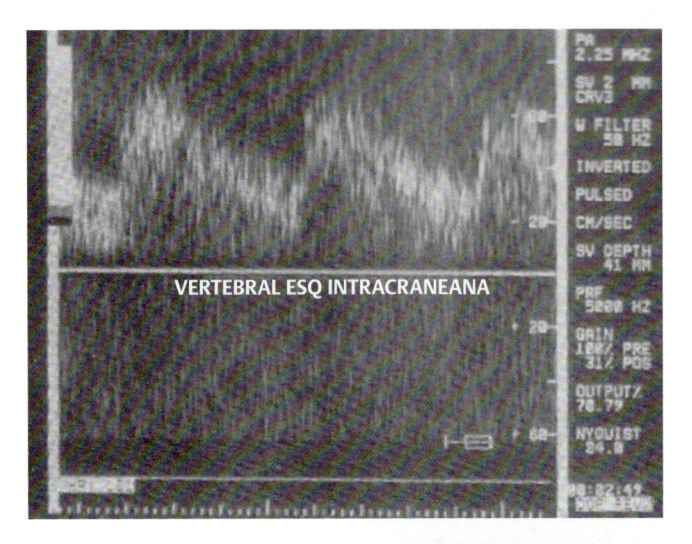

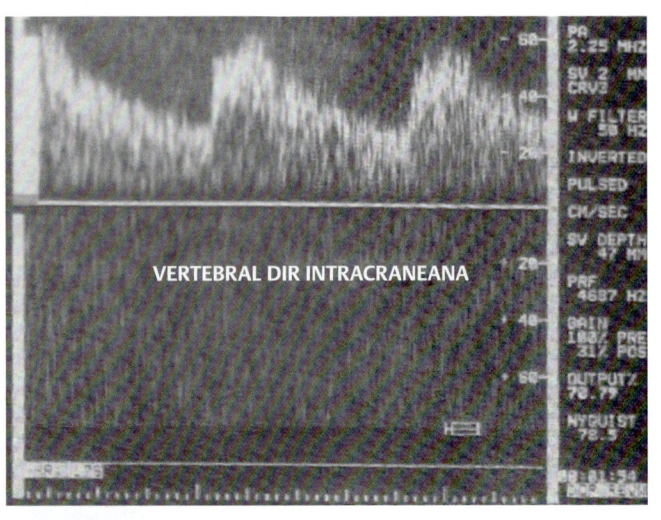

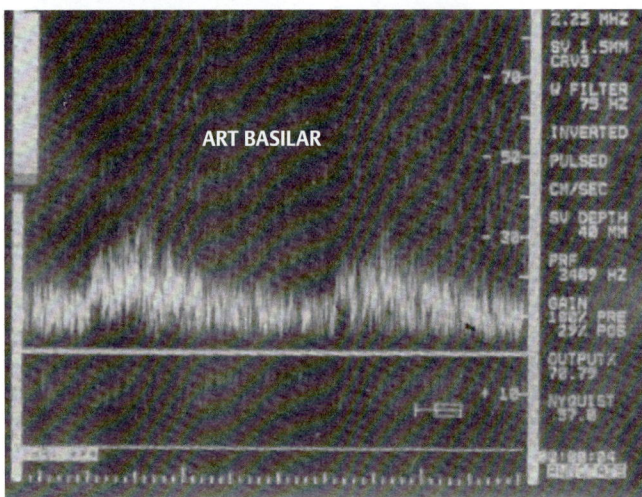

4.1.2.2 Artéria Cerebral Posterior (ACP)

Em mais de 80% das vezes se origina da artéria basilar e seus ramos irrigam pedúnculos cerebrais, corpo geniculado interno, os tubérculos quadrigeminais e o colículo. Anatomicamente são subdivididas em segmentos P1 (proximal) e P2 (distal).

As cerebrais posteriores estão topograficamente relacionadas com o mesencéfalo (estrutura anatômica facilmente identificada ao ultrassom), constituindo marco de orientação inicial no exame com imagem, pois o mapeamento de fluxo em cores evidencia os vasos "abraçando" essa região encefálica.

ESTUDO DOS VASOS INTRACRANIANOS

Diagrama ilustrando os segmentos P1 e P2 da ACP, que podem ser avaliadas pela janela transtemporal.

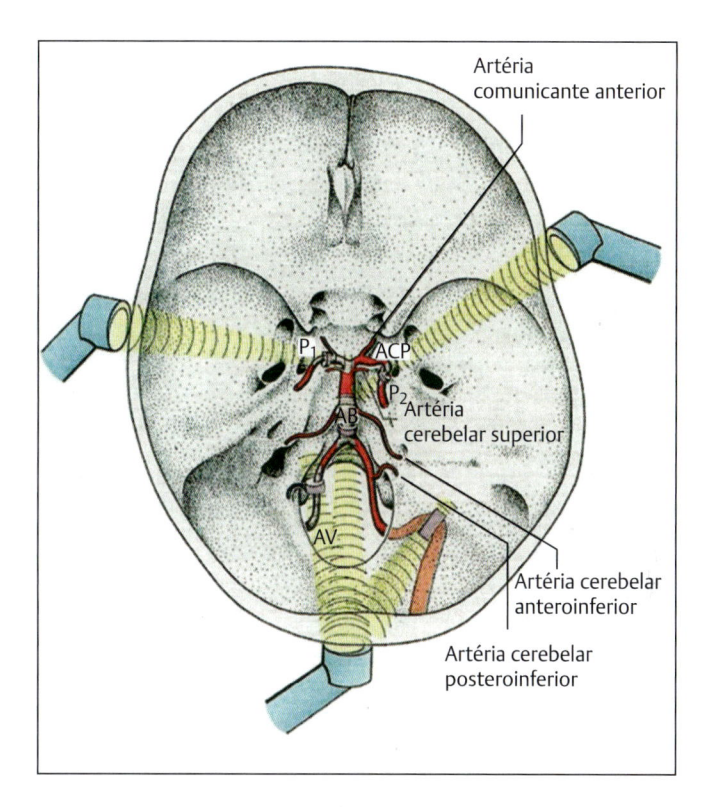

A ACP nutre o córtex das áreas caudais e basais do lobo temporal e hipocampo, assim como todo o córtex do lobo occipital com seu córtex visual, além de irrigar o tálamo e uma grande parte do mesencéfalo.

A circulação posterior é local frequente de variações anatômicas e também de aneurismas (topo da basilar).

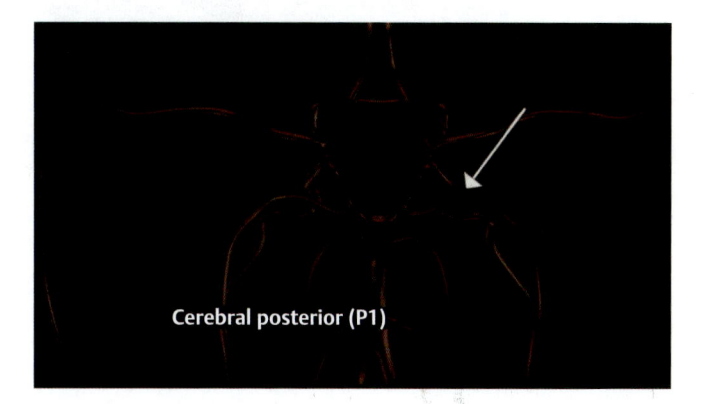

Imagem da ACP é obtida com relativa facilidade pelo Doppler em cores e o fluxo espectral se faz no sentido do transdutor com a característica dos fluxos intracerebrais com padrão de baixa resistência.

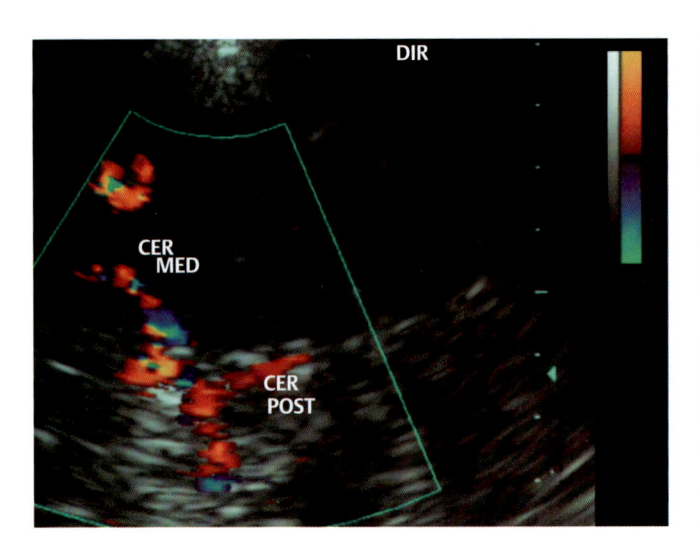

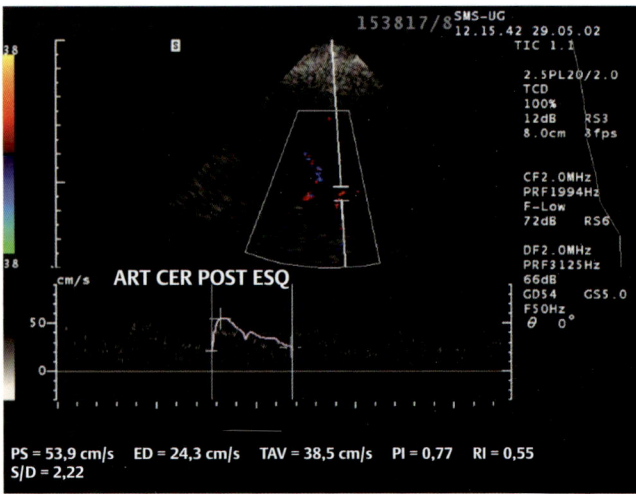

4.1.2.3 Artéria Comunicante Posterior (ACoP)

O calibre das comunicantes posteriores é muito variável e tendem à assimetria. Quando suficientemente grandes, atuam como canais de equilíbrio de pressão entre os sistemas carotídeo e vertebrobasilar, lembrando que embriologicamente as ACoP e ACP são ramos da ACI. Além dessa função de comunicação entre as circulações cerebrais anterior e posterior, a ACoP origina ramos perfurantes que irrigam a região anterior do trato óptico, o braço posterior da cápsula interna e o núcleo subtalâmico do corpo de Luys.

No esquema abaixo (Netter) observamos a ACoP como elo de ligação entre as circulações anterior e posterior na região intracraniana.

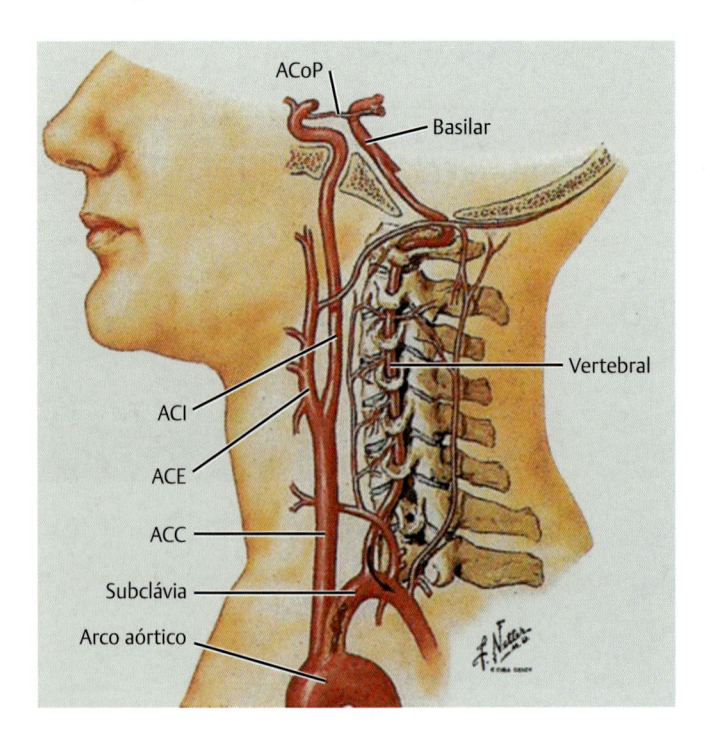

Schomer *et al.* mostraram que ACoP com diâmetro < 1,0 mm ou ausente representa fator de risco para infarto cerebral em paciente com oclusão da ACI ipsolateral.[10]

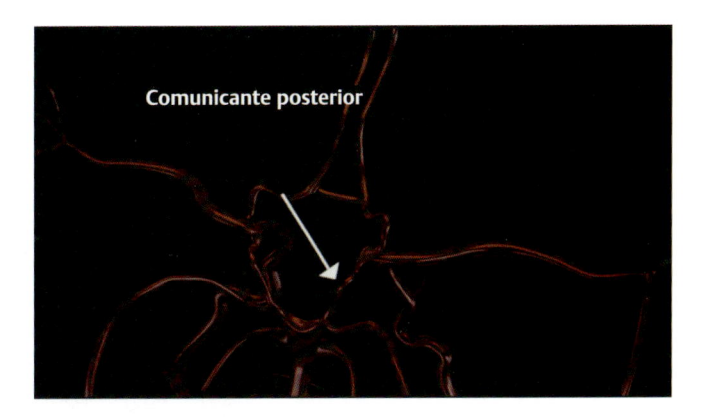

4.1.3 Polígono de Willis (PW)

Após concluído estudo individualizado das artérias intracranianas, a compreensão do papel do polígono de Willis como equalizador de pressões, tendo importante função na estabilização do fluxo cerebral, é quase automática.

O círculo de Willis (CW) atua como um equalizador de pressões, tendo importante função para estabilizar o fluxo cerebral.

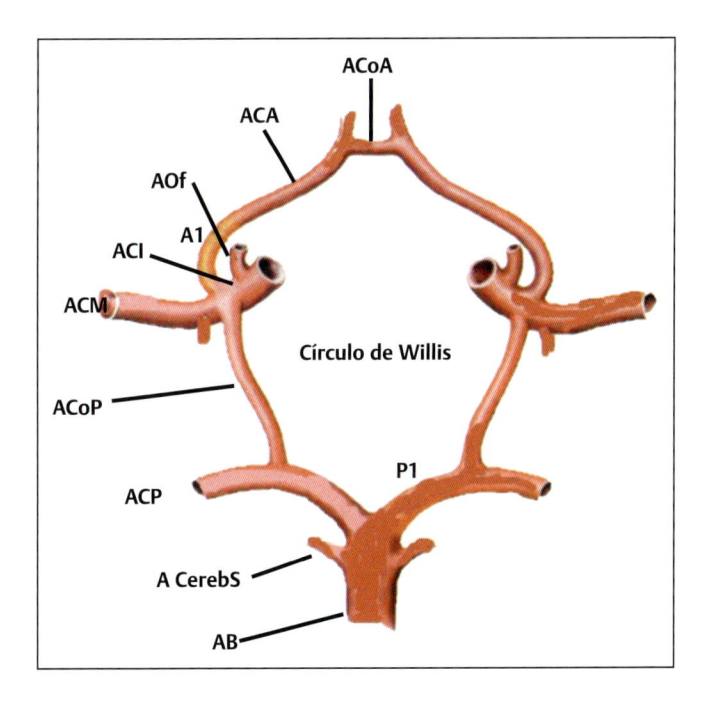

Os primeiros ramos do polígono de Willis são as ACM, ACA e ACP. Em cerca de 50% da população geral o PW apresenta ausência de um ou mais de componentes, podendo dificultar mecanismos compensatórios de redução de perfusão.

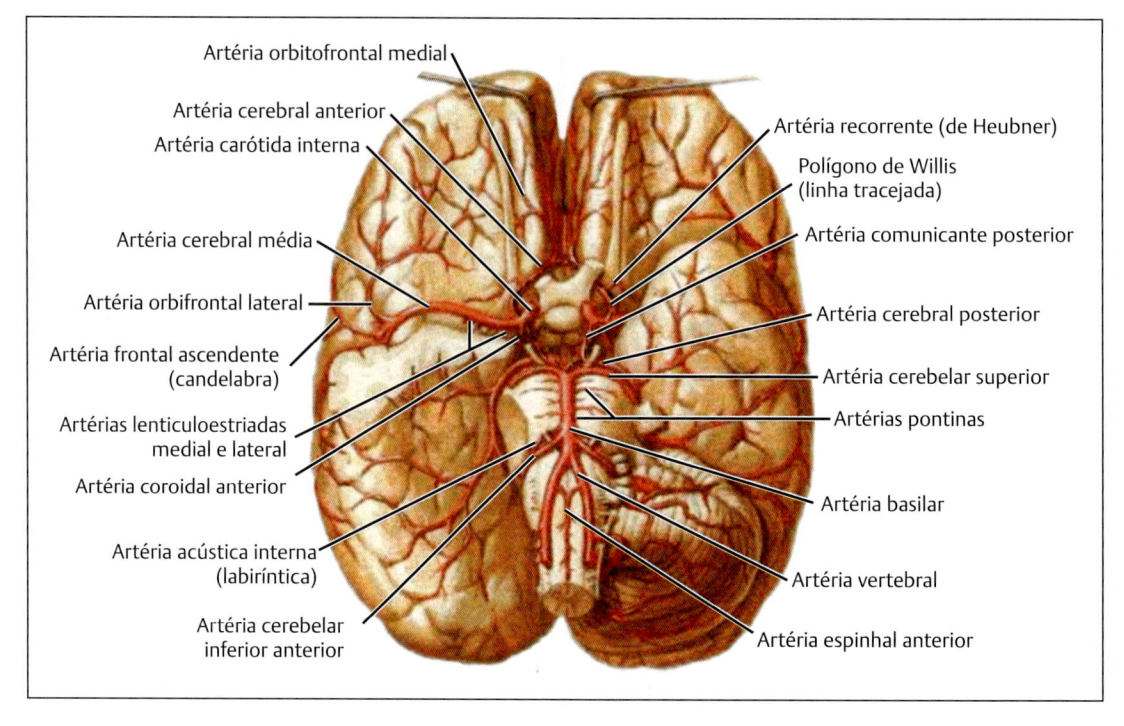

Artéria orbitofrontal medial
Artéria cerebral anterior
Artéria carótida interna
Artéria cerebral média
Artéria orbifrontal lateral
Artéria frontal ascendente (candelabra)
Artérias lenticuloestriadas medial e lateral
Artéria coroidal anterior
Artéria acústica interna (labiríntica)
Artéria cerebelar inferior anterior
Artéria recorrente (de Heubner)
Polígono de Willis (linha tracejada)
Artéria comunicante posterior
Artéria cerebral posterior
Artéria cerebelar superior
Artérias pontinas
Artéria basilar
Artéria vertebral
Artéria espinhal anterior

Nestes esquemas Lipsert *et al.* demonstram a variabilidade de opções que podemos encontrar em termos de ausência de vasos que compõem o círculo de Willis, com respectivos percentuais de ocorrência.[11] Como podemos observar, apenas metade da população apresenta integridade do círculo de Willis. Estas variações anatômicas reduzem o potencial de colateralização dos fluxos e aumentam o risco de AVC no caso de lesão severa da carótida interna.

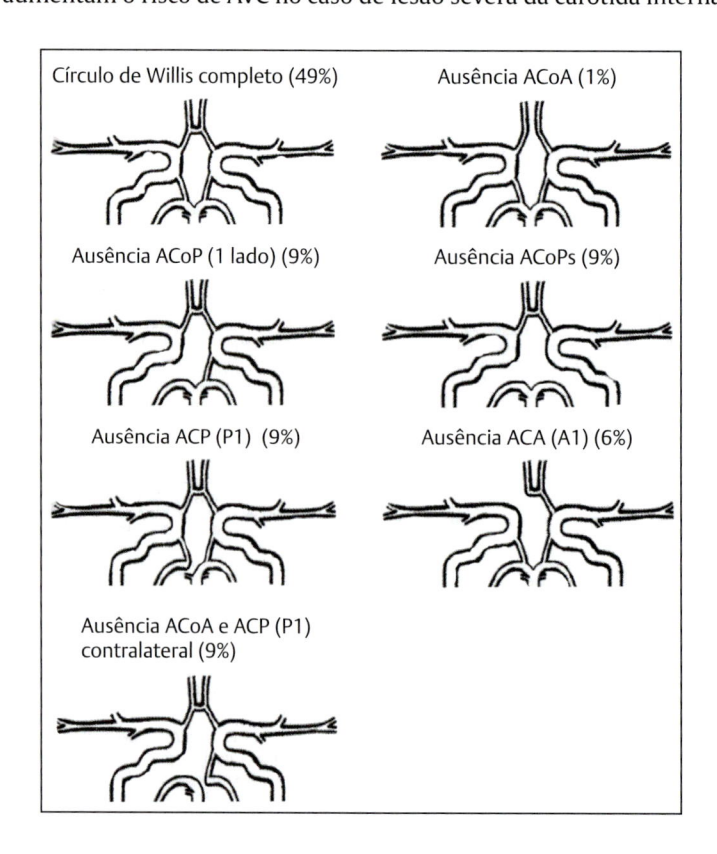

Círculo de Willis completo (49%)
Ausência ACoA (1%)
Ausência ACoP (1 lado) (9%)
Ausência ACoPs (9%)
Ausência ACP (P1) (9%)
Ausência ACA (A1) (6%)
Ausência ACoA e ACP (P1) contralateral (9%)

Nesta figura observamos grande parte do círculo de Willis obtido pela janela transtemporal com a técnica do Power-Doppler.

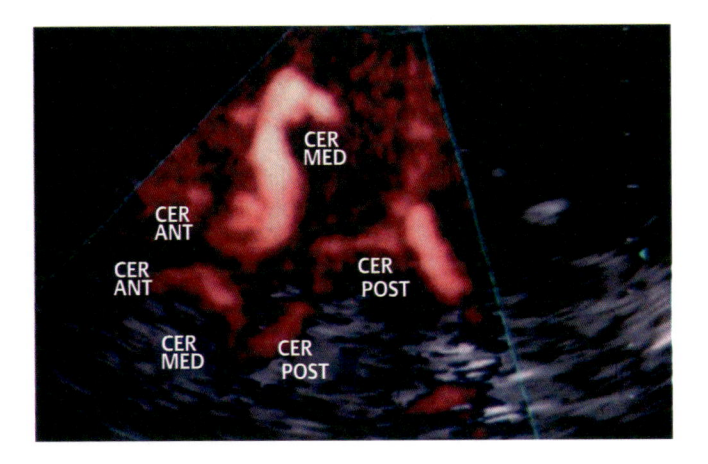

4.2 TÉCNICA DO EXAME

A regra fundamental para realização do Doppler transcraniano é um transdutor com 2 MHz (ou menos), pois a localização profunda dos vasos intracranianos exige ondas de ultrassom de baixa frequência.

Nos aparelhos dedicados exclusivamente ao DTC ("cego" ou sem imagem bidimensional associada) os cristais piezoelétricos existentes nos transdutores (cuja função é a emissão das ondas de ultrassom) estão todos direcionados apenas à aquisição de informações a serem traduzidas na forma de curvas espectrais (Doppler pulsátil); por essa razão, a quantidade de cristais pode ser menor e o tamanho do transdutor é pequeno, facilitando em muito a adaptação às reentrâncias e protuberâncias das janelas ultrassonográficas cranianas (constituindo grande vantagem nos pacientes adultos e idosos).

Nos aparelhos de ultrassonografia geral com Doppler pulsátil e mapeamento de fluxo em cores os transdutores precisam conter número maior de cristais, pois parte deles terá a função de emissão de ondas de ultrassom para aquisição de imagem bidimensional e a outra metade estará voltada à obtenção das curvas espectrais das ondas de fluxo. Em consequência, esses transdutores possuem tamanho maior do que os dedicados apenas ao Doppler "cego".

A técnica de obtenção das imagens no Doppler transcraniano varia na dependência do tipo de aparelho utilizado ("cego" ou com imagem), mas o protocolo padrão não apresenta qualquer diferença e as informações essenciais registradas possuem rigorosamente a mesma confiabilidade.

4.2.1 Doppler Transcraniano "Cego" (DTC)

Equipamento portátil com transdutor de Doppler pulsátil com capacidade de definição da profundidade desejada para emissão das ondas de ultrassom (princípio crucial para definição da localização da informação adquirida e traduzida em forma de curvas espectrais de ondas de fluxo, registradas na tela do aparelho).

Em destaque no retângulo inferior esquerdo vemos os transdutores utilizados para realizar os estudos de Doppler sem imagem ("Doppler cego"), que trabalham numa faixa de frequência entre 1,7 MHz e 2,0 MHz.

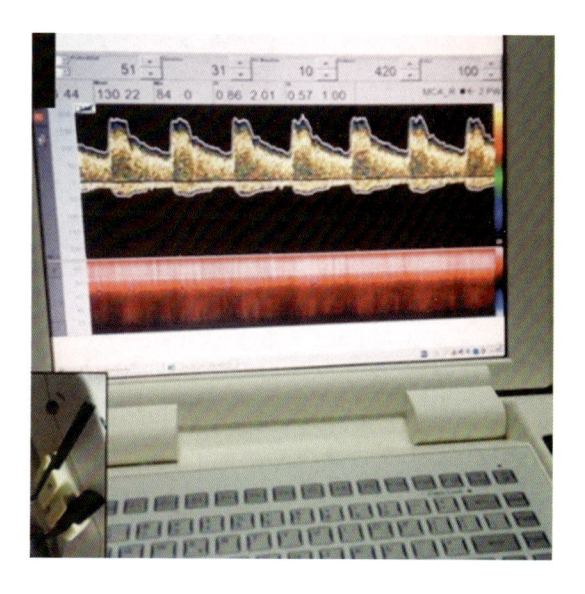

Vantagem neste tipo de aparelho: *software* específico com protocolo automático de rotina de Doppler transcraniano, assegurando sequência de avaliação e registro das curvas espectrais mesmo para os examinadores em curva inicial de aprendizagem.

Existem acessórios opcionais para esse tipo de aparelho, como os capacetes ajustáveis ao crânio, nos quais são fixados um ou dois transdutores que permitem a monitorização contínua do fluxo sanguíneo nas artérias intracranianas (basicamente as cerebrais médias, que são as mais importantes) pelo tempo que for necessário. Esse recurso garante registro seguro de informações durante procedimentos cirúrgicos e no pós-operatório imediato em unidades de neurointensivismo, constituindo valiosa vantagem. O elevado custo adicional deste tipo de capacete restringe seu uso rotineiro na grande maioria dos serviços de saúde.

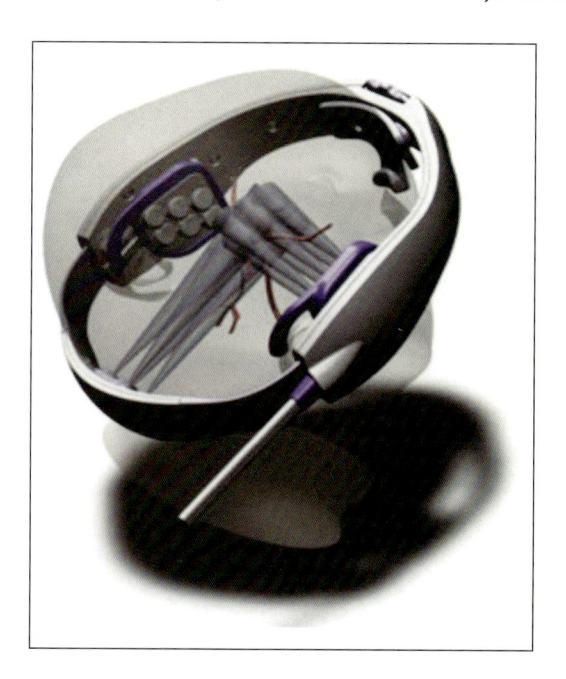

Modelo para obter o DTC com dependência mínima de um operador para manusear o transdutor: o equipamento utiliza múltiplos transdutores convergentes, planejados para fornecerem um exame dos vasos da base do crânio.

Barreto *et al.* relataram que este equipamento foi testado em voluntários normais e pacientes com AVC a fim de comprovar a eficácia e a segurança.[12] Os achados confirmaram a eficácia, segurança e facilidade de uso, segundo Newell *et al.*[13]

Nesta imagem temos o exemplo de uma tela de exame de DTC, com o conjunto de informações fornecidas pelo equipamento.

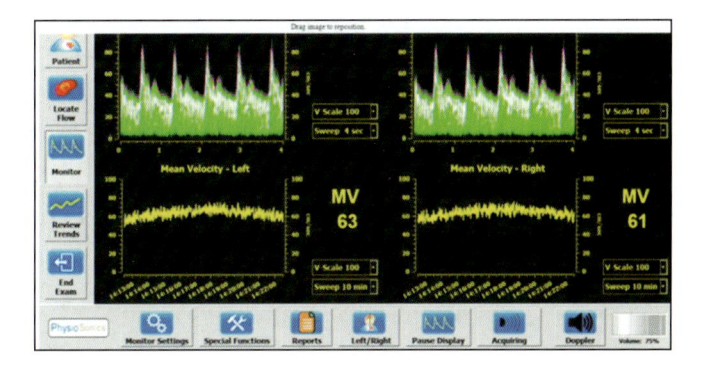

Nesta outra tela de um aparelho de DTC temos as curvas espectrais do Doppler da artéria cerebral média que foram registradas na profundidade de 38 mm. Foram registrados o pico de velocidade máxima sistólica (SV, 126 cm/s), a velocidade diastólica final (DV, 47 cm/s) e a velocidade média (TAMV, ou MV, 76 cm/s). Os índices de Doppler são calculados automaticamente: índice de pulsatilidade (PI) de 1,04 e o índice de resistência (RI) de 0,63.

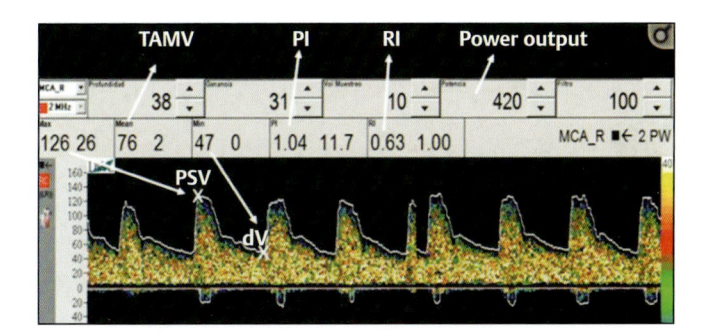

A técnica para insonação de fluxo em artérias tronculares intracranianas em um exame padrão com o Doppler "cego" baseia-se nos seguintes dados: janela ultrassonográfica utilizada; posição do transdutor no crânio (ângulo de insonação em relação ao vaso a ser analisado); profundidade de insonação; registro das curvas espectrais das ondas de fluxo (para avaliação de morfologia; direção do fluxo em relação ao transdutor; medidas de velocidades sistólica máxima, diastólica final e média; índices de pulsatilidade e resistência).

Com os parâmetros acima é possível definir com segurança o vaso insonado, exceto nos casos de variantes anatômicas (sendo essa uma das principais desvantagens em relação ao Doppler com imagem).

Na tabela abaixo temos dados de normalidade relativos às artérias intracranianas úteis para a identificação dos vasos no Doppler "cego":[1,14-16]

Artéria	Profundidade	Velocidade média de fluxo	Direção do fluxo em relação ao transdutor
Sifão carotídeo suprasselar	55 a 70 mm	40 a 50 cm/s	Positiva
Sifão carotídeo genicular	55 a 70 mm	40 a 50 cm/s	Positiva ou negativa
Sifão carotídeo infrasselar	55 a 70 mm	40 a 50 cm/s	Negativa
Oftálmica	40 a 60 mm	20 cm/s	Positiva
Carótida interna distal	55 a 70 mm	45 cm/s	Positiva
Cerebral anterior	60 a 70 mm	60 cm/s	Negativa
Cerebral média	35 a 60 mm	70 cm/s	Positiva
Cerebral posterior	55 a 70 mm	40 cm/s	Positiva (P1), negativa (P2)
Vertebral	55 a 70 mm	40 cm/s	Negativa
Basilar	70 a 120 mm	45 cm/s	Negativa

4.2.1.1 - Identificação dos Vasos pelo Doppler "Cego"

Artéria/via de acesso	Profundidade (mm)	Sentido do fluxo
Sifão carotídeo (orbital)	57 a 80	Todos
Bifurcação carótida int (temporal)	60,4 ± 7,0	Bidirecional
Segmento M1 da ACM (temporal)	40 a 67	
Vertebral (occipital)	69 ± 12	
Basilar (occipital)	80 a 110	
ACA (temporal)	70 ± 10	

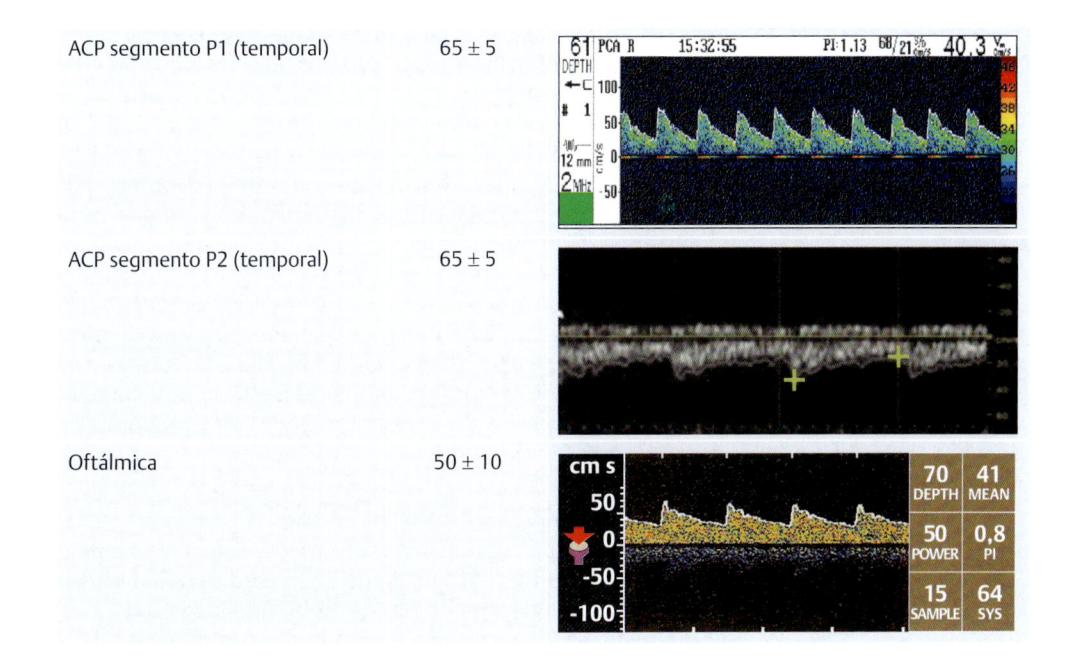

ACP segmento P1 (temporal)	65 ± 5	
ACP segmento P2 (temporal)	65 ± 5	
Oftálmica	50 ± 10	

A interpretação do exame transcraniano será sempre com base nas medidas de velocidades de fluxos, não diferindo aí se o exame foi DTC ou DTCI.

Velocidades nas Principais Artérias				
Referência	ACM (cm/s)	ACA (cm/s)	ACP (cm/s)	AB (cm/s)
Aaslid et al.[1]	62 ± 12	51 ± 12	44 ± 11	48
Hennerici[5]	58 ± 12	53 ± 10	37 ± 10	36 ± 12
Ringelstein[17]	55 ± 12	49 ± 9	40 ± 10	41 ± 10
Harders[18]	65 ± 17	50 ± 13	40 ± 9	39 ± 9

4.2.2 Doppler Transcraniano com Mapeamento em Cores

Todos os equipamentos atuais de ultrassonografia geral dispõem de Doppler pulsátil e mapeamento de fluxo em cores, estando aptos para realização de Doppler transcraniano com imagem (DTCI) desde que haja transdutor setorial de 2 MHz conforme assinalado na foto a seguir.

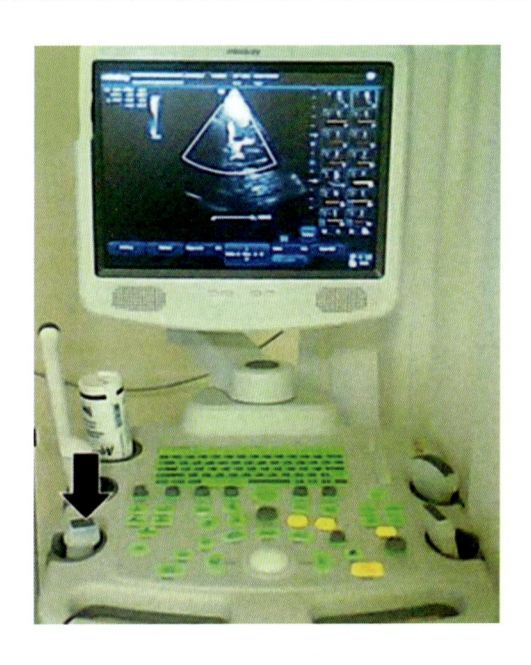

A visualização das estruturas anatômicas encefálicas (como o mesencéfalo, circundado pelas artérias cerebrais posteriores) e do fluxo nas luzes dos vasos (mapeamento em cores) oferece facilidade e segurança na identificação das artérias, além de evidenciar com precisão os locais de alterações anatômicas e/ou hemodinâmicas a serem estudadas.

Outra vantagem é a detecção das variantes anatômicas vasculares, tão comuns nas circulações intracranianas e que podem gerar erros de interpretação no Doppler "cego".

O mapeamento em cores é extremamente útil para a identificação dos vasos, mas é necessário ressaltar que ainda não é possível assegurar medida de calibres das artérias com essa técnica (a cor "extravasa" para além dos limites das paredes vasculares, superestimando os valores). Ao subtrair o mapeamento em cores, torna-se impossível visualizar as artérias tronculares no atual estágio da tecnologia dos aparelhos de ultrassonografia.

Guiando-se pelo mapeamento em cores, o "volume amostra" do Doppler pulsátil pode ser posicionado no local exato de interesse para insonação do fluxo e registro das curvas espectrais. À partir daí, o exame segue rigorosamente as mesmas etapas descritas para o estudo "cego".

4.2.3 Protocolo de Exame

A rotina de aquisição de dados em todo e qualquer exame de Doppler transcraniano é basicamente a mesma, independente do tipo de aparelho utilizado.

Paciente posicionado em decúbito dorsal, girando a cabeça de acordo com orientação do médico executante. Em alguns casos, posição sentada poderá facilitar o acesso à janela foraminal.

Todos os vasos devem ser insonados e registradas curvas espectrais de fluxo em locais padronizados. Para que esse objetivo seja alcançado, as "janelas acústicas" ultrassonográficas cranianas clássicas já estabelecidas serão acessadas numa sequência à critério de cada examinador.

Fujioka *et al.* relataram que um estudo de completo de Doppler transcraniano normalmente consiste na avaliação pelas seguintes janelas acústicas:[19]

A) Transorbitais (direita e esquerda).
B) Transtemporais (direita e esquerda).
C) Transforaminal (ou transoccipital). Eventualmente a janela submandibular pode ser necessária para insonação de carótida interna de cada lado.

Janelas acústicas "inadequadas" para o estudo podem ocorrer, principalmente em adultos idosos em razão da progressiva mudança na estrutura óssea (com espessamento da calota óssea). Alguns padrões morfológicos característicos de crânios (variações raciais) apresentam maior dificuldade para a passagem do ultrassom através das janelas.

Entretanto, o uso atual de contraste ultrassonográfico de "microbolhas", para intensificação do sinal Doppler, diminuiu muito o número de casos com "janelas inacessíveis".

Janela Transorbital

A janela transorbital habitualmente é utilizada para examinar a oftálmica e porção intracavernosa da carótida interna, que compreende o sifão carotídeo. O transdutor é posicionado na pálpebra do paciente, que deve manter o olho fechado.

Publicações científicas americanas sempre recomendam a redução do Power do aparelho para cerca de 30% durante a insonação da artéria oftálmica, com a finalidade de evitar complicações como descolamento de retina. Na prática diária essa precaução mostrou-se desnecessária, pois o tempo de exposição às ondas de ultrassom é extremamente curto, insuficiente para qualquer dano dessa natureza.

A imagem mais proximal que se obtém é a do globo ocular, que aparece como uma imagem cística, aspecto anecoico, com cerca de 2 cm de diâmetro. Identificamos o nervo ótico (posterior e perpendicular ao globo ocular; referência anatômica útil, pois a oftálmica tem trajeto paralelo ao nervo, facilitando sua identificação).

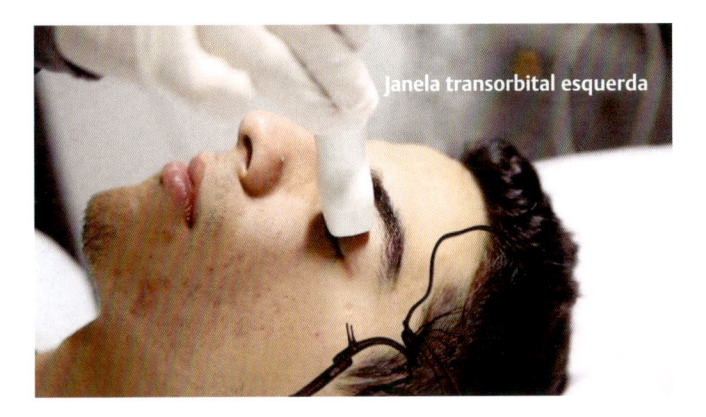

O fluxo normal estará direcionado ao transdutor, terá baixa resistência e velocidade entre 20 e 40 cm/s.

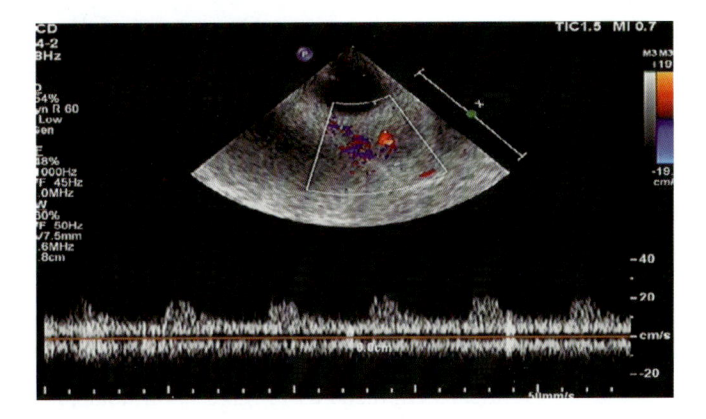

A artéria oftálmica é ramo da ACI, acima do sifão carotídeo (cerca 6 cm de profundidade).
A forma em "S" do sifão explica as mudanças na direção do fluxo em relação ao transdutor, dependendo do segmento insonado.

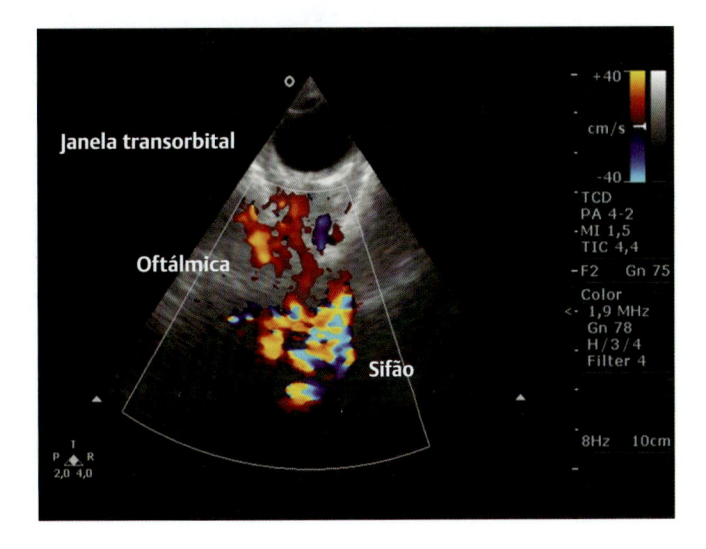

Nesta imagem vemos fluxo retrógrado na artéria oftálmica, decorrente de obstrução importante/oclusão da carótida interna ipsolateral e fluxo compensatório através das colaterais da carótida externa ipsolateral. Por causa da resistência reduzida pela ausência de fluxo anterógrado pela carótida interna, o fluxo retrógrado se faz com velocidades sistodiastólicas aumentadas.

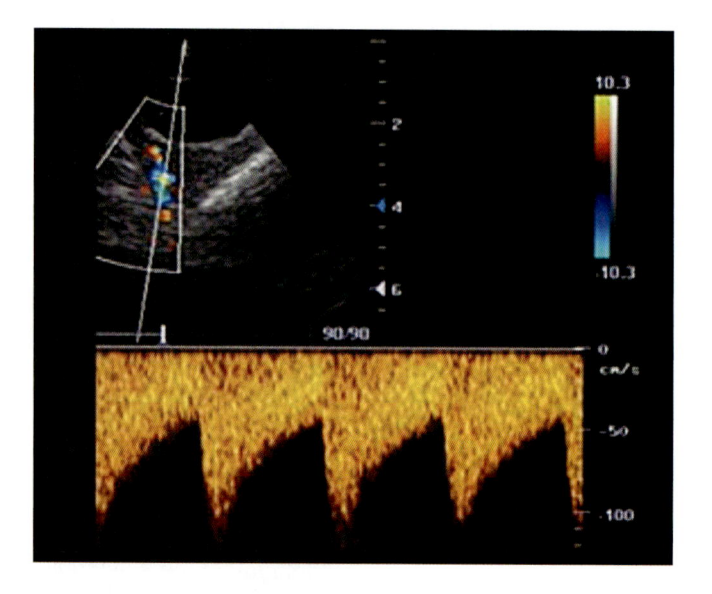

Janela Transtemporal

Janela por meio da qual é possível visualizar e insonar fluxo em luzes de carótida interna distal, cerebral anterior (A1 e A2), cerebral média (M1), topo de basilar, cerebral posterior (P1 e P2) ipsolaterais. Na maioria dos pacientes é possível visualização das respectivas artérias contralaterais. As comunicantes (anterior e posteriores) também podem ser insonadas por meio desta janela.

Situada acima do arco zigomático, cerca de 1 cm de distância do meato auditivo externo, a janela temporal varia individualmente em extensão e qualidade. Transdutor deve ser posicionado inicialmente em posição perpendicular ao crânio; em seguida, será sutilmente inclinado anterior e posteriormente, para obtenção de imagens necessárias de todas as artérias.

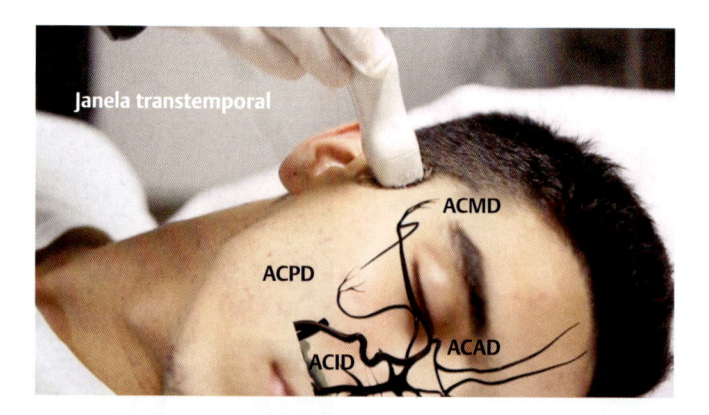

Mapeamento em cores é indispensável para visualização do fluxo nos diferentes vasos, notando-se inversão na cor na dependência da direção do fluxo em relação ao transdutor (vermelho quando se aproxima e azul quando se afasta). Doppler pulsátil deverá registrar curvas espectrais de fluxo em todos os segmentos das artérias analisadas.

ESTUDO DOS VASOS INTRACRANIANOS

Uso do Power-Angio é um recurso precioso nos casos de vasos com pequeno calibre e/ou janela acústica menos favorável. Consiste em um tipo de mapeamento com sensibilidade maior para detecção de fluxo com velocidade muito baixa, difícil de ser percebido pelo Doppler em cores convencional. Os aparelhos atuais possuem Power-Angio com variação de cor de acordo com direção do fluxo, eliminando essa limitação presente nos equipamentos mais antigos.

Janela transtemporal: mapeamento em cores evidenciando perviedade completa do polígono de Willis. ACM e segmento P1 da cerebral posterior: fluxo em direção ao transdutor (vermelho). ACA e segmento P2 da cerebral posterior: fluxo afastando-se do transdutor (cor azul). Vasos no hemisfério oposto apresentam direções diferentes. Note ACPs abraçando o mesencéfalo.

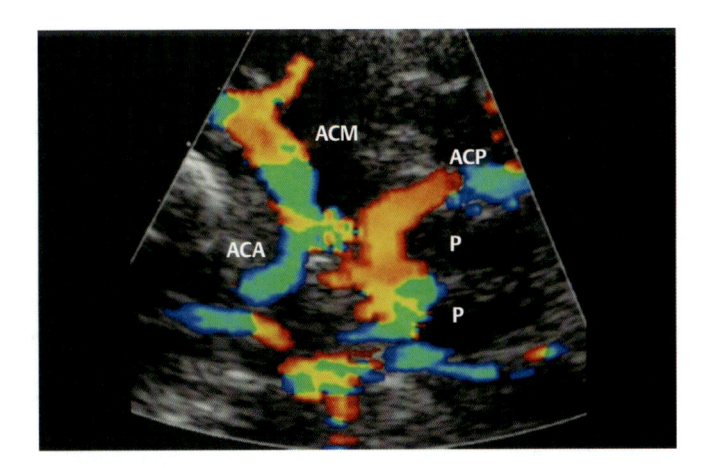

Imagem abaixo com uso do Power-Angio: foram nitidamente definidas as luzes das artérias em ambos os hemisférios cerebrais por meio da janela transtemporal direita. É possível, inclusive, notar fluxo em uma comunicante posterior esquerda mínima.

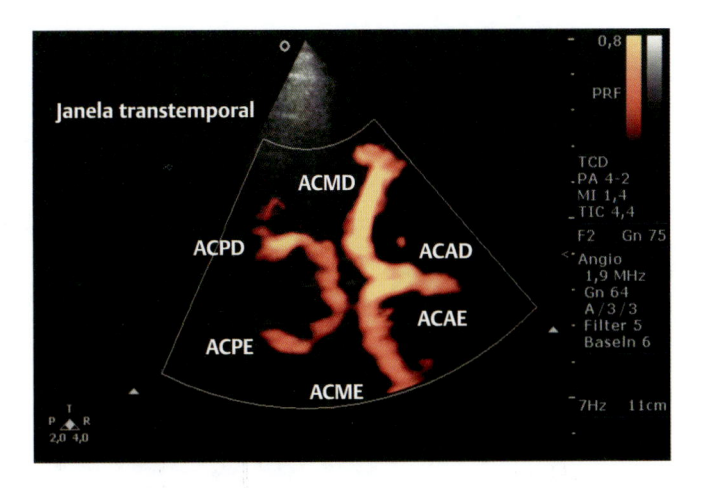

Janela Transforaminal

Constitui única via de acesso aos fluxos em luzes de segmentos V4 das vertebrais e à origem da basilar, além das artérias cerebelares posteroinferiores (ramos cruciais como via colateral de escoamento de fluxo em casos de oclusão de vertebral acima da emergência dos mesmos).

O paciente deve ser posicionado em decúbito lateral, com o queixo tocando o tórax para exposição da região occipital (topografia do forame magno). Se necessário, o paciente pode ser colocado no leito ou em uma cadeira, facilitando o posicionamento do examinador.

O transdutor é colocado, de início, perpendicularmente ao crânio em topografia de forame magno. Em seguida, suave movimento de angulação e rotação lateral para direita e esquerda até obtenção de imagens referentes aos vasos da circulação posterior.

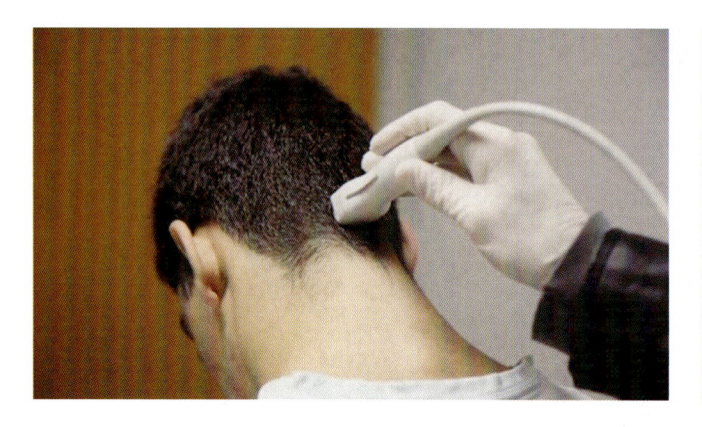

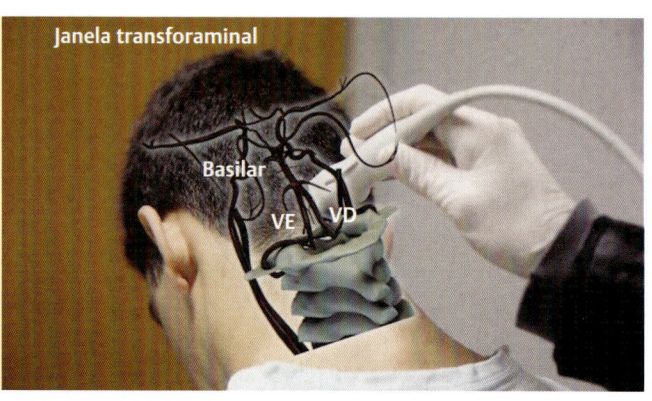

O mapeamento em cores evidenciará fluxo se afastando do transdutor em luzes de vertebrais e basilar; nas cerebelares posteroinferiores a direção será inversa, com coloração vermelha.

A origem basilar está situada cerca de 7 cm de profundidade na maioria dos pacientes. Esta magnífica ilustração de Tonan é do trabalho de Freire et al..[20]

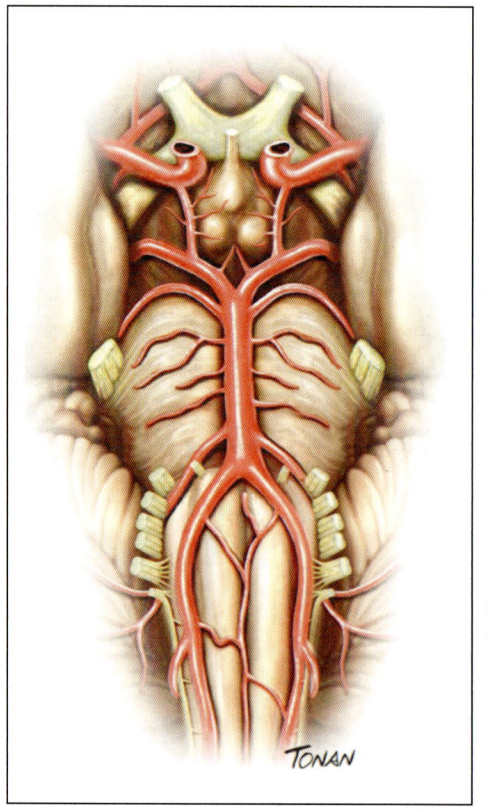

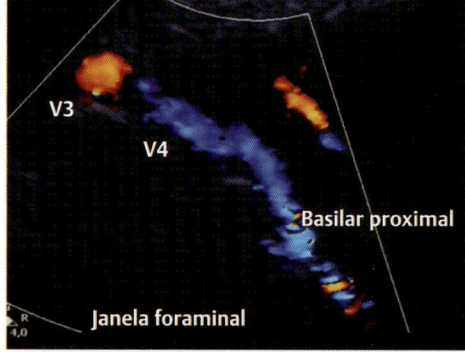

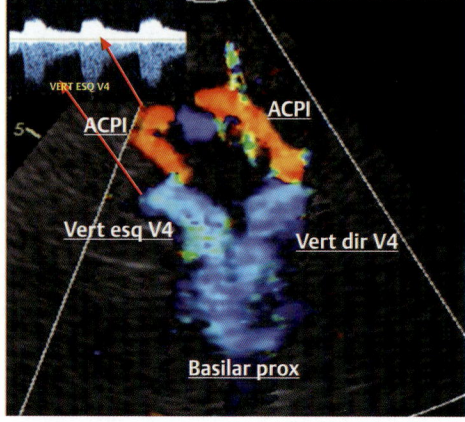

As artérias vertebrais podem ser identificadas individualmente desde sua emergência no atlas até se fundirem para formar a artéria basilar, a uma profundidade em torno de 9 cm.

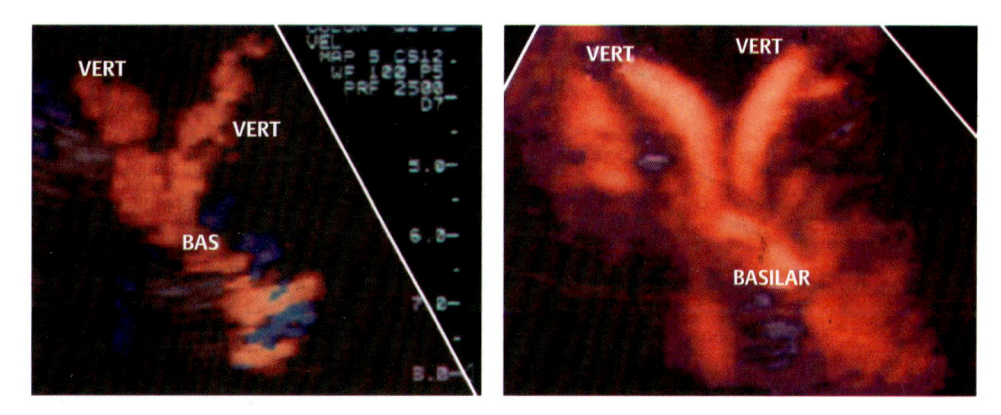

Janela Submandibular

Embora não faça parte do protocolo padrão, a abordagem submandibular pode ser útil e necessária para a insonação dos segmentos C5-C6 da carótida interna. Por meio desta janela a ACI é localizada numa profundidade de 8,0-8,5 cm, numa curvatura acima da qual surge o sifão carotídeo.

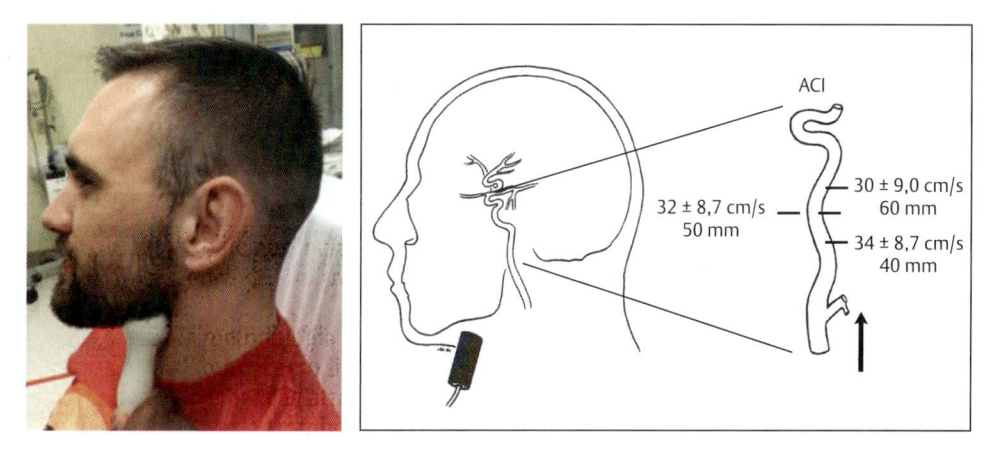

A partir da janela submandibular, observamos um segmento da ACI. Quando na sua parte distal ela faz uma curvatura, podemos verificar um fluxo em azul e depois novamente em vermelho.

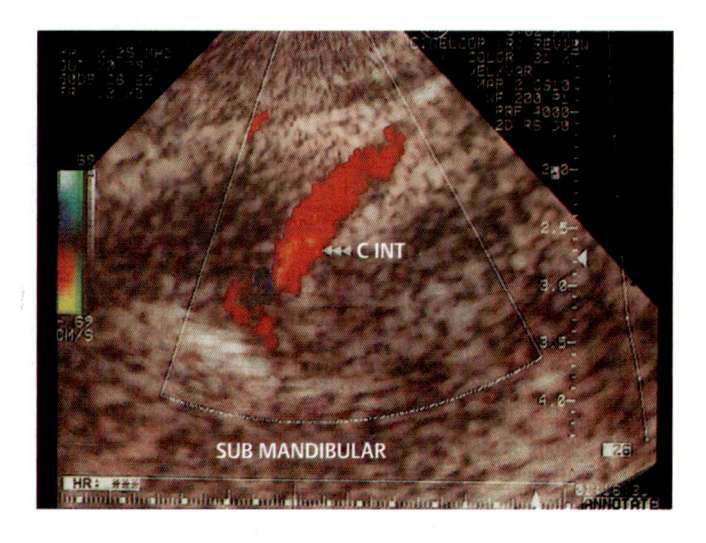

Doppler Pulsátil

As curvas espectrais de fluxo registradas nas artérias tronculares intracranianas, seja com Doppler "cego" ou com imagem, apresentam morfologia semelhante entre si, diferindo somente nas velocidades próprias de cada vaso e na direção em relação ao transdutor. O padrão é de baixa resistência para todos os segmentos, exceto em oftálmica (que apresenta índice de resistência algo elevado em razão da conexão com ramo de carótida externa, artéria de alta resistência, em região orbital).

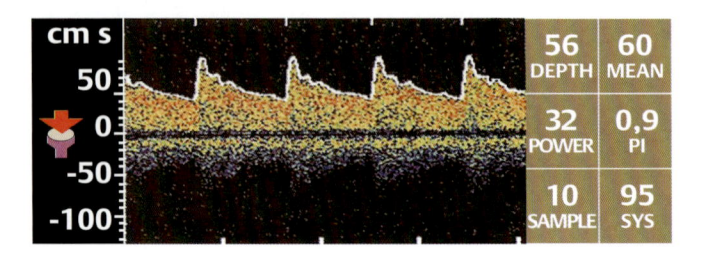

Atenção para presença de entalhe marcando transição sistodiastólica na curva espectral de artéria oftálmica e índice de resistência elevado (0,86) em relação aos demais vasos intracranianos (geralmente entre 0,5-0,6). Essa artéria se origina em um vaso de baixa resistência (ACI), sistema de alta resistência do ramo supraorbital da carótida externa.

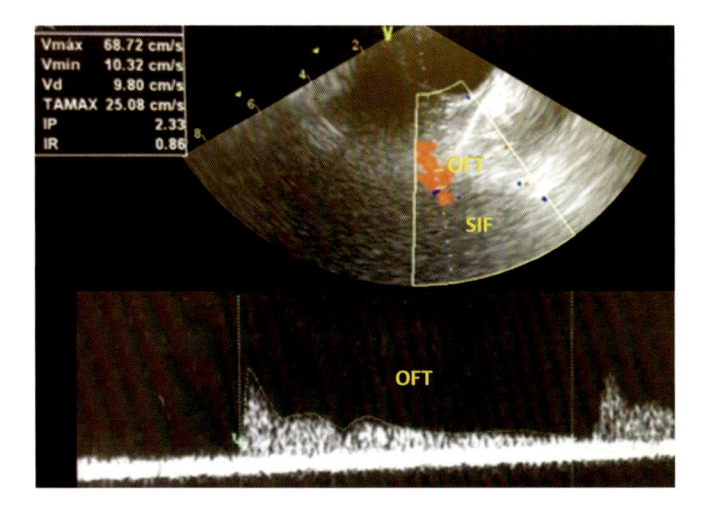

4.3 INDICAÇÕES CLÍNICAS

A seguir serão discutidas as principais indicações para a utilização do DTC.

Um importante aspecto fisiopatológico em relação aos vasos intracranianos é que os diâmetros das artérias são relativamente constantes (há consideráveis evidências de que as principais artérias cerebrais não tem variação de diâmetro em função das variações de fluxos), logo, a velocidade do fluxo, principalmente na ACM, é um bom indicador do fluxo sanguíneo cerebral (FSB), conforme demonstraram Lindegaard et al..[21]

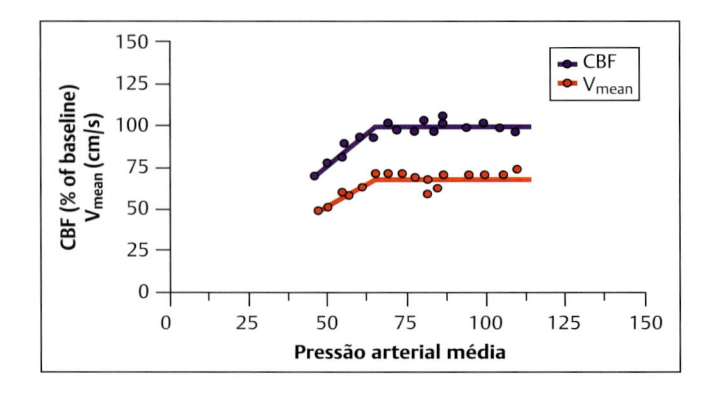

ESTUDO DOS VASOS INTRACRANIANOS

A única condição clínica importante que resulta em vasospasmo das artérias da base do cérebro é a hemorragia subaracnoide. Nesta condição excepcional a velocidade de fluxo aumentará e o FSC sofrerá redução, conforme descrito por Aaslid *et al.*[22]

A seguir serão discutidas as principais indicações para a utilização do DTC.

4.3.1 Monitorização de Trombólise (AVE Isquêmico Agudo)

Doppler transcraniano tem grande utilidade na avaliação da resposta ao tratamento trombolítico em pacientes na fase aguda de AVE, definindo o grau de reperfusão da luz do vaso e a necessidade de repetição da dose do medicamento nos casos de recanalização parcial.[23-26]

O processo gradativo de restabelecimento do fluxo intraluminal no vaso ocluído promove alterações sequenciais traduzidas nas curvas espectrais de Doppler pulsátil, organizadas na chamada "escala TIBI":

A monitorização durante trombólise pode ser realizada com registro contínuo (neste caso, equipamento de Doppler cego facilita o exame, principalmente se houver capacete ajustável ao crânio com transdutores convergentes). Porém, DTCI com registro intermitente a curtos intervalos de tempo também cumpre o objetivo de definir grau de reperfusão.

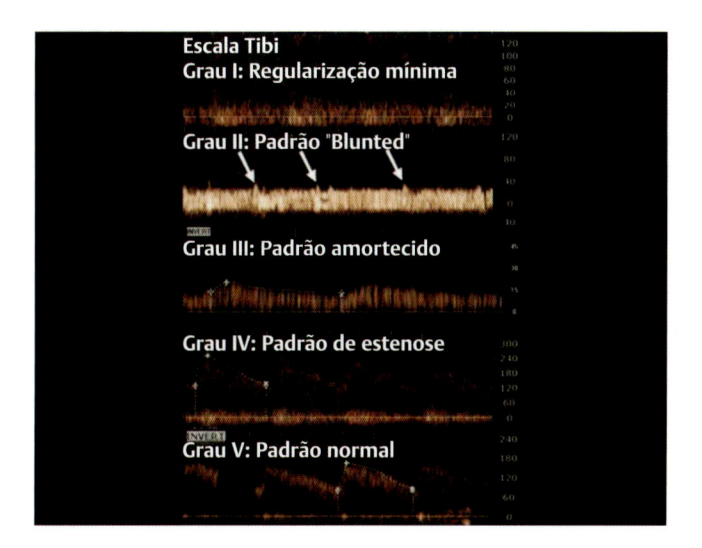

Escala Tibi
Grau I: Regularização mínima
Grau II: Padrão "Blunted"
Grau III: Padrão amortecido
Grau IV: Padrão de estenose
Grau V: Padrão normal

4.3.2 Vasospasmo

Doppler transcraniano tem tripla finalidade como recurso indispensável de apoio no manejo clínico dos portadores de vasospasmo cerebral:

A) Diagnóstico não invasivo.
B) Classificação de gravidade.
C) Controle evolutivo.

Critério para diagnóstico: medida de velocidade média de fluxo (vm).

Classificação do vasospasmo pelo Doppler pulsátil		
Grau (ACM)	**Percentual de redução da luz**	**Vm de fluxo**
Leve	< 25%	100 a 120 cm/s
Moderado	25 a 50%	120 a 200 cm/s
Severo	> 50%	Acima de 200 cm/s
Critério espasmo em ACA	–	Aumento > 50% Vm em 24 h
Critério espasmo em ACP	–	> 110 cm/s

Doppler obtido na ACM a uma profundidade de 50 mm, e, com o vasospasmo, observa-se velocidade de fluxo muito aumentada (VPS = 265 cm/s e VDF = 173 cm/s).

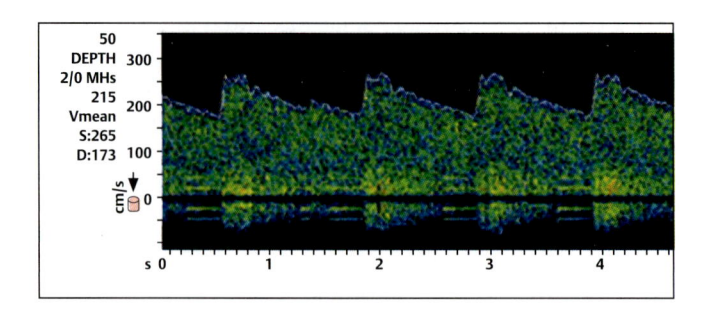

Vasospasmo representa a mais grave e frequente complicação na hemorragia subaracnoide.[13,15,16,21,22,27-36]

Surge entre o quarto e o décimo quarto dia de início do sangramento. Neste período também pode ocorrer estado de "hiperfluxo" cerebral, podendo gerar confusão diagnóstica em razão do aumento de velocidade média de fluxo nos vasos intracranianos.

"ÍNDICE DE LINDEGAARD" (razão entre velocidade média de fluxo em ACM e ACI extracraniana ipsolateral) ajuda a diferenciar as duas condições:

- Valor inferior a 3,0 corresponde a **hiperfluxo**.
- Acima de 4,0 traduz **vasospasmo leve**.
- Acima de 6,0 indica **vasospasmo grave**.

Os valores intermediários entre 3,0-4,0 podem representar **associação de espasmo leve e hiperfluxo**.

Diagnóstico e classificação de vasospasmo em território vertebrobasilar pelo Doppler pulsátil: "Índice de Soustiel" = razão entre velocidade média de fluxo em basilar e vertebral extracraniana.

Grau (Basilar)	Índice de Soustiel	Vm de fluxo
Leve	2 a 2,49	80 a 95 cm/s
Moderado	2,5 a 2,99	> 85 cm/s
Severo	> 0	> 110 cm/s
Vertebral		Acima de 80 cm/s

Uma vez estabelecido diagnóstico de vasospasmo, em qualquer das artérias tronculares, o exame deverá ser repetido diariamente até normalização das velocidades de fluxo.

Obs.: vasospasmo grave e difuso de um ou mais vasos pode reduzir o diâmetro da luz arterial em intensidade que não permita detecção de fluxo pelo mapeamento em cores ou Power-Angio. Nestes casos, contraste ultrassonográfico de "microbolhas" possibilita intensificação do sinal Doppler e insonação do fluxo com Doppler pulsátil.

4.3.3 Hipertensão Intracraniana

Aumento da pressão intracraniana (PIC) resulta em alterações nas velocidades de fluxo das artérias tronculares, traduzidas em novas morfologias de curvas espectrais. Cabe ao Doppler transcraniano uma avaliação apenas qualitativa da presença e da gravidade da hipertensão.

Na fase inicial do processo, a elevação da PIC provoca aumento do índice de pulsatilidade (IP) com progressiva redução da velocidade diastólica e sem mudança significativa de velocidade média. Com a acentuação do aumento da PIC há simultânea redução de velocidade média e ascensão do IP, segundo relato de Hassler *et al.*[37] Provavelmente estas alterações decorrem do gradativo aumento da resistência na circulação cerebrovascular.

Há uma sequência clássica de modificações na morfologia das curvas espectrais de fluxo nas artérias intracranianas indicativas da elevação contínua da PIC até a paralisação do fluxo.

Esta sequência começa com a progressiva redução da velocidade diastólica até alcançar a linha de base do traçado (ponto zero), com posterior inversão do componente diastólico (padrão de "fluxo alternante"). No estágio de hipertensão intracraniana grave e irreversível o fluxo bifásico evolui para padrão de pequenas "espículas" sistólicas (tradutoras de ausência de fluxo). Newell *et al.* documentaram pela angiografia cerebral e radionuclídeos a paralisação da circulação cerebral com o padrão de fluxo alternante no Doppler transcraniano.[38]

Pacientes submetidos à craniectomia descompressiva com expansão da dura-máter apresentam redução imediata nos índices de pulsatilidade e normalização das curvas espectrais de fluxo, tanto no lado do procedimento como no hemisfério oposto.[39]

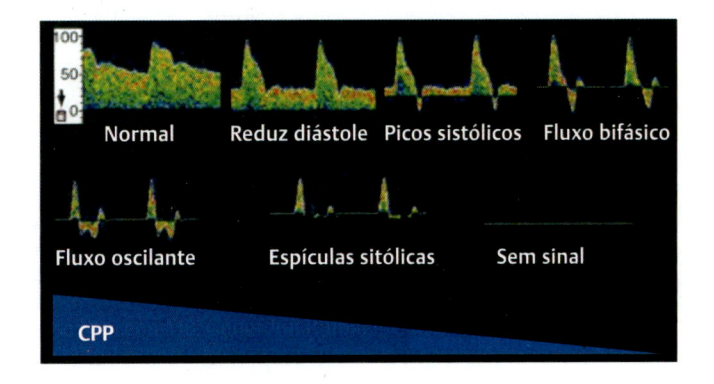

4.3.4 Confirmação de Morte Encefálica

O verdadeiro diagnóstico da morte cerebral é clínico. Os testes que avaliam o fluxo cerebral (angiografia, angiografia radioisotópica e Doppler transcraniano) são confirmatórios. A Diretriz Americana de Morte Cerebral estabeleceu que os testes confirmatórios podem ser utilizados para encurtar o tempo de observação dos pacientes que preencham critérios clínicos de morte encefálica, antes da remoção de órgãos para transplante ou interrupção da assistência ventilatória, segundo Newell *et al.*[40]

O DTC solicitado para confirmação da morte cerebral deve cumprir todas as exigências preconizadas nas "Diretrizes brasileiras para utilização do ultrassom transcraniano como teste confirmatório" (ABN – 2012) por Lang *et al.*:[28]

A) Um único exame de DTC é válido como teste para confirmação de morte encefálica.
B) O exame deve ser realizado somente após diagnóstico clínico de acordo com as regulações brasileiras correntes.
C) O paciente precisa estar em condições hemodinâmicas adequadas no momento do exame (com ou sem drogas) e com pressão arterial sistêmica sistólica mínima de 90 mm Hg (se inferior a esse valor, o DTC não terá validade diagnóstica).
D) Obrigatório registro de DTC padrão, com registro das ondas espectrais de fluxo detectadas em todas as artérias intracranianas (obs.: "ausência de fluxo" nos vasos não é critério para morte encefálica).
E) Achados característicos de "parada circulatória encefálica" ao DTC: curvas espectrais de fluxo com onda sistólica de baixa amplitude (inferior a 50 cm/s) ou curvas com "padrão alternante" (componente sistólico anterógrado e diastólico reverso).

F) O laudo deve conter relato detalhado dos achados em todas as artérias das circulações anterior e posterior, e ser conclusivo em relação à presença ou não de critérios para "parada circulatória encefálica".

Obs.: curvas espectrais com padrão de hipertensão intracraniana grave (esquerda) e evolução para "fluxo alternante" indicativo de morte encefálica.

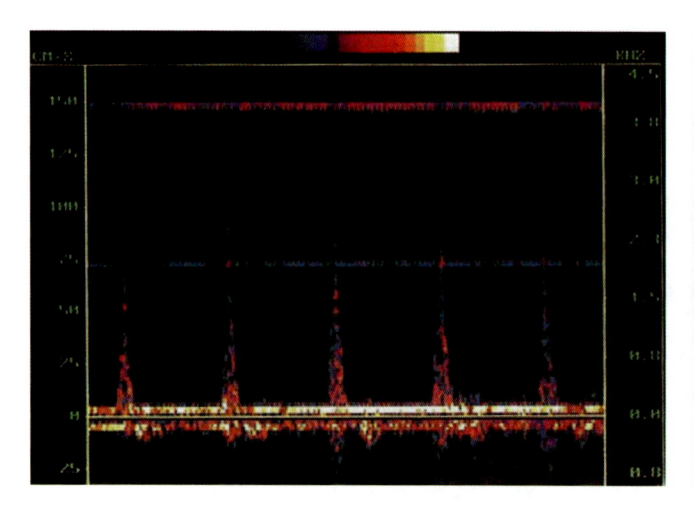

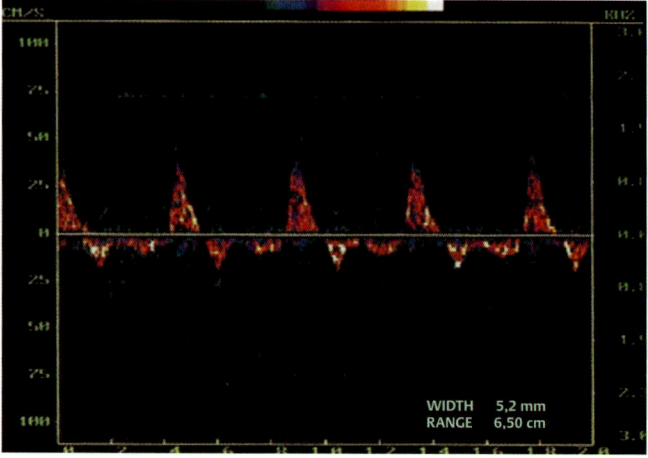

4.3.5 Doença Falciforme

Patologia na qual o Doppler transcraniano é considerado exame obrigatório (nível de evidência 1A) e cuja finalidade primordial é diagnosticar e classificar a gravidade das estenoses intraluminais nas artérias intracranianas, além de acompanhar a resposta ao tratamento preconizado para aqueles incluídos em grupo de risco elevado para acidente vascular encefálico. Portanto, constitui um poderoso instrumento para a prevenção de AVE nos portadores dessa doença hematológica hereditária como mostrado nos diversos trabalhos de Adams *et al*.[41-43]

Fisiopatologia: falcemização das hemácias causa lesão nas paredes das artérias e deposição de agregados de plaquetas e fibrina ao longo dos vasos intracranianos. Isso resulta em estenoses difusas intraluminais, em graus variáveis, representando risco potencial permanente de acidente vascular encefálico isquêmico (principalmente na faixa etária entre 2 e 16 anos).

Estimativa de risco para AVE e conduta na doença falciforme (Diretriz brasileira de Doppler transcraniano na doença falciforme – 2010) por Lobo *et al*.[44]

Velocidade média de fluxo	Grupo de risco de AVE	Conduta
Janelas ultrassônicas inadequadas	Inconclusivo	Utilizar outro método de imagem para avaliação de eventos cerebrovasculares
Difícil execução: não cooperação do paciente	Inconclusivo	Repetir em 3 meses, se possível com examinador diferente
< 70 cm/s	Baixo fluxo	Repetir exame em 30 dias
< 170 cm/s	Normal	Repetir exame em 12 meses
170-184 cm/s	"*Condicional baixo*"	Repetir exame em 3 meses: se < 170 cm/s, repetir em 12 meses
184-199 cm/s	"*Condicional alto*"	Repetir exame em 30 dias: se < 170 cm/s, repetir DTC a cada 3 meses; se dois exames consecutivos anormais, considerar troca sanguínea de longo prazo
200-220 cm/s	Anormal	Repetir exame em 30 dias: se > 200 cm/s, troca sanguínea; se "*condicional alto*", repetir DTC em 3 meses; se "**condicional baixo**", repetir em 6 meses
> 220 cm/s	Anormal	Risco iminente de AVE e considerar troca sanguínea de longo prazo

ESTUDO DOS VASOS INTRACRANIANOS

O critério utilizado para diagnóstico e quantificação da gravidade das lesões estenosantes na doença falciforme é medida de velocidade média de fluxo.

Os pacientes incluídos em grupo de risco elevado para AVE são submetidos a trocas sanguíneas regulares por longo prazo e tempo indeterminado. O DTC é repetido de acordo com as recomendações acima descritas, com intervalo mínimo de 30 dias após a última troca sanguínea.

Observe padrão turbilhonar difuso próprio da doença falciforme:

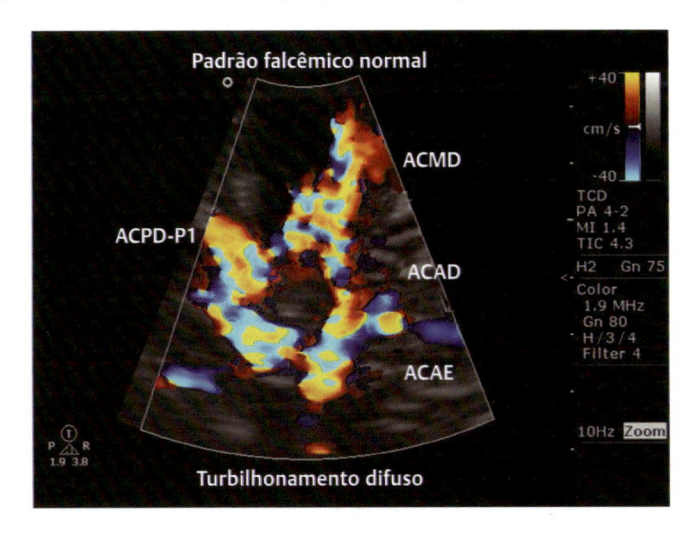

Zona de estenose grave em falcêmico (sequência com mapeamento em cores, Power-Angio e Doppler pulsátil):

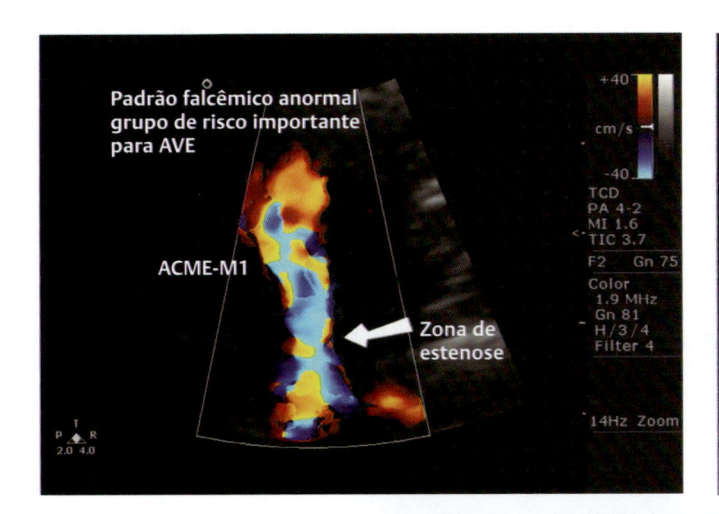

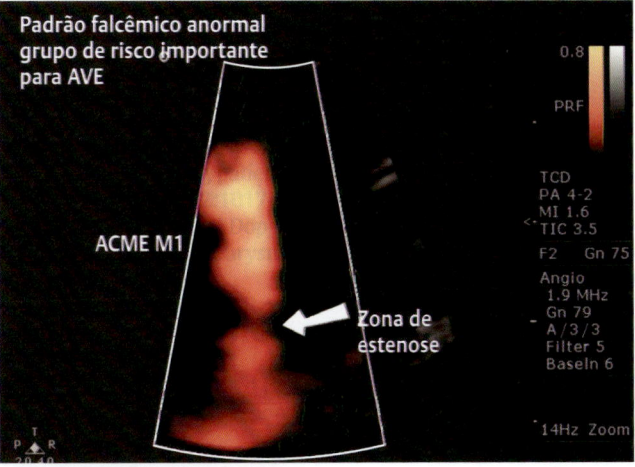

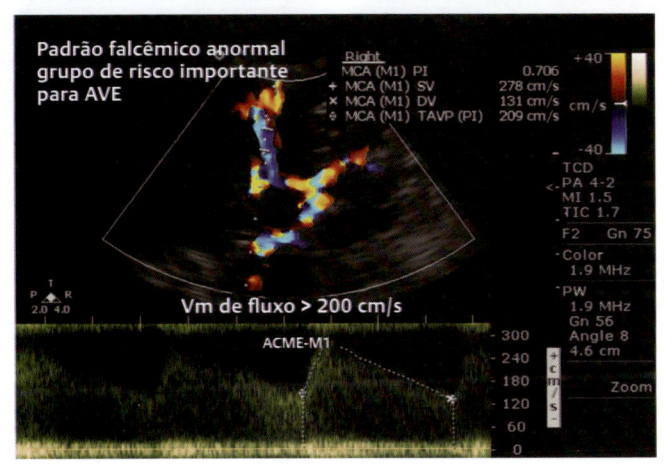

4.3.6 Pesquisa de Microembolia Silenciosa

Portadores de doença aterosclerótica extra e intracraniana e patologias cardíacas podem apresentar microembolização subclínica ("silenciosa"). A ocorrência destes êmbolos associa-se a risco maior de AVEI ou ataque isquêmico transitório (AIT).[45-55]

A microembolia é detectada ao DTC como um sinal de alta intensidade (geralmente mais de 3 dB acima do sinal basal), unidirecional, transitório (duração < 300 ms) e com sonoridade característica. O termo técnico mais usado é STAI ou HITS (*high intensity transient signals*), que descreve duas dessas quatro características.

Em pacientes ambulatoriais, o principal diagnóstico diferencial dos HITS são os artefatos acústicos. Em geral, os artefatos são bidirecionais, de baixa frequência (inferior a 400 Hz) e fáceis de distinguir de HITS por um examinador experiente.

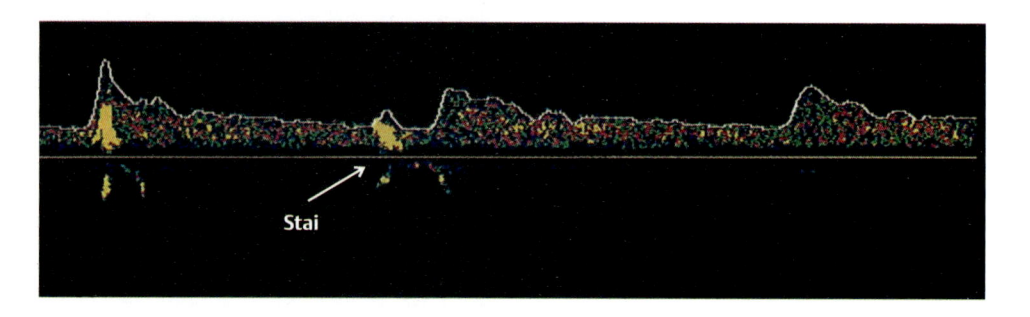

Para a pesquisa de microêmbolos silenciosos é necessária monitorização contínua e de longa duração dos fluxos em carótidas internas intracranianas ou cerebrais médias, além de basilar, para aumentar a possibilidade de registro de episódio de liberação embólica. Para essa finalidade, o ideal é o uso de aparelho de DTC "cego" com capacete ajustável ao crânio, permitindo avaliação contínua durante 3-4 h.

Os pacientes com estenose carotídea assintomática deveriam ser submetidos à pesquisa de microembolização silenciosa por meio do DTC para avaliação de custo-benefício da endarterectomia ou *stent*: àqueles sem microembolismo seria reservado tratamento clínico; aos que apresentassem microembolias estariam reservados os procedimentos cirúrgicos.[49,50,56]

4.3.7 Pesquisa de Embolia Paradoxal

Embolia paradoxal resulta da passagem de êmbolo venoso para o sistema arterial através de comunicação anormal intracardíaca e pode ocasionar acidente vascular encefálico isquêmico. O principal mecanismo é a patência do forame oval (FOP); entretanto, fístula arteriovenosa pulmonar também pode ser a causa da embolia paradoxal.

Ecocardiograma transesofágico e DTC com contraste de "macrobolhas" (solução salina ou glicosada [8 mL] misturada com ar ambiente [1-2 mL] e agitada entre duas seringas até sua homogeneização (criando bolhas que serão destruídas na rede capilar pulmonar em razão do grande tamanho) são os principais métodos na triagem e no diagnóstico da embolia paradoxal e FOP ou FAV pulmonar.

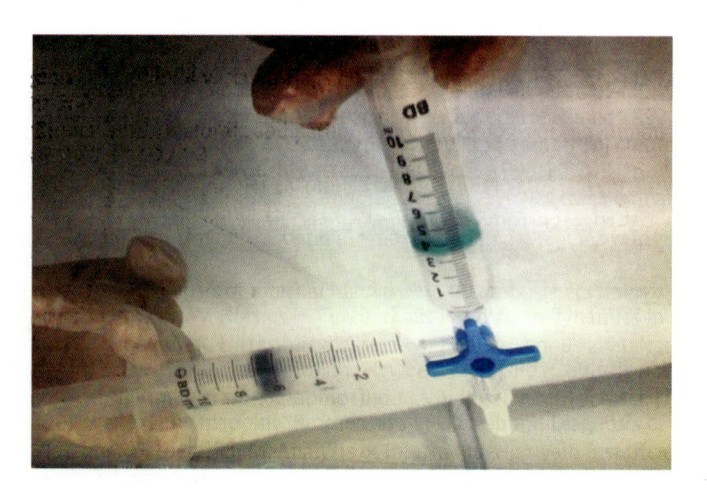

ESTUDO DOS VASOS INTRACRANIANOS

DTC com "macrobolhas" permite: a) confirmação da passagem de êmbolos para o sistema arterial; b) diferenciação do tipo de comunicação direita/esquerda relacionada com a embolia paradoxal (cardíaca ou extracardíaca).[57]

A identificação da embolia paradoxal pelo DTC ocorre na visualização dos sinais transitórios de alta intensidade (HITS) durante a monitorização de uma artéria cerebral ou da basilar após infusão venosa de solução agitada ("macrobolhas"). A inclusão de 1 mL de sangue do próprio paciente à solução agitada intensifica em muito o efeito contrastante gerado pelas bolhas (pois a fragmentação das hemácias gera micropartículas potencializadoras da reflexão do ultrassom).

Para maior positividade do exame a pesquisa de êmbolos deve ser realizada em repouso (fluxo sanguíneo tem direção esquerda/direita em decorrência da maior pressão no átrio esquerdo) e com manobra de Valsalva (que aumenta a pressão atrial direita, ultrapassando a pressão no átrio esquerdo e permitindo inversão da direção do fluxo e maior possibilidade de embolia paradoxal). Uma das principais causas de teste falso-negativo reside na técnica incorreta de execução da manobra de Valsalva (insuficiente aumento da pressão em átrio direito). Também um volume pequeno de solução agitada e/ou local da punção venosa periférica distante do coração podem causar resultado falsamente negativo em razão de baixa intensidade do efeito contrastante das bolhas que chegam ao átrio direito.

Protocolo do Exame

- Paciente em decúbito dorsal.
- Sala com temperatura ambiente controlada.
- Aparelho com transdutor de 2 MHz.
- Punção venosa periférica antecubital direita (com escalpe de 18 *gauge*).
- Insonação sequencial de fluxo em artérias cerebrais direita, esquerda e na basilar, com registro em repouso (sem manobra de Valsalva) das curvas espectrais (Doppler pulsátil), durante 60 segundos desde início da infusão de solução contrastante em cada vaso.
- Registro das curvas espectrais de fluxo nas três artérias com teste sensibilizado (infusão de solução contrastante e manobra de Valsalva eficaz, ou seja, capaz de reduzir em 25% a velocidade de fluxo): a manobra deve durar 10 segundos e a infusão da solução terá início no quinto segundo, devendo finalizar com a Valsalva (monitorar durante 60 segundos cada teste).

Obs.: critério de positividade é a passagem de pelo menos um HITS, sendo obrigatória a contagem dos êmbolos gasosos para classificação da importância clínica do achado. Classificação do Consenso Internacional: a) negativo = ausência de passagem de HITS; b) grau I = 1-20 HITS; c) grau II = acima de 20 HITS; d) grau III = padrão "cortina" (incontáveis).

Critério de Spencer: a) negativo = ausência de passagem de HITS; b) grau I = 1-10 HITS; c) grau II = 11-30 HITS; d) grau III = 31-100 HITS; e) grau IV = 300 HITS; g) grau V = acima de 300 HITS.

Critério de positividade registrado dentro dos 5 primeiros ciclos cardíacos após término de infusão da solução agitada aponta para FOP; após esse tempo, pensar em FAV pulmonar.

GRAU I (classificação Consenso Internacional e Critério de Spencer):

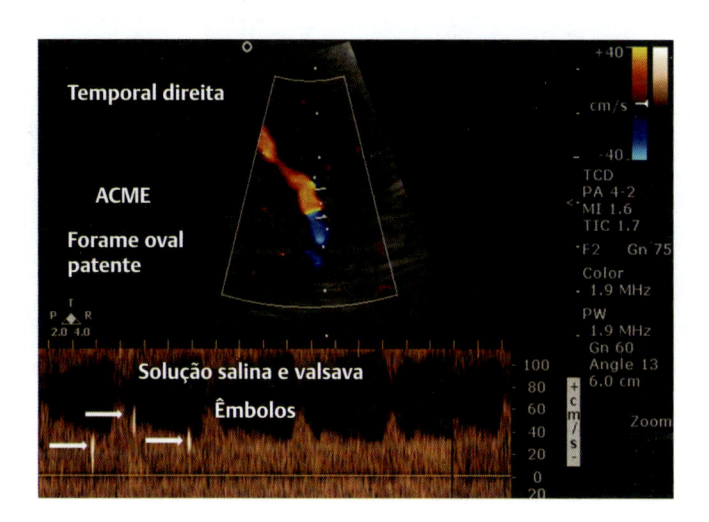

GRAU III (padrão "cortina" ou incontáveis HITS): se o teste indicar FOP como causa da passagem direita/esquerda, ETE para avaliação anatômica do septo interatrial se impõe.

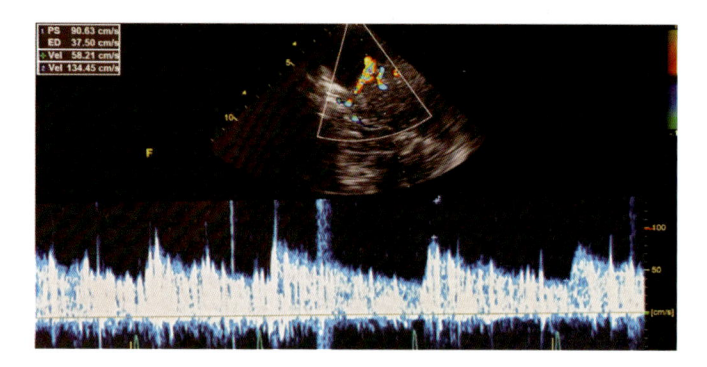

4.3.8 Estenose Vascular Intracraniana

A pesquisa de zonas de estenose intracraniana em pacientes em pré-operatório de endarterectomia carotídea, cirurgias cardíacas e neurológicas é uma das indicações pouco exploradas do Doppler transcraniano, mas de grande utilidade por ser não invasiva.[58-60] O mapeamento em cores desempenha aqui papel indiscutível na detecção e localização precisa da estenose, cabendo ao Doppler pulsátil traduzir em curvas espectrais as velocidades médias das ondas de fluxo (parâmetro mais importante para quantificação da lesão).

Os critérios para diagnóstico de estenose intraluminal em qualquer segmento arterial intracraniano são semelhantes aos utilizados para vasos periféricos:

- Turbilhonamento localizado de fluxo.
- Aumento da velocidade média de fluxo.
- Amortecimento do fluxo à vazante.
- Diferença mínima de 30 cm/s de velocidade média de fluxo entre segmentos homólogos dos vasos insonados.

Uma vez estimada a velocidade média (Doppler pulsátil) de fluxo podemos classificar a gravidade da estenose intravascular em:

- Grau leve (redução de até 50% da área): DTC normal.
- Grau moderado (redução de 60-70% da área: DTC com diferença de 30 cm/s de velocidade média de fluxo entre artérias correspondentes.
- Grau importante (redução superior a 70% da área): DTC com velocidade média de fluxo superior a 200 cm/s.

Doppler pulsátil com registro de zona de turbilhonamento e aumento de velocidade média de fluxo (cerca de 265 cm/s, correspondendo a estenose grave).

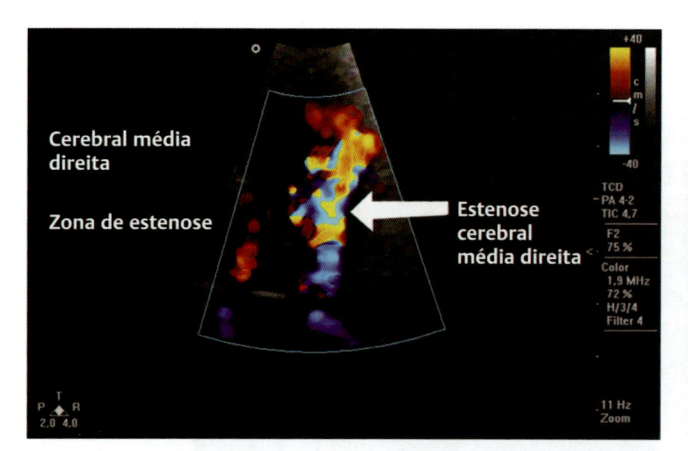

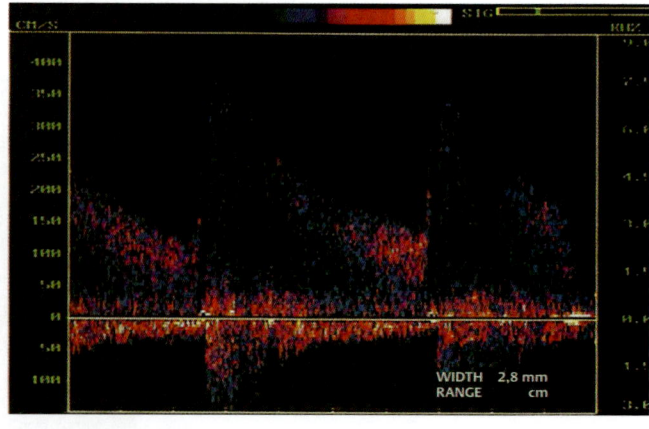

Obs.: os casos de estenose grave nos portadores de doença ateromatosa que evoluem para oclusão poderão não apresentar fluxo na topografia da lesão ou evidenciar circulação colateral regional (inversão da direção de fluxo e/ou padrão de hiperfluxo através de comunicante).

ESTUDO DOS VASOS INTRACRANIANOS

Nos casos de oclusão de uma artéria cerebral basal deveremos encontrar uma das três situações:[61,62]

- Ausência de sinais arteriais na profundidade esperada.
- Presença de sinais de fluxos nos vasos que se comunicam com a artéria fechada.
- Fluxos alterados em vasos comunicantes indicando colateralização.

Nas figuras abaixo vemos, à esquerda, ACM com luz pérvia e, à direita, ausência de fluxo em topografia da mesma artéria (oclusão da ACI ipsolateral). Janela acústica transtemporal insatisfatória é a principal causa de falso diagnóstico de oclusão da ACM (problema atualmente solucionável com o uso de contraste ultrassonográfico de microbolhas). Na sequência, exemplo de oclusão da ACM esquerda.

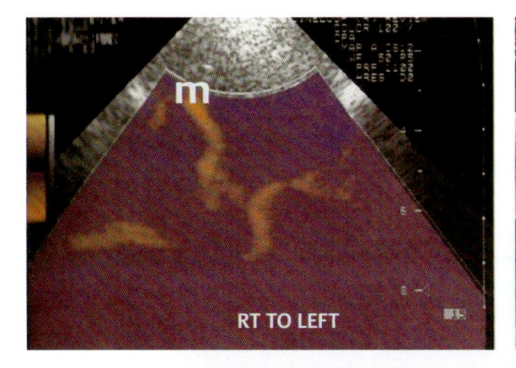

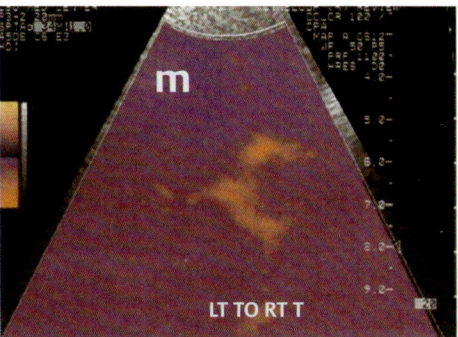

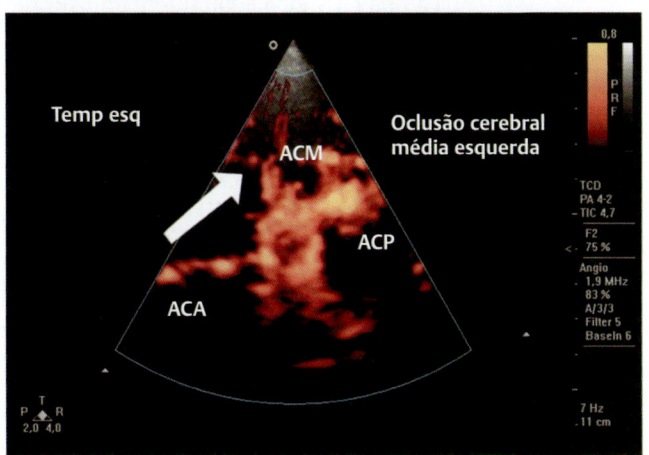

Colateralização: neste caso há inversão de fluxo em ACA (que habitualmente estaria em cor azul, pois o fluxo se afasta do transdutor na janela temporal) em decorrência de oclusão de carótida interna extracraniana. Através da artéria comunicante anterior o polígono de Willis redistribui o fluxo e garante o aporte ao hemisfério do vaso ocluído.

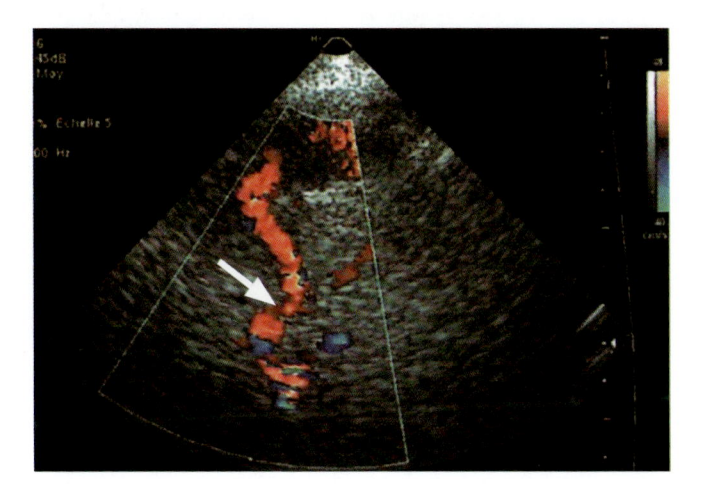

4.3.9 Monitorização Peroperatória

Utilização do Doppler transcraniano no ambiente cirúrgico tem duas finalidades básicas: a) monitorização contínua da perfusão do encéfalo; b) pesquisa e contagem de êmbolos gasosos e/ou sólidos.

OBS: a monitorização com o DTC pode ser facilmente utilizada, em portadores de doença carotídea extracraniana grave, para avaliar a "reserva vasomotora" arterial ao estímulo com CO2 (mais poderoso modulador da resistência vascular cerebral), conforme demonstrado em estudos de Ringelstein *et al.* e Widder *et al.*[63,64] Esta técnica é um indicador seguro da capacidade da reserva colateral desses pacientes e a avaliação da condição hemodinâmica para adequada revascularização é essencial. A redução da amplitude das curvas espectrais de fluxo em cerebrais médias, após inalação de CO_2, para níveis inferiores a 35% em relação ao valor inicial é fortemente indicativa de baixa capacidade residual de vasodilatação (ou seja, há indicação de correção da estenose extracraniana; em caso de candidato a cirurgia cardíaca ou neurológica, apresenta maior risco de hipoperfusão e suas sequelas).[63-65]

DTC oferece informações relevantes sobre as principais causas de morbidade durante cirurgias de grande porte (vasculares, cardíacas e neurológicas) nas quais o fluxo cerebral pode sofrer comprometimento, incluindo hipoperfusão durante o clampeamento de artéria (endarterectomia carotídea), embolização ou trombose intra e pós-operatória imediata e síndrome de hiperperfusão pós-operatória. A vantagem do DTC é a oportunidade de identificação de anormalidades em tempo real, permitindo ações rápidas de correção baseadas na fisiopatologia e observação imediata da resposta obtida.

Para monitorização contínua do fluxo em artérias cerebrais médias os aparelhos de DTC "cego" com capacete ajustável ao crânio representam a condição ideal, pois não interferem no campo cirúrgico e garantem aquisição e exibição permanente das curvas espectrais de fluxo durante todo o tempo necessário e podem permanecer, inclusive, na primeira hora do pós-operatório (período crítico para avaliação de embolização).

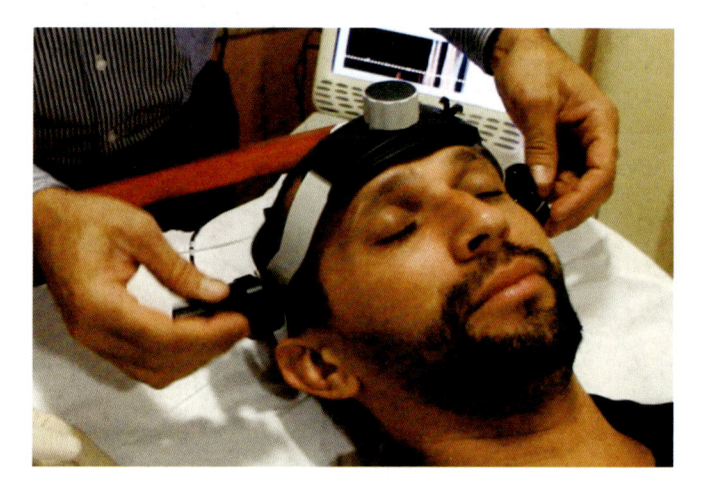

4.3.9.1 Monitorização de Perfusão Cerebral

Ocorrência de hipoperfusão durante o clampeamento da carótida comum é a principal complicação a ser evitada durante a endarterectomia. A monitorização contínua do fluxo em artéria cerebral ipsolateral (ou em ambas) por meio do DTC visa a observação e registro de variações na velocidade da curva espectral que possam representar risco de isquemia encefálica (redução acima de 60% em relação à velocidade de início do procedimento costuma resultar em hipoperfusão; se > 90%, obrigatoriamente ocorrerá isquemia tecidual). Após medidas para melhoria do aporte sanguíneo, o DTC evidenciará normalização de amplitude das curvas espectrais de fluxo.

Os episódios transitórios de queda significativa de velocidade das curvas espectrais de fluxo cerebral no peroperatório devem constar no relato cirúrgico para avaliação de possíveis sequelas neurológicas no pós-operatório imediato na unidade intensiva.

Neste esquema apresentado por Parodi et al.,[66] há a criação de um shunt na carótida interna durante um procedimento de endarterectomia: monitorização de fluxo pelo DTC em ACM antes (registro superior) mostrando fluxo anterógrado normal, e após inserção do shunt (registro inferior), quando ocorre a inversão do fluxo. O paciente, que estava acordado, não mostrou sinais neurológicos de isquemia durante ou após a reversão do episódio.

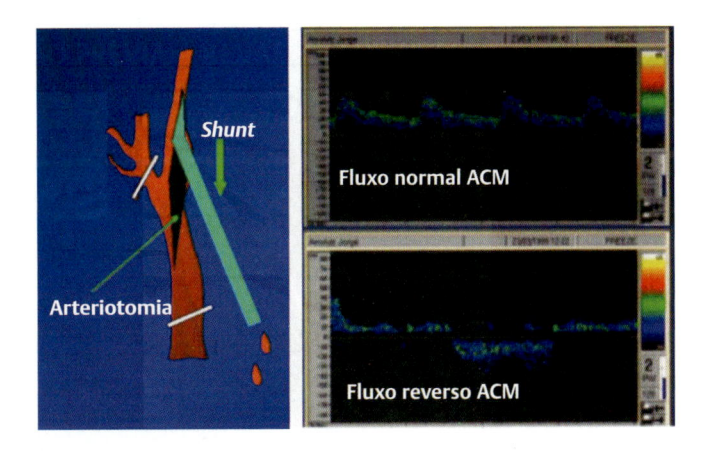

4.3.9.2 Monitorização de Embolias (Gasosas e/ou Sólidas)

A liberação de êmbolos durante endarterectomias e cirurgias cardíacas é ocorrência rotineira e esperada. Entretanto, a monitorização da quantidade de êmbolos é de grande importância por causa das consequências desses eventos no per ou pós-operatório imediato desses pacientes.

Como já descrito, DTC detecta a presença e permite a contagem do número de "HITS" (tradução em imagem de êmbolo gasoso ou sólido). Quanto maior a quantidade de partículas liberadas na circulação sanguínea, maior a possibilidade de isquemia encefálica. Portanto, representa um guia seguro para o cirurgião durante os momentos de maior risco de embolização no peroperatório.

Também no pós-operatório imediato é importante a monitorização de embolização (cerca de 70% dos pacientes apresentam HITS na primeira hora após término de cirurgia): taxa superior a 50 HITS/hora, neste período, é preditiva de acidente vascular encefálico isquêmico focal ipsolateral.

4.3.10 Indicações Questionáveis do DTC

Há algumas patologias nas quais o DTC é utilizado na prática diária, mas com valor real científico ainda carente de comprovação por meio de estudos multicêntricos sólidos e com resultados bem estabelecidos. Dentre essas condições, merece destaque a migrânea e os aneurismas cerebrais.

A migrânea ("enxaqueca") consiste, em última análise, em fenômeno vasomotor que se caracteriza por crises dolorosas nas quais há períodos sequenciais de vasoconstricção e vasodilatação em artéria(s) de um mesmo hemisfério cerebral. A capacidade do DTC registrar e analisar variações em velocidades e índices de pulsatilidade e resistência nos vasos intracranianos o credencia a desempenhar papel valioso na investigação e controle de respostas terapêuticas instituídas nos portadores dessa doença. Entretanto, resultados contraditórios de estudos publicados em revistas científicas não garantem critérios indiscutíveis para compreensão dos dados obtidos nos exames de rotina, de acordo com Thie et al.[67,68]

O mapeamento em cores do fluxo nas artérias tronculares intracranianas, em tese, capacita o DTC como método para medida de diâmetro da luz vascular e, por conseguinte, útil no diagnóstico de aneurismas. Entretanto, isso não se traduz na prática: a maioria dos aneurismas cerebrais tem localização de difícil acesso; pode haver trombos com redução caprichosa da luz, simulando um vaso de calibre normal; a capacidade de definição de imagens com diâmetros inferiores a 7 mm é muito limitada (contraste ultrassonográfico com "microbolhas" aumenta um pouco a sensibilidade do método).

Portanto, DTC não está indicado para diagnóstico de aneurisma (embora isso possa ocorrer circunstancialmente durante investigação com outro objetivo).

DTC com Power-Angio: é possível identificar uma pequena dilatação na porção terminal da ACI esquerda que pode corresponder a aneurisma (An). A1 é o segmento pré-comunicante da ACA; LT MCA é a ACM esquerda; PCA é a ACP; BAS é a artéria basilar.

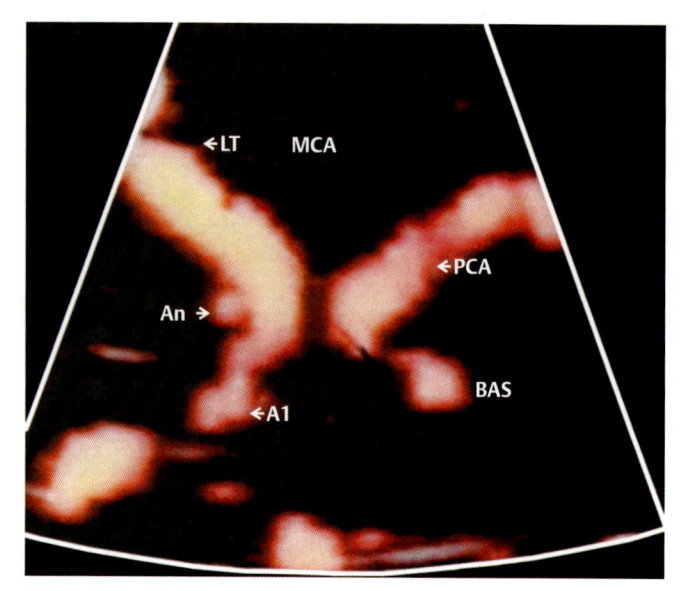

Adaptado de White PM *et al.*[69]

Malformações arteriovenosas também podem ser suspeitadas por meio de exame com DTC colorido. Mas diagnóstico definitivo requer outro exame de imagem como ângio-TC ou RM.

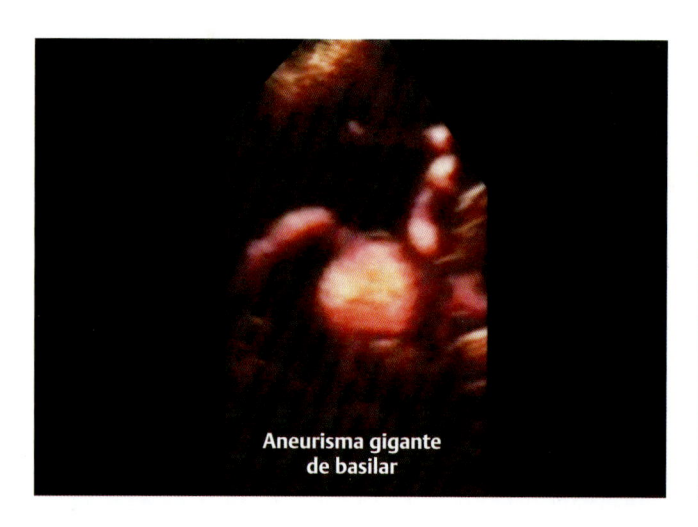

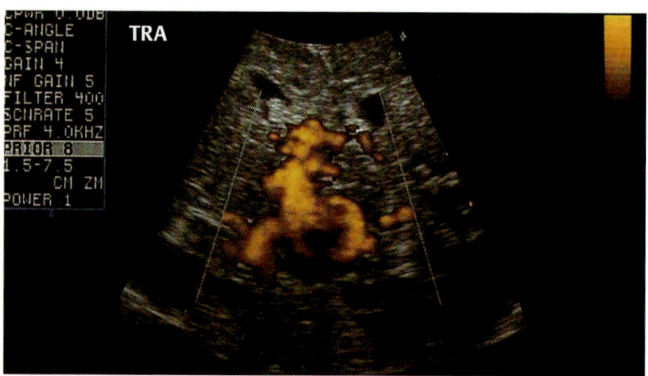

4.4 DTC E CONTRASTE COM "MICROBOLHAS"

Os agentes de contraste com "microbolhas" representam recurso extremamente eficaz para melhoria de qualidade de imagem ultrassonográfica em pacientes com limitações técnicas. O único produto liberado pela Anvisa para uso em nosso país ("Sonovue") é comercializado em um *kit* contendo os elementos necessários ao preparo da solução, de manipulação simples e rápida.

A solução de contraste consiste em microesferas de gás hexafluoreto de enxofre encapsuladas e possuem diâmetro médio que as impede de atravessar as paredes dos vasos sanguíneos e alcançar o espaço intersticial. Essa característica faz com que o "Sonovue" seja considerado um agente integrante do *pool* de sangue e um marcador da circulação sanguínea (propriedade que o diferencia dos contrastes usados na ressonância magnética e tomografia computadorizada, que atravessam para o espaço extracelular).

Embora seja uma microesfera estável, o agente de contraste é destruído pela onda ultrassônica e rapidamente eliminado através dos pulmões em sua quase totalidade, não havendo metabolização hepática ou excreção renal. Isso constitui vantagem do produto: não há contraindicação ao uso em pacientes com insuficiência renal.

O Consenso da Sociedade Europeia de Ultrassom (2011) definiu a indicação do uso de agentes de contraste de "microbolhas" em estudos de DTC com mapeamento de fluxo em cores: a) para intensificação do sinal Doppler em exame basal insatisfatório (nível de evidência A); b) para avaliação de perfusão encefálica no AVE isquêmico (nível de evidência C).

A inclusão do contraste de "microbolhas" como elemento de reforço naqueles pacientes cuja qualidade de imagens, obtidas no Doppler em cores, é insuficiente para a avaliação segura dos dados registrados e reduz muito o número de exames inconclusivos decorrentes de "janelas acústicas inadequadas". Além disso, garante visualização de fluxo em casos de vasospasmo grave e redução extrema da luz da artéria envolvida. Também possibilita resolução rápida de diagnóstico de "parada circulatória encefálica", nos pacientes com morte encefálica clínica, em situações que exijam comprovação técnica rigorosa.

Imagem com contraste (fase inicial com excesso de ganho):

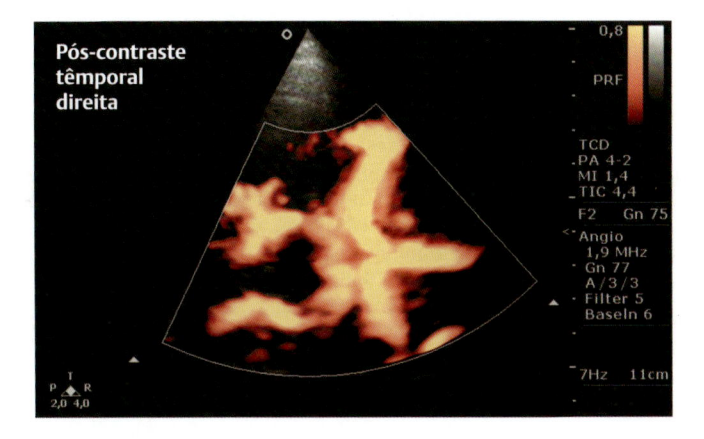

Imagem após ajuste de ganho no aparelho:

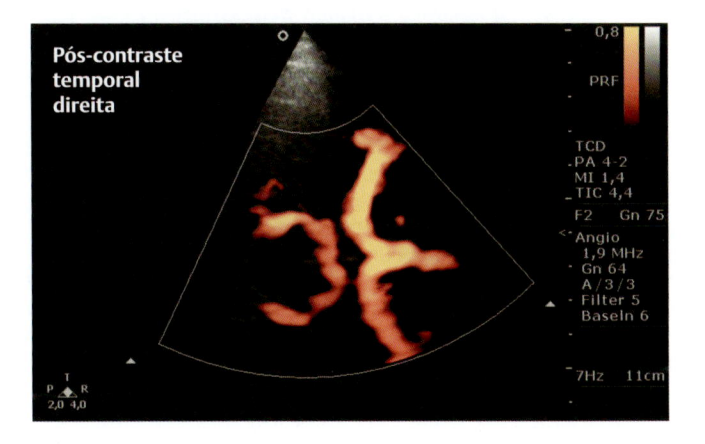

A melhoria da qualidade das imagens obtidas com o contraste de "microbolhas" tem como resultado extra o diagnóstico de possíveis variantes anatômicas dos vasos tronculares intracranianos e seus ramos.

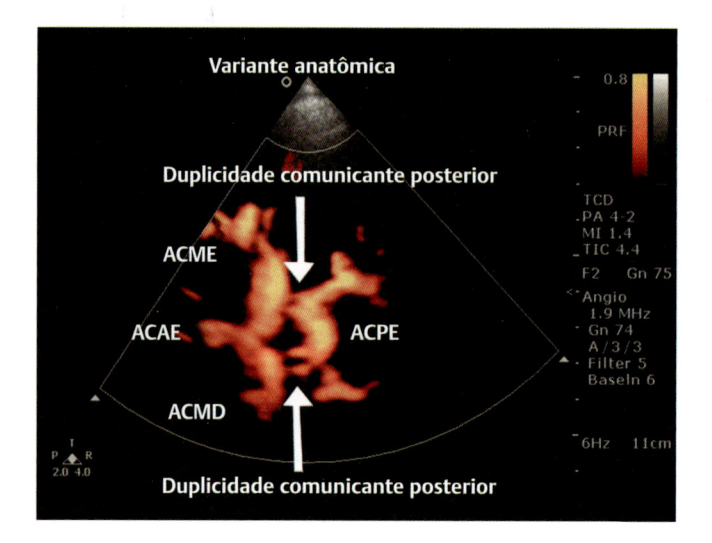

REFERÊNCIAS BIBLIOGRÁFICAS

1. Aaslid R, Markwalder T-M, Nornes H. Noninvasive transcranial Doppler ultrasound recording of flow velocity in basal cerebral arteries. J Neurosurg 1982;57:769-74.
2. Sobotta J. Atlas de anatomia humana. 21 ed. Rio de Janeiro: Ed. Guanabara Koogan; 2000.
3. Zierler RG. Strandness's Duplex scanning in vascular disorders. Philadelphia: Wolters Kluwer; 2010. p. 101-13.
4. Chemale IM. Anatomia microcirúrgica dos segmentos A1 e A2 da artéria cerebral anterior. J Bras Neurocir 1992;3(4):113-20.
5. Hennerici M, Neuerburg-Heusler D. Ultrassonografia Vascular. Rio de Janeiro: Revinter; 2003. p. 89-113.
6. Maga P, Tomaszewski KA, Pasternak A, Zawiliński J, Tomaszewska R, Gregorczyk-Maga I, et al. Extra- and intracerebral course of the recurrent artery of Heubner. Folia Morphol (Warsz) 2013;72:94-9.
7. Zunon-Kipré Y, Peltier J, Haïdara A, Havet E, Kakou M, Le Gars D. Microsurgical anatomy of distal medial striate artery (recurrent artery of Heubner). Surg Radiol Anat 2012;34:15-20.
8. Krzyżewski RM, Tomaszewski KA, Kochana M. Anatomical variations of the anterior communicating artery complex: gender relationship. Surg Radiol Anat 2015;37:81-6.
9. Leipzig TJ, Morgan J, Horner TG, Payner T, Redelman K, Johnson CS. Analysis of intraoperative rupture in the surgical treatment of 1694 saccular aneurysms. Neurosurgery 2005;56:455-68.
10. Schomer DF, Steinberg GK, Pelc NJ. The anatomy of the posterior communicating artery as a risk factor for ischemic cerebral infarction. New Eng J 1994.
11. Lipster H, Pabst R. Arterial variations in man. Classification and frequency. Munich: JF Bergman; 1985.
12. Barreto AD, Alexandrov AV, Shen L, et al. CLOTBUST-Hands Free: pilot safety study of a novel operator-independent ultrasound device in patients with acute ischemic stroke. Stroke 2013;44:3376-81.
13. Newell DW, Grady MS, Eskridge JM, et al: Distribution of angiographic vasospasm after subarachnoid hemorrhage: implications for diagnosis by transcranial Doppler ultrasonography. Neurosurgery 1990;27:574-7.
14. Arnolds B, von Reutern GM: Transcranial Doppler sonography: examination technique and normal reference values. Ultrasound Med Biol 1986;12:115-23.
15. Tegeler CH, Babikian VL, Gomez CR, et al. The transcranial Doppler examination: principles and applications of transcranial Doppler sonography. Neurosonology 1996;12:113-27.
16. Tegeler CH, Babikian VL, Gomez CR. The transcranial doppler monitoring of vasoespasm after subrachnoid hemorrhage. Neurosonology 1996;15:156-68.
17. Ringelstein EB, Otis SM, Kahlscheuer B, et al. Transcranial Doppler sonography. Anatomical landmarks and normal velocities values. Ultrasound Med Biol 1990;16:745-61.
18. Harders A, Gilsbach J. Transcranial Doppler sonography and its application in extracranial-intracranial bypass surgery. Neurol Res 1985 Sep;7(3):129-41.
19. Fujioka KA, Douville CM. Anatomy and freehand examination techniques. In Newell DW, Aaslid R, editors. Transcranial Doppler. New York: Raven Press; 1996. pp. 9-31.

20. Freire CM, Alcantara ML, Santos SN, et al. Recomendação para a quantificação pelo ultrassom da doença aterosclerótica das artérias carótidas e vertebrais: Grupo de Trabalho do Departamento de Imagem Cardiovascular da Sociedade Brasileira de Cardiologia – DIC – SBC. Arq Bras Cardiol: Imagem cardiovasc 2015;28(n° especial):e1-e64.
21. Lindegaard K, Lundar T, Froysaker T et al. Variations in middle cerebral bloodflow investigated with noninvasive transcranial blood velocity measuments. Stroke 1987;18:1025-30.
22. Aaslid R, Huber P, Nornes H. Evaluation of cerebrovascular spasm with transcranial Doppler ultrasound. J Neurosurg 1984;60:37-41.
23. Christou I, Alexandrov AV, Burgin WS, Wojner AW, Felberg RA, Malkoff M, et al. Timing of recanalization after tissue plasminogen activator therapy determined by transcranial Doppler correlates with clinical recovery from ischemic stroke. Stroke 2000;31(8):1812-6.
24. Demchuk AM, Burgin WS, Christou I, Felberg RA, Barber PA, Hill MD, et al. Thrombolysis in brain ischemia (TIBI) transcranial Doppler flow grades predict clinical severity, early recovery, and mortality in patients treated with intravenous tissue plasminogen activator. Stroke 2001;32(1):89-93.
25. Labiche LA, Malkoff M, Alexandrov AV.Residual flow signals predict complete recanalization in stroke pacients treated with TPA. J Neuroimag 2003;13:28-33. Class III.
26. Molina CA. Monitorización ultrasonográfica durante el tratamiento trombolítico. In: SONES SociedadEspañola de Neurosonologia, Irima P, Segura T, Serena J, Moltó JM, organizadores. Neurossonología Aplicaciones diagnósticas para la práctica clínica. Madrid: Editorial Médica Panamericana; 2011. p.167-76.
27. Gonzalez NR, Boscardin WJ, Glenn T, et al. Vasospasm probability index: a combination of transcranial Doppler velocities, cerebral blood flow, and clinical risk factors to predict cerebral vasospasm after aneurysmal subarachnoid hemorrhage. J Neurosurg 2007;107:1101-12.
28. Lange MC, Zétola VH, Miranda-Alves M, Moro CH, Silvado CE, Rodrigues DL, et al. Brazilian guidelines for the application of transcranial ultrasound as a diagnostic test for the confirmation of brain death. Arq Neuropsiquiatr 2012;70(5):373-80.
29. Vora YY, Suarez-Almazor M, Steinke DE, et al. Role of transcranial Doppler monitoring in the diagnosis of cerebral vasospasm after subarachnoid hemorrhage. Neurosurgery 1999;44:1237-48.
30. Sviri GE, Ghodke B, Britz GW, et al. Transcranial Doppler grading criteria for basilar artery vasospasm. Neurosurgery 2006;59:360-6.
31. Okada Y, Shima T, Nishida M, et al. Comparison of transcranial Doppler investigation of aneurysmal vasospasm with digital subtraction angiographic and clinical findings. Neurosurgery 1999;45:443-50.
32. Ratsep T, and Asser T. Cerebral hemodynamic impairment after aneurysmal subarachnoid hemorrhage as evaluated using transcranial Doppler ultrasonography: relationship to delayed cerebral ischemia and clinical outcome. J Neurosurg 2001;95:393-401.
33. Minhas PW, Menon DK, Smielewski P, et al. Positron emission tomographic cerebral perfusion disturbances and transcranial Doppler findings among patients with neurological deterioration and subarachnoid hemorrhage. Neurosurgery 2003;52:1017-1024.
34. Lysakowski C, Walder B, Costanza MC, et al. Transcranial Doppler versus angiography in patients with vasospasm due to a ruptured cerebral aneurysm. A systematic review. Stroke 2001;32:2292-98.
35. Mariak Z, Krejza J, Swiercz M, et al. Accuracy of transcranial color Doppler ultrasonography in the diagnosis of middle cerebral artery spasm determined by receiver operating characteristic analysis. J Neurosurg 2002;96:323-30.
36. Lam JM, Smielweski P, Czosnyka M, et al. Predicting delayed ischemic deficits after aneurysmal subarachnoid hemorrhage using a transient hyperemic response test of cerebral autoregulation. Neurosurgery 2000;47:819-26.
37. Hassler W, Steinmetz H, and Gawlowski J. Transcranial Doppler ultrasonography in raised intracranial pressure and in intracranial circulatory arrest. J Neurosurg 1988;68:745-51.
38. Newell DW, Aaslid R, Stooss R, et al. Evaluation of hemodynamic responses in head injury patients with transcranial Doppler monitoring. Acta Neurochir 1997;139:804-17.
39. Bor-Seng-Shu E, Teixeira MJ, Hirsch R, Ferreira AA, Marino Jr R. Transcranial Doppler sonography in two patients who underwent decompressive craniectomy for traumatic brain swelling. Arq Neuropsiquiatr 2004;62(3A):715-21.
40. Newell DW, Grady MS, Sirotta P, et al. Evaluation of brain death using transcranial Doppler [see comments]. Neurosurgery 1989;24:509-13.
41. Adams RJ, McKie V, Nichols F, Carl E, Zhang DL, McKie K, et al. The use of transcranial ultrasonography to predict stroke in sickle cell disease. N Engl J Med 1992;326(9):605-10.
42. Adams RJ, McKie VC, Carl EM, Nichols FT, Perry R, Brock K, et al. Long-term stroke risk in children with sickle cell disease screened with transcranial Doppler. Ann Neurol 1997;42(5):699-704.
43. Adams RJ,McKie VC, Hsu L, Files B, Vichinsky E, Pegelow C, et al. Prevention of a first stroke by transfusions in children with sickle cell anemia and abnormal results on transcranial Doppler ultrasonography. N Engl J Med 1998 Jul 2;339:5-11.

44. Lobo CL, Cançado RD, Leite AC, Anjos AC, Pinto AC, Matta AP, et al. Brazilian guidelines for transcranial doppler in children and adolescentes with sickle cell disease. Rev Bras Hematol Hemoter 2011:33(1):43-8.
45. Best LM, Webb AC, Gurusamy KS, Cheng SF, Richards T. Transcranial Doppler ultrasound detection of microemboli as a predictor of cerebral events in patients with symptomatic and asymptomatic carotid disease: a systematic review and meta-analysis. Eur J Vasc Endovasc Surg 2016; undefined.
46. Jayasooriya G, Thapar A, Shalhoub J, Davies AH. Silent cerebral events in asymptomatic carotid stenosis. J Vasc Surg 2011;54:227-36.
47. King A, Markus HS. Doppler embolic signals in cerebrovascular disease and prediction of stroke risk: a systematic review and meta-analysis. Stroke 2009;40:3711-79.
48. Markus HS, King A, Shipley M, Topakian R, Cullinane M, Reihill S, et al. Asymptomatic embolisation for prediction of stroke in the Asymptomatic Carotid Emboli Study (ACES): a prospective observational study. Lancet Neurol 2010;(9):663-71.
49. Paraskevas KI, Spence JD, Veith FJ, Nicolaides AN. Identifying which patients with asymptomatic carotid stenosis could benefit from intervention. Stroke 2014;45:3720-4.
50. Paraskevas KI, Mikhailidis DP, Veith FJ, Spence JD. Definition of Best medical treatment in asymptomatic and symptomatic carotid artery stenosis. Angiology 2016;67:411-19.
51. Spence JD, Tamayo A, Lownie SP, Ng WP, Ferguson GG. Absence of microemboli on transcranial Doppler identifies low-risk patients with asymptomatic carotid stenosis. Stroke 2005;36:2373-8.
52. Spence JD, Coates V, Li H, Tamayo A, Munoz C, Hackam DG, et al. Effects of intensive medical therapy on microemboli and cardiovascular risk in asymptomatic carotid stenosis. Arch Neurol 2010;67:180-6.
53. Spence JD. Transcranial Doppler emboli identifies asymptomatic carotid patients at high stroke risk: why this technique should be used more widely. Angiology 2016 May 25.
54. Spence JD. Transcranial doppler ultrasound detection of microemboli as a predictor of cerebral events in patients with symptomatic and asymptomatic carotid disease: a systematic review and meta-analysis. Euro J Vasc & Endovasc Surg 2016;52(5):703-4.
55. Spence JD. Transcranial Doppler: Uses in stroke prevention. JVUS 2015;39(4):183-7.
56. Rockman CB, Maldonado TS. Cerebrovascular disease: epidemiology and natural history, in rutherford's vascular surgery and endovascular therapy. Elsevier; 2019. n. 86, p. 1121-39.
57. Mojadidi MK, Roberts SC, Winoker JS, et al. Accuracy of transcranial doppler for the diagnosis of intracardiac right-to-left shunt. JACC: Cardiovascular Imaging 2014;7(3):236-50.
58. Alexandrov AV, Neumyer MM. Diagnostic for cerebrovascular ultrasound intracranial stenosis. In: Cerebrovascular ultrasound in stroke prevention and treatment. New York: Futura, Blackwell Publishing; 2004. p. 99-102.
59. Amaral LPG, Santos AASMD, Marchiori E. Angiorressonância magnética do crânio: revisão de 100 casos. Radiol Bras 2004;37(3).
60. Kimura K, Yasaka M, Moriyasu H, et al. Ultrasonographic evaluation of vertebral artery to detect vertebrobasilar axis occlusion. Stroke 1994;25:1006-9
61. Bendick PJ. Hemodynamics of arterial narrowing and oclclusion. J Vasc Tech 1994;18:235-40.
62. Blackshear WM, Phillips DJ, Thiele BL, et al. Detection of carotid occlusive disease by ultrasonic imaging and pulsed Doppler spectrum analysis. Surgery 1979;86:698-706.
63. Ringelstein EB, Sievers C, Eckers S, et al. Nonivasive assessment of CO2-induced cerebral vasomotor response in normal individuals and patients with internal carotid artery occlusions. Stroke 1988;19:963.
64. Widder B, Paulat K, Haskspacher J, et al. Transcranial Doppler CO, test for the detection of hemodynamically critical carotid stenosis and occlusions. Eur Arch Psychiatry Neurol Sci 1986;236:162.
65. Gibbs JM, Wise RJS, Leenders KL, Jones T. Evaluationof cerebral perfusion reserve in patients with carotid artery occlusion. Lancet 1984;1:30-314.
66. Parodi J, Bates MC, Ohki T, et al. The history of proximal carotid protection and flow reversal to prevent stent angioplasty embolization. Sem Vasc Surg 2018;31(1):9-14.
67. Thie A, Fuhlendorf A, Spitzer K, Kunze K. Transcranial Doppler evaluation of common and classic migraine. Part I: ultrasonic features during headache-free period. Headache 1990;30:201-8.
68. Thie A, Fuhlendorf A, Spitzer K, Kunze K. Transcranial Doppler evaluation of common and classic migraine. Part II: ultrasonic features during attacks. Headache 1990;30:209-15.
69. White PM, Wardlaw JM, Teasdale E, Sloss S, Cannon J, Easton V. Power transcranial Doppler ultrasound in the detection of intracranial aneurysms. Stroke 2001;32:1291-7.

BIBLIOGRAFIA

Aaslid R, Lindegaard KF, Sorteberg W, Nornes H. Cerebral autoregulation dynamics in humans. Stroke 1989;20:45-52.

Aaslid R, Lindegaard KF. Cerebral hemodynamics. In: Newell DW, Aaslid R, editors. Transcranial Doppler. New York: Raven Press; 1992.

Aaslid R. Transcranial Doppler flow mapping. Proceedings of Ultrasound Diagnosis of Cerebrovascular Disease Symposium, Seattle, May 1985.

Adams RJ, Brambilla DJ, Granger S, Gallagher D, Vickinsky E, Abboud M, et al. Stroke and conversation to high risk in children screened with transcranial Doppler ultrasound during the STOP study. Blood 2004;103(10):3689-94.

Beaubien-Souligny W; Bouchard C, et al. Extracardiac signs of fluid overload in the critically ill cardiac patient: a focused evaluation using bedside ultrasound. Canadian J Cardiol 2017;33(1):88-100.

Belestky V. Transcranial Doppler in Krebs CA, Giyanani VL, Eisenberg RL. Ultrasound atlas of vascular disease. London, Prentice Hall; 1999. p. 117-34.

Blanco P, Abdo-Cuza A.Transcranial Doppler ultrasound in neurocritical care. J Ultrasound 2018;21(1):1-16.

De Bray JM , Blard JM , Tachot C, et al. Transcranial Doppler ultrasonic examination in vertebro-basilar circulatory pathology. Journal des Maladies Vasculaires 1989;14(3):202-5.

Klotzch C, Jassen G, Berlit P. Transesophageal echocardiography and contrast TCD in the detection of patent foramen ovale: experiences with 111 patients. Neurology 1944;44:1603-6.

La Spina I, Calloni MV, Porazzi D. Transcranial Doppler monitoring of a migraine with aura attack from the prodromal phase to the end. Headache 1994;34:593-6.

Letteboer MM, Willems PW, Viergever MA, et al: Brain shift estimation in image-guided neurosurgery using 3-D ultrasound. IEEE Trans Biomed Eng 2005;52:268-76.

Mastantuono JM, Combescure C, Elia N, Tramèr MR, Lysakowski C. Transcranial Doppler in the diagnosis of cerebral vasospasm: an updated meta-analysis. Crit Care Med 2018 Oct;46(10):1665-72.

Newell DW, Monteith SJ, Alexandrov AV. Diagnostic and therapeutic neurosonology in Youmans and Winn neurological surgery. Elsevier; 2017. p. 3066-79.

Newell DW: Transcranial Doppler ultrasonography. Neurosurg Clin N Am 1994;5:619-31.

Osborn AG. Diagnostic neuroradiology. St Louis: Mosby; 1994. p. 118-25.

Roederer Go, et al. A simple spectral parameter for accurate classification of severe carotid disease. Bruit 1984;8:174-8.

Spaziano M, Francese DP, Leon MB, Généreux P. Imaging and functional testing to assess clinical and subclinical neurological events after transcatheter or surgical aortic valve replacement. J Am Coll Cardiol 2014;64(18):1950-63.

Spencer MP, Campbel SD, Sealey JL, et al. Experiments on descompression bubbles in circulation using ultrasonic and electromagnetic flowmeters. J Occup Med 1969;11:238-44.

Weber M, Grolimund P, and Seiler RW. Evaluation of posttraumatic cerebral blood flow velocities by transcranial Doppler ultrasonography. Neurosurgery 1990;27:106-12.

Yadai JS, Wholey MH, Kuntz RE, et al. Protected carotid artery stenting versus endarterectomy in high-risk patients. N Engl J Med 2004;351:1493-501.

VEIAS DO PESCOÇO

Neste esquema são mostradas as veias superficiais do pescoço, porém somente as de maior calibre constituem o objeto primário de nosso estudo.

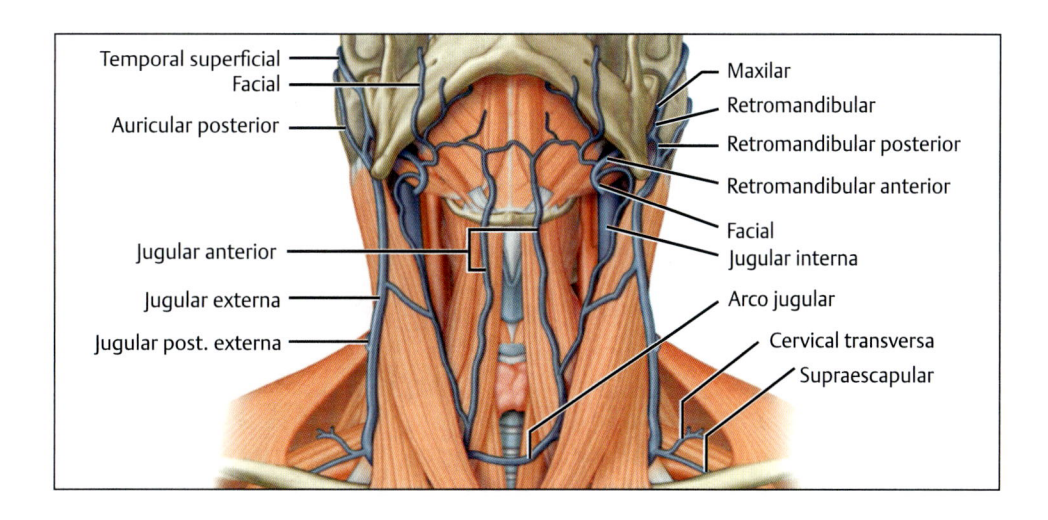

- Temporal superficial
- Facial
- Auricular posterior
- Jugular anterior
- Jugular externa
- Jugular post. externa
- Maxilar
- Retromandibular
- Retromandibular posterior
- Retromandibular anterior
- Facial
- Jugular interna
- Arco jugular
- Cervical transversa
- Supraescapular

No esquema a seguir são mostradas as veias profundas do pescoço, e estas serão objeto de detalhamento do nosso estudo.

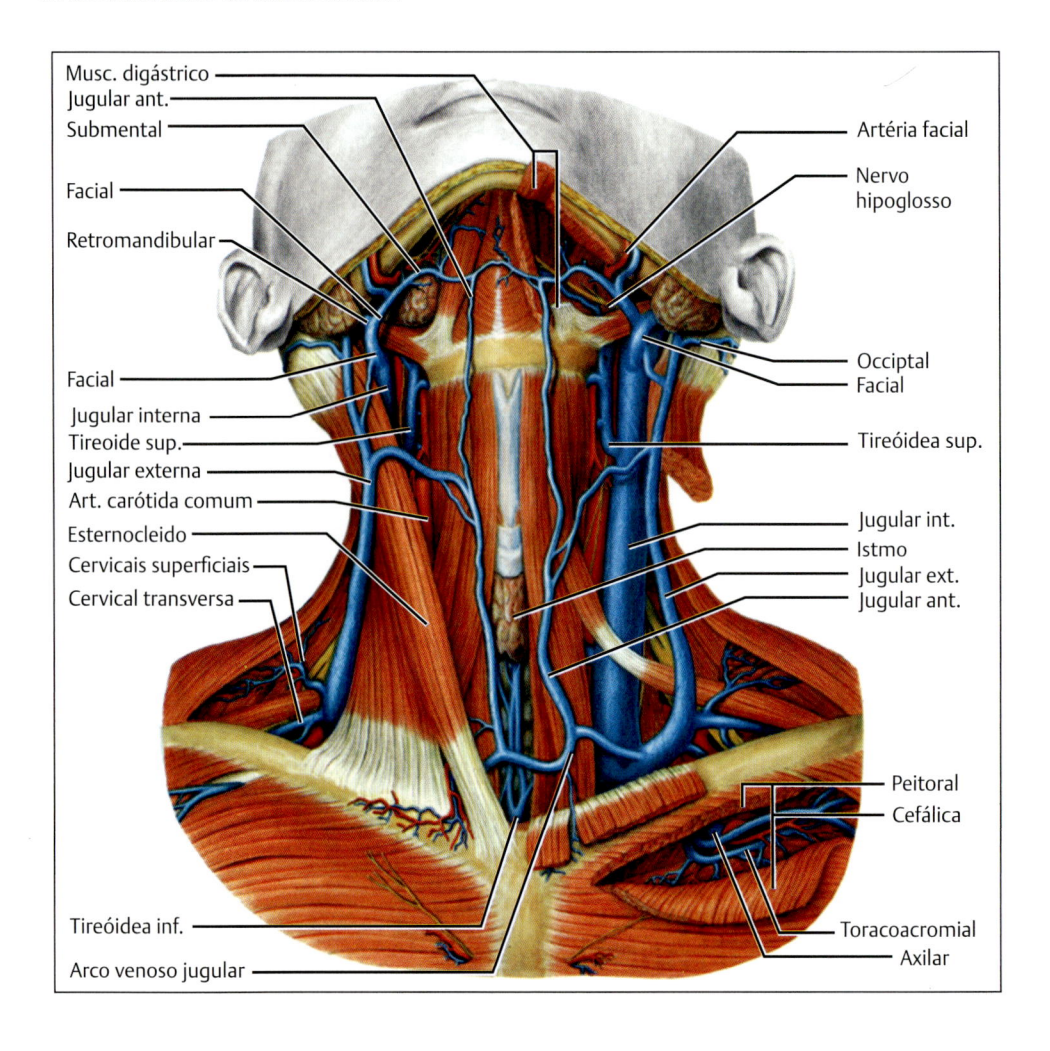

VEIAS DO PESCOÇO

No esquema a seguir vemos as conexões das veias do pescoço com as veias torácicas.

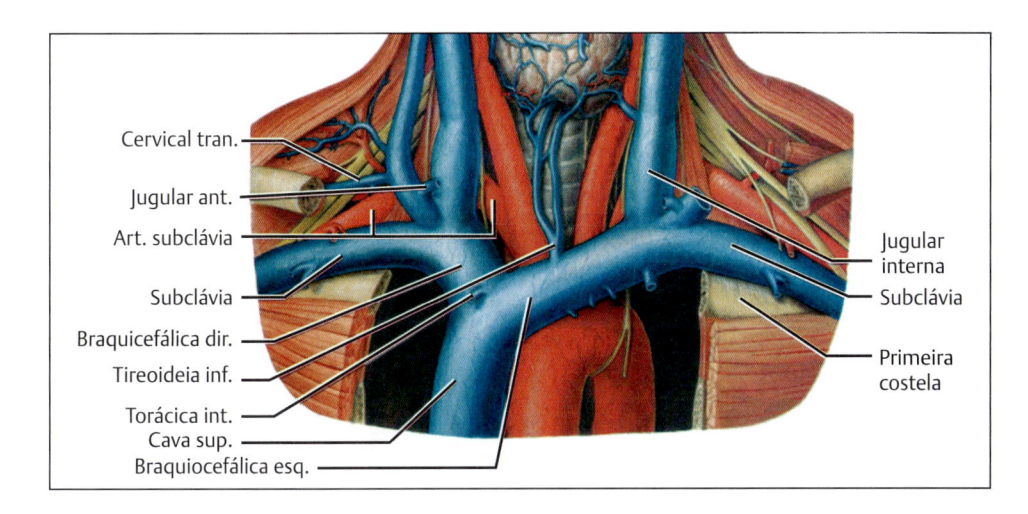

Legendas da figura: Cervical tran.; Jugular ant.; Art. subclávia; Subclávia; Braquicefálica dir.; Tireoidea inf.; Torácica int.; Cava sup.; Braquiocefálica esq.; Jugular interna; Subclávia; Primeira costela.

Destacamos aqui as dilatações nas porções terminais das veias jugulares internas (bulbos inferiores), nas regiões que recebem as jugulares externas e se fundem com as veias subclávias.

Num corte transverso aos vasos na base do pescoço podemos observar as relações entre as diversas estruturas anatômicas:

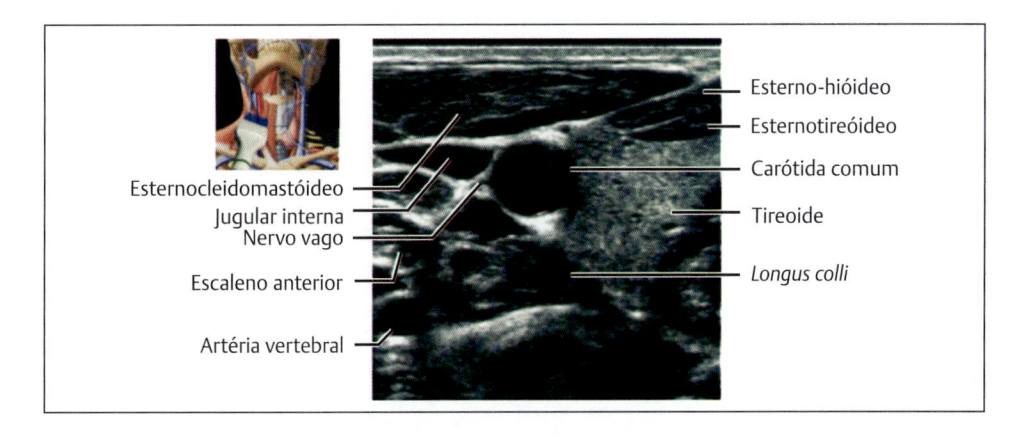

Legendas da figura: Esternocleidomastóideo; Jugular interna; Nervo vago; Escaleno anterior; Artéria vertebral; Esterno-hióideo; Esternotireóideo; Carótida comum; Tireoide; Longus colli.

Neste esquema Bos *et al.* mostram as relações de posicionamentos mais comuns entre as carótidas (CA) e as veias jugulares (JI).[1]

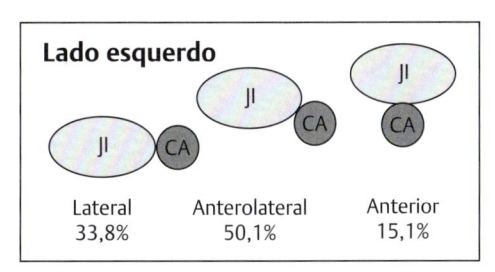

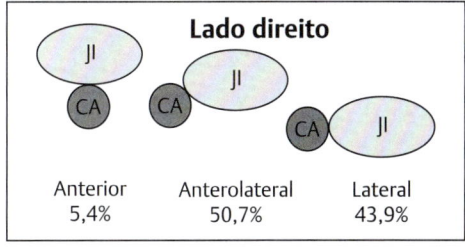

Lado esquerdo
- Lateral 33,8%
- Anterolateral 50,1%
- Anterior 15,1%

Lado direito
- Anterior 5,4%
- Anterolateral 50,7%
- Lateral 43,9%

5.1 JUGULAR INTERNA

A veia jugular interna drena a maior parte do sangue da calota craniana, encéfalo e parte da face e pescoço. Tem início na base do crânio, no forame jugular, onde apresenta uma porção dilatada, denominada bulbo superior.

Podemos observar a veia jugular interna paralela à carótida comum e à carótida interna, com suas paredes em contato. Seu trajeto é paralelo à carótida, estando intimamente relacionada com esta.

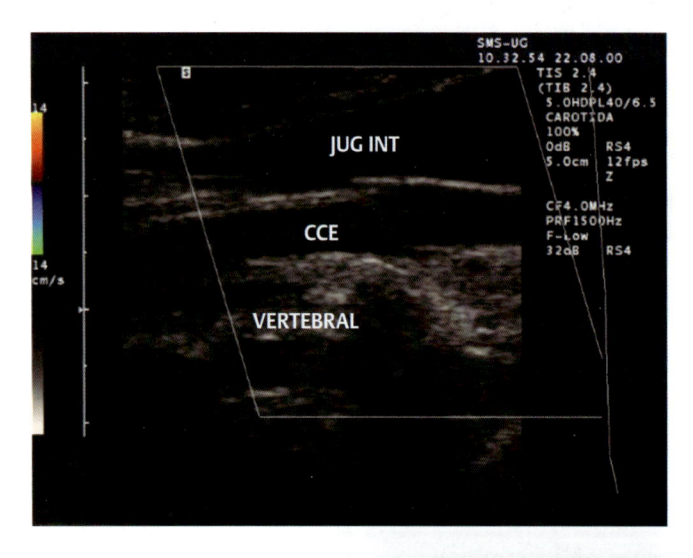

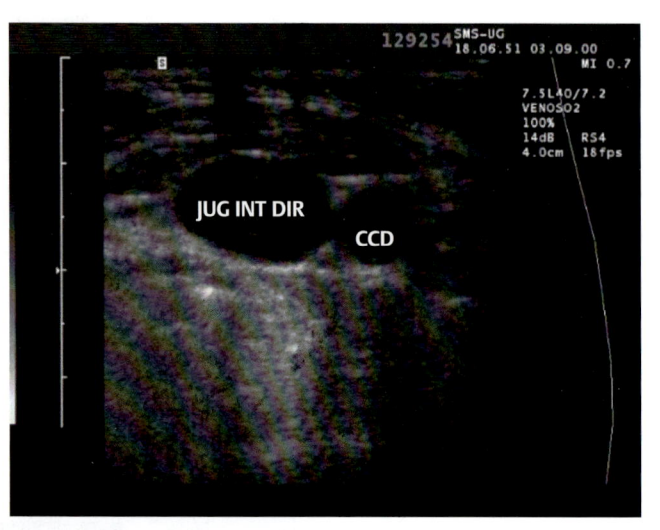

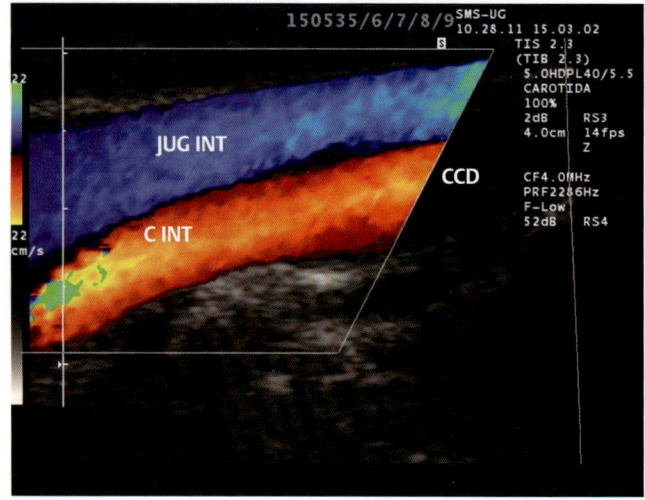

VEIAS DO PESCOÇO

Esternocleidomastóideo

Jugular interna

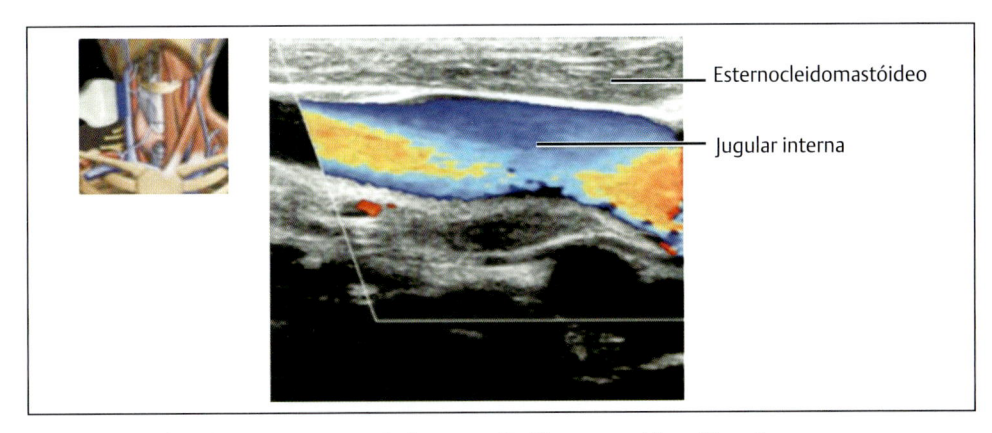

As veias têm algumas características que facilitam sua identificação.

Além de serem facilmente depressíveis pelo próprio transdutor, podemos observar válvulas no interior das veias. A imagem evidencia valvas da veia jugular interna, como pode ser visto neste corte transversal, onde as duas valvas estão justapostas na jugular interna.

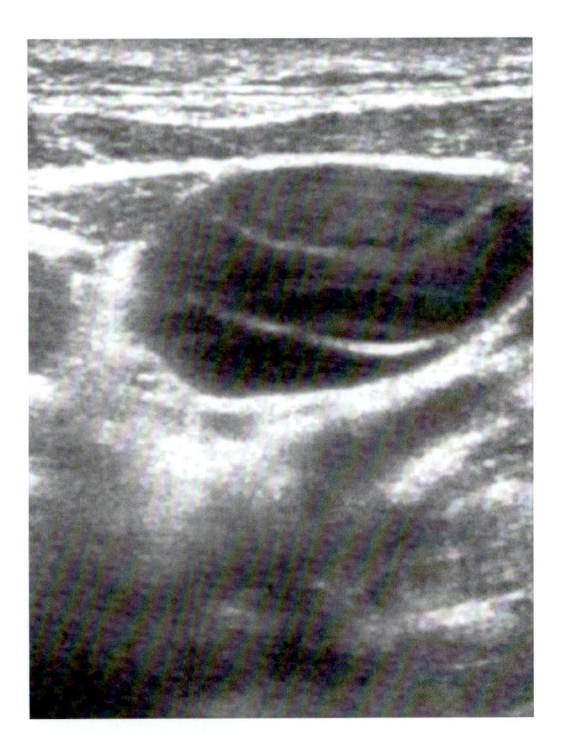

No corte longitudinal ficam evidenciadas duas estruturas móveis e hiperecoicas num vaso pulsátil, como mostram Ettekal *et al.* e Dresser *et al.*[2,3]

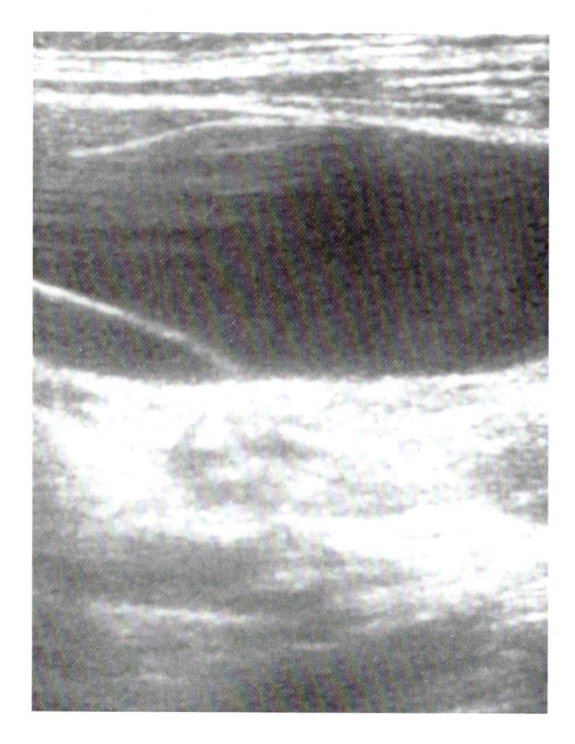

A identificação das valvas na base do pescoço é uma das formas de diferenciar a veia de uma artéria.

O EDC demonstra as pulsações venosas relacionadas com as contrações do VD, assim como variações no diâmetro que seguem as mudanças da pressão intratorácica, de acordo com o ciclo respiratório. O exame com o Doppler mostra por meio dos gráficos estas mudanças no padrão de fluxo. Na inspiração, a pressão intratorácica negativa causa aumento do fluxo no sentido do coração e redução do diâmetro da veia.

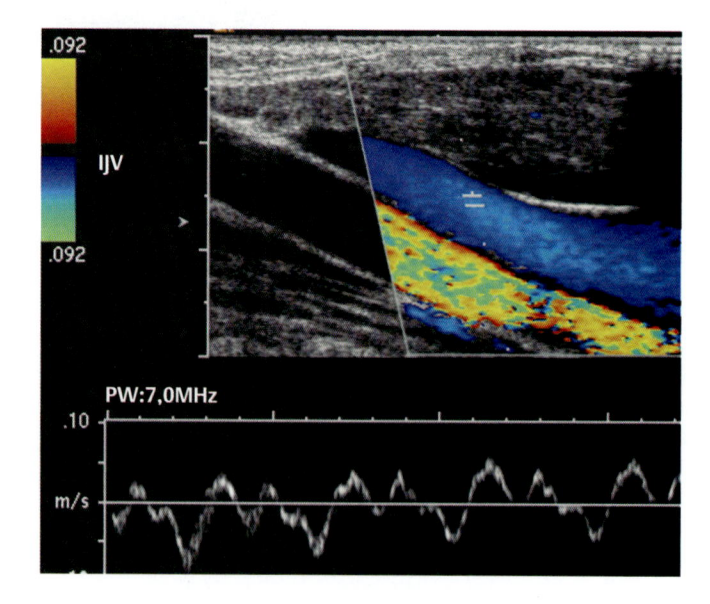

Durante a expiração ou durante a manobra de Valsalva, o aumento da pressão intratorácica causa a redução do retorno venoso e o aumento do diâmetro da veia com fluxo mínimo ou mesmo ausente. Uma súbita "fungada" reduz a pressão intratorácica, causando colapso momentâneo na veia, o que pode ser observado no EDC, acompanhado de um rápido aumento do fluxo em direção ao coração, Falk *et al.* e de Witte *et al.*[4,5]

Na base do pescoço a veia jugular interna de ambos os lados se une à respectiva veia subclávia, dando origem às veias braquiocefálicas esquerda e direita.

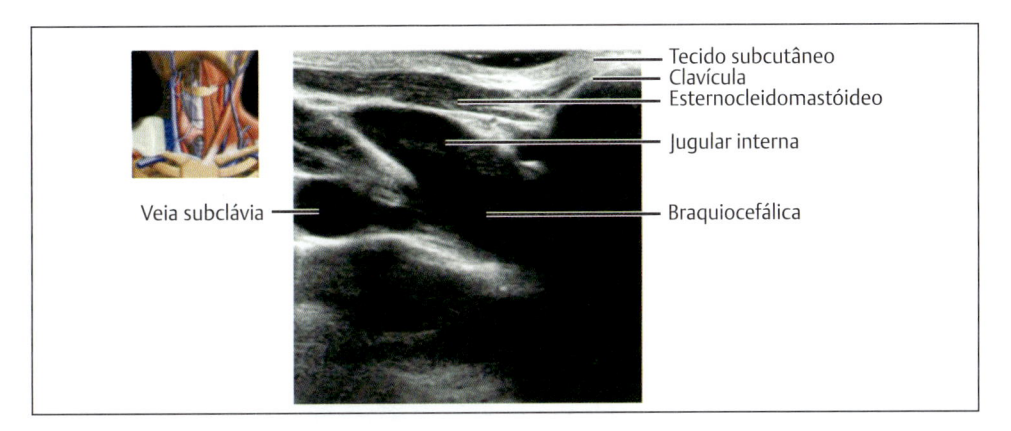

Normalmente as valvas são visualizadas na porção distal segundo Albertyn *et al.* e Stevens *et al.*, porém Jasinski *et al.* enfatizam que a veia jugular interna direita usualmente é mais calibrosa que a esquerda.[6-8] Aqui vemos valvas competentes, que após injeção de contraste não permitem que as microbolhas avancem através das valvas da jugular interna (setas).

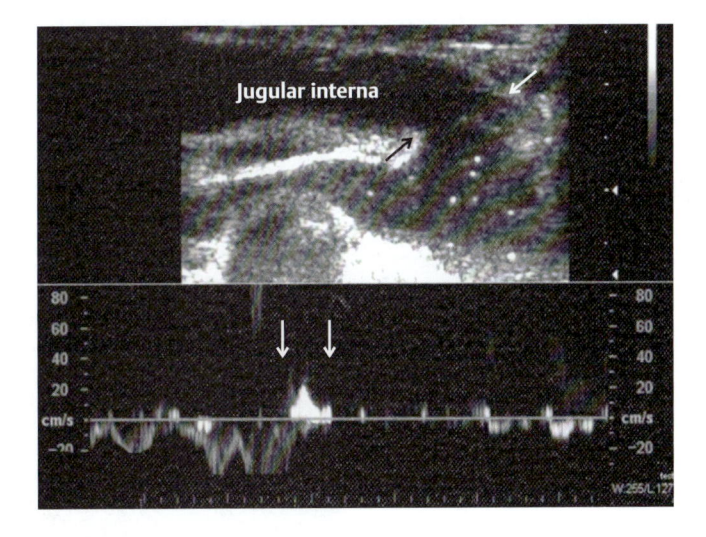

Na imagem inferior vemos o refluxo normal no momento do fechamento das valvas (setas) e a seguir vemos a interrupção do fluxo, enquanto as valvas se mantiveram fechadas, conforme mostrado por Nedelmann *et al.*[9]

Neste outro exemplo é mostrada a insuficiência das valvas da jugular interna e a presença de fluxo retrógrado. Na imagem do fluxo espectral observa-se o fluxo retrógrado prolongado, indicando a insuficiência valvular.

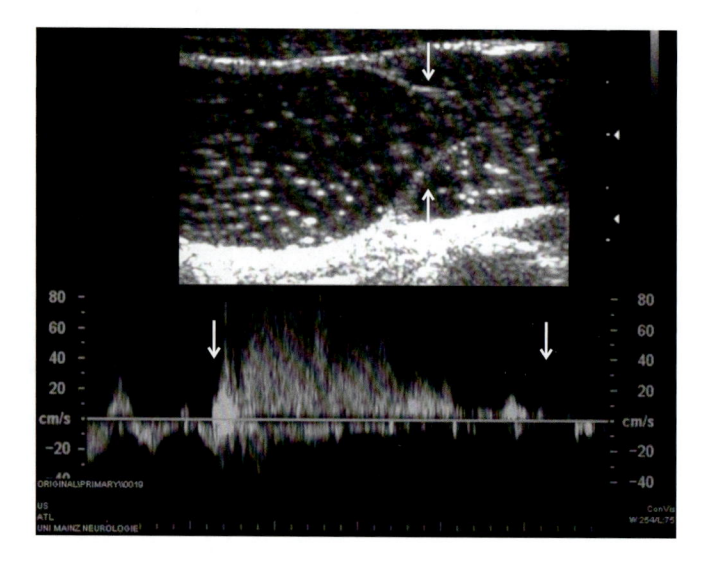

Aqui as setas representam o início da manobra de Valsalva e o fim do fluxo retrógrado pelo aumento da pressão, causando o fechamento das valvas.

Donahue *et al.* verificaram a correlação entre o diâmetro da veia jugular interna e a pressão venosa central, medida com o paciente na posição supina e no final da expiração.[10] Os autores verificaram um coeficiente de 0,82 (95% Intervalo de confiança) para o diâmetro de 7 mm correlacionando-se com pressão menor que 10 cmH$_2$O e diâmetro maior ou igual a 12,5 mm com pressões maiores que 10 cmH$_2$O.

Filograna *et al.* descreveram um raro caso de agenesia da veia jugular direita num paciente de 52 anos sob investigação para tratamento de câncer.[11] A agnesia da jugular é muito rara (0,05 a 0,25%) na população em geral.

Podemos observar a ausência da jugular direita (seta vermelha) na vasculatura do pescoço, com consequente dilatação da jugular interna esquerda (seta amarela).

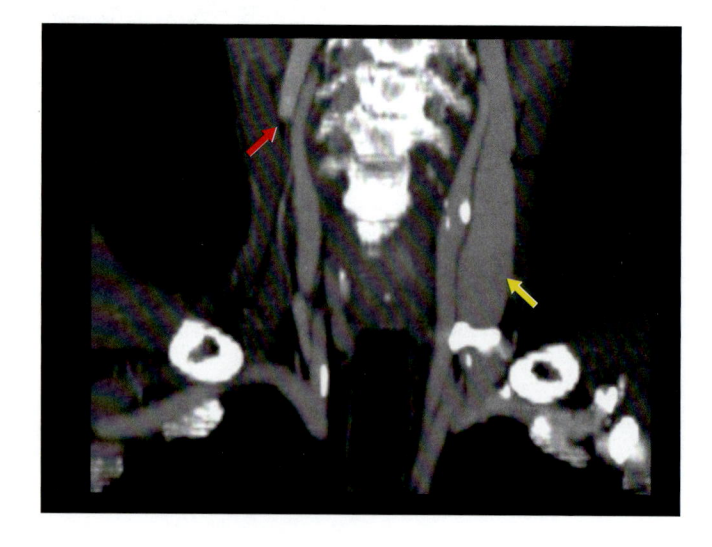

5.1.1 Trombose

A trombose na região da cabeça e do pescoço é um evento raro, particularmente na jugular interna, embora quando aconteça seja de grande potencial de complicações. Os principais fatores desencadeantes são o trauma, os processos inflamatórios e as doenças neoplásicas e paraneoplásicas.

A trombose da jugular interna pode ser completamente assintomática em função da posição profunda da veia e da rica circulação colateral, segundo de Witte *et al.*, sendo o EDC a ferramenta de escolha para tal diagnóstico, podendo ser complementado, se necessário, por exames de TC e RM.[5]

A indicação clínica mais comum para o EDC das veias jugulares é para a avaliação da suspeita de trombose segundo Williams *et al.* e Chin *et al.*[12,13] A gênese do trombo pode estar correlacionada à colocação de cateter no sistema venoso central. Neste caso vemos um trombo oriundo da parede anterior da veia jugular projetando-se na luz do vaso, trombo este que se formou em local onde foi implantado e depois retirado um cateter.

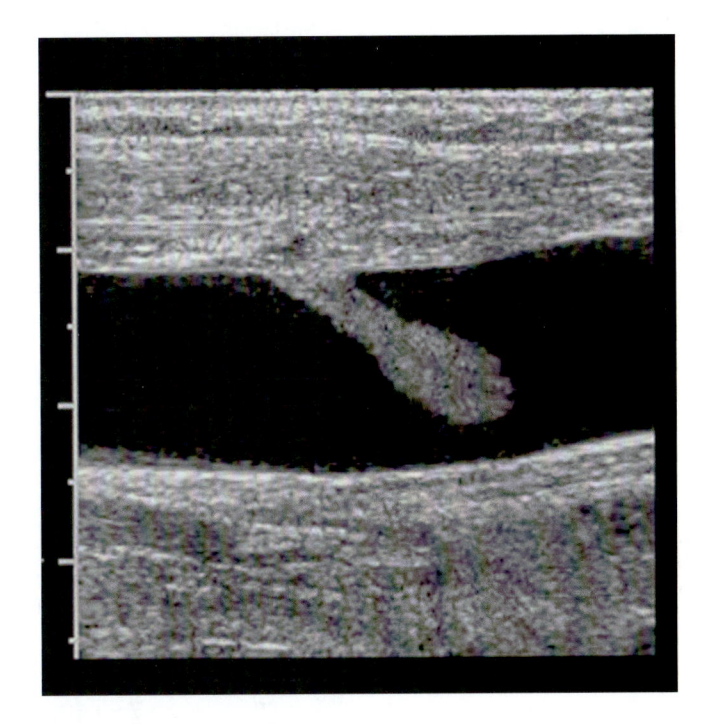

Outras indicações incluem a pesquisa de ectasia da veia jugular e a facilitação para guiar e canular as veias jugular interna ou subclávia, particularmente quando há distorção da anatomia, segundo Gribbin *et al.*, de Witte *et al.* e Hughes *et al.*[5,14,15]

A trombose da jugular interna geralmente resulta de complicações do cateterismo da veia, do uso intravenoso de drogas, da presença de tumor mediastinal, de hipercoagulabilidade, de cirurgia no pescoço, de adenopatias e de inflamação local, havendo alguns casos idiopáticos ou espontâneos, segundo Albertyn *et al.* Wing *et al.* citam que entre as possíveis complicações da trombose da veia jugular estão a tromboflebite e o embolismo pulmonar.[6,16]

Pseudossinal de trombose da jugular interna pela ausência de fluxo. Ao realizar manobra de Valsalva observa-se fluxo normal na jugular, afastando a hipótese de trombose.

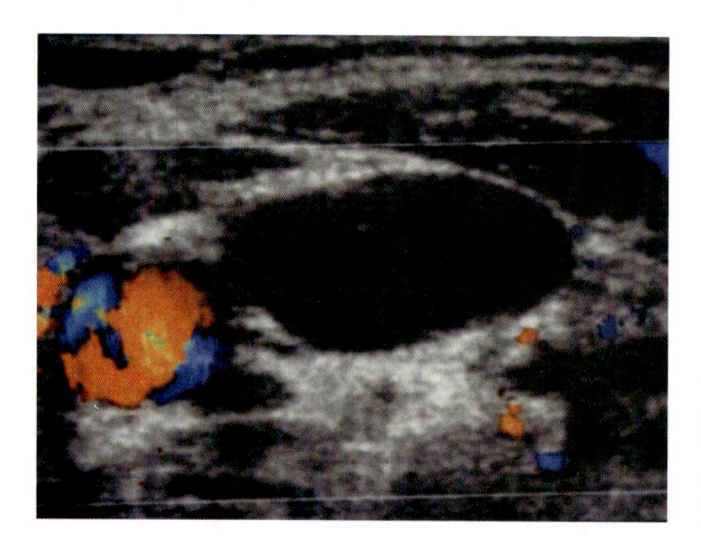

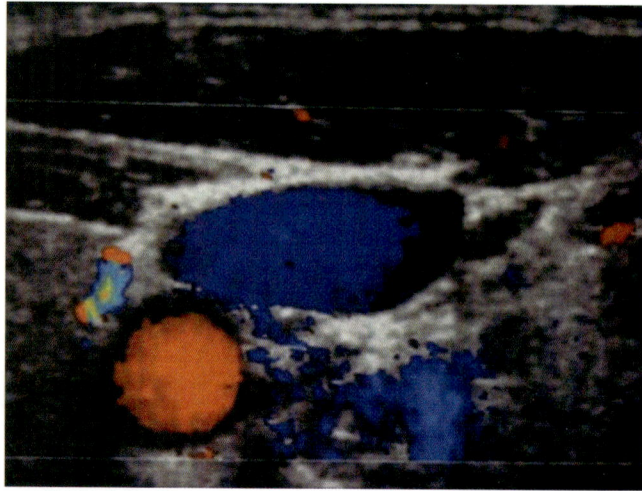

Ao avaliarmos a veia jugular interna com formação de trombos em seu interior, o EDC mostrará uma veia dilatada e não compressível e com trombo intraluminal, conforme estas imagens transversas da jugular interna esquerda com uma formação de trombo em sua fase aguda, e a veia apresenta-se distendida e incompressível.

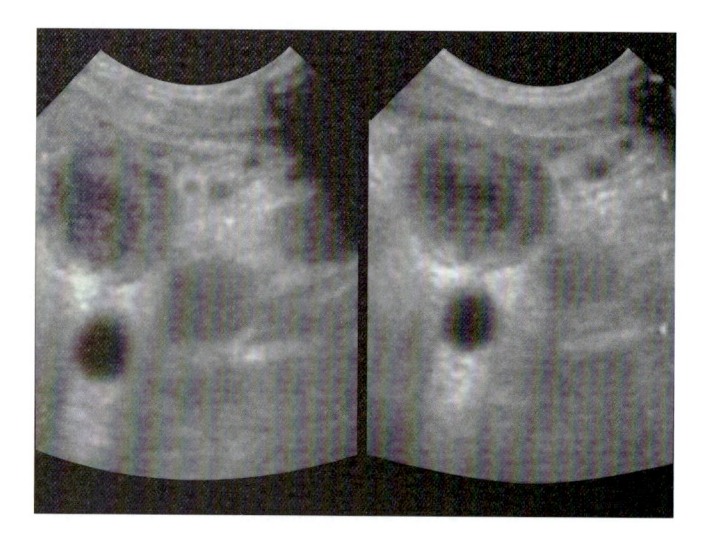

O trombo em sua forma aguda pode ser anaecoico e indistinguível do sangue; contudo a característica falta de compressibilidade e ausência de fluxo pela avaliação com o Doppler em cores e espectral leva ao diagnóstico correto.

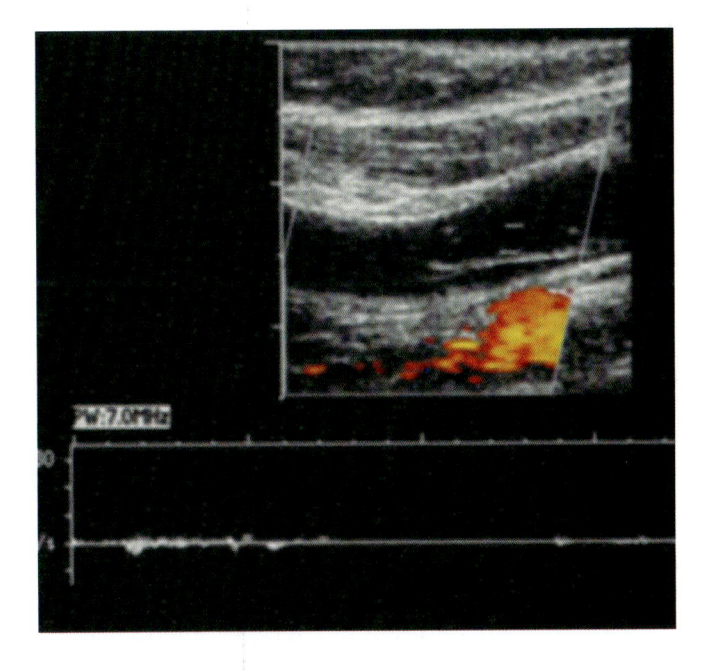

O trombo relacionado com a inserção de um cateter geralmente ocorre na extremidade do mesmo, embora possa ser localizado em qualquer região ao longo do curso da veia.

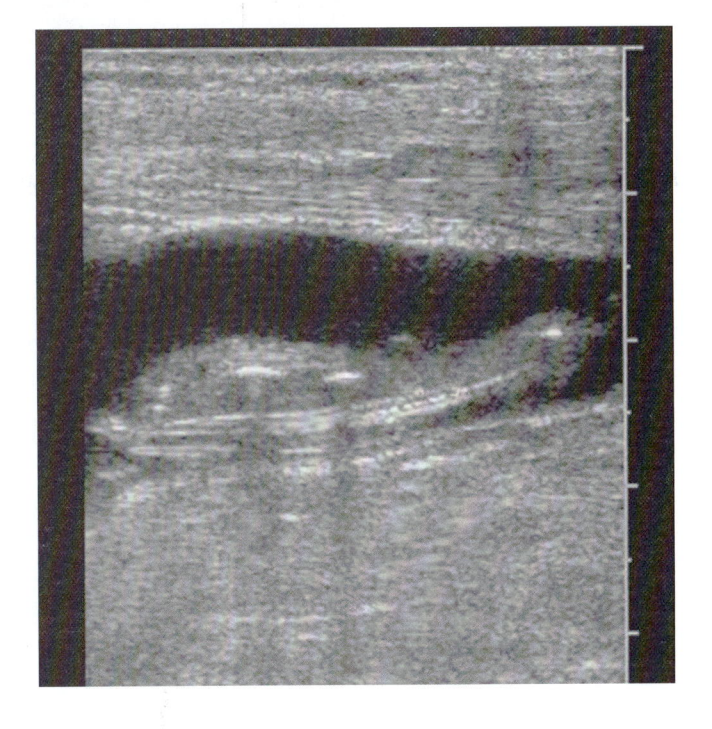

O cateter pode ser visualizado como duas linhas ecogênicas paralelas e separadas por uma região anaecoica. O fluxo geralmente não é evidenciado pelo cateter, mesmo que esteja patente.

Os trombos podem-se originar sem um fator desencadeante aparente, como vimos nos exemplos de trombos originados pela colocação de cateteres. Neste caso observamos um trombo, sem causa aparente, aderido à parede posterior da jugular.

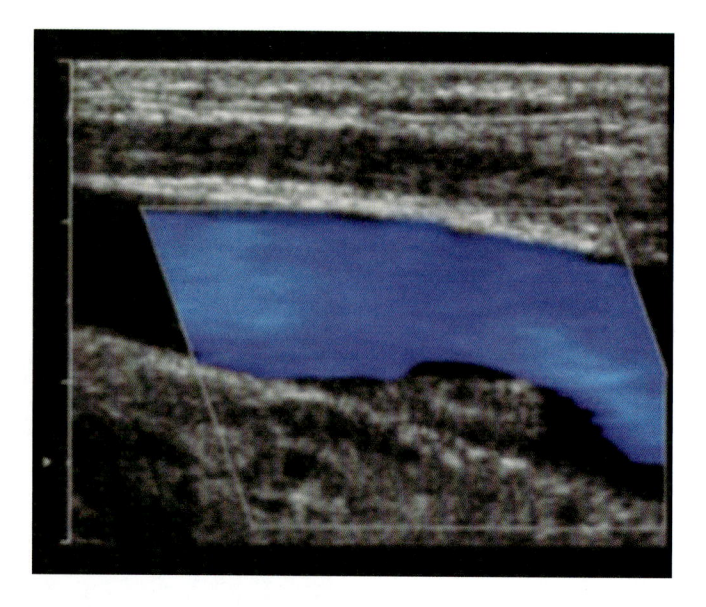

Neste outro caso vemos um trombo crônico, organizado, cuja ecogenicidade demonstra a cronicidade do trombo (Hahn et al.).[17]

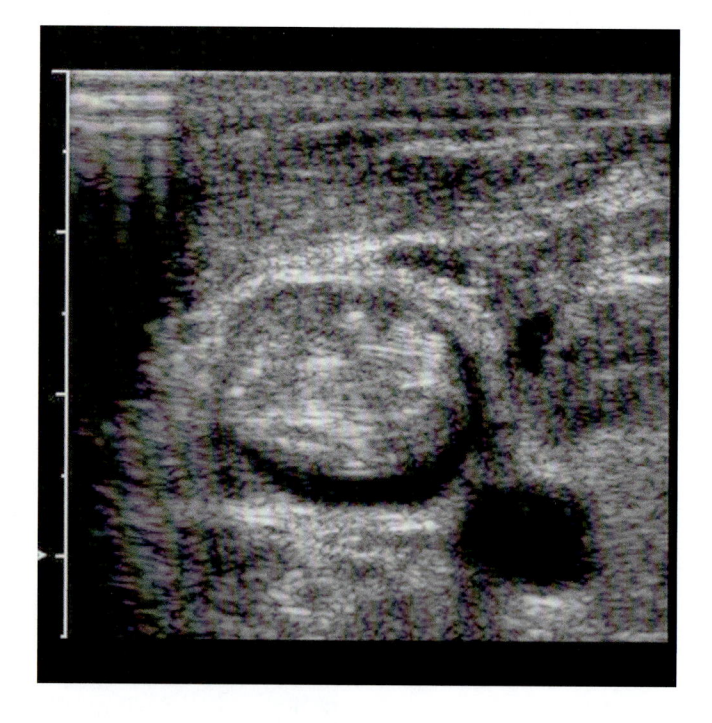

Em condições normais observamos as variações nas ondas de fluxos por influência direta das mudanças cardiorrespiratórias, como podemos observar neste fluxo obtido na veia braquiocefálica que encontra uma veia cava superior patente. A ausência das variações secundárias à influência cardiorrespiratória numa veia jugular ou subclávia patente pode indicar a presença de um trombo não oclusivo e central.

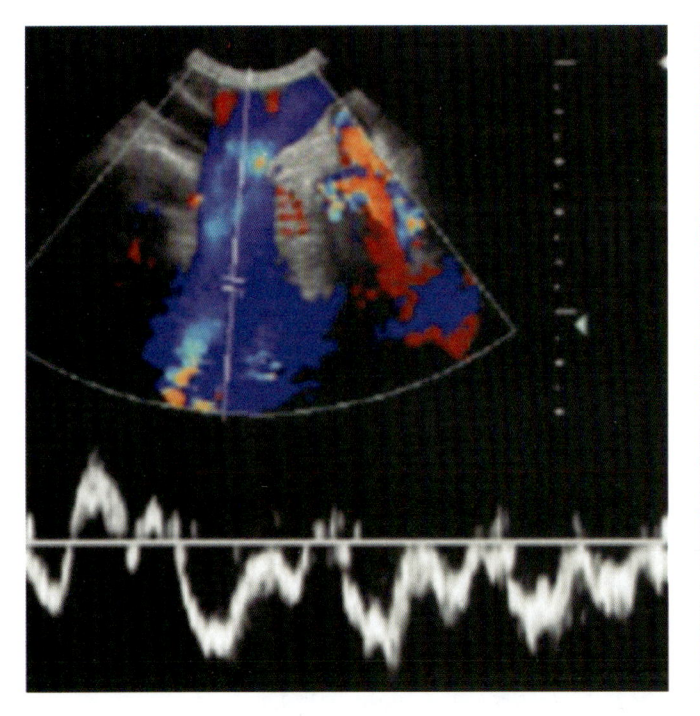

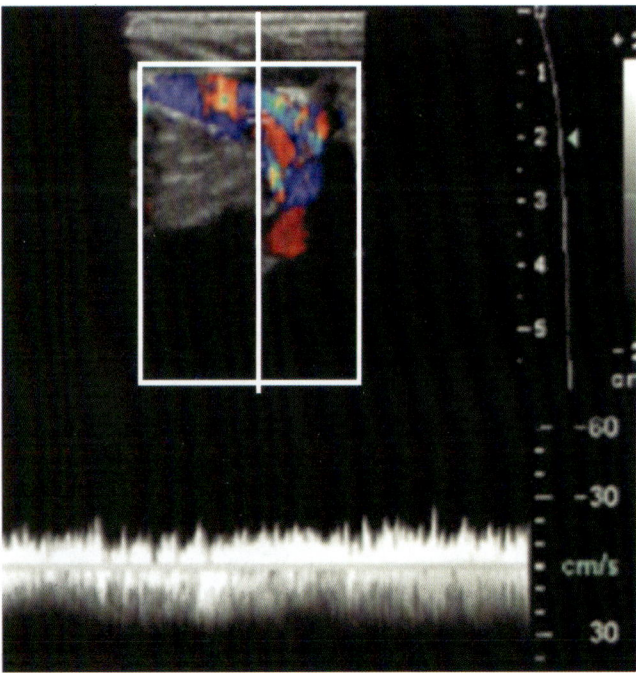

A confirmação de ausência ou perda bilateral das pulsações venosas são fortemente sugestivas da presença de um trombo central, que pode ser facilmente comprovado pela angiogragia ou RM.

O EDC é uma metodologia importante no diagnóstico da trombose das veias jugular e da subclávia. O EDC tem acesso limitado a alguns segmentos das veias jugular e subclávia, especialmente as localizadas atrás da mandíbula ou abaixo da clavícula, embora a apreciação de todo o segmento da trombose não seja um fator crítico no plano de tratamento segundo Albertyn *et al.* e Wing *et al.*[6,16] Os exames seriados de EDC para avaliar a resposta terapêutica podem der realizados de forma segura e com baixo custo.

Os trombos crônicos podem ser de difícil identificação porque tendem a se organizar, ficando difícil separar da gordura perivascular que é ecogênica, segundo Stevens *et al.*[7]

Uma importante observação e avaliação com Doppler em cores facilita a diferenciação de fluxo venoso lento, com remora, de um trombo verdadeiro.

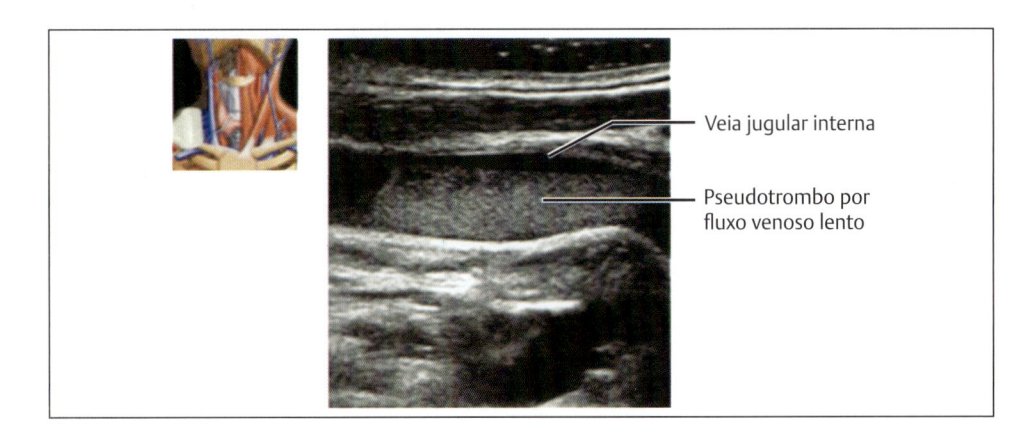

Veia jugular interna

Pseudotrombo por fluxo venoso lento

5.1.2 Estenose

A estenose da veia jugular interna (EVJI) tem recebido crescente atenção dos pesquisadores clínicos em decorrência da série de diferentes sintomas que prejudicam a qualidade de vida dos pacientes e que não podem ser explicadas por meio de causas bem estabelecidas.

A EVJI é caracterizada por uma série de sintomas não específicos, tais como sintomas na cabeça (cefaleia, ruídos na cabeça, tonteiras, declínio da memória), sintomas nos olhos (diplopia, visão borrada e redução do campo visual), sintomas nos ouvidos (*tinnitus* e perda da audição para sons de alta frequência), desconforto no pescoço ou distúrbios do sono.

Em função desta série de sintomas possíveis, a EVJI não recebe a devida atenção dos médicos, sendo frequentemente subdiagnosticada, além do que a etiologia ainda não é totalmente compreendida, sendo a compressão extrínseca a etiologia mais comum, segundo Li *et al.*[18]

A EVJI pode contribuir para alterações no fluxo cerebral no metabolismo, assim como em lesão na formação da matéria branca cerebral, tudo isto contribuindo para o aparecimento das manifestações clínicas, segundo Zhou *et al.*[19]

A ângio-TC e a ângio-RM para estes casos mostram-se mais eficazes na elucidação diagnóstica, conforme mostraram Li *et al.*[18]

Os triângulos vermelhos marcam as veias jugulares e as setas vermelham marcam os pontos de estenoses, por compressão externa.

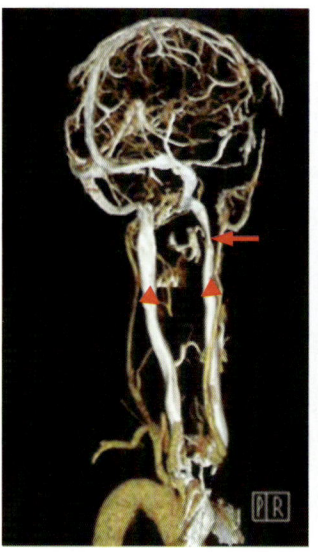

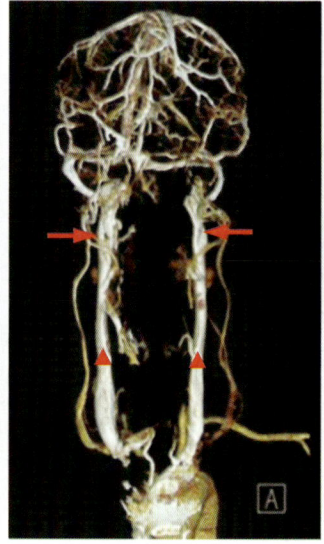

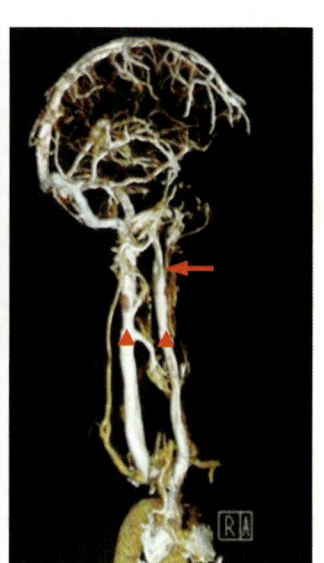

5.2 JUGULAR EXTERNA

A veia jugular externa drena a face e o couro cabeludo, embora possa drenar também algumas partes mais profundas. A veia é formada pela união do ramo da veia retromandibular com a veia auricular posterior, começando junto ao ângulo da mandíbula, logo abaixo da glândula parótida. Tem um trajeto vertical descendente e superficial ao esternocleidomastóideo, em direção ao meio da clavícula e daí obliquamente para a raiz do pescoço até se juntar com a veia jugular interna e a veia subclávia para formarem a veia braquiocefálica.

Tem um trajeto superficial, paralelo à carótida, porém sem contato com esta, terminando na veia subclávia. Sua identificação pelo ultrassom é mais difícil do que a da jugular interna, pois ela é uma veia bem mais fina e superficial.

Temos aqui uma veia jugular externa em corte longitudinal e o fluxo espectral correspondente.

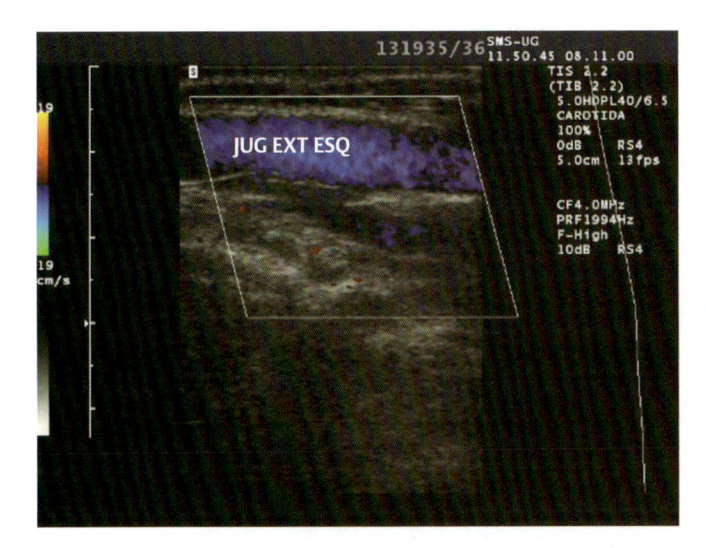

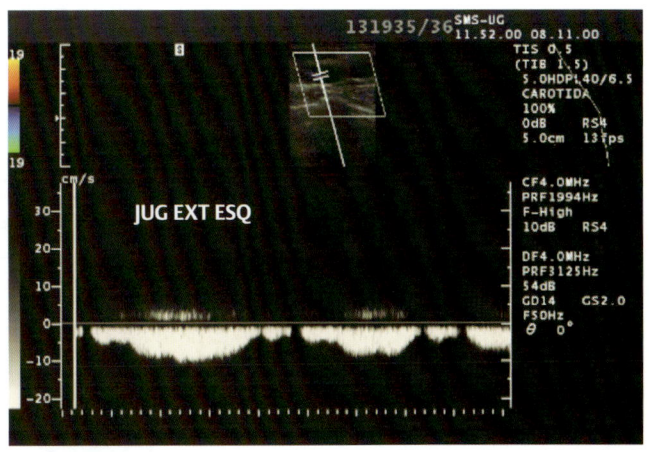

Neste outro exemplo temos o corte transverso, ficando evidenciadas as relações espaciais entre as veias jugulares e a carótida comum, tendo sido obtido também o Doppler espectral correspondente.

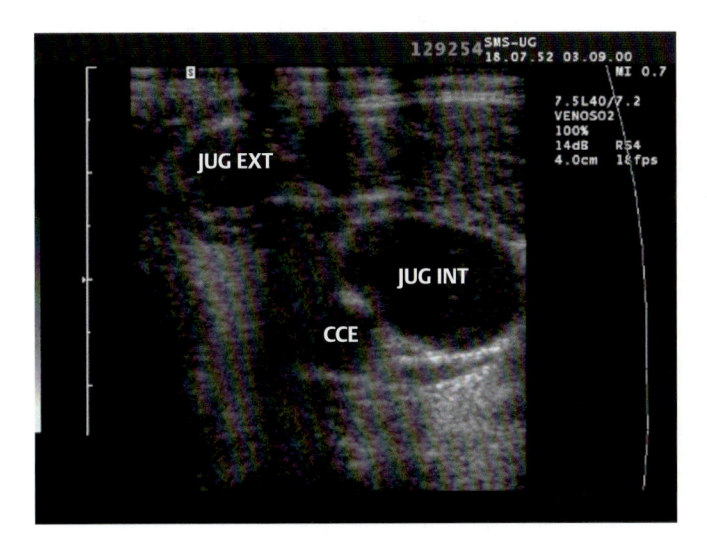

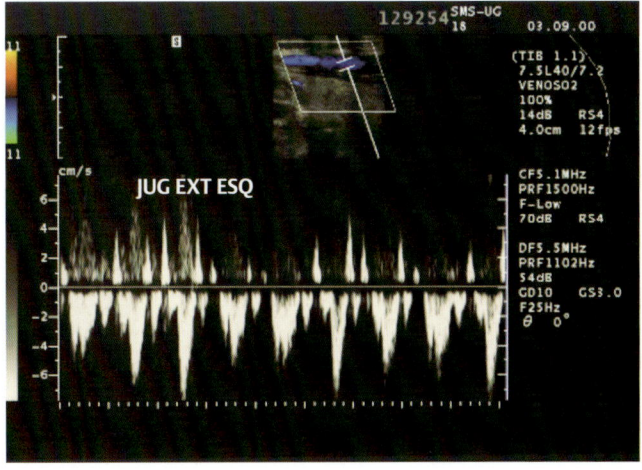

5.2.1 Aneurisma

Aneurismas das veias do pescoço são entidades clínicas incomuns e um aneurisma sacular na veia jugular externa é mais raro ainda. Parashi *et al.* mostraram um caso de uma mulher de 30 anos que apresentou um aneurisma sacular com trombos na veia jugular externa, diagnosticado por meio de um EDC e confirmado por uma TC contrastada, sendo tratada com excisão cirúrgica.[20]

Chapman *et al.* mostraram outro caso de uma mulher de 75 anos com aparecimento de uma massa na base pescoço.[21] A paciente negava trauma ou manipulação nas veias jugulares, com a massa tendo aparecido há cerca de 2 meses, do tamanho de uma bola de pingue-pongue, sem dor, móvel, não pulsátil e sem eritema.

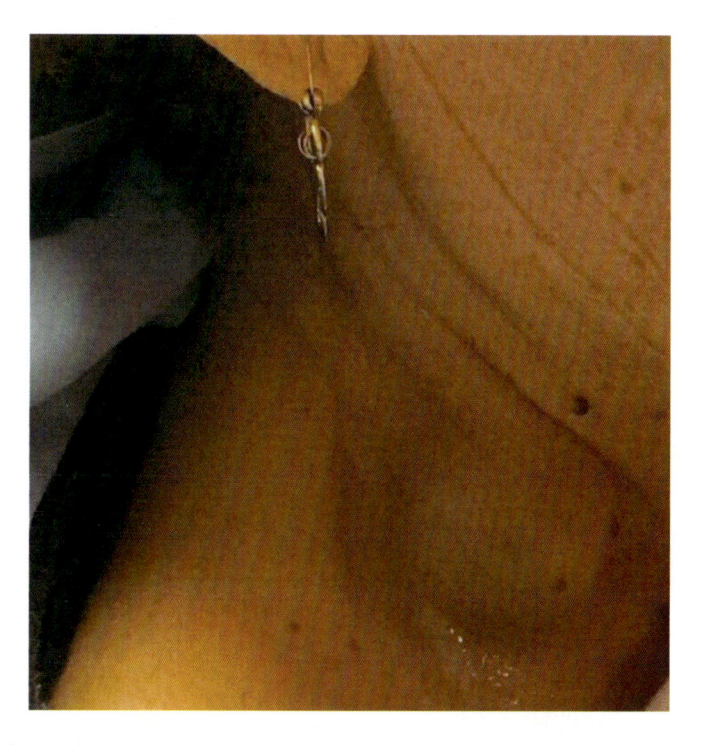

Pelo EDC foi evidenciada uma massa cística.

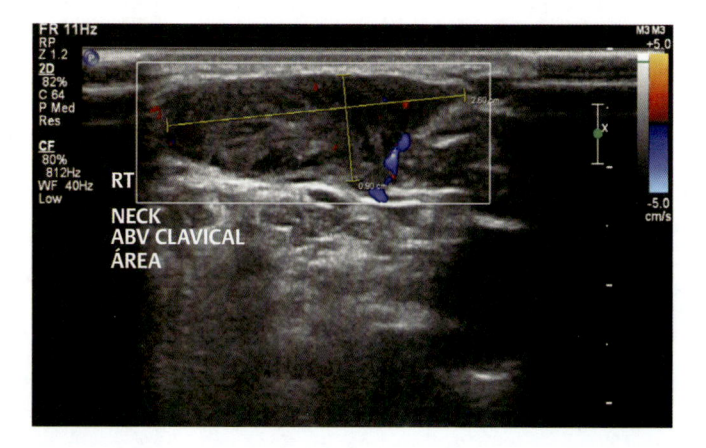

No ato cirúrgico a lesão foi identificada como originária da veia jugular externa e a patologia mostrou: "Lesão cística contendo sangue e *debris* calcificado com a parede com características de veia. A lesão pode representar um aneurisma incluindo pseudoaneurisma".

5.3 VEIAS VERTEBRAIS

A veia vertebral tem seu trajeto paralelo à artéria vertebral, passando juntas pelos forames dos processos transversos cervicais.

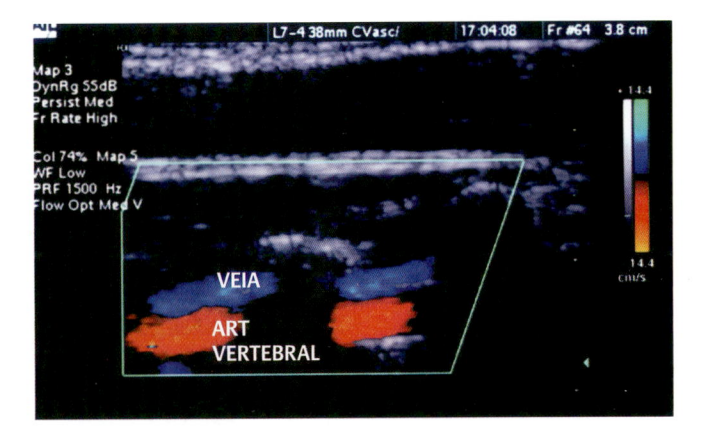

A veia vertebral forma-se acima do arco posterior do atlas, por numerosas tributárias do plexo vertebral interno, desce através dos forames dos processos transversos e emerge no sexto, de onde continua em direção à subclávia. Está localizada posterior à artéria vertebral (anterior na imagem ecográfica, pois o acesso está sendo feito da região posterior para a anterior), como pode ser observada nestas figuras.

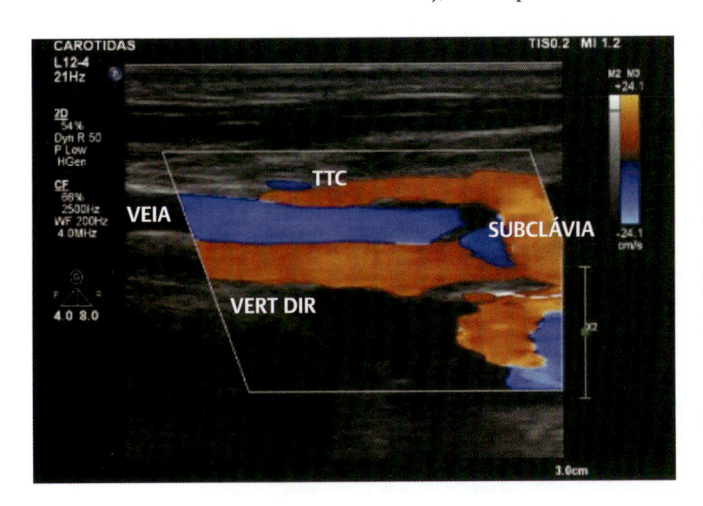

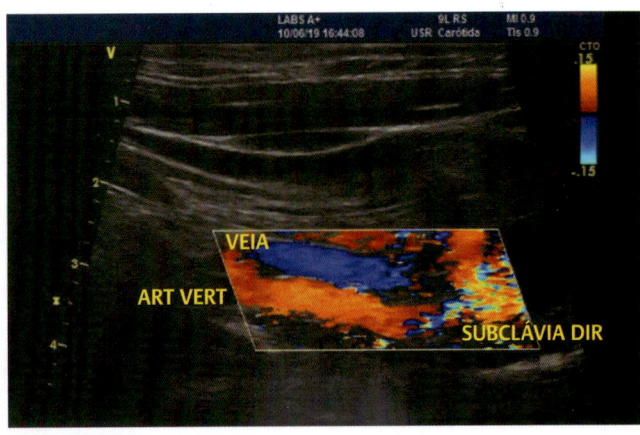

Ela pode se juntar às veias profundas do pescoço antes de se unir à veia braquiocefálica na sua região superoposterior, onde existe um par de valvas.

Uma pequena veia vertebral acessória usualmente desce a partir do plexo vertebral, atravessa o forame da sétima vertebra cervical e direciona-se anteriormente entre a artéria subclávia e a pleura cervical para se unir à veia braquiocefálica.

5.4 VEIAS SUBCLÁVIAS

As veias subclávias são a continuação das veias axilares, estendendo-se da borda externa da primeira costela até a borda medial do músculo escaleno anterior, onde se funde com a jugular interna para formar a veia braquiocefálica.

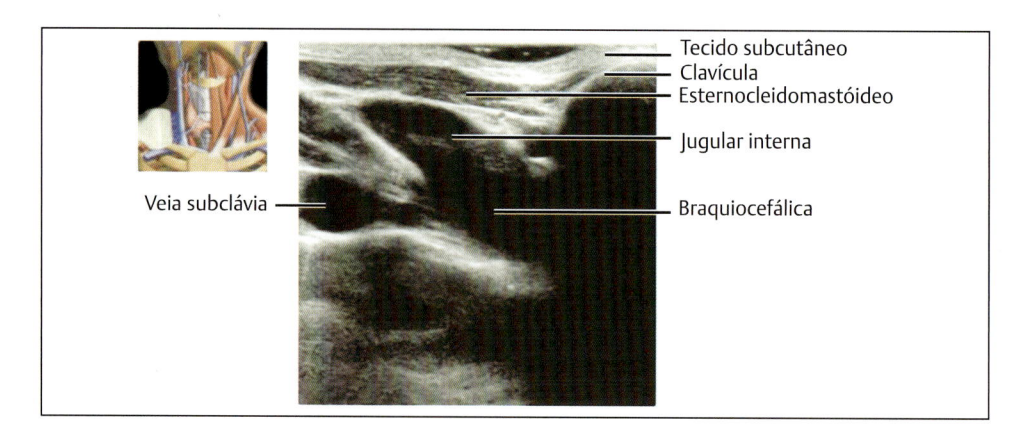

A veia subclávia tem um par de valvas a cerca de 2 cm do seu final e tem como principais tributárias as veias jugular externa, escapular dorsal e algumas vezes a jugular anterior. Na junção com a jugular interna, a subclávia esquerda recebe o ducto torácico e a direita recebe o ducto linfático.

Pelo acesso subclavicular podemos identificar a veia subclávia, que se localiza paralelamente à artéria subclávia.

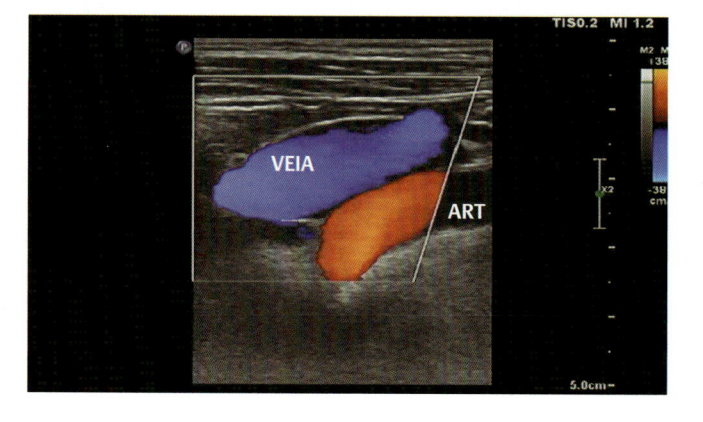

5.4.1 Aneurisma

Como já citado anteriormente, os aneurismas venosos na região da cabeça e pescoço são incomuns. McCready *et al.* em revisão de literatura encontraram apenas 3 casos de aneurismas de subclávia e apresentam o caso visto por eles.[22] Tratava-se de um grande aneurisma venoso da subclávia, sintomático, em uma mulher de 66 anos que se queixou de aumento da massa no pescoço, que causava desconforto e aumentava com a manobra de Valsalva. O aneurisma foi confirmado pela TC e o tratamento foi a excisão cirúrgica.

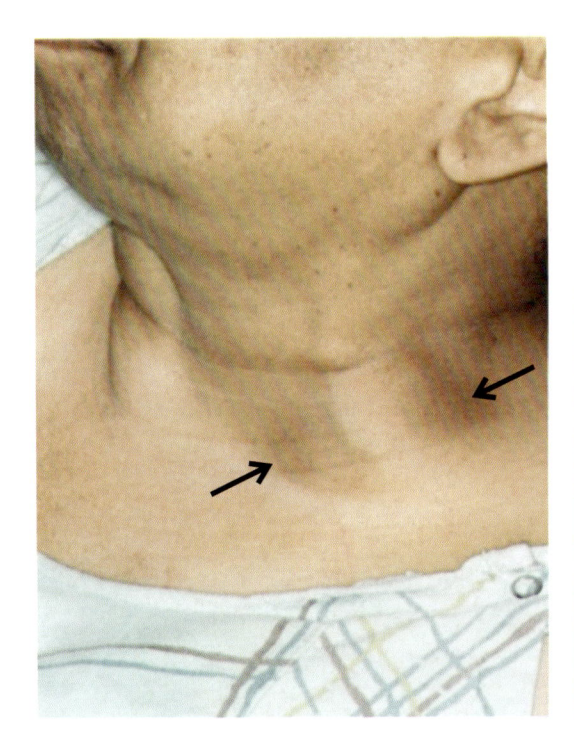

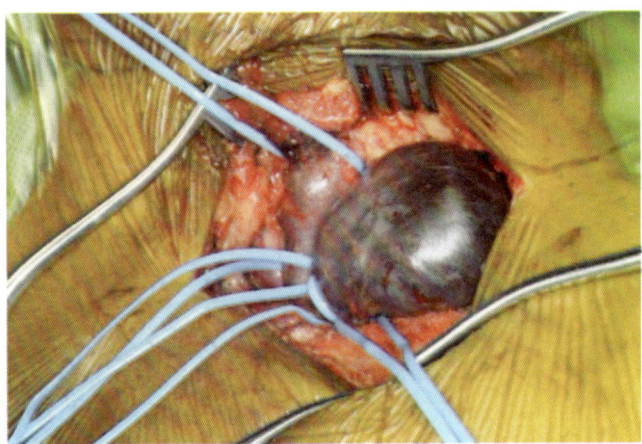

5.4.2 Trombose

Agrawal *et al.* mostraram um caso de trombo envolvendo a veia subclávia direita e a jugular interna direita, em um paciente de 64 anos que apresentava edema no MSD e no lado direito da face, sem apresentar fatores predisponentes.[23] Houve sucesso terapêutico com tratamento medicamentoso a base de anticoagulantes.

O EDC mostrou um trombo não oclusivo na veia subclávia direita (seta amarela), na confluência com a veia cefálica, sendo evidenciado um fluxo de volume reduzido.

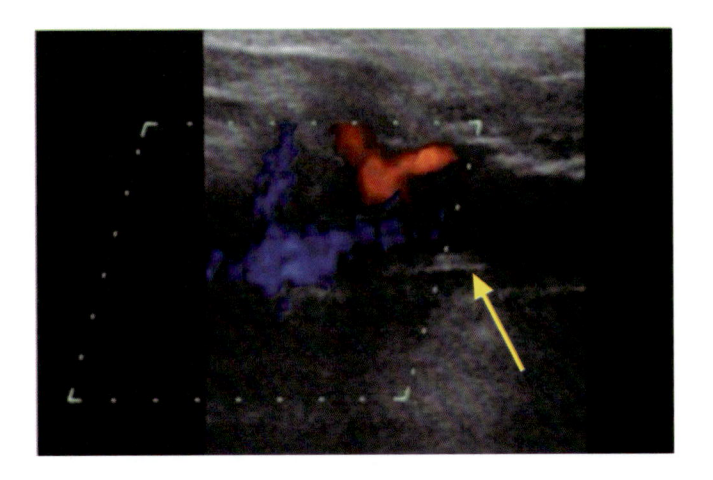

Na região proximal da veia jugular interna foi observado trombo não oclusivo (seta verde).

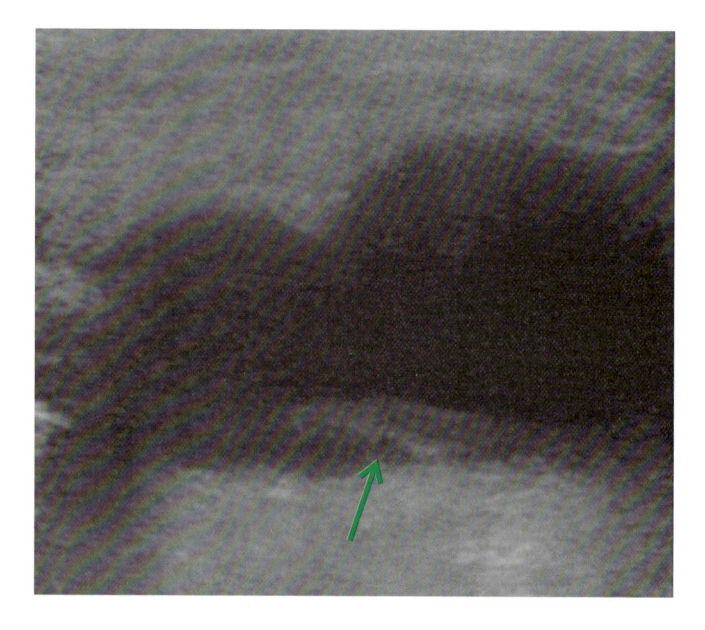

5.5 VEIAS BRAQUIOCEFÁLICAS
A veia braquiocefálica resulta da união da veia subclávia com a veia jugular interna.

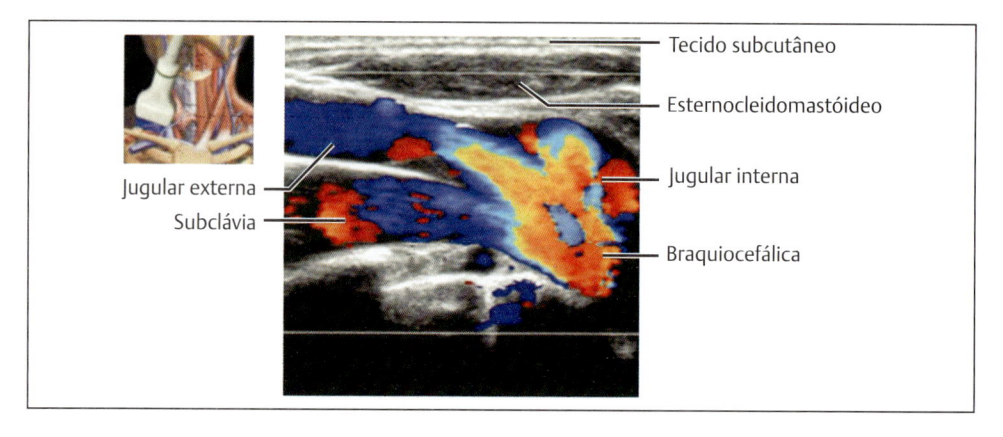

As veias braquiocefálicas direita e esquerda unem-se para formar a veia cava superior.

REFERÊNCIAS BIBLIOGRÁFICAS
1. Bos MJ, van Loon RFHJ, et al. Comparison of the diameter, cross-sectional area, and position of the left and right internal jugular vein and carotid artery in adults using ultrasound. J Clin Anesthesia 2016;32:65-9.
2. Ettekal Y, Langdon D. Incidental vascular flaps on neck ultrasound. J Cardiothor Vasc Anesthesia 2013;27(1):199-200.
3. Dresser LP, McKinney WM. Anatomic and pathophysiologic studies of the human internal jugular valve. Am J Surg 1987;154:220-4.
4. Falk RL, Smith DF. Thrombosis of upper extremity thoracic inlet veins: diagnosis with duplex Doppler sonography. Am J Roentgenol 1987;149(4):677-82.
5. de Witte BR, Lameris JS. Real-time ultrasound diagnosis of internal jugular vein thrombosis. J Clin Ultrasound 1986;14(9):712-7.
6. Albertyn LE, Alcock MK. Diagnosis of internal jugular vein thrombosis. Radiology 1987;162(2):505-8.
7. Stevens RK, Fried AM, Hood Jr TR. Ultrasonic diagnosis of jugular venous aneurysm. J Clin Ultrasound 1982;10(2):85-7.
8. Jasinski RW, Rubin JM. CT and ultrasonographic findings in jugular vein ectasia. J Ultrasound Med 1984;3(9):417-20.
9. Nedelmann M, Teschner D, Dieterich M. Analysis of internal jugular vein insufficiency—a comparison of two ultrasound methods. Ultrasound in Medicine & Biology 2007;33(6):857-62.

10. Donahue SP, Wood JP, Bhavesh MP, et al. Correlation of sonographic measurements of the internal jugular vein with central venous pressure. Am J Emerg Med 2009;27(7):851-5.
11. Filograna L, Calcagni A, Rossi G, et al. Internal jugular vein agenesis: a rare vascular abnormality and incidental finding. A case of internal jugular vein agenesis in a 52-years old male. Radiology Case Reports 2019;14(4):452-5.
12. Williams CE, Lamb GH, Roberts D, Davies J. Venous thrombosis in the neck. The role of real time ultrasound. Eur J Radiol 1989;9(1):32-6.
13. Chin EE, Zimmerman PT, Grant EG. Sonographic evaluation of upper extremity deep venous thrombosis. J Ultrasound Med 2005;24(6):829-38.
14. Gribbin C, Raghavendra BN, Ginsburg HB. Ultrasound diagnosis of jugular venous ectasia. N Y State J Med 1989;89(9):532-3.
15. Hughes PL, Qureshi SA, Galloway RW. Jugular venous aneurysm in children. Br J Radiol 1988;61(731):1082-4.
16. Wing V, Scheible W. Sonography of jugular vein thrombosis. Am J Roentgenol 1983;140(2):333-6.
17. Hahn J, Nordmann-Kleiner M, Hoffmann TK, Greve J. Thrombosis of the internal jugular vein in the ENT-department — Prevalence, causes and therapy: A retrospective analysis. Auris Nasus Larynx 2019, 46(4):624-9.
18. Li M, Sun Y, Chan CC, et al. Internal jugular vein stenosis associated with elongated styloid process: five case reports and literature review. BMC Neurol 2019;19:112.
19. Zhou D, Ding J, Asmaro K. Clinical characteristics and neuroimaging findings in internal jugular venous outflow disturbance. Thromb Haemost 2019;119(02): 308-18.
20. Parashi HS, Rawekar KH, Joshi MM et al. Saccular aneurysm of external jugular vein with partial thrombosis. Asian Cardiovasc Thoracic Annals 2016;26(8):625-7.
21. Chapman DR, Ho RE, Gangemi A. A case report of a rare, spontaneous external jugular vein aneurysm. Intern J Surg Case Report 2018;52:8-10.
22. McCready RA, Janet RN, et al. Subclavian venous aneurysm: Case report and review of the literature. J Vasc Surg 2007;45(5):1080-2.
23. Agrawal A, Bajaj D, Ruben M, George J. Idiopathic internal jugular vein and subclavian vein thrombosis: a rare case report. Cureus 2019;11(2):e4005.

BIBLIOGRAFIA
Bond DM, Champion LK, Nolan R. Real-time ultrasound imaging aids jugular venipuncture. Anesth Analg 1989;68(5):700-1.
Gaitini D, Kaftori JK, Pery M, Engel A. High-resolution real-time ultrasonography. Diagnosis and follow-up of jugular and subclavian vein thrombosis. J Ultrasound Med 1988;7(11):621-7.
Hubsch PJ, Stiglbauer RL, Schwaighofer BW, et al. Internal jugular and subclavian vein thrombosis caused by central venous catheters. Evaluation using Doppler blood flow imaging. J Ultrasound Med 1988;7(11):629-36.
Lee W, Leduc L, Cotton DB. Ultrasonographic guidance for central venous access during pregnancy. Am J Obstet Gynecol 1989;161(4):1012-13.
Machi J, Takeda J, Kakegawa T. Safe jugular and subclavian venipuncture under ultrasonographic guidance. Am J Surg 1987;153(3):321-3.
Oh C, Lee S, Seo JM, Lee SK. Ultrasound guided percutaneous internal jugular vein access in neonatal intensive care unit patients. J Pediatr Surg 2016;51(4):570-2.
Vezzani A, Manca T, Vercelli A, et al. Ultrasonography as a guide during vascular access procedures and in the diagnosis of complications. J Ultrasound 2013;16(4):161-70.
Weissleder R, Elizondo G, Stark DD. Sonographic diagnosis of subclavian and internal jugular vein thrombosis. J Ultrasound Med 1987;6(10):577-87.

AVALIAÇÕES PÓS-PROCEDIMENTOS NOS VASOS DO PESCOÇO

CAPÍTULO 6

O AVC isquêmico é a principal causa de incapacidade física nos adultos e a quarta principal causa de mortes, sendo a revascularização carotídea a principal ferramenta para o manejo desta situação.

Grandes *trials*, como North American Symptomatic Carotid Endarterectomy Trial (NASCET), Asymptomatic Carotid Atherosclerosis Study (ACAS), Asymptomatic Carotid Surgery Trial (ACST), European Carotid Surgery Trial (ECST), atestam a endarterectomia carotídea (EAC) como um efetivo meio de prevenção de AVC em população de alto risco e doença carotídea significativa.[1-3]

Ao mesmo tempo verificam que o implante de *stent* é uma crescente opção na revascularização das carótidas, sempre respeitando as indicações e limitações das técnicas.

A endarterectomia carotídea (EAC) e o implante de *stent* na carótida (SC) são os procedimentos mais amplamente utilizados na revascularização carotídea e, numa taxa muito reduzida, vamos encontrar as cirurgias de *bypass*.

A EAC é o tratamento preferido para os pacientes sintomáticos e assintomáticos com alto grau de estenose, quando comparado com os melhores esquemas terapêuticos (Dumont *et al.* e Mathias *et al.*).[4,5] Jordan *et al.* bem como outros investigadores têm mostrado também que o implante de SC é seguro nos pacientes de alto risco e que requerem intervenção carotídea.[6]

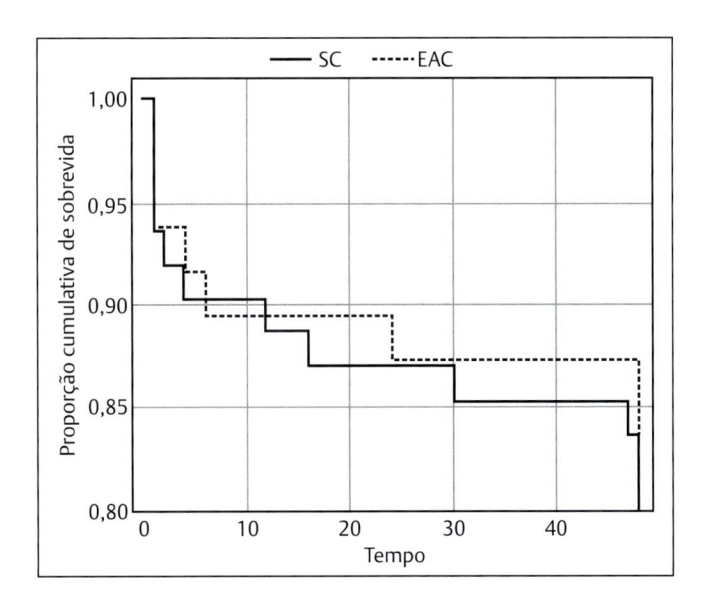

Rocco *et al.* demonstram maior sobrevida em 50 semanas nos pacientes submetidos a EAC em comparação com os que tiveram implante de *stent*, devendo-se destacar o viés da pesquisa, onde os pacientes que receberam o SC eram de maior risco.[7]

O trial CREST mostrou maior segurança no implante de SC em pacientes com menos de 70 anos e EAC nos pacientes com mais de 70 anos. A despeito deste achado, o implante de SC aumentou no grupo de pacientes mais idosos, inclusive nas pacientes femininas e sintomáticas, segundo Otite *et al.*[8]

White, num estudo comparativo entre EAC e SC, mostrou que, em pacientes de alto risco, o implante de SC, quando viável, apresenta maior sobrevida.

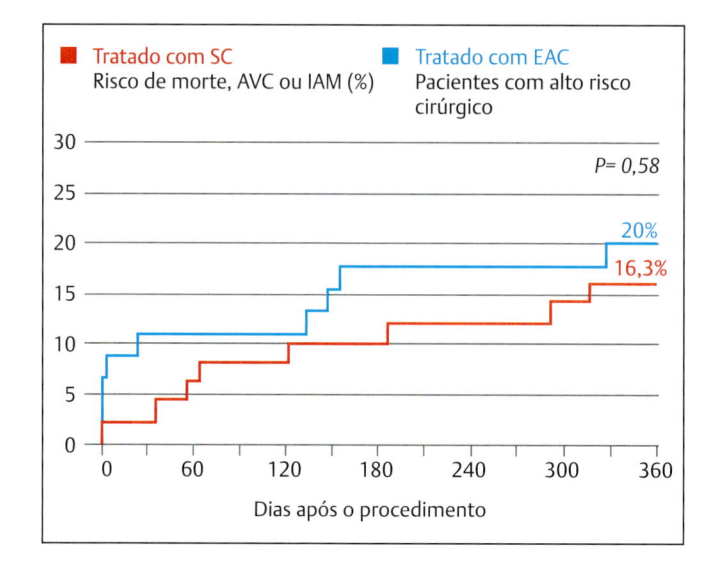

Nos demais casos a superioridade é da EAC, principalmente quando avaliamos o primeiro ano após a intervenção.

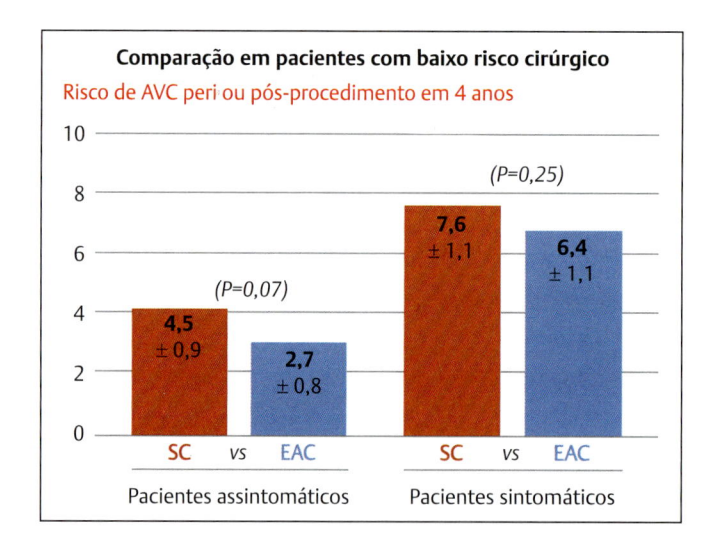

Xin *et al.* compararam as taxas de reestenose em casos tratados por EAC e SC, verificando que apesar de no primeiro ano haver mais reestenose nos casos de SC (principalmente nos primeiros 30 dias), após 1 ano não há significativa diferença de incidências de reestenose sintomática e oclusões.[9] O estudo SAPPHIRE identificou uma taxa de 6,6% de AVC ipsolateral em 3 anos para SC contra 5,4% nos casos de EAC, incluído o risco do procedimento, segundo Gurm *et al.*[10]

O acompanhamento por 2 anos pelo estudo SPACE mostrou que o risco de AVC ipsolateral para SC foi de 2,2%, em comparação com 1,9% para a EAC.

Mais recentemente Bonati et al., no estudo de longa duração (5 anos) do International Carotid Stenting Study (ICSS), demonstraram riscos similares de AVC fatal ou incapacitante para EAC e SC, com taxas de 6,4% para SC e de 6,5% para EAC, bem como as taxas para reestenoses (≥70% da luz dos vasos) foram similares.[11]

6.1 AVALIAÇÃO PRÉVIA À REVASCULARIZAÇÃO

A EAC pode ser realizada sem prévio estudo angiográfico, e, para isto, é fundamental que seja conhecida a acurácia do laboratório que realiza os estudos de eco-Doppler, visto o potencial risco de uma cirurgia realizada sem o estudo angiográfico.

Assim como na EAC, o implante de SC também pode ser realizado sem estudo angiográfico prévio, sendo de suma importância nos pacientes renais crônicos, evitando uma sobrecarga de contraste iodado num paciente com função renal comprometida, conforme demonstrado por Higashi et al.[12]

Quando o estudo angiográfico não é realizado sempre haverá a possibilidade de não se evidenciar placas no sifão carotídeo (0,6% dos casos na angiografia, nem todos sintomáticos), aneurismas intracranianos (1 a 2% dos casos de angiografia) e massas tumorais (que são mais bem avaliadas pela RM), casos que não irão impactar na decisão de EAC. Deve-se considerar também o risco inerente aos estudos angiográficos que está em torno de 1%.

Outro importante aspecto que sempre deve ser considerado é o aspecto dos custos envolvidos nos exames, que é sempre mais significativo nos estudos angiográficos, e no caso dos EUA pode representar um valor de 15 a 20 vezes maior que no EDC, segundo Strandness.[13]

A confiabilidade dos exames de EDC é altamente dependente do profissional que realiza o exame, deste modo, em geral o cirurgião só dispensará a angiografia nos casos que ele conheça bem o desempenho do examinador do EDC, segundo Moore.[14]

O'Donnell et al., Goodson et al. e outros estudos mostraram a superioridade do EDC sobre angiografia, inclusive com comparações entre as peças anatômicas obtidas na cirurgia, com 100% de correlação com o EDC contra 77,5% de correlação com a angiografia, de acordo com Fontenelle et al.[15-17]

Existem condições em que o cirurgião certamente irá solicitar o estudo angiográfico antes do procedimento cirúrgico:

- Ausência de validação do laboratório/médico(a) pela equipe cirúrgica.
- Estudo tecnicamente inadequado/insuficiente.
- Suspeita de doença oclusiva no arco aórtico.
- Variação anatômica na bifurcação carotídea (*kink, loop*).
- Oclusão "total" da carótida interna num paciente com sintomas ativos.
- Ausência de correlação entre sintomas/achados do *duplex scan*.

A EAC não deverá ser realizada sem estudo angiográfico, a menos que seguintes critérios sejam alcançados pelo EDC:

- Carótida interna distal livre de doença significativa (lesão deve ser circunscrita à bifurcação).
- Carótida comum livre de doença significativa.

6.2 TIPOS DE PROCEDIMENTOS
6.2.1 Endarterectomia (EAC)

As endarterectomias podem ser realizadas com ou sem a colocação de *patchs* ou enxertos, porém com os *patchs* há redução com significado estatístico do risco peroperatório bem como do tardio de acidentes vasculares, segundo Levi *et al*.[18]

A imagem ecográfica da EAC é bem característica, pois há súbita interrupção da linha da camada miointimal (seta) para um aspecto irregular da parede (chave), onde, neste caso, identificam-se os pontos de sutura.

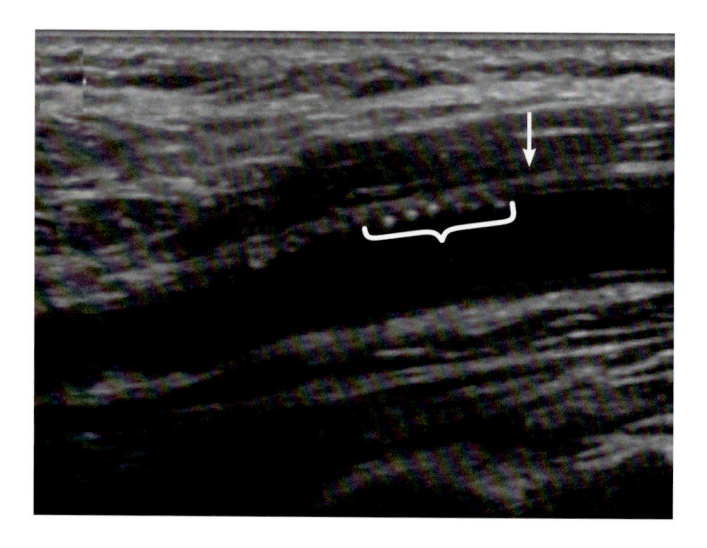

Maggie e Perler acreditam que a arteriotomia com a colocação de um *patch* representa o *standard* na prática contemporânea.[19] A variedade de materiais usados para o *patch* inclui retalho de veia autóloga, politetrafluoretileno (PTFE), tecido de poliéster (dácron, identificado na figura pela seta) e pericárdio bovino, mas não há superioridade de um material sobre os demais.

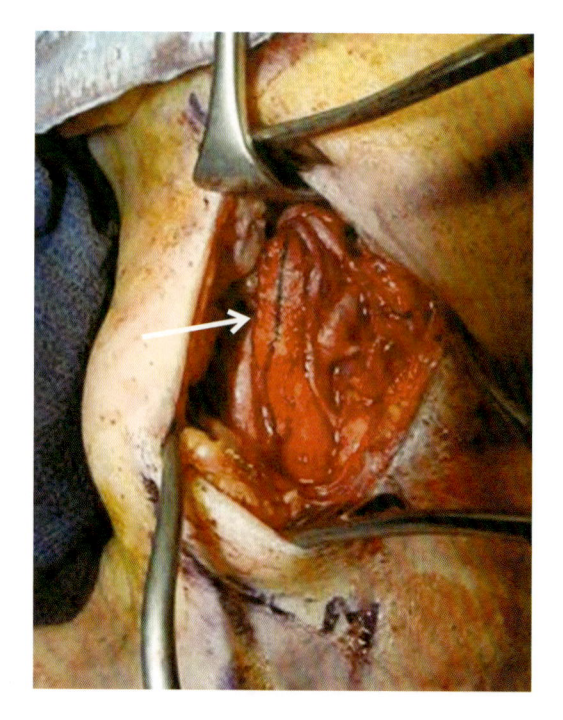

O enxerto é colocado de forma a manter o vaso um pouco mais largo do que o original para que a cicatrização não acarrete retração e estenose. No caso do bulbo carotídeo, ele fica mais dilatado do que no pré-operatório.

AVALIAÇÕES PÓS-PROCEDIMENTOS NOS VASOS DO PESCOÇO

Quando o enxerto é feito de um retalho de veia este tem uma densidade bastante semelhante à parede da carótida.

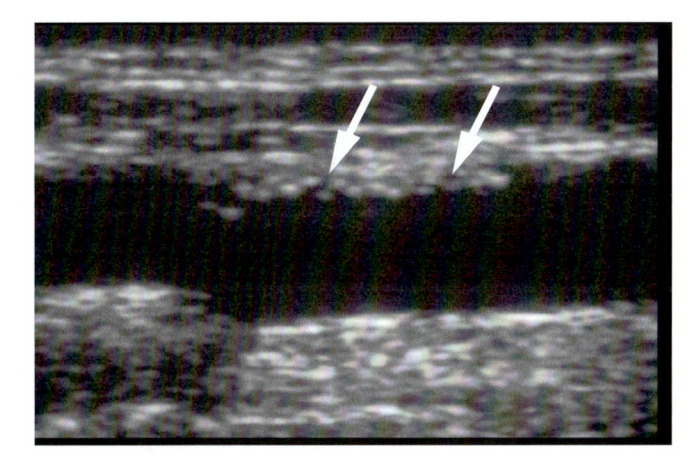

Enxerto (*patch*) de retalho de veia envolvendo a carótida comum e a bifurcação.

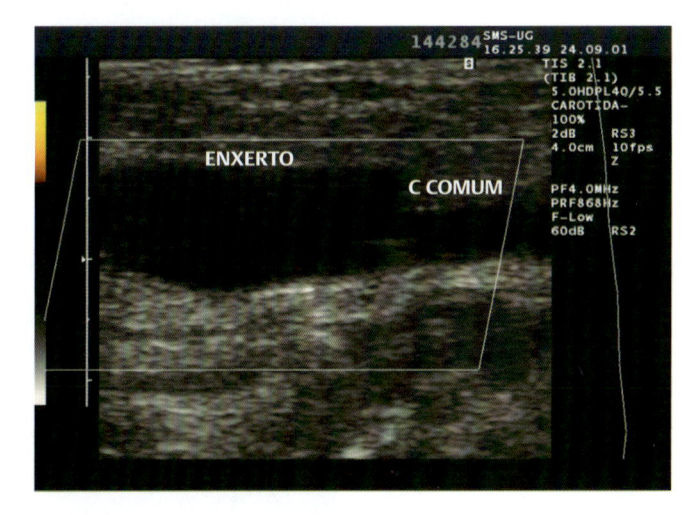

Neste outro caso de colocação de enxerto na carótida comum e bulbo, há dilatação do vaso, aspecto frequentemente observado nestes casos.

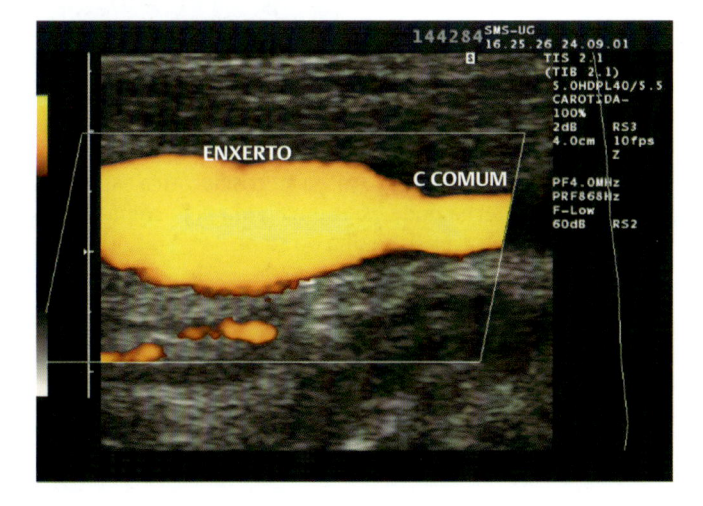

O enxerto de PTFE tem o aspecto de uma dupla linha, bastante uniforme e o de dácron tem o aspecto classicamente como o de uma "traqueia".

6.2.2 Stent

O *stent* apresenta um aspecto ultrassonográfico que demonstra as pontas de junção da malha como pequenos pontos ou pequenos trechos brilhantes característicos de cada modelo. Uma vez posicionado na lesão, o *stent* não deve provocar nenhuma estenose residual e, portanto, deve manter fluxo laminar e de velocidade normal.

O *stent* deve ser posicionado da forma que envolva e sobreponha toda a placa.

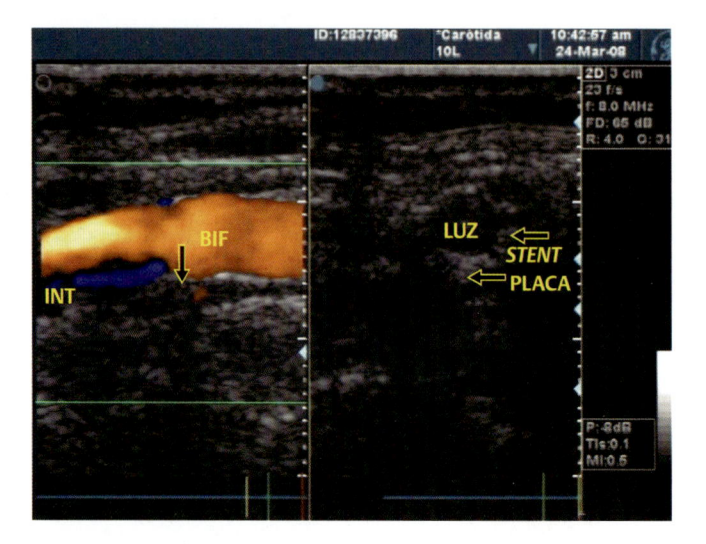

Suas porções proximal e distal devem estar posicionadas numa região isenta de lesão. Ou seja, começar antes da placa e terminar após a placa.

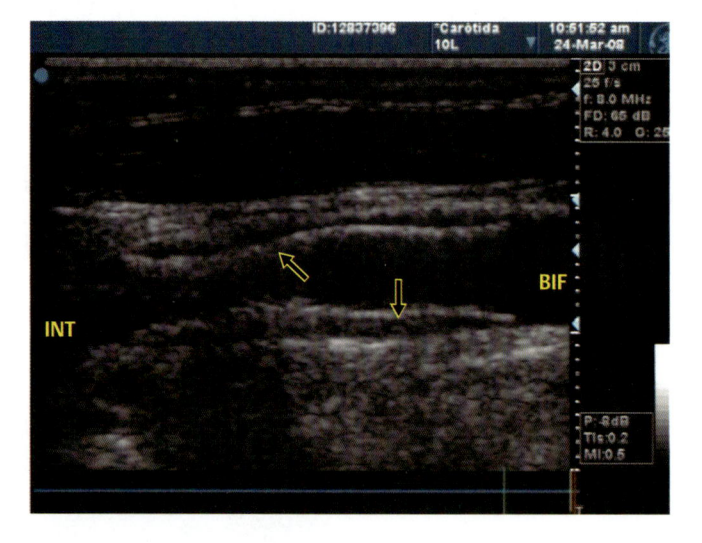

Quando a placa aterosclerótica estiver localizada na bifurcação carotídea, a origem da externa pode estar envolvida pelo *stent* e é possível identificar o fluxo para a carótida externa através da malha do *stent*.

AVALIAÇÕES PÓS-PROCEDIMENTOS NOS VASOS DO PESCOÇO

Implante percutâneo de *stent* na carótida (SC), em associação com a angioplastia carotídea, tornou-se uma das formas mais comuns de revascularização das carótidas, tendo reduzido as cirurgias de EAC em torno de 17% no período de 1998-2004.

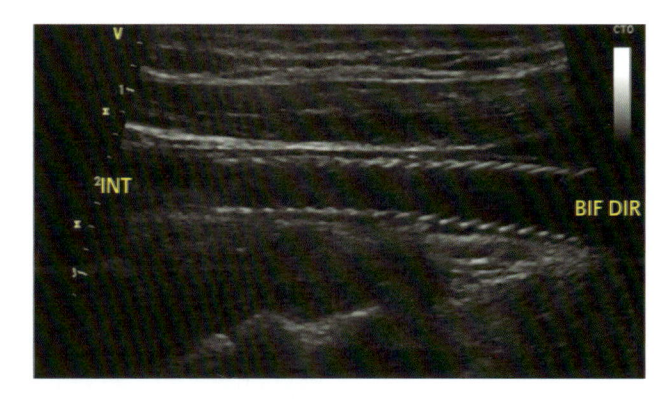

Neste mesmo paciente mostrado na figura anterior, podemos observar mais detalhes do *stent*, como sua trama, sua porção distal e o fluxo em cores, num *stent* normoimplantado e normoposicionado.

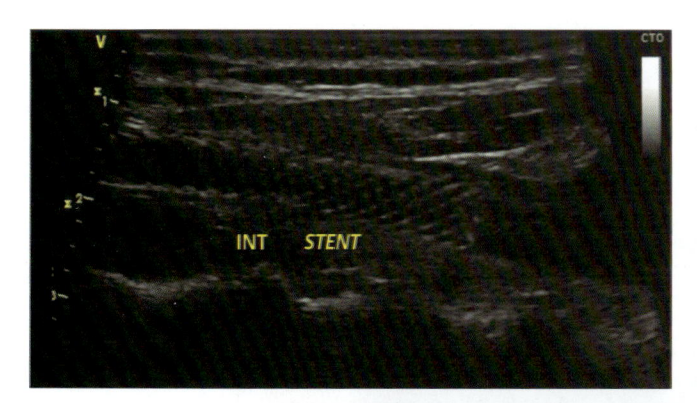

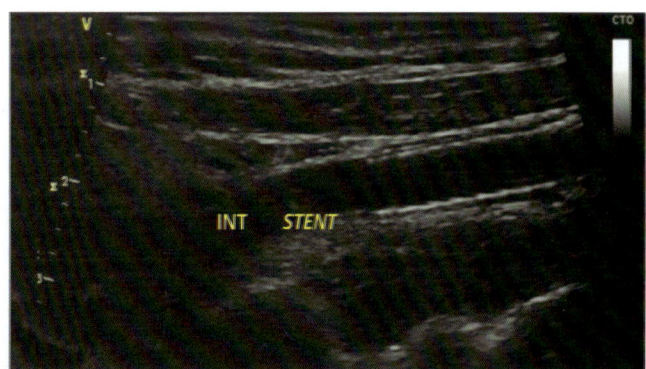

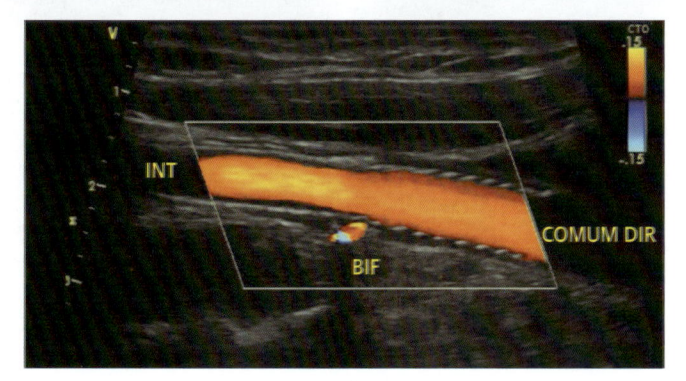

Neste outro exemplo vemos o *stent* de aspecto normal na carótida comum, mostrando sua luz completamente preenchida pelo fluxo em cores.

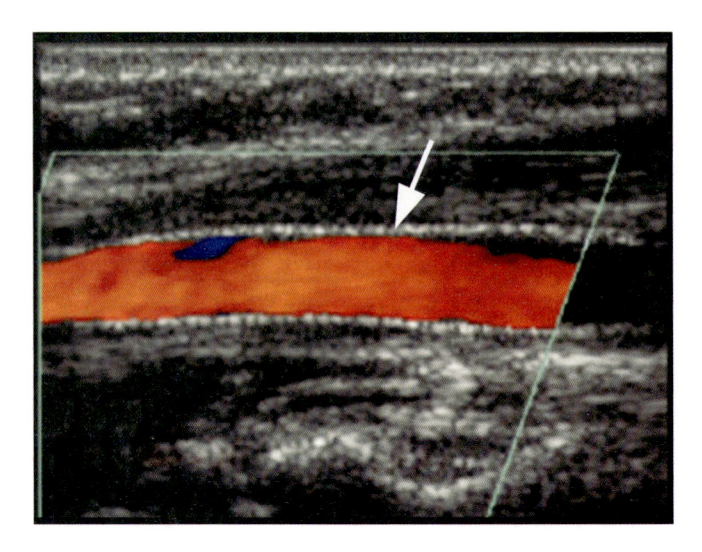

A imagem transversal na região do bulbo mostra a placa residual (ponta da seta) e o *stent* com a luz normal (seta).

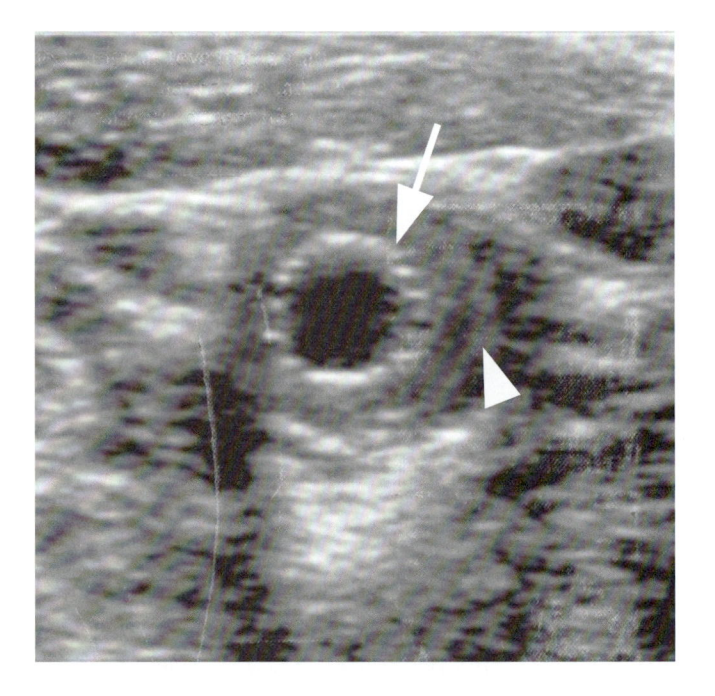

Sempre ao avaliar o *stent* pelo EDC é necessária uma boa identificação das porções proximal (neste caso na carótida comum) e distal do *stent* (esta já carótida interna).

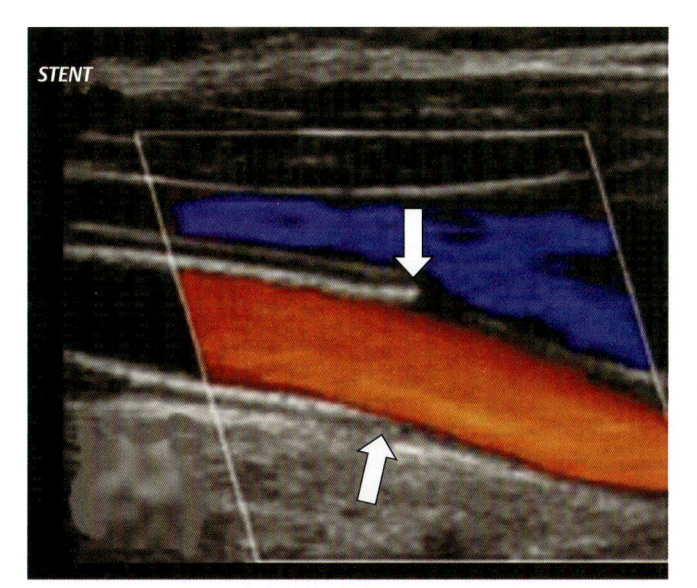

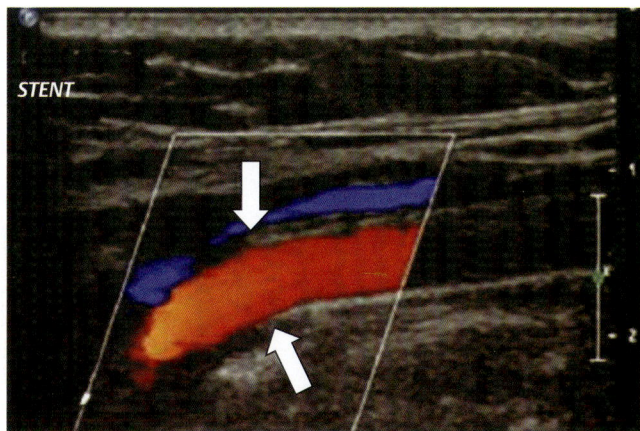

O corte transversal mostra a luz do *stent* normal.

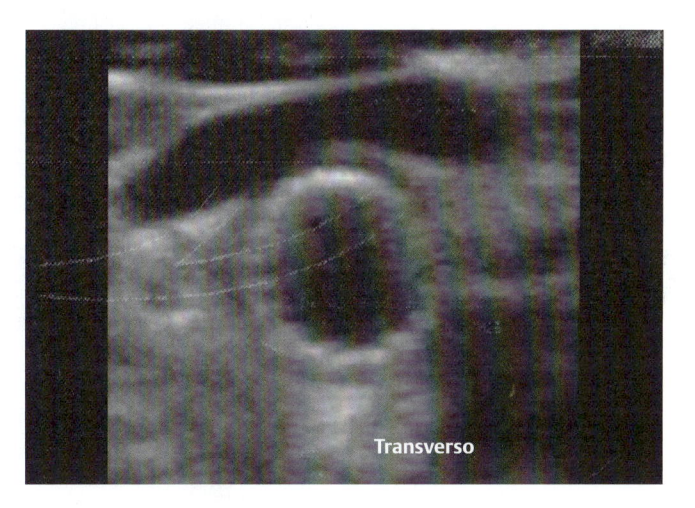

6.2.3 Bypass

No caso de lesões mais graves de carótida comum, seja por lesão aterosclerótica ou outras causas, tais como estenose grave secundária a arterite de Takayasu, não é possível fazer a ressecção da lesão e o procedimento será a colocação de um enxerto com a anastomose proximal do mesmo lado da lesão, seja na própria carótida, na subclávia ou arco aórtico, ou com um enxerto cruzado em que a anastomose proximal é feita num vaso contralateral à lesão. Nesses casos, o estudo deve incluir também a avaliação do enxerto, com a análise do aspecto anatômico e fluxo das anastomoses proximal e distal, além de toda a sua extensão.

Estenose *intra-stent* é uma complicação que acontece entre 5 a 12% dos casos, segundo a casuística estudada por Montelione *et al.*, que relataram a experiência do tratamento com *bypass* das carótidas, usando enxerto da veia safena, ou quando não fosse possível utlizando enxerto com tubo de PTFE.[20]

Os autores consideraram que houve um resultado altamente satisfatório num seguimento por 4 anos, sem necessidade de reintervenção e sem consequências nefastas aos nervos cranianos.

A utilização de prótese de PTFE para a correção de casos de estenose *intra-stent*, após recorrência de estenose pós-endarterectomia, é uma boa e segura alternativa frente a uma endarterectomia, segundo Siani *et al.*[21]

6.2.3.1 Bypass Carótida-Carótida

Charlton-Ouw *et al.* citam que ocasionalmente pode não haver uma artéria ipsolateral adequada para a realização do *bypass*.[22] Nestas situações, a carótida contralateral pode prover fluxo para a carótida ou para a subclávia. Na cirurgia é criado um túnel retrofaríngeo, descrito por Berguer *et al.*, permitindo a transposição da artéria carótida e eliminando o risco de erosão da pele, tendo como função também a proteção do *bypass* de uma possível traqueostomia no futuro.[23]

Na ilustração vemos a técnica do *bypass*, passando por trás da traqueia e interligando as duas carótidas. Na angiografia vemos a interligação às duas artérias carótidas comuns.

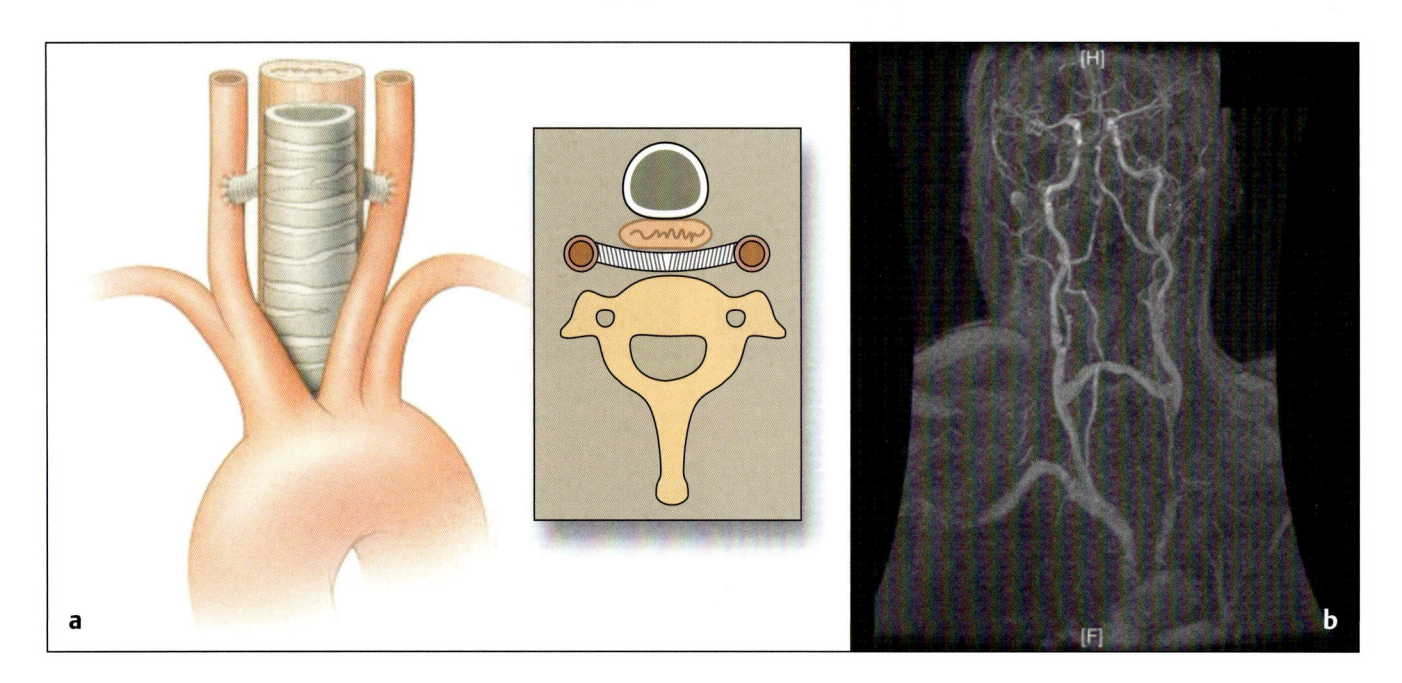

6.2.3.2 Bypass Carótida-Subclávia

O *bypass* carótida-subclávia é um procedimento direto e com bons resultados, não necessitando de extensiva dissecção da artéria subclávia proximal. No entanto, um conduíte (geralmente uma prótese) deve ser usado.

Neste caso foi utilizada uma prótese de 8 mm de dácron para realizar o *bypass* subclávia-carótida, com o *bypass* passando por baixo da veia jugular, como pode ser observado na foto da cirurgia.

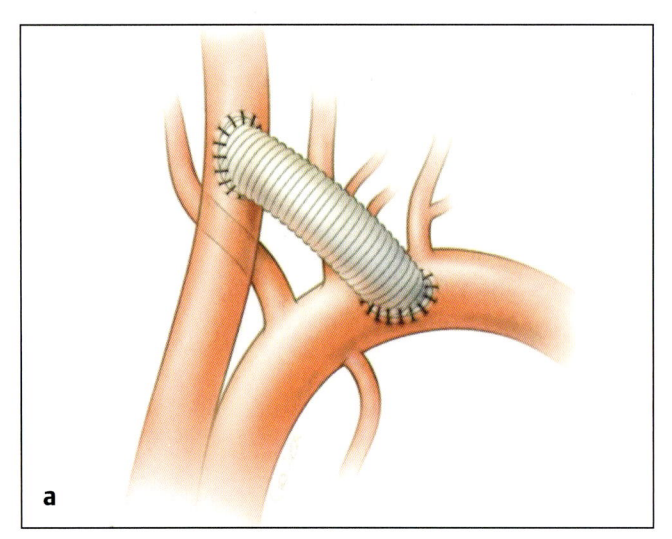

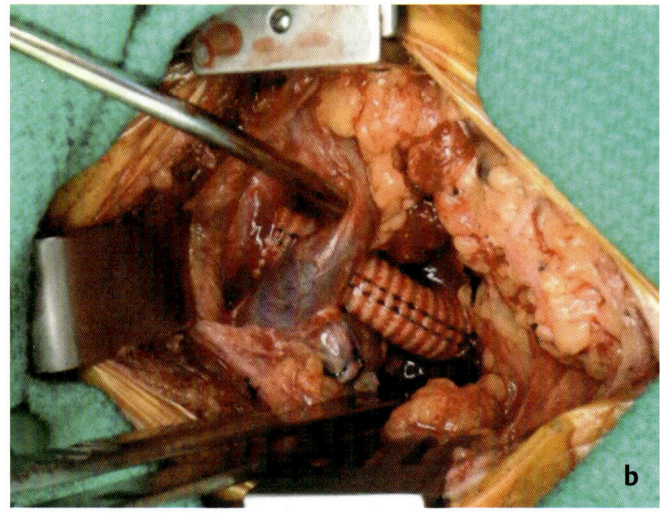

6.2.3.3 Bypass da Vertebral

A reconstrução da artéria vertebral é feita mais frequentemente para excluir uma lesão proximal, principalmente quando existem outras lesões carotídeas graves e o fluxo cerebral é dependente do fluxo vertebral. A técnica mais comum é a transposição do segmento V_1 para a porção proximal da carótida comum. Em ocasiões mais complexas, com lesões graves de carótida, pode ser feito um *bypass* vertebral-subclávia por meio de enxerto. Em situações ainda mais raras a anastomose pode ser feita na aorta ascendente ou mesmo na carótida contralateral.[24]

Para a reconstrução distal a técnica mais comum é o *bypass* vertebral-carótida com enxerto venoso.

As outras técnicas mais raramente utilizadas nas lesões distais são a secção da carótida externa, transportando-a para a artéria vertebral distal, e a anastomose da artéria vertebral na carótida interna distal.

6.2.4 Reconstrução da Carótida Comum

Estenoses da porção proximal da artéria carótida comum esquerda são relativamente frequentes, sendo a segunda reconstrução mais comum após a artéria subclávia esquerda. A maioria destas lesões são assintomáticas.

Segundo AbuRahma *et al.* a carótida comum pode ser revascularizada por meio de um *bypass* da carótida ou da subclávia, preferencialmente ipsolateral; entretanto, o procedimento também pode ser feito da subclávia esquerda para a carótida direita ou mesmo da carótida esquerda para a direita.[25] Se a lesão estenótica da artéria carótida comum é na sua origem, ultrapassando a metade da artéria carótida comum, a anastomose direta com a artéria subclávia pode ser uma alternativa melhor que a realização de um *bypass*, pois só necessitará de uma anastomose, sem a necessidade de uma prótese.

6.3 COMPLICAÇÕES PÓS-INTERVENÇÕES

Tanto a endarterectomia (EAC) quanto o implante de *stent* carotídeo (SC) têm mostrado que são tratamentos efetivos para os pacientes com estenose das carótidas, apresentando uma taxa de complicação de aproximadamente 6%, num prazo de 2 anos após o procedimento, segundo Lal *et al.*[26]

A significância clínica da reestenose após procedimentos nas carótidas ainda é tema de debates. Em decorrência do reduzido número de pacientes que desenvolvem estenose após EAC ou SC e pela ausência de grandes *trials* observando estes pacientes por longos períodos, há poucas evidências para guiar o tratamento.

A incidência de reestenoses sintomáticas após EAC é baixa, variando entre 0 e 8,2% segundo Lal *et al.*[26] Nos pacientes assintomáticos com reestenose, o risco de AVC ou progressão para oclusão total é pequeno, segundo Lattimer *et al.* e Healy *et al.*[27,28]

A análise multivariada realizada no estudo CREST demonstrou que os pacientes com reestenose (sem distinção se sofreram EAC ou SC) geralmente são mais jovens, do sexo feminino, diabéticos, hiperlipidêmicos e fumantes.

Com base na baixa taxa de sintomas neste grupo de pacientes, tem sido proposto que um cuidadoso seguimento clínico pode ser o suficiente para os pacientes assintomáticos. Outros têm uma prática mais agressiva para conduzir os casos dos pacientes assintomáticos, optando pela cirurgia nos casos de obstruções superiores a 80%, como no grupo de 206 pacientes com EAC reoperados por O'Hara *et al.*, em que somente 43% apresentavam sintomas.[29]

Das complicações, a reestenose é a mais comum. Outras complicações incluem estenose residual moderada ou severa, trombose precoce levando à oclusão (24-48 h após a cirurgia), estenose que se desenvolve em 12-18 meses de pós-operatório, geralmente decorrente de hiperplasia da íntima, e recorrência do ateroma após alguns anos, segundo Allan e Lal *et al.*[26,30] Hematoma extravascular ocorre durante a cirurgia em aproximadamente 5% dos casos de EAC, de acordo com Greenstein *et al.* Dissecção da artéria carótida ocorre em menos de 1% dos casos de EAC.[31]

O risco de mortalidade, infarto do miocárdio e paralisia de um nervo craniano é maior no perioperatório da EAC. Já o SC apresenta maior risco para AVC no periprocedimento, principalmente nos pacientes sintomáticos com vasos tortuosos, com alto grau de obstrução ou com placas vulneráveis, segundo Sachar *et al.*[32]

Quando é colocado um enxerto no bulbo carotídeo suas propriedades biomecânicas são alteradas e o diâmetro geralmente fica maior, reduzindo a VSP. Podemos deduzir então que a VSP para diagnosticar uma estenose ≥ 70% é inferior em relação à artéria nativa, embora não haja limites específicos, universalmente aceitos, para a VSP.

Com a colocação de um SC também há mudanças hemodinâmicas: a complacência arterial diminui; no caso de uma obstrução da carótida externa ocorrerá *shunt* para a interna; estenose no *stent* será agravada pela falta de expansão do material e a possibilidade de compressão extrínseca de uma placa calcificada.

6.3.1 Endarterectomia

6.3.1.1 Reestenose

Basicamente existem dois processos que levam à reestenose carotídea. A reestenose precoce, considerando-se um prazo < 24 meses após o procedimento, que geralmente é devida à hiperplasia miointimal, e a reestenose tardia (após 24 meses) que seria causada pela progressão da aterosclerose, segundo Hodis *et al.*[33]

As carótidas pós-EAC demonstram algumas características particulares. Um discreto limite entre o complexo médio intimal e a superfície endarterectomizada é uma imagem frequente, como também as imagens regularmente espaçadas dos pontos cirúrgicos.

6.3.1.2 Identificando as Complicações da Cirurgia

Provavelmente a principal indicação do EDC intraoperatório é a precocidade da identificação das potenciais complicações ou inadequações cirúrgicas. A identificação de uma estenose crítica, da existência de um *flap* ou de estenose residual, permitindo a imediata correção cirúrgica, pode ser a chave para o sucesso da EAC, reduzindo a necessidade de reoperação.

Em uma série estudada por Ott *et al.*, 11% dos casos de EAC foram imediatamente revisados porque havia estenose persistente demonstrada pelo EDC intraoperatório.[34]

Neste caso, mostrado por Corwin *et al.*, vemos uma estenose focal importante na carótida interna esquerda, com VSP de 535 cm/s e VDF de 183 cm/s.[35]

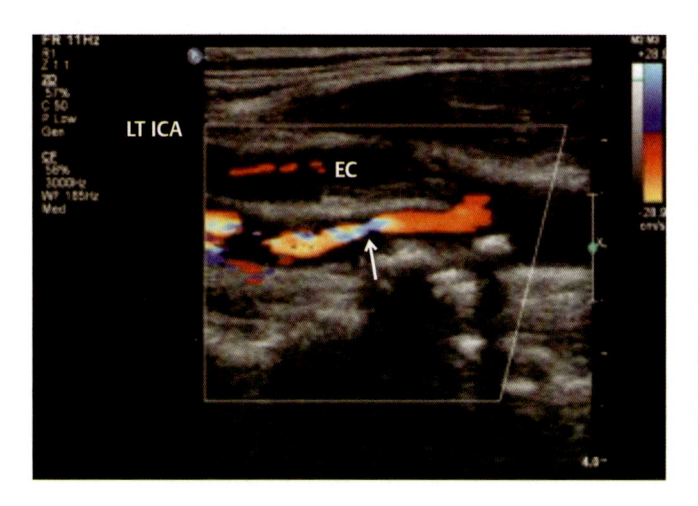

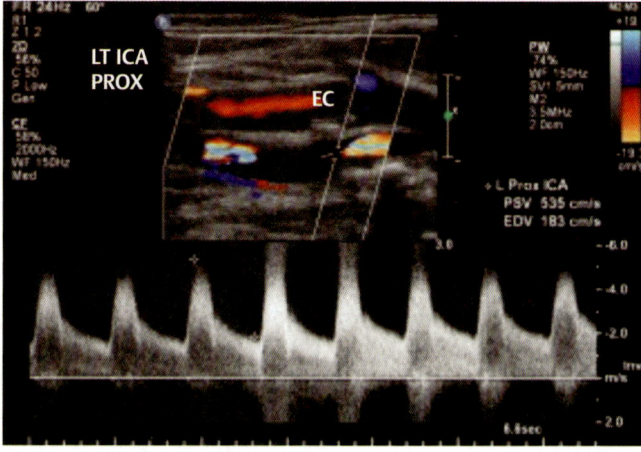

O EDC intraopertório mostrou VSP de 45 cm/s após a EAC, mostrando a eficácia do procedimento, sem estenose residual ou *flap*.

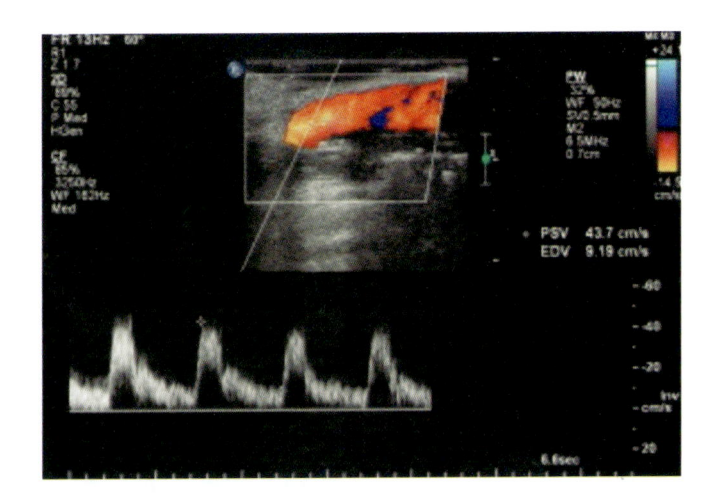

Os estudos mostram que 6% das EAC apresentam *flaps* (na figura vemos o *flap* e a seta marca os pontos cirúrgicos), estenose residual de moderada a moderadamente severa ou mesmo oclusão, sendo que alguns pacientes sofrem AVCs.

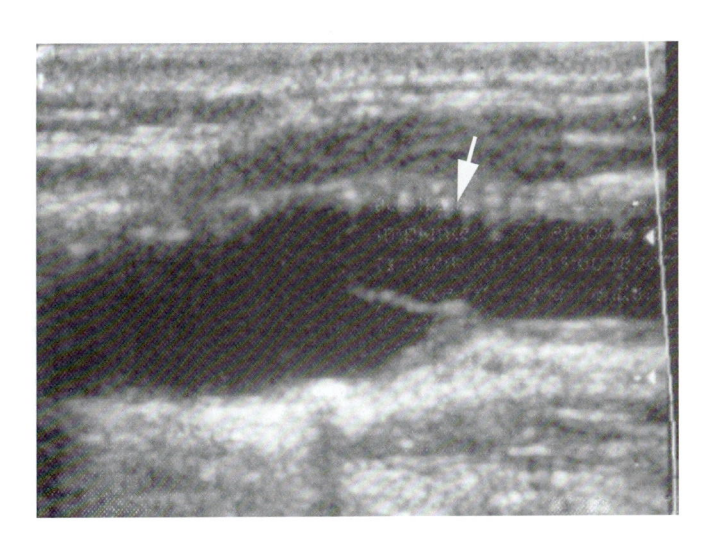

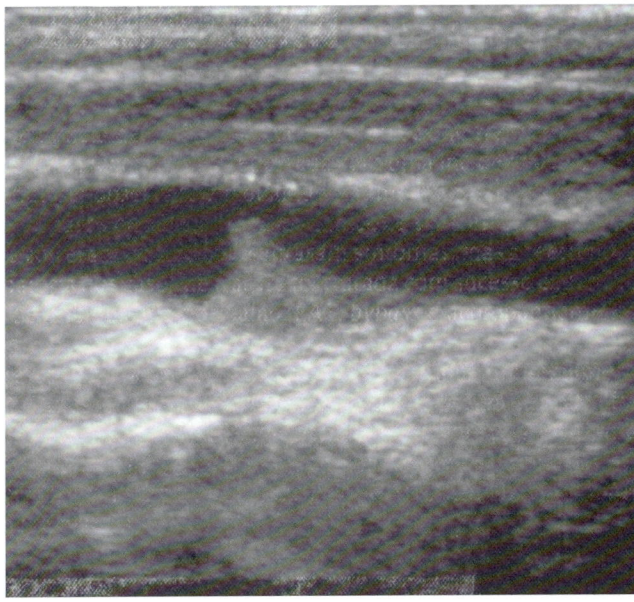

Paciente previamente submetido a EAC mostrando placa de aspecto misto com áreas hipoecóicas e ocupando uma grande área da luz no bulbo carotídeo, como pode ser visto no Doppler em cores, havendo fluxo turbulento.

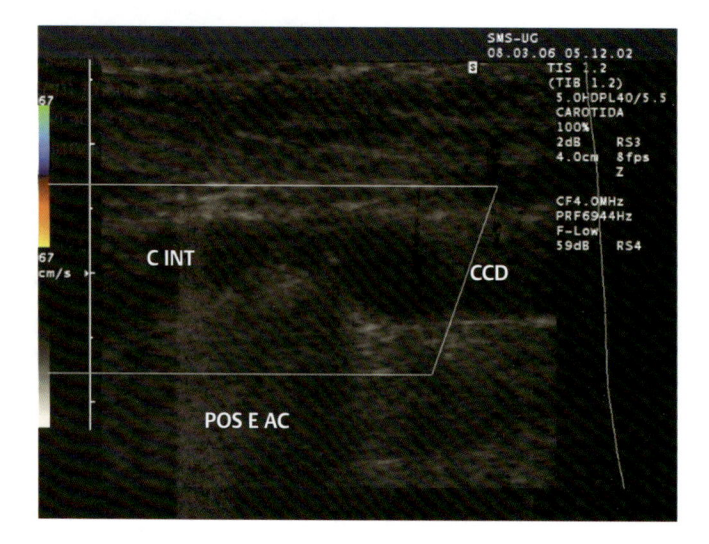

O Doppler espectral mostra VSP de 240 cm/s e VDF de 70 cm/s, compatível com obstrução entre 50-70%.

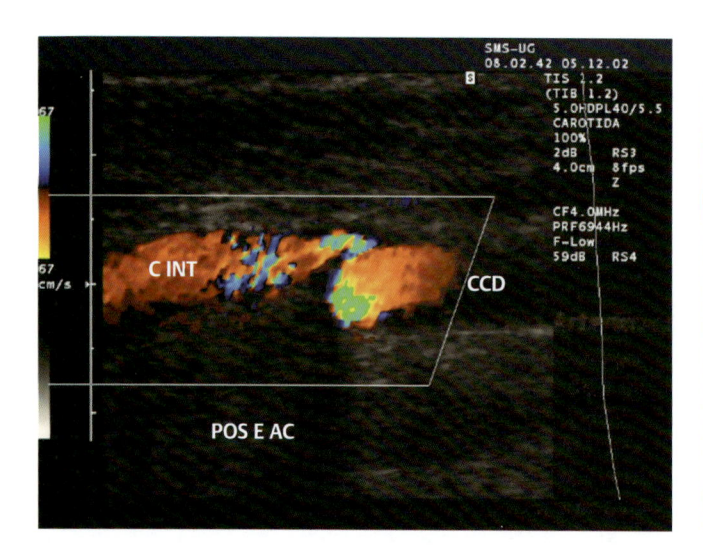

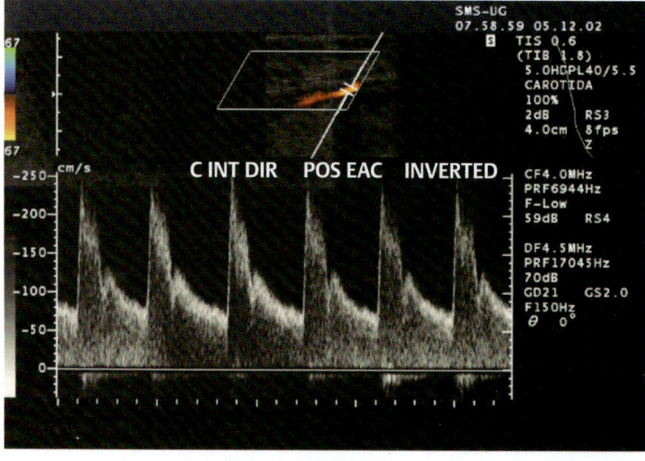

Reestenose da carótida interna direita, 10 anos após EAC. Imagens longitudinais demonstram a extensão do *patch* (setas) utilizado na EAC, que resultou no alargamento do bulbo e da porção proximal da carótida interna.

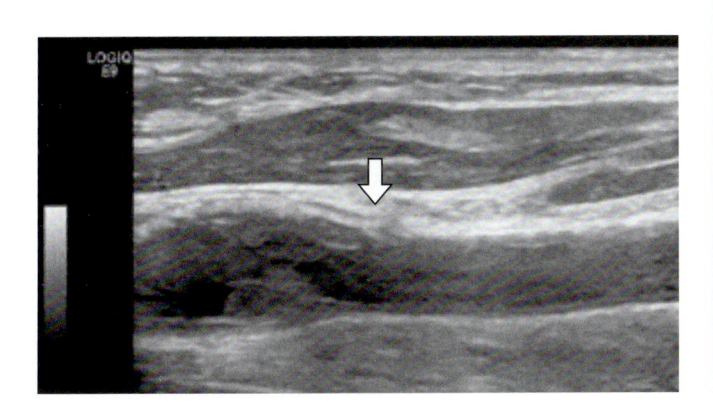

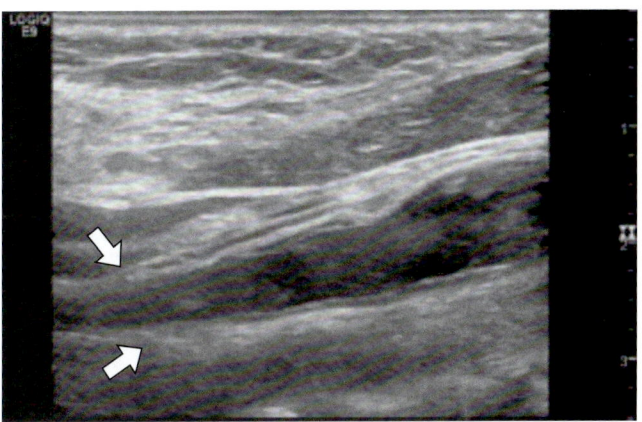

O Doppler espectral e em cores demonstra velocidade aumentada na região do estreitamento, com formação de fluxo turbulento e VSP de 320 cm/s, *borderline* para uma estenose de 70%.

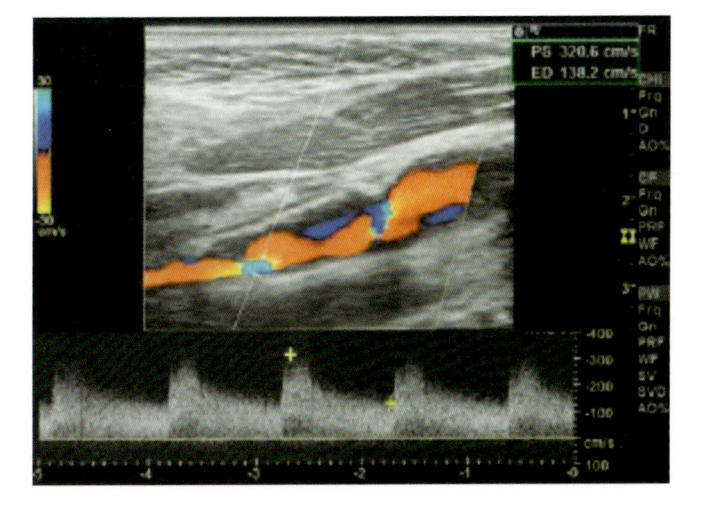

6.3.2 Stent

6.3.2.1 Estenose Intra-Stent

A avaliação pós-implante de *stent* pelo EDC é importante para a identificação da reestenose, que ocorre em 5 a 15% dos casos num período de 6 a 12 meses. A reestenose mais precoce é tipicamente secundária à hiperplasia miointimal.

Segundo Lal, Fleming e outros investigadores a taxa de reestenose após o implante de SC é relatada como algo entre 1,9 e 16%.[26,36]

Alguns investigadores mostraram que as velocidades de fluxos nos *stents* são rotineiramente maiores do que nas artérias nativas, sendo que velocidades de até 140 cm/s são comuns em *stents* pérvios. Em função disto os critérios de velocidades para graduar as estenoses devem ser diferentes quando estudamos artérias com *stents*. Além disso, é comum encontrarmos velocidade aumentada na carótida interna, distalmente ao *stent*. Pequenos aumentos da velocidade de fluxo, em *stents* que têm aparência de perviedade e têm fluxos em cores (e no power-Doppler) normais, não podem ser considerados como indicativos de estenose e, menos ainda, indicar novos exames ou intervenções.

Chahwan *et al.* mostraram que o EDC normal realmente é capaz de identificar as artérias carótidas com *stents* que sejam arteriograficamente normais.[37] Eles também relataram que as velocidades de fluxos após o implante de SC não têm correlação com as velocidades obtidas nas lesões limitantes pré-*stent*, pois as velocidades obtidas nas lesões *intra-stents* são desproporcionalmente elevadas nas reestenoses leves e moderadas. Estes aumentos desproporcionais da velocidade ao longo do *stent* podem ser causados por diversos fatores como alterações da complacência da parede arterial.

Barros *et al.* demonstraram que a frequência de reestenose em 2 anos após o implante de SC foi de 6%, citando que o SC é provavelmente um método duradouro de revascularização, ressaltando que houve concordância entre os achados do EDC e a angiografia no diagnóstico da estenose *intra-stent*.[38]

6.3.2.1.1 Tipos de Estenoses

Os padrões de desenvolvimento das lesões hiperplásicas da neointima após SC podem refeletir a agressividade da resposta hiperplásica, podendo também predizer o futuro desenvolvimento de estenoses significativas (> 79%) e que irão requerer reintervenções.

Lorenz *et al.* estudaram os padrões morfológicos das estenoses *intra-stent* (EIS) utilizando o EDC, identificando 5 tipos:[39]

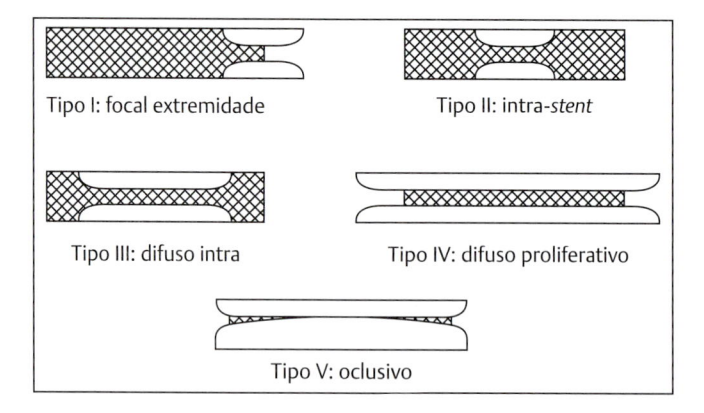

- Tipo I: focal ≤10 mm, na extremidade do *stent*.
- Tipo II, focal ≤10 mm, lesão *intra-stent*.
- Tipo III, difusa >10 mm, lesão *intra-stent*.
- Tipo IV, difusa >10 mm, lesão proliferativa que ultrapassa os limites do *stent*.
- Tipo V, oclusão total.

Para facilitar as avaliações pós-implante de SC, um EDC, realizado logo após o procedimento, seria o melhor padrão comparativo para as avaliações posteriores.

6.3.2.1.2 Gradação das Estenoses Intra-Stents

O implante de SC altera as propriedades biomecânicas das artérias, podendo causar aumento nas velocidades de fluxos medidas pelo EDC, o que não representaria erro técnico nem estenose residual. Em função deste fato há necessidade de ajustar os critérios de velocidades para determinar o grau de estenoses *intra-stents*, segundo Robbin *et al.* e AbuRahma *et al.*[40-42]

Velocidades de fluxos e graus de estenoses nos *stents*				
Estudo	Grau de estenose (%)	VSP (cm/s)	VDF (cm/s)	CI/CC Relação velocid.
AbuRahma[42]	30 >	> 154		
	50 >	> 224		
	80 >	> 325		
Lal[43]	20 >	> 150		> 2,15
	50 >	> 220		> 2,7
	80 >	> 340		> 4,15
Setacci[44]	< 30	< 104		
	30-50	105-174		
	50-70	175-299		
	> 70	> 300		
Armstrong[45]	> 50	> 150		> 2
	> 75	> 300	> 125	> 4

AbuRahma ressalta que, além das velocidades de fluxos medidas, utiliza também a regra prática de relação de velocidades, com as velocidades antes ou depois do *stent* de pelo menos 2:1, para identificar qualquer grau de estenose.[41] É óbvio que para o diagnóstico de estenose há de existir proliferação da íntima ou formação de placa ou trombo *intra-stent*.

Critérios para diagnóstico de reestenose do *stent* (Robbin e AbuRahma):[40,42]

- Evidência no EDC de estreitamento maior ou igual a 30% da luz do *stent*/vaso (notar que a presença de placa calcificada externamente ao *stent* que tem paredes paralelas pode produzir sombra acústica e falsa impressão de estreitamento do vaso).
- A velocidade de fluxo no ponto do estreitamento máximo deve ser maior que 150 cm/sec e a relação de VSP na estenose e na região pré-*stent* deve ser > 2:1.
- Tem de haver evidência de formação de placa ou trombo no local de deformidade do *stent* ou em suas extremidades (notar que baixa velocidade de fluxo e padrão de resistência elevada podem ser encontrados numa obstrução subtotal de *stent*).

Com a colocação de um SC também há mudanças hemodinâmicas: a complacência arterial diminui; no caso de uma obstrução da carótida externa ocorrerá *shunt* para a interna; estenose no *stent* será agravada pela falta de expansão do material e ocorrerá a possibilidade de compressão extrínseca de uma placa calcificada.

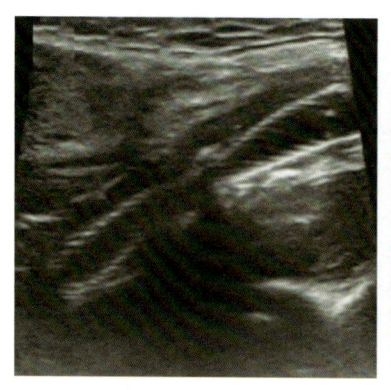

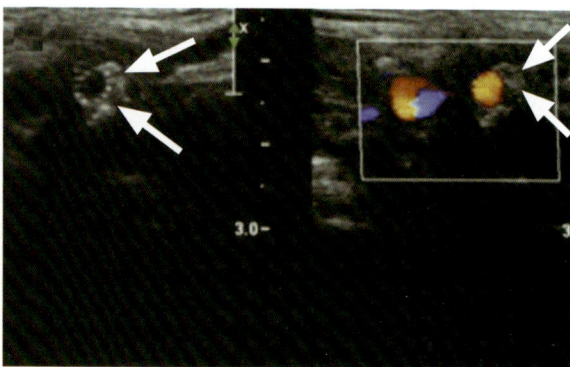

Todos estes fatores aumentam a VSP, e todos os estudos demonstram que para diagnosticar uma estenose ≥ 70%, os critérios para a VSP mostram velocidades maiores que as habituais nas carótidas nativas. Embora não haja consenso sobre um número específico, uma VSP maior que 300 a 325 cm/s é indicativa de estenose ≥ 70%. Neste caso, a VSP = 301 cm/s e não há indícios de reestenose, existindo, na realidade, uma compressão extrínseca do *stent*, conforme mostrado na figura anterior.

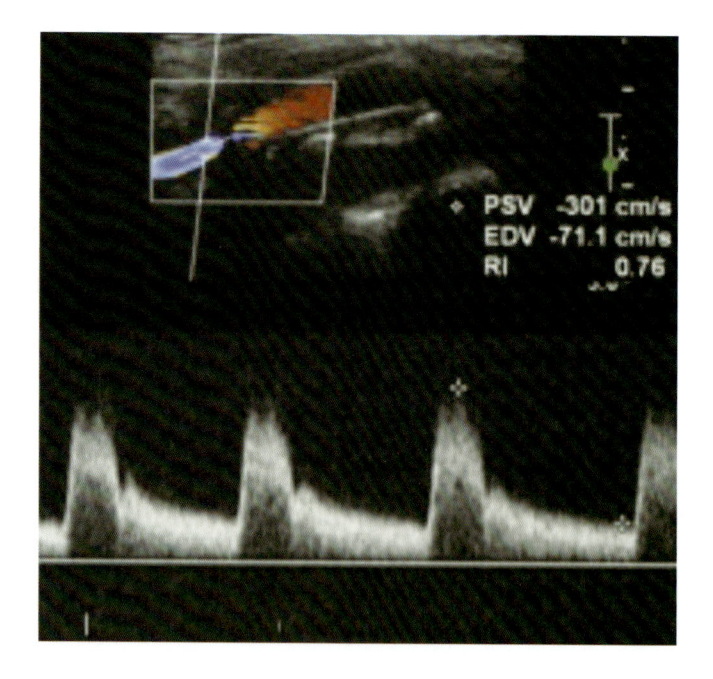

Além do aumento da VSP, os achados da imagem convencional e do mapeamento do fluxo em cores são extremamente úteis no diagnóstico de estenose *intra-stent*, devendo-se, porém, ter cautela no diagnóstico de reestenose *intra-stent* se não houver ecos intraluminais correspondentes a hiperplasia neointimal, trombo ou placa. Neste caso vemos uma imagem hipoecoica no interior do *stent*, que tanto pode representar proliferação da neoíntima como pode ser um trombo. A VSP medida é de 402 cm/s, representando uma obstrução > 70%.

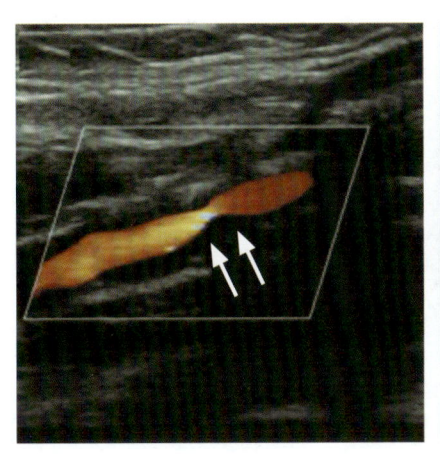

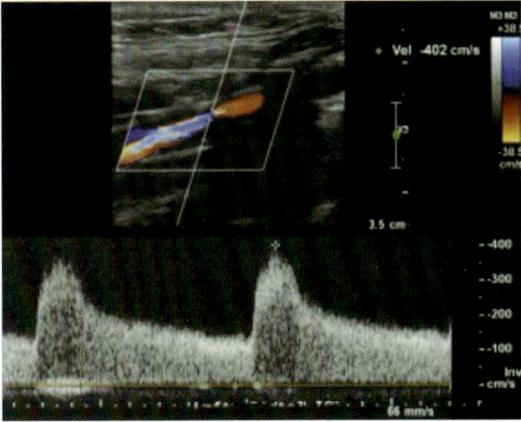

Se houver dúvida diagnóstica pode ser necessário que se realize uma TC ou uma angiografia.

VSP aumentada obtida *intra-stent* consistente com reestenose significativa:

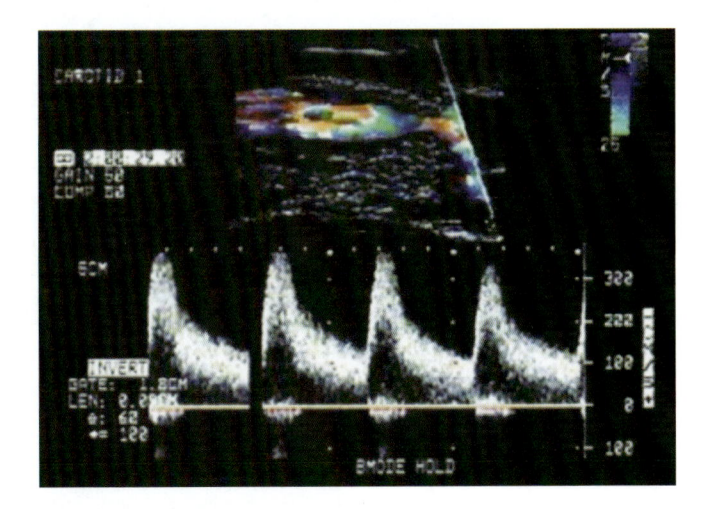

Deve-se ressaltar que os critérios usuais de diagnóstico pela VSP não podem ser aplicados após estes procedimentos de EAC e SC.

Trombose *intra-stent* em sua porção proximal:

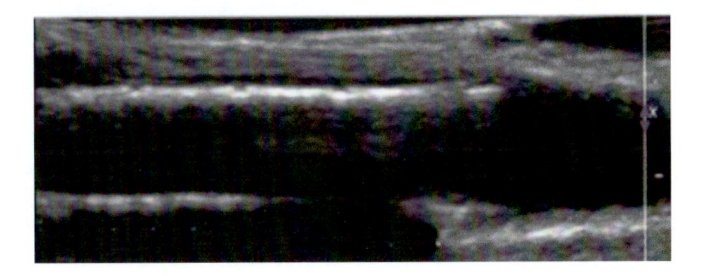

A trombose, com ou sem oclusão, é a alteração que ocorre mais frequentemente no pós-operatório imediato e é rara no pós-operatório tardio.

Stent da carótida comum para a interna sem lesão aparente, porém, com o Doppler em cores, fica evidenciado que existe obstrução *intra-stent* (seta maior, seta menor identificando lesão na carótida externa), o que foi comprovado por meio do Doppler espectral, com velocidade de fluxo superior a 150 cm/s.

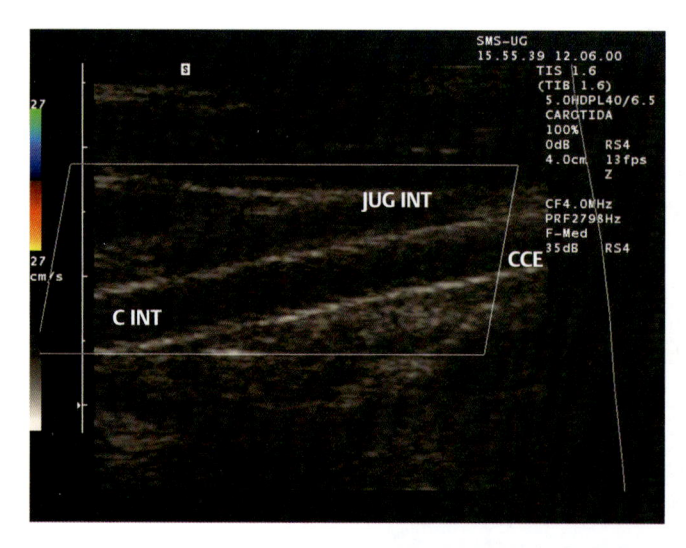

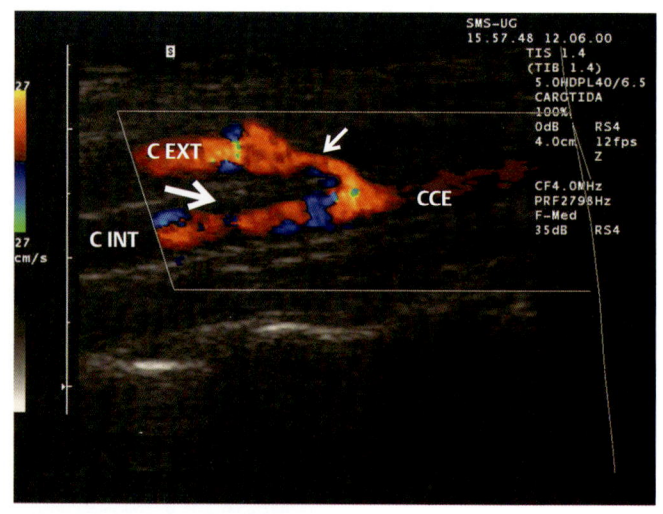

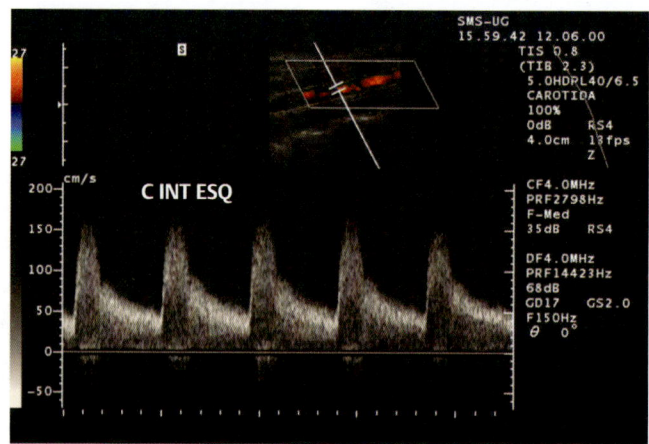

Corte longitudinal mostrando uma estenose *intra-stent*:

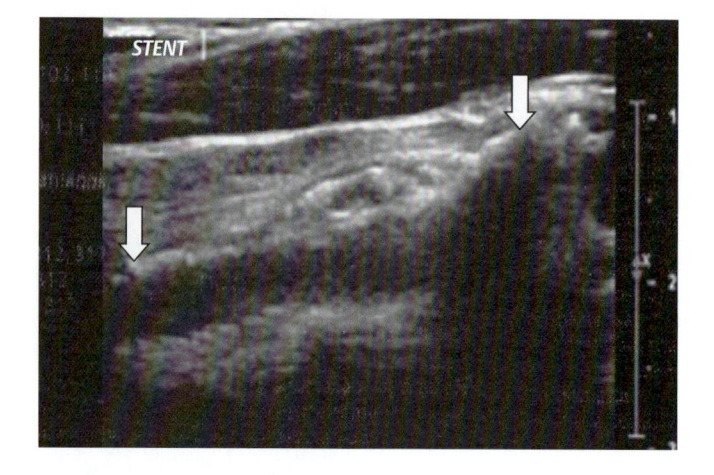

As setas marcam o início e o final do *stent*. A sombra acústica na entrada do *stent* é secundária à placa calcificada.

AVALIAÇÕES PÓS-PROCEDIMENTOS NOS VASOS DO PESCOÇO

Corte longitudinal demonstrando fluxo heterogêneo dentro de um *stent* na carótida interna por causa da estenose *intra-stent*. A seta mostra o final do *stent* e as pontas de setas marcam a área da placa heterogênea e da proliferação da íntima que provocam a redução do lúmen nas regiões proximal e média do *stent*.

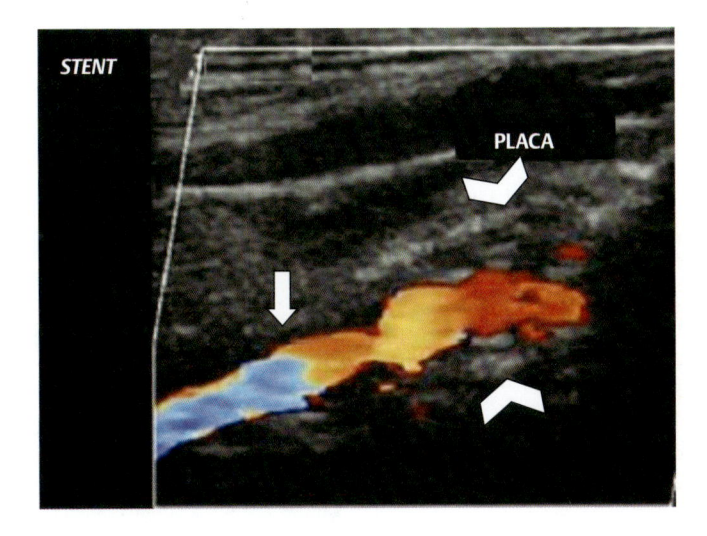

O Doppler espectral e em cores confirmam a presença de estenose severa dentro do *stent*, a curva spectral mostra VSP e VDF aumentadas com alaragamento do espectro e fluxo turbilhonar. A VSP de 376 cm/s reflete estenose >70%. A proliferação da íntima ocorre em meses enquanto a formação da placa leva anos para se desenvolver.

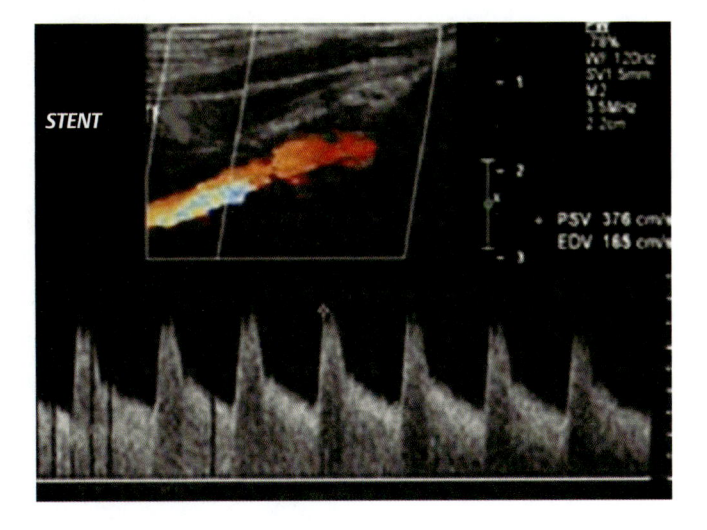

Neste caso vemos pelo Doppler em cores um estreitamento da luz do *stent*, causado por placa hipoecoica.

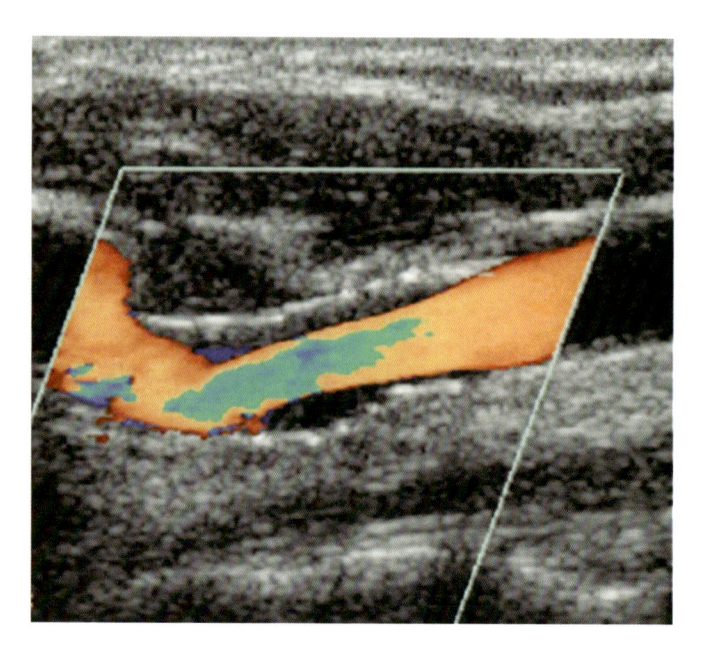

Pelo Doppler espectral observa-se aumento da velocidade de fluxo, com VSP = 308 cm/s, consistente com obstrução superior a 70% da luz do *stent*, utilizando-se os critérios de velocidade de fluxo.

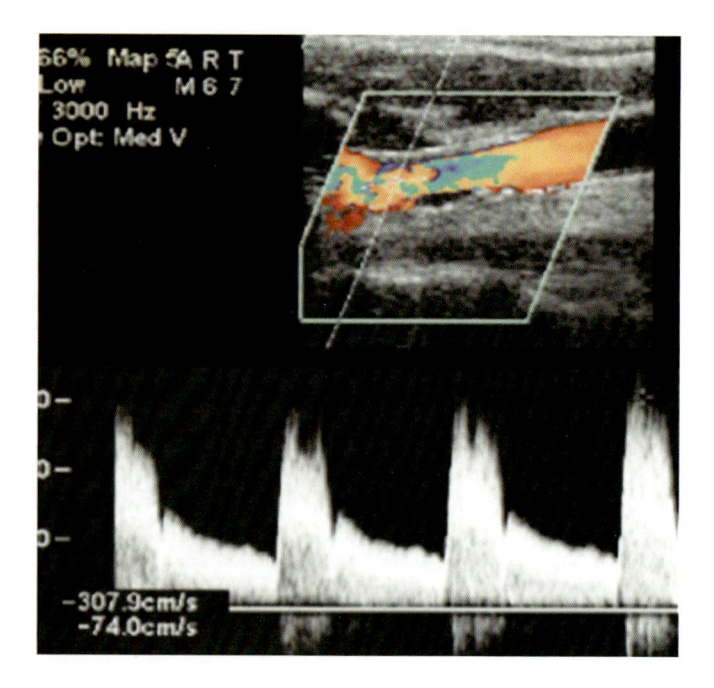

A adequada documentação da estenose no *stent* deverá incluir várias medidas ao longo do *stent*. Inicialmente identifica-se a presença da estenose pelo *aliasing* na imagem dentro do *stent*.

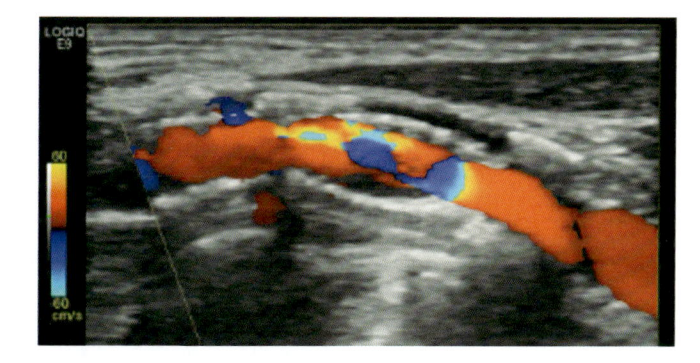

A seguir, ao medir a velocidade de fluxo com VSP de 503 cm/s e VDF de 226 cm/s fica determinada a severidade da lesão.

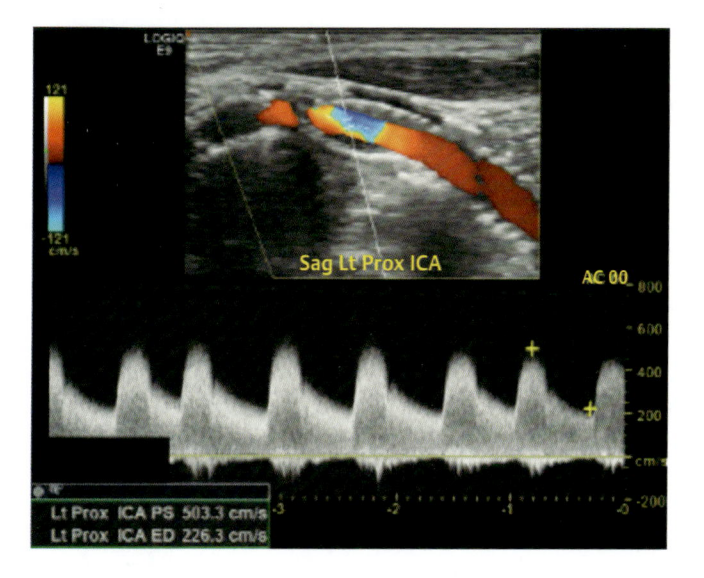

Num ponto mais distal à lesão, mas ainda dentro do *stent* observa-se que a velocidade cai, porém ainda há turbulência.

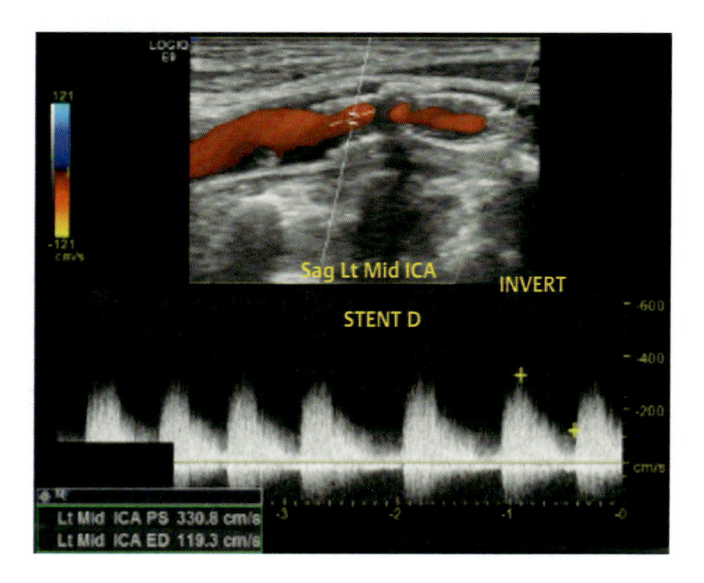

Ao medir a velocidade de fluxo na carótida interna, além do *stent*, a velocidade é menor ainda e com turbulência, mostrando a severidade da estenose.

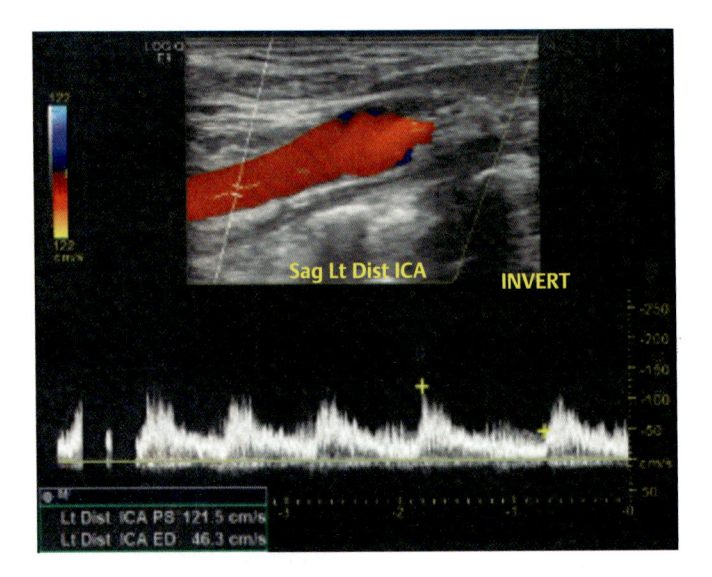

6.3.2.2 Dissecção

Volpi *et al.* descreveram um caso de uma rara complicação pós-SC.[46] Uma paciente de 77 anos sem alterações neurológicas teve implantado um SC do lado direito. Pós-SC ela queixou-se de dor no pescoço, letargia e fraqueza do lado esquerdo. O EDC mostrou baixo fluxo pelo *stent*, que aparentava estar patente, porém não se mostrava como um fluxo centrado no *stent*.

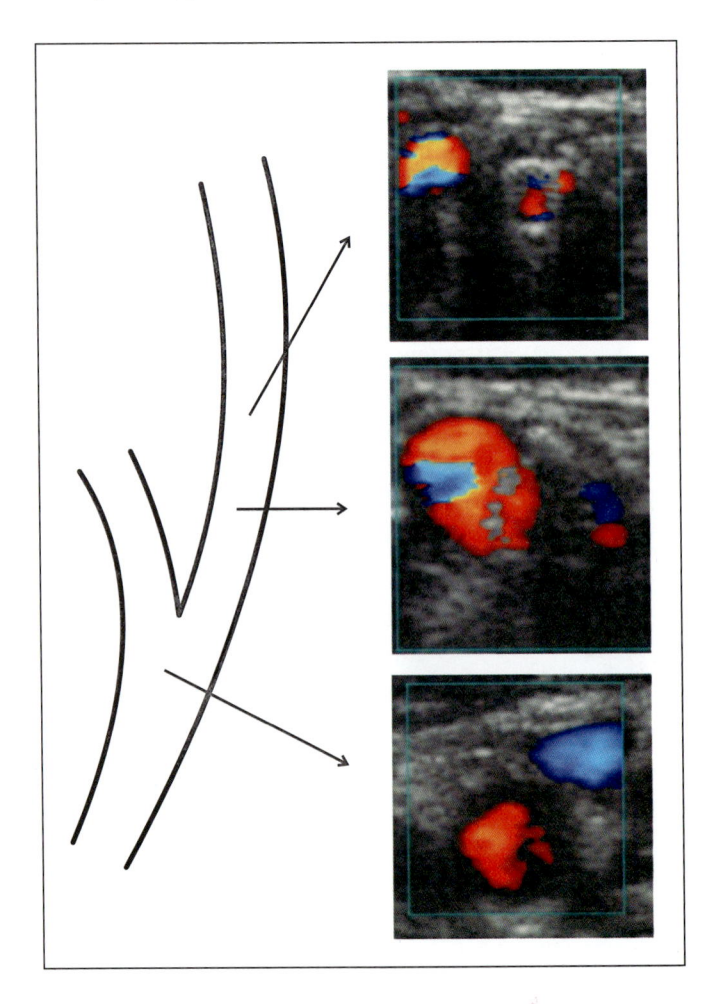

Na angiografia foi visto que o *stent* estava posicionado no falso lúmen da carótida com dissecção.

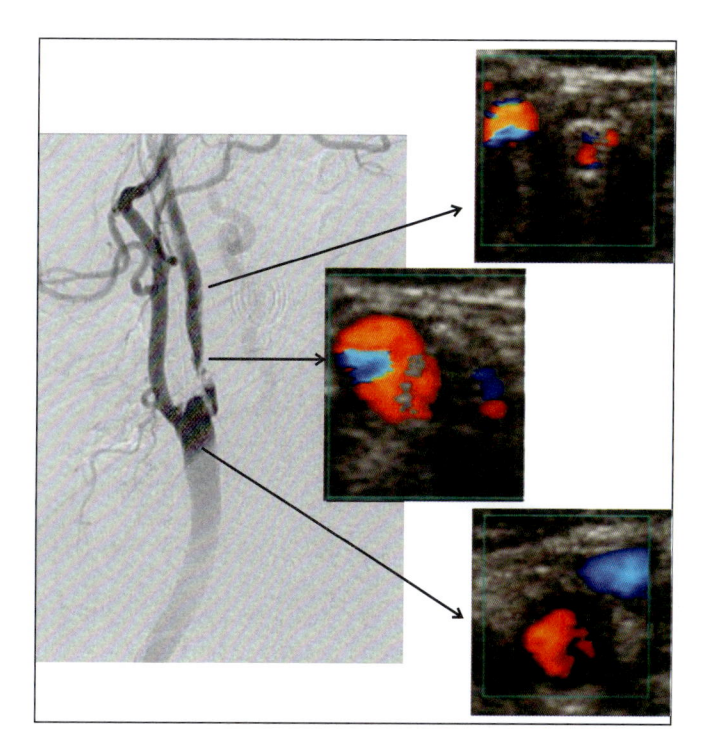

Isto foi subsequentemente corrigido sem eventos adversos.

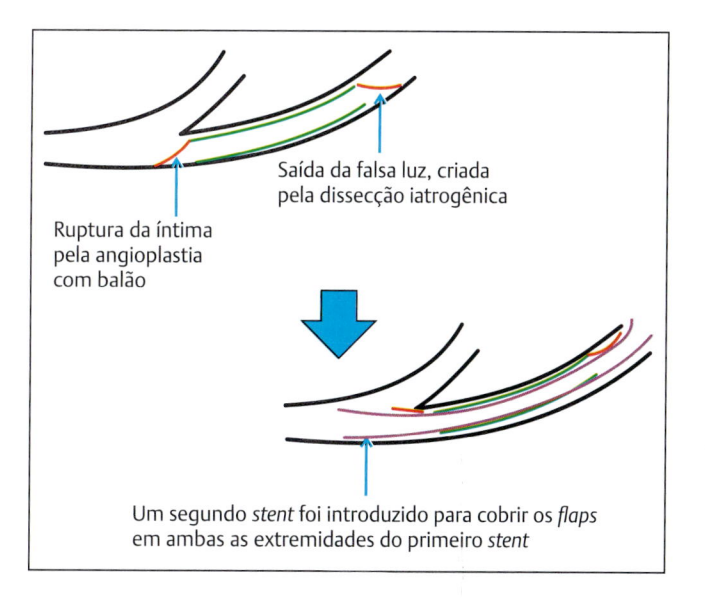

6.3.2.3 Pseudoaneurisma

Ocasionalmente as paredes dos vasos podem ser lesionadas durante a colocação do *stent* ou dos dispositivos de proteção cerebral. Pelo EDC podemos avaliar as paredes dos vasos e determinar a existência de *flaps* ou lacerações da íntima, dissecções ou outros traumas que podem resultar em agregação plaquetária.

Raramente uma lesão na parede vascular poderá resultar em uma séria complicação como o pseudoaneurisma. Primeiramente avaliando pelo modo-B, pode aparecer uma área anaecoica adjacente ao vaso com *stent*.

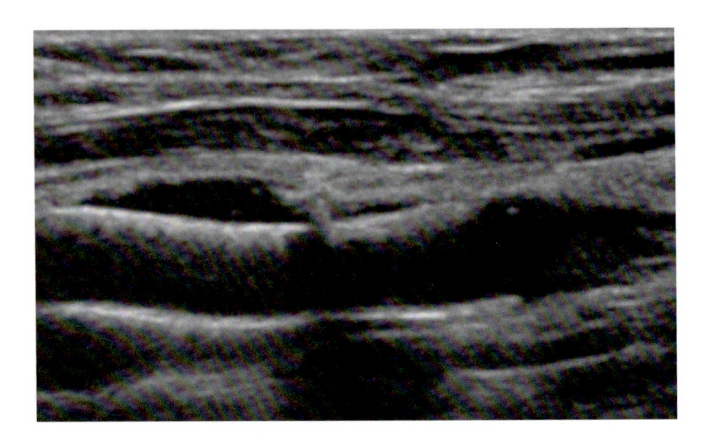

A presença de fluxo sanguíneo externamente ao lúmen do vaso foi confirmado pelo eco--Doppler em cores e pelo Doppler spectral, que mostra o fluxo dampeado, o que confirma o diagnóstico de pseudoaneurisma.

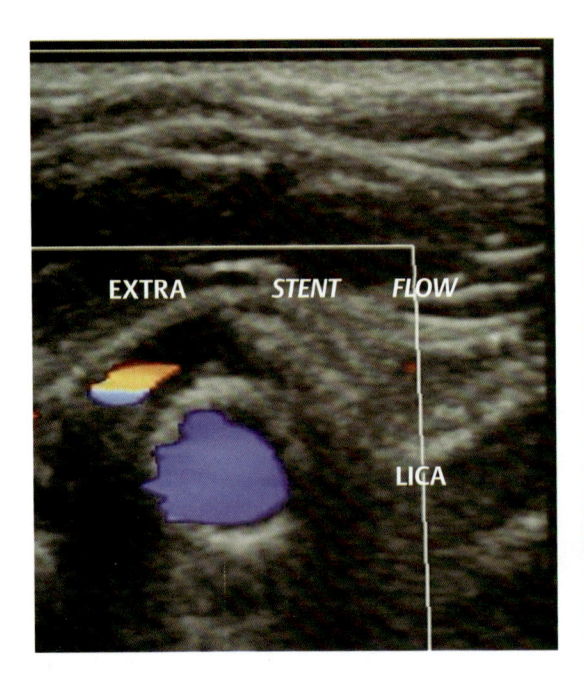

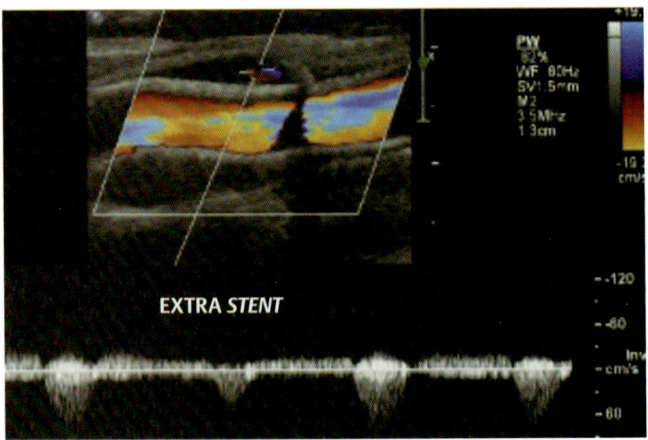

Raramente os pacientes submetidos a EAC e SC desenvolvem um pseudoaneurisma ou fístula arteriovenosa. Trauma penetrante, por acidente ou iatrogênico, pode causar um pseudoaneurisma. Neste caso será um falso aneurisma, pois não conterá as três camadas da parede vascular.

Corte longitudinal da carótida comum direita mostrando massa lobulada (5,3 cm) em íntimo contato com a porção distal da carótida comum.

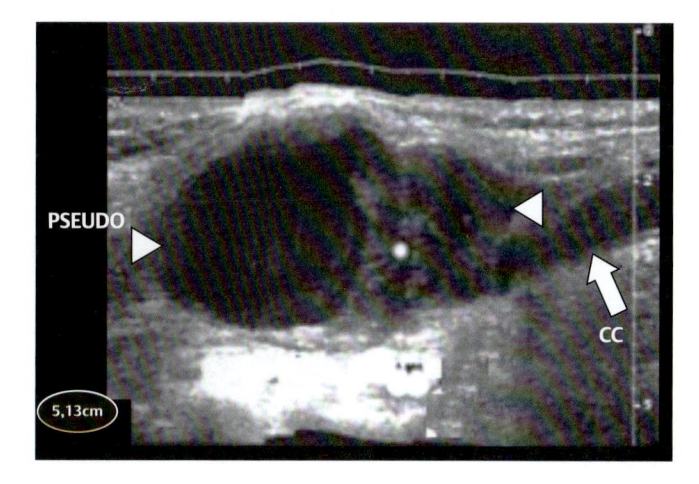

Pelo eco-Doppler em cores será possível identificar a comunicação direta entre o pseudoaneurisma e a luz arterial da carótida comum distal, bem como a presença de trombo no interior do pseudoaneurisma (seta).

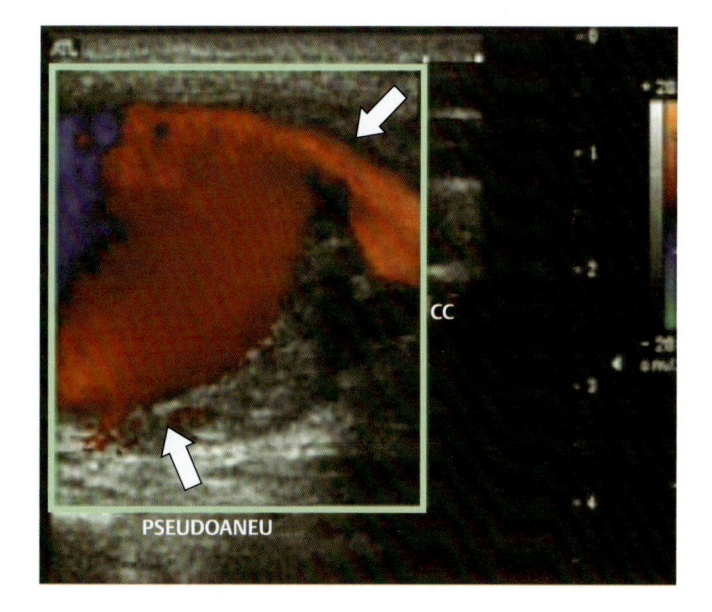

O Doppler em cores mostrará a aparência do símbolo *yin-yang* (vermelho e azul), em razão do fluxo de alta velocidade entrando e saindo pelo pescoço do pseudoaneurisma.

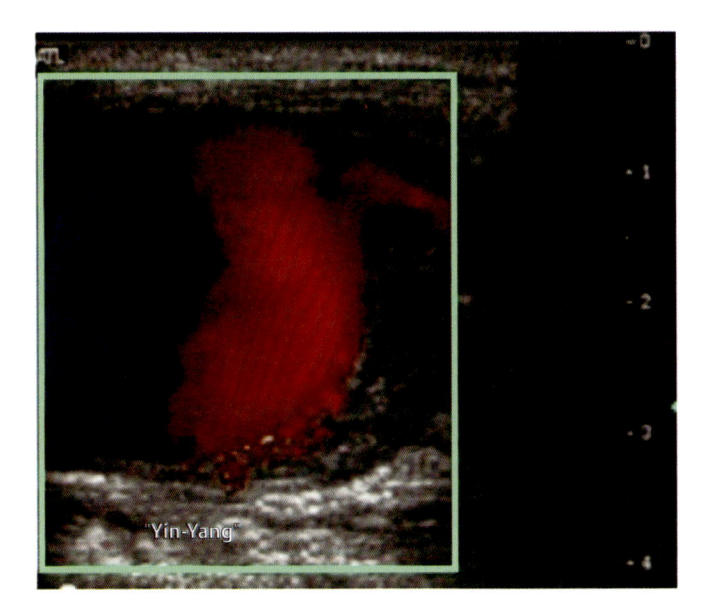

A imagem angiográfica lateral demonstra o enchimento precoce do pseudoaneurisma, cujo pescoço (seta) é visto como um jato de contraste estendendo-se da parte distal da artéria carótida comum para a região anterossuperior do aneurisma.

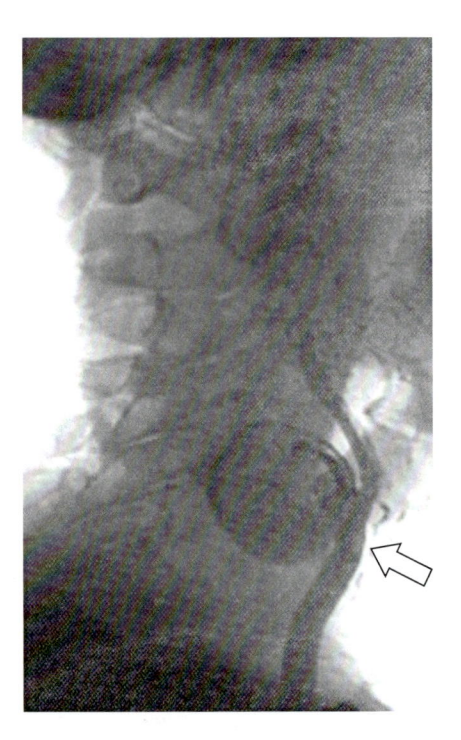

Também se observa o enchimento precoce da carótida externa, mas não aparece contraste na interna.

A imagem angiográfica da carótida na posição oblíqua lateral demonstra, num tempo posterior, o denso enchimento do pseudoaneurisma pelo contraste a partir da carótida comum distal, sendo agora o contraste evidenciado tanto na carótida externa quanto na interna.

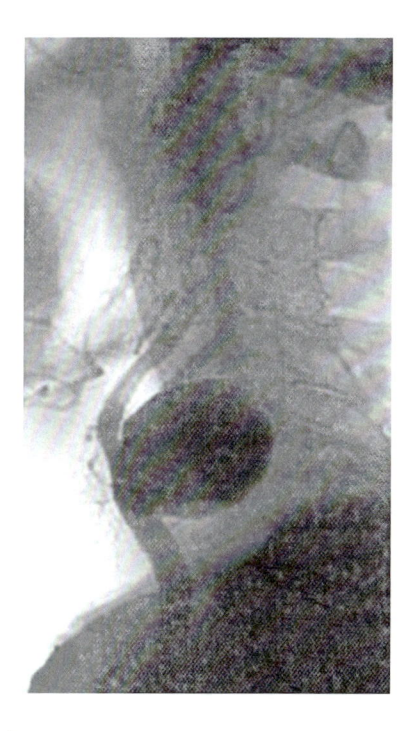

6.3.2.4 Fratura do Stent

Williams *et al.* relataram uma incidência de 11,7% (24/206) de fraturas de *stent*, enquanto Sfyroeras *et al.* relatam que a fratura de *stent* tem sido reportada com uma incidência de aproximadamente 9% dos casos, podendo ser observada em qualquer momento nos 37 meses após o implante.[47,48] Numa revisão de 201 casos de SC, em 10 casos clínicos e em 3 estudos clínicos, menos de um terço dos casos que sofreram fratura apresentaram sintomas, mas a reestenose aconteceu em 55% dos casos. A maioria dos casos de fratura foi tratada com sucesso com novo implante de SC, embora relatos de angioplastia por balão, EAC, *bypass* e acompanhamento também tenham sido reportados.

Weinberg *et al.* relataram que de 1021 pacientes tratados com SC, durante um seguimento por um tempo médio de 3,1±1,6 anos, 51 (5,4%) apresentaram fratura de *stent*, e o EDC foi considerado interpretável em 99,5% dos casos.[49] Neste amplo estudo multicêntrico a incidência de fraturas de *stent* foi baixa e não foram observados eventos clínicos adversos ou reestenose.

EDC demonstrando um vaso patente a despeito da fratura do *stent*. Observar as sombras acústicas resultantes da calcificação maciça.

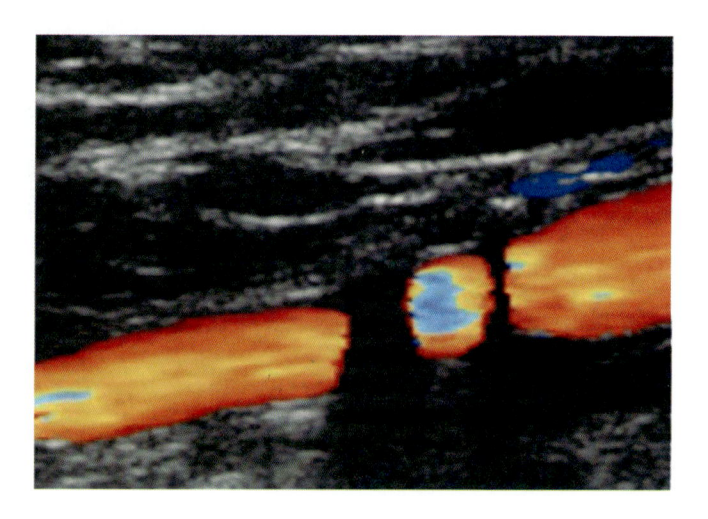

Ling *et al.* citam que calcificação maciça pressiona o *stent*, exercendo pressão focal que, conjugada com uma movimentação mais intensa do pescoço, poderia atuar como ponto de fixação aumentando o risco de fratura.[50,51] A calcificação na bifurcação carotídea aumentaria o risco de fratura em 8 vezes.

Clinicamente não havia sintomas neurológicos ou anormalidades no exame físico, e este paciente não foi submetido ao estudo angiográfico, segundo Valibhoy *et al.*[52]

A ângio-TC tem grande utilização para complementar os achados da EDC e do Raios X. A TC pode ser formatada para prover uma análise 3D, o que pode ser muito útil no planejamento operatório, segundo Varcoe *et al.*, ou RM 3D, conforme Abularrage *et al.*[53,54]

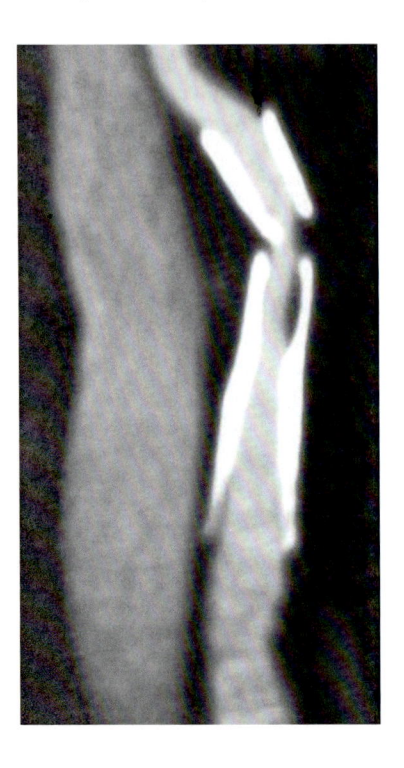

6.3.2.5 Fístula Arteriovenosa

A fístula arteriovenosa pós-operatória ocorre quando uma veia, como a jugular interna próxima a artéria carótida, é puncionada ou inadvertidamente lacerada e ocorre uma cicatrização colabando os dois vasos.

Fluxo turbulento será identificado dentro do vaso venoso, que passará a apresentar um padrão de fluxo arterializado no Doppler espectral. O foco da comunicação poderá ser visto pelo Doppler em cores, identificando-se o fluxo turbulento com relativa facilidade, segundo Bakar *et al.*[55]

6.4 EDC NO PÓS-PROCEDIMENTO

A avaliação continuada (*follow-up*) dos pacientes submetidos a procedimentos de revascularização carotídea tem como objetivo a detecção precoce de doenças recorrentes que podem causar morbidade e mortalidade, visto que o diagnóstico em fase inicial facilita o manuseio, reduzindo o risco dos procedimentos necessários. O grande desafio dos cirurgiões é planejar um *follow-up* que minimize custos, riscos e morbimortalidade dos pacientes.

Nas Diretrizes da Sociedade de Cirurgia Vascular, publicada por Zierler *et al.* encontramos as seguintes recomendações para o *follow-up* de revascularização das carótidas:[56]

1. Após a EAC ou SC a vigilância com EDC seriado é muito importante, com o primeiro exame após o procedimento devendo ser realizado nos três primeiros meses. Nos dois primeiros anos o rastreamento deve ser semestral e a partir daí anual até que haja estabilização do processo (isto é, não apareça sinais de reestenose ou estenose *intra-stent* em dois exames anuais consecutivos), quando o seguimento passará a ser bianual.

2. Para os pacientes com diabetes submetidos ao implante de SC, tratamento prévio de estenose *intra-stent*, padrão agressivo de estenose *intra-stent* (tipo IV) ou com história de radiação no pescoço, a recomendação é que haja avaliação com EDC a cada 6 meses até a estabilização e então repetições anuais.
3. Recomendamos que o EDC após SC forneça dados sobre estes itens:
    - VSP e VDF na carótida comum nativa, nas regiões proximal, média e distal do *stent* e na carótida nativa distal.
    - Os aspectos da imagem devem ser utilizados para complementar a investigação e ajudar a definir a severidade da estenose.

Exame normal após uma EAC: na imagem do corte longitudinal da carótida comum distal e da interna proximal, observa-se a aparência de um *patch* normal, com um discreto aumento do calibre nesta região.

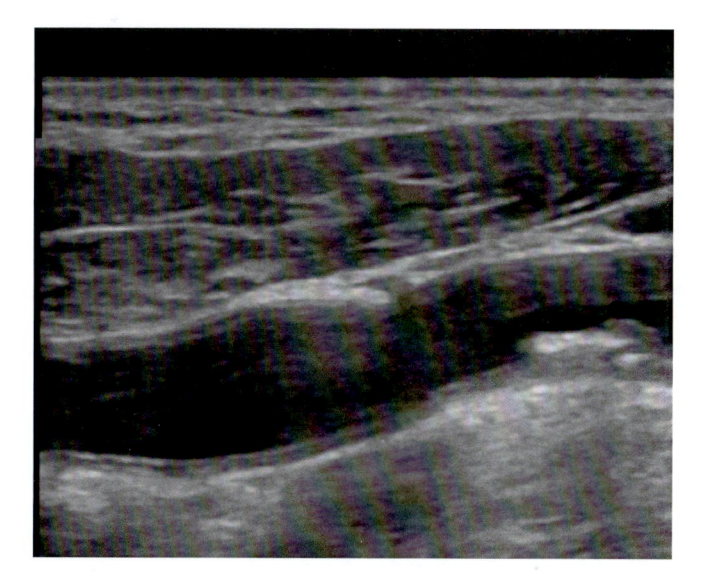

As imagens do Doppler em cores e do espectral demonstram normalidade de fluxo na carótida comum distal, no bulbo endarterectomizado e na carótida interna distal.

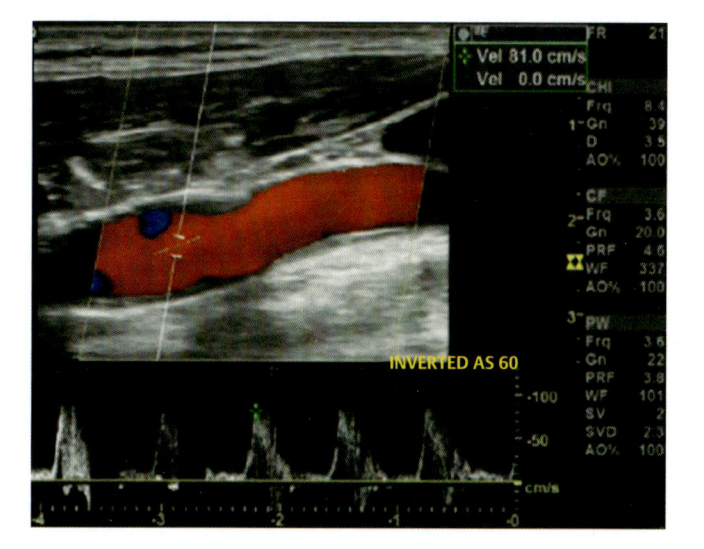

Pequenas imagens de fluxo reverso/turbulento podem ser identificadas nas áreas de dilatações normais após a EAC, sendo as ondas de fluxo de forma e velocidades normais.

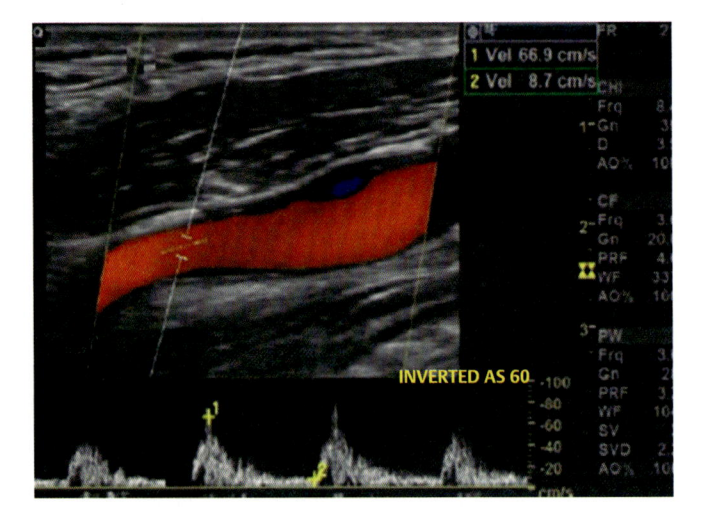

Rocco *et al.* mostraram evidências que sugerem que a revascularização das carótidas podem ser realizada num intervalo de 2 a 7 dias após um episódio de AIT ou AVC sem maiores sequelas cerebrais, a fim de prevenir novos episódios.[7] Os autores verificaram que tanto a EAC quanto o SC são igualmente efetivos para prevenir novos episódios de AVC, quando realizados com intervalo de uma semana do evento neurológico inicial. No entanto a incidência de AVC e óbito (4,8% *versus* 2,1%) e o total de complicações (19% *versus* 10%) dentro das 48 horas do procedimento foram aproximadamente o dobro quando comparado o SC com a EAC, assim como a incidência de AVC e óbito após um ano (13% para SC *versus* 8% para EAC).

6.5 COMPARAÇÃO EAC × SC

Armstrong *et al.* compararam a evolução dos pacientes submetidos a EAC e SC, realizando acompanhameto por meio de EDC seriados, durante um período de 48 meses.[45] Os autores verificaram que após o SC houve 5% de intercorrências pelo desenvolvimento de alto grau de estenose *intra-stent*, uma taxa maior que a observada nas EAC, e em 70% dos pacientes com SC as VSP obtidas foram consistentes com reduções do diâmetro inferiores a 50%.

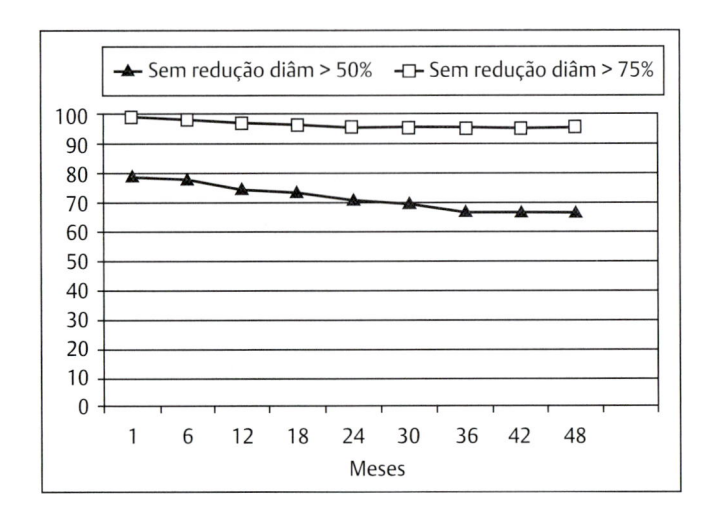

REFERÊNCIAS BIBLIOGRÁFICAS

1. North American Symptomatic Carotid Endarterectomy Trial Collaborators: Beneficial effect of carotid endarterectomy in symptomatic patients with high-grade carotid stenosis. N Engl J Med 1991;325:445-53.
2. Randomised trial of endarterectomy for recently symptomatic carotid stenosis: final results of the MRC European Carotid Surgery Trial (ECST). Lancet 1998;351:1379-87.
3. MRC European Carotid Surgery Trial: interim results for symptomatic patients with severe (70-99%) or with mild (0-29%) carotid stenosis. Lancet 1991;337:1235-43.
4. Dumont TM, Rughani AI. National trends in carotid artery revascularization surgery. J Neurosurg 2012;116:1251-7.
5. Mathias K, Jäger H, Hennigs S, Gissler HM. Endoluminal treatment of internal carotid artery stenosis. World J Surg 2001 Mar;25(3):328-34.
6. Jordan WD, Voellinger DC, Fisher WS, et al. A comparison of carotid angioplasty with stenting versus endarterectomy with regional anesthesia. J Vasc Surg 1998;28:397-403.
7. Rocco A, Sallustio F, Toshi N, et al. Carotid artery stent placement and carotid endarterectomy: a challenge for urgent treatment after stroke: early and 12-month outcomes in a comprehensive stroke center. J Vasc Surg 2018(68):1273.
8. Otite FO, Khandelwal P, Malik AM, Chaturvedi S. National patterns of carotid revascularization before and after the Carotid Revascularization Endarterectomy vs Stenting Trial (CREST). JAMA Neurol 2018;75(1):51-7.
9. Xin W, Li M, Li K, et al. Systematic and comprehensive comparison of incidence of restenosis between carotid endarterectomy and carotid artery stenting in patients with atherosclerotic carotid stenosis. World Neurosurg 2019;125:74-86.
10. Gurm HS, Yadav JS, Fayad P, et al. Long-term results of carotid stenting versus endarterectomy in high-risk patients. N Engl J Med 2008;358:1572-9.
11. Bonati LH, Dobson J, Featherstone RL, et al. Long-term outcomes after stenting versus endarterectomy for treatment of symptomatic carotid stenosis: the International Carotid Stenting Study (ICSS) randomised trial. Lancet 2015;385:529-38.
12. Higashi T, Fukuda K, Ogata T, et al. Safety and feasibility of carotid artery stenting with dual-echo technique to minimize iodinated contrast dose. J Stroke Cerebrovas Dis 2018;27(4):825-30.
13. Strandness Jr DE. Extracranial arterial disease. In: Strandness Jr DE. Duplex scanning in vascular disorders. 2nd ed. New York: Raven Press; 1983.
14. Moore, W. Carotid endarterectomy without angiography: preoperative assessment and selection of patients. In: Branchereau A, Jacobs M. New trends and developments in carotid artery disease. New York: Futura Publishing; 1998. p. 145-52.
15. O'Donnell TF, Erdoes L, Mackey WC, et al. Correlation of B-mode ultrasound imaging and arteriography with the pathologic findings of carotid endartererctomy. Arch Surg 1895;120:443-9.
16. Goodson SF, Flanigan DP, Bishara RA, et al. Can carotid duplex scanning supplant arteriography in patients with focal carotid territory simptons? J Vasc Surg 1987;5:551-7.
17. Fontenelle LJ, Simper SC, Hanson TL. Carotid duplex scan versus angiography in evaluation of carotid artery disease. Am Surg 1994;60:864-8.
18. Levy E, Yakubovitch D, Rudis E, Anner H, Landsberg G, Berlatzky Y, Elami A. The role of combined carotid endarterectomy and coronary artery bypass grafting in the era of carotid stenting in view of long-term results. Interact Cardiovasc Thorac Surg 2012 Dec;15(6):984-8.
19. Maggie A, Perler BA. Carotid endarterectomy. In: Sidawy AN, Perler BA. Rutherford's vascular surgery and endovascular therapy. Elselvier 2019;91:1194-214.
20. Montelione N, Stilo F, Sirignano P, et al. Symptomatic intrastent carotid restenosis: a double-center experience with carotid bypass. J Vasc Surg 2017;65(6):86-7.
21. Siani A, Accrocca F, Siani LM, et al. Prosthetic carotid bypass for in Stent restenosis performed for post-endarerectomy recurrent stenosis: technical details. G Chir 2012;33(3):95-7.
22. Charlton-Ouw KM, Pratt WB, Safi HJ. Brachiocephalic artery disease and its surgical treatment. In: Rutherford's vascular surgery and endovascular therapy. 2019. p. 1292-303.
23. Berguer R. The short retropharyngeal route for arterial bypass across the neck. Ann Vasc Surg 1986 May;1(1):127-9.
24. Callow AD. Surgery of the carotid and vertebral arteries for the prevention of stroke. Philadelphia: Williams & Wilkins; 1996.
25. AbuRahma AF, et al. Effect of contralateral severe stenosis or carotid occlusion on duplex criteria of ipsilateral stenoses: comparative study of various duplex parameters. J Vasc Surg 1995;22:751-61.
26. Lal BK, Beach KW, Roubin GS, et al. Restenosis after carotid artery stenting and endarterectomy: a secondary analysis of CREST, a randomised controlled trial. Lancet Neurol 2012; 11:755-63.
27. Lattimer CR, Burnand KG. Recurrent carotid stenosis after carotid endarterectomy. Br J Surg 1997;84:1206-19.
28. Healy DA, Zierler RE, Nicholls SC, Clowes AW, Primozich JF, Bergelin RO, et al. Long-term follow-up and clinical outcome of carotid restenosis. J Vasc Surg 1989;10:662-8.
29. O'Hara PJ, Hertzer NR, Karafa MT, Mascha EJ, Krajewski LP, Beven EG. Reoperation for recurrent carotid stenosis: early results and late outcome in 199 patients. J Vasc Surg 2001;34:5-12.

30. Allan PL. The carotid and vertebral arteries; transcranial colour Doppler. In: Pozniak MA, Allan PL, eds. Clinical Doppler Ultrasound. Philadelphia: Churchill, Livingstone: Elsevier; 2014. p. 39-70.
31. Greenstein AJ, Chassin R, Wang J, et al. Association between minor and major surgical complications after carotid endarterectomy: results of the New York carotid artery surgery study. J Vasc Surg 2007;46:1138-46.
32. Sachar R, Yadav JS, Roffi M, et al. Severe bilateral carotid stenosis; the impact of ipsilateral stenting on Doppler-defined contralateral stenosis. J Am Coll Cardiol 2004;43:1358-62.
33. Hodis HN, Mack WJ, LaBree L, et al. The role of carotid arterial intima-media thickness in predicting clinical coronary events. Ann Intern Med 1998;128:262-9.
34. Ott C, Heller G, Odermatt M, et al. Intraoperative duplex ultrasonography in carotid endarterectomy: the impact on indication for immediate revision and intermediate-term outcome. Vasa 2008; 37:151-6.
35. Corwin MT, McGahan JP. Interventional and intraoperative doppler. In: Pozniak MA, Allan PL. Clinical Doppler ultrasound. Elsevier; 2014. chapter 16, p. 333-50.
36. Fleming SE, Bluth EI, Milburn J. Role of sonography in the evaluation of carotid artery stents. J Clin Ultrasound 2005 Sep;33(7):321-8.
37. Chahwan S, Pigott JP, Miller MT, Whalen RC, et al. Carotid artery velocity characteristics after carotid artery angioplasty and stenting. J Vasc Surg 2007 Mar;45(3):523-6.
38. Barros P, Felgueiras H, Pinheiro D, et al. Restenosis after carotid artery stenting using a specific designed ultrasonographic protocol. J Stroke Cerebrovasc Dis 2014;23(6):1416-20.
39. Lorenz MW, Markus HS, Bots ML, et al. Prediction of clinical cardiovascular events with carotid intima-media thickness. Circulation 2007;115:459-67.
40. Robbin ML, Lockhart ME, Weber TM, et al. Carotid artery stent: early and intermediate follow-up with Doppler ultrasound. Radiology 1997;205:749-56.
41. AbuRahma AF, et al. Carotid duplex velocity criteria revisited for the diagnosis of carotid in-stent restenosis. Vascular 2007;15:119-25.
42. AbuRahma AF, et al. Optimal carotid duplex velocity criteria for defining the severity of carotid in-stent restenosis. J Vasc Surg 2008;48:589-94.
43. Lal BK, Hobson II RW, Tofighi B, et al. Duplex ultrasound velocity criteria for the stented carotid artery. J Vasc Surg 2008;47:63-73.
44. Setacci C, Chisci E, Setacci F, et al. Grading carotid intrastent restenosis. A 6-year follow-up study. Stroke 2008;39:1189-96.
45. Armstrong PA, Bandyk DF, Johnson BL et al. Duplex scan surveillance after carotid angioplasty and stenting: A rational definition of stent stenosis. J Vasc Surg 2007;46(3):465-6.
46. Volpi JJ, Garami Z, Kabir R. Post-carotid stent ultrasound provides critical data to avoid rare but serious complications. Perspectives in Medicine 2012;(1):1:129-131.
47. Williams JL, Karani N, Carle T. Update on carotid artery stent fracture incidence and restenosis rates. J Vasc Surg 2018;118.
48. Sfyroeras GS, Koutsiaris A, Karathanos C, Giannakopoulos A, Giannoukas AD. Clinical relevance and treatment of carotid stent fractures. J Vasc Surg 2010;51:1280-5.
49. Weinberg I, Beckman JA, Matsumura JS. Carotid stent fractures are not associated with adverse events. Results From the ACT-1 Multicenter Randomized Trial (Carotid angioplasty and stenting versus endarterectomy in asymptomatic subjects who are at standard risk for carotid endarterectomy with significant extracranial carotid stenotic disease). Circulation 2018;137:49-56.
50. Ling AJ, Mwipatayi P, Gandhi T, et al. Stenting for carotid artery stenosis: fractures, proposed etiology and the need for surveillance. J Vasc Surg 2008;47:1220-6.
51. Vos JA, Vos AW, Linsen MA, et al. Impact of head movements on morphology and flow in the internal carotid artery after carotid angioplasty and stenting versus endarterectomy. J Vasc Surg 2005;41:469-75.
52. Valibhoy AR, Mwipatayi BP, Sieunarine K. Fracture of a carotid stent: An unexpected complication. J Vasc Surg 2007;45:603-6.
53. Varcoe RL, Mah J, Young N, et al. Prevalence of carotid stent fractures in a single-center experience. J Endovasc Ther 2008;15:485-9.
54. Abularrage CJ, Patel VI, Crawford RS, et al. Carotid stent fracture with recurrent high-grade stenosis. Ann Vasc Surg 2010;24(2):254-9.
55. Bakar B, Cekirge S, Tekkok IH. External carotid-internal jugular fistula as a late complication after carotid endarterectomy: a rare case. Cardiovasc Intervent Radio 2011;2(34Suppl):S53-S56.
56. Zierler RE, Jordan WD, Lal BK. The Society for Vascular Surgery practice guidelines on follow-up after vascular surgery arterial procedures. J Vasc Surg 2018;68(1):256-283.

BIBLIOGRAFIA

Barnett HJ, Taylor DW, Eliasziw M, et al. Benefit of carotid endarterectomy in patients with symptomatic moderate or severe stenosis. North American Symptomatic Carotid Endarterectomy Trial Collaborators. N Engl J Med 1998;339:1415-25.

Halliday A, Mansfield A, Marro J, et al. Prevention of disabling and fatal strokes by successful carotid endarterectomy in patients without recent neurological symptoms: randomised controlled trial. Lancet 2004;363:1491-502.

ÍNDICE REMISSIVO

A
AB (Artéria Basilar), 317
ACA (Artéria Cerebral Anterior), 313
ACG (Arterite de Células Gigantes), 211
ACI (Artéria Carótida Interna), 312
ACM (Artéria Cerebral Média), 315
ACoA (Artéria Comunicante Anterior), 316
ACoP (Artéria Comunicante Posterior Ipsolateral), 313, 320
ACP (Artéria Cerebral Posterior), 313, 318
ACPI (Artéria Cerebral Posteroinferior), 317
AIT (Ataque Isquêmico Transitório), 1, 145
Aneurisma
  da veia, 368, 371
  dissecante, 220
    jugular, 367
      externa, 367
    subclávias, 371
  nas artérias vertebrais, 276
  pseudoaneurisma, 219
  verdadeiro, 217
Aorta
  padrões de fluxo, 45
    abdominal, 47
    ascendente, 45
    descendente, 45
Artéria(s)
  carótidas, 61-229
    doença ateroscleróticas, 112
      placa, 125
    estenoses, 167
      quantificação das, 167
    estudo dos fluxos, 101
      carótida, 101, 103, 110
        comum, 101
        externa, 110
        interna, 103
    instrumentação, 61
      escolha do transdutor, 61
    lesões, 112, 206
      arterite, 211
      ateroscleróticas, 112
      não ateroscleróticas, 206
    quando indicar/realizar o exame, 82
      na doença arterial carotídea, 83
        extracraniana, 83
      pacientes assintomáticos, 82
    técnica do exame, 61
      imagem, 70
        orientação da, 70
        recursos para aprimorar, 70
      posicionamento, 66
        do examinador, 66
        do paciente, 66
        do transdutor, 68
    troncos supra-aórticos, 83
      anatomia, 83
      bifurcação, 89
      carótida comum, 86
      ramos, 93
      TBC, 85
      variações anatômicas, 99
  padrões de fluxo em, 46
    femorais, 48
    ilíacas, 47
    pediosas, 49
    poplíteas, 48
    radial, 46
    subclávia, 46
  subclávias, 237-306
    anatomia normal, 238
      direita, 240
      esquerda, 241
    estudo com Doppler, 261, 263
      espectral, 261, 263
    patologias das, 287
      lesões ateroscleróticas, 287
      SRF, 290
    técnica do exame, 237
    variações anatômicas, 258
      origem anômala, 258
  vertebrais, ver AV
Arterite
  de Takayasu, 212
  nas artérias vertebrais, 276
  temporal, 211
Aterosclerose
  nas artérias, 264
    vertebrais, 264
      placas ateroscleróticas, 264
      quantificação das obstruções, 268
  oclusão por, 294
    da artéria subclávia, 294
      fluxo retrógrado, 295
        na mesossístole, 295
        sistodiastólico, 295
      padrão inicial, 294
AV (Artérias Vertebrais), 237-306
  anatomia normal, 238, 242
    direita, 247
    esquerda, 249
  recomendações para ED das, 245
  segmentação das, 250
  via vertebral, 257
  bypass, 385
  estudo com Doppler, 261
    espectral, 261
  patologias das, 264
    aterosclerose, 264
    lesão não aterosclerótica, 276
  técnica do exame, 237
  variações anatômicas, 258
    origem anômala, 258, 259
AVE (Acidente Vascular Encefálico), 1
  isquêmico, 335
    agudo, 335
      DTC no, 335

B
Bernoulli
  equação de, 12
Bifurcação
  nas carótidas, 89
  vascular, 30
    fluxo na, 30
Bypass
  nos vasos do pescoço, 383
    avaliação do, 383
      carótida-carótida, 384
      carótida-subclávia, 384
      da vertebral, 385

C
Carótida(s)
  bifurcação nas, 89, 129, 204
    placa aterosclerótica na, 129, 204
      localização da, 129
      oclusão por, 204
  comum, 86, 100, 101, 126, 196
    direita, 87
    esquerda, 88
    estudo dos fluxos, 101
    placa aterosclerótica na, 126, 196
      localização da, 126
      oclusão por, 196
    variações anatômicas, 100
      origem anômala, 100
  externa, 110, 130
    estudo dos fluxos, 110
    placa aterosclerótica na, 130
      localização da, 130
  interna, 103, 129, 198
    estudo dos fluxos, 103
    placa aterosclerótica na, 129, 198
      bulbo, 129
      distal, 130
      localização da, 129
      oclusão por, 198
  ramos das, 93
    externa, 98
      estudo dos fluxos, 111
    interna, 94
      em cima, 97
      embaixo, 97
    variações anatômicas, 101
      origem anômala, 101
Carotidinia, 214
CI (Carotidinia Idiopática), 214
Circulação
  anterior, 312
    ACA, 313
    ACI, 312
    ACM, 315
    ACoA, 316
  posterior, 317
    AB, 317
    ACoP, 320
    ACP, 318
    AV, 37
  pressão *versus*, 5
Complicação(ões)
  pós-intervenções, 385
    EAC, 386
      identificando as, 386
      reestenose, 386
    stent, 390
      dissecção, 398
      estenose intra-*stent*, 390
      fístula arteriovenosa, 404
      fratura do, 403
      pseudoaneurisma, 400
Compressão(ões)
  extrínsecas, 229
    nas carótidas, 229
Continuidade
  de fluxo, 12
    equação de, 12
Contraste
  de microbolhas, 309, 347
    Doppler com, 309
      transcraniano, 309
  DTC e, 347
CW (Círculo de Willis), 317

D
DAC (Doença Arterial Coronária), 1
DAV (Dissecção da Artéria Vertebral), 278

409

DCV (Doenças Cardiovasculares), 1
Diâmetro
  do vaso, 10
    velocidade de fluxo versus, 10
    relação fluxo versus, 10
Dinâmica
  dos fluidos, 6
    fluxo, 6
      versus forma do tubo, 7
      equação de
        continuidade de, 12
      velocidade de, 8, 10
        versus diâmetro
          do vaso, 10
      relação de, 8, 10
      relação pressão versus, 6
Dissecção
  como complicação, 398
  da EAC, 398
Doença(s)
  arterial carotídea, 83
    extracraniana, 83
      sinais de, 83
      sintomas de, 83
    ateroscleróticas, 112
      placa, 125
        localização, 126
  falciforme, 338
    DTC na, 338
Doppler
  espectral, 261
    estudo com, 261
      artérias, 261, 263
        subclávias, 263
        vertebrais, 261
  fluxos mapeados pelo, 44
    em cores, 44
    Power-Doppler, 44
  pulsátil, 334
  transcraniano, 309
    com contraste de
      microbolhas, 309
DTC (Doppler Transcraniano
  "Cego"), 309
  dos vasos intracranianos, 324
    identificação pelo, 326
  e contraste com microbolhas, 347
DTCI (Doppler Transcraniano
  com Mapeamento de Fluxo em
  Cores), 309
  dos vasos intracranianos, 327

E
EAC (Endarterectomia Carotídea),
  375
  avaliação da, 378
  complicações da, 386
    identificando as, 386
    reestenose, 386
  versus SC, 406
    comparação, 406
ECMI (Espessura do Complexo
  Médio Intimal), 115
  da carótida, 116
  medida da, 118
    protocolo de, 118
    quando medir a, 118
ED (Eco-Doppler)
  das artérias vertebrais, 245
    recomendações, 245
EDC (Eco-Doppler das Carótidas), 1

EDC (Estudo com Doppler
  em Cores), 73
  no pós-procedimento, 404
    nos vasos do pescoço, 404
Efeito
  Fåhraeus-Lindqvist, 14
Embolia
  paradoxal, 340
    pesquisa de, 340
      DTC na, 340
Energia
  cinética, 4
  potencial, 3
Equação
  de Bernoulli, 12
  de continuidade, 12
  de fluxo, 12
  de Poiseuille, 17
Estenose(s)
  assintomáticos com, 2
    prevalência de, 2
  da artéria subclávia, 288
    obstrução, 288
      < 50%, 288
      > 50%, 289
      oclusão, 290
  intra-stent, 390
    gradação das, 391
    tipos de, 390
  nas artérias carótidas, 167
    lesões carotídeas, 179
      análise das, 179
      quantificação das, 179
    quantificação das, 167
      área, 172
        morfologia e, 173
      diâmetro, 167
      velocidade de fluxo, 175
  vascular, 342
    intracraniana, 342
      DTC na, 342
Estreitamento
  vascular, 36
    fluxo após, 36
Estudo
  com Doppler espectral, 261
    artérias, 263
      subclávias, 263
    AV, 261
  dos fluxos, 101
    carótida, 101, 103, 110
      comum, 101
      externa, 110, 111
      interna, 103
  dos vasos intracranianos,
    309-348
    anatomia, 310
    circulação, 312, 317
      anterior, 312
      posterior, 317
    PW, 321
    DTC, 347
      e contraste com
        microbolhas, 347
    indicações clínicas, 334
      AVE isquêmico agudo, 335
      confirmação de morte
        encefálica, 337
      doença falciforme, 338
      estenose, 342

      hipertensão
        intracraniana, 336
      monitorização, 335, 344
        de trombólise, 335
        peroperatória, 344
      pesquisa, 340
        de embolia
          paradoxal, 340
        de microembolia
          silenciosa, 340
        questionáveis, 345
        vasospasmo, 335
    técnica do exame, 323
      DTC, 324
      DTCI, 327
      protocolo de, 328
EVJI (Estenose da Veia Jugular
  Interna), 366
Exame
  técnica do, 61, 237, 323
    artérias, 61, 237, 323
      carótidas, 61
      subclávias, 237
    AV, 237
Examinador
  posicionamento do, 66
    para artérias carótidas, 66
      lateral, 66
      posterior, 67

F
Fåhraeus-Lindqvist
  efeito, 14
FAVV (Fístula Arteriovenosa
  Vertebrovertebral), 284
Fístula
  arteriovenosa, 404
    como complicação, 404
      da EAC, 404
    nas AV, 284
Fluido(s)
  dinâmica dos, 6
    fluxo, 6
      versus forma do tubo, 7
      equação de
        continuidade de, 12
      velocidade de, 8, 10
        versus diâmetro
          do vaso, 10
      relação de, 8, 10
      relação pressão versus, 6
  ideal, 3
  não newtoniano, 3
  newtoniano, 3
  pressão e, 4
    relação entre, 4
      lei de La Place, 4
      princípio de Pascal, 4
    versus circulação, 5
Fluxo(s)
  de alta resistência, 18
  de baixa resistência, 18
  e geometria dos vasos, 29
    na bifurcação vascular, 30
    pós-estreitamento
      vascular, 36
  estudo dos, 101
    carótida, 101, 103, 110
      comum, 101
      externa, 110, 111
      interna, 103

  mapeados pelo Doppler, 44
    em cores, 44
    power-Doppler, 44
  onda de, 37
  padrões de, 23, 45
    estacionário, 23
    laminar, 23
    nos diferentes vasos, 45
      arteriais, 45
      venosos, 52
    turbulento, 26
  relação, 6, 7
    pressão versus, 6
    versus forma do tubo, 7
  retrógrado, 295
    na mesossístole, 295
    sistodiastólico, 295
  tipos de, 23
    pulsátil, 28
  velocidade de, 8, 10, 175
    na quantificação, 175
      das estenoses, 175
FM (Fibrodisplasia Muscular), 215
Fratura
  do stent, 403
    como complicações, 403
    da EAC, 403

G
Geometria
  dos vasos, 29
    fluxos e, 29
      na bifurcação vascular, 30
      pós-estreitamento
        vascular, 36

H
Hematócrito
  variações da viscosidade e, 16
    anômalas, 16
Hemodinâmica
  sangue e, 3-59
    propriedades
      reológicas do, 3-59
        energia, 3
        equação de Poiseuille, 17
        fluidos, 3, 6
          dinâmica dos, 6
        fluxos, 23, 37, 44, 45
          tipos de, 23
          onda de, 37
          mapeados
            pelo Doppler, 44
          padrões de, 23, 45
        pressão, 4, 38
          onda de, 38
        resistência, 17
        viscosidade, 13
Hemorragia
  placa com, 145
    aterosclerótica, 145
Hipertensão
  intracraniana, 336
    DTC na, 336
Hipoplasia
  das artérias vertebrais, 280

I
Imagem(ns)
  orientação da, 70
  recursos para aprimorar, 70
    B-Flow, 75

composta, 71
correção do ângulo, 81
Doppler, 73
   com contraste por microbolhas, 77
   de potência, 75
   em cores, 73
   espectral, 73
   filtro de parede, 82
   harmônicas, 70
   Power-Doppler, 75
   spackle reduction imaging, 72
   trapezoidal, 72
   volume de amostra, 80
      posicionamento do, 80
      tamanho do, 80
Impedância, 18
Instrumentação
   artérias carótidas, 61
      escolha do transdutor, 61
IVB (Insuficiência Vertebrobasilar), 237

J
Janela
   submandibular, 333
   transforaminal, 332
   transorbital, 328
   transtemporal, 330
Jugular
   externa, 367
      aneurisma, 368
   interna, 356
      EVJI, 366
      trombose, 361

K
Kink
   das carótidas, 206
      loop, 211
      não obstrutivo, 209
      obstrutivo, 210
   nas artérias vertebrais, 282
      segmento, 282
         V1, 282
         V2, 283
         V3, 283

L
La Place
   lei de, 4
Lesão(ões)
   aterosclerótica(s), 112, 287
      das artérias subclávias, 287
         estenose, 288
      inicial, 115
         ECMI, 18
            protocolo de, 118
            quando medir a, 118
         parede, 115, 124
            espessura da, 115
            movimento da, 124
   não ateroscleróticas, 206, 276
      análise das, 179
      aneurisma, 217, 276
         dissecante, 220
         pseudoaneurisma, 219
         verdadeiro, 217
      arterite, 211, 276
         das carotídeas, 179
         de Takayasu, 212
         temporal, 211
      carotidinia, 214
      compressões extrínsecas, 229
      DAV, 278
      fístula, 284
      FM, 215
      hipoplasia, 280
      kink, 206, 282
         loop, 211
         não obstrutivo, 209
         obstrutivo, 210
      quantificação das, 179
         < 15%, 181
         < 30%, 182
         > 90%, 192
         30-50%, 184
         50-59%, 185
         60-69%, 187
         70-79%, 188
         80-89%, 190
         oclusão, 196
         suboclusão, 192
      tumores, 227
   do TBC, 205
      análise das, 205
      quantificação das, 205
      por compressão externa, 297
      SDT, 297

M
Microembolia
   silenciosa, 340
      pesquisa de, 340
         DTC na, 340
Monitorização
   DTC na, 335
      de trombólise, 335
      peroperatória, 344
         de perfusão cerebral, 344
         de embolias, 345
Morte
   encefálica, 337
      confirmação de, 337
      DTC na, 337

O
Obstrução(ões)
   da artéria subclávia, 288
      < 50%, 288
      > 50%, 289
      oclusão, 290
   nas artérias vertebrais, 268
      quantificação das, 268
         < 50%, 268
         entre 50-69%, 270
         entre 70-99%, 272
         oclusão, 274
Oclusão
   da artéria, 274
      subclávia, 290
      vertebral, 274
   da carótida, 196
      comum, 196
      interna, 198
Onda
   de fluxo, 37
   de pressão, 38

P
Paciente(s)
   assintomáticos, 82
      exame das carótidas nos, 82
         quando indicar/realizar, 82
   posicionamento do, 66
      para artérias carótidas, 66
Parede
   na lesão aterosclerótica, 115, 124
      inicial, 115, 124
         espessura da, 115
         movimento da, 124
Pascal
   princípio de, 4
Patologia(s)
   das artérias, 264
      subclávias, 287
         lesões ateroscleróticas, 287
         SRF, 290
   das AV, 264
      aterosclerose, 264
      lesão não aterosclerótica, 276
Pescoço
   veias do, 353-372
      braquiocefálicas, 372
      jugular, 356
         externa, 367
         interna, 356
      subclávias, 370
         aneurisma, 371
         trombose, 371
      vertebrais, 369
   vasos do, 375-406
      avaliações pós-procedimentos, 375-406
      comparação EAC, 406
         versus SC, 406
      complicações pós-intervenções, 385
      EDC, 404
      prévia à revascularização, 377
      tipos de procedimentos, 378
Pesquisa
   DTC na, 340
      de embolia paradoxal, 340
      de microembolia silenciosa, 340
PIC (Pressão Intracraniana), 336
Placa(s) Aterosclerótica(s), 125
   características das, 141
      calcificadas, 141, 143
      ecolucentes, 141
      fibrosadas, 141, 142
      instáveis, 144, 145
         com hemorragias, 145
         com trombose, 164
      lipídicas, 141
      vulneráveis, 144
      ulceráveis, 148
   classificação das, 132
      ecográfica, 139
      histológica, 139
   extensão das, 131
   localização das, 126
      carótida, 126, 129, 130
         bifurcação, 129
         comum, 126
         externa, 130
         interna, 129
      nas artérias, 264
         vertebrais, 264
            distal, 267
            na origem, 265
   ulcerada, 148
Poiseuille
   equação de, 17
Posicionamento
   para artérias carótidas, 66
      do examinador, 66
         lateral, 66
         posterior, 67
      do paciente, 66
      do transdutor, 68
Pressão
   e fluidos, 4
      relação entre, 4
         lei de La Place, 4
         princípio de Pascal, 4
         versus circulação, 5
   onda de, 38
   relação, 6
      versus fluxo, 6
Princípio
   de Pascal, 4
Propriedade(s) Reológica(s)
   do sangue, 3-59
      e hemodinâmica, 3-59
         energia, 3
         equação de Poiseuille, 17
         fluidos, 3, 6
            dinâmica dos, 6
         fluxos, 23, 37, 44, 45
            tipos de, 23
         onda de, 37
         mapeados pelo Doppler, 44
         padrões de, 23, 45
         pressão, 4, 38
            onda de, 38
         resistência, 17
         viscosidade, 13
Pseudoaneurisma
   como complicação, 400
   da EAC, 400
PW (Polígono de Willis), 321

R
Raio
   do vaso, 14
      variações da viscosidade e, 14
         anômalas, 14
Ramo(s)
   das carótidas, 93, 101
      externa, 98
         estudo dos fluxos, 111
      interna, 94
         em cima, 97
         embaixo, 97
         variações anatômicas, 101
         origem anômala, 101
Reconstrução
   da carótida comum, 385
      avaliação da, 385
Reestenose
   como complicação, 386
   da EAC, 386
Resistência(s), 17
   fluxo de, 18
      alta, 18
      baixa, 18
   impedância, 18
   jogo das, 19
Revascularização
   avaliação prévia à, 377

S

Sangue
  propriedades reológicas do, 3-59
    e hemodinâmica, 3-59
      energia, 3
      equação de Poiseuille, 17
      fluidos, 3, 6
        dinâmica dos, 6
      fluxos, 23, 37, 44, 45
        tipos de, 23
        onda de, 37
        mapeados
          pelo Doppler, 44
        padrões de, 23, 45
      pressão, 4, 38
        onda de, 38
      resistência, 17
      viscosidade, 13
  viscosidade do, 14
SC (*Stent* na Carótida), 375
  EAC *versus*, 406
    comparação, 406
SDT (Síndrome do Desfiladeiro Torácico), 297
  anomalia óssea, 299
    costela cervical, 299
    partes moles, 307
    processo transverso, 302
      de C7, 302
  origem vascular, 298
SDTN (Síndrome do Desfiladeiro Torácico Neurológica), 298
Segmentação
  das artérias vertebrais, 250
    segmento, 250
      V0, 250
      V1, 251
      V2, 253
      V3, 254
      V4, 256
Segmento
  das artérias vertebrais, 250, 282
    V0, 250
    V1, 251, 282
    V2, 253, 283
    V3, 254, 283
    V4, 256
SRF (Síndrome do Roubo de Fluxo)
  pela artéria subclávia, 290
  lesões, 297
    por compressão externa, 297
    por aterosclerose, 294
      fluxo retrógrado, 295
        na mesossístole, 295
        sistodiastólico, 295
      padrão inicial, 294
Stent
  nos vasos do pescoço, 380
    avaliação do, 380
    complicações do, 390
      dissecção, 398
      estenose intra-*stent*, 390
      fístula arteriovenosa, 404
      fratura, 403
      pseudoaneurisma, 400
SVB (Sistema Vertebrobasilar), 237

T

Takayasu
  arterite de, 212
TBC (Tronco Braquiocefálico), 85, 99
  lesões do, 205
    análise das, 205
    quantificação das, 205
Temperatura
  corporal, 14
    variações da viscosidade e, 14
    anômalas, 14
Transdutor
  escolha do, 61
    linear, 61, 64
      eletrônico, 61
      mecânico 3D, 64
    Phased Array, 63
    setorial, 63
      eletrônico, 63
  posicionamento do, 68
    para artérias carótidas, 68
Trombose
  da veia, 371
    jugular, 361
      interna, 361
    subclávia, 371
  placa com, 164
    aterosclerótica, 164
Tronco(s)
  supra-aórticos, 83
    anatomia, 83
    origem, 84
    bifurcação, 89
    carótida comum, 86
      ramos da, 93
    TBC, 85
    variações anatômicas, 99
      origem anômala, 99
TTC (Tronco Tireocervical), 241
Tumor(es)
  dos corpos carotídeos, 227

U

USV (Ultrassonografia Vascular), 1

V

Vaso(s)
  diâmetro do, 10
    velocidade de fluxo *versus*, 10
    relação fluxo *versus*, 10
  diferentes, 45
    padrões de fluxo nos, 45
      arteriais, 45
      venosos, 52
  geometria dos, 29
    fluxos e, 29
      na bifurcação vascular, 30
      pós-estreitamento vascular, 36
  intracranianos, 309-348
    estudo dos, 309-348
      anatomia, 310
      contraste
        com microbolhas, 347
      DTC, 347
      indicações clínicas, 334
      técnica do exame, 323
  raio do, 14
    variações da viscosidade e, 14
    anômalas, 14
Vasospasmo
  DTC no, 335
Veia(s)
  do pescoço, 353-372
    braquiocefálicas, 372
    jugular, 356
      externa, 367
      interna, 356
    subclávias, 370
      aneurisma, 371
      trombose, 371
    vertebrais, 369
  padrões de fluxo nas, 54
    infradiafragmáticas, 55
      cava inferior, 55
      femoral, 57
      ilíaca, 57
      poplítea, 59
      porta, 56
      safena, 59
      tibial posterior, 59
    supradiafragmáticas, 54
      jugular interna, 54
      subclávia, 55
  vertebral, 257
Velocidade
  de fluxo, 8, 10, 14
    relação fluxo *versus*, 10
    versus diâmetro do vaso, 10
    variações da viscosidade e, 14
    anômalas, 14
Viscosidade
  dos fluidos, 13
  do sangue, 14
    variações anômalas da, 14
      hematócrito, 16
      raio do vaso, 14
      temperatura corporal, 14
      velocidade de fluxo, 14
VPS (Velocidade de Pico Sistólico), 11